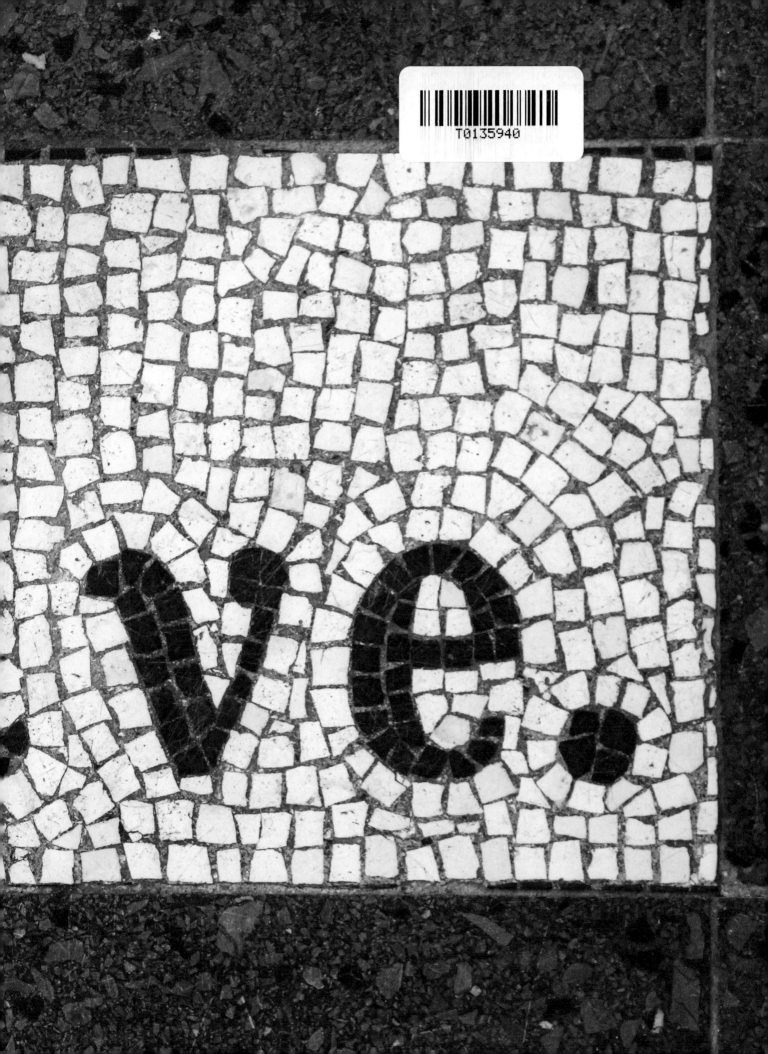

KARL-HEINZ LEVEN · PHILIPP RAUH ·
ANDREAS THUM · SUSANNE UDE-KOELLER (HG.)

Die Medizinische Fakultät

der Friedrich-Alexander-Universität Erlangen-Nürnberg KONTEXTE · KÖPFE · KONTROVERSEN (1743–2018)

MIT BEITRÄGEN VON Dana Derichs · Fritz Dross · Wolfgang Frobenius · Luise Holzhauser · Verena Karheiding · Karl-Heinz Leven · Dieter Maußner · Nadine Metzger · Philipp Rauh · Rebecca Roperti · Marion Maria Ruisinger · Hans-Ludwig Siemen · Andreas Thum · Susanne Ude-Koeller · Clemens Wachter · Renate Wittern-Sterzel · Viola Wüstner · Hannah Zimmermann

Böhlau Verlag Wien Köln Weimar

Bibliografische Information der Deutschen Nationalbibliothek:
Die Deutsche Nationalbibliothek verzeichnet diese Publikation in der
Deutschen Nationalbibliografie; detaillierte bibliografische Daten
sind im Internet über http://portal.dnb.de abrufbar.

Umschlagabbildung: Collage aus Ansichten der Medizinischen Klinik 3,
der Kopfklinik und eines Gebäudeteils der früheren Heil- und Pflegeanstalt,
heute Sitz des Instituts für Humangenetik; im Hintergrund Mitarbeiterinnen
und Mitarbeiter der Chirurgischen Klinik, 1970er Jahre; im Vordergrund
Prof. Dr. Stefanie Kürten (Anatomie und Zellbiologie) mit Studierenden;
Fotos: Michael Rabenstein; Chirurgische Klinik Erlangen; Gestaltung:
Andrea Förster, Grafik-Design, Referat M 1 – Marketing.
Vorsatz: Mosaik im Eingangsbereich des früheren Wohnhauses des Ordinarius
für Augenheilkunde Oskar Eversbusch (1853–1912) in der Glückstraße 10,
heute Institut für Geschichte und Ethik der Medizin; Foto: Jonah Rittner.
Nachsatz: Luftbild der Erlanger Innenstadt, Sommer 2017; UK Erlangen.

Satz: büro mn, Bielefeld
Druck und Bindung: Beltz Grafische Betriebe, Bad Langensalza
Gedruckt auf chlor- und säurefreiem Papier
Printed in the EU

Vandenhoeck & Ruprecht Verlage | www.vandenhoeck-ruprecht-verlage.com

ISBN 978-3-412-50028-3

Renate Wittern-Sterzel zum 75. Geburtstag

Inhaltsverzeichnis

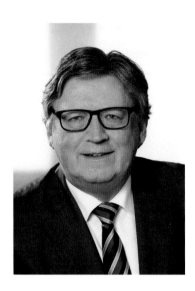

Abb. 1 Prof. Dr. Jürgen Schüttler, Dekan der Medizinischen Fakultät.

Grußwort des Dekans der Medizinischen Fakultät

Die Friedrich-Alexander-Universität Erlangen-Nürnberg feiert in diesem Jahr ihr 275. Gründungsjubiläum. Und da die Medizinische Fakultät seinerzeit zu den Gründungsfakultäten gehörte, haben auch wir in diesem Jahr Grund zu feiern.

Ein weiter Weg führt von der 1743 eröffneten Medizinischen Fakultät der damaligen Friedrichs-Universität Erlangen zu der heutigen Medizinischen Fakultät der Friedrich-Alexander-Universität Erlangen-Nürnberg. 275 Jahre Universitätsmedizin bieten daher Anlass, in historischer Perspektive über Fortschritte und Entwicklungen, Wege – gelegentlich auch Irrwege –, Leistungen und Herausforderungen der Heilkunde in Erlangen nachzudenken. Ein Blick in die Geschichte belebt die Gegenwart und kann wertvolle Hinweise geben: Zwar sind Handlungsanweisungen für heute nicht abzuleiten, wohl aber Denkanstöße und gelegentlich auch einmal eine Warnung.

Als Dekan der Medizinischen Fakultät habe ich sehr gerne den Wunsch der Fakultät aufgegriffen, zum 275. Gründungsjubiläum eine aktuelle und umfassende historische Darstellung der Erlanger Universitätsmedizin erarbeiten zu lassen. Der Lehrstuhl für Geschichte der Medizin unserer Fakultät hat dieses Projekt erfolgreich »gestemmt«. Ich danke Herrn Prof. Dr. med. Karl-Heinz Leven und seinem Team mit Frau Dr. Susanne Ude-Koeller, Herrn Philipp Rauh, M. A., und Herrn Andreas Thum, die für den vorliegenden Band die Hauptbeiträge verfasst haben. Ebenfalls zu danken ist zahlreichen weiteren Autorinnen und Autoren aus Fakultät und Universität, darunter erfreulicherweise vier Doktorandinnen der Medizingeschichte. Ein besonders interessantes und wichtiges Kapitel der Erlanger Universitätsmedizin hat dankenswerterweise Frau Prof. Dr. Renate Wittern-Sterzel aufgearbeitet. Insgesamt dokumentiert der material- und bildgewaltige Band eindrucksvoll die Vielfalt, Vitalität und das immer wieder wirksame Entwicklungspotential der Medizinischen Fakultät und ihrer Mitglieder. Forschung – Lehre – Krankenversorgung sind die tragenden Säulen jeder Hochschulmedizin. In Erlangen hat dieser Dreiklang meist harmoniert.

Die anregende Darstellung des Buches, die chronologische und systematische Elemente vereint, konzentriert sich auf die letzten 100 Jahre der 275-jährigen Fakultätsgeschichte. Für die jüngste Vergangenheit beruht sie auch auf ausführlichen Gesprächen mit zahlreichen Mitgliedern der Medizinischen Fakultät, was ich persönlich für eine besonders gelungene Idee halte. Die Leserinnen und Leser dürfen sich somit in bestimmten Themenfeldern an besonderer Aktualität und Authentizität erfreuen. Der Untertitel des Buches, *Kontexte – Köpfe – Kontroversen*, signalisiert, dass eine lebendige Universitätsmedizin in einem gesellschaftlichen Umfeld zu verorten ist, dass weiterhin prägende Gestalten eine wichtige Rolle spielen, dass schließlich wissenschaftliche und wissenschaftspolitische Auseinandersetzungen im Interesse des Fortschritts unerlässlich sind. All diese Faktoren wirken beispielhaft in Geschichte und Gegenwart der Erlanger Universitätsmedizin.

Facultas Medicinae Erlangensis vivat, crescat, floreat!

Ich wünsche Ihnen eine spannende Lektüre!

Erlangen, den 14. September 2018

Professor Dr. med. Dr. med. h. c. Jürgen Schüttler
Dekan der Medizinischen Fakultät Erlangen

Einleitung

Über dieses Buch

Wer oder was ist eine Medizinische Fakultät? Und was kennzeichnet insbesondere die Erlanger Medizinische Fakultät? Die Herausgeberin und die Herausgeber des vorliegenden Bandes haben sich unter anderem mit genau diesen Fragen an Personen gewandt, die es wissen müss(t)en: Professorinnen und Professoren, Mitglieder der Fakultät also. Die »Meinungsumfrage« offenbarte eine erstaunliche Vielfalt an Definitionsversuchen: die Fakultät – das »erste Zuhause an der Universität«, »die akademische Heimat«, ein »heterogener Haufen«, »kleine Königreiche« (früher), ein »Verein von Männern« (ganz früher …) und – »Freiheit«.

Diese spontanen und subjektiv gefärbten Begriffsbestimmungen ließen sich durch eine Fülle juristischer und historischer Definitionen erweitern: Das Wort »Fakultät«, von lateinisch *facultas* – Möglichkeit, Gelegenheit, bezeichnete an den frühen Universitäten nicht nur den »Unterrichtsstoff«, sondern auch die autonome Sektion, in der Lehrer und Studenten einer bestimmten Disziplin vereinigt waren. In der musterbildenden Pariser Universität waren in der zweiten Hälfte des 13. Jahrhunderts die »höheren« Fakultäten (Theologie, Recht, Medizin) mit Statuten und Siegeln ausgestattet; die Fakultäten wurden von einem Dekan geführt. Der Dekan, abgeleitet von griechisch *dekanos*, womit in der Antike der militärische Anführer einer Zehnerschaft bezeichnet wurde, war der auf befristete Zeit gewählte Vorsteher der Fakultät. Die Fakultät mit ihrem Dekan war damit die Grundeinheit der Universität als Zusammenschluss aller Fakultäten, geleitet vom Rektor.[1]

Dass die Universität eine traditionsreiche Einrichtung ist, erkennt man auch daran, dass ihre Strukturen gemäß dem Bayerischen Hochschulgesetz (BayHSchG) von 2006 noch immer die erwähnte mittelalterliche Prägung widerspiegeln. »Die Fakultät«, so heißt es dort in Artikel 27, »ist die organisatorische Grundeinheit der Hochschule; sie erfüllt unbeschadet der Gesamtverantwortung und Zuständigkeiten der zentralen Organe der Hochschule für ihr Gebiet die Aufgaben der Hochschule«. Zu den Mitgliedern der Fakultät gehören, so das Gesetz, nicht nur die Lehrenden, sondern auch »die Studierenden, die in einem Studiengang immatrikuliert sind, dessen Durchführung der Fakultät obliegt«. Es überrascht nicht, dass auch das Amt des Dekans seiner formalen Stellung nach in der mittelalterlichen Tradition steht. Allerdings sind die Fakultätsstrukturen gemäß der Grundordnung der FAU Erlangen-Nürnberg von 2007 fein gegliedert und haben das Mittelalter weit hinter sich gelassen.[2]

Sämtliche Versuche, die Medizinische Fakultät begrifflich zu fassen, führen vor Augen, wie stark diese seit ihrem Bestehen durch innere, mehr noch aber durch äußere Einflussfaktoren geprägt war und ist. Anders als alle anderen Fakultäten, die »nur« der Forschung und Lehre dienen, obliegt der Medizinischen Fakultät als dritte und gleichrangige Aufgabe die Krankenversorgung. Damit unterliegt sie nicht nur wissenschafts- bzw. bildungspolitischen Intentionen, gesellschaftlichen Einflüssen, (medizin-)technischen Innovationen und den persönlichen Neigungen und Interessen der Lehrenden und Studierenden, sondern auch in hohem Maße gesundheitspolitischen Entwicklungen und berechtigten Erwartungen der Patien-

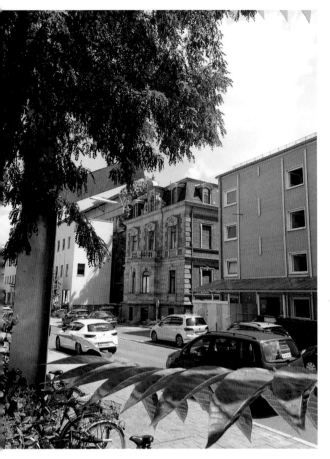

Abb. 2 Forschung, Lehre – Kinderversorgung. Die Glückstraße im Hitzesommer 2018 (von links: Nikolaus-Fiebiger-Zentrum, Institut für Geschichte und Ethik der Medizin, Kinderkrippe »Kuschelecke«).

tinnen und Patienten. Die 275-jährige Geschichte der Medizinischen Fakultät wird im vorliegenden Band unter analytisch markanten Gesichtspunkten beleuchtet, die im Titel als Dreiklang »Kontexte, Köpfe, Kontroversen« erscheinen und die klassische Trias »Forschung, Lehre, Krankenversorgung« ergänzen.

Ein zentrales Anliegen des vorliegenden Buches war, die Geschichte der Medizinischen Fakultät Erlangen nicht als bloße »Nabelschau« aufzufassen. Der Begriff »Kontext« verweist daher auf die Vielzahl historischer Zusammenhänge, institutioneller Strukturen und medizinischer wie gesellschaftlicher Diskurse oder auch lokalgeschichtlicher Spezifika, vor deren Hintergrund sich die Entwicklung der Fakultät vollzog. Allmähliche gesellschaftliche Wandlungsprozesse zählen ebenso dazu wie unvorhergesehene Ereignisse und Erfahrungen des Umbruchs, politische und juristische Rahmenbedingungen ebenso wie ökonomische Zwänge.

Mit dem Stichwort »Köpfe« ist der Bereich handelnder Individuen angesprochen. Nicht zuletzt durch die hierarchisch organisierten Entscheidungsstrukturen in der Krankenversorgung prägten – bis in die jüngere Vergangenheit ausschließlich männliche – Leitfiguren die Erlanger Fach- und Fakultätsgeschichte in hohem Maße. Dahingegen treten andere Gruppen häufig zurück. Gleichwohl wurde von den Autorinnen und Autoren verschiedentlich versucht, auch markante Persönlichkeiten aus der (vermeintlich) zweiten akademischen Reihe näher zu beleuchten.

Der Aspekt der »Kontroversen«, die unter den durchaus streitbaren »Köpfen« auszuhandeln waren, spielten stets eine wichtige Rolle. Neben wissenschaftlichen und klinisch-fachlichen Auseinandersetzungen ist die Geschichte der Fakultät reich an Konflikten, die persönliche, politische und gesellschaftliche Aspekte berühren, sei es in der Frage nach einer adäquaten Entnazifizierung, im Streit um Reformen der Hochschulgesetzgebung oder im Rahmen interner und öffentlicher Kritik an der Ausbildung des ärztlichen Nachwuchses und der Gesundheitsversorgung.

Der vorliegende Band zeichnet die Geschichte der Medizinischen Fakultät in ihren Grundzügen nach. Die Abfolge der Kapitel ist im Wesentlichen chronologisch geordnet, unterliegt jedoch einem bewussten Maßstabwechsel: Der Zeitraum von 1743 bis 1914 (Kapitel 1) wird auf vergleichsweise knappem Raum behandelt, der Schwerpunkt liegt auf der Geschichte der letzten rund 100 Jahre, die für Erlangen erstmals in dieser Breite dargestellt werden. Grundlage sind neben gedruckten Quellen und Archivalien unterschiedlichster Provenienz speziell für die Gegenwart Zeitzeugengespräche mit rund 80 früheren und aktuellen Mitgliedern der Fakultät, insbesondere Professorinnen und Professoren. Die Periodisierung der gewählten Zeiträume folgt zum Teil aktuellen Forschungsansätzen (»Zeitalter der Weltkriege«, die »langen 1960er Jahre«), zum Teil den spezifischen Gegebenheiten und Dynamiken vor Ort. Wichtiger als die lückenlose Darstellung, etwa im Sinne einer fortlaufenden Chronik, war dabei der Versuch, das für Erlangen charakteristische

Profil der jeweiligen »Epoche« zu entwerfen und jeweils dominierende Kernfragen herauszuarbeiten.

Das Kapitel über die Medizinische Fakultät im »Zeitalter der Weltkriege« beleuchtet die Zeit von 1914 bis 1945 (Kapitel 3), vom Ausbruch des Ersten Weltkrieges bis zum Ende der nationalsozialistischen Diktatur. Die vermeintliche Kriegsbegeisterung der akademischen Eliten im Sommer 1914 gerät dabei ebenso in den Blick wie die ablehnende Haltung der Erlanger Ordinarien zur Weimarer Demokratie. Am Beispiel maßgeblicher »Köpfe«, darunter der Dekan Otto Goetze sowie die Rektoren Hermann Wintz und Johannes Reinmöller, wird die strukturelle Anfälligkeit der Erlanger Hochschulmedizin für die nationalsozialistische Ideologie illustriert – bis hin zur bereitwilligen Beteiligung an Medizinverbrechen.

Der Zeitraum von 1945 bis 1960 (Kapitel 5) war in vielerlei Hinsicht von der Auseinandersetzung mit der NS-Vergangenheit geprägt. Wenngleich vielen Zeitgenossen das Ende des Zweiten Weltkrieges als tiefe Zäsur, als Bruch, erschien, war die Entwicklung der Erlanger Fakultät nicht nur auf personeller Ebene durch Kontinuitäten bestimmt. Der bauliche Verfall der Einrichtungen korrespondierte mit einem raschen Anstieg der Studierendenzahlen – ein Umstand, der die Notwendigkeit umfassender Reformen eindringlich vor Augen führte. Das im Wandel befindliche Selbstverständnis der Fakultät wird vor dem Hintergrund medizinischer, gesellschaftlicher und medialer Kontexte schlaglichtartig behandelt.

Die Jahre 1960 bis 1980 (Kapitel 7) erscheinen als eine Zeit sich überstürzender Ereignisse. Die Impulse kamen zunächst von außen: Vor dem Hintergrund des wirtschaftlichen Aufschwungs betrieben die politischen Entscheidungsträger den Um- und Ausbau der Universitätsstrukturen, um internationalen Standards und geänderten Anforderungen zu genügen. Auch die Hochschulgesetzgebung der Bayerischen Staatsregierung und die Verabschiedung einer neuen Approbationsordnung waren Ergebnisse der einsetzenden Reformperiode. Viele der Vorhaben blieben nicht unwidersprochen: Die Studierenden der Generation »68« begehrten auf und übten Kritik an den Verhältnissen, die auch in der außeruniversitären Gesellschaft auf Resonanz stieß.

Im Kontrast zu den Kontroversen und Krisen der 1960er und 1970er Jahre wurde der Zeitraum von 1980 bis 2000 (Kapitel 8) rückblickend als »Belle Époque«, als »goldenes Zeitalter« der Medizinischen Fakultät akzentuiert. Der empfundene Aufstieg stand in Verbindung mit einem Generationswechsel, der die »Herrschaft« der Nachkriegsordinarien beendete und neue Paradigmen etablierte. Der Wettbewerb um Forschungsressourcen leistete einer Ökonomisierung des Hochschulwesens Vorschub, vielbeachtete Erfolge der Forschung stellten Krankenversorgung und Lehre oftmals in den Schatten. Als Katastrophen empfundene Geschehnisse wie der Ausbruch der AIDS-Epidemie und der Super-GAU von Tschernobyl forderten auch die Erlanger Medizin heraus.

Das Kapitel über die Jahre 2000 bis 2018 (Kapitel 10) bietet schließlich Innenansichten der Medizinischen Fakultät aus unterschiedlichen Blickwinkeln: Zahlen und Fakten, die über die Entwicklung der Immatrikulationen, der Publikationsleistung und der Drittmitteleinnahmen Auskunft geben, werden durch Beobachtungen und Einschätzungen aus den erwähnten Zeitzeugengesprächen ergänzt, die ein facettenreiches Stimmungsbild entwerfen und die Fakultät in

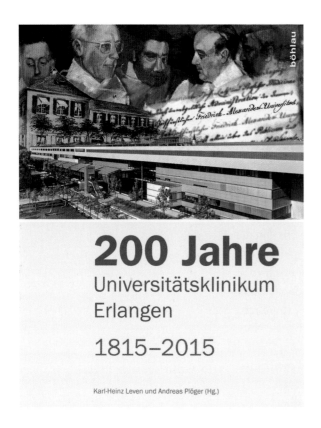

200 Jahre
Universitätsklinikum
Erlangen

1815–2015

Karl-Heinz Leven und Andreas Plöger (Hg.)

Abb. 3   *200 Jahre Universitätsklinikum Erlangen,* erschienen 2016.

gegenwärtigen Kontexten verorten. Das Verhältnis von Medizinischer Fakultät und Universitätsklinikum wird in seiner komplexen Genese dargelegt. Hier ergeben sich naheliegenderweise Berührungspunkte mit einer 2016 zum 200. Gründungstag des Universitätsklinikums vorgelegten Darstellung.

Ausgewählte, nicht selten epochenübergreifende Aspekte und Problemfelder der Fakultätsgeschichte werden in eigenen Kapiteln beleuchtet, die den chronologischen Ablauf an geeigneter Stelle unterbrechen. Zu den in dieser Form behandelten Themen zählen die Durchsetzung des medizinischen Frauenstudiums in der ersten Hälfte des 20. Jahrhunderts (Kapitel 2), die universitäre Frauenförderung und Gleichstellungspolitik insbesondere der letzten 30 Jahre (Kapitel 9) und die bauliche Entwicklung der vergangenen 275 Jahre (Kapitel 11). Zwei Beiträge, die auf laufenden Dissertationsprojekten am Lehrstuhl für Geschichte der Medizin beruhen, analysieren die über einen Zeitraum von mehreren Jahrzehnten an der Medizinischen Fakultät abgeschlossenen Promotionen (Kapitel 4) und Habilitationen (Kapitel 6).

Angereichert wird die Darstellung durch »Extrablätter«, knappe Exkurse, die grafisch abgesetzt sind und an thematisch passender Stelle erscheinen: Sie richten den Fokus auf biografische und historische Hintergründe sowie aufschlussreiche oder auch kuriose Episoden der Fakultätsgeschichte.

Ein systematischer Anhang ergänzt den chronologisch gegliederten Hauptteil des Buches: Im Rahmen einer alphabetischen Aufstellung werden die Institute, Kliniken und selbstständigen Abteilungen der Medizinischen Fakultät und des Universitätsklinikums in ihrer personellen und institutionellen Entwicklung erfasst. Weiterhin werden ihre aktuellen Forschungsschwerpunkte und – bei den klinisch tätigen Einrichtungen – deren Versorgungsschwerpunkte aufgeführt. Das systematische A–Z bietet somit eine pointierte Momentaufnahme der Fakultät im 275. Jahr ihres Bestehens.

Eine Gesamtdarstellung, die auf begrenztem Raum sämtliche Einrichtungen der Fakultät in ihrer teils jahrhundertelangen Geschichte umfassend darstellt, war nicht beabsichtigt. Vielmehr lag der Fokus auf Themen, die die Einbindung der Fakultät in übergeordnete Zusammenhänge verdeutlichen. Erst durch die Analyse (universitäts-)interner Aushandlungsprozesse wie auch von Wechselwirkungen mit außeruniversitären Institutionen und Entscheidungsträgern lassen sich relevante Hintergründe und Steuerungsimpulse der Entwicklung der Medizinischen Fakultät eingehend konturieren. Durch den hier angewandten zeithistorischen Fokus wurde von den Autorinnen und Autoren häufig Forschungsneuland betreten. Bei dem Versuch, eine für die Fakultätsgeschichte bedeutsame Fragestellung zu beantworten, traten des Öfteren sogleich weitere Fragen auf. Nicht zuletzt aus diesem Grund mag das vorliegende Buch nicht als Endpunkt der Erforschung der Erlanger Universitätsmedizin verstanden werden, sondern als ein – so hoffen wir zumindest – wichtiger Impulsgeber für zukünftige medizinhistorische Forschungsarbeiten.

Danksagung

Die Idee zu dem vorliegenden Band entstand im März 2016; schnell gelang es uns auf der Basis einer Projektskizze, den Dekan der Medizinischen Fakultät, Prof. Dr. Jürgen Schüttler, für dieses Vorhaben zu gewinnen. Ihm verdanken wir die Förderung unserer Arbeit, indem die Fakultät entsprechende Personalmittel gewährte, die es ermöglichten, Dr. Susanne Ude-Koeller, Philipp Rauh, M. A., und Andreas Thum über einen Zeitraum von rund zwei Jahren zu beschäftigen. Das vom Dekan bewiesene Interesse zeigte sich auch in seiner Bereitschaft, für ausführliche Zeitzeugengespräche zur Verfügung zu stehen und wertvolle archivalische Quellen aus dem Dekanat für die Forschung freizugeben. In der Arbeit war das Projektteam vollständig unabhängig und keinerlei Vorgaben der Fakultät unterworfen – außer dem einen verständlichen Wunsch, das Buch zum 275. Geburtstag der Fakultät am 4. November 2018 der Öffentlichkeit vorzulegen.

Die konkrete Durchführung des Projekts lag bei der Herausgeberin und den drei Herausgebern. Andreas Thum hat zudem die verantwortungs- und entsagungsreiche Aufgabe der Redaktion des Gesamtbandes in Text und Bild geleistet. Dem Kernteam gesellte sich eine Schar von weiteren Mitautorinnen und -autoren bei, die wertvolle Einzelbeiträge beisteuerten, darunter Mitarbeiterinnen und Mitarbeiter des Erlanger Lehrstuhls für Geschichte der Medizin. Mit großem Dank zu erwähnen sind Prof. Dr. Fritz Dross, PD Dr. Wolfgang Frobenius, ehemals Oberarzt der Universitäts-Frauenklinik Erlangen und freier Mitarbeiter am Lehrstuhl der Geschichte für Medizin, Dr. Nadine Metzger, Akademische Rätin, Prof. Dr. Marion Maria Ruisinger, Leiterin des Medizinhistorischen Museums Ingolstadt, und Dr. Hans-Ludwig Siemen, niedergelassener Psychoanalytiker in Erlangen und freier Mitarbeiter am Lehrstuhl für Geschichte der Medizin. Dr. Clemens Wachter steuerte einen Beitrag über die bauliche Entwicklung der Medizinischen Fakultät bei. Zudem war er als Leiter des Universitätsarchivs Erlangen-Nürnberg ein stets zuvorkommender und äußerst kompetenter Ansprechpartner für die Suche nach (entlegenen) Quellen, die Bereitstellung von Archivalien, die Anfertigung von Reproduktionen und für inhaltliche Fragen aller Art. Dieter Maußner, Leiter des Staatlichen Bauamtes Erlangen-Nürnberg, verfasste dankenswerterweise einen Beitrag über die bauliche Entwicklung der Fakultät in jüngster Vergangenheit und naher Zukunft. Einblick in ihre laufenden oder abgeschlossenen Dissertationsprojekte am Lehrstuhl für Geschichte der Medizin gewährten Dana Derichs, Verena Karheiding, Viola Wüstner und Hannah Zimmermann; Luise Holzhauser, Studentin der Medizin, schrieb einen Text zum Erlanger »Skills Labs« PERLE. Rebecca Roperti, studentische Hilfskraft am Lehrstuhl für Geschichte der Medizin, war unermüdlich im Universitätsarchiv und in der -bibliothek mit Recherchen betraut und erstellte eine erstmals komplette Liste aller Dekane der Medizinischen Fakultät seit 1743; zudem bewältigte sie als sorgfältige Korrekturleserin enorme Textmengen in kürzester Zeit.

Als ungemein erhellend und wertvoll erwiesen sich die Gespräche mit rund 80 Zeitzeuginnen und Zeitzeugen aus Stadt, Universität und Fakultät, die wir zwischen Juli 2017 und Juni 2018 führen durften. Für offenherzige Auskünfte und wichtige Hintergrundinformationen, prägnante Zitate und die reichlich zur Verfügung gestellte Zeit sei herzlich gedankt den Alt-Oberbürgermeistern der Stadt Erlangen, Dr. Dietmar Hahlweg und Dr. Siegfried Balleis, dem früheren Rektor bzw. Präsidenten der FAU Erlangen-Nürnberg, Prof. Dr. Karl-Dieter Grüske, dem Ärztlichen Direktor des Universitätsklinikums Erlangen, Prof. Dr. Heinrich Iro, dem Kaufmännischen Direktor des Universitätsklinikums Erlangen, Dr. Albrecht Bender, sowie seinem Vorgänger Alfons Gebhard, dem Pflegedirektor Reiner Schrüfer, der Leiterin der Abteilung F – Forschung und wissenschaftlicher Nachwuchs, Dr. Esther Schnetz, dem Vorstand des Medical Valley Europäische Metropolregion Nürnberg (EMN) e. V., Prof. Dr. Erich Reinhardt, und dem Intensivkrankenpfleger Stefan Lang. Es versteht sich, dass nur einer in Frage kam für das erste Zeitzeugengespräch: Michael Lorz. Wertvolle Auskünfte und Materialien verdanken wir Prof. Dr. med. Harald zur Hausen, Nobelpreisträger für Medizin 2008 und Ehrendoktor der Medizinischen Fakultät der FAU Erlangen-Nürnberg.

Als Mitglieder der Medizinischen Fakultät standen uns dankenswerterweise für strukturierte Gespräche zur Verfügung die Prof. Dres. Stephan Achenbach, Christoph Alexiou, Christian Alzheimer, Kerstin Amann, Matthias W. Beckmann, Jürgen Behrens, Christian Bogdan, Anja Bosserhoff, Thomas Brabletz, Michael Buchfelder, Robert Cesnjevar, Werner G. Daniel, Sven Dittrich, Hans Drexler, Diana Dudziak, Reinhold Eckstein, Yesim Erim, Rainer Fietkau, Bernhard Fleckenstein, Martin Fromm, Olaf Gefeller, Lina Gölz, Robert Grützmann, Hermann O. Handwerker, Arndt Hartmann, Friedrich Hennig, Ursula Hirschfelder, Werner Hohenberger, Raymund Horch, Stephan von Hörsten, Heinrich Iro, Joachim R. Kalden, Willi Kalender, Christoph Korbmacher, Thomas Kühlein, Stefanie Kürten, Torsten Kuwert, Elke Lütjen-Drecoll, Andreas Mackensen, Harald Mang, Gunther Moll, Winfried Neuhuber, Friedrich Neukam, Markus F. Neurath, Christoph Ostgathe, Friedrich Paulsen, Anselm Petschelt, Karl-Heinz Plattig, Wolfgang Rascher, André Reis, Martin Röllinghof, Rolf Sauer, Georg Schett, Kathrin Schiebel, Gerold Schuler, Jürgen Schüttler, Stefan Schwab, Cornel Sieber, Klemens Stehr, Regina Trollmann, Klaus Überla, Michael Uder, Michael Weyand, Jürgen Winkler, Beate Winner, Renate Wittern-Sterzel, Bernd Wullich, Katharina Zimmermann und Yurdagül Zopf. Viele der genannten Zeitzeuginnen und Zeitzeugen haben das Projekt darüber hinaus durch weitere Auskünfte und die Bereitstellung von Materialien gefördert. Prof. Dr. Stefanie Kürten, Inhaberin des Lehrstuhls Anatomie I, war liebenswürdigerweise bereit, sich mit ebenso bereitwilligen Studierenden für das Titelbild zur Verfügung zu stellen, das Michael Rabenstein arrangiert hat. Andrea Förster schuf aus verschiedenen Zutaten eine nicht nur räumlich mehrdimensionale Collage.

Im Dekanat der Medizinischen Fakultät unterstützten uns Dr. Stefan A. Thomas, Heidi Kurth, Maria Hofmann, Ursula Nastri-Niederweis, Birgit Schumann und Marlies Schulz. Die Stabsabteilung Kommunikation des Universitätsklinikums Erlangen war in vielen Belangen hilfreich, namentlich Johannes Eissing, Franziska Männel, Barbara Mestel, Melanie Schmitz und Michael Rabenstein, der nicht nur zahlreiche Fotografien beisteuerte, sondern gelegentlich aus Handy-Fotos trickreich akzeptable Bildvorlagen erstellen konnte.

Den zahllosen Mitarbeiterinnen und Mitarbeitern von Archiven und Bibliotheken, die Auskünfte erteilten sowie Archivalien und Abbildungen zur Verfügung stellten, kann hier nur pauschal gedankt werden. Hervorgehoben seien Dr. Andreas

Jakob, Leiter des Stadtarchivs Erlangen, und seine Mitarbeiterinnen Dorothea Rettig, M. A., Ute Riedel und Renate Wünschmann sowie die Mitarbeiterinnen und Mitarbeiter der Universitätsbibliothek Erlangen-Nürnberg, insbesondere Dr. Christina Hofmann-Randall und Sigrid Kohlmann aus der Handschriftenabteilung.

Die Arbeit an diesem Buch wurde weiterhin sehr gefördert durch Impulse und Anregungen, Hintergrundgespräche und ergänzende Informationen, die unkomplizierte Bereitstellung von Materialien und Abbildungen. Ein herzlicher Dank geht hierfür an Dr. rer. nat. Julia Biederlack (Koordination Wissenschaftskommunikation Charité 3R), Prof. Dr. Ralf Dittrich (Frauenklinik), Nadine Draheim (CCC Erlangen-EMN), Dr. Sainab Egloffstein (CCC Erlangen-EMN), Dr. Katrin Faber (Geschäftsstelle des IZKF), die Fachschaftsinitiative Medizin Kanüle e. V., Prof. Dr. Andreas Frewer (Professur für Ethik in der Medizin), Melanie Grolik (Stabsabteilung – Referat Planung, Führungsinformationssysteme, Statistik), Prof. Dr. med. Thomas Harrer (Medizinische Klinik 3), Dr. Lothar Hoja (Nürnberger Nachrichten), PD Dr. med. Gerhard Krönke (Medizinische Klinik 3), Benjamin Lang (Referat L 5 – Studierendenverwaltung), Dr. Susanne Langer (Pressestelle), Dr. Peter Lederer (Leiter des Gesundheitsamtes Erlangen a. D.), Jennifer Lühr, M. Sc. (Hautklinik), Blandina Mangelkramer (Leiterin der Abteilung M – Marketing und Kommunikation), Prof. Dr. med. Georg Marckmann (Institut für Ethik, Geschichte und Theorie der Medizin, LMU München), Simone Marten (Promotionsbüro der Medizinischen Fakultät), Saskia Nothofer (Rheinische Post Düsseldorf), Rosi Pfister, ORR Thomas Purr (Referat L 6 – Prüfungsverwaltung), Günter Rittner (München), Prof. Dr. med. Mario Schiffer (Direktor der Medizinischen Klinik 4), Dr. Christian Schmitt-Engel (Leiter des Graduiertenzentrums), Annemarie Schorcht, M. A., Prof. Dr. med. Eduard Seidler, Prof. Dr. Rainer Trinczek (Institut für Soziologie der FAU), Martin Tröbs (AIDS-Hilfe Nürnberg-Erlangen-Fürth), Prof. Dr. Hans-Ulrich Wiemer (Lehrstuhl für Alte Geschichte der FAU) und Prof. Dr. med. Jürgen von der Emde (Zeitzeuge für fast alle Geschehnisse der Erlanger Medizin in den letzten Jahrzehnten, von Erlangen bis Cape Town und Atlanta). Nina Vaughn, M. A. (Doktoranden-Service-Center, Studiendekanat Medizin) recherchierte in Rekordzeit wichtige Daten für das Thema Promotionen.

Die Fotografen Alfred Aschoff, Kurt Fuchs, Christoph Geyer, Herbert Grabe, Peter Kick, Erich Malter, Georg Pöhlein, Michael Rabenstein, Jonah Rittner, Georg Ritzer und Rainer Windhorst trugen durch ihre Aufnahmen wesentlich zur reichhaltigen Bebilderung dieses Buches bei. Hervorzuheben ist der Fotograf Bernd Böhner, seit Jahrzehnten unermüdlicher Chronist (nicht nur) der Fakultätsgeschichte, der sein umfangreiches und vortrefflich geordnetes Bildarchiv großzügig zur Verfügung stellte. Für die kritische Lektüre einzelner Texte sei Rosemarie Leven, Lois Muth, Anna von Olberg und Saskia Wilhelmy, M. A., herzlich gedankt.

Die Zusammenarbeit mit dem Verlag Böhlau war stets vertrauensvoll und konstruktiv. Ein herzlicher Dank, auch für die überaus reichlich erwiesene Geduld hinsichtlich selten eingehaltener Abgabefristen, geht an Dorothee Rheker-Wunsch und Johannes van Ooyen, Programmplanung, sowie Julia Beenken, Editing, und Ulrike Bade, Herstellungsleitung.

Renate Rittner, Sekretärin des Lehrstuhls für Geschichte der Medizin, bewahrte trotz des laufenden Semesterbetriebs, permanenter Umbauarbeiten im Institut und zahlloser unvorhergesehener Ereignisse stets den Überblick über die Organisation des Projekts und die Terminverwaltung der zahlreichen Zeitzeugengespräche. In der Institutsbibliothek war Dr. Angelika Kretschmer in allen Belangen ein verlässlicher Rückhalt; ihre studentischen Mitarbeiterinnen Bernadette Galster, Manuela Mann, Jenny Ottmann sowie die studentischen Hilfskräfte Christoph Geyer und Carla Ullmann unterstützten das Projekt auf vielfältige Weise. Der extrastarke Kaffee von Kerstin Franzò hat uns wachgehalten.

Das Quartett der Herausgeberin und der drei Herausgeber hat die Arbeit an dem Projekt »275« trotz der schier überbordenden Materialfülle und der am Ende unvermeidlichen Zeitnot bei der Drucklegung stets genossen. Die hinzugewonnenen Autorinnen und Autoren waren ein echter Gewinn. Auf diese Elf war im Frühsommer 2018 Verlass.

Abschließend ist ein besonderer Dank abzustatten: Er gebührt Frau Prof. Dr. Renate Wittern-Sterzel, der langjährigen Lehrstuhlinhaberin für Geschichte der Medizin und früheren Direktorin des Instituts für Geschichte und Ethik der Medizin der FAU. Sie ist die beste Kennerin der Erlanger Medizingeschichte und hat das Projekt von Beginn an konzeptionell beraten. Ihre zahlreichen Arbeiten boten eine wertvolle Grundlage für mannigfaltige Aspekte der Fakultätsgeschichte; in einem eigenen Beitrag gewährt sie einen aufschlussreichen Einblick in die Geschichte der Gleichstellungspolitik an der Medizinischen Fakultät, an der sie als erste Frauenbeauftragte der Universität Erlangen-Nürnberg maßgeblichen Anteil hatte.

Es ist uns daher ein Anliegen, Renate Wittern-Sterzel, die jahrzehntelang in Wissenschaft und Selbstverwaltung der Medizinischen Fakultät im Gefüge der FAU Erlangen-Nürnberg an führenden Stellen gewirkt hat, den Band *Die Medizinische Fakultät der Friedrich-Alexander-Universität Erlangen-Nürnberg* zum 75. Geburtstag im November 2018 zu widmen. Die 75 Jahre, die in dem Band besonders ausführlich dargestellt werden, sind ihre Zeit.

Erlangen, den 3. Oktober 2018

Karl-Heinz Leven

Philipp Rauh

Andreas Thum

Susanne Ude-Koeller

Benutzungshinweis

Im Text und in den Endnoten häufiger verwendete Abkürzungen

ÄM	Ärztliche Mitteilungen	NSDÄB	Nationalsozialistischer Deutscher Ärztebund
Art.	Artikel	NSDAP	Nationalsozialistische Deutsche Arbeiterpartei
AStA	Allgemeiner Studentenausschuss	NZ	Nürnberger Zeitung
BA	Bundesarchiv	o. J.	ohne Jahr
BA-MA	Bundesarchiv-Militärarchiv	o. O.	ohne Ort
BÄ	Bayerisches Ärzteblatt	o. S.	ohne Seite
BayHStA	Bayerisches Hauptstaatsarchiv München	OB	Oberbürgermeister
bes.	besonders	PD	Privatdozent
BMBF	Bundesministerium für Bildung und Forschung	S.	Seite
BSB	Bayerische Staatsbibliothek München	s.	siehe
DÄB	Deutsches Ärzteblatt	SA	Sturmabteilung
DFG	Deutsche Forschungsgemeinschaft	Spk	Spruchkammer(-akte)
DHM	Deutsches Historisches Museum	SRW	Siemens-Reiniger-Werke AG
ebd.	ebenda	SS	Schutzstaffel
EN	Erlanger Nachrichten	StAE	Stadtarchiv Erlangen
ENN	Erlanger Neueste Nachrichten	StAN	Stadtarchiv Nürnberg
ET	Erlanger Tag(e)blatt	StANu	Staatsarchiv Nürnberg
FAU	Friedrich-Alexander-Universität Erlangen-Nürnberg	TOP	Tagesordnungspunkt
FAZ	Frankfurter Allgemeine Zeitung	TU	Technische Universität
geb.	geborene	u. a.	unter anderem
GzVeN	Gesetz zur Verhütung erbkranken Nachwuchses	UA	Universitätsarchiv
Hg.	Herausgeber/-in	UAE	Universitätsarchiv Erlangen-Nürnberg
IGEM	Institut für Geschichte und Ethik der Medizin, FAU Erlangen-Nürnberg	UBE	Universitätsbibliothek Erlangen-Nürnberg
		UK	Universitätsklinikum
JCS	Joint Chiefs of Staff	v. a.	vor allem
LMU	Ludwig-Maximilians-Universität München	verm.	vermutlich
MdB	Mitglied des Bundestages	vgl.	vergleiche
MMW	Münchener Medizinische Wochenschrift	WHO	World Health Organization
n.	Fuß-/Endnote	Zit. n.	Zitat(e) nach/zitiert nach
NN	Nürnberger Nachrichten	ZUV	Zentrale Universitätsverwaltung

Querverweise, Verweise auf Exkurse und Zitierweise von Quellen und Literatur

Querverweise auf den Text anderer Kapitel und Verweise auf Exkurse (»Extrablatt«) erfolgen in der Randspalte. Die Namen der Autorinnen und Autoren von Kapiteln, Unterkapiteln oder »Extrablättern« finden sich jeweils am Textende und in den Kolumnentiteln auf jeder Seite.

In den Endnoten, die sich gesammelt am Ende des Buches finden, sind Quellenbelege und Verweise auf die benutzte Literatur enthalten. Die gesondert gezählten Endnoten der »Extrablätter« sind grafisch hinterlegt. In den Literaturangaben der Endnoten werden Kurztitel verwendet, Onlinequellen ohne Autorangabe werden als URL zitiert. Die vollständigen Angaben finden sich in der alphabetisch geordneten Bibliographie am Ende des Bandes. Um das Auffinden der Endnoten zu erleichtern, sind am Ende des Bandes in den Kolumnentiteln die Seitenzahlen des Textes angegeben, auf die sich die Endnoten beziehen.

Statuta
Facultatis Medicae

Nos Dei Gratia
FRIDERICUS &c.
Tot. Tit.

indicamus his, quod, cum Nobis placuerit,
scholam altiorem, quam universitatem voc
condere illaque privilegiis Imperatoris ma
ta sit, Facultati medicae privilegia quaedam
iura et immunitates clementissime imperti
mur, atque hoc ipso iisdem gaudere ac frui
iubeamus; Ut autem ea eo melius pateant, se
quentibus titulis illa includimus.

Caput I

Die Medizinische Fakultät 1743 bis 1914 – ein Überblick

Die Friedrich-Alexander-Universität Erlangen-Nürnberg umfasst gegenwärtig fünf Fakultäten, die im Jahr 2007 im Sinne eines Konzentrationsprozesses aus elf Fakultäten entstanden sind. Die Medizinische Fakultät, vor 275 Jahren eine der vier Gründungsfakultäten, ging aus dieser Umstrukturierung nahezu unverändert hervor. Der Fächerkanon, die Zuordnung der zu dieser Fakultät gehörenden Disziplinen, ist zwar nicht festgeschrieben, da ständig neue Spezialdisziplinen entstehen, doch ist in nahezu allen Fällen genau erkennbar, warum ein Fach zur Medizin gehört – oder auch nicht gehört. Insofern verändert sich die Medizinische Fakultät, bleibt aber ihrer Eigenart stets treu. Diese Kontinuität lässt sich bis in das Gründungsjahr 1743 zurückverfolgen. Ein heutiger Beobachter würde die Medizinische Fakultät der ersten Stunde als solche erkennen, allerdings – ganz abgesehen von dem naturwissenschaftlichen Quantensprung des 19. Jahrhunderts – wesentliche Unterschiede zur Gegenwart bemerken. Der folgende Überblick skizziert die Entwicklung von der Gründung bis zum Vorabend des Ersten Weltkriegs, mithin einen Zeitraum von rund 170 Jahren. Vom Gesamtzeitraum, der 2018 vollendet wird – 275 Jahre –, sind das rund drei Fünftel. Der Schwerpunkt des vorliegenden Bandes liegt auf dem Feld der »Zeitgeschichte«, das heißt der Entwicklung im 20. und frühen 21. Jahrhundert. Wenn die längste Spanne des Gesamtzeitraums hier kursorisch abgehandelt wird, so handelt es sich um einen bewussten Maßstabwechsel in der Darstellung. Die frühen Epochen werden gleichsam aus weiterer Distanz, die späteren, an die Gegenwart heranreichenden durch eine Art Vergrößerungsglas betrachtet. Der Maßstabwechsel ist auch deshalb sinnvoll, weil die frühere Geschichte der Medizinischen Fakultät und des Universitätsklinikums bereits sehr gut erforscht ist. Die beste Kennerin dieser Materie, Renate Wittern-Sterzel, Inhaberin des Lehrstuhls für Geschichte der Medizin und Direktorin des gleichnamigen Instituts an der FAU von 1985 bis 2009, hat in jahrzehntelanger Forschung den Zeitraum des 18. und 19. Jahrhunderts bearbeitet und – zuletzt 2016 – umfassend dargestellt.[1] Es ist mithin nicht Bequemlichkeit, auf der Basis ihrer Arbeiten den vorliegenden Überblick zu entwerfen, sondern »best practice«.

Gründung und frühe Entwicklung der Medizinischen Fakultät

1743 wurden fünf ordentliche Medizin-Professoren nach Erlangen berufen, von denen allerdings keiner ein fachlich abgegrenztes Lehr- oder Forschungsfeld hatte. Betrachtet man die Lehrgegenstände, so ergibt sich bei jedem Einzelnen ein

Abb. 1 Die *Statuta Facultatis Medicae*, 1755.

weites Spektrum von anatomischen Vorlesungen, über »Weiberkrankheiten«, Chirurgie, Arzneimittellehre, bis zur speziellen Therapie.[2] Die fünf Ordinariate waren demnach nicht Ausdruck eines Fächerspektrums, sondern einer Hierarchie, einer Stufenfolge; ein an »fünfter Stelle« berufener Professor konnte die einzelnen Stufen in seiner Karriere durchlaufen und sich zuletzt auf der »Ersten Professur« wiederfinden. Und ein weiteres Merkmal ist hervorzuheben: Keiner der fünf berufenen Professoren ist nach den Maßstäben des 18. Jahrhunderts als wissenschaftliche Koryphäe zu bezeichnen. »Die Strahlkraft der ersten Besetzung«, so Renate Wittern-Sterzel anlässlich des 250-jährigen Gründungsjubiläums der Universität, »blieb eher matt«.[3] Erster Professor der Arzneikunde wurde Johann Friedrich Weissmann (1678–1760), der zuvor als Stadtarzt auch in Erlangen tätig gewesen war. Der bei seiner Berufung bereits 65-Jährige interessierte sich für farbchemische Experimente. Zweiter Professor wurde Casimir Christoph Schmiedel (1718–1792), dessen Schwerpunkt auf Anatomie und Botanik lag, zwei Fächern, die in der vormodernen universitären Medizin eng verbunden waren. Den heutigen Platz im Schlossgarten nahm der Botanische Garten seit 1825 ein, nachdem er 1770/71 vor dem Nürnberger Tor begründet worden war.

Schmiedel blieb 20 Jahre an der Erlanger Fakultät; seine Kollegen auf der Dritten und Vierten Professur, Matthias Georg Pfann (1719–1762) und Christian Samuel Gebauer (1716–1764), verließen bereits nach wenigen Jahren die Universität. Ähnliches galt für den Fünften Professor, Johann Adam Hoffmann (1707–1781). Umgekehrt zeigt sich am 1749 eingetretenen Nachfolger für Gebauer, Heinrich Friedrich Delius (1720–1791), ein für Erlanger Universitätsmediziner durch die Jahrhunderte immer wieder aufscheinendes charakteristisches Element: Den kurz verweilenden und dann zu neuen (akademischen) Weihen enteilenden Gelehrten stehen Professoren gegenüber, die, einmal nach Erlangen berufen, über Jahrzehnte ortstreu blieben. Hierauf wird wiederholt hinzuweisen sein. Zu den ortstreuen Fachvertretern gehörte Delius, der, 1749 ursprünglich am fünften Rang eingetreten, seit 1764 die Erste Professur bekleidete und insgesamt 40 Jahre an der Erlanger Fakultät tätig war. Lange Verweildauer bürgte allerdings im Fall von Delius nicht für überragende wissenschaftliche Kompetenz oder die Bereitschaft, sich mit neueren medizinischen Konzepten anzufreunden. Ein Grundzug von Konservatismus durchzog die Erlanger Medizin dieser frühen Jahrzehnte. Hauptziel der Regierung der Markgrafschaft Bayreuth war, an der Universität Erlangen neben anderen Akademikern Ärzte auszubilden, die im eigenen Land staatlich angestellt werden sollten. Dem begrenzten Bedarf an Absolventen entsprach die überschaubare Zahl von Studenten. Nach anfänglich elf Medizinstudenten 1744/45 sank die Zahl 1763, 20 Jahre nach der Gründung, auf vier für Medizin Eingeschriebene. Für die kleine Zahl von Professoren und Studenten gab es eine eher karge Unterbringung. Funktionsräume der Medizinischen Fakultät waren kaum vorhanden. Die Anatomie, die ausgehend von italienischen Lehrstätten seit dem 16. Jahrhundert idealerweise über ein »Theatrum Anatomicum« verfügen sollte, wurde in Erlangen 1754 in einem Anbau an das Universitätsgebäude untergebracht. Anfänglich für anatomische Demonstrationen verwendet, wurden die Räumlichkeiten ab 1763 für den anatomischen Präparierkurs genutzt, der damit in Erlangen eine Tradition von nunmehr 255 Jahren hat. Wie wurden die hierfür notwendigen

▸ **Kapitel** Die Bauten der Erlanger Medizinischen Fakultät, S. 541.

Leichen beschafft? Ent-
sprechend frühneuzeitlichen
Rechtsvorschriften wurden die
Leichen von Hingerichteten
und mittellos Verstorbenen,
weiterhin tote Findlinge,
später auch verstorbene
Schwangere an die Anatomie
gegeben. Dort entstand für
Lehrzwecke eine Anatomisch-
pathologische Präparate-
sammlung, aus der 1804 das
Anatomisch-pathologische
Museum hervorgehen sollte.[4]
Mitte des 19. Jahrhunderts
sollten die Bestände in eine
Anatomische und eine Patho-

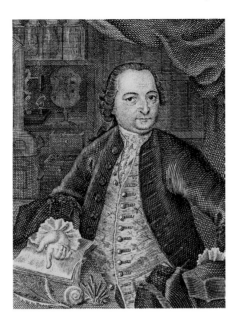
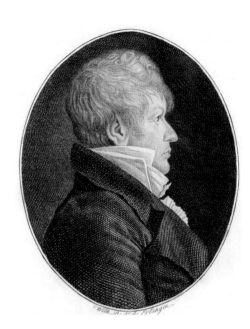

logische Sammlung differenziert werden. Ein regelrechtes »Theatrum Anatomicum« fehlte freilich in den ersten Jahrzehnten. Seit 1826/27 wurde die Orangerie im
Schlossgarten als Gebäude der Anatomie genutzt.

Kann die Anatomie als Beispiel für ein Fach dienen, das, soweit es die Ausbildung der Studenten betrifft, in seinen Grundzügen bis heute fortbesteht, so gibt
es insbesondere in den klinischen Fächern erhebliche Unterschiede zur Moderne. Die Rede ist vom universitären Krankenhaus, das – zumal in Erlangen – als
eine recht späte Erscheinungsform der universitären Medizin zu bezeichnen ist.
Im November 1815 eröffnete der Chirurg Bernhard Nathanael Gottlob Schreger
(1766–1825), seit 1797 an der Fakultät tätig, in der heutigen Wasserturmstraße 14
ein »stabiles und ambulantes chirurgisches Clinicum«; hier wurden neben den
ambulanten Patienten auch stationäre Fälle versorgt. Die acht Betten dieses
»Clinicum« (griech. *kline* – Bett) waren die Keimzelle des Universitätsklinikums,
das heute über nahezu 1400 Betten verfügt. Rund sieben Jahrzehnte waren seit
Gründung der Medizinischen Fakultät vergangen, bis 1815 ein erstes Universitätskrankenhaus in Betrieb genommen wurde. Dass die frühe Universitätsmedizin
anfänglich ohne eine derartige Einrichtung auskam, war in Deutschland und Europa üblich gewesen. Die Professoren nahmen ihre Studenten zur Visite bzw. Konsul-
tation mit in die Privathäuser der Patienten; die Medizin des 18. Jahrhunderts war
in der heimischen Umgebung von – gut gestellten – Kranken anwendbar. Da die
Patienten für den Besuch des Arztes bezahlten, war die Anwesenheit von Medizinstudenten allerdings wenig erwünscht; die Ausbildung der Studenten erforderte
demnach eine Neuerung. Neben der (lukrativen) Privatpraxis der Professoren gab
es in Erlangen seit 1779, also fast zwei Jahrzehnte vor Schregers chirurgischem
»Clinicum«, das »Institutum Clinicum« Friedrich von Wendts (1738–1818). Dieser
war ein Jahr zuvor an die Medizinische Fakultät berufen worden und betrieb sein
»Ambulatorium«, die Frühform einer internistischen Poliklinik und demgemäß
ohne Betten, zunächst in seiner Privatwohnung. Diese universitäre Lehr- und Heil-
stätte wurde recht bald zu eng und Wendt beantragte schon 1781 die Errichtung

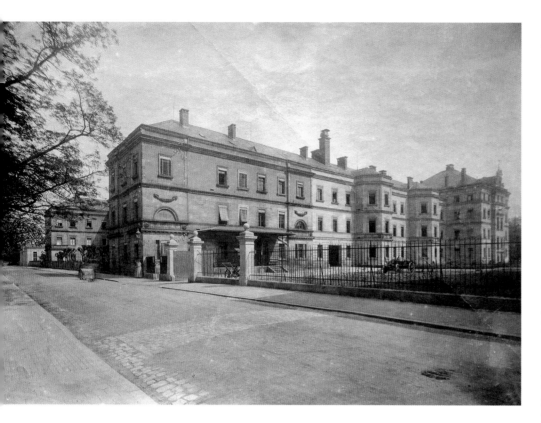

Abb. 4 Das Universitätskrankenhaus um 1900.

eines Krankenhauses. Behelfs-
weise verlegte er das »Ambulatorium« 1785 in Räume an
der Südlichen Stadtmauer-
straße 28 (Eggloffstein'sches
Palais). Der geplante Bau des
Krankenhauses kam wegen
der Entwicklung der politischen Lage nicht voran. Die
Markgrafschaft Bayreuth, die
seit dem Aussterben der Bayreuther Linie 1769 in Personalunion mit der Ansbacher Linie
regiert worden war, wurde
1791 an Preußen verkauft. Im
Zuge der Napoleonischen
Kriege wurde die Markgrafschaft Bayreuth von Frankreich
besetzt; 1807 kam sie im Tilsiter
Frieden an Frankreich und
1810 an Bayern.[5] Die häufigen
Besitzerwechsel waren der
Entwicklung der Universität und der Medizinischen Fakultät nicht förderlich. In
der preußischen Zeit war 1803 mit dem Bau des Universitätskrankenhauses am
östlichen Ende des Schlossgartens begonnen worden, nach 1806 jedoch ruhte das
Vorhaben. Dies erklärt, warum das bereits erwähnte »Clinicum Chirurgicum«
Schregers 1815 Erlangens erste »Universitätsklinik« wurde, während andernorts
die ersten Krankenhäuser üblicherweise als Medizinische Kliniken gegründet
wurden. Bemerkenswerterweise wurde Schreger bei seinem Vorhaben von Wendt,
dessen eigenes Krankenhausprojekt stockte, unterstützt. Obwohl Schreger in
seinem chirurgischen Miniaturkrankenhaus in den Jahren nach 1815 eine Vielzahl
von Operationen ausführte, blieb seine Anstalt weit hinter den Erfordernissen
der zeitgenössischen Universitätsmedizin zurück. Die Zahl der Medizinstudenten
stagnierte auf niedrigem Niveau, 1820 lag sie bei 21. Insofern war es zwingend,
das liegen gebliebene Projekt des akademischen Krankenhauses wieder aufzunehmen. Entscheidende Weichenstellungen, die – scheinbar – hochdeterminiert
sind, lassen bei näherem Hinschauen oftmals kontingente, das heißt zufällige
Einflussfaktoren erkennen. So verhielt es sich auch mit dem Projekt des Krankenhausbaus. 1818 beschloss die Erlanger Bürgerschaft, die vom bayerischen König
bereitgestellte Entschädigungssumme, fällig wegen der Kriegsumstände, für den
Bau des akademischen Krankenhauses zu spenden. Diese großmütige und zugleich
kluge Entscheidung setzte den eigentlichen Beginn einer klinischen Medizin an
der Universität Erlangen; außerdem wurde damit die bis heute erkennbare Stellung
der Universitätsklinik(en) als »Stadtkrankenhaus« geschaffen. Im Mai 1824, mehr
als ein Vierteljahrhundert nach Beginn der ersten Planung, wurde das bis heute am
Schlossgarten an der danach benannten Krankenhausstraße stehende Universitäts-

krankenhaus eröffnet. Die Klinik bestand aus einer medizinischen und einer chirurgischen Abteilung mit insgesamt 25 Betten. Die Gesamtleitung lag bei Adolph Henke (1775–1843), der 20 Jahre zuvor an die Fakultät berufen worden war und unterdessen den Lehrstuhl für Therapie, Medizinische Klinik und Staatsarzneikunde innehatte; die chirurgische Abteilung leitete Schreger. Nachfolger Henkes, der nicht nur als »Internist«, sondern auch im Feld der Kinderkrankheiten und der Gerichtlichen Medizin wirkte, wurde 1843 Carl Friedrich Canstatt (1807–1850). Er entstammte einer jüdischen Familie, war von Jugend an ein talentierter Cellist und wandte sich erst sekundär der Medizin zu. Als Schüler von Johann Lukas Schönlein (1793–1864) in Würzburg folgte er dessen »naturhistorischer Schule«; das klinische Geschehen wurde demgemäß empirisch erfasst hinsichtlich Symptomatik, Diagnostik, Therapie und pathologischer Sektion. Canstatt veröffentlichte 1839 eine zweibändige Darstellung der *Krankheiten des höheren Alters*, womit er die Geriatrie avant la lettre begründete. Kurz vor seiner Berufung nach Erlangen erschien sein überaus erfolgreiches *Handbuch der medicinischen Klinik*. Im Sinne von Schönleins »naturhistorischer Schule« förderte Canstatt in seiner klinischen Tätigkeit die physikalische Diagnostik vermittels der Auskultation und der Perkussion. Sein Assistent Anton Wintrich (1812–1882), ebenfalls Schüler Schönleins, entwickelte 1841 den Perkussionshammer.[6]

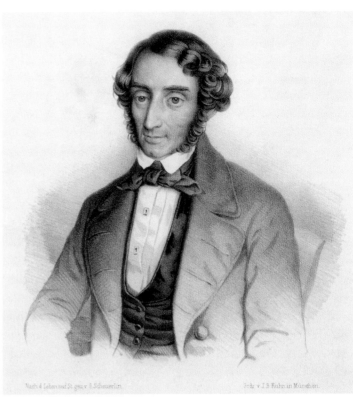

Abb. 5   Carl Friedrich Canstatt (1807–1850).

Schreger leitete die chirurgische Abteilung des Universitätskrankenhauses nur ein Jahr, bis 1825. Damit waren sowohl der Lehrstuhl für Chirurgie als auch die Position für Geburtshilfe, die sich eben emanzipierte, zu besetzen. Die auf Schreger folgenden Chirurgen wirkten jeweils vergleichsweise kurze Zeit in Erlangen: Michael Jäger (1795–1838) insgesamt acht Jahre, verteilt auf zwei Episoden (1826–1832 und 1834–1836), Georg Friedrich Louis Stromeyer (1804–1876) nur drei Jahre (1838–1841). Am Beispiel dieser beiden Chirurgen lassen sich einige Eigenarten der Universitätsmedizin allgemein und der Erlanger im Besonderen exemplarisch aufzeigen. Professoren konnten gegen den Willen der Medizinischen Fakultät berufen werden, wenn es dem Ministerium in der Hauptstadt München gefiel, so geschehen im Fall Jägers. Einmal berufen und endlich anerkannt, wurde er im Zuge einer »Rochade« durch das Ministerium an seinen Ausgangsort Würzburg zurückversetzt, wogegen sich die Erlanger Fakultät dann ebenso vergeblich wehrte. Vergleichbare Eingriffe sollten sich immer wieder abspielen und ließen in Erlangen den Eindruck aufkommen, dass die Erlanger Universität »ohne ihre Verschuldung gegen die beiden übrigen Landesuniversitäten [München und Würzburg] in Schatten gestellt und zurückgesetzt werden würde«.[7] Diese fränkische Perspektive auf die von München gesteuerte Hochschulpolitik sollte geradezu zum Leitmotiv der Erlanger Selbstwahrnehmung seit Mitte des 19. Jahrhunderts werden.

Zum Nachfolger Jägers nach seiner zweiten Amtszeit berief München, wiederum gegen den Willen der Erlanger, Louis Stromeyer. Dass die Fakultät nicht protestierte, lag in diesem Fall daran, dass man in Erlangen auf einen Kandidaten von der Klasse Stromeyers gar nicht zu hoffen gewagt hatte. Er sollte die in ihn gesetzten Erwartungen erfüllen und war weithin bekannt für seine Klumpfußchirurgie, die eine magnetische Anziehungskraft auf die mit diesem Leiden behafteten Kranken ausübte. Doch auch im Fall Stromeyer griff das Ministerium ein zweites Mal ein und versetzte ihn, gegen seinen eigenen Willen und den der Fakultät, 1841 nach München.

Anfänge der naturwissenschaftlichen Medizin und erste Fächerdifferenzierung

Die heute selbstverständliche naturwissenschaftliche Ausrichtung der Medizin vollzog sich in der Mitte des 19. Jahrhunderts und lässt sich auch an den Erlanger Fachvertretern nachzeichnen. Auf den der »naturhistorischen Schule« verpflichteten Kliniker Canstatt folgte mit Franz von Dittrich (1815–1859) 1850 ein Mediziner, der stark von der klinischen Pathologie geprägt war. Wie bereits erwähnt, legte er auch den Grundstein für die heute noch bestehende Pathologische Sammlung, indem er aus der älteren Anatomischen Sammlung die pathologischen Stücke separierte. Dittrich war mit seiner Ausrichtung auf die Pathologie unter den Klinikern kein Einzelfall. Rudolf Virchow (1821–1902), der mit seiner 1858 erschienenen *Cellularpathologie* die Stellung dieses Faches gleichsam kanonisierte, war ebenfalls für klinische Ordinariate im Gespräch gewesen, bevor er 1856 in Berlin Direktor eines Pathologischen Instituts wurde.[8] In diesen Jahren wurden an zahlreichen Fakultäten Ordinariate und Institute für Pathologie gegründet, so auch in Erlangen. Erster Lehrstuhlinhaber wurde Friedrich Albert von Zenker (1825–1898), der 1862 berufen wurde, 1872 wurde das entsprechende Institut geschaffen. Unterdessen hatte Adolf Kußmaul (1822–1902) im Jahr 1859 die Leitung der Medizinischen Klinik übernommen. Als Stadt machte Erlangen auf Kußmaul, der aus Heidelberg kam, anfänglich »einen sehr deprimierenden Eindruck«, aber in der Fakultät sah er die »Collegialität« und die »Autonomie der Körperschaft« als Gewinn. Das »Dozieren am Krankenbette« bereitete ihm »vieles Vergnügen«, der Zulauf an Patienten war reichlich, und er freute sich, dass die Poliklinik »viel pathologisch anatomisches Material« biete.[9] Kußmaul steht in der Erlanger Fakultätsgeschichte für ein bereits erwähntes Merkmal: Der hochbegabte Kliniker blieb nur wenige Jahre in Erlangen und wechselte 1862 nach Freiburg, von wo er später nach Straßburg ging. Erlangen war in diesem und in zahlreichen weiteren Fällen ein Sprungbett für die erfolgreiche Karriere. Dies zeigte sich auch am Nachfolger Kußmauls, Hugo von Ziemssen (1829–1902), der 1863 aus Greifswald nach Erlangen kam. Der vielseitig interessierte Kliniker forcierte die physikalischen Untersuchungsmethoden und führte die Fiebermessung mit dem Thermometer in den klinischen Alltag ein. 1866 gründete er mit seinem Fakultätskollegen, dem bereits erwähnten Pathologen Zenker, die Zeitschrift *Deutsches Archiv für klinische Medicin*, die ein Jahrhundert bestehen sollte. Außerdem begründete Ziemssen in seiner Erlanger Zeit ein vielbändiges *Handbuch der speciellen Pathologie und Therapie*. ▸

Abb. 6   Die Professoren der Medizinischen Fakultät Erlangen um 1900.

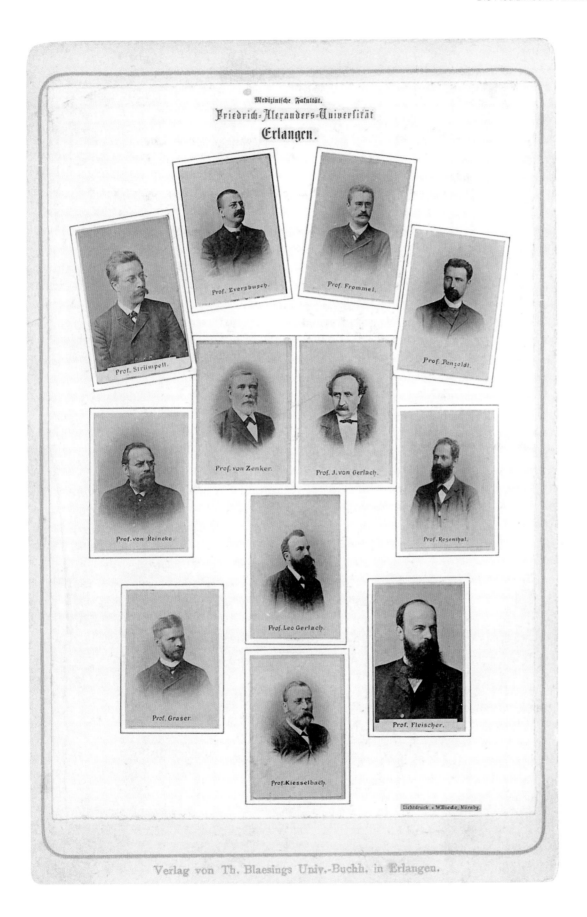

WILHELM FILEHNE – ANTIPYRIN IM CAFÉ MENGIN ENTDECKT, 1883

1883 gelang in Erlangen die Synthese des Phenazons, des ersten synthetischen Schmerz- und Fiebermittels. Unter dem Namen Antipyrin machte das von der späteren Hoechst AG vermarktete Medikament Weltkarriere. Seine Entdecker, der Professor für Arzneimittellehre Wilhelm Filehne (1844–1927), der Professor für Chemie und spätere Nobelpreisträger Emil Fischer (1852–1919) sowie dessen Doktorand Ludwig Knorr (1859–1921), hatten damit erstmalig die ertragreiche Zusammenarbeit ihrer Fächer bewiesen.[1]

Wilhelm Filehne, Assistent bei Rudolf Virchow (1821–1902) am Pathologisch-Anatomischen Institut in Berlin, wechselte 1874 als wissenschaftlicher Assistent an die Medizinische Klinik in Erlangen. Zwei Jahre später berief ihn die Universität zum außerordentlichen Professor für das Fach Pharmakologie. Für seine Forschungsarbeiten war der erste Pharmakologe Erlangens allerdings auf die Gastfreundschaft benachbarter Institute angewiesen, da das Fach über keinerlei eigene Forschungsinfrastruktur verfügte. Im Chemieprofessor Emil Fischer und dessen Doktoranden Ludwig Knorr fand der experimentierfreudige Filehne überaus interessierte Mitstreiter. In regelmäßigen Besprechungen gemeinsamer Forschungsinteressen, oft im Café Mengin am Schlossplatz, legten die drei Wissenschaftler schließlich die Basis für die kommerziell wichtigste Entdeckung in Erlangen jener Zeit: die Synthetisierung des Phenazons.

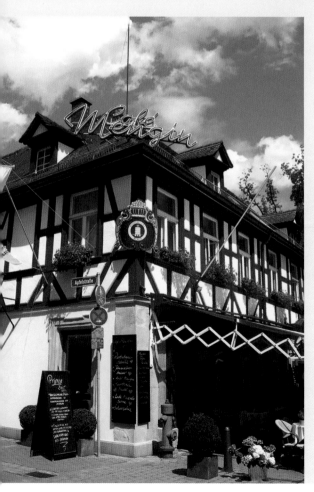

Abb. 1 Ein bisweilen übersehener Ort der Medizingeschichte: das Café Mengin am Schlossplatz.

Im Sommer 1883 testete Filehne das Mittel in italienischen Kliniken an Malariakranken. Das aufgrund seiner stark fiebersenkenden Eigenschaft »Antipyrin« genannte Präparat (griech. *anti* – gegen, *pyretos* – Fieber) galt als nebenwirkungsarm und avancierte als Ersatz für das knapper werdende Chinin rasch zu einem preiswerten und häufig eingesetzten Mittel. Das Patent wurde 1883 an die Aktiengesellschaft »Farbwerke vorm. Meister Lucius & Brüning« in Frankfurt-Hoechst verkauft und bildete die Grundlage des Firmenaufstiegs zur Weltfirma Hoechst. Obwohl seine langjährige Erfahrung in der klinischen Erprobung von Medikamenten die Entwicklung des Antipyrins maßgeblich beeinflusst hatte, war Filehne finanziell an der Patentierung nicht beteiligt.

Trotz der Erfolge in der experimentellen Pharmakologie lehnten die Erlanger Medizinische Fakultät und der Senat der Universität den Vorschlag zur Gründung eines Pharmakologischen Instituts ab. Daraufhin nahm Filehne 1886 einen Ruf als ordentlicher Professor an die Universität Breslau an und gründete das dortige Pharmakologische Institut. Die Chemiker Emil Fischer und Ludwig Knorr wiederum wechselten 1885 gemeinsam nach Würzburg. Mit dem Weggang der drei wesentlichen Impulsgeber endete die kurze Hochphase der systematischen biomedizinischen Forschung in Erlangen. Erst 1910 wurde eine außerordentliche Professur für Pharmakologie eingerichtet. Susanne Ude-Koeller

Damit ist der weitere Weg bereits zu erahnen: Ziemssen lehnte acht Rufe an andere Fakultäten ab, aber dem neunten, nach München, folgte er 1874 gerne.

Die Medizinische Klinik dieser Jahre, hier verstanden im Sinne der späteren »Inneren Medizin«, war vielfältig und die jeweiligen Fachvertreter hatten meist mehrere und wechselnde Interessenschwerpunkte. Mit dem Nachfolger Ziemssens, Wilhelm Olivier von Leube (1842–1922), der 1874 nach Erlangen kam, wurde erstmals eine Art Spezialausrichtung heimisch, die ihrerseits eine Tradition

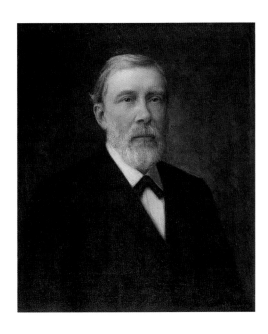

begründen sollte. So wirkt es zumindest rückschauend. Leube befasste sich nämlich mit der Physiologie der Verdauung, weshalb er im 20. Jahrhundert von dem Erlanger Pathologen Volker Becker (1922–2008) als Schöpfer eines »genius loci gastroenterologicus Erlangensis« gerühmt wurde.[10] Wie seine Vorgänger in der Medizinischen Klinik folgte Leube nach elf Jahren einem Ruf nach auswärts. Bleibt man im Modus allgemeiner Beobachtungen zur Berufungspolitik der Erlanger Fakultät, so lässt sich feststellen, dass bewährte Professoren zwar reihenweise an andere Standorte wechselten, oft aber durch ebenso talentierte jüngere Gelehrte ersetzt werden konnten. Es war, so Renate Wittern-Sterzel, für die Erlanger Fakultät ein »Glück, in dieser entscheidenden Phase der Medizin am Beginn ihre Karriere stehende und innovationsfreudige Vertreter in ihren Reihen zu haben«.[11] Dies galt auch für die Nachfolge Leubes. Berufen wurde nämlich 1886 Adolf von Strümpell (1853–1925). Ähnlich wie Kußmaul war auch Strümpell vom ersten Anblick der Stadt Erlangen wenig begeistert, fasste sich dann jedoch – und bezeichnete rückblickend die Erlanger Jahre sogar als die beste Zeit seines Lebens. Mit Strümpell verschob sich der Schwerpunkt von der Verdauung zur Neurologie, die zu dieser Zeit noch kein eigenständiges Spezialfach war. Strümpell schuf 1891 mit Kollegen die *Deutsche Zeitschrift für Nervenheilkunde* und gilt als ein Begründer der selbstständigen Neurologie. Zugleich war er auf vielen anderen Feldern der inneren Medizin tätig und legte 1883 ein *Lehrbuch der speciellen Pathologie und Therapie der inneren Krankheiten* vor, das insgesamt 32 Auflagen erleben sollte. Es lag in der Natur seines Faches und seiner klinischen Expertise, dass Strümpell den chronischen Alkoholkonsum, den er in Erlangen reichlich vor Augen hatte, auch öffentlich anprangerte. Damit machte er sich jedoch nicht nur bei örtlichen Brauereibesitzern verhasst, die ihm einen Angriff auf einen »durch Ruhm und Sitte geheiligten Zweig der bayerischen Industrie« bescheinigten;[12] ähnliche Erfahrungen sollte auch sein Nachfolger Ludwig Robert Müller (1870–1962) machen.

Die Entwicklung der Erlanger Chirurgie ist hier aufzunehmen ab dem Zeitpunkt, als Stromeyer 1841 nach München versetzt worden war. Erneut griff ▸

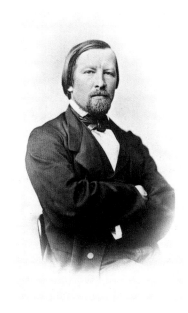

Abb. 7　Friedrich Albert von Zenker (1825–1898).
Abb. 8　Adolf Kußmaul (1822–1902).

▸ **Extrablatt**　»Alkoholisch durchtränkter Lebensstil« – Erlanger Perspektiven, S. 32.

»ALKOHOLISCH DURCHTRÄNKTER LEBENS-STIL« – ERLANGER PERSPEKTIVEN

Der Internist Ludwig Robert Müller (1870–1962) hat in seiner launig geschriebenen Autobiografie *Lebenserinnerungen* (1957) seine Zeit in Erlangen recht plastisch und zuweilen drastisch dargestellt. Müller wurde 1895 Assistent Adolf von Strümpells (1853–1925), der von 1886 bis 1903 die Medizinische Klinik leitete. Strümpell hatte rückschauend seinen ersten Besuch in Erlangen als wenig geeignet bezeichnet, »meine […] etwas trübe Stimmung zu erheitern«.[1] Aber seinen ersten Ruf auf einen Lehrstuhl habe er nicht abschlagen können, so jedenfalls habe es Vater Strümpell, selbst Professor, seinem widerstrebenden Sohn dekretiert.

Ähnlich wie Strümpell erging es auch Müller, dessen Lebenserinnerungen an diesem Punkt unvermeidlich ins Komische schlagen:[2] Er war von Erlangen »wenig entzückt«; das »kleine, nüchterne fränkische Städtchen« war »vorzüglich von Theologiestudenten bevölkert«. Die reichlich vertretenen schlagenden Studentenverbindungen pflegten, so bemerkte Müller irritiert und zugleich humanistisch im Ausdruck, ein eigentümliches »Keuschheitsprinzip ›usque ad lectum matrimonii‹«: »Der ›Sexus‹ wurde in Erlangen vielfach durch den ›Potus‹ ersetzt.« In dieses Bild fügten sich denn auch »alte verbummelte, z. T. versoffene Waffenstudenten«, die nach einer veritablen Trinkerkarriere an anderen Universitäten »in die kleine, vergnügungslose Arbeitsuniversität Erlangen flüchteten«, um eine letzte Chance zum erfolgreichen Abschluss des Studiums zu nutzen. Zwar habe so manchen ein Delirium tremens, ein Säuferherz oder eine Leberinsuffizienz dahingerafft, aber die meisten seien »recht tüchtige Menschen« geworden und hätten den Ruf Erlangens bestätigt, »so langweilig zu sein, daß dem Studenten dort nichts anderes übrigbleibe als zu studieren«. Einen »alkoholisch durchtränkten derben Lebensstil« pflegten, so Müller indigniert, allerdings nicht nur Studenten, sondern auch etablierte Professoren der Universität. Sein Chef Strümpell sei daher als bekennender »Alkoholgegner« mit seinen Warnungen vor »übermäßigem Biergenuss« auch unter seinen Kollegen notorisch angeeckt. Die »berühmte Erlanger Bierindustrie« habe in Strümpell einen prominenten Gegner gesehen. Es überrascht nicht, dass Müller, der sich 1899 habilitierte und von 1920 bis 1936 als Leiter der Medizinischen Klinik amtieren sollte, als Assistent zu seinen Kollegen Abstand hielt. Das »Junggesellenkasino […], wo unter derben Witzen und Kartenspiel sehr viel Bier getrunken wurde«, mied er und verschaffte sich »Bewegung und Lungendurchlüftung« beim Reiten. Das war auch medizinisch viel besser, denn einige seiner zechenden Mitassistenten erkrankten an Lungentuberkulose; ursächlich hierfür war, so Müller, nicht nur das naheliegende Ansteckungsrisiko in der Medizinischen Klinik, sondern auch »der Mangel an körperlicher Bewegung, der allzu große Biergenuß, der lange Aufenthalt in der verbrauchten rauchigen Wirtshausatmosphäre«. Den Vorwurf, ein »hochmütiger Streber« zu sein, nahm der langlebige Müller, der schon 87 Jahre alt war, als er seine Erinnerungen schrieb, selbstbewusst in Kauf, denn »ich war einer der wenigen, die gesund blieben, obwohl ich viele Jahre hindurch Spitalluft geatmet habe«. Karl-Heinz Leven

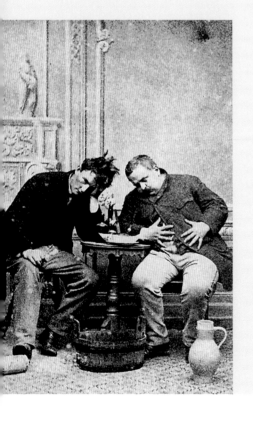

Abb. 1 Trinkgelage, um 1890. Bild aus einer im Fotoatelier gestellten Sequenz; im vorgerückten Stadium ist den wackeren Studiosi schon ziemlich schlecht.

das Ministerium in die Berufung ein, verhinderte den Wunschkandidaten Bernhard Langenbeck (1810–1887) und drückte der
Fakultät Johann Ferdinand Heyfelder (1798–1869) auf. Heyfelder,
zwar fachlich begabt, aber im Unfrieden mit Kollegen, trat 1841
seinen Dienst an. Als Ordinarius für Chirurgie und Augenheilkunde wurde er den Ansprüchen zunächst gerecht und trat am
24. Januar 1847 mit einer deutschlandweiten Innovation hervor.
Die Rede ist von der ersten Äthernarkose, womit zunächst sym-
bolisch, recht schnell aber auch praktisch ein Epochenwechsel in
der Chirurgie eingeleitet wurde. Heyfelders Assistent, der Chirurg und Anatom Jakob Herz (1816–1871), vielleicht fachlich nicht
auf der Höhe seines Chefs, dafür in seiner Haltung als Arzt und
Mensch ein Vorbild der Erlanger Fakultät, berichtete betont sachlich über dieses Ereignis, dessen Tragweite er bereits erkannte.[13]

Im selben Jahr, 1847, experimentierte Heyfelder ebenso
erfolgreich mit dem Narkosemittel Chloroform, das sich dem
Äther gegenüber als überlegen erweisen sollte. Wenige Jahre später
intrigierte er gegen seinen internistischen Kollegen Dittrich; 1854
kam es zum Eklat, der mit Heyfelders fristloser Versetzung in
den Ruhestand endete. Mit der Auswahl des Nachfolgers hatte
Erlangen wiederum Glück: Carl Thiersch (1822–1895) trat 1854
das Ordinariat für Chirurgie und Augenheilkunde an und erwies
sich als überaus talentierter Chirurg. Seine Spezialität war die
plastische Chirurgie (im Sinne einer wiederherstellenden Chirurgie), zu der auch eine neue Art der Hauttransplantation gehörte. Da Thiersch in
seinen Veröffentlichungen einen lakonischen Stil pflegte, stiftete die Medizinische
Fakultät Erlangen rund ein Jahrhundert später den seit 1968 jährlich vergebenen
Carl-Thiersch-Habilitationspreis für die beste und prägnanteste Habilitationsschrift.[14] 1867 wurde Thiersch nach Leipzig berufen. Sein Nachfolger in Erlangen
wurde im selben Jahr Walter Hermann von Heineke (1834–1901), der aus Greifswald kam und bis zu seinem Lebensende, 34 Jahre lang, in Erlangen wirkte. In
seiner Zeit entwickelte sich die Chirurgie stürmisch fort, insbesondere durch die
Narkose und Antisepsis/Asepsis. Die stets bescheidenen Räumlichkeiten der Klinik
erwiesen sich als unzureichend, auch wegen der beginnenden Ausdifferenzierung
von Einzelfächern aus der Chirurgie, wie der Augenheilkunde und der Otologie.
Aus diesem Grund legten Heineke und der Internist Ziemssen dem Senat der
Universität und dem Ministerium 1873 eine Denkschrift *Promemoria betreffend
die Etats-Verhältnisse und Bedürfnisse der klinischen Institute an der Universität
Erlangen* vor[15] und mahnten die »gänzliche Unhaltbarkeit« der gegenwärtigen
Zustände im Hinblick auf den finanziellen Etat der Kliniken und die baulichen
Verhältnisse an. Tatsächlich wurde Abhilfe geschaffen, indem bis 1877 einige Bauten
errichtet wurden, die jedoch bereits auf mittlere Sicht schon wieder zu klein waren.
Provisorien und kleine Lösungen waren in jenen Jahren in der Baugeschichte der
Erlanger Medizinischen Fakultät üblich.

Die Wende der Medizin zur Naturwissenschaft, die in den klinischen Fächern
sichtbar wurde, hatte ihre Basis in der weitgehenden Umstrukturierung der ▸

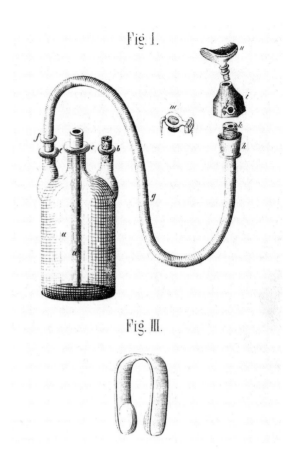

Abb. 9   Skizze des Ätherapparates
von Heyfelder, 1847.

▸ **Extrablatt**   Ein Eponym und seine
Geschichte: Der Jakob-Herz-Preis der
Medizinischen Fakultät, S. 34.

▸ **Kapitel**   Die Bauten der Erlanger
Medizinischen Fakultät, S. 541.

EIN EPONYM UND SEINE GESCHICHTE: DER JAKOB-HERZ-PREIS DER MEDIZINISCHEN FAKULTÄT

Eponyme, »Zubenennungen« zu Ehren eines Entdeckers, Erstbeschreibers oder sonstwie für ein bestimmtes Phänomen entscheidenden Menschen, gehören zum Alltag des Wissenschaftsbetriebs, seitdem es ihn überhaupt gibt. In der frühen Neuzeit, um recht spät zu beginnen, wurden anatomische Strukturen gerne mit Eponymen versehen, die sich zuweilen bis heute gehalten haben, so die »Eustachi'sche Röhre«, die »Ohrtrompete« als Verbindung des Nasenrachens mit dem Mittelohr, die in der internationalen anatomischen Nomenklatur die nüchterne Bezeichnung »Tuba auditiva« trägt.[1] Preise und andere Auszeichnungen werden in der Medizin bis heute mit Eponymen versehen, die eine bedeutende Persönlichkeit ehren und zugleich die Institution, die das Eponym gewählt hat, in ein besonderes Licht setzen sollen. Über den (Un-)Sinn von Eponymen in der Medizin wird kontrovers diskutiert.[2] Als wichtiger Spezialfall der deutschen Medizingeschichte ist die Tatsache zu erwähnen, dass zahlreiche Eponyme historisch belastet sind, sogenannte »tainted eponyms«, weil die Namensgeber in Ideologie oder Handlungsfelder des NS-Staates verstrickt waren.[3]

Umgekehrt sind Eponyme, die sich von emigrierten oder jüdischen Namensgebern herleiten, in Deutschland unproblematisch. Dass sie überaus glücklich gewählt sein können, zeigt das Beispiel des 2009 erstmals vergebenen Jakob-Herz-Preises der Erlanger Medizinischen Fakultät; ausgezeichnet werden »herausragende wissenschaftliche Erfolge aus dem gesamten Gebiet der theoretischen und klinischen Medizin«.[4] Das Preisgeld in Höhe von 10.000 Euro wird von der 2007 am Universitätsklinikum begründeten Forschungsstiftung Medizin gestiftet. Der Namensgeber Jakob Herz (1816–1871) wirkte seit 1840 an der Medizinischen Fakultät Erlangen, zunächst als chirurgischer Assistent, später als Anatom.[5] Wegen seines jüdischen Bekenntnisses wurde ihm 1854 die anstehende Habilitation verweigert. Mit zunehmender Emanzipation der Juden entfiel zuletzt auch diese Hürde, 1862 wurde Herz zunächst Honorarprofessor, ein Jahr später außerordentlicher, zuletzt 1869 ordentlicher Professor für Anatomie und Leiter der Physiologischen Abteilung. Herz war damit der erste bayerische Lehrstuhlinhaber jüdischen Bekenntnisses. Wissenschaftlich trat er kaum hervor, war jedoch der Inbegriff eines philanthropischen Arztes und universitären Gelehrten.[6] Zudem wurde seine patriotische Gesinnung im Umfeld der Reichsgründung gerühmt. 1867 ernannte ihn die Stadt zum Ehrenbürger.[7] Die Trauer über seinen Tod 1871 war groß; schon 1875 wurde eine von dem

▶ **Extrablatt** »Giving Back« – Forschungsstiftung Medizin am Universitätsklinikum Erlangen, S. 312.

Abb. 1 Festschrift anlässlich der erstmaligen Verleihung des Jakob-Herz-Preises 2009.

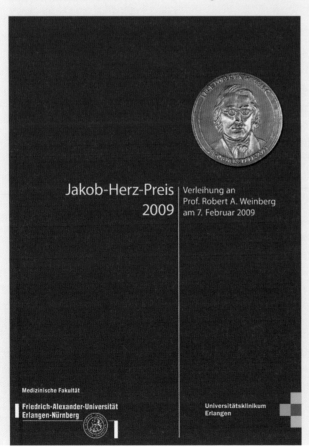

Jakob-Herz-Preis 2009 | Verleihung an Prof. Robert A. Weinberg am 7. Februar 2009

Medizinische Fakultät

Friedrich-Alexander-Universität Erlangen-Nürnberg

Universitätsklinikum Erlangen

renommierten Bildhauer Caspar von Zumbusch (1830–1915) geschaffene doppelt-lebensgroße Bronzestatue von Herz auf dem Holzmarkt (heute: Hugenottenplatz) errichtet. Es war das erste Denkmal dieser Art überhaupt für einen jüdischen Deutschen.[8] 1933 fasste der Stadtrat den Beschluss, das Denkmal zu zerstören, was sogleich in die (böse) Tat umgesetzt wurde.[9] Stadt und Universität Erlangen haben – auch im Gedenken an dieses zerstörte Denkmal – am Wohnhaus (1967), an der Universitätsstraße/Ecke Krankenhausstraße (1980) und am ursprünglichen Ort des Standbilds (2000) Gedenktafeln angebracht bzw. eine Stele errichtet.[10] Der Jakob-Herz-Preis der Fakultät hat diese produktive Erinnerungsarbeit 2009 um einen zukunftsweisenden Aspekt erweitert.   Karl-Heinz Leven

Preisträger des Jakob-Herz-Preises

2009	Robert A. Weinberg, Cambridge/Mass.
2011	Garret FitzGerald, Philadelphia
2013	Peter J. Ratcliffe, Oxford
2016	Fred H. Gage, La Jolla
2018	Laurence Zitvogel, Paris

Abb. 2   Jakob Herz (1816–1871).

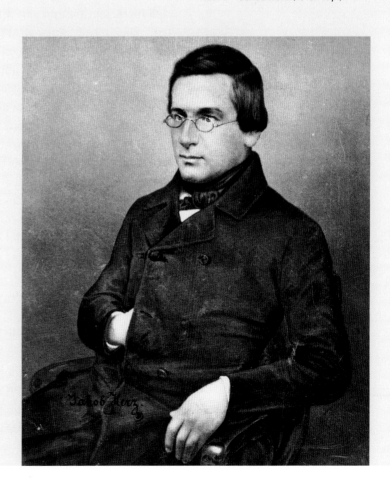

Grundlagenfächer Anatomie und Physiologie, die in der gegenwärtigen Zeit mit dem üblichen Ausdruck »vorklinische Fächer« recht missverständlich bezeichnet sind.[16] Der 1850 zum Ordinarius für Anatomie und Physiologie berufene Joseph von Gerlach (1820–1896) verkörperte den Wandel gleichsam in seiner Person, wirkte er doch 40 Jahre in Erlangen. Er konnte 1863 einen Neubau an der Universitätsstraße beziehen, der heute das Physiologische Institut I beherbergt. Unter Gerlach wurden moderne Methoden wie Färbung und Fotografie in die Forschungspraxis aufgenommen. Im Sinne einer Differenzierung wurden Anatomie und Physiologie getrennt, und zwar auf Betreiben Gerlachs, der hier Weitblick bewies. Jakob Herz, als Assistent des Chirurgen Heyfelder bereits erwähnt, war 1871 gestorben, womit eine Professur für Anatomie vakant wurde. Diese Stelle wurde in ein Ordinariat für Physiologie umgewidmet, das 1872 mit Isidor Rosenthal (1836–1915), einem Mitarbeiter von Emil Du Bois-Reymond (1818–1896) in Berlin, besetzt wurde. Rosenthal war zunächst in der Anatomie untergebracht, zog dann 1876 in die 1854 errichtete Entbindungsanstalt an der Krankenhausstraße und kehrte von dort 1903 in die Anatomie zurück, da für diese unterdessen ein imposanter Neubau am Schlossgarten (Krankenhausstraße) zur Verfügung stand. Inhaltlich wirkte Rosenthal auch im Feld der Hygiene, die er 25 Jahre lang vertrat, bis zur Berufung eines hauptamtlichen Fachvertreters 1897.

▶ **Extrablatt**   Der gekreuzigte Frosch – Der Physiologe Isidor Rosenthal und ein antisemitischer Vorfall in Erlangen, S. 38.

Die beginnende Ausdifferenzierung von Spezialfächern aus der Chirurgie und (Inneren) Medizin wurde bereits angedeutet. Die Entwicklung eines Grundlagenfachs ging dem jedoch zuvor. Waren in der Vormoderne nahezu ausschließlich Hebammen für die Hilfe beim Gebären zuständig gewesen, so entwickelte sich im 18. Jahrhundert eine ärztliche Geburtshilfe an den Medizinischen Fakultäten.[17] Hierzu trugen neu erfundene Instrumente wie die Geburtszange, die ausschließlich von Ärzten benutzt werden durfte, bei. Um ärztliche Geburtshelfer auszubilden, brauchte man universitäre Entbindungsanstalten. Dort entbanden im 18. Jahrhundert überwiegend arme und unehelich Schwangere, während gut situierte, verheiratete Frauen die Hausgeburt bevorzugten. Indem die Schwangeren als Anschauungs- und Übungsobjekte im Unterricht dienten, wurden traditionelle Schamgrenzen weit überschritten. Besonders in Entbindungsanstalten, in denen eine »aktive« Geburtshilfe vertreten wurde, waren die Frauen durch den häufigen Einsatz der Geburtszange zusätzlichen Risiken ausgesetzt. Frauen in einer materiellen oder sozialen Notlage waren bereit, dies in Kauf zu nehmen, um für die Geburt einen sicheren Platz und unentgeltliche professionelle Hilfe zu erhalten.

In den frühen Jahren der Erlanger Medizinischen Fakultät wurden geburtshilfliche und gynäkologische Fragestellungen überwiegend theoretisch abgehandelt. Der Chirurg Delius war höchst selten am Krankenbett von Frauen tätig. 1796 wurde erstmals eine Professur für Arzneikunde und Hebammenkunst eingerichtet; Christian Friedrich Deutsch (1768–1843) arbeitete jedoch unter unzureichenden Umständen, da er die Studenten zu den Schwangeren nach Hause mitnehmen musste. Die Frauen, so beklagte er, seien zu schamhaft und »musten durch Geld angelobt werden«.[18] 1805 ging Deutsch an die Universität Dorpat und wurde Professor für, man beachte die Kombination, »Entbindungskunst, Weiber- und Kinderheilkunde und Vieharzneikunde«.[19] In Erlangen gelangte die Geburtshilfe damit wieder an den Chirurgen Schreger, der hier schon als Gründer des »Clini-

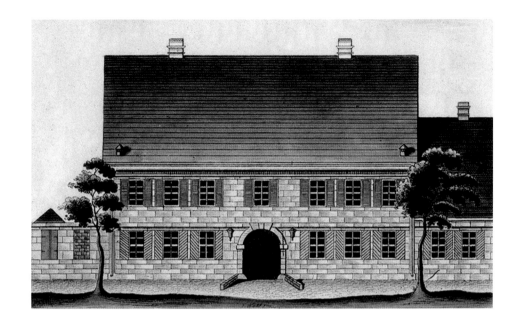

Abb. 10 Das Marchandsche Haus
in der Nürnberger Straße, 1828.

cum Chirurgicum« erwähnt wurde. Das schwerwiegende Problem der fehlenden
Gebäranstalt wurde erst unter Philipp Anton Bayer (1791–1832) gelöst, der seit 1826
eine außerordentliche Professur für Geburtshilfe innehatte. Charakteristischer-
weise lag die Erlanger Entbindungsanstalt nicht in direkter Nähe des Universitätskrankenhauses, sondern in der Nürnberger Straße 36, im Marchandschen Haus.
Diese Randlage sollte im Sinne einer sozialen Quarantäne den unehelich Schwangeren den Zugang erleichtern und umgekehrt bürgerliche Kreise vor dem Kontakt
mit vermeintlich lasterhaften Frauen bewahren. Innerhalb von rund fünf Jahren
(Ende 1827 bis Anfang 1833) wurden 139 Frauen entbunden, von denen keine
starb, was Rückschlüsse auf das hohe professionelle Können von Bayer zulässt, der
als Anhänger einer eher abwartenden Geburtshilfe galt. Sein Nachfolger ab 1833,
Eugen Rosshirt (1795–1872), wurde bereits zum ordentlichen Professor berufen,
womit das Fach innerhalb der Medizinischen Fakultät deutlich aufgewertet wurde.
Ähnlich wie Bayer konnte Rosshirt, der 35 Jahre in Erlangen tätig war, eine günstige Bilanz vorweisen, da von über 2000 Frauen nur 16 im Wochenbett starben. Das
Marchandsche Haus mit seinen zwölf Betten hatte sich unterdessen als viel zu klein
erwiesen. 1854/55 zog die Entbindungsanstalt in einen Neubau an der Krankenhausstraße, gelegen am Ort des heutigen Pathologischen Instituts. Der Neubau
hatte 24 Betten und wurde unter Rosshirts Nachfolger, dem 1868 berufenen Karl
Schroeder (1838–1887), um eine gynäkologische Abteilung erweitert. Schroeder,
folgerichtig ordentlicher Professor für Gynäkologie und Geburtshilfe, begründete
damit die Frauenheilkunde an der Medizinischen Fakultät. Unverzüglich betrieb
er den Neubau einer Frauenklinik, die von seinem Nachfolger Paul Zweifel
(1848–1927) im Jahr 1878 an der Universitätsstraße eröffnet wurde.

    Gerechnet von der Gründung der Universität 1743 hatte es 125 Jahre gedauert,
bis 1868 das dritte große Fach der Medizin, die Frauenheilkunde (Geburtshilfe
und Gynäkologie), neben der Chirurgie und der (Inneren) Medizin im Rang von
Ordinariaten vertreten war. Andere heute geläufige Fächer wie Orthopädie, Psychiatrie und Kinderheilkunde existierten in Frühformen an manchen Orten mit ▸

DER GEKREUZIGTE FROSCH – DER PHYSIO-LOGE ISIDOR ROSENTHAL UND EIN ANTI-SEMITISCHER VORFALL IN ERLANGEN

Aus der preußischen Provinz Posen stammend, studierte Isidor Rosenthal (1836–1915), Sohn eines jüdischen Landarztes, seit 1855 in Berlin Medizin.[1] In diesen Jahren des Paradigmenwechsels der Medizin hin zu den Naturwissenschaften gehörten Spitzenforscher zu Rosenthals Lehrern. Schon vor Abschluss seines Studiums wurde Rosenthal Assistent des Physiologen Emil Du Bois-Reymond (1818–1896); 1863 habilitierte er sich. Außerhalb der experimentellen Physiologie, seinem Hauptarbeitsgebiet, engagierte er sich sozialpolitisch für Hygiene im Sinne einer öffentlichen Gesundheitspflege. Im April 1872 übernahm er den neu geschaffenen Lehrstuhl für Physiologie an der Medizinischen Fakultät der Universität Erlangen. Im Vorfeld hatte die Fakultät darüber räsoniert, dass Rosenthal »Israelite« sei, was jedoch »schwerlich ein Hindernis seiner Berufung seyn« dürfe;[2] Jakob Herz (1816–1871), durch dessen Tod die Mittel für den neuen Lehrstuhl frei geworden waren, war ebenfalls Jude gewesen. Anders als Herz gehörte Rosenthal zu der Gruppe jüdischer Deutscher, die sich vollständig zu assimilieren suchten und ihr Judentum buchstäblich hinter sich ließen.[3] So bezeichnete sich Rosenthal, der vermutlich um die Mitte der 1870er Jahre aus der Israelitischen Gemeinde austrat, in seiner Erlanger Personalakte als »konfessionslos« und ließ seinen Sohn Werner evangelisch taufen.[4]

Nachdem in Bayern auf Betreiben Max von Pettenkofers (1818–1901) seit 1866 das Fach Hygiene zur medizinischen Ausbildung gehörte, übernahm Rosenthal auf Bitten der Fakultät seit 1870 diese Aufgabe zusätzlich. Dies entsprach seinen Neigungen, konnte er doch seine politisch liberale Einstellung mit seinem Einsatz für eine Verbesserung der öffentlichen Hygiene fruchtbar verbinden. Zwei Vorfälle, die mit Rosenthals Tätigkeit als tierexperimentellem Forscher direkt zusammenhängen, beleuchten das Klima der Zeit schlaglichtartig. Rosenthal war, wie es Marco Ritter, der beste Kenner seiner Biografie, treffend ausdrückte, »bekennender Vivisektionist«.[5] In der »Hundesteuer-Affäre« geriet er 1895 in Konflikt mit den Behörden, da er die angeblich fällige Abgabe für Versuchshunde nicht entrichtet habe. Ein zunächst verhängter Strafbescheid wurde jedoch aufgehoben.[6] Wesentlich schwerwiegender war der »Frosch-Skandal« von 1897. In einer Vorlesung fixierte Rosenthal einen dekapitierten Frosch frei hängend an einem Ständer und erläuterte dies seinen Hörern mit den Worten: »Sehen sie, der Frosch ist so befestigt wie Christus am Kreuze.«[7] Es gab Unmut im Auditorium, und in der nächsten Vorlesung erklärte Rosenthal sein Bedauern. Die Affäre zog jedoch weitere Kreise: es gab eine Beschwerde beim Ministerium, Ermittlungen der Staatsanwaltschaft wegen »Vergehens wider die Religion« und eine Pressekampagne. Rosenthal erklärte in einem Verfahren vor dem Landgericht Fürth, er habe nicht Christus mit dem Frosch vergleichen, sondern lediglich die Fixation des Frosches veranschauli-

▶ **Extrablatt** Werner Rosenthal – Von Erlangen nach Indien. Ein deutsch-jüdisches Ärzteschicksal im 20. Jahrhundert, S. 109.

▶ **Kapitel** »… um hier Experimente zu machen« – Tierversuche an der Medizinischen Fakultät, S. 315.

chen wollen. So hatten es auch die meisten Studenten verstanden; die Klage gegen Rosenthal wurde letztlich abgewiesen, womit er formal entlastet war. Rosenthals Vergleich mag – auch in historischer Perspektive – »eine gewisse Geschmacklosigkeit« darstellen;[8] die heftigen Reaktionen 1897 waren gleichwohl auch Ausdruck eines antisemitischen Klimas. In diesem Sinne richtete sich eine öffentlich geschürte Polemik gegen eine vermeintlich »jüdisch-materialistische« Medizin, zu deren Kennzeichen die Vivisektion von Tieren gehöre.[9] Rosenthal war durch den »Frosch-Skandal« verunsichert, blieb jedoch bis zum Wintersemester 1913/14 Lehrstuhlinhaber für Physiologie. Mit 77 Jahren wurde er entpflichtet und empfing als Dank für seine Verdienste den Ehrentitel eines Königlichen Geheimen Rates. Er hatte 41 Jahre als Professor der Erlanger Medizinischen Fakultät gewirkt, länger als jeder andere vor oder nach ihm. Karl-Heinz Leven

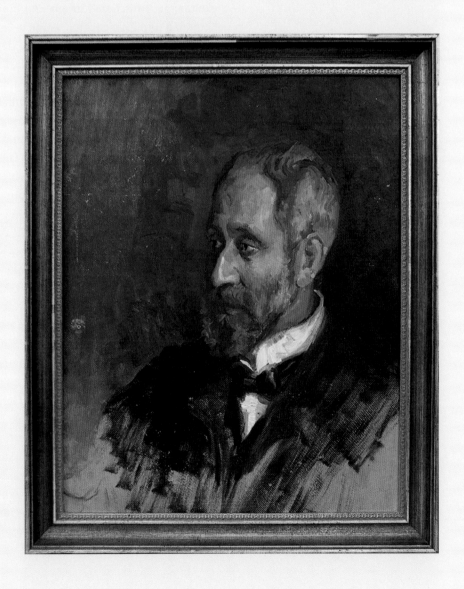

Abb. 1 Isidor Rosenthal (1836–1915), Ölgemälde von Clara Ewald, 1908.[10]

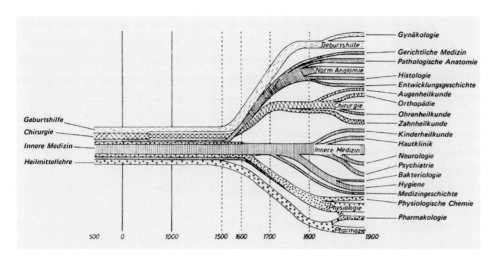

Abb. 11 Die Ausdifferenzierung der klinischen Fächer nach Karl Eduard Rothschuh.

entsprechenden Kliniken bereits im ausgehenden 18. Jahrhundert, waren jedoch weder in Erlangen noch andernorts auf Fakultätsebene vertreten.

Die meisten klinischen Einzelfächer entwickelten sich – in einem komplexen multifaktoriell bedingten Prozess – aus den Mutterdisziplinen Chirurgie und (Innerer) Medizin, was der Medizinhistoriker Karl Eduard Rothschuh anschaulich mit dem Bild eines sich verzweigenden Baumes verglichen hat.

Neben dem allgemeinen Zuwachs an Wissen, technischen Möglichkeiten und Fähigkeiten, persönlichem Ehrgeiz und Innovationskraft, der Gründung von Fachgesellschaften und Zeitschriften waren gelegentlich einzelne Erfindungen für die Entwicklung von Spezialfächern entscheidend. Der als eigene Richtung auch in der Vormoderne abgrenzbaren Augenheilkunde gelang mit der Erfindung des Augenspiegels 1850 durch Hermann von Helmholtz (1821–1894) der Durchbruch zum eigenständigen Fach der modernen Fakultät. In Erlangen hatte die Augenheilkunde wie andernorts lange zur Chirurgie gehört und es sogar in die Denomination des Lehrstuhls geschafft, der Chirurgie und Augenheilkunde umfasste. Die Trennung erfolgte 1873, als mit Julius Michel (1843–1911) erstmals ein außerordentlicher Professor für Augenheilkunde berufen und bereits im folgenden Jahr zum Ordinarius aufgewertet wurde. Eine imposante Augenklinik konnte erst sein zweiter Nachfolger Oskar Eversbusch (1853–1912) 1893 einweihen. Es handelt sich um das Gebäude der jetzigen Strahlenklinik an der Universitätsstraße 27. Heutige Betrachter, die mit der Geschichte des Gebäudes bekannt werden, staunen in doppelter Hinsicht: So ein großes Gebäude für das »kleine« Fach Augenheilkunde und – was für ein Bau! So sahen vor 125 Jahren Klinikneubauten aus.

Ein weiteres Spezialfach, die Hals-Nasen-Ohrenheilkunde, hatte anders als die Augenheilkunde einen längeren Weg zurückzulegen, um die drei heute wie selbstverständlich zusammengehörigen Teilbereiche in einem Fach zu vereinigen.[20] Vorlesungen über Laryngologie und Ohrenkrankheiten wurden in Erlangen seit dem frühen 19. Jahrhundert zwar regelmäßig, aber von verschiedenen Fachvertretern angeboten. Die Erfindung eines Geräts, hier des Kehlkopfspiegels Ende der 1850er Jahre, wirkte sich fördernd aus. Der schon erwähnte Erlanger Internist Wintrich, der den Perkussionshammer erfunden hatte, arbeitete auch mit dem Kehlkopfspiegel. Der Kondensationskern der HNO-Heilkunde in Erlangen war die Ohrenheilkunde, die von dem Privatdozenten Wilhelm Kiesselbach (1839–1902) forciert wurde, der es 1888 zum außerordentlichen Professor der Ohrenheilkunde brachte. Sein Nachfolger Alfred Denker (1863–1941) wurde 1902 bereits auf eine Professur für Ohren-, Nasen- und Kehlkopfheilkunde berufen, womit die Fakultät rückschauend die von Kiesselbach sämtlich bearbeiteten drei Aufgabenfelder in einem neuen Fach bündelte. Denker, der 1906 zum persönlichen Ordinarius ernannt wurde, stand einer Abteilung an der Chirurgischen Klinik vor und hatte praktisch keine eigenen Betten; eine eigene HNO-Klinik am heutigen Standort in der Waldstraße erhielt 1916 erst Denkers Nachfolger Arno Scheibe (1864–1937); das Fach wurde 1923 zum planmäßigen Ordinariat aufgewertet und erlangte damit den Gleichstand mit den traditionellen Fächern.

Im Mittelpunkt der Kinderheilkunde stehen nicht ein Organsystem oder eine Methode, sondern ein Lebensalter.[21] Die Entwicklungsstufen der Pädiatrie seit der frühen Neuzeit sind vielfältig; im 18. Jahrhundert mehrten sich philanthropische Bemühungen, das vielfältig bedrohte Leben von Kindern medizinisch zu bewahren. Im frühen 19. Jahrhundert entstanden – außerhalb der Universitäten – Kinderkrankenhäuser. In Erlangen hielten Professoren der (Inneren) Medizin seit der Gründung der Fakultät gelegentlich Vorlesungen über Kinderkrankheiten ab. Der »Internist« Henke verfasste vor seiner Berufung auf das Ordinariat ein Lehrbuch über Kinderkrankheiten und wurde damit »einer der wichtigsten Vorkämpfer der Pädiatrie Erlangens«.[22] Die komplexe Genese der Kinderheilkunde als akademisches Fach an der Medizinischen Fakultät lässt sich an Franz Penzoldt (1849–1927) ablesen. Hervorgegangen aus der Medizinischen Klinik, hielt er seit 1876 auch Vorlesungen über Kinderkrankheiten; seine Karriere führte jedoch, nach einer außerordentlichen Professur für Klinische Propädeutik 1882, im Jahr 1893 zur Direktion des Pharmakologisch-Poliklinischen Instituts, schließlich 1903 zum Ordinariat für Medizinische Poliklinik und Innere Medizin. Auf allen Zwischenstufen hatte sich Penzoldt mit Problemen der Kinderheilkunde schöpferisch auseinandergesetzt und betrieb den Bau einer eigenen Kinderklinik. Diese wurde 1905 unter Fritz Voit (1863–1944) eröffnet, der einen Lehrstuhl für Medizinische Poliklinik, Kinderheilkunde und Pharmakologie einnahm. Das aus heutiger Sicht seltsam anmutende Fächerensemble zeigt beiläufig die schwierige Emanzipationsgeschichte der Pädiatrie. 1907 wurde Friedrich Jamin (1872–1951), der aus der Erlanger Medizinischen Klinik hervorging, auf den Lehrstuhl für Medizinische Poliklinik, Pharmakologie und Kinderheilkunde berufen. 1910 wurde die Pharmakologie als Extraordinariat abgetrennt. Weitere 28 Jahre, bis 1938, vertrat Jamin die beiden Fächer Medizinische Poliklinik und Kinderheilkunde. Erst unter seinem Nachfolger Albert Viethen (1897–1978) wurde der Lehrstuhl für Pädiatrie in Erlangen eigenständig – als letzter an den deutschsprachigen Fakultäten.[23]

Unter den klinischen Fächern nimmt die Psychiatrie insofern eine Sonderstellung ein, als sie als einziges Fach nicht primär den Körper, sondern die kranke Seele in den Fokus nimmt. Seit der Vormoderne finden sich in diesem Feld religiöse, philosophische, abergläubische und volkstümliche Vorstellungen; das Verhalten der »Irren« unterlag heterogenen gesellschaftlichen Bewertungen. Daran orientierten sich auch die jeweils unternommenen Versuche der »Behandlung« bzw. des Umgangs mit den psychisch Auffälligen.[24] Ähnlich wie das kranke Kind gerieten die »Irren« seit der Aufklärung des 18. Jahrhunderts in den Blick der philanthropisch orientierten Medizin. Heilanstalten, aus verschiedenen Gründen meist außerhalb der Städte gelegen, dienten der Aufnahme von kurzzeitig oder dauerhaft psychisch Kranken. In Erlangen betrieb der Ordinarius für Theoretische Medizin Johann Michael Leupoldt (1794–1874) seit seiner Habilitation 1818 (*Über die* ▸

DIE BÜSTE VON FRIEDRICH JAMIN   Zu den nach-
gerade klassischen Formen der Erinnerungsbildung im akademischen Bereich gehört die Abbildung zu ehrender Gelehrter in der dreidimensionalen Büste. Manche
stehen noch heute an mehr oder weniger prominenter Stelle an den Wirkungs-
orten der zu erinnernden Personen, andere haben diese Orte aus verschiedenen
Gründen verlassen – unter diesen haben bislang sieben Büsten den Weg in die
Medizinische Sammlung Erlangen gefunden. So etwa die 2001 aus der Frauenklinik entfernten Büsten von Ludwig Seitz (1872–1961), Hermann Wintz (1887–1947)
und Rudolf Dyroff (1893–1966), die angesichts von deren Engagement insbesondere
im Zusammenhang mit Zwangsabtreibungen nicht länger in der Wandelhalle der
Universitäts-Frauenklinik stehen sollten. Vier weitere fanden sich auf dem Dach-
boden der Kardiologischen Ambulanz der Medizinischen Klinik 2 und wurden im
Jahr 2007 in die Medizinische Sammlung übernommen; sie zeigen den Internisten
Christian Baeumler (1836–1933) in einer Büste von Emil Stadelhofer (1872–1961),
Franz Penzoldt (1849–1927) in einer Büste von dessen Sohn Ernst Penzoldt
(1892–1955) sowie in zwei Exemplaren den Pädiater Friedrich Jamin (1872–1951).
Eine dritte Büste Jamins findet sich in der Bibliothek der Kinderklinik.

▸ **Extrablatt**   Belastete Büsten,
S. 182.
▸ **Extrablatt**   »Bildnis eines
Arztes« – Ernst Penzoldt über
seinen Vater, S. 86.

   Der Kunstliebhaber Jamin hat eine der Büsten offenbar selbst bei der Bildhauerin Lissy Eckart (1891–1974) in Auftrag gegeben. Im Januar 1936 erhielt er
erste Fotografien davon und dankte der Künstlerin: »Diese [Büste] ist vermutlich
die beste Wiedergabe eines guten Teils meiner Eigenart – kein Lichtbild kann so
viel seelischen Ausdruck auf einmal halten: dies ist der Mensch mit seinen Nöten
und seinen Schwingen, ganz frei von allen äußerlichen Zutätchen, die stets so nah
ans Lächerliche streifen.«[1]

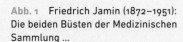

Abb. 1   Friedrich Jamin (1872–1951):
Die beiden Büsten der Medizinischen
Sammlung ...

   Recht bald scheint die Angelegenheit in Vergessenheit geraten zu sein. Im
Januar 1952 – kurz nach dem Tod von Jamin am 27. De-
zember 1951 – wandte sich die Bildhauerin an die Universität und erinnerte an die von ihr geschaffene Büste,
über deren Ankauf an der Medizinischen Fakultät eine
mehrjährige und lebhafte Debatte begann. Im Umlauf-
verfahren waren im November 1952 durch persönliche
Beiträge innerhalb der Fakultät 440 DM für den Ankauf
zusammengekommen. Trotzdem tat sich vorerst nichts,
im Januar 1955 fragte Eckart erneut im Dekanat nach.
Von dort erhielt sie schon im Februar die enttäuschen-
de Antwort, dass die Fakultät die Anschaffung ablehne,
weil »die persönliche Erinnerung an unseren hoch-
verehrten Geheimrat Jamin [...] einen ganz anderen
Gesichtsausdruck festgehalten [hat,] als dies bei der
künstlerischen Darstellung geschehen ist«.

   Gleichwohl blieb das Thema weiterhin auf der
Tagesordnung verschiedener Debatten im Fakultätsrat,
der in der Angelegenheit unentschlossen war. Dyroff

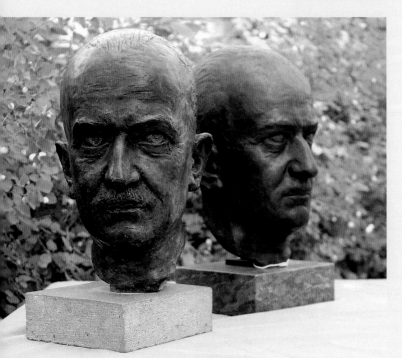

erklärte trocken: »Trotz minderer Ähnlichkeit für Anschaffung! Die geringere Ähnlichkeit erklärt sich z. T. aus dem Fortfall der Brille, mit [der] wir Jamin zu sehr gewöhnt waren«, während Rupprecht Matthaei (1895–1976) die Büste strikt ablehnte: »Sie trifft kaum einen Wesenszug Jamins, nichts von dem gütigen, weisen Menschen.« Ludwig Robert Müller (1870–1962) lehnte die Büste künstlerisch ab, da sie »den feinen Humor der diesem geistreichen Gesichte eigen war«, vermissen ließ und »keinerlei Erinnerung an das Bild des der Fakultät so wertvollen Kollegen« zu erwecken vermochte – erklärte sich aber im gleichen Zug bereit, für die Anschaffung 100 DM zu spenden.

Inzwischen hatte Lissy Eckart den Preis von 700 auf 600 DM reduziert, zusätzlich fand sich in der Fakultät ein offener Topf von 400 DM, sodass Dekan Korth die »Herstellung der Büste von Geh. Rat Jamin in Bronze auf Marmordeckel« in Auftrag geben und das Resultat im März 1957 in Empfang nehmen konnte. Im Juli 1957 beschloss die Fakultät bei mehreren Enthaltungen, »die Büste von Herrn Geheimrat Jamin in der Kinderklinik aufzustellen und bei dieser Gelegenheit eine kleine Feier abzuhalten«. Wann dies stattfand, ist unklar – 30 Jahre später meldete der *Uni-Kurier*, dass bei einem akademischen Festakt am 27. Juni 1986 die Büste von Jamin enthüllt und in der Bibliothek der Kinderklinik aufgestellt worden sei. Fritz Dross

»kein Lichtbild kann so viel seelischen Ausdruck auf einmal halten«

Abb. 2   ... und ein »Lichtbild«.

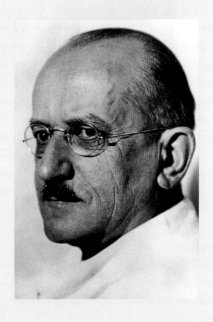

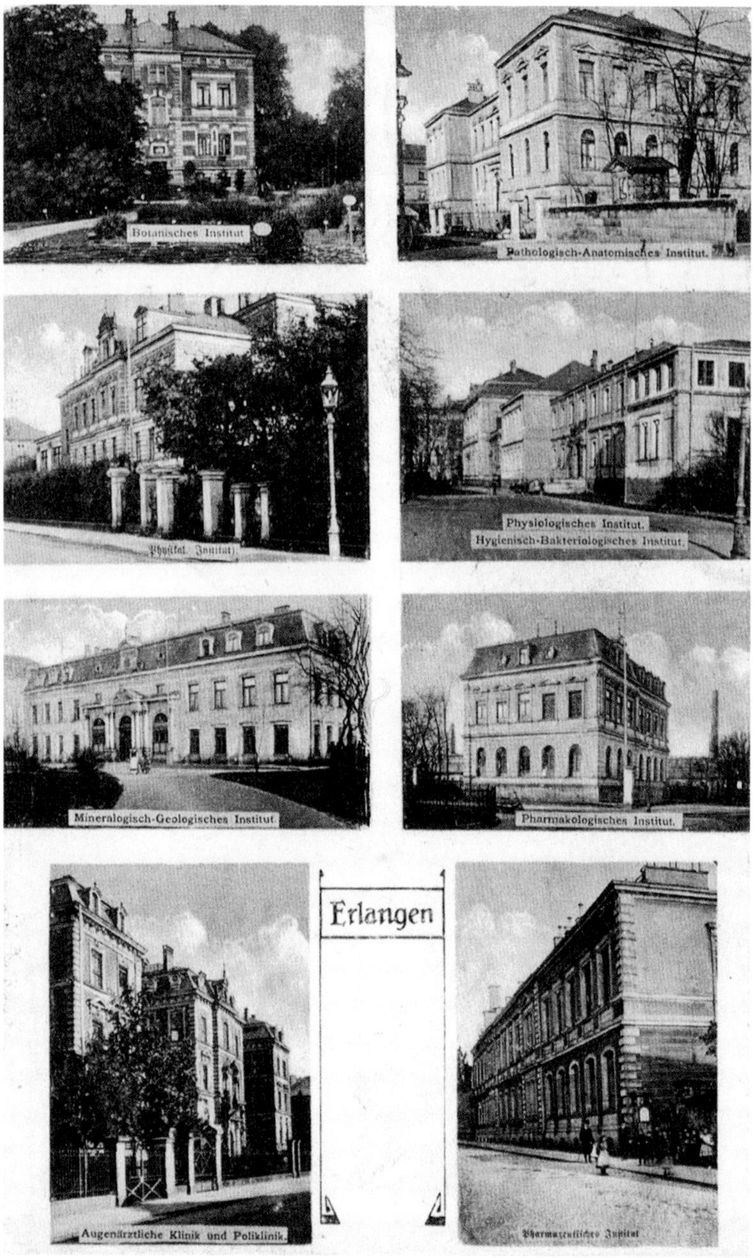

Abb. 12   Postkarte mit Instituten der Medizinischen Fakultät, um 1900.

▶ **Extrablatt**   Die »HuPflA« – mitten in der Stadt und doch außen vor, S. 272.

Natur der menschlichen Seele, selbstverständlich auf Latein verfasst) die Gründung einer psychiatrischen Klinik im Verbund mit einer »Irrenanstalt«. 1846 wurde die »Kreis-Irren-Anstalt Erlangen«, die spätere Heil- und Pflegeanstalt, stadtnah eröffnet, und zwar als imposante kreuzförmige Anlage auf dem Gelände des heutigen Internistischen Zentrums und der Kopfklinik.[25] Geleitet wurde die Anstalt von dem Leupoldt-Schüler Karl August von Solbrig (1809–1872), der gerne eine ordentliche Professur für Psychiatrie an der Universität erlangt hätte. Da die Anstalt jedoch organisatorisch nicht zur Universität gehörte, sondern der Kreisregierung unterstand, billigte der Senat Solbrig 1849 nur eine Honorarprofessur zu. Sein Schüler und Nachfolger Friedrich Wilhelm Hagen (1814–1888) brachte es 1862 immerhin zum außerordentlichen Professor an der Medizinischen Fakultät. Dies galt auch für Hagens Nachfolger Anton Bumm (1849–1903), der von 1887 bis 1896 amtierte. Dem folgenden Anstaltsleiter, August Würschmidt, wurde von der Fakultät die außerordentliche Professur verweigert; man entschied sich für Gustav Specht (1860–1940), der seit 1885 als Arzt an der »Kreis-Irren-Anstalt« tätig war und unterdessen dort als Oberarzt wirkte. 1897 wurde Specht also außerordentlicher Professor für Psychiatrie an der Medizinischen Fakultät und blieb zugleich in seiner Dienststellung als Oberarzt der Anstalt. Da für eine eigene psychiatrische Klinik keine Mittel vorhanden waren, richtete Specht im zur Schwabach gelegenen »Pflegebau« der Anstalt, der gegenwärtig das Institut für Humangenetik beherbergt, seine universitäre Klinik ein. Die insgesamt 170 Kranken seiner Klinik durfte Specht, gemäß einem minutiösen Abkommen, nur aus den »Insassen« der Anstalt auswählen. Mit der Eröffnung dieser psychiatrischen Universitätsklinik 1903 wurde Specht zum Ordinarius für Psychiatrie an der Medizinischen Fakultät aufgewertet. Allerdings war er als Lehrstuhlinhaber in einer singulären, und zwar singulär ungünstigen Lage: Als Ordinarius der Universität war er zugleich Oberarzt einer Anstalt und deren Direktor dienstlich unterstellt. Diese strukturelle Fehlkonstruktion sollte in den folgenden Jahrzehnten für Konflikte und in der NS-Zeit für in der deutschen Universitätspsychiatrie einmalige Verquickungen mit der Vernichtungspolitik des »Dritten Reiches« sorgen.

In den Kontext der frühen Fächerent-
wicklung gehört schließlich auch die Zahnheilkunde; seit 1887 bestand in Erlangen ein
privates »Lehrinstitut für Zahnheilkunde«,
das auch zur akademischen Lehre an der
Fakultät zugelassen war.[26] Im späten 19. Jahrhundert gab es nur an wenigen Fakultäten,
so in Berlin und Leipzig seit 1884, universitäre Institute für Zahnheilkunde. Nicht
die technische Entwicklung des Fachs, sondern seine Akademisierung verzögerte sich.
Während in den USA bereits Dental Schools
existierten, konnten sich in Deutschland
Studenten für Zahnmedizin nicht an den
Medizinischen Fakultäten einschreiben.
So war der Leiter des Erlanger Instituts,
Wilhelm Schneider (1844–1899), formal zum
Dr. phil. promoviert. Nach seinem Tod gab
es in Erlangen mehr als ein Jahrzehnt keine

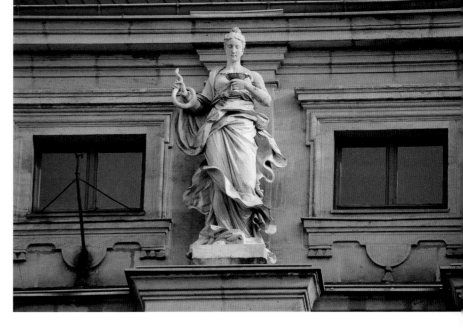

Abb. 13   Hygieia, Göttin der
Gesundheit, als Personifizierung
der Medizinischen Fakultät an der
Gartenfassade des Kollegienhauses.

zahnheilkundliche Ausbildung. Nachdem 1909 das Abitur zur formalen Voraussetzung des Zahnmedizinstudiums erhoben wurde, waren nunmehr die Studenten
den anderen Medizinstudenten gleichgestellt und ihr Fach akademisch aufgewertet.
In Erlangen übernahm Hermann Rudolf Euler (1878–1961) als Extraordinarius
1910 die Leitung einer »Zahnärztlichen Poliklinik«, die zur Medizinischen Fakultät
gehörte. Das Promotionsrecht zum Dr. med. dent. wurde in Erlangen und reichsweit gleichwohl erst 1919 eingeführt.

▸ **Kapitel**   Von Strahlung,
Schwangeren und Syphilis.
Dissertationen der Medizinischen
Fakultät der Universität Erlangen
1918–1948, S. 143.

Betrachtet man die Entwicklung der Erlanger Universitätsmedizin in dem
langen Zeitraum von der Gründung 1743 bis in die Jahre vor dem Ersten Weltkrieg, so lassen sich einige Merkmale hervorheben: Aus sehr bescheidenen strukturellen und intellektuellen Anfängen entstand nach Jahrzehnten einer eher lokal
bedeutsamen Existenz eine leistungsfähige Fakultät. Mit dem Übergang an Bayern
und dem Beginn stabiler Verhältnisse, die mutatis mutandis bis in die Gegenwart andauern, konsolidierte sich die Fakultät; sie expandierte und differenzierte
sich. Die anfänglich kümmerlichen baulichen Verhältnisse besserten sich insbesondere nach Mitte des 19. Jahrhunderts. Zahlreiche Fachvertreter, die einen
ersten Ruf nach Erlangen auf ein Ordinariat erhielten, erwiesen sich als innovative
und leistungsfähige Mediziner. Dass viele von ihnen nach vergleichsweise kurzer
Verweildauer an andere Universitäten berufen wurden, sollte sich nicht immer als
Nachteil erweisen, da die Fakultät in der Wahl von Nachfolgern oft eine glückliche
Hand bewies. Am Vorabend des Ersten Weltkriegs präsentierte sich die Erlanger
Fakultät als eine selbstbewusste, fortschrittsorientierte Körperschaft, die ihren Platz
in der deutschen Fakultätslandschaft gefunden hatte.   Karl-Heinz Leven

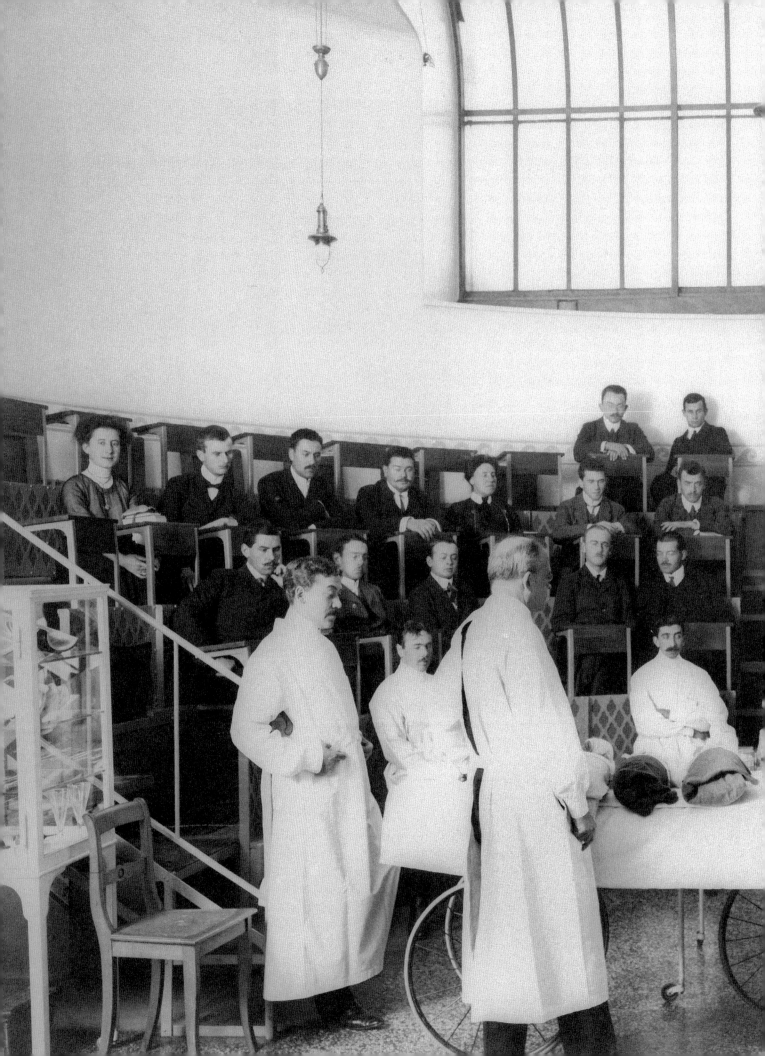

Anfänge und Durchsetzung des medizinischen Frauenstudiums an der Friedrich-Alexander-Universität in der ersten Hälfte des 20. Jahrhunderts

Heute ist die Mehrheit der Medizinstudierenden an der Friedrich-Alexander-Universität weiblich – der Frauenanteil bei Neuimmatrikulationen liegt aktuell bei etwa 65 %. Dies war unvorstellbar im Erlangen des ausgehenden 19. Jahrhunderts, als sich Medizinstudium und -lehre komplett in Männerhand befanden. Den Weg in den Hörsaal fanden Frauen lediglich als Patientinnen, in der undankbaren Rolle von Demonstrationsobjekten, oder als Pflegerinnen und Schwestern.

Kurz vor 1900 konnte es die Erlanger Professorenschaft allerdings nicht mehr vermeiden, über Frauen im Medizinstudium nachzudenken: Die bürgerliche Frauenbewegung verfolgte im Deutschen Reich bereits seit Jahren Mädchen- und Frauenbildung als ihr Kernanliegen. Höhere Schulbildung mit Abitur und die Öffnung der Universitäten für Frauen galten als erste Antworten auf die »Frauenfrage«: Unzählige unverheiratete Frauen seien zu Untätigkeit und Abhängigkeit verdammt, weil sie sich für keinen ihrem bürgerlichen Stand entsprechenden Beruf qualifizieren durften (außer dem der Lehrerin), um ihren Unterhalt zu bestreiten. Das Medizinstudium stand dabei im Zentrum der hochschulpolitischen Forderungen, da sich viele Frauen weibliche Ärzte für die Behandlung von Frauen und Kindern wünschten. Seit Ende der 1870er Jahre praktizierten die ersten, im Ausland ausgebildeten Ärztinnen in Berlin und anderen Metropolen. Manche deutschen Universitäten stellten es ihren Professoren frei, Gasthörerinnen in ihren medizinischen Vorlesungen zu erlauben; die offizielle Immatrikulation war jedoch nicht möglich. Das Ablegen von Abitur- wie auch Hochschulprüfungen war lediglich nach individuellen Bittgesuchen und folgender Ausnahmegenehmigung gestattet.

Mediziner galten im Streit um das Frauenstudium als Experten dafür, was Frauen in Studium und Beruf zu leisten imstande wären und wie sich diese Tätigkeiten auf ihre Gesundheit auswirken würden. Im Jahr 1897 wurde unter anderem der Erlanger Physiologe Isidor Rosenthal (1836–1915) von einem dem Frauenstudium gegenüber aufgeschlossenen Publizisten gebeten, ein Gutachten über das Frauenstudium der Medizin abzugeben. Rosenthal hielt es zwar für »ungerecht«, Frauen den Zugang zu den Universitäten zu verwehren, warnte aber trotz mangelnder eigener Erfahrung mit Studentinnen vor gesundheitlichen Schäden durch »eine solche Dressur« der Heranwachsenden und verhieß den Absolventinnen

Abb. 1 Vorlesung über Frauenheilkunde an der Universität Basel, um 1900. Die Schweiz war eine Wegbereiterin des Frauenstudiums in Europa; in Basel waren Frauen ab 1890 zum Studium zugelassen.

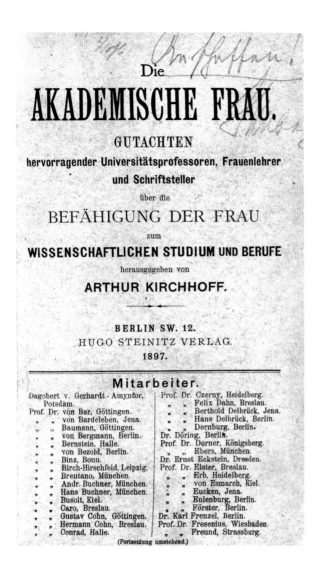

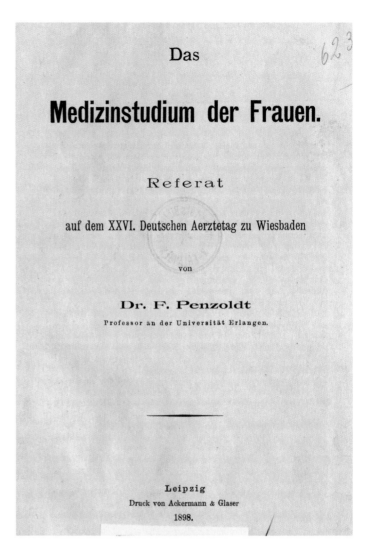

Abb. 2 Gutachtensammlung zum Frauenstudium, 1897.
Abb. 3 Penzoldts Referat zum Medizinstudium der Frauen, 1898.

»sehr viel Enttäuschung« im Arztberuf. Falls er im Einzelfall von einer Mutter um Rat für ihre Tochter gefragt werden würde, so würde er »in der Regel abraten«.[1] Ein Jahr später äußerte sich der Erlanger Internist und Direktor des Pharmakologisch-Poliklinischen Instituts Franz Penzoldt (1849–1927), später Ordinarius für Medizinische Poliklinik und Innere Medizin an der Friedrich-Alexander-Universität, auf dem Deutschen Ärztetag 1898 in Wiesbaden sehr viel ablehnender: Man könne nach dem Abwägen aller Argumente »weder im allgemeinen noch im speziellen einen erheblichen Nutzen für die kranke Menschheit von der ärztlichen Thätigkeit der Frauen erwarten«. Trotz ihres »grossen Fleisses« erzielten die Frauen im Studium nur Durchschnittsresultate und ihre Körperkraft reiche für Operationen nicht aus. Schamgefühl von Patientinnen gegenüber dem männlichen Arzt ließ er als Begründung nicht gelten, da »der deutsche Arzt alles thut, die Empfindungen seiner Patientinnen zu schonen«. Nur in der Zahnheilkunde sah Penzoldt eventuell ein Betätigungsfeld für Frauen: Die »Technik der Zahnbehandlung« sei erlernbar, wenn auch die weibliche »manuelle Geschicklichkeit auffallender Weise der des Mannes nachsteht«.[2]

Frühe Medizinstudentinnen

Im selben Jahr, 1898, legte die Fürtherin Margarete Schüler (1879–1969; später verheiratete Helbing) am Nürnberger Neuen Gymnasium als Externe das Abitur ab.[3] Sie war 19 Jahre alt, in der jüdischen Familie ihrer Großeltern aufgewachsen und hatte sich privat im Selbststudium anhand des Unterrichtsstoffes ihres Bruders auf die Reifeprüfung vorbereitet. Sie stellte sogleich beim zuständigen Ministerium einen Gasthörerinnenantrag, um Vorlesungen der Medizin in Erlangen oder München besuchen zu dürfen. Erlaubt wurde ihr lediglich das Hören naturwissenschaftlicher Vorlesungen, nicht aber der anatomischen. Gemeinsamer Anatomieunterricht von Studenten und Studentinnen, insbesondere an der unbekleideten Leiche, war in der Diskussion um das Frauenstudium umstritten: »Man denke sich nur die junge Dame im Seziersaal mit Messer und Pincette vor der gänzlich entblößten männlichen Leiche sitzen[…] – man stelle sich das einmal so recht lebhaft vor und dann sage man, ob man junge weibliche Angehörige der eigenen Familie in solchen Verhältnissen sehen möchte! Ich sage nein und abermals nein!«, ereiferte sich der Göttinger Pathologe Johannes Orth (1847–1923) in der bereits erwähnten Gutachtensammlung von 1897.[4] Schüler ging nach dem negativen Bescheid des Ministeriums weder nach Erlangen noch nach München, sondern immatrikulierte sich in Zürich, wo seit 1864 das Frauenstudium möglich war und bereits 1875 die erste Deutsche ihr Studium erfolgreich abgeschlossen hatte – Emilie Lehmus (1841–1932), ebenfalls aus Fürth. 1903 war Margarete Schüler die erste Frau, die in München als Ärztin promoviert wurde.

So blieben Professoren und männliche Studierende der Medizin in Erlangen weiterhin unter sich. An der Philosophischen Fakultät hingegen besuchten einzelne Lehrerinnen und Professorentöchter Lehrveranstaltungen als Gasthörerinnen, darunter die später weltbekannte Mathematikerin Emmy Noether (1882–1935). Bis zum Wintersemester 1902/03 gab es in Erlangen in keinem Jahr mehr als zehn Frauen mit Hörerlaubnis – auffallend wenige im Vergleich zu anderen deutschen Universitäten. Nur die Hochschulen in Greifswald und Tübingen sahen noch weniger Frauen; Berlin zählte im selben Zeitraum bereits über 600 Gasthörerinnen.[5]

Eine Randerscheinung blieben Frauen an der Friedrich-Alexander-Universität auch nachdem das Königreich Bayern am 21. September 1903 per Erlass die Immatrikulation von Frauen gestattet hatte, sofern sie das Abitur aufweisen konnten. Eine einzige Studentin schrieb sich daraufhin für das Wintersemester 1903/04 in Erlangen ein – für Medizin, doch blieb sie nur ein Semester und setzte offenbar den Weg bis zum Arztberuf nicht fort.[6] Als einzige oder eine von wenigen Frauen ein Medizinstudium durchzuhalten, war hart, wie die erste deutsche Frauenärztin Hermine Heusler-Edenhuizen (1872–1955) in ihren Lebenserinnerungen beschrieb: »Die männlichen Studenten kamen uns ja […] als Feinde [entgegen], die sich gegen verächtliche Eindringliche wehrten. Von unserer Seite kam dagegen nur Abstandhalten in Frage, das in der Folge dann wieder als Hochmut ausgelegt wurde. – Wir armen zwei Einzelgänger unter den dreihundert Männern hochmütig! Wir mischten uns ja nur mit Grausen unter sie, die bei unserem Eintritt in den Vorlesungsraum regelmäßig mit den Füßen scharrten und dazu pfiffen.«[7]

Erst ab dem Wintersemester 1906/07 gab es eine Kontinuität unter den Erlanger Medizinstudentinnen. Im Sommer 1906 hatten Gusta Kiesselbach

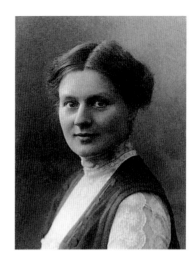

Abb. 4 Gusta Rath, geb. Kiesselbach (1885–1983).

(1885–1983; später verheiratete Rath) aus Erlangen und Jula Dittmar (1887–1976) aus Nürnberg als Externe an Nürnberger Gymnasien das Abitur abgelegt. Um das Abitur zu erlangen, war viel Geld in Privatunterricht geflossen. Kiesselbach war die Tochter des ersten Direktors der Erlanger HNO-Klinik, Wilhelm Kiesselbach (1839–1902).[8] Ihre Mutter Luise Kiesselbach (1863–1929) widmete sich nach dem Tod ihres Mannes der bürgerlichen Frauenbewegung mit ihren bildungspolitischen und wohltätigen Zielen, zunächst in Erlangen, später in München.[9] Jula Dittmars Vater war Schriftsteller und Lehrer.[10] Kiesselbach und Dittmar waren zum Zeitpunkt ihrer Hochschulreife 21 bzw. 19 Jahre alt und schrieben sich im Wintersemester 1906/07 bzw. im Sommersemester 1907 in Erlangen ein. Ein Jahr später folgte als dritte Medizinstudentin Selma Reichold (1887–1942; später verheiratete Graf) aus Nürnberg, die ebenso alt war wie Dittmar und auf demselben Weg das Abitur abgelegt hatte.[11] Sie stammte, wie auffällig viele Studentinnen im Kaiserreich, aus einer jüdischen Familie; ihr Vater, Samuel Reichold, war ein wohlhabender Nürnberger Kaufmann und Unternehmer. Wieder ein Jahr später kam Eugenie Wallersteiner (1890–1973; später verheiratete Steckelmacher) als vierte Frau hinzu; sie hatte sich in Nürnberg vier Jahre lang in den »Dr. Ullrichschen Privatrealgymnasialkursen für Mädchen« auf das Abitur vorbereitet – das Angebot weist auf eine gewisse Nachfrage hin – und hatte als 18-Jährige das externe Abitur in Würzburg abgelegt.[12] Als Beruf des Vaters wird Regierungsbaumeister angegeben. Alle vier Frauen absolvierten weite Teile ihres Studiums in Erlangen und bestanden, mit Ausnahme von Eugenie Wallersteiner, zwischen 1911 und 1913 das Staatsexamen an der Friedrich-Alexander-Universität. Wallersteiner wechselte nach zwei Jahren an die Münchener Universität und absolvierte ihr Staatsexamen in Heidelberg. Auch Dittmar und Reichold schoben Semester in München ein.

Nach dem Staatsexamen setzten Kiesselbach, Dittmar und Reichold ihre Ausbildung unter anderem in Erlangen fort. Im Praktischen Jahr arbeitete Kiesselbach in der Erlanger Psychiatrie, Dittmar in der Chirurgie, Reichold in der Frauenklinik. Ab 1913 praktizierte auch eine niedergelassene Ärztin in Erlangen: Die etwa zehn Jahre ältere Johanna Angerer-Schwaan (1875–1937; geb. Schwaan) hatte 1907 in München das Staatsexamen abgelegt und war mit ihrem Mann Karl von Angerer (1883–1945) nach Erlangen gekommen. Sie war zum Zeitpunkt ihres Umzuges nach Erlangen 1913 gerade zwei Jahre verheiratet und hatte eine kleine Tochter. Ihre Praxis als Kinderärztin und Geburtshelferin eröffnete sie noch im selben Jahr in der Hofmannstraße 57.[13] Karl von Angerer habilitierte sich 1920 an der Friedrich-Alexander-Universität als Hygieniker und wurde später von der Erlanger Fakultät zum Ordinarius und Vorstand des Hygienisch-Bakteriologischen Instituts berufen.[14]

Als Angerer-Schwaan ihre Praxis eröffnete, gab es bereits weitaus mehr Medizinstudentinnen in Erlangen: Kurz vor Beginn des Ersten Weltkrieges waren im Wintersemester 1913/14 von insgesamt 423 Medizinstudierenden acht Frauen, also knapp 2 %. Einige Jahre zuvor hatte es einen ersten Höhepunkt an Studentinnen gegeben, als ihre Zahl ganze 15 erreichte (etwa 5 % im WS 1910/11). Dennoch war der Anteil an Studentinnen in Erlangen vergleichsweise gering: Während im Reichsdurchschnitt im Sommersemester 1914 6,6 % aller Studierenden weiblich waren, waren es an der Friedrich-Alexander-Universität nur 2,2 % – Erlangen gehörte damit reichsweit zu den am wenigsten beliebten Studienorten für Studentinnen. Die Stadt galt als »Korporationshochburg« und war für ihren konservativen fränkischen Protestantismus bekannt, sodass es studierwillige Frauen aus anderen Reichsteilen vorzogen, sich an liberaleren – und prestigeträchtigeren – Universitäten wie Berlin, Bonn oder München einzuschreiben.[15]

Es ist daher nicht überraschend, dass die ersten Erlanger Medizinstudentinnen ihr Abitur im nahen Nürnberg abgelegt oder dort private Gymnasialkurse besucht hatten. Auch für Erlanger Schülerinnen blieb das Nürnberger Angebot lange die einzige Möglichkeit in der Region, die Hochschulreife zu erreichen. In Erlangen verliefen 1910 Bemühungen des Vereins »Frauenwohl«, Gymnasialkurse einzurichten, unter seiner Vorsitzenden Luise Kiesselbach im Sande. Erst in der Weimarer Republik, als das Land Bayern 1919 den Zugang zu Gymnasien für Mädchen gesetzlich öffnete, konnten sich junge Frauen am Erlanger Humanistischen Gymnasium auf das Abitur vorbereiten.[16]

Während des Ersten Weltkriegs stieg zwar deutschlandweit der Anteil der Studentinnen an, dies schlug sich in Erlangen allerdings nur in geringem Maße nieder. Über besondere Tätigkeiten Erlanger Studentinnen im Krieg ist wenig bekannt; für Elisabeth Kopfermann (geb. 1891), seit dem Wintersemester 1912/13 an der Universität Erlangen immatrikuliert, ist belegt, dass sie 1914/15 sieben Monate lang Kriegsdienst an der Medizinischen Poliklinik leistete. Nach dem Physikum wechselte sie den Studienort und absolvierte das Staatsexamen 1917 in Heidelberg.[17] Die oben genannten ersten vier Erlanger Medizinstudentinnen waren während des Krieges bereits approbiert und zumeist als niedergelassene Ärztinnen tätig. Drei von ihnen hatten schon bald nach dem Examen geheiratet: Selma Reichold einen Bamberger Apotheker (1913), Gusta Kiesselbach (1914) und Eugenie Wallersteiner (1915) etwa gleichaltrige Ärzte. Eugenie Steckelmacher (geb. Wallersteiner) zog mit ihrem Mann, einem Neurologen, 1917 nach Nürnberg und ließ sich dort im Spittlertorgraben 7 als Kinderärztin nieder. Daneben leitete sie eine städtische Beratungsstelle für Mütter mit Säuglingen. Sie hatte zwei Kinder und war Mitglied der Deutschen Gesellschaft für Kinderheilkunde. Gusta Rath (geb. Kiesselbach) bekam 1917 ihr erstes Kind Else, später selbst Ärztin, und ist ab 1919 als niedergelassene Ärztin in Heilbronn bezeugt. In Nachfolge ihrer politisch aktiven Mutter Luise Kiesselbach engagierte sie sich in den 1920er Jahren in der örtlichen Deutschen Demokratischen Partei – 1908 war im Deutschen Reich die Parteimitgliedschaft für Frauen möglich geworden, ab 1918 besaßen sie das aktive und passive Wahlrecht. Selma Graf (geb. Reichold) ließ sich nach ihrer Heirat 1914 als erste Ärztin in Bamberg nieder, und zwar als »praktische Ärztin für Frauen und Kinder«. Ursprünglich aus einer jüdischen Familie stammend, nahm sie mit der Eheschließung die katholische Konfession ihres Mannes an. Von Jula Dittmar ist bekannt, dass sie 1919 als Assistentin an der Chirurgischen Klinik Erlangen tätig war. Später ließ sie sich als erste praktische Ärztin in Bayreuth nieder und engagierte sich, ebenfalls als Mitglied der Deutschen Demokratischen Partei, in der dortigen Kommunalpolitik.

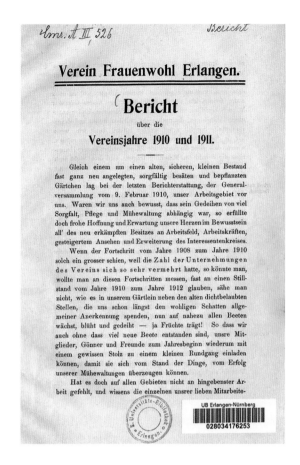

Abb. 5 Bericht des Erlanger Vereins »Frauenwohl«, 1912.

Das Frauenstudium in der Weimarer Republik

Nur wenige Ärztinnen arbeiteten während der Jahre der Weimarer Republik in Kliniken, die meisten betrieben Privatpraxen, waren als Schulärztinnen angestellt oder betätigten sich in medizinischen »Eheberatungsstellen«, die in den 1920er Jahren auf kommunaler Ebene zunehmend eingerichtet wurden. Viele engagierten sich für Gesundheitsaufklärung, insbesondere von Frauen, hielten öffentliche Vorträge, verfassten Aufklärungsbücher und äußerten sich in den intensiv geführten Abtreibungsdebatten. Eine wissenschaftliche Tätigkeit war die absolute Ausnahme: Zwar galt ab 1920 in ganz Deutschland das Habilitationsrecht für Frauen, eine direkte Folge der in der Weimarer Verfassung von 1919 festgeschriebenen Gleichstellung der Geschlechter in Staat und Beamtentum,[18] doch habilitierte sich in der Weimarer Republik selten mehr als eine Medizinerin pro Jahr.[19] Erlangen zählte auch hier zu den Schlusslichtern: Während in München bereits 1918 Adele Hartmann (1882–1937) als Anatomin die Venia legendi erhielt – die erste reguläre Habilitation einer Frau überhaupt –, habilitierte sich in Erlangen erst 1949/50 die erste Frau: Gisela Freund (* 1920) im Fach Ur- und Frühgeschichte.[20] Die erste Habilitandin an der Medizinischen Fakultät war die naturwissenschaftlich ausgebildete Helene Weinland (1914–2005), die sich 1956 in Physiologischer Chemie habilitierte.

Ihre staatsbürgerlichen Rechte unter der Weimarer Verfassung nahmen auch Erlanger Studentinnen wahr, die sich zu politisch wie sozial motivierten Vereinigungen zusammenschlossen. Die erste von diesen, der Verband Erlanger Studentinnen, erlangte gleich nach seiner Gründung 1920 einen Sitz bei den AStA-Wahlen. Immatrikulierte Studentinnen gab es an der Universität Erlangen zu diesem Zeitpunkt etwa 80.[21] Der Verband hatte das Ziel, die materiellen Lebensumstände der Studentinnen zu verbessern, die in der Nachkriegs- und Inflationszeit, wie viele ihrer männlichen Kommilitonen, häufig unter wirtschaftlich schwierigen Bedingungen studierten, was sich insbesondere auf Wohnverhältnisse, Nahrung, Hygiene und Gesundheitszustand niederschlug.[22] Gerade im Winter war das Akademische Lesezimmer im Kollegienhaus eine wichtige Anlaufstelle, weil es nicht nur bis spätabends geöffnet, sondern auch warm geheizt war. Angesichts kleiner, ungeheizter Zimmer ohne Bad waren viele Studierende auf die öffentliche Badeanstalt der Stadt Erlangen angewiesen. Zur Abhilfe plante man ab 1923 ein Studentenhaus, das außer Badeanlagen speziell für Studentinnen auch einen Ruheraum sowie Näh- und Bügelgelegenheiten enthalten sollte. Fertiggestellt wurde es 1930.

Deutschnational war eine korporierte Studentinnenverbindung, der Bund Deutscher Studentinnen, ausgerichtet, der satzungsgemäß jüdische Studentinnen von der Mitgliedschaft ausschloss.[23] Er bestand ab 1921 für fünf Jahre, fand dann allerdings nicht mehr genügend Mitglieder, da auch die Gesamtzahl der Studentinnen ab 1924 wieder sank.

An den Zahlen der immatrikulierten Studentinnen lässt sich für die Weimarer Jahre ablesen, dass das Frauenstudium nun auch in Erlangen nicht mehr so ungewöhnlich war wie noch im Kaiserreich. Insgesamt sank die Zahl der Studentinnen nie unter die Marke von 60 Immatrikulierten im Jahr 1926, davon neun Medizinstudentinnen, während die Zahl gegen Ende der Weimarer Republik gar auf über 200 kletterte, davon 58 Medizinstudentinnen im Wintersemester 1932/33.[24] Da die Zahl der Studierenden insgesamt erheblich schwankte, was hauptsächlich mit den Weimarer Krisenjahren zusammenzuhängen scheint, ist der Blick auf die prozentualen Verhältnisse besonders aussagekräftig: Zwischen 1919 und 1932 schwankte der Anteil der weiblichen Medizinstudierenden zwischen 4 % in den Jahren 1926/28 und 9 % gegen Ende der Weimarer Republik.[25] Damit lag Erlangen stets weit unter dem Reichsdurchschnitt: Im Wintersemester 1929/30 etwa hatte Erlangen einen Studentinnenanteil von 7,2 % (Medizinstudentinnen: 5,6 %), reichsweit betrug er allerdings 16,4 %.[26] Auch weiterhin kam die überwiegende Anzahl der Erlanger Medizinstudentinnen aus Franken oder zumindest aus Bayern.[27] Wie auch ihre Kommilitonen wechselten die Studentinnen häufig ihren Studienort und gingen etwa nach München.[28] Die Medizinstudentinnen stammten zunächst hauptsächlich – und zu einem sehr viel größeren Anteil als ihre männlichen Kommilitonen – aus der Oberschicht, obwohl sich in den Weimarer Jahren zunehmend auch Angehörige der Mittelschicht für ein Studium einschrieben: 1928 wiesen nur drei Väter der 14 Studentinnen an der Medizinischen Fakultät ein abgeschlossenes Hochschulstudium auf.[29] Konfessionell fällt in Erlangen der geringe Anteil jüdischer Studentinnen auf, während dieser bayernweit bei fast 10 % lag (WS 1932/33). Mehrheitlich waren in Erlangen Protestantinnen immatrikuliert.[30]

Wachsende Absolventenzahlen verschärften das Konkurrenzverhältnis zwischen Ärztinnen und Ärzten, da sich der Berufseinstieg zunehmend schwierig gestaltete: Weil über die Hälfte der Bevölkerung ihre medizinische Versorgung allein über die gesetzliche Krankenversicherung erhielt, waren die meisten niedergelassenen Ärzte auf eine Kassenzulassung angewiesen, um wirtschaftlich überleben zu können. Durch die finanziell ungemein angespannte Situation auf beiden Seiten standen Kassen und Ärzteorganisationen in permanentem Streit um Vertragsbedingungen und Entlohnung, der in einem mehrmonatigen Generalstreik der Kassenärzte 1923/24 kulminierte. Da die Anzahl der Kassenzulassungen begrenzt war, mussten Berufseinsteiger bis zu fünf Jahre Wartezeit überbrücken, bis ihre Praxis eine Chance auf Wirtschaftlichkeit hatte. Auch sank der Durchschnittsverdienst der Ärzte während der Weimarer Republik signifikant, sodass sich eine intensive Krisenstimmung unter den Ärzten ausbreitete und vor einer Überschwemmung des Berufes durch zu viele und vor allem ungeeignete Studierende gewarnt wurde.[31] An den Ausschluss von Studentinnen wurde traditionell als Erstes gedacht, wenn es galt, magere Ressourcen zu verteidigen, raube doch jede von ihnen potentiell einem Mann, der eine Familie zu ernähren hatte, das Auskommen. So forderte neben den Wortführern im medizinischen Krisendiskurs auch in Erlangen 1932 die Fachschaft der Naturwissenschaftlichen Fakultät, angesichts der »Hochschulüberfüllung« Frauen durch einen Numerus clausus das Studium zu erschweren. In der Weimarer Republik waren offene Ressentiments männlicher Studenten gegenüber ihren Kommilitoninnen vielerorts an der Tagesordnung; Zeitzeuginnen berichteten, ihnen seien in den Vorlesungen Sitzplätze durch die Männer verwehrt worden. Sie mussten durchgängig stehen, wenn sich nicht ein Bruder oder anderer Bekannter ihrer annahm.[32] Institutionell war gegen Ende der 1920er Jahre das Abitur für Mädchen an Oberlyzeen erschwert worden.[33] Immer wieder gab es legislative Vorstöße, entgegen der Weimarer Verfassung ▸

HELENE WEINLAND, DIE ERSTE HABILITANDIN DER MEDIZINISCHEN FAKULTÄT

Sechs Jahre nach der ersten Habilitation einer Frau an der Universität Erlangen (Gisela Freund, Ur- und Frühgeschichte) und 36 Jahre nach der offiziellen Zulassung von Frauen zur Habilitation in Deutschland (1920) wurde am 1. Februar 1956 mit Helene Weinland der ersten Wissenschaftlerin an der Medizinischen Fakultät der Titel einer Privatdozentin verliehen.[1]

Geboren wurde Helene Weinland am 5. Juni 1914 in Erlangen in eine protestantische Akademikerfamilie. Auch ihr Vater Ernst Friedrich Weinland (1869–1932) hatte eine universitäre Laufbahn eingeschlagen und von 1913 bis 1932 die Professur für Physiologie in Erlangen inne. Zusammen mit seiner Frau Maria, geborene Wurmb, hatte er neben Helene noch zwei weitere Kinder. Nach dem Besuch des Erlanger Maria-Theresia-Mädchenlyzeums, der Ohm-Oberrealschule und der Oberrealschule in Reutlingen begann Helene Weinland ihr Studium der Botanik, Zoologie, Chemie und Geographie in Tübingen. Später wechselte sie an die Universität Königsberg, im Winter 1936/37 schließlich in ihre Heimatstadt Erlangen. 1939 beendete sie hier ihr Studium und legte die pädagogische Lehramtsprüfung in München ab. Bereits im Jahr 1938 war sie im Alter von 24 Jahren mit einer Arbeit in Botanik zur Dr. rer. nat. promoviert worden. Zwei Jahre später begann sie in Erlangen zusätzlich ein Studium der Medizin, das sie im April 1945 mit sehr gutem Staatsexamen abschloss. Ebenfalls ab 1940 arbeitete sie als Volontärassistentin am Physiologisch-Chemischen Institut in Erlangen. Im Oktober 1947 wurde sie dort wissenschaftliche Assistentin und im September 1948 mit ihrer Arbeit *Über den Vorgang des Galaktogenabbaues durch Fermente der Weinbergschnecke (Helix pomatia L.)* mit »summa cum laude« zur Dr. med. promoviert.

Im Jahr 1956 habilitierte sich Helene Weinland mit einer wissenschaftlichen Arbeit über Untersuchungen an Galaktogen in Physiologischer Chemie. Der Hauptreferent ihrer Habilitationsschrift war ihr langjähriger Begleiter, der Leiter des Physiologisch-Chemischen Instituts Friedrich Julius May (1898–1969), der in seinem Gutachten »die Arbeit als Habilitationsschrift in jeder Hinsicht empfehlen« konnte.[2] Er fügte in seinem Votum informativum außerdem an, dass »[Weinlands] bisherigen Arbeiten [...] auch im Ausland großen Anklang gefunden [haben]«.[3] Korreferent Friedrich Heim (1910–1979), Leiter des Pharmakologischen Instituts, schloss sich dieser Meinung an: »Da die Arbeit großen

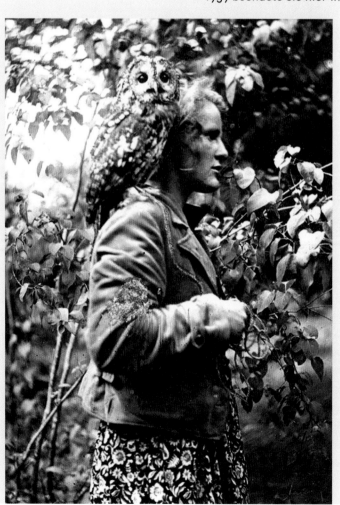

Abb. 1   Helene Weinland (1914–2005).

wissenschaftlichen Wert besitzt und in jeder Hinsicht den Anforderungen an eine Habilitationsschrift gerecht wird, möchte ich sie der Fakultät zur Annahme vorschlagen.«[4]

Helene Weinlands Kolloquium fand Anfang 1956 statt und nach der Probevorlesung am 1. Februar war sie habilitiert. Zu diesem Zeitpunkt war sie 41 Jahre alt. 1966 wurde sie zur außerplanmäßigen Professorin und Wissenschaftlichen Rätin ernannt. Am 1. April 1972 erhielt sie den Titel einer außerordentlichen Professorin, 1978 folgte die Ernennung zur C3-Professorin. Bei den Studierenden war sie aufgrund ihrer originellen Vorlesung zur Physiologischen Chemie beliebt.

Wissenschaftlich befasste sich Weinland vor allem mit der Struktur und der Verstoffwechslung von Galaktogen und anderen Polysacchariden.[5] Bis zu ihrem Ruhestand im Jahr 1979 arbeitete sie am Physiologisch-Chemischen Institut der Friedrich-Alexander-Universität. Am 26. Februar 2005 starb sie im Alter von 90 Jahren in Erlangen. Sie blieb unverheiratet und hatte keine Kinder. *Hannah Zimmermann*

Abb. 2 Helene Weinlands Habilitationsschrift, 1956.

Sonderdruck aus Hoppe-Seyler's Ztschr. f. physiolog. Chemie. **305.** Bd. (1956)

Beobachtungen bei der Säurehydrolyse des Galaktogens

II. Mitteil.: Isolierung und Nachweis der auftretenden Disaccharide 3β-D-Galaktosido-D-galaktose und 6β-D-Galaktosido-D-galaktose mit Spuren 6α-L-Galaktosido-D-galaktose

Von

H. Weinland

Aus dem Physiologisch-Chemischen Institut der Universität Erlangen (Vorstand: Prof. Dr. Dr. F. May)

(Der Schriftleitung zugegangen am 29. März 1956)

Die Spaltung von Galaktogen mit Mineralsäure verläuft bei schwachen Säurekonzentrationen so langsam, daß Zwischenprodukte gefaßt werden können. Namentlich zwei Spaltstücke, von mir Frakt. 3 und 4 benannt, die sich bei papierchromatographischer Aufteilung gut abtrennen (vgl. Abb. 1) werden in jedem Stadium der Hydrolyse auf den Chromatogrammen beobachtet. Anfangs tritt eine zunehmende Verstärkung dieser Ablagerungen auf und nach Überschreiten eines Maximums wird die abgelagerte Menge wieder geringer bei gleichzeitigem Verschwinden der höhermolekularen Produkte am Start. In diesen Fraktionen müssen somit Bindungen vorhanden sein, die im Galaktogen besonders häufig vorkommen.

Zur Gewinnung größerer Mengen dieser Fraktionen wurde Galaktogen als 3-proz. Lösung mit $n/10$-H_2SO_4 12 Stdn. hydrolysiert. Hier war die größte Ausbeute zu erwarten[1]. Die Isolierung erfolgte papierchromatographisch, die Reinigung durch insgesamt 3-malige Wiederholung, wodurch reine, einheitliche Fraktionen erhalten wurden. Sie wandern bei Anwendung von Elektrophorese in die elektroneutrale Zone und liefern keine anderweitigen Ablagerungen auf dem Elektropherogramm. Eine elektrophoretische Nachreinigung ist also hier nicht notwendig, dagegen wurde das aus der Darstellung mit Butanol-Eisessig-Wasser stammende Acetat mit Ionenaustauschern entfernt.

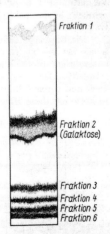

Abb. 1. 3-proz. Galaktogenlösung, 12 Stdn. mit $n/10$-H_2SO_4 gespalten. Die einzelnen aus dem Hydrolysengemisch sich abtrennenden Fraktionen.

Fraktion 1

Fraktion 2 (Galaktose)

Fraktion 3
Fraktion 4
Fraktion 5
Fraktion 6

---

[1] Vgl. I. Mitteil.: F. May u. H. Weinland, diese Z. **305**, 75 [1956], vorstehend.

7*

verheirateten Beamtinnen die Berufsausübung zu verbieten, zuletzt 1932 in einem Gesetz gegen das »Doppelverdienertum«. Diese rechtliche Regelung traf auch die damals einzige weibliche Beamtin an der Friedrich-Alexander-Universität, die als Lektorin in der Anglistik tätige Betty Kötter-Anson.[34]

Das Frauenstudium während des Nationalsozialismus

Eine effektive Umsetzung der Forderungen, Frauen das Studium zu verwehren, erfolgte dann im April 1933 durch das nationalsozialistische »*Gesetz gegen die Überfüllung der deutschen Hochschulen*«, das einen maximalen Frauenanteil bei Neuimmatrikulationen von 10 % festschrieb.[35] Für Erlangen hatte dies keinerlei praktische Relevanz, da hier der Prozentsatz an Studienanfängerinnen nie diesen Wert erreicht hatte.[36] Das gleiche Gesetz richtete sich auch gegen Studierende »nichtarischer« Herkunft. Infolgedessen wurden noch im Mai 1933 mindestens acht »nichtarische« Studentinnen der Erlanger Universität verwiesen. Sechs von ihnen galten zudem als politisch links, eine war im April sogar kurzzeitig verhaftet worden, weil ihr Name auf einer Mitgliederliste der verbotenen »Linken Studentengruppe« stand, die sie als mögliches KPD-Mitglied brandmarkte. Es handelte sich um die Medizinstudentin Feodora Buchheim (geb. 1908) aus Baiersdorf, die seit dem Wintersemester 1929/30 in Erlangen studierte. Buchheim floh noch im November 1933 mit ihrer Mutter nach Frankreich und emigrierte später nach Brasilien.[37] Von den acht vertriebenen Studentinnen studierten vier Medizin; alle überlebten die Verfolgung im Exil.[38]

Bereits vor 1933 waren jüdischstämmige Studentinnen antisemitischen Anfeindungen ausgesetzt gewesen. Nicht nur schloss die medizinische Fachschaft im Mai 1932 »Juden, Judenstämmige und nichtdeutschstämmige Ausländer« aus ihren Reihen aus,[39] auch Pöbeleien im Hörsaal waren an der Tagesordnung.[40] Sowohl in den Weimarer Jahren als auch während der NS-Zeit gingen antisemitische Aktionen häufig von der Erlanger Studentenschaft aus: Beispielsweise wurde im Mai 1933 auf Initiative von 30 Medizinstudenten eine Kommilitonin, selbst getauft, aber aus einer jüdischen Familie, durch das Kultusministerium bzw. das Rektorat der Friedrich-Alexander-Universität vom Vorlesungsbesuch ausgeschlossen, »um Störungen im Unterricht zu vermeiden«.[41]

Zahlenmäßig schlugen sich die gesetzlichen Einschränkungen und Verfolgungen kaum auf die Zahl der Studentinnen in Erlangen nieder; der Anteil an Medizinstudentinnen blieb zunächst bei 8 bis 9 %.[42] Auch das nationalsozialistische Frauenbild schien nicht vom Studium abzuschrecken – als »Hauptziel« der akademischen Ausbildung galt nun »die Erziehung der Frau zur Mutter«: »Das Studium an der Universität darf für die Mädchen nur als Vorbereitung zu dieser sozialen Fürsorgetätigkeit gelten«, führte ein nationalsozialistischer Studentenvertreter 1933 im *Fränkischen Kurier* aus. »Den Platz bieten wir ihnen als Gäste an [...]. Die Notwendigkeit der Tätigkeit von Frauen in Männerberufen [...] hat seine Berechtigung [...], aber nicht mehr im geistigen Beruf.«[43] In derselben Zeitung wies eine Studentin die Ausführungen des »Studentenführers« zurück, soweit sie den Ausschluss von Frauen aus der Universität betrafen: »Die Erziehung der Frau zur Mutter schafft man nicht dadurch, daß man ihr jedes geistige Wissen verbauen will […]. Die Konstruktion von der geistigen Minderwertigkeit der Frau ist eine ausgesprochen jüdische und antigermanische.« Über die Bestimmung von Frauen zur Mutterschaft war man sich 1933 zumindest öffentlich einig.

Sehr bald wurde die Beschränkung des Frauenstudiums wieder aufgehoben und ab 1936 ermutigte man Frauen sogar, sich für »kriegswichtige« Studiengänge wie Medizin einzuschreiben. Zu diesem Zeitpunkt war die Anzahl der Medizinstudierenden in Erlangen stark gesunken, auch die der Frauen. Mehr Frauen lockte man zunächst auch durch den Kurswechsel nicht an. Erst mit Kriegsbeginn kehrte sich der starke Abwärtstrend um.[44] Entsprechend wandelte sich ab 1936 auch die Sprache, aus Konkurrentinnen wurden »Kameradinnen« oder »unsere Studentinnen«, denn die Medizinstudentin »wird in einigen Jahren im Beruf oder in der Familie verantwortlich sein für die Haltung und den Lebensstil ihrer Untergebenen oder ihrer Kinder«. Verschiedene NS-Studentenorganisationen bemühten sich daher darum, die Studentinnen auf ihre künftige Funktion in der »Volksgemeinschaft« vorzubereiten: Um dem »Idealbild der deutschen Studentin« näherzukommen, die sich »ihrer völkischen und fraulichen Verpflichtung bewußt« sei, könne die wissenschaftliche Ausbildung »nur ein Teil dieser Erziehungsaufgabe sein«.[45] So suchten die Arbeitsgemeinschaft Nationalsozialistischer Studentinnen (ANSt) und das sogenannte Hauptamt VI als jeweils frauenspezifische Untergruppen der zwei konkurrierenden Organisationen Nationalsozialistischer Deutscher Studentenbund (NSDStB) und Reichsstudentenschaft alle Studentinnen zu erfassen und vor allem politisch-ideologisch zu schulen. Beide Studentinnenorganisationen hatten in Erlangen ab 1933 Bestand, später als an größeren Universitäten.[46] Häufig wurden die führenden Positionen von Medizinstudentinnen besetzt, allerdings konnten nicht immer Freiwillige für dieses zeitintensive Engagement gefunden werden. Zudem gab es in Erlangen nur verhältnismäßig wenige Studentinnen.

Fast alle Studentinnen in der Zeit des Nationalsozialismus waren Mitglied nationalsozialistischer Jugend- oder Studierendenorganisationen. Auch wenn die Mitgliedschaft in der Hitlerjugend (HJ) oder beim Bund Deutscher Mädel (BDM) keine gesetzliche Bedingung für die Immatrikulation war, wurde dennoch an vielen Universitäten ein solcher Nachweis erwartet.[47] Vor dem Studium mussten die Studentinnen wie ihre männlichen Kommilitonen ein halbes Jahr Arbeitsdienst oder Ausgleichsdienst bei der »Volkswohlfahrt« ableisten.[48] Während des Studiums mussten sie den »Reichsarbeitsdienst der weiblichen Jugend« sowie Fabrik- und Landdienst erbringen. Die meisten Studentinnen waren zudem Mitglieder von Hauptamt VI und ANSt: Im Wintersemester 1938/39 waren in Erlangen 60 von 61 Studentinnen beim Hauptamt VI;[49] im zweiten Trimester 1940 traten von den 42 neu immatrikulierten Frauen 37 der ANSt bei.[50] Diese hohen Zahlen hingen auch damit zusammen, dass ab Mai 1935 alle BDM-Mitglieder mit Studienbeginn automatisch der ANSt angehören sollten. Diese Regelung ließ den Anteil der organisierten Studentinnen stark ansteigen, sodass 1941 reichsweit 85 % der Studentinnen ANSt-Mitglied waren.[51]

Zeit zum Studieren blieb nur wenig angesichts der vielen Dienste und NS-Organisationen, die Anspruch auf die Arbeitskraft der Studentinnen erhoben.[52] Verpflichtend für alle Medizinerinnen war zudem eine Ausbildung im »sanitären

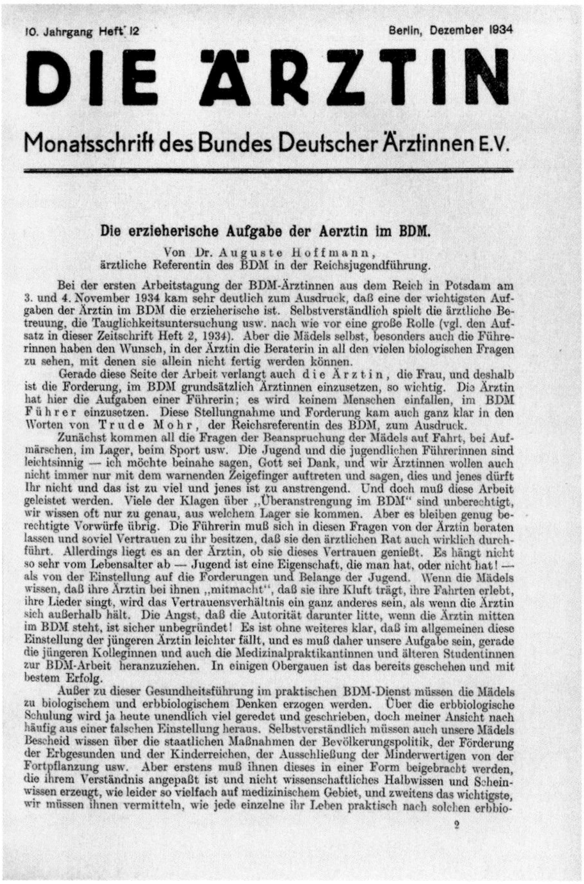

10. Jahrgang Heft 12 Berlin, Dezember 1934

DIE ÄRZTIN

Monatsschrift des Bundes Deutscher Ärztinnen E.V.

Die erzieherische Aufgabe der Aerztin im BDM.

Von Dr. Auguste Hoffmann,
ärztliche Referentin des BDM in der Reichsjugendführung.

Bei der ersten Arbeitstagung der BDM-Ärztinnen aus dem Reich in Potsdam am 3. und 4. November 1934 kam sehr deutlich zum Ausdruck, daß eine der wichtigsten Aufgaben der Ärztin im BDM die erzieherische ist. Selbstverständlich spielt die ärztliche Betreuung, die Tauglichkeitsuntersuchung usw. nach wie vor eine große Rolle (vgl. den Aufsatz in dieser Zeitschrift Heft 2, 1934). Aber die Mädels selbst, besonders auch die Führerinnen haben den Wunsch, in der Ärztin die Beraterin in all den vielen biologischen Fragen zu sehen, mit denen sie allein nicht fertig werden können.

Gerade diese Seite der Arbeit verlangt auch die Ärztin, die Frau, und deshalb ist die Forderung, im BDM grundsätzlich Ärztinnen einzusetzen, so wichtig. Die Ärztin hat hier die Aufgaben einer Führerin; es wird keinem Menschen einfallen, im BDM Führer einzusetzen. Diese Stellungnahme und Forderung kam auch ganz klar in den Worten von Trude Mohr, der Reichsreferentin des BDM, zum Ausdruck.

Zunächst kommen all die Fragen der Beanspruchung der Mädels auf Fahrt, bei Aufmärschen, im Lager, beim Sport usw. Die Jugend und die jugendlichen Führerinnen sind leichtsinnig — ich möchte beinahe sagen, Gott sei Dank, und wir Ärztinnen wollen auch nicht immer nur mit dem warnenden Zeigefinger auftreten und sagen, dies und jenes dürft Ihr nicht und das ist zu viel und jenes ist zu anstrengend. Und doch muß diese Arbeit geleistet werden. Viele der Klagen über „Überanstrengung im BDM" sind unberechtigt, wir wissen oft nur zu genau, aus welchem Lager sie kommen. Aber es bleiben genug berechtigte Vorwürfe übrig. Die Führerin muß sich in diesen Fragen von der Ärztin beraten lassen und soviel Vertrauen zu ihr besitzen, daß sie den ärztlichen Rat auch wirklich durchführt. Allerdings liegt es an der Ärztin, ob sie dieses Vertrauen genießt. Es hängt nicht so sehr vom Lebensalter ab — Jugend ist eine Eigenschaft, die man hat, oder nicht hat! — als von der Einstellung auf die Forderungen und Belange der Jugend. Wenn die Mädels wissen, daß ihre Ärztin bei ihnen „mitmacht", daß sie ihre Kluft trägt, ihre Fahrten erlebt, ihre Lieder singt, wird das Vertrauensverhältnis ein ganz anderes sein, als wenn die Ärztin sich außerhalb hält. Die Angst, daß die Autorität darunter litte, wenn die Ärztin mitten im BDM steht, ist sicher unbegründet! Es ist ohne weiteres klar, daß im allgemeinen diese Einstellung der jüngeren Ärztin leichter fällt, und es muß daher unsere Aufgabe sein, gerade die jüngeren Kolleginnen und auch die Medizinalpraktikantinnen und älteren Studentinnen zur BDM-Arbeit heranzuziehen. In einigen Obergauen ist das bereits geschehen und mit bestem Erfolg.

Außer zu dieser Gesundheitsführung im praktischen BDM-Dienst müssen die Mädels zu biologischem und erbbiologischem Denken erzogen werden. Über die erbbiologische Schulung wird ja heute unendlich viel geredet und geschrieben, doch meiner Ansicht nach häufig aus einer falschen Einstellung heraus. Selbstverständlich müssen auch unsere Mädels Bescheid wissen über die staatlichen Maßnahmen der Bevölkerungspolitik, der Förderung der Erbgesunden und der Kinderreichen, der Ausschließung der Minderwertigen von der Fortpflanzung usw. Aber erstens muß ihnen dieses in einer Form beigebracht werden, die ihrem Verständnis angepaßt ist und nicht wissenschaftliches Halbwissen und Scheinwissen erzeugt, wie leider so vielfach auf medizinischem Gebiet, und zweitens das wichtigste, wir müssen ihnen vermitteln, wie jede einzelne ihr Leben praktisch nach solchen erbbio-

9

Abb. 6 Artikel über die Aufgaben einer BDM-Ärztin, 1934.

Luftschutz für den Sicherheits- und Hilfsdienst« und Pflichtdienste in der Krankenpflege, die während des Krieges auch in Lazaretten der Wehrmacht abgeleistet werden konnten.[53] Beim Fabrik- und Landdienst wurden die Erlanger Studentinnen etwa bei Siemens in der Fertigung eingesetzt oder zur Erntezeit zu Bauernfamilien aufs Land geschickt. Medizinstudentinnen kam dabei auch die Aufgabe zu, die hygienischen Bedingungen bei ihren Gastgebern zu überprüfen und bei Müttern und Kindern als ideologische Botschafterinnen zu wirken.[54] Vor dem Arbeitsdienst wurden die Studentinnen von der »Vertrauensärztin für Studentinnen« untersucht. Dieses Amt hatte mindestens von 1933 bis 1934 Johanna Angerer-Schwaan inne, oben erwähnte niedergelassene Ärztin in Erlangen.[55] Ihr Ehemann Karl von Angerer hielt als Professor für Hygiene und Bakteriologie ab 1934 Vorlesungen über Rassenhygiene,[56] während ihre Tochter Rosel von Angerer (* 1912)[57] als Medizinstudentin an der Friedrich-Alexander-Universität die Möglichkeit besaß, das volle Angebot der Studentinnenorganisationen wahrzunehmen: ANSt und Hauptamt VI veranstalteten regelmäßige politische Schulungen, Kulturabende zur Vermittlung »germanischen Kulturguts« mit Volksliedern und -tänzen, Pflichtsportkurse, Wanderungen und Gesundheitsappelle. Die Teilnahme an den Veranstaltungen wurde in einem Pflichtenheft abgezeichnet.[58] Themen der politischen Schulungsabende waren politische Propaganda sowie die allgemeine »geschlechtsspezifische Erziehung der Studentinnen«.[59] Die ANSt-Studentinnen besuchten auch Veranstaltungen des NSDStB oder die Reichsparteitage im nahen Nürnberg. So nahmen an der von den NS-Studenten inszenierten »Langemarckfeier« am 11. November 1938 in Nürnberg 46 Studentinnen der Erlanger ANSt-Gruppe teil.[60] Während des Krieges packte die Erlanger ANSt-Gruppe Feldpostpäckchen für die Frontsoldaten, betreute Verwundete in Lazaretten und organisierte Unterhaltungsprogramme für diese, bei denen die Studentinnen sangen, tanzten und selbst gebackenen Kuchen reichten.[61] Diese Aktivitäten wurden auch öffentlich wahrgenommen – ausführlich berichteten etwa die *Erlanger Neuesten Nachrichten*: »Die Studentinnen der ANSt. hatten ihre verwundeten Kameraden zu einem Nachmittag gebeten […]. Bei Tee und Kuchen waren bald die Brücken zwischen Gästen und Studentinnen geschlagen und es zeigte sich, daß diese im Vollbesitz ihrer Fraulichkeit sehr nette Hausmütterchen abgeben können, wenn man sie einmal ›privat‹ sehen kann.«[62]

Auch die medizinische Fachschaft unternahm einige Anstrengungen, um die Studentinnen an ihre Einsatzgebiete im neuen Staat heranzuführen. »Erzieherische« Fachschaftsarbeit bot ihnen im Laufe des Jahres 1935 unter anderem Kurse über Diätkochen, »Mütterberatung – Säuglingsfürsorge – Ehetauglichkeit«, BDM-Arbeit und »kindliche Schwachsinnserforschung an Erbgesundheitsämtern«.[63] Außerdem organisierte die Fachschaft, dass die Medizinstudentinnen die Abteilung »Mutter und Kind« des Amtes für Volkswohlfahrt durch ihre

Mitarbeit unterstützten; in diesem Rahmen führten sie Vorsorgeuntersuchungen durch oder halfen in der »Mütter- und Kindererholung« aus.[64] Die inhaltliche Schwerpunktsetzung spiegelte dabei genau das nationalsozialistische Bild der »Ärztin-Mutter« wider, die weniger in der eigentlichen medizinischen Versorgung als in der medizinischen Betreuung und Erziehung von Mädchen und Frauen gesehen wurde. Insbesondere sollte die nationalsozialistische Medizinerin bei ihren Schutzbefohlenen »die Beachtung erbbiologischer Gesichtspunkte bei der Gatten-wahl« sowie »die Erweckung von Fortpflanzungsfreude und -verantwortung« för-dern und überwachen.[65] Die Fachschaft konnte auch durchaus freiwilliges studen-tisches Engagement im Sinne des nationalsozialistischen Programms mobilisieren: Im Wintersemester 1935/36 organisierten Erlanger Vorklinikerinnen zusammen mit männlichen Kommilitonen eine »rassenkundliche Wanderausstellung« und hielten »volkstümliche Aufklärungsvorträge« in Dörfern der Umgebung.[66]

Einzelne Dozenten waren ebenfalls bereit, bei entsprechenden Zusatzan-geboten mitzuwirken. So bot der Psychiater Berthold Kihn (1895–1964) im selben Semester eine studentische Arbeitsgruppe über *Sterilisation, Kastration, Fragen der Eugenik* an, die neben theoretischen Vorträgen mit einem praktischen Teil lockte, der aus Besuchen von Heil- und Pflegeanstalten bestand. Hieran nahmen allerdings nur männliche Studenten teil.[67] Andere Dozenten, wie der Anatom Andreas Pratje (1892–1963), wirkten an mehrtägigen »Wissenschaftslagern« mit, bei denen zum Beispiel Dörfer in der Fränkischen Schweiz interdisziplinär betrachtet wurden. Den Medizinstudierenden fiel dabei die Aufgabe zu, die hygienischen oder gesund-heitlichen Verhältnisse der Bevölkerung zu prüfen oder die Menschen »rassen-anthropologisch« zu untersuchen.[68]

Während des Krieges nahm die Zahl der Studentinnen in Erlangen stark zu. Bis zu 40 % aller Medizinstudierenden waren Frauen (WS 1943/44). 1942 berichteten die *Erlanger Neuesten Nachrichten*, man habe bei der feierlichen Immatrikulation »viele Studenten im grauen Rock sowie zahlreiche weibliche Studierende« gesehen.[69] Seit 1941 wurden Medizinerinnen, sobald sie ihre Appro-bation erlangt hatten, im Rahmen der »Notdienstverpflichtung« zur medizinischen Versorgung der Zivilbevölkerung herangezogen.[70] Groß war die studentische Wohnungsnot, sodass die Erlanger Bevölkerung in den letzten Kriegsjahren mehr-fach aufgefordert wurde, Zimmer zur Verfügung zu stellen. Der Fokus der Aufrufe lag auf den »Frontstudenten«, »die bisher einzig und allein für die Heimat stritten«, was die Chancen auf eine Unterkunft für Studentinnen nicht gerade verbesserte.[71]

Die nun eingeschriebenen Studentinnen waren wie ausgeführt Teil des nationalsozialistischen Systems oder nahmen dessen Überformung des Studiums und Instrumentalisierungen in Kauf, um ihr Ziel zu erreichen, Ärztin zu wer-den. Andere junge Frauen mit denselben Plänen wurden explizit ausgeschlossen, wie die acht oben erwähnten, als »jüdisch« geltenden Studentinnen, die bereits 1933 von der Friedrich-Alexander-Universität verwiesen worden waren. Zwei Absolventinnen und praktischen Ärztinnen wurde der Doktortitel durch die Medizinische Fakultät entzogen, Selma Graf (geb. Reichold) und Irma Kraus (1896–1942).[72] Von den vier eingangs vorgestellten ersten Erlanger Medizin-studentinnen galten zwei als »nichtarisch«, Selma Graf und Eugenie Steckelmacher (geb. Wallersteiner). Steckelmacher, die in Nürnberg eine sehr erfolgreiche pädiat-

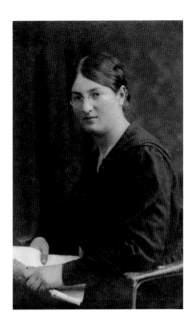

Abb. 7 Irma Kraus (1896–1942).

▸ **Kapitel** Die Medizinische Fakultät in Erlangen im Zeitalter der Welt-kriege (1914–1945), S. 98.

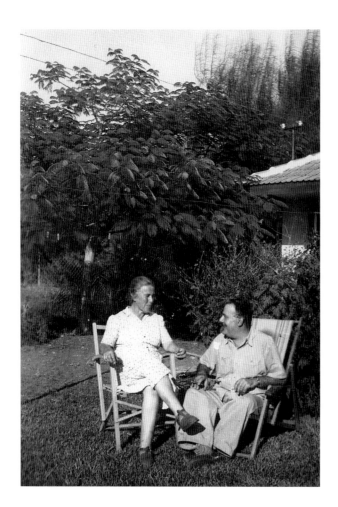

Abb. 8   Eugenie und Siegfried Steckelmacher flohen 1933 aus Deutschland. Das Foto zeigt sie vor ihrem Haus in Ramot haSchawim.

rische Praxis führte, emigrierte im September 1933 mit ihrem Mann und ihren zwei Kindern nach Palästina.[73] Während ihr Mann in Tel Aviv ärztlich tätig sein konnte, erhielt Eugenie Steckelmacher zwar eine Arbeitserlaubnis, konnte jedoch keine Anstellung als Ärztin finden. Stattdessen betrieb sie in einer vom Ehepaar Steckelmacher mitbegründeten genossenschaftlichen Siedlung, dem Moschaw Ramot haSchawim, eine Hühnerzucht. Für den Moschaw übernahm sie nebenberuflich auch die kinderärztliche Versorgung und saß in der kommunalen Ratsversammlung. Eugenie Steckelmacher starb 1972.

Selma Graf war 1933 in Bamberg als niedergelassene Ärztin für Frauen und Kinder tätig.[74] Obwohl sie bei ihrer Heirat zum Katholizismus konvertiert war, galt sie nach den nationalsozialistischen Rassekriterien als Jüdin, weshalb die Patientenzahlen ihrer zuvor beliebten Praxis unter den neuen Machthabern stark zurückgingen. Das Ehepaar Graf lebte zunehmend vom Apothekergehalt des Ehemanns. 1938 wurde Selma Graf unter dem antisemitisch motivierten Vorwurf verhaftet, »gewerbsmäßige Abtreibungen« durchgeführt zu haben. Der abtreibende jüdische Arzt war ein verbreiteter Topos antisemitischer Propaganda, unabhängig vom Geschlecht der angeklagten Person. Ein Jahr später wurde Graf zu sieben Jahren Zuchthaus und Verlust der bürgerlichen Ehrenrechte verurteilt. Noch während der Untersuchungshaft wurde ihr im Juli 1938, wie wenig später allen anderen als »jüdisch« geltenden Ärzten, die Approbation entzogen und damit ein effektives Berufsverbot erteilt. Nach der Verurteilung wurde Selma Graf ins Zuchthaus Aichach verbracht. Wenige Monate später entzog ihr die Medizinische Fakultät Erlangen den Doktortitel. Auch Irma Kraus wurde der Doktortitel nach einer vergleichbaren Verurteilung wegen »gewerbsmäßiger Abtreibung« entzogen.[75] Selma Graf wurde Anfang 1942 von Aichach in das Vernichtungslager Auschwitz deportiert, wo sie kurze Zeit später ermordet wurde. Irma Kraus starb im selben Jahr im Frauenkonzentrationslager Ravensbrück unter ungeklärten Umständen. An Selma Graf erinnert heute ein »Stolperstein« vor ihrem ehemaligen Wohnhaus in der Franz-Ludwig-Straße in Bamberg.[76] Der Name von Irma Kraus ist auf dem Denkmal für die Fürther Opfer der Shoa aufgeführt, das sich in der Halle des Neuen Jüdischen Friedhofs Fürth befindet.[77]

Entwicklungen nach 1945

In der Nachkriegszeit wurde in Erlangen der Lehrbetrieb bereits Anfang 1946 wieder aufgenommen, auch weil die Gebäude weitgehend unzerstört waren.[78] Im Sommersemester 1946 waren etwa 4500 Studierende immatrikuliert;[79] die Zahlen stiegen bis auf 6500 im Jahr 1948,[80] bis im selben Jahr die Zahl der Einschreibungen beschränkt wurde.[81] Das Medizinstudium war besonders beliebt, im Sommersemester 1949 gab es 1241 Studierende, so viele wie nie zuvor.[82] Obwohl die Gesamtzahl der Studierenden stark anstieg, nahm zunächst die absolute Zahl und insbesondere der prozentuale Anteil der Frauen stark ab. Dieser Trend erstreckte sich bis in die 1960er Jahre: Waren 1947 noch 23,5 % der Immatrikulierten weiblich, so waren es im Wintersemester 1954/55 nur noch 18 % und sieben Jahre später (1961/62) nur noch 17 %.[83] Dies lag nicht nur daran, dass der Bewerbungsprozess Kriegsheimkehrer ausdrücklich bevorzugte. Frauen wurden häufig nur als »Kriegerwitwen« oder unter einem besonders strengen Numerus clausus für Frauen zugelassen.[84] Auch die Diskussionen um das Frauenstudium flammten nach dem Krieg wieder auf. In der

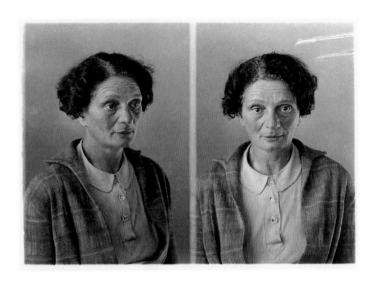

Abb. 9 Aufnahme aus der Polizeiakte von Selma Graf, 1938. Der Frauenärztin wurde vorgeworfen, »gewerbsmäßige Abtreibungen« durchgeführt zu haben.

ersten Ausgabe der *Halbmonatsblätter der Universität Erlangen* vom 1. Januar 1947 wurde das Thema aus weiblicher und männlicher Sicht diskutiert. Der psychologisch argumentierende Artikel von Irmgard Haas stellte unter anderem die Frage, »ob diese so mühsam erkämpfte Gleichberechtigung der Frauen [...] dem Wesen der Frau wirklich entspricht, oder ob nicht gerade dadurch ihr Wesen verzerrt und überschattet wird«. Das Frauenstudium wurde auch von Haas noch (oder wieder) als eine potentielle Gefahr für »das Weibliche« in den Studentinnen dargestellt, was zu »unbewußte[m] Minderwertigkeitsgefühl als Frau und innere[m] Unbefriedigtsein« führe. Doch man könne das Rad der Zeit nicht mehr zurückdrehen und es bleibe als Aufgabe »unserer Generation« nur noch, »dafür zu sorgen, daß wir sowohl gute Wissenschaftlerinnen als auch Ehefrauen werden und somit eine vollkommene Ergänzung des Mannes«.[85] Demgegenüber setzte der Student der Philosophischen Fakultät, der den Beitrag aus männlicher Perspektive schrieb, einen anderen, zukunftsgewandten Akzent: Für ihn sei zwar eine Berufstätigkeit der Ehefrau aus finanziellen Gründen ein »soziales Manko [...], dem mit allen Mitteln abzuhelfen ist«, und »Ehe, Mutterschaft und die Kultur des Hauses [sind] der höchste und schönste Beruf der Frau«. Doch stelle die absehbare »Technisierung und Mechanisierung« der Hausfrauentätigkeit fundamentale Fragen nach der Zukunft der Arbeitsteilung zwischen Ehepartnern, bei der alles offen sei, bis hin zu »völlig gleichartigen Hälften«. »Berufenere« mögen diese Fragen entscheiden, die Anwort sei »einer späteren Zeit« überlassen.[86]

Trotz dieser kritischen Töne und der sinkenden Studentinnenzahl in den 1950er Jahren waren Ärztinnen in der frühen Bundesrepublik und in der DDR keine vereinzelten »Exotinnen« mehr, sondern zumindest in Städten wohlbekannt. Der Heimatfilm dieser Zeit projizierte das Bild der jungen und engagierten Ärztin, wie es etwa die sympathisch-patente Protagonistin von *Die Landärztin* verkörperte, bis in die kleinsten Kinosäle. In der Realität machten Frauen wie Gusta Rath und Jula Dittmar ihre Umwelt mit dem Berufsbild »Ärztin« vertraut. Gusta Rath arbeitete nicht nur zwischen 1945 und 1955 in Gemeinschaftspraxis mit ihrem Mann im kleinen Frankenbach bei Heilbronn, sondern war seit 1932 auch als Rot-Kreuz-Ärztin tätig, insbesondere in der Ausbildung von Rot-Kreuz-Schwestern. 40 Jahre

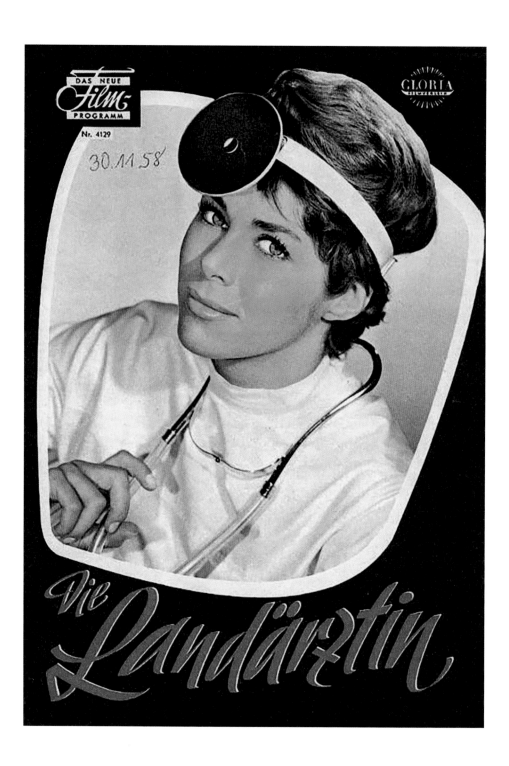

Abb. 10   Die Schauspielerin
Marianne Koch, selbst Studentin der
Medizin, als Landärztin, 1958.

lang brachte sie sich in den DRK-Ortsverein Heilbronn ein. 1983 starb sie 98-jährig,
nachdem sie bereits 1956 ihre Praxis an ihre Tochter übergeben hatte.[87] Wie viele
Töchter studierter Mütter setzte so auch Else Rath (* 1917) in zweiter Generation
die Entwicklung hin zur Normalisierung des Arztberufs für Frauen fort. Jula
Dittmar blieb ihr Leben lang unverheiratet und führte mehr als 40 Jahre lang als
erste Ärztin Bayreuths ihre Praxis in der Sophienstraße. Sie war stadtbekannt
dafür, auch bei Wind und Wetter ihre Hausbesuche auf dem Motorrad zu machen.

Für die FDP war sie Mitglied des ersten Nachkriegsstadtrats und engagierte sich bis in die 1950er Jahre hinein in der Kommunalpolitik. Sie starb 1976 mit 89 Jahren.[88] An Jula Dittmar erinnert heute in Bayreuth der Dr.-Jula-Dittmar-Weg.

Schien die Frage nach dem Frauenstudium 1947 noch offen, so beantworteten die Entwicklungen der folgenden 60 Jahre diese zur Genüge: Gegenwärtig ist mit etwa 60 % die Mehrheit der Medizinstudierenden weiblich, wenn auch der Anteil von Ärztinnen und Wissenschaftlerinnen in Führungspositionen aus der heutigen Perspektive noch zu wünschen übrig lässt: Anfang 2018 sind an der Medizinischen Fakultät lediglich sechs Professorinnen in Leitungsfunktion tätig, Ordinaria gibt es gar nur drei. Auf dem langen Weg zur medizinischen Praxis von Männern *und* Frauen wiesen letztlich die Frauen die Richtung, die mit Pioniergeist und Durchhaltekraft vom Kaiserreich bis in die Bundesrepublik und DDR hinein das Frauenstudium etabliert und das Berufsbild der Ärztin ausgeprägt haben. Sie setzten sich durch: Fiel es den Erlanger Professoren in den Jahren vor 1900 noch schwer, sich Hörerinnen in ihren Vorlesungen vorzustellen, so sind Frauen heute als Studentinnen und Dozentinnen in Kliniken und Hörsälen selbstverständlich. Dana Derichs/Nadine Metzger

▶ **Kapitel** »Nur in einer Beziehung ist für mich auch die Ärztin diskutabel, nämlich als Helferin in der Krankenküche« – Geschichte und Vorgeschichte der Frauenförderung und Gleichstellungspolitik an der Universität Erlangen-Nürnberg, S. 453.

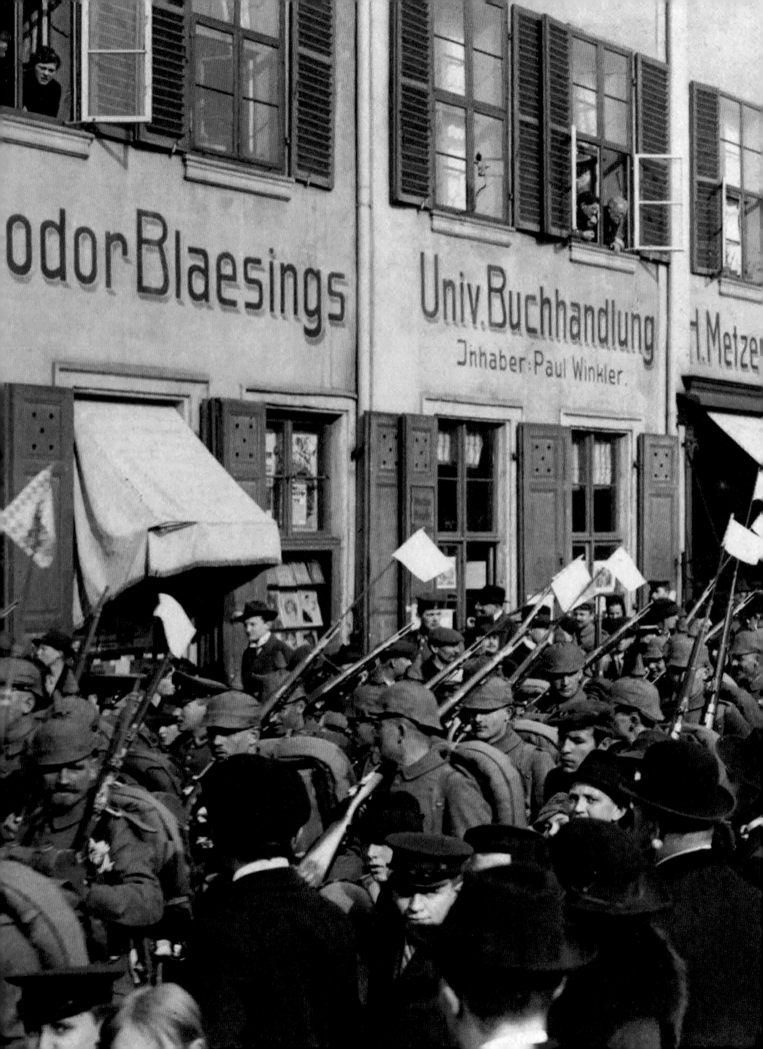

Die Medizinische Fakultät in Erlangen
im Zeitalter der Weltkriege (1914–1945)

Das Jahr 1914 muss in der Geschichte der Medizinischen Fakultät Erlangen als deutliche Zäsur wahrgenommen werden. Bis dahin hatten ihre Mitglieder im »langen 19. Jahrhundert« (Eric Hobsbawm) praktiziert, geforscht und gelehrt, und somit in vergleichsweise ruhigen Zeiten, in denen sie, finanziell zumindest teilweise großzügig vom monarchischen Staat unterstützt, ihre wissenschaftlichen Ideen sorgsam entwickeln, überprüfen und weiterverbreiten konnten.[1] Mit dem Ausbruch des Ersten Weltkriegs am 1. August 1914 änderte sich dies. An eine politisch stabile und ökonomisch prosperierende Phase, wie sie die Erlanger Hochschullehrer im Deutschen Kaiserreich seit der Reichsgründung von 1871 erleben durften, war lange Zeit nicht zu denken. Insbesondere die Zeitläufte der Jahre 1914 bis 1924 machten ein ruhiges Gelehrtendasein nahezu unmöglich. Erster Weltkrieg, Kriegsniederlage, Revolution und Wirtschaftskrise mitsamt (Hyper-)Inflation ließen kaum Platz für die Neu- oder auch nur Weiterentwicklung elaborierter wissenschaftlicher Konzepte.

In den Kriegs- und Nachkriegsjahren waren viele Mediziner vollkommen damit ausgelastet, pragmatisches Krisenmanagement zu betreiben. Dementsprechend kommt es in diesem Kapitel mitunter zu Akzentverschiebungen. So wird auf den nächsten Seiten weniger auf herausragende wissenschaftliche Leistungen Erlanger Universitätsmediziner eingegangen. Stattdessen soll die ereignis-, wirtschafts-, sozial- oder auch lokalgeschichtliche Entwicklung jener Jahre recht ausführlich beschrieben werden, ohne dass dabei der eigentliche Untersuchungsgegenstand aus den Augen gerät. Ganz im Gegenteil: Gerade wenn man die Entwicklung der Medizinischen Fakultät vom Beginn des Ersten Weltkrieges über die Weimarer Republik bis in die Zeit des »Dritten Reiches«, ja teilweise sogar in die frühen bundesrepublikanischen Jahre hinein adäquat nachvollziehen will, ist eine verstärkte Kontextualisierung dieser Kriegs- und Nachkriegsjahre, die von tiefgreifenden politischen und gesellschaftlichen Umwälzungen und verhängnisvollen Weichenstellungen bestimmt waren, nachgerade unabdingbar. Dieser Befund gilt nicht nur, aber eben auch für die Universitätsmedizin in Erlangen.

Abb. 1 Auszug des 19. Infanterieregiments aus Erlangen, 1916.

»VÖLLIG AUS DEN FUGEN GEWORFEN«. DEUTSCHLAND UND DER ERSTE WELTKRIEG

Der Erste Weltkrieg markierte ohne Zweifel den entscheidenden Einschnitt am Beginn des 20. Jahrhunderts. Er erfasste alle gesellschaftlichen Schichten und Generationen in Europa. Nationalismus, Wettrüsten, wirtschaftliche bzw. imperiale Rivalitäten und Ablenkung von innenpolitischen Problemen führten am 1. August 1914 zum Kriegsausbruch.[1] Deutschland und Österreich-Ungarn standen Großbritannien, Frankreich, Russland, Italien und ab 1917 – als kriegsentscheidende Macht – auch die USA gegenüber. Kaum jemand, der 1914 in den Krieg zog und glaubte, bald wieder zu Hause zu sein, ahnte, was auf ihn zukommen würde. Der Erste Weltkrieg war kein heroischer Ritterkampf, sondern ein Massensterben auf dem Schlachtfeld, ein maschinelles Zerfetzen von Leibern. Die Kämpfe an der Front bekamen einen neuen Charakter. Vor allem das passive Ausharren und die Todesbedrohung in den Schützengräben während des Stellungskrieges an der Westfront stellten für die Soldaten eine permanente psychische Extremsituation dar. Millionen Kriegsteilnehmer verloren ihr Leben oder ihre Gesundheit.

Auch an der »Heimatfront« war die Desillusionierung groß. Das Deutsche Reich war auf dem zivilen Sektor völlig unzureichend auf einen jahrelangen Krieg vorbereitet gewesen. Die Ende 1914 von den Engländern verhängte Seeblockade verhinderte die Zufuhr wichtiger Rohstoffe und Lebensmittel und verschärfte die Ernährungssituation in Deutschland. Der sogenannte Kohlrübenwinter von 1916/17 symbolisierte die dramatische Mangelversorgung. Viele Deutsche hungerten. Streiks von Rüstungsarbeitern signalisierten ab Ende 1917 eine wachsende Kriegsmüdigkeit. Gleichwohl traf die Kriegsniederlage vom November 1918 Deutschland bis ins Mark. Teile der Bevölkerung wollten sich partout nicht mit ihr abfinden; genauso wenig wie mit dem damit einhergehenden Ende der Monarchie und der neuen demokratischen Staatsform. Letztlich waren der Erste Weltkrieg und seine feindselige und ideologisch aufgeladene Nachkriegsrezeption in den Jahren der Weimarer Republik auch Ausgangspunkt für eine unheilvolle Entwicklung, die – wenn auch keineswegs zwangsläufig – im »Dritten Reich« kulminierte. Der Philosoph Ernst Bloch (1885–1977) brachte dies prägnant auf den Punkt, als er 1939 in der Rückschau konstatierte, dass zwar »auch anderen, ruhigeren Völkern [...] der letzte Krieg nicht gutgetan [hat]. Aber die Deutschen, die ihn durchgehungert und, wider ihr Erwarten, verloren haben, hat er völlig aus den Fugen geworfen«.[2]   Philipp Rauh

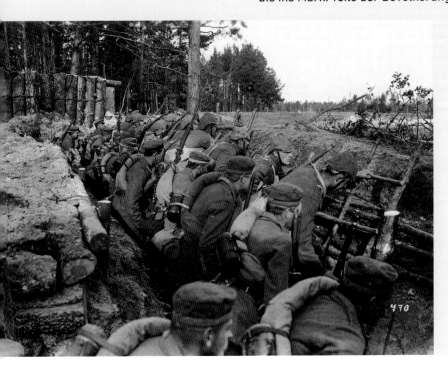

Abb. 1   Grabenkrieg an der Westfront, um 1915.

Die Medizinische Fakultät Erlangen und der Erste Weltkrieg

Im August 1914 zogen alle Deutschen begeistert in den Krieg, so heißt es oft. Über viele Jahrzehnte galt dieser Satz auch innerhalb der Geschichtswissenschaften als unumstößliche Lehrmeinung. Durch neuere Forschungen hat sich das pauschalisierende Bild einer alle Bevölkerungsschichten erfassenden Kriegseuphorie mehr und mehr als Zerrbild entpuppt. Insbesondere innerhalb der städtischen Arbeiterschaft sowie generell in den Kleinstädten und auf dem Lande war von einer patriotischen Hochstimmung wenig zu spüren, stattdessen herrschten Sorge und Angst vor.[2] Eine derartig ambivalente Gemengelage ist bei Kriegsbeginn wohl auch für die Stadt Erlangen zu konstatieren.[3] Euphorischer »Hurra-Patriotismus« war in jenen Augusttagen in Deutschland beileibe kein Massenphänomen, sondern blieb auf die urbanen bürgerlich-akademischen Schichten beschränkt.[4] Als Hochburgen enthusiastischer Kriegsbejahung gerierten sich hier vor allem die Hochschulen.[5] Auch in Erlangen avancierte die Universität rasch zu einem Zentrum physischer und geistiger Mobilmachung.[6] Während viele Studenten und (jüngere) Dozenten als Freiwillige ins Feld strömten, dienten die daheimgebliebenen Wissenschaftler dem nationalen Aufbruch in Wort und Schrift an der »Heimatfront«. Doch insbesondere bei den Studenten lohnt ein genauer Blick hinter die Fassade nationalistischer Aufwallung.

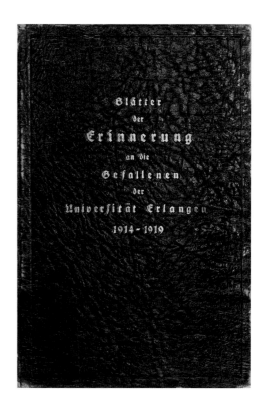

Abb. 2 *Blätter der Erinnerung*, 1920.

Gemischte Gefühle – Erlanger Medizinstudenten im Ersten Weltkrieg

Einen einzigartigen Einblick in die Gefühlslagen Erlanger Medizinstudenten im Ersten Weltkrieg ermöglicht mit den *Blättern der Erinnerung* eine zeitgenössische Quellensammlung, die von dem Erlanger Kirchenhistoriker Hermann Jordan (1878–1922) zum Jahresende 1919 herausgegeben wurde.[7] Jordan hatte bereits 1915 damit begonnen, im Auftrag der Friedrich-Alexander-Universität an einem Gedenkbuch für die gefallenen Dozenten und Studenten zu arbeiten.[8] In diesem Zusammenhang wurden die Hinterbliebenen gebeten, persönliche Aufzeichnungen ihrer im Felde verstorbenen Verwandten, wie Feldpostbriefe oder Tagebücher, der Universität zur Verfügung zu stellen.[9] Diese Dokumente wurden von Jordan einfühlsam in das Gedenkbuch eingewoben, wobei dieses sich im Duktus wohltuend von der aggressiven nationalistischen Tonlage vergleichbarer Publikationen abhob. Durch die umsichtige Auswahl an Feldpostbriefen »sollte der Versuch gemacht werden, in die Seele« der jungen Soldaten hineinzusehen.[10] Entstanden ist ein bemerkenswert differenziertes und vielschichtiges Bild der Erlanger Studentensoldaten: Chauvinistische Kriegsbegeisterung und naiver Heldenmut lassen sich darin ebenso ausmachen wie von Angst, Zweifel und Ernüchterung geprägte Gedanken, die mitunter – so das treffende Fazit von Clemens Wachter – »angesichts der vormaligen Kriegspropaganda beinahe defätistisch« anmuten.[11]

Unabhängig davon, wie viele Soldaten durch den Krieg auf ein umfassendes Erneuerungserlebnis hofften, allein aus patriotischer Entschlossenheit zu den

Fahnen eilten, sich lediglich dem Anpassungsdruck insbesondere des bürgerlichen Milieus beugten oder schlichtweg dem Zwang des Gestellungsbefehls folgten – die meisten gingen von einem Krieg aus, der nach wenigen Wochen oder allenfalls Monaten vorüber sein würde. Die Vorstellung war von raschen Vormärschen und kurzen Durchbruchsschlachten bestimmt, die hinreichend Gelegenheit böten, sich durch persönlichen Heldenmut auszuzeichnen.[12] Diese Erwartungshaltung löste bei manchen Erlanger Studenten, die nicht sofort im August 1914 eingezogen worden waren, beinahe panische Sorge aus, den Krieg gänzlich zu verpassen: »Ein blutjunger Mensch wie ich ist immer noch zu Hause, wird kaum angesehen von Männern fast mit grauen Bärten, die ausrücken fürs Vaterland, die Weib und Kind zurücklassen, bauend auf gütiges Geschick. Tausend mal hab' ich schon verflucht, daß ich Medizin studiere, tausendmal, daß ich im 1. Semester diente. Das habe ich davon: warte nun schon 16 Tage, daß ich vom Vaterland gerufen werde, für das ich gern kämpfe und kämpfend falle[…].«[13]

Der Medizinstudent Anton Wernich hatte seinen freiwilligen Wehrdienst bereits 1913 während seines ersten Semesters absolviert, weshalb er nach Kriegsausbruch nicht sofort zu den Waffen gerufen wurde. Davon abgesehen bangte er darum, überhaupt als »echter« Soldat kämpfen zu dürfen, da er zum Sanitätsgefreiten ausgebildet worden war.[14] Lediglich als solcher eingesetzt zu werden, war für Wernich eine Horrorvorstellung, vor der er sich nur in Sarkasmus retten konnte: »Ich erzähle es später auch: ›Ja, ich war auch dabei. Ich saß zunächst drei Wochen in Erlangen, stumpfsinnig, untätig. Dann kam ich in ein Lazarett in ein Nest […] als Lazarettgehilfe. Ich durfte mal ein Kissen aufschütteln – einen Eisbeutel erneuern, ein Glas Wasser reichen und das Zimmer wischen. Das war mein Völkerkrieg.‹ Der reinste Hohn.«[15] Wernich ließ in den ersten Tagen und Wochen nach Kriegsbeginn nichts unversucht, um vom Sanitätsdienst zur aktiven Mannschaft überschrieben zu werden. Kurze Zeit später konnte er dann tatsächlich am Westfeldzug teilnehmen, wo er bereits am 28./29. September 1914 umkam.[16]

Erlanger Studenten wiederum, deren Kriegseinsatz unmittelbar bevorstand, reagierten darauf sehr unterschiedlich. »Ihr lieben Guten, daheim. In feldgrauer Uniform laufen wir schon immer herum und in den neuen Stiefeln. Mir ists wie ein böser schrecklicher Traum, aber ich bin in Stille zu Gott […]. Ich stelle mir Euch immer vor: meinen lieben guten Vater und meine gute, gute Mutter und die Geschwister […]; ach könnte ich alle noch einmal sehen! Ich habe Euch ja so lieb, so unsagbar lieb. Lebt wohl.«[17]

Während bei Gottfried Burckhard zu Beginn Angst und Abschiedsschmerz vorherrschend waren, setzte sich Otto Walter laut einem Tagebucheintrag vom 5. August 1914 sentimental, aber furchtlos mit seinem möglichen Tod auseinander: »Beging ich die altgewohnten Orte in Haus und Stadt, so klang es mir im Ohre immer nach: ›Wer weiß, ob wir uns wiedersehen.‹ Meine Stimmung war losgelöst von aller Welt – vollkommen abgerechnet damit – und blickte Tod und Wunden entgegen – ohne Furcht. […] Meinen innersten Gedanken schwebte der Tod vor. Nun war es Zeit, zur Bahn zu gehen.«[18]

Ganz gleich, aus welcher Motivation heraus Erlanger (Medizin-)Studenten in den Krieg zogen, zusammen mit hunderttausenden anderen jungen, unerfahrenen Soldaten setzte auch bei ihnen umgehend eine große Desillusionierung ein.[19] Als im November 1914 nach drei Monaten die Front im Westen erstarrte, waren hier allein auf deutscher Seite eine halbe Million Soldaten gefallen oder verwundet worden. Mehr und mehr schwand der Glaube, der Krieg werde bald zu Ende sein.[20] Entsetzen über brutale und sinnlose Materialschlachten und eine chaotisch agierende Militärführung waren weitverbreitet. So auch bei dem Erlanger Medizinstudenten Heinrich Müller, der mit seiner Einheit im Herbst 1916 an der äußerst verlustreichen Somme-Schlacht teilnahm. Am 15. Oktober 1916 schrieb er einen wütenden Brief an seine Eltern, in dem er klagte, »andauernd zweck- und planlos herumgetrieben« zu werden. Bitter beschwerte er sich darüber, seit drei Wochen in einer Uniform herumlaufen zu müssen, »die voll Läuse ist«. Er könne nicht begreifen, dass man so »mit Leuten um[gehe], die 17 Tage lang in Dreck und Feuer gelegen haben«. In diesem Zusammenhang schilderte Müller »wahnsinniges Trommel- und Sperrfeuer«, dem er sich an der Somme beinahe ununterbrochen ausgesetzt sah. Einmal habe eine Granate direkt hinter ihm eingeschlagen: »Doch die ganze Straße war besät mit gräßlich Verwundeten; und gerade die besten Leute […] meines Zuges hatte es erwischt, und diese schrien so jämmerlich um Hilfe, daß wir uns sagten, es ist gescheiter, wir helfen diesen Leuten, als daß wir mit den paar Leuten noch vorgehen. […] So verbanden wir unsere Schwerverwundeten notdürftig und trugen sie unter beständigem Artilleriefeuer zurück, etwa 200 m, zur Verbandsstelle.«[21] Als er im Oktober 1916 diesen Brief an seine Angehörigen schrieb, war der junge Erlanger Soldat noch einmal mit dem Schrecken davongekommen. Am 22. Juli 1917 kam Heinrich Müller während der dritten Flandernschlacht in der Nähe von Ypern durch eine Granate ums Leben.[22]

Täglich mit dem möglichen Tod konfrontiert, gingen viele Soldaten dazu über, bereits im Vorfeld gefährlicher Schlachten Abschiedsbriefe an ihre Verwandten zu formulieren. Anfang Mai 1918 verfasste Ludwig Mohr, auch er Medizinstudent aus Erlangen, die folgenden Zeilen:

Meine lieben Eltern! Nun ward auch ich ein Opfer dieses Krieges, nun deckt auch mich blutgetränkte Erde in Feindesland. Ich war stolz, meinem Vaterlande in dieser großen schweren Zeit dienen zu dürfen. Nur noch ein paar schlichte Worte: Laßt mich Euch von Herzen danken für all' das Liebe und Gute, das Ihr in meinen zwanzig Lebensjahren an mir getan. Erst durch den Gegensatz, erst im Felde, habe ich so richtig sehen und erkennen lernen, was ich zu Hause hatte. Nochmals heißen Dank!

Ein zweites! Erweist Euch meines Heldentodes würdig! Laßt nicht den Kopf hängen, es erging Euch und mir wie Millionen Anderen. Dadurch könnt Ihr mir einen letzten Gefallen tun, mich von meiner letzten Sorge befreien. Nun seid ein letztes Mal mit meinen lieben Geschwistern, der lieben Großmama und allen Lieben innigst gegrüßt und geküßt. Unter herzlichen Wünschen für die Zukunft einen letzten warmen Händedruck. Euer Euch sehr liebender, dankbarer Sohn und Bruder Ludwig.[23]

Ludwig Mohr überlebte zunächst, wurde jedoch am 14. Oktober 1918 in Flandern schwer verwundet und starb vier Tage später in einem englischen Kriegslazarett.[24]

ERLANGER OPFER DES ERSTEN WELTKRIEGES

»Konrad Zimmermann heute leider verstorben. Brief folgt«

Zur Stabilisierung der »Heimatfront« legten Stadt und Universität ein umfangreiches medizinisches und soziales Versorgungsprogramm zur Behandlung und Wiedereingliederung der Kriegsinvaliden auf. Hierzu gehörte die schnelle Bereitstellung von über 1800 Lazarettbetten in den Kliniken und den zu Lazaretten umgewandelten Räumen der Universität. Die hier geleistete Verwundeten- und Krankenpflege sei Teil des »unauslöschlichen Dankes«, den die Universität den »Kämpfern draußen schuldet«,[1] so der Direktor der Medizinischen Klinik, Franz Penzoldt (1849–1927). Den Universitätsangehörigen, die »den Tod für das Vaterland« starben, wurde für gewöhnlich durch Ehrentafeln, Denkmäler und in Gedenkbüchern gedacht. Die Geschichte des Heizers der Frauenklinik, Konrad Zimmermann, findet sich in der Materialisation des (hochschul-)politisch gewünschten Gedenkkultes nicht. Sie sei hier stellvertretend für die vielen anderen nicht Erwähnten erzählt.

Konrad Zimmermann arbeitete ab 1908 als Heizer und »Diener II. Ordnung« in der erst ein Jahr zuvor in Betrieb genommenen Dampfwaschküche der Universitäts-Frauenklinik. Ihm stand im Erweiterungsbau der Klinik eine Dienstwohnung zu, für deren Beheizung und Beleuchtung er allerdings zu zahlen hatte. Anfang 1909 bat Zimmermann die Königliche Direktion der Frauenklinik »um die Erlaubnis zur Verehelichung mit Babette Oppelt aus Alt-Erlangen«. Der damalige Direktor Carl Gustav Menge (1864–1945) befürwortete das Heiratsgesuch, da Zimmermann ein fleißiger und tüchtiger Arbeiter sei, der seinen Dienst pünktlich und zur vollen Zufriedenheit erfülle und auch außerdienstlich bisher keinerlei Anlass zu Tadel gegeben habe. Am 22. Mai 1909 heirateten Konrad und Babette, ihre Töchter wurden 1910 und 1912 geboren. Anfang 1916 wurde Zimmermann zum Heeresdienst eingezogen. Als Gefreiter der Bayerischen Leichten Munitionskolonne Nr. 20 erkrankte er in Rumänien an Paratyphus und starb dort am 11. August 1917. Einen Tag später erhielt seine Ehefrau ein Telegramm aus dem Feldlazarett 43: »Ehemann Konrad Zimmermann heute leider verstorben. Brief folgt.« Laut Beamtengesetz stand der »Dienerswitwe« nach dem Tod ihres Mannes ein jährliches Witwengeld von 300 Mark, ihren Kindern ein Waisengeld von je 60 Mark zu.[2] Susanne Ude-Koeller

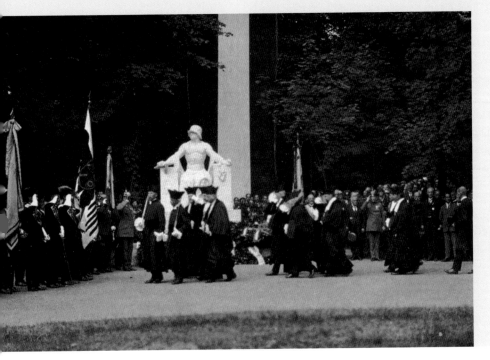

Abb. 1 Offizielles Gedenken: Enthüllung des Gefallenendenkmals im Schlossgarten in Anwesenheit der Ordinarien, 1930.

Erlanger Mediziner und der Erste Weltkrieg

Der Ausbruch des Ersten Weltkrieges war für die Erlanger Professorenschaft nicht überraschend gekommen, sondern hatte sich durch diplomatisches, militärisches und publizistisches Säbelrasseln einzelner Länder seit längerer Zeit abgezeichnet. Bereits 1913 hatte der damalige Erlanger Prorektor, der Psychiater Gustav Specht (1860–1940), in einem Vortrag über *Krieg und Geistesstörung* sowohl auf den bevorstehenden Weltkrieg als auch auf dessen psychische Folgen für die Soldaten hingewiesen.[25] Doch war die sich anbahnende kriegerische Auseinandersetzung mancherorts keineswegs als möglichst abzuwendendes Bedrohungsszenario empfunden worden. An den zukünftigen Krieg waren vielmehr beträchtliche Erwartungen geknüpft, die freilich unterschiedlicher kaum hätten sein können. Der Krieg schien der ideale Ausweg für alles Mögliche zu sein, in ihm kristallisierten sich gegensätzliche Vorstellungen wie die Ablehnung der Moderne und die Sehnsucht nach etwas Neuem, irrationale Heilserwartungen sowie die Lösung verschiedenster, auch innenpolitischer Dilemmata.

Hofften etwa viele Künstler auf ein »reinigendes Gewitter« und das Aufbrechen verkrusteter gesellschaftlicher Strukturen durch den Krieg, so basierte die kriegsbejahende Haltung der nationalkonservativen Erlanger Professorenschaft gerade auch auf der Hoffnung auf ein antimodernistisches »Rollback«. Reichskanzler Otto von Bismarck (1815–1898) und Kaiser Wilhelm II. (1859–1941), ansonsten hochgeschätzt und tief verehrt, hätten es mit ihren sozialen und liberalen Zugeständnissen der letzten Jahrzehnte übertrieben. Neben der Bismarck'schen Sozialgesetzgebung, die dieser Ende des 19. Jahrhunderts vor allem deshalb implementiert hatte, um der aufstrebenden Sozialdemokratie »das Wasser abzugraben«,[26] war den mittelfränkischen Universitätsmedizinern insbesondere die Frauenrechtsbewegung ein Dorn im Auge. Der Internist Franz Penzoldt (1849–1927) wähnte sich in diesem Zusammenhang bereits vor 1914 in einem regelrechten Kriegszustand: »Wenn wir einen Blick zurückwerfen auf die schon ein Jahr zurückliegende Friedenszeit, so begegnen wir einer in den letzten Jahrzehnten immer deutlicher hervortretenden kriegerischen Erscheinung, der des Kampfes der Frau gegen den Mann. Ich meine damit nicht die kleinen Kämpfe zwischen Mann und Frau, wie sie wohl auch in der besten Ehe zuweilen vorkommen sollen. Vielmehr meine ich den Streit um die Frauenrechte, d. h. eigentlich den Streit der Frau um die Rechte des Mannes. Seit dem Beginn des Krieges ruht dieser Kampf, wie, Gott sei Dank, so mancher Streit im Innern unseres Vaterlandes.«[27] Nach Dafürhalten Penzoldts – der sich die Verhinderung der Gleichberechtigung von Frau und Mann quasi zur Lebensaufgabe gemacht hatte und damit an der Universität Erlangen auch eine nachhaltige Wirkung erzielen konnte – hatte der Erste Weltkrieg auf dem »Schlachtfeld der Emanzipation« wieder einiges zurechtgerückt.

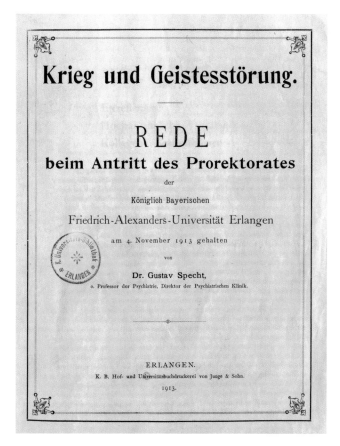

Abb. 3 *Krieg und Geistesstörung,* 1913.

▸ Kapitel Anfänge und Durchsetzung des medizinischen Frauenstudiums an der Friedrich-Alexander-Universität in der ersten Hälfte des 20. Jahrhunderts, S. 47.

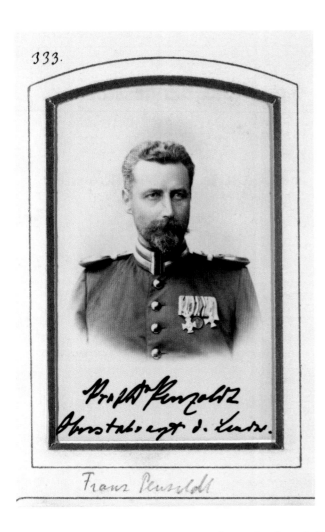

Abb. 4 Franz Penzoldt als Oberstabsarzt der Landwehr, um 1895.

Auch die Erlanger Medizinprofessoren nahmen am nationalistischen Überbietungswettbewerb teil, der zu Kriegsbeginn nahezu an allen Universitäten zu beobachten war.[28] Mit dazu beigetragen hatte die historisch gewachsene enge Verschränkung zwischen Professoren- und Offiziersmilieu in der Garnisons- und Universitätsstadt Erlangen.[29] Insofern überrascht es nicht, dass eine von dem Berliner Historiker Dietrich Schäfer (1845–1929) initiierte *Erklärung der Hochschullehrer des Deutschen Reiches* vom Oktober 1914, die den Krieg als Verteidigungskampf deutscher Freiheit und Kultur rechtfertigte, in Erlangen großen Anklang fand und von nahezu der gesamten Dozentenschaft unterzeichnet wurde.[30] Sich in einem vor allem von Russland und England aufgezwungenen Verteidigungskrieg wähnend, gaben sich die Mitglieder der Medizinischen Fakultät fest entschlossen, dem Vaterland in dieser ernsten Lage zu helfen – in welcher Funktion auch immer. Viele Universitätsmediziner waren im Erlanger Reservelazarett tätig, das mit Beginn des Krieges Räumlichkeiten der Universität in Beschlag nahm.[31] Andere engagierten sich in der freiwilligen Kriegsinvalidenfürsorge.[32] Eine bemerkenswert große Anzahl älterer Mediziner meldete sich freiwillig zur Front bzw. unternahm nichts, um als beruflich unabkömmlich den Einberufungsbescheid zu umgehen.[33] Einer von ihnen war der 54-jährige Chirurg Ernst Graser (1860–1929), der noch dazu auf seine Assistenzärzte unverhohlen Druck ausübte, es ihm gleichzutun.[34] Franz Penzoldt ging im März 1916 im Alter von 67 Jahren aus freien Stücken als Beratender Internist des Heeres an die Westfront. Dafür gab er seine Position als Chefarzt des Erlanger Reservelazaretts auf.

Die Lazarettstadt Erlangen

Universität und Medizinische Fakultät waren vom Ersten Weltkrieg in mehrfacher Hinsicht direkt betroffen.[35] Bis Herbst 1915 waren allein 60 % des wissenschaftlichen Personals eingezogen worden.[36] Von den 417 an der Universität immatrikulierten Medizinstudenten standen bereits über 300 im Feld. Insgesamt leisteten zu diesem Zeitpunkt 900 von 1214 Studenten ihren Kriegsdienst.[37] Trotz des personellen Aderlasses mühte man sich weitgehend erfolgreich, den Universitätsbetrieb aufrechtzuerhalten. Prorektor Gustav Specht erklärte dies nachgerade zur »sittlichen Pflicht«, um damit »ein Zeichen unserer nationalen Stärke« zu setzen, »das nach innen beruhigend und nach außen achtunggebietend« wirke.[38] Doch nicht nur personell, auch infrastrukturell verlangte die Militärverwaltung der Universität einiges ab.

Im Ersten Weltkrieg wurde aus der Studentenstadt Erlangen rasch eine Lazarettstadt. Unmittelbar nach der Mobilmachung wurden Kollegiengebäude, Schloss und mehrere universitäre Klinikgebäude an die Militärver-

waltung abgetreten und zu einem
großen Reservelazarett-Komplex
umfunktioniert. Neben Chirurgie und
Medizinischer Klinik sollten auch Betten
in der Augen-, Frauen- und Ohrenklinik
für das Militär freigemacht werden.
Darüber hinaus stellten die Burschenschaften ihre Verbindungshäuser als
Erholungs- und Genesungsheime zur
Verfügung. Insgesamt bot die Universität
durchgehend etwa 1800 verwundeten
und erkrankten Soldaten Platz. Allein im
ersten Kriegsjahr wurden über 12.000
Kriegsteilnehmer behandelt.[39] Die Leitung des gesamten Reservelazaretts, das
mit seiner räumlichen Ausweitung das
Erlanger Stadtbild prägte, hatte zunächst
der Ordinarius für Innere Medizin Franz
Penzoldt inne; 1916 folgte ihm in dieser
Funktion der Pathologe Gustav Hauser
(1856–1935). Die Leitung der einzelnen

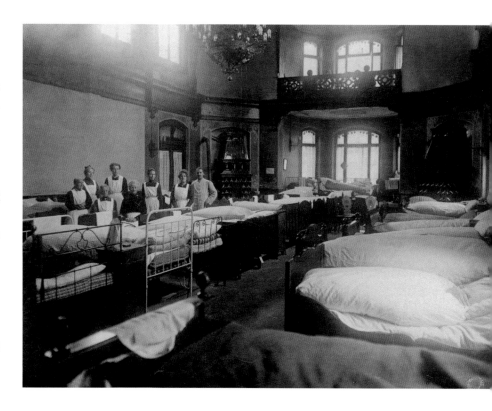

Lazarettabteilungen wurde für gewöhnlich von den jeweiligen Medizinordinarien
übernommen, sofern diese nicht in der Etappe oder an der Front ihren Militärdienst versahen.[40]

Um den Kontakt mit den im Feld stehenden Studenten nicht gänzlich
abreißen zu lassen, versandte die Universitätsleitung ab 1915 insgesamt drei Broschüren an ihre jungen Kriegsteilnehmer.[41] Quellenkritisch ausgewertet, bieten
diese »Grüße der Universität an ihre Studenten« gerade im Hinblick auf die
Themen Militärmedizin und Lazarettwesen eine interessante Erlanger Binnensicht.
Gleich im ersten Band streifte der Blick des Theologieprofessors Philipp Bachmann
(1864–1931) das zum Lazarett umfunktionierte Kollegienhaus:[42] »Drin in den Sälen
reiht sich Bett an Bett, und wo sonst der Geist zu wissenschaftlichen Höhen strebte,
da spielen sich jetzt die Kämpfe der Seele ab, die zwischen Gesundheit und Krankheit, Krieg und Frieden, Leben und Tod schwebt. Ich gehe manchmal durch die
Säle, und mancher Blick in das Innere tut sich auf. Verstümmelung und dauerndes
Leiden bewegen natürlich die Seele mit drängender Sorge.«

Doch trotz aller Schmerzen und all dem Leid setze sich bei den meisten
Soldaten, so die idealisierte Bachmann'sche Überlieferung, »der Mut zu stil-
lem Dulden, ein mannhafter Entschluss, sich ins Unvermeidliche zu fügen«, ja
sogar »Fröhlichkeit unter Schmerzen« durch; eine Haltung, die vielfach mit dem
Wunsch der Soldaten korrespondierte, nach überstandener Erkrankung bzw.
Verwundung möglichst schnell wieder zurück an die Front zu gelangen. Doch
bereits zu diesem Zeitpunkt, also nach gerade einmal einem Kriegsjahr, sorgte sich
der Erlanger Theologe, wie lange sich die »fröhliche Tapferkeit« der (versehrten)
Kriegsteilnehmer wohl noch konservieren lasse: »Die seelische Reaktion nach den
ungeheuren Erschütterungen der Schlacht, die Langeweile der Beschäftigungs-

losigkeit bei langsamer Genesung locken zum Nichtigen und Niedrigen. […] Die Verworrenheit der Schicksale gibt dem Geiste der Verneinung, wenigstens scheinbar, Recht und Grund. Wer das beobachtet, den kann wohl auch die Bangigkeit beschleichen, ob jene hohen inneren Erlebnisse sich auch über den Krieg hinaus behaupten werden.«

Bachmanns Befürchtungen zur Moral der Truppe waren nicht unbegründet. Wie bereits erwähnt, kippte die Stimmung sowohl an der Heimat- als auch an der Kriegsfront recht schnell. Der Patriotismus der Hochschulleitung, die zu Beginn bereitwillig ihre Räumlichkeiten an die Militärverwaltung abgetreten hatte, wurde ab 1916 ebenfalls auf die Probe gestellt, weigerte sich doch der Militärfiskus beharrlich, die Universität für ihr Entgegenkommen adäquat zu entschädigen. Und auch die Gebäuderückgabe nach Kriegsende verlief alles andere als einvernehmlich. Entsetzt mussten die Verantwortlichen der Universität zur Kenntnis nehmen, wie sehr die Räumlichkeiten durch das Militär in Mitleidenschaft gezogen worden waren.[43]

Der Krieg als »Säemann« medizinischer Wissenschaft?

Der zweite, 1916 herausgegebene *Gruß der Universität an ihre Studenten* stand ganz unter dem Motto eines Krieges, der neben fürchterlichem Leid und unsagbarer Zerstörung in patriotischer, sittlicher und nicht zuletzt wissenschaftlicher Hinsicht Vielversprechendes gesät habe. Wenn man jetzt noch etwas durchhalte, so der Appell von Prorektor Heinrich Grützmacher (1876–1956), Professor für Systematische Theologie, im Vorwort, dann könne man nach erfolgreichem Ausgang des Krieges eine reiche Ernte erwarten. Zur Untermauerung seiner These verwies Grützmacher auf mehrere in der Broschüre abgedruckte ärztliche Erfahrungsberichte: »Ihre Worte deuten hin auf so manchen wissenschaftlichen Gewinn, der dauernd gerade der leidenden Menschheit zugute kommen wird, so daß auch hier das Wunder zur Wirklichkeit werden kann und soll.«[44]

Der Prorektor zielte hier auf ein zentrales, von den Militärärzten unentwegt propagiertes Thema ab, nämlich den vermeintlich riesigen Nutzen, den der Weltkrieg als grenzenloses Laboratorium für die medizinische Wissenschaft bereithalte.[45] Diese Heilungseuphorie findet sich unisono auch in den zeitgenössischen Einlassungen Erlanger Universitätsmediziner.[46]

Ernst Graser, Erlanger Ordinarius für Chirurgie, Generalarzt und Beratender Chirurg beim III. Armeekorps, gab sich in seinem Report überzeugt, »daß wir durch diese Kriegserfahrungen auch für die Friedenschirurgie enorm viel gelernt haben«. Darüber hinaus strich er, auch das ein immer wiederkehrendes rhetorisches Muster jedweder medizinischen Fachvertreter, die wichtige, ja kriegsentscheidende Bedeutung der eigenen Profession heraus, habe sich doch »die Chirurgie in diesem Kriege durch ihre Taten und durch ihre Anpassung an neue Aufgaben als eine treue Mitkämpferin unseres ruhmreichen Heeres erwiesen«. Graser zierte seine Ausführungen mit einer regelrechten chirurgischen Fabelstatistik, wusste er doch davon zu berichten, »daß von etwa allen Verwundeten 91 % wieder dienstfähig geworden sind«.[47]

Mit ähnlich unrealistischen Erfolgsstatistiken hantierten auch die Militärpsychiater. Als Reaktion auf eine unerwartet hohe Zahl an Soldaten, die ob der ▸

»KERKER DER QUALEN«, ZUFLUCHTSRAUM UND ORT DES MÜSSIGGANGS – DAS LAZARETT IM ERSTEN WELTKRIEG

»Man kann nicht begreifen, daß über so zerrissenen Leibern noch Menschengesichter sind, in denen das Leben seinen alltäglichen Fortgang nimmt. Und dabei ist dies nur ein einziges Lazarett, nur eine einzige Station – es gibt Hunderttausende in Deutschland, Hunderttausende in Frankreich, Hunderttausende in Russland. [...] Es muss alles gelogen und belanglos sein, wenn die Kultur von Jahrtausenden nicht einmal verhindern konnte, daß diese Ströme von Blut vergossen wurden, daß diese Kerker der Qualen zu Hunderttausenden existieren. Erst das Lazarett zeigt, was der Krieg ist.«[1]

Der Protagonist Paul Bäumer wird in Erich Maria Remarques (1898–1970) berühmtem Antikriegsroman *Im Westen nichts Neues*, als Buch erstmals 1929 erschienen, verwundet in ein Lazarett eingeliefert. Er muss dort mit ansehen, wie Kameraden neben ihm Todesqualen leiden und sterben. Er sieht bis zur Unkenntlichkeit verstümmelte Körper und Gesichter, wird selbst am linken Bein operiert und ist für lange Zeit bettlägerig. Mit beeindruckenden Worten skizziert Remarque das Lazarett als Symbol für die Zerstörungsgewalt des Ersten Weltkriegs schlechthin.[2]

Doch spiegelt Remarques Beschreibung lediglich eine, wenngleich essentielle Seite des Lazarettwesens im Ersten Weltkrieg wider. Denn die Lazarette waren für viele Soldaten eben auch ein herbeigesehnter Zufluchtsraum, wo sie sich in einer sicheren Sphäre erholen und auskurieren konnten. Neuere Forschungen haben in diesem Zusammenhang herausgearbeitet, dass den Soldaten vonseiten des Sanitätspersonals diese Zeit zur Regeneration für gewöhnlich auch zugestanden wurde.[3] Darüber hinaus, diese Facette sei ebenfalls erwähnt, konnte das Lazarett auch ein Ort des Müßiggangs sein. Insbesondere in den frontfernen Militärspitälern, wie etwa im Erlanger Reservelazarett, hatten sowohl Soldaten als auch Pflegepersonal mitunter viel, manchmal auch zu viel Zeit. Hier galt es, neben den zu absolvierenden physikalischen Rehabilitationsmaßnahmen und praktischen »Arbeitsversuchen« bei bedingt arbeitsfähigen Patienten, sinnvolle Beschäftigungen für die verletzten oder erkrankten Kriegsteilnehmer zu finden, um die soldatische Disziplin halbwegs aufrechtzuerhalten. Die grassierende Langeweile konnte dies nicht immer eindämmen. So sinnierte ein 1916 im Straßburger Reservelazarett hospitalisierter Soldat, im gegenwärtigen Kriege würden »nicht nur Menschen, sondern auch viel Zeit [...] tot geschlagen«.[4]   Philipp Rauh

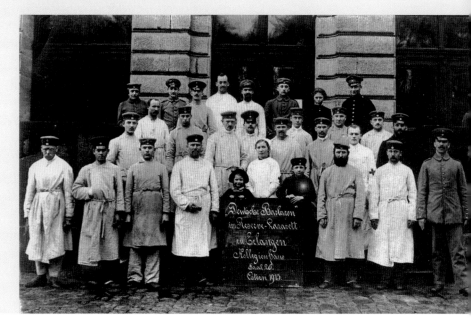

Abb. 1   Reservelazarett Kollegienhaus, 1915.

anhaltenden mentalen Ausnahmesituation – vor allem tagelanges, hilfloses Ausharren unter Dauerbeschuss in den Schützengräben – psychisch zusammenbrachen,
legten sie sich drakonische Therapiemethoden zurecht.[48] Die wohl berüchtigtste war
die »Kaufmann-Kur«, benannt nach dem Ludwigshafener Psychiater Fritz Kaufmann
(1875–1941), bei der seelisch kranke Soldaten durch schmerzhafte Strombehandlung,
flankiert von verbaler Suggestion, in die »Gesundung hineingezwungen« werden
sollten.[49] Auch hier machten innerhalb der Scientific Community Heilungsquoten
von bis zu 95 % die Runde. In Wirklichkeit war insbesondere die Rückfallquote der
lediglich symptomfrei therapierten Soldaten außerordentlich hoch.[50]

Der Erlanger Neurologe und Psychiater Karl Kleist (1879–1960), 1916 in
einem Kriegslazarett in der belgischen Etappe eingesetzt, hinkte der Realität des
Krieges noch weiter hinterher, indem er sich weigerte, seelische Erkrankungen von
Soldaten überhaupt als Massenphänomen anzuerkennen.[51] Kleist gab sich überzeugt, nervöse und psychische Störungen im Kriege seien »sehr seltene Ereignisse«;
auch in dieser Hinsicht sei die »Widerstandsfähigkeit unserer Soldaten über alles
Erwarten groß«. Dabei verschloss der Erlanger Nervenarzt nicht die Augen vor
den seelischen Belastungen, denen sich die Soldaten ausgesetzt sahen. Zwar könne
es durch Granateinschläge in unmittelbarer Nähe, zermürbendes Trommelfeuer
oder Verschüttung in einem Berg voller Leichen durchaus zu starken Gemüts-
bewegungen kommen. Manifeste psychische Störungen ergäben sich hieraus für
gewöhnlich jedoch lediglich bei Soldaten, die bereits vor dem Krieg nervös und
schwächlich gewesen seien. Mit anderen Worten: An der seelischen Erkrankung
des Soldaten war nach Kleist nicht der Krieg, sondern minderwertige Konstitution
und Erbanlage schuld.[52] Der normale, erbgesunde Kriegsteilnehmer würde sich
hingegen schnell wieder erholen:

> Die Leute, die noch vor ein paar Stunden, oder am Tage vorher im Schützengraben Granaten,
> Minen, Maschinengewehren und Infanteriegeschossen ausgesetzt waren, […] die muss man im
> Stadtgarten von Douai gesehen haben, wenn am Sonntag Nachmittag eine Musikkapelle spielt. Ein
> Bild wie Wallensteins Lager. Da liegen sie auf den Wiesen und Hängen, hören zu, lachen und balgen
> miteinander. Nie werde ich vergessen, wie ich im Mai vergangenen Jahres eine Gruppe bayerischer
> Soldaten, die eben aus den fürchterlichen Kämpfen an der Lorettohöhe gekommen waren, in der
> Musikkapelle des Stadtgartens Schuhplatteln sah.

Mit der Präsentation derart euphemistisch-grotesker Bilder stand Karl Kleist nicht
allein. Letztlich wurde in den Schilderungen der Erlanger Universitätsmediziner
kaum einmal die furchtbare Realität der Kampfhandlungen abgebildet, sondern
krampfhaft am Narrativ eines heroisch-folkloristischen Kampfes festgehalten, mit
dem man 1914 in den Krieg gezogen war.

Doch wie groß war nun der Modernisierungsschub durch den Ersten Weltkrieg für die universitäre Medizin? Sicherlich hat sich der Krieg für manche
medizinische Fachrichtung als Katalysator erwiesen. Zu nennen sind hier für die
Kriegsfront plastische Chirurgie, orthopädische Prothetik und Dermatovenero-
logie, für die »Heimatfront« weiterhin Frauenheilkunde und Geburtshilfe oder
auch die Arbeitsmedizin. Zunächst kriegsspezifische Handlungsfelder wurden nach

1918 von den jeweiligen Fachvertretern als Herausforderungen aufgenommen; auf fachpolitischer Ebene suchten diese Disziplinen ihren
Einfluss zu vergrößern, indem sie auf die im Krieg entstandenen, mit
dessen Ende aber weiterhin ungelösten Probleme verwiesen.[53] Denn
so unstrittig diese Entwicklung innerhalb der Medizin ist, so gilt es
doch fein säuberlich zwischen besagtem Bedeutungszuwachs einzelner
Fachrichtungen und einem angeblich fundamentalen medizinischen
Erkenntnisgewinn in den Jahren 1914 bis 1918 zu unterscheiden.

In seiner wegweisenden Studie über *Medizin und Krieg* gibt sich
Wolfgang U. Eckart davon überzeugt, dass der Erste Weltkrieg den
Fortgang der medizinischen Wissenschaft nicht grundsätzlich verändert
habe.[54] Von paradigmatischen Entwicklungen ließe sich mit Blick auf
den Krieg nicht sprechen. Eine beschleunigte Weiterentwicklung habe
es zwar zweifellos gegeben; die Erkenntnisgewinne der medizinischen
Disziplinen, »so beeindruckend sie auch gewesen sein mögen«, hätten
indes ohnehin bereits »im Trend der Entwicklungen« gelegen.[55] Zusätzliche Plausibilität erhält Eckarts These beim Blick auf den universitären
Forschungsalltag der Kriegs- und Nachkriegsjahre.

Als der Erlanger Ordinarius und Vorstand des Hygienisch-
Bakteriologischen Instituts Ludwig Heim (1857–1939) nach dem Krieg,
den er seit August 1914 als Beratender Hygieniker bei der Etappen-
inspektion der 6. Armee verbrachte, nach Erlangen zurückkehrte,
fand er in seinem Institut eine deprimierende Situation vor. Denn nicht nur er, die
»beiden Assistenten waren während des Krieges ebenfalls zum militärischen Dienst
eingezogen gewesen, vorübergehend auch der Diener«.[56] Zwar kehrte Ende 1918
mit Karl von Angerer (1883–1945) einer der beiden wissenschaftlichen Mitarbeiter
wieder an das Institut zurück; Otto Reichard war jedoch nach Kriegsende in die
Reichswehr übergetreten, die ihn zunächst als Bahnkommandanten nach Lichtenfels beorderte. Wissenschaftlich war Reichard erst wieder ab Mai 1919 in Erlangen
tätig. In dem chronisch unterbesetzten, teilweise leerstehenden Institut von Heim
fand während des Krieges keinerlei Forschung statt. So wie am Hygienisch-
Bakteriologischen Institut stellte sich die Situation sicherlich bei den meisten
Forschungseinrichtungen dar; und dies beileibe nicht nur an der Medizinischen
Fakultät in Erlangen. Nahezu jeder Universitätsprofessor musste in den Kriegsjahren hart darum kämpfen, sein Institut halbwegs am Laufen zu halten. Auch nach
1918 war an eine elaborierte Aufbereitung militärmedizinischer Kenntnisse ob der
desolaten Nachkriegsverhältnisse oftmals nicht zu denken.

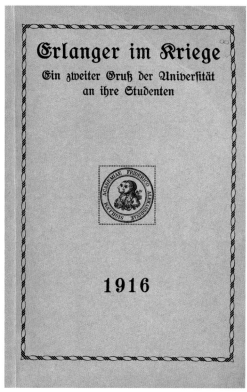

Abb. 6 *Gruß der Universität* an die im Feld liegenden Studenten aus dem Jahr 1916.

Dolchstoß, Vaterlandsverräter und Schandfrieden – Gustav Hausers Sicht auf Kriegsende, Revolution und Weimarer Republik

Für den Pathologen Gustav Hauser, ab 1916 Chefarzt des Erlanger Reservelazaretts, stellten die Kriegsniederlage und ihre Folgen ein nie überwundenes
Trauma dar. Die Revolution vom November 1918 empfand er stets als das größte
»Verbrechen der Weltgeschichte«.[57] Zudem blieb er bis an sein Lebensende ein entschiedener Verfechter der sogenannten Dolchstoßlegende. Hauser, der bis zuletzt ▸

NERVÖSES HERZKLOPFEN. DER SOLDAT KARL S. IM RESERVELAZARETT ERLANGEN

Erlanger Lazarettakten aus dem Ersten Weltkrieg sind rar. Da die Krankenakten der Soldaten nach der Lazarettbehandlung für gewöhnlich an die zuständige militärische Behörde geschickt werden mussten, findet sich in den fränkischen bzw. bayerischen Archiven nahezu keine Quellenüberlieferung. Fündig wird man hingegen im Bundesarchiv-Militärarchiv in Freiburg, wo der zentrale Aktenbestand archiviert ist.[1] Hier findet sich auch die Lazarettakte von Karl S., einem Unteroffizier des Preußischen Feldartillerie-Regiments 53, der bereits am 1. August 1914 zu den Waffen gerufen wurde.[2] Als er mit seiner Einheit Ende 1914 an der Schlacht in den Karpaten teilnahm, verschlechterte sich sein Gesundheitszustand. S. klagte über Herzbeschwerden und bei größeren Anstrengungen auch über Atemnot. Im Frühjahr 1915 wurde er dann noch von heftigen Durchfällen geplagt, woraufhin er in das ungarische Kriegslazarett Miskolc kam; von dort aus gelangte er am 3. Mai 1915 in das Reservelazarett Erlangen. In Erlangen diagnostizierten die Militärärzte bei ihm eine »Herzneurose«, bevor man ihn umgehend in die Quarantänestation einwies, die er, nachdem die bakteriologische Untersuchung auf Cholera negativ ausgefallen war, bald wieder verlassen konnte. Da auch die Herzuntersuchung bei S. ohne weiteren Befund blieb, er jedoch weiterhin über Magenbeschwerden klagte, verordnete ihm der behandelnde Arzt strenge Diät und vor allem Schonung, weswegen man ihn am 9. Mai »zu 14tägiger Erholung ins Ver[eins].Laz[arett]. Uttenreutherhaus« verlegte.

Abb. 1 Krankenblatt von Karl S., 1915. Diagnose: »Herzneurose«.

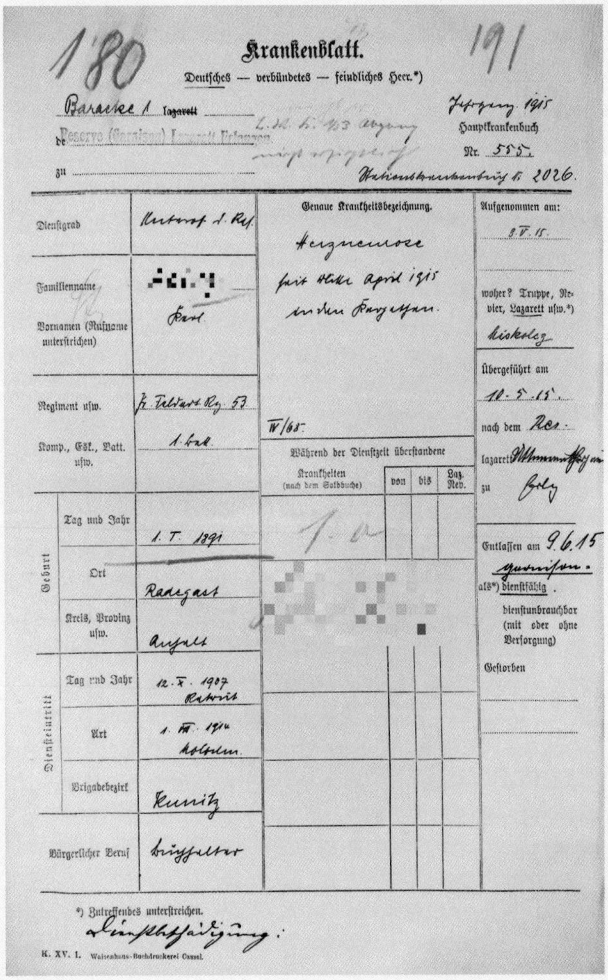

180 Krankenblatt. 191
Deutsches — verbündetes — feindliches Heer.*)
Baracke 1 Lazarett
Reserve (Garnison) Lazarett Erlangen
zu
Hauptkrankenbuch Nr. 555
Dienstgrad: Unteroff. d. Ref.
Familienname:
Vornamen (Rufname unterstrichen): Karl
Regiment usw.: Pr. Feldart. Rg. 53
Komp., Esk., Batt. usw.: 1. Batt.
Geburt — Tag und Jahr: 1. I. 1891; Ort: Radegast; Kreis, Provinz usw.: Anhalt
Diensteintritt — Tag und Jahr: 12. X. 1907; Art; Brigadebezirk
Bürgerlicher Beruf
Genaue Krankheitsbezeichnung.
Herzneurose
Während der Dienstzeit überstandene Krankheiten (nach dem Soldbuche) | von | bis | Laz. Rev.
Aufgenommen am: 3. V. 15.
woher? Truppe, Revier, Lazarett usw.*) Miskolcz
Übergeführt am 10. 5. 15.
nach dem Res.lazarett zu
Entlassen am 9. 6. 15
als*) dienstfähig
dienstunbrauchbar (mit oder ohne Versorgung)
Gestorben
*) Zutreffendes unterstreichen.
K. XV. 1. Waisenhaus-Buchdruckerei Cassel.

Die Krankheitsbezeichnung »Herzneurose« war im Ersten Weltkrieg eine häufig angewandte Diagnose.[3] Sie ließ sich in den neurasthenischen Symptomenkomplex einfügen, einer »Modeerkrankung« des beginnenden 20. Jahrhunderts, die man vor allem mit den überarbeiteten und gestressten Eliten aus Politik, Wirtschaft und Militär in Verbindung brachte.[4] Allem Anschein nach erkannten die Erlanger Ärzte aber auch bei Karl S. eine durch seinen Kriegsdienst bedingte körperliche und seelische Erschöpfung, von der er sich in Ruhe erholen sollte. Und der Unteroffizier regenerierte sich schnell im zum Lazarett umgewandelten Burschenschaftshaus, nahm gegen Ende seines Aufenthalts auch wieder normale Kost zu sich und klagte nur noch sehr vereinzelt über etwas Magendrücken. Am 9. Juni 1915 entließen die Erlanger Lazarettärzte den Soldaten S., beorderten ihn jedoch nicht direkt zur Front, sondern entsandten ihn zur Schonung zunächst noch zu seinem in der Heimat stationierten Truppenteil. Philipp Rauh

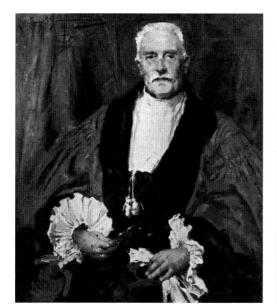

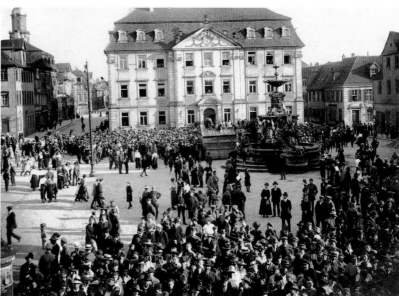

Abb. 7 Gustav Hauser (1856–1935).
Abb. 8 Protestversammlung auf dem Erlanger Marktplatz gegen den Friedensvertrag von Versailles, 1919.

an den deutschen Sieg geglaubt hatte, wollte die militärische Niederlage schlicht-weg nicht wahrhaben: »Ich war wegen meines Optimismus stadtbekannt geworden und mancher mag ihn wohl belächelt haben. Und dennoch war er voll und ganz berechtigt. Denn die deutschen Waffen hätten gesiegt, wenn nicht die Sozialdemo-kratie den schändlichen Vaterlandsverrat begangen hätte. Tatsächlich war die deutsche Front, wenn sie auch zurückweichen mußte, unerschüttert.«[58]

Hauser hing wie viele seiner Zeitgenossen einer Verschwörungstheorie an, der zufolge ein im Felde unbesiegtes Heer, wie es Generalfeldmarschall Paul von Hindenburg (1847–1934) ausdrückte, »von hinten erdolcht« worden sei.[59] Zunächst von der militärischen Elite zur eigenen Exkulpation im Hinblick auf den Kriegs-ausgang verwandt, wurde die Dolchstoßlegende sofort nach der deutschen Nieder-lage ideologisch aufgeladen und im Kampf gegen den politischen Gegner ein-gesetzt.[60] Nach Ansicht politisch rechts stehender Gruppierungen und Parteien sei ein durch die sozialdemokratische bzw. kommunistische Friedenspolitik geschürter Defätismus für die Kriegsniederlage verantwortlich, da dieser systematisch die Moral von Kriegs- und vor allem »Heimatfront« ausgehöhlt habe.[61]

Der Erlanger Pathologe Hauser versuchte nach dem Krieg, seine These einer im Felde unbesiegten Armee noch empirisch zu belegen:

Ich habe persönlich seit der Revolution über 200 junge Ärzte und Zahnärzte im Staatsexamen geprüft, welche alle, ein großer Teil als Offiziere, an der Westfront von Flandern bis zum Elsaß bis zum Abschluss des Waffenstillstandes gestanden hatten. Ich fragte sie nach bestandenem Examen regelmäßig nach ihren Kriegserlebnissen und wie es gegen Ende bei ihnen an der Front gestanden habe. – Es waren nur einige wenige, welche erklärten, daß bei ihnen ein weiteres Ausharren ohne ausreichende Verstärkungen unmöglich gewesen wäre. Ja vielfach wollten die Mannschaften, als der Befehl zum Einstellen des Schießens kam, den Gehorsam verweigern und weiterkämpfen. Ganz ähnlich hatten bis zum Schluß die mit den zahlreichen Lazarettzügen ankommenden Verwundeten und Kranken ausgesagt.[62]

Es bedarf keiner allzu großen Fantasie, um sich vorzustellen, dass die Fragetaktik Hausers nicht eben ergebnisoffen angelegt war. Seinem Furor, vor allem gegen die Sozialdemokraten, die er als die Hauptschuldigen für die ganze Misere ausgemacht hatte, tat dies keinen Abbruch: »Geradezu ins Gigantische wächst angesichts solcher Tatsachen der ruchlose Verrat der eigenen Volksgenossen, welcher allein den Frieden von Versailles mit allen seinen furchtbaren Folgen für unser Vaterland verschuldet und ermöglicht hat!«[63]

Mit dem Versailler Vertrag sprach Hauser ein weiteres wichtiges Element deutschnationaler Fundamentalkritik an den Weimarer Verhältnissen an. Die von den Siegermächten diktierten und im Versailler Vertrag vom 28. Juni 1919 ratifizierten Friedensbedingungen riefen in Deutschland einhellig Empörung hervor. Neben drakonischen Reparationsforderungen wurde vor allem ein Passus, der Deutschland zum alleinigen Kriegsschuldigen erklärte, als große Demütigung empfunden. Wenn sich die aus SPD und Zentrum bestehende Regierung und der Reichstag mehrheitlich dennoch dazu durchrangen, den Friedensvertrag zu akzeptieren, dann geschah dies in dem Bewusstsein, sich in einer ausweglosen Lage zu befinden. Bei fortgesetzter Weigerung drohte die Entente dem militärisch wehrlosen Deutschland mit der Wiederaufnahme der Kampfhandlungen. »Versailles« wurde zum deutschen Trauma und stellte eine schwere Hypothek für die junge Demokratie dar. Die politische Rechte ließ in den Folgejahren nichts unversucht, aggressiv gegen »Schandfrieden« und »Erfüllungspolitik« zu agitieren.[64]

Bedenkt man, dass Gustav Hauser jene hier dargelegten politischen Verlautbarungen in einer 1927 erschienenen Selbstdarstellung kundtat, also knapp zehn Jahre nach Kriegsende, so wird seine unversöhnliche Haltung noch frappierender. Ausgehend von einer – wenn auch äußerst brüchigen – wirtschaftlichen Erholung machte sich in den Jahren ab 1924 bis zur Weltwirtschaftskrise 1929 zumindest in Teilen der Gesellschaft eine Aufbruchsstimmung breit, die auch vor manchen Akademikern nicht haltmachte; mehr noch: Einige deutsche Hochschulen erlebten just in diesen Jahren eine regelrechte Blütezeit.[65] Während anderenorts brillante Wissenschaftler sich mit den politischen Gegebenheiten zumindest arrangierten und für eine, im Vergleich zur unmittelbaren Nachkriegszeit, deutlich offenere und liberalere Atmosphäre an den Universitäten sorgten, war in Erlangen von alledem nichts zu spüren. Man verharrte lieber – die Geisteshaltung Hausers muss hier als symptomatisch gelten – in nostalgischen Reminiszenzen an die gute alte Kaiser- und Königszeit und grollte beständig gegen die Republik und ihre Repräsentanten. Kurzum: Mit Männern wie Gustav Hauser war kein demokratischer Staat zu machen.

Ein Hort der Reaktion – Die Medizinische Fakultät Erlangen in der Weimarer Republik

Für das frühe Scheitern der ersten deutschen Demokratie wird neben sozioökonomischen Problemen immer auch die mangelnde Akzeptanz der neuen Staatsform bei der Bevölkerung verantwortlich gemacht. In diesem Zusammenhang ist ▸

DAS ENDE DER MONARCHIE IN BAYERN

Zugegeben, der Freistaat Bayern wird bereits seit einiger Zeit von der Christlich-Sozialen Union (CSU) regiert. Gerüchte aber, wonach die CSU gar die Partei sei, »die das schöne Bayern erfunden hat« (Herbert Riehl-Heyse), halten einer fundierten historischen Betrachtung nicht stand. Aus heutiger Sicht nahezu unvorstellbar, avancierte ausgerechnet Bayern am Ende des Ersten Weltkrieges zum Epizentrum linksrevolutionärer Umstürze.[1]

Ausgangspunkt war eine Friedensdemonstration auf der Münchener Theresienwiese am 7. November 1918. Rund 1500 Demonstranten schlossen sich einer kleinen Gruppe Unabhängiger Sozialdemokraten (USPD) unter der Führung Kurt Eisners (1867–1919) an und versuchten erfolgreich, die Münchener Soldaten für einen politischen Umsturz zu gewinnen. Mit Hilfe des Militärs gelang es den Aufständischen, König Ludwig III. (1845–1921) zur Flucht aus München zu veranlassen. Noch in derselben Nacht proklamierte Eisner den Freistaat Bayern, in dem die monarchistische Staatsform von einer parlamentarischen Demokratie abgelöst werden solle. Weiterhin wurden ein Arbeiter- und Soldatenrat sowie eine provisorische Regierung unter Eisner als Ministerpräsidenten gebildet. Bereits am 8. bzw. 9. November griff die Revolution auch auf Mittelfranken, etwa Nürnberg, Fürth und Erlangen, über. Die Haltung der Bevölkerung war mehrheitlich indifferent und passiv. Weitverbreitet waren Kriegsmüdigkeit und eine generelle Unzufriedenheit mit dem bayerischen Monarchen. Dies waren sicherlich wichtige Gründe, weshalb sich die die Revolution, wie der damalige bayerische Verteidigungsminister Albert Roßhaupter (1878–1949) anmerkte, »in echt bayerischer Gemütlichkeit vollzogen« habe.[2]

Zum Blutvergießen kam es dann später doch noch. Nach der ersten Landtagswahl im Januar 1919, die Eisners USPD als Splitterpartei entlarvte, heizten radikale politische Kräfte die Stimmung mehr und mehr an. Die Ausrufung der »Baierischen Räterepublik« am 7. April 1919 war der vorläufige Höhepunkt jener unheilvollen Radikalisierung. Die Regierung von Johannes Hoffmann (1867–1930; SPD) sah sich gezwungen, nach Bamberg zu flüchten. In der Landeshauptstadt herrschten bürgerkriegsähnliche Zustände; Reichswehr und Freikorpseinheiten, daran beteiligt auch das Erlanger Studentenkorps, schlugen den linksradikalen Aufstand blutig nieder. Politisch sollte sich der Freistaat in den Folgejahren deutlich nach rechts orientieren. Philipp Rauh

»Die Revolution hat sich in echt bayerischer Gemütlichkeit vollzogen«

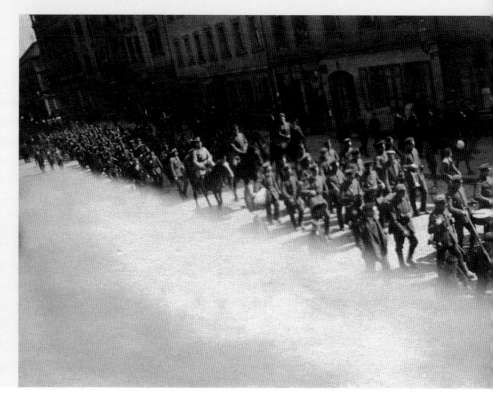

Abb. 1 Auszug Erlanger Studenten zur Niederschlagung der Münchener Räterepublik, 1919.

von Weimar als »Republik ohne Republikaner« die Rede;[66] ein Befund, der auf die politische Haltung der deutschen Professorenschaft zweifelsohne zutrifft.[67] Auch an der Friedrich-Alexander-Universität bildeten Befürworter der Weimarer Republik eine Ausnahme, während man nach leidenschaftlichen Verteidigern vergeblich sucht.[68] Selbst der Weg zu einem »Vernunftrepublikanismus« (Friedrich Meinecke), der es zumindest ermöglicht hätte, »mit der Republik zu leben und deren Kommen als historische Notwendigkeit anzusehen«,[69] wurde vom überwiegenden Teil der Erlanger Professorenschaft nicht beschritten. Stattdessen blieb man einem antidemokratischen Denken verhaftet.

Die Hochschullehrer der Weimarer Republik waren und blieben in überwältigender Zahl kaiserzeitlich geprägt.[70] Dies verwundert nicht, wenn man bedenkt, welch symbiotisches Verhältnis zwischen ihnen und dem wilhelminischen Kaiserreich seit Bismarck geherrscht hatte. Mit der Reichsgründung 1871 hatte Deutschland nicht nur zur lange erträumten nationalen Einheit, zu politischem Ansehen und Gewicht gefunden, sondern es begann eine Blütezeit des »Kulturstaates«. Die deutsche Universität galt in den Jahren bis zum Beginn des Ersten Weltkrieges im internationalen Vergleich als führend. Dank großzügiger staatlicher Subventionierung wurden an den Universitäten immerzu neue Erkenntnisse, Methoden und Disziplinen generiert, die den Glauben an die segensreiche Wirkung von Forschung und Wissenschaft für den Fortschritt nährten.

Die Professoren, innerhalb der wissenschaftsgläubigen wilhelminischen Gesellschaft wie Heilige verehrt, waren stolz auf diese Erfolgsgeschichte und sie goutierten die Unterstützung mit tiefer Dankbarkeit und unerschütterlicher Treue. Umso schmerzhafter und verstörender muss auch auf die Erlanger Akademiker das Ende der Monarchie gewirkt haben. Obwohl sich die Weimarer Republik dezidiert als Wissensgesellschaft verstand, fehlte den Professoren fortan der starke und verlässliche Staat als Partner, wechselnde Regierungsparteien gaben den Ton an. Rasch fühlte man sich von den Repräsentanten der neuen demokratischen Staatsform schlecht behandelt und vernachlässigt. Insbesondere die anfänglich dezidiert linksliberale Bildungs- und Wissenschaftspolitik der Weimarer Republik, ein »gemäßigt egalitäres Programm […], das darauf abzielte, universitäre Hierarchien teilweise abzubauen, Einkommensunterschiede innerhalb des Lehrkörpers zu reduzieren und Nichtordinarien ebenso wie Studenten besser in die Universität zu integrieren«, blieb den in ihrem Standesdünkel verhafteten Professoren zutiefst suspekt.[71]

Bei aller Vielschichtigkeit an Gründen hatte die scharfe Ablehnung der Weimarer Republik auch damit zu tun, dass sich die Professoren durch verschiedene Entwicklungen und Ereignisse der Nachkriegsjahre in ihrem Selbstverständnis angegriffen bzw. herausgefordert fühlten. Um dies für die Situation in Erlangen adäquat nachvollziehen zu können, ist es unabdingbar, sich das damalige Sendungsbewusstsein und Statusdenken hiesiger Medizinprofessoren zu vergegenwärtigen. In vielerlei Hinsicht, nicht zuletzt aufgrund eines schriftstellerisch überaus begabten Familienchronisten, bietet sich hierfür Franz Penzoldt in besonderer Weise an.

Zur Sozialfigur des Erlanger Medizinprofessors am Beispiel Franz Penzoldts

Franz Penzoldt begann seine medizinische Laufbahn in Erlangen 1874 als wissenschaftlicher Assistent an der Medizinischen Klinik. Ein Jahr später habilitierte er sich für Innere Medizin. Nachdem er 1886 zum ordentlichen Professor für Pharmakologie ernannt worden war, übernahm er 1893 die Direktion des Pharmakologischen Instituts. 1903 wurde er ordentlicher Professor für Medizinische Poliklinik und Innere Medizin sowie Direktor der Medizinischen Universitätsklinik. Wie wohl kein anderer Arzt hat er die Geschichte der Medizinischen Fakultät Erlangen im ausgehenden 19. und beginnenden 20. Jahrhundert geprägt. Doch reichte sein Einfluss über die Fakultät hinaus. Penzoldt galt als landesweit anerkannte Kapazität auf dem Gebiet der Tuberkulose- und Arzneimittelforschung.[72]

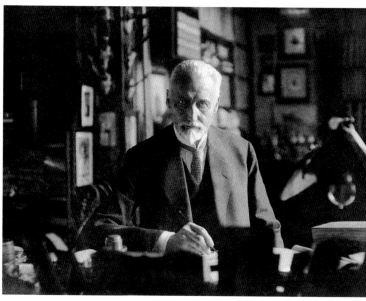

Abb. 9   Franz Penzoldt (1849–1927) in seinem Studierzimmer.

Penzoldt war unverbrüchlich kaisertreu, an den Wänden seines Arbeitszimmers hingen Bilder von Darwin, Goethe, Bismarck und Kaiser Wilhelm II. – eine für die konservative Professorenschaft nachgerade idealtypische Auswahl.[73] In Erlangen zählte Penzoldt zu den höchsten städtischen Honoratioren, seine Villa im Professorenviertel war des Öfteren Schauplatz des gesellschaftlichen Lebens der Oberschicht. Bei feierlichen Anlässen wirkte, so die Erinnerung seines Sohnes, des Schriftstellers Ernst Penzoldt (1892–1955), das Elternhaus wie ein Fürstenhof, bis zu 100 Gäste, vor allem Professoren und Offiziere samt Begleitung, saßen zusammen, aßen, tranken und tanzten: »Man trug Glacéhandschuhe, die bis an die Schultern reichten, die Herren trugen Rauschebärte. […] Man bat um einen Tanz. Es gab Damenwahl mit Kotillonorden, die man dem Tanzherrn mittels Stecknadel an die Brust heftete.«[74]

Franz Penzoldt konnte sich ein derartig mondänes Leben gut leisten. Als zusätzliche Einnahmequelle fungierte bei ihm die in das Wohnhaus integrierte Praxis. Dabei hatte es sich – mit einem exzellenten Beamtengehalt ausgestattete Medizinprofessoren zählten um die Jahrhundertwende zu den absoluten Spitzenverdienern – bei einem Einkommensteuerhöchstsatz von 4 % im Kaiserreich ohnehin schon gut leben lassen.[75] Man vermag sich leicht auszumalen, wie überschaubar bei den Mitgliedern der Medizinischen Fakultät Erlangen in der Weimarer Republik die Freude über die neue, vom damaligen Finanzminister Matthias Erzberger (1875–1921; Zentrum) im März 1920 ausgearbeitete Steuerreform war, die persönliche Einkommen mit Sätzen zwischen 10 und 60 % besteuerte.[76]

Penzoldts Ansehen fußte jedoch nicht allein auf seinem Ruf als edler Gastgeber glamouröser Festivitäten. Für beträchtliches Renommee bei allen Erlangern sorgte seine soziale Ader, mit der er freilich nicht alleine war. Vielmehr gehörte es unter den Erlanger Medizinprofessoren zum guten Ton, als Wissenschaftler und vor allem auch als Arzt dem ärmeren Teil der Bevölkerung nach Kräften und teilweise auch unentgeltlich zu helfen.[77] Als »Armeleut-Doktor« tat sich in jenen Jahren beispielsweise auch der Kinderarzt Friedrich Jamin (1872–1951) hervor, der jedoch seinen Patienten bzw. ihren Eltern gegenüber arg autoritär, zeitweise auch cholerisch auftrat.[78] Derlei Ausbrüche waren beim besonnenen Penzoldt kaum denkbar. Sein karitatives Engagement reichte zudem über die Hilfe für einzelne minderbemittelte Patienten hinaus. 1889 selbst an Lungentuberkulose erkrankt und erfolgreich in einem Schweizer Sanatorium behandelt, setzte er sich fortan sehr für eine Volksheilstätte für Lungenkranke in Erlangen ein. Seine Gründungsidee konnte 1914 mit der Eröffnung der Lungenheilstätte Spardorf realisiert werden. Er betrachte es, so Penzoldt, als eine »Ehrenpflicht der in günstigeren Verhältnissen Lebenden, das Leiden ihrer ärmeren Mitmenschen zu verhüten oder zu lindern«.[79]

Allerdings konnten derlei Wohltätigkeitsaktivitäten mitunter peinliche Formen annehmen. Die alljährliche »Armenbescherung« im Hause Penzoldts war solch ein Anlass. Mit Grauen erinnerte sich Ernst Penzoldt an das unangenehme Schweigen, das zwischen den Gastgebern und den eingeladenen Armenkindern herrschte. Man hatte sich nichts zu sagen und war sich fremd: »Dann war es zu Ende. Sie gingen. Nein, es war nicht zu Ende. Mama lüftete. Sie öffnete selbst alle Fenster. […] Man konnte sich nirgends im Haus gemütlich aufhalten. Es war frostig überall. Es zog.«[80]

Grundsätzlich wollte man sich dem Mief der Armut nur sehr sporadisch aussetzen. Universitäres Milieu und Arbeiterklasse waren zwei völlig verschiedene Welten – und sie sollten es, wenn es nach Franz Penzoldt ging, auch bleiben. Diese von ihm verinnerlichten und eingeforderten gesellschaftlichen Konventionen führten dazu, dass sich hinter der heilen bürgerlichen Fassade eine familiäre Tragödie abspielte. Als Penzoldts ältester Sohn Willi von einer jungen Frau aus der Unterschicht ein Kind erwartete, setzten ihn die Eltern massiv unter Druck, sich von der Frau zu trennen. Willi blieb das »Sorgenkind« der Familie. Im Mai 1911 verschwand er, mittlerweile Assistenzarzt in München, plötzlich von der Bildfläche. Die Familie geriet daraufhin in große Sorge, wusste sie doch von einer neuerlichen Liaison mit einer Kellnerin. Erst fünf Monate später fand die Polizei die Leichen der beiden. Wie aus einem Polizeibericht hervorging, hatten sie gemeinschaftlichen Suizid begangen, da »die Eltern des Penzoldt das Liebesverhältnis […] nicht dulden wollten«.[81]

Ebenfalls nichts zu tun haben wollten die Erlanger Hochschullehrer mit den politischen Interessenvertretern der Arbeiterschicht. Fest im konservativen bzw. deutschnationalen Lager verankert, wäre ein Sympathisieren mit der auch in Erlangen immer mächtiger werdenden Sozialdemokratie, so der Historiker Olaf Willett, »dem totalen gesellschaftlichen Ausschluß« gleichgekommen und unterblieb daher völlig.[82] Anders jedoch als seine Ärztekollegen Gustav Hauser oder Arnold Spuler (1869–1937), die durch ihr brüskes Auftreten und ihre radikale politische Rhetorik zu regelrechten Feindbildern der Arbeiterbewegung avancierten,[83] wurde der konziliantere Penzoldt von politisch Andersdenkenden respektiert. So war es dem gemeinsamen Krisenmanagement eines umsichtigen Oberbürgermeisters, von pragmatisch agierenden SPD-Stadtverordneten und einer besonnenen Universitätsdelegation, der neben Rektor Max Busch (1865–1941) eben auch Franz Penzoldt angehörte, zu verdanken, dass während des Kapp-Putsches, als sich in den Märztagen 1920 in Erlangen gewaltbereite Studenten und aufgewiegelte Arbeiterschaft unversöhnlich gegenüberstanden, ein Blutvergießen verhindert werden konnte.[84]

Wenn er auch kein aggressiver politischer Eiferer war, so fremdelte Franz
Penzoldt doch Zeit seines Lebens mit der Weimarer Republik. Niemals wollte und
konnte er sich mit dem Ende der Kaiserzeit abfinden. Er war ein Kind der wilhelminischen Ära. In jenen Jahren hatte er eine beeindruckende Karriere machen und
es zu beträchtlichem Reichtum bringen können. Aus diesem Grund zählte er innerhalb der Medizinischen Fakultät zur großen Fraktion der Kaiserreich-Nostalgiker.
Der untergegangenen Monarchie wollte er sogar über den Tod hinaus verbunden
bleiben, äußerte er doch noch kurz vor seinem Ableben am 19. September 1927 den
Wunsch, mit der alten Reichsfahne begraben zu werden.[85]

▶ **Extrablatt** »Bildnis eines
Arztes« – Ernst Penzoldt über
seinen Vater, S. 86.

Wirtschaftskrise und Hyperinflation als schwere Hypothek

Die ersten Jahre der Weimarer Republik waren wirtschaftlich desolate Zeiten.
Materielle Not, Verunsicherung und Verzweiflung waren in Deutschland allgegenwärtig. Dabei war es keineswegs so, dass Mangel an Geld herrschte; ganz im
Gegenteil: (Papier-)Geld war reichlich vorhanden – allein es war bald nichts mehr
wert. Der Keim für die Inflation wurde bereits im Ersten Weltkrieg gelegt. Auch
in Deutschland war der Krieg durch Anleihen und Kredite finanziert worden.
Wer verliert, wird bezahlen – dies war das Kalkül aller kriegführenden Nationen
gewesen. Die deutsche Niederlage und die von den Siegermächten im Versailler
Vertrag verhängten Reparationszahlungen beschleunigten nach dem Krieg die
Geldentwertung. Bereits im Januar 1920 besaß die Mark gegenüber dem US-Dollar
nur noch ein Zehntel ihres Wechselkurses vom August 1914. Und in den beiden
darauffolgenden Jahren sollte sich die Situation weiter verschärfen.[86] Als die
Franzosen Anfang 1923 wegen verspäteter Reparationszahlungen das Ruhrgebiet
besetzten, war dies der Tropfen, der das Fass zum Überlaufen brachte. Die deutsche
Regierung rief zu passivem Widerstand, Sabotage und Streik auf. Im Gegenzug
zahlte sie die Löhne an die Streikenden weiter. Die Geldentwertung geriet in der
Folge außer Kontrolle, es kam zur Hyperinflation. Die Preise für Versorgungsgüter
stiegen in schwindelerregende Höhen.

In Erlangen kostete Anfang September 1923 ein Pfund Brot 135.000 Mark,
einen knappen Monat später war es 4,5 Millionen Mark wert. Und das Ende der
Fahnenstange war hiermit noch immer nicht erreicht: Sage und schreibe 500
Millionen Mark musste man am 22. Oktober für ein Pfund Schwarzbrot zahlen.[87]
Insbesondere für Angehörige der Unterschicht konnte es nunmehr einzig darum
gehen, genügend Essen zum Überleben zu organisieren. Wohl nicht ohne Grund
veröffentlichte das *Erlanger Tagblatt* am 9. Juli 1923 eine amtliche Bekanntmachung,
in der darauf hingewiesen wurde, dass »Hundeschlachtungen nach dem Schlacht-
vieh- u. Fleischbeschaugesetz in gleicher Weise anmelde- und untersuchungs-
pflichtig sind wie Schlachtungen von Rindvieh, Schweinen, Schafen, Ziegen und
Pferden«.[88]

Geld war Spielgeld geworden. Wer seinen Lohn nicht umgehend wieder
ausgab, konnte sich schon Tage, manchmal Stunden später kaum mehr etwas
davon kaufen. Umso misslicher war es, wenn die Auszahlung des Lohnes sich permanent verzögerte. Ab August 1923 war es dem personell ohnehin unterbesetzten
Universitäts-Rentamt wegen der in immer kürzer werdenden Intervallen ▶

»BILDNIS EINES ARZTES« – ERNST PENZOLDT ÜBER SEINEN VATER

»Je älter ich werde, um so schmerzlicher vermisse ich meinen Vater. Es gibt so vieles, was ich gerade jetzt mit ihm gerne besprochen hätte. Mein Vater wurde im Jahre 1849 geboren in Crispendorf (Greiz-Schleiz-Lobenstein) unter der Regierung des Fürsten Heinrich des Zweiundsechzigsten von Reuß. Mein Großvater war dort Pastor und Kantor.«[1]

In seinem 1937 veröffentlichten Buch *Der dankbare Patient* widmete der bedeutende Erlanger Schriftsteller Ernst Penzoldt (1892–1955) seinem – beinahe genauso berühmten – Vater Franz Penzoldt mit *Bildnis eines Arztes* ein eigenes, eindrückliches Kapitel.[2] Der Leser erfährt hierin zunächst einiges über seine Kindheit in Weimar, die humanistische Schulbildung wie auch seine frühe Begeisterung für das Vogel-Ausstopfen und die Schmetterlingszucht. Ein immer wiederkehrendes Thema in Bezug auf Franz Penzoldt durfte bei seinem Sohn nicht fehlen: Auch er kam nicht umhin, über die imposante Statur seines zwei Meter großen Vaters zu berichten. Seinen Zeitgenossen kam der »lange Franz« mitunter merklich größer vor. Für einen Kollegen aus der Philosophischen Fakultät zählte er sogar zur Erlanger Skyline: Kehre er aus den Ferien zurück, dann sehe er bei der Anfahrt auf Erlangen von Weitem schon »den Altstädter Kirchturm, den Neustädter Kirchturm und den Geheimrat Penzoldt«.

Ausführlich beschrieb Ernst Penzoldt seinen Vater als Arzt. Der Internist, der über 40 Jahre die Geschicke an der Medizinischen Fakultät Erlangen maßgeblich beeinflussen sollte, habe Hände gehabt, die »denkende Wesen« zu sein schienen, »besonders wenn sie untersuchen«. Zur Medizintechnik habe er hingegen ein eher distanziertes Verhältnis gehabt; erst nach strenger Überprüfung fanden neuartige Hilfsmittel, wie etwa »die wunderbare Entdeckung der Durchleuchtung und Bestrahlung«, Eingang in Penzoldts Behandlungsalltag. Vor allem in seiner Praxis, die er parallel zu seiner Tätigkeit als Ordinarius und Direktor der Medizinischen Klinik führte, bediente er sich »der natürlichen Untersuchungswerkzeuge des Arztes, der Augen, Ohren und Hände, also der menschlichen Sinne: Gesicht, Gehör, Geruch, Geschmack, Gefühl, in Verbindung mit dem sechsten Sinn Gemüt, einer Gabe, die durch die Vervollkommnung mechanischer Hilfsmittel Gefahr läuft, allmählich zu verkümmern«.

Kam das *Bildnis eines Arztes* einer Hommage gleich, so war das Verhältnis von Vater und Sohn nicht immer derart ungetrübt. Ernst Penzoldt nimmt in vielen seiner Werke Bezug auf seine Familie. Sie sind somit eine ergiebige Quelle, sich der Person und dem Mediziner Franz Penzoldt zu nähern. Philipp Rauh

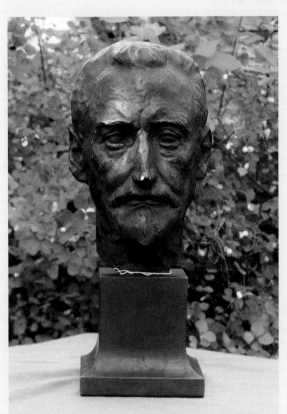

Abb. 1 Gipsmodell einer von Erich Penzoldt gestalteten Büste seines Vaters Franz Penzoldt, heute Teil der Medizinischen Sammlung der FAU. Die Ausführung befindet sich in der Sammlung des Stadtmuseums Erlangen.

notwendigen Besoldungsänderungen und Gehalts-
abrechnungen nicht mehr möglich, rechtzeitig das Gehalt
der Hochschullehrer zu überweisen.[89] In einem Schreiben vom 15. August 1923 wies der Ordinarius für Hygiene
und Bakteriologie Ludwig Heim den universitären Verwaltungsausschuss auf unhaltbare Zustände hin. Durch
Verspätungen von bis zu zwölf Tagen entstünden für
seine Kollegen und ihn große finanzielle Nachteile, da das
Gehalt bis zum Auszahlungstag stark entwertet sei. Der
Verwaltungsausschuss wandte sich daraufhin in mehreren
Schreiben an das bayerische Kultusministerium wie auch
an das Finanzministerium mit der Bitte, Mittel zur perso-
nellen Aufstockung des Universitäts-Rentamtes zur Verfügung zu stellen. In den
Münchener Ministerien wollte oder konnte man jedoch nicht helfen. Die Situation
verschärfte sich weiter.

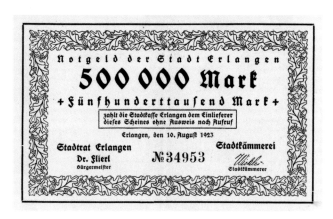

Abb. 10   Notgeld der Stadt Erlangen, 1923.

Die ganze Verzweiflung und Wut, die in jenen Tagen unter den Erlanger
Hochschullehrern herrschte, spiegelte der Entwurf eines geharnischten Schreibens des Universitätssenates an das bayerische Kultusministerium von Anfang
November 1923 wider. Die Verfasser berichteten, dass in den letzten Tagen viele
Universitätsangehörige ihre Gehälter wieder nur mit Verzögerung erhalten hätten, zwischenzeitlich der Dollarkurs von 2,5 auf 4,2 Billionen Mark gestiegen
sei, was einer Wertminderung der verspätet ausbezahlten Bezüge von 40 % entspreche. Schonungslos skizziert der Bericht die Folgen dieses Fiaskos: »Diese
Verzögerungen der Gehaltszahlungen haben, weil sich immer wiederholend, eine
begreifliche Erregung in allen Kreisen der Universität vom letzten Unterbeamten
bis zu den ältesten Ordinarien hervorgerufen. Selbst hohe Beamte waren nicht
mehr in der Lage, Milch und Brot pünktlich zu bezahlen, Unterbeamte ohne Kredit
sahen sich dem Hunger preisgegeben. Auch das Ansehen des Staates muss leiden,
wenn seine Beamten zum Gespött der Einwohnerschaft werden.«

Aus diesen Zeilen geht eindrücklich hervor, dass die verspäteten Gehaltszahlungen von den Professoren und Beamten der Friedrich-Alexander-Universität
als tiefe Demütigung empfunden wurden. Zwar hatten sämtliche Bevölkerungsschichten mit den Folgen der Geldentwertung zu kämpfen und es war auch
keineswegs so, dass alle Hochschullehrer Erlangens über einen längeren Zeitraum
hinweg unter dem Existenzminimum leben mussten; die drohende Fallhöhe für die
Ordinarien war jedoch beträchtlich und sorgte für wachsende Verbitterung.

Wie sehr in Zeiten der Hyperinflation unter den Erlanger Akademikern die
Nerven blank lagen, verdeutlicht ein Geschehen, von dem der Geschichtsprofessor
Bernhard Schmeidler (1879–1959) zu berichten wusste. Da er selbst verhindert
war, entsandte er Anfang Dezember 1923 seine Ehefrau zur Gehaltsauszahlung in
das Universitäts-Rentamt. Dort sei es zu tumultartigen Szenen gekommen. In dem
Bestreben, die eigenen Bezüge einzukassieren, solange noch genügend Geld zum
Auszahlen vorhanden sei, traten viele Hochschullehrer durch aggressives Vor-
drängeln in Erscheinung. Beim vorschriftsmäßigen Anstehen geriet Schmeidlers
Ehefrau dabei schnell zwischen die Fronten, wurde weggeschubst und derart hart
angegangen, dass sie Quetschungen davontrug. Der entrüstete Ehemann kriti-

sierte in seinem Schreiben an den Verwaltungsausschuss vom 3. Dezember vor allem das Abholverfahren vieler Universitätskliniken, »deren Diener zum Teil mit Listen von 15–20 Namen und mehr kommen«; eine Strategie, die bei den anderen Anwesenden für großen Unmut sorge. Schmeidler appellierte in seinem Brief, den gesamten Auszahlungsmodus zu überdenken, und zwar »möglichst bevor bei heutigem Betriebe eine Person erdrückt, vom Schlage gerührt oder mindestens ohnmächtig geworden ist«.

Von den persönlichen Kalamitäten Erlanger Hochschullehrer einmal abgesehen, liefen auch die medizinischen Universitätsinstitute und -kliniken Gefahr, durch die Geldentwertung in finanzielle Schieflagen zu geraten. Ausgerechnet an der von Ernst Graser geleiteten Chirurgie, gemeinhin als die Königsdisziplin unter den medizinischen Fächern bezeichnet, war bereits im Haushaltsjahr 1920/21 ein finanzieller Engpass entstanden. Auf der einen Seite stiegen die laufenden Kosten unaufhaltsam. Auf der anderen Seite verringerte sich die Patientenzahl merklich, insbesondere die vormals zahlungskräftigen Privatpatienten blieben der Klinik fern. Da immer mehr chirurgische Eingriffe, die notwendig waren, jedoch nicht akut anstanden, wegen der angespannten Finanzlage aufgeschoben wurden, klaffte trotz »peinlicher Sparsamkeit« im Haushalt der Chirurgischen Klinik ein Fehlbetrag von 140.000 Mark. Eindringlich bat Direktor Graser im Januar 1922 das bayerische Kultusministerium um Hilfe, da die Klinik von immer mehr Gläubigern bedrängt werde. Letztlich konnte die Zahlungsunfähigkeit der Erlanger Chirurgie nur durch einen außerplanmäßigen staatlichen Zuschuss abgewendet werden.[90]

Mit der Einführung der Rentenmark am 15. November 1923 gelang es der Reichsregierung zwar allmählich, Währung und Preise zu stabilisieren. Doch durch die Hyperinflation, durch die Deutschland seine den Bürgern geschuldeten Kriegskredite praktisch abschreiben konnte, hatten Millionen Rentner, Sparer und Inhaber von Wertpapieren oder Kriegsanleihen ihr Erspartes verloren. Mit am härtesten von der Geldentwertung waren Staatsbedienstete und Beamte betroffen, also jenes Bildungsbürgertum, zu dem auch die Erlanger Universitätsmediziner zählten.[91] Grundsätzlich erodierte durch das Krisenjahr 1923 das Vertrauen in den neuen Staat dramatisch. War für viele Menschen in Deutschland durch das Abdanken der Monarchen, durch Kriegsniederlage, Revolution, Bürgerkriegswirren und Demokratie die Welt ehedem schon aus den Fugen geraten – durch die bodenlose Geldentwertung schien sie nun vollends verrückt geworden zu sein.[92] In dieser Situation erfreuten sich politische »Hardliner« wachsender Resonanz.

Die Medizinische Fakultät Erlangen als »fränkische Ordnungszelle«

Mit der Ernennung von Gustav Ritter von Kahr (1862–1934) zum Ministerpräsidenten avancierte der Freistaat ab 1920 zur sogenannten »Ordnungszelle Bayern«. Der neue Ministerpräsident verstand darunter, Bayern als Keimzelle für Sicherheit und Ordnung und somit dezidiert als Gegenentwurf zur angeblich im »marxistischen Chaos« versinkenden und »verjudeten« Weimarer Republik zu präsentieren. Unter dem Signum der inneren Sicherheit verkam der Freistaat allerdings zum Auffangbecken militanter rechtsextremer Personen, die im Rest der Republik teilweise sogar polizeilich gesucht wurden.[93] Obwohl Kandidat der Bayerischen Volkspartei (BVP), hatte von Kahr die treuesten Unterstützer seiner radikalen Ordnungspolitik in einer anderen Partei. Die Rede ist von der Bayerischen Mittelpartei – jener politischen Gruppierung also, in der Erlanger Professoren von Beginn an eine maßgebliche Rolle spielten.[94]

Die deutschnationalen Kreise in Franken hatten auf die neue politische Situation umgehend reagiert. Lediglich eine Woche nach der Eisner'schen Revolution in München schlossen sich am 14. November 1919 bürgerlich-konservative und völkische Kreise in Nürnberg zur Gründung einer neuen Partei zusammen. Bei der aus der Taufe gehobenen Bayerischen Mittelpartei handelte es sich um einen Ableger der Deutschnationalen Volkspartei (DNVP), der »zwischen Konservatismus und Rechtsradikalismus« oszillierte.[95] Der völkische Flügel der Partei rief beispielsweise im März 1920 dazu auf, die »rassefremden, jüdischen Elemente aus allen leitenden Stellen des Reiches und der Länder« zu entfernen.[96] Flügelübergreifend war die Abschaffung der Republik übergeordnetes Ziel der Bayerischen Mittelpartei. Beträchtlich zu ihrem Renommee beigetragen hatte, dass neben Bauernverbänden und Mittelstandsvereinigungen von Anfang an auch die Erlanger Professorenschaft in führenden Positionen vertreten war. Einer ihrer Aktivposten der ersten Stunde war der Ordinarius für Anatomie Arnold Spuler. Die bayerische DNVP sollte bis zum Ende der Weimarer Republik die Partei bleiben, mit der die Erlanger Gelehrten mehrheitlich sympathisierten.[97] So herrschte an der Friedrich-Alexander-Universität eine – auch im Vergleich zu den anderen bayerischen Universitäten – eigentümliche deutschnationale Fixierung vor, wodurch ein restauratives Klima entstehen konnte, zu dem auch die Medizinprofessoren ihren Betrag leisteten.[98] Mehr noch: Insbesondere die Medizinische Fakultät bot ausgewiesenen Republikfeinden verschiedentlich Unterschlupf.

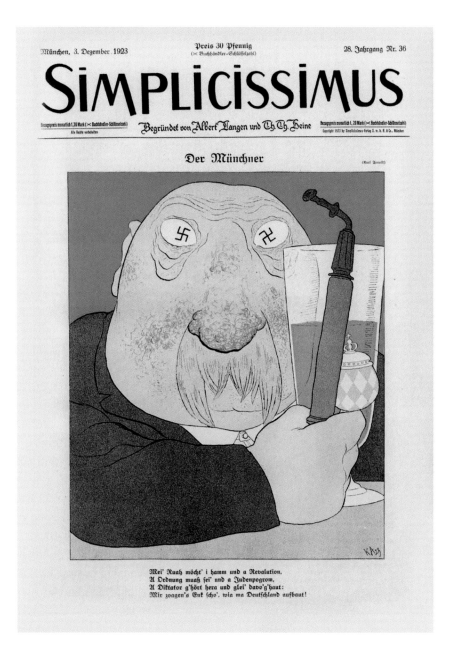

Abb. 11 »A Ordnung muaß sei' und a Judenpogrom«: Karikatur eines Münchners im *Simplicissimus*, 1923.

ALFRED KANTOROWICZ ERINNERT SICH

»Von dem allgemeinen drohenden Zusammenbruch des deutschen Wirtschafts-
lebens bisher verschont geblieben«, feierten die Erlanger Burschenschaftler der
»Baruthia« Ende Juli 1923 ihr 120. Bundesfest. In seiner Paraderolle als »völkischer Scharfmacher« rief der Ordinarius für Zahnheilkunde Johannes Reinmöller
(1877–1955) seine Corpsbrüder »zu abgrundtiefem Haß gegen den Erbfeind und
zu glühender Vaterlandsliebe bis zum letzten Atemzug auf«, sodass »bald wieder
von Memel bis Straßburg das siegreiche schwarz-weiß-rote Banner weht und die
deutsche Kaiserkrone herrscht«. Die anwesenden Burschenschaftler hörten aufmerksam und begeistert zu und ließen sich die Maß Bier zu inflationären 26.400
Mark schmecken.[1]

Es mögen Feierlichkeiten wie diese gewesen sein, die dafür sorgten, dass
Alfred Kantorowicz (1899–1979) sein akademisches Umfeld in Erlangen, wo er
zwischen 1922 und 1924 Jura studierte, in einem permanenten militaristischen
Ausnahmezustand wahrnahm.[2] Kantorowicz, der nach dem Zweiten Weltkrieg zu
den bedeutendsten deutschen Literaturwissenschaftlern und Publizisten zählen
sollte, erinnerte sich noch 1948 mit Grauen an seine Studentenzeit in Mittelfranken: »Der ›Deutschen Tage‹ war kein Ende mehr, jedes Reserveregiment feierte
irgendein Jubiläum, jeder Kriegerverein […] fand einen Anlaß oder einen Vorwand
zu ›patriotischer‹ Feier einzuladen; […] Jede dieser Demonstrationen fand ihren
Höhepunkt in unflätigem Geschimpf auf die Republik, die Juden, die Sozialisten,
die Demokraten. Man war in einem ständigen und mit allen Narkotika der Massen-
suggestion gesteigerten Rausch. Es war, als feierte das ganze Frankenland […] die
gewaltigsten Siege, die das deutsche Volk je errungen.«

Insbesondere an der Universität wurde Kantorowicz seine jüdische Herkunft schmerzlich bewusst. In der Mensa »rückten die anderen weg, als ob man aussätzig wär«, einzelne Mitstudenten »versuchten sogar manchmal, handgreiflich zu werden«. Alles in allem war
»das Jahr 1923 in Erlangen« für ihn rückschauend »in nuce bereits ein
fertiges Modell der Naziherrschaft«. Kantorowicz wurde in Erlangen
zum Zionisten. Nachdem er im Sommer 1924 seine Dissertation über
»die völkerrechtlichen Grundlagen des national-jüdischen Heims in
Palästina« verfasst hatte,[3] verließ er seinen Studienort fluchtartig:
»Seine Nerven schwangen aus. Der unheimliche Wahnsinn des Jahres
1923 lag wie ein Spuk hinter ihm, und nur in Angstträumen tauchte
die Erinnerung an die Zeit in Erlangen bisweilen noch grauenhaft
auf.« Philipp Rauh

»... in Angstträumen
tauchte die Erinnerung
an die Zeit in Erlangen
bisweilen noch grauen-
haft auf«

Abb. 1   Alfred Kantorowicz
(1899–1979), Foto von 1949.

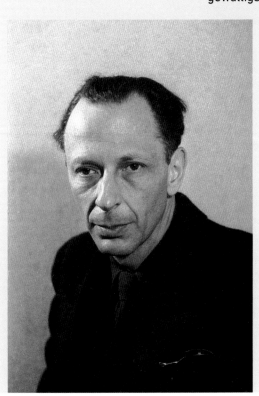

Als Johannes Reinmöller (1877–1955) im Frühjahr 1921
als ordentlicher Professor für Zahnheilkunde und Direktor der
Zahnärztlichen Poliklinik nach Erlangen kam, konnte er bereits
auf bewegte politische Zeiten in Rostock zurückblicken, wo er
seit 1919 der deutschlandweit erste Ordinarius für Zahnheilkunde
gewesen war.[99] So gehörte er der DNVP seit ihrer Gründung im
November 1918 an, saß für sie zeitweilig im mecklenburgischen
Landtag und gab in den Jahren 1920/21 das völkische Kampfblatt
Mecklenburger Warte heraus. Auch innerhalb der Universität
Rostock ließ er kaum eine Gelegenheit zur politischen Agitation
aus. Selbst ihm ansonsten wohlgesinnte Kollegen bezeichneten
ihn in dieser Hinsicht als »provozierende[n] Hetzer«.[100] So
verunglimpfte er 1920 vor seinen Studenten die amtierende
sozialdemokratisch geführte Landesregierung unverhohlen als
»Mistrepublik«. Obwohl es sich hierbei um eine für Reinmöllers
Verhältnisse noch vergleichsweise harmlose Formulierung
handelte, schien für das Mecklenburg-Schwerin'sche Unterrichts-
ministerium das Maß voll. Es verhängte eine Disziplinarstrafe
in Höhe von 200 Mark. Reinmöller reagierte darauf mit der ihm
eigenen Konsequenz: Aus Gewissensgründen bat er mit soforti-
ger Wirkung um seine Entlassung und Versetzung in den Urlaub.

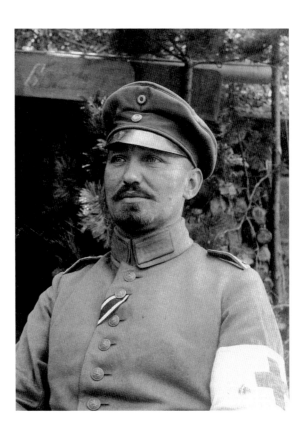

Abb. 12 Johannes Reinmöller als
Stabsarzt der Bayerischen Armee
im Ersten Weltkrieg.

Innerhalb der Medizinischen Fakultät Erlangen, wo es Anfang 1921 das
Ordinariat für Zahnheilkunde neu zu besetzen galt, begann man sich für Johannes
Reinmöller zu interessieren. Fachlich galt er als über alle Zweifel erhaben, doch
seine exponierte politische Betätigung beunruhigte die Fakultätsmitglieder. Wie
aus einem informellen Schreiben des Chirurgen Ernst Graser an seinen Rostocker
Kollegen, den Ordinarius für Hals-, Nasen-, Ohrenkunde Otto Körner (1858–1935),
vom 22. März 1921 hervorgeht, stellten die rechtsradikalen Ansichten Reinmöllers
nicht per se ein Problem dar.[101] Allerdings wollte Graser verhindern, dass dieser mit gar zu extremen Parolen die größtenteils sozialdemokratisch gebundene
Erlanger Arbeiterschaft abschrecken würde. Ein Fernbleiben dieser Klientel,
die in den Erlanger Universitätskliniken das Gros der Patientenschaft darstelle,
könne man sich nicht leisten. Graser wusste, wovon er sprach, war seine Chirurgische Klinik doch, wie erwähnt, etwa zur gleichen Zeit wegen der angespannten
wirtschaftlichen Situation und sinkender Patientenzahlen in ein bedrohliches
Defizit geraten. Körner konnte die Erlanger Bedenken zerstreuen. In seinem
Antwortbrief wies er darauf hin, dass die Rostocker Patienten, »die großenteils
den extrem links stehenden Parteien angehören«, sich wegen Reinmöllers politischem Auftreten »nicht von dem Besuche seiner Poliklinik abhalten lassen«.[102] Als
schließlich noch der Rostocker Zahnmediziner selbst Graser gegenüber andeutete,
er würde sich in Erlangen politisch zurückhalten,[103] wollte auch der Physiologe
Ernst Weinland (1869–1932) als Dekan der Medizinischen Fakultät an Reinmöllers
Charakter nichts mehr erkennen, was gegen seinen Ruf nach Erlangen sprechen
könnte. Am 7. April 1921 erschien er auf Platz eins der Berufungsliste für die

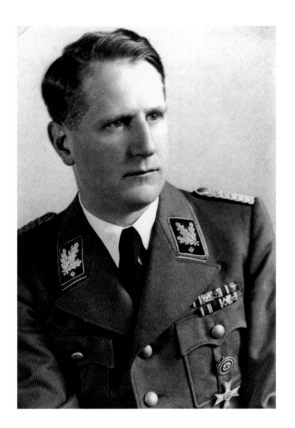

Abb. 13   Leonardo Conti als Reichsgesundheitsführer, um 1940.

Wiederbesetzung der Stelle eines außerordentlichen Professors der Zahnheilkunde.

Johannes Reinmöller hielt sich in Erlangen mit politischen Äußerungen keineswegs zurück. Ganz im Gegenteil schwang er sich auch hier zu einem rücksichtslosen politischen Scharfmacher auf. Wie seinem Eintrag in das Goldene Buch der Universität zu entnehmen ist, stellte für ihn die Novemberrevolution 1918 das »erbärmlichste und größte Verbrechen« überhaupt dar.[104] Und auch aus der von ihm präferierten Staatsform machte er keinen Hehl. In dieser Hinsicht lautete sein Credo: »Ich war Monarchist, ich bin Monarchist und ich bleibe Monarchist«.[105] Hier sollte sich Reinmöller indes irren. Wie noch zu zeigen sein wird, wurde er ab 1933 überzeugter Nationalsozialist. Davon abgesehen gab es in den 1920er Jahren in Erlangen und Umgebung wohl kaum eine burschenschaftliche Tagung oder ein »Deutsches Fest«, auf dem Reinmöller nicht als gern gesehener Redner die anwesenden Gäste mit brachialer antidemokratischer Rhetorik in Stimmung brachte. Selbst in Bayern zog Reinmöllers Gebaren den Argwohn der Behörden auf sich. Anlässlich einer Rede, die er 1924 auf einer »Vaterländischen Tagung« in Kempten gehalten hatte und in der er die sozialdemokratische Regierung, insbesondere den Reichspräsidenten Friedrich Ebert (1871–1925), heftig attackierte, wurde er vom bayerischen Kultusministerium verwarnt.[106]

Während Johannes Reinmöller – sieht man von einem für seinen Kontrahenten tödlich verlaufenden Duell ab, das der Zahnarzt jedoch völlig unpolitisch als gehörnter Ehemann noch zu Rostocker Zeiten glaubte führen zu müssen – sich auf die verbale Kriegsführung gegen die Republik beschränkte, war ein junger Mann aus Berlin, der 1923/24 für kurze Zeit in Erlangen Medizin studierte, aus ganz anderem Holz geschnitzt.

Im völkischen Abklingbecken – Leonardo Contis Zwischenstation in Erlangen

Leonardo Conti (1900–1945) war im »Dritten Reich« einer der maßgeblichen Gesundheitsfunktionäre und als solcher für zahlreiche Medizinverbrechen verantwortlich.[107] Als Reichsgesundheits- bzw. Reichsärzteführer wie auch als Staatssekretär für das Gesundheitswesen im Reichsinnenministerium hatte er entscheidenden Anteil an der Organisation und Durchführung der NS-»Euthanasie«. Auch an Menschenversuchen in Konzentrationslagern war er beteiligt. Längst nicht bei allen NS-Tätern lassen sich anhand ihrer Biografien derart stringente »Karrieren der Gewalt« nachvollziehen wie bei Conti.[108] Im Wintersemester 1923/24 verschlug es ihn für kurze Zeit an die Friedrich-Alexander-Universität. Aufgrund seiner bisherigen Vita hätte er dort eigentlich nie studieren dürfen.

Nachdem Conti in Berlin sein Notabitur bestanden hatte, versuchte er im Frühsommer 1918 vergeblich, als Soldat noch am Ersten Weltkrieg teilzunehmen. Kriegsniederlage und Novemberrevolution sorgten bei dem verhinderten Frontkämpfer Conti, wie bei vielen anderen jungen Männern seiner Generation, für eine umgehende Radikalisierung.[109] Er begann zwar noch im Wintersemester 1919 an der Berliner Friedrich-Wilhelms-Universität sein Medizinstudium, war jedoch in erster Linie Freikorpskämpfer. So schloss er sich der Garde-Kavallerie-Schützen-Division an, die unter ihrem Befehlshaber Waldemar Pabst (1880–1970) während der Niederschlagung des Berliner »Spartakusaufstandes« im Januar 1919 Rosa Luxemburg (1871–1919) und Karl Liebknecht (1871–1919) entführte, verhörte, folterte und schließlich ermordete.[110] Als die Reichsregierung im Mai 1920 die Auflösung der Freikorpsverbände veranlasste, führten einige ihre republikfeindliche Tätigkeit illegal weiter. Ein berüchtigtes Auffangbecken für ehemalige Freikorpskämpfer war die »Organisation Consul«, der Conti ab 1921 angehörte. In diese Zeit fällt auch die Attentatsserie jener Organisation, der führende Politiker der Weimarer Republik wie Matthias Erzberger und Walther Rathenau (1867–1922) zum Opfer fielen. Inwieweit Conti in die politischen Morde involviert war, darüber geben die Quellen keine Auskunft. Dass er das mörderische Vorgehen befürwortete, daran kann indes kein Zweifel bestehen.

Contis Furor gegen die Repräsentanten der Weimarer Republik war im Kern ein Kampf gegen einen Gegner, der nach seinem Dafürhalten die ganze Misere der deutschen Nation zu verantworten hatte: die Juden. Der Antisemitismus war ihm von seiner Mutter gleichsam in die Wiege gelegt worden.[111] Nanna Conti (1881–1951), im »Dritten Reich« Reichshebammenführerin, war eine glühende Verehrerin des Publizisten Theodor Fritsch (1852–1933), der für Bücher wie den *Antisemiten-Catechismus* verantwortlich zeichnete.[112] Erkennbar in den familiären Spurrinnen unterwegs, schloss Leonardo Conti sich 1920 dem radikal antisemitischen Deutsch-völkischen Schutz- und Trutzbund an.[113] Wegen ihrer Beteiligung an politischen Morden wurde auch diese Gruppierung, der viele später hochrangige Nationalsozialisten wie Werner Best (1903–1989), Julius Streicher (1885–1946) oder Fritz Sauckel (1894–1946) angehörten, 1922 verboten und aufgelöst.

Leonardo Contis agitatorisches Talent und seine Vorliebe für den öffentlichen Auftritt befähigten ihn dazu, innerhalb der völkischen Studenten Berlins eine Führungsrolle einzunehmen.[114] Zu spüren bekam dies auch der jüdischstämmige Physiologe und Kardiologe Georg Friedrich Nicolai (1874–1964), der während des Ersten Weltkrieges als einer der wenigen Ärzte für eine Verständigung mit den europäischen Kriegsgegnern eingetreten war.[115] Als Nicolai nach Kriegsende an der Berliner Universität seine Dozententätigkeit wieder aufnehmen wollte, wurden seine Vorlesungen massiv gestört. Für den von Leonardo Conti angeführten studentischen Mob war Nicolai ein »Vaterlandsverräter«, der seine Berechtigung, an einer deutschen Universität zu lehren, verwirkt habe. Die völkischen Studenten forderten »alle guten Deutschen« dazu auf, den Vorlesungssaal zu verlassen, grölten nationalistische Lieder und sorgten wiederholt dafür, dass Nicolai seine Vorlesung abbrechen musste.

Für Leonardo Conti hatte die Agitation gegen Nicolai ein Nachspiel. Er wurde von der Friedrich-Wilhelms-Universität verwiesen.[116] Nach der Relegation setzte er sein Studium im Wintersemester 1923/24 in Erlangen fort. Hochschulpolitisch scheint sich Conti dort eher zurückgehalten zu haben. Dies könnte daran gelegen haben, dass er an seinem neuen Studienort kaum mehr Optimierungsbedarf sah, galt Erlangen in jenen Jahren doch als ein Epizentrum der völkischen Studentenbewegung.[117] Darüber hinaus war er offensichtlich fest entschlossen, im fränkischen »Exil« sein Medizinstudium zu beenden, was ihm auch gelang.[118] Ganz ohne rechtsradikale politische Betätigung blieb er jedoch nicht. Conti trat 1923 in die Erlanger SA ein und leitete 1924 für die Deutschvölkische Freiheitspartei die Ortsgruppe Ansbach-Bayreuth. Nach Beendigung seines Studiums kehrte Conti 1924 nach Berlin zurück, wo er zunächst erfolglos versuchte, als Arzt beruflich Fuß zu fassen, um sich dann wesentlich erfolgreicher um den Aufbau eines Sanitätsdienstes innerhalb der Berliner SA zu bemühen.

Ob es vonseiten der Universitätsleitung oder der Medizinischen Fakultät Erlangen Bedenken gegen eine Immatrikulation Contis gegeben hatte, lässt sich nicht mit Gewissheit sagen. Archivunterlagen, die ein Problembewusstsein in der »Causa Conti« dokumentieren, sind nicht überliefert. Immerhin denkbar ist es, dass man von seinem Vorleben keine tiefergehenden Kenntnisse hatte. Wahrscheinlicher ist allerdings, dass man zumindest über Leonardo Contis Vergangenheit als »völkischer Studentenführer« im Bilde war – und ihn trotzdem an der Friedrich-Alexander-Universität willkommen hieß.

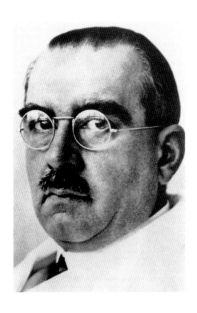

Abb. 14   Hermann Wintz (1887–1947).

Krisengewinnler, Enfant terrible und visionärer Strahlentherapeut – Der Aufstieg des Frauenarztes Hermann Wintz

Wenn bisher mehrheitlich von Erlanger Universitätsmedizinern die Rede war, die politisch desillusioniert und verbittert ihr Dasein frönten, um ihr Ansehen als Professor und um ihr Geld bangten und sich darüber hinaus – nicht zuletzt aufgrund ihres fortgeschrittenen Alters – nicht mehr als innovative Wissenschaftler hervortaten, so war dies zwar durchaus repräsentativ für das Gros der Fakultätsmitglieder. Es gab jedoch eine Person, die in vielerlei Hinsicht eine Ausnahmeerscheinung war. Die Rede ist von Hermann Wintz (1887–1947), als Gynäkologe und Strahlentherapeut über viele Jahre hinweg das Aushängeschild der Medizinischen Fakultät in Erlangen.[119] Auffällig an seinem Werdegang ist, dass ihm weder der Erste Weltkrieg noch die bis 1924 anhaltende Finanz- und Wirtschaftskrise mitsamt Hyperinflation beruflich etwas anhaben konnten. Vielmehr ist das Gegenteil der Fall: Wintz muss als gewiefter Profiteur von Krisen aller Art gelten. Im Frühjahr 1923 stand sein weiterer beruflicher Werdegang freilich wegen ganz anderer Vorkommnisse auf Messers Schneide.

In jenen Tagen beriet die Medizinische Fakultät in Erlangen über ein delikates Vergehen, dessen sich der amtierende Lehrstuhlinhaber für Gynäkologie Hermann Wintz einige Jahre vorher schuldig gemacht hatte.[120] Noch als Oberarzt hatte Wintz Ende 1918 eine Affäre mit einer Patientin begonnen. Nach ihrer Entlassung aus der Frauenklinik offerierte Wintz der Dame, die sich als Kriegswitwe beruflich neu orientieren musste, einen Platz in der von ihm geleiteten Hebammenschule, den sie dankend annahm. Nachdem Wintz kurze Zeit später die Liaison beendet hatte, verfasste die gekränkte Liebhaberin ein Schreiben an die Medizinische Fakultät, in dem sie schwere Vorwürfe gegen den Frauenarzt erhob. Unter anderem behauptete sie, Wintz hätte ihr – quasi als Gegenleistung für bestimmte Dienste – vorab die Aufgaben für die schriftliche Hebammenprüfung verraten.

Wintz reagierte auf die Anschuldigung mit einer Verleumdungsklage, die er vor Gericht auch gewann. Da er jedoch weder die Affäre mit einer früheren Patientin noch das Angebot, sie zur Hebamme auszubilden, abstritt, trat die Medizinische Fakultät auf den Plan. Sie sah in dem Verhalten von Wintz ein schwerwiegendes

Dienstvergehen und strengte gegen ihn beim bayerischen Kultusministerium ein
Ordnungsverfahren an. Im Zuge dessen musste er sich vor Fakultät und Senatskommission für sein Verhalten rechtfertigen. Wintz ging dabei wenig diplomatisch,
dafür reichlich konfrontativ vor, sodass die Mehrheit der Fakultätsmitglieder sich
schließlich sogar für seine Beseitigung aus dem Amt des Lehrstuhlinhabers aus-
sprach. Lediglich drei Erlanger Medizinprofessoren wollten sich dem Votum gegen
Wintz partout nicht anschließen. Die Altvorderen Franz Penzoldt, Gustav Hauser
und Ernst Graser sahen sich veranlasst, ein *Separat-Gutachten zu der Angelegenheit Wintz an die Medizinische Fakultät und den Senat* zu verfassen. Bei ihrem
Ansinnen, um Verständnis für den Gynäkologen zu werben, gelang ihnen ein
bemerkenswertes Psychogramm:

> Wir müssen mit besonderer Betonung hervorheben, dass Herr Wintz *nicht* eine Durchschnitts-
> persönlichkeit, sondern ein durchaus eigenartiger Mann ist, der allen Anspruch hat, auch als solcher
> betrachtet und eingeschätzt zu werden. Ueber seine ganz hervorragende wissenschaftliche Befä-
> higung sind wir wohl alle einig. […] Herr Wintz hat etwa 8 Jahre mit einer erstaunlichen Arbeitskraft
> und Hingebung wissenschaftlich gearbeitet und hat dadurch den Ruf der Universität Erlangen nicht
> nur in Deutschland, sondern auch im Auslande wesentlich erhöht. […] Mit seiner ganz außergewöhn-
> lichen wissenschaftlichen Entwicklung konnte die Entfaltung seiner *eigenen Persönlichkeit* nicht
> Schritt halten. Auch wir geben uneingeschränkt zu, dass er noch kein ganz ausgereifter Mann ist.
> Mit einer geradezu erstaunlichen Energie, die sich oft ohne allzu große Bedenken über ihm unbe-
> kannte Vorschriften des Geschäftsverkehrs hinwegsetzt, hat er in mancher Hinsicht noch etwas
> Unreifes, man darf vielleicht sogar sagen Kindliches in seinem Wesen. Er ist von einer großen Gut-
> mütigkeit und […] freudigen Dienstbereitschaft für alle Anliegen der Kollegen. Er kann aber auch
> gelegentlich sehr schroff sein.[121]

Die Ausführungen der Wintz-Verteidiger sind in vielerlei Hinsicht erhellend.
Sie fangen zunächst einmal auf treffliche Art und Weise seine schwer zu fassen-
den, komplexen und durchaus ambivalenten Charaktereigenschaften ein. Damit
zusammenhängend wirft die Stellungnahme ein wichtiges Schlaglicht auf spezifische, sehr ausgeprägte Verhaltensmuster, wie etwa die strikte Weigerung von
Wintz, den Dienstweg einzuhalten. Diese Strukturen sollten sich bei ihm immer
wieder zeigen. Immer dann, wenn Wintz sich durch unbedachte Aktionen ins
Abseits manövriert hatte, konnte er – auch in dieser Hinsicht ist die hier erwähnte
Begebenheit paradigmatisch – in politischer Hinsicht auf getreue Mitstreiter vertrauen. So wies im Oktober 1923 das bayerische Kultusministerium die Entlassungs-
forderung der Medizinischen Fakultät ab und verhängte gegen Wintz lediglich einen
Verweis. Darüber hinaus spiegelt die Affäre auch den Beginn einer tiefgehenden
Abneigung zwischen Wintz und seiner Medizinischen Fakultät wider; eine gegenseitige Aversion, die sich – wie zu zeigen sein wird – auch noch viele Jahre später
aufs Neue entladen und in offene Feindseligkeit übergehen konnte. Schließlich weist
die Stellungnahme der drei Erlanger Ordinarien zu Recht darauf hin, dass Wintz
bereits in jenen Tagen auf eine glänzende Karriere zurückblicken konnte.

1913 holte der Erlanger Lehrstuhlinhaber für Gynäkologie und Direktor der
Frauenklinik Ludwig Seitz (1872–1961) seinen früheren Promovenden Hermann

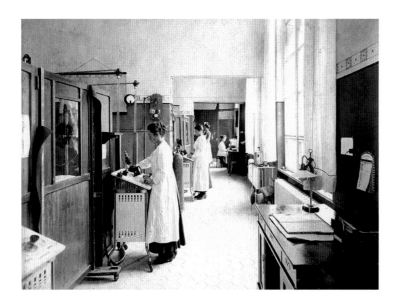

Abb. 15   Das Strahleninstitut
der Frauenklinik, 1918.

Wintz als Praktikanten an seine Klinik nach
Erlangen zurück. Lediglich acht Jahre später
war Wintz selbst Klinikdirektor und Ordinarius.
Sein atemberaubender beruflicher Aufstieg hatte
sicherlich viel mit spezifischen Begabungen und
Charaktereigenschaften zu tun. Darüber hinaus
erwies sich jedoch der Erste Weltkrieg als bedeut-
samer Katalysator für seine Karriere. Dabei gilt
es zu berücksichtigen, dass Wintz von Beginn an
weniger als Frauenarzt denn als Strahlentherapeut
reüssierte. Hervorgerufen durch die Entdeckung
der Röntgenstrahlen herrschte zu Beginn des
20. Jahrhunderts bezüglich der Krebsbehandlungen
eine große Heilungseuphorie. Obwohl sich mit dem
Siemens-Vorgänger Reiniger, Gebbert & Schall
(RGS) ein bedeutendes medizintechnisches Unter-
nehmen, das sich sehr für den medizinischen Einsatz von Röntgengeräten interessierte, vor Ort befand, fristete die Radiologie in Erlangen zunächst ein Schatten-
dasein.[122] Zumindest solange, bis sich Hermann Wintz der Strahlentherapie annahm.

Die neue Forschungsrichtung war dem technisch interessierten und manuell geschickten Tüftler Wintz wie auf den Leib geschnitten. Erste Bande zu RGS
wurden geknüpft. Während an den bisherigen radiologischen Forschungszentren
in Freiburg, München oder Berlin durch das Kriegsgeschehen und den daraus
folgenden Personalmangel die Arbeit brachlag, wurde in der Erlanger Frauenklinik die Röntgenstation des III. Bayerischen Armeekorps installiert. Für Wintz,
der nicht an die Front beordert worden war, sondern als Militärarzt stets an der
Frauenklinik verweilen konnte, kamen die Jahre 1914 bis 1918 somit einem strahlentherapeutischen Intensivkurs gleich.[123] Zusätzlich gelang es Wintz in den letzten
beiden Kriegsjahren, seine Universitätskarriere voranzutreiben; 1917 wurde er
Oberarzt, ein Jahr später habilitierte er sich mit einer Arbeit über »experimentelle
Untersuchungen zur Röntgentherapie« für das Fach Geburtshilfe und Gynäkologie.

Nach dem Krieg wurde die Kooperation zwischen der Erlanger Frauenklinik und RGS weiter intensiviert. Die maßgebenden Personen waren zum einen
Wintz, zum anderen der damalige RGS-Generaldirektor Karl Wilhelm Zitzmann
(1871–1956). Der Zugang zu Zitzmann wurde Wintz nicht zuletzt dadurch erleichtert,
dass er seit 1919 erfolgreich um dessen Tochter Pauline warb, die er 1922 auch ehe-
lichte. Dass Wintz unter der Ehe wohl eher eine strategische Partnerschaft verstand,
darauf weist zumindest die Tatsache hin, dass sich das Paar bereits 1925 wieder
trennen sollte. Wie dem auch sei, bereits 1920 hatten die beiden Protagonisten Wintz
und Zitzmann eine weitgehende Vereinbarung ausgehandelt, in der RGS neben einer
erheblichen finanziellen Beteiligung an der personellen Ausstattung der Radiologie
auch die Einrichtung und Finanzierung eines Forschungslabors zusagte. Wintz wiederum versprach, seine Forschungsergebnisse RGS zur Verfügung zu stellen.

Die enge Verbindung zu Zitzmann förderte auch seine universitäre Karriere.
Als Anfang 1921 über die Neubesetzung des Lehrstuhls für Frauenheilkunde verhandelt wurde, führte an Wintz kein Weg vorbei. Vor allem deshalb nicht, weil sich

RGS hinter den Kulissen nachdrücklich für seinen Geschäftspartner einsetzte.[124]
In den darauffolgenden Jahren arbeiteten am strahlentherapeutischen Institut
der Frauenklinik mehr als 20 Angestellte, die 18 Therapie- und Diagnostikgeräte
befehligten. Hermann Wintz betrachtete das radiologische Institut zunehmend als
sein Eigentum. Aus diesem Grund trieb er dessen Privatisierung voran, die schließlich am 9. November 1923 genehmigt wurde.[125] Hiermit war ihm auf dem Gipfel
der Hyperinflation ein bemerkenswerter finanzieller Coup gelungen. Die mit dem
Privaterwerb des Röntgeninstituts einhergehenden Verbindlichkeiten waren dank
des nur wenige Tage später erfolgten Währungsschnitts und der Umstellung auf
die Rentenmark obsolet geworden. Erneut stieg Wintz aus einer tiefgreifenden, für
viele existentiellen Krise als strahlender Gewinner empor.

In seinem rapide anwachsenden, modernen und großzügig ausgestatteten
Röntgeninstitut fand Wintz ein Umfeld vor, in dem er effizient forschen und vor
allem seine strahlentherapeutische Konzeption weiterentwickeln konnte. Die
»Erlanger Methode«, deren Eckpfeiler Wintz zusammen mit seinem akademischen Lehrer Seitz bereits um das Jahr 1920 etabliert hatte, präsentierte erstmals
eine kohärente radiologische Konzeption für die Behandlung häufiger Krebsarten
der Frau; so wurde die umfassende Operation des Gebärmutterkrebses durch
eine Strahlentherapie ersetzt (»Röntgen-Wertheim«).[126] Diese sah feste Strahlen-
dosierungen vor, war auch bei inoperablen Patientinnen einsetzbar und ließ sich
zumindest theoretisch leicht auf andere Behandlungsinstitute übertragen. Die
»Erlanger Methode« erfuhr über Deutschland hinaus große Beachtung. Sie sollte über zwei Jahrzehnte die vorherrschende Lehrmeinung sein. Die Verbreitung
seiner Behandlungsmethode brachte Wintz eine Vielzahl internationaler Auszeichnungen ein. Sein radiologisches Institut avancierte in jener Zeit zu einer internationalen Fortbildungsstätte. Laut einer klinikinternen Liste besuchten von 1919
bis 1944 insgesamt mehr als 600 Gastwissenschaftler aus rund 50 verschiedenen
Ländern die Frauenklinik, um bei Wintz in die moderne Strahlentherapie eingewiesen zu werden.[127] Berücksichtigt man diese Entwicklung, dann ist die huld-
volle Würdigung eines bei Wintz hospitierenden ägyptischen Arztes, geäußert im
Oktober 1929 in einer Erlanger Tageszeitung, sicherlich übertrieben, aber eben
auch nicht gänzlich falsch. Seinem Dafürhalten nach sei »Erlangen der Pilgerort
für die Röntgenologen geworden, wie es Mekka für die Mohammedaner ist«.[128]

Bei Hermann Wintz korrespondierte mit dem beruflichen und sozialen
Aufstieg ein mondäner Lebensstil. Er leistete sich eine große Villa mit Personal,
sammelte Kunstwerke und Münzen und engagierte sich bei den Rotariern in
Nürnberg, deren Präsident er zeitweise war. Auffällig ist in diesem Zusammenhang, dass sein privater Wirkungskreis und seine Patientenklientel sich mehr und
mehr anglichen; denn in jener Zeit manifestierte sich sein Ruf als Prominenten-
arzt. In großer Anzahl begaben sich vor allem gut situierte Patienten aus dem
In- und Ausland bei ihm in Behandlung. Nicht zuletzt dadurch galt Wintz als ein
angesehenes Mitglied der Erlanger Bürgergesellschaft, das lokalen bzw. regionalen
Größen aus Wirtschaft und Politik stets auf Augenhöhe begegnete. Die Jahre nach
der nationalsozialistischen Machtübernahme sollten an seinem Status als Teil der
mittelfränkischen »High Society« nichts ändern – gleichwohl waren die politischen
Ansprechpartner andere geworden.

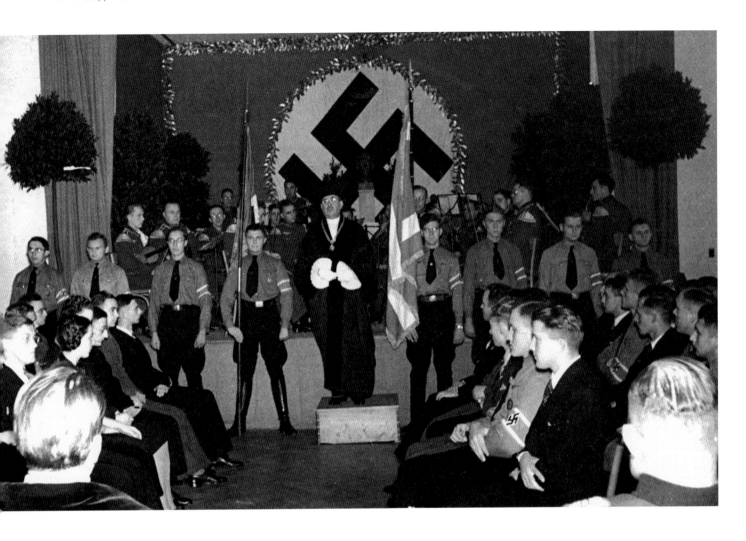

Abb. 16   Immatrikulationsfeier mit
Rektor Hermann Wintz im Saal des
Studentenhauses, Wintersemester
1938/39.

Die Medizinische Fakultät im Nationalsozialismus

Der Nationalsozialismus war eine nicht nur die Massen, sondern auch die konservativen Eliten umwerbende Bewegung mit dem charismatischen »Führer« Adolf Hitler (1889–1945) an der Spitze. Die Jahre von der NS-Machtübernahme bis zum Beginn des Zweiten Weltkrieges »sind daher durch einen Prozess der Amalgamierung der Nationalsozialisten […] mit den traditionellen Eliten gekennzeichnet«.[129] Die Funktionseliten aus Wirtschaft, Militär und Wissenschaft waren nur selten »Alte Kämpfer« der NS-Bewegung gewesen, sondern schlossen sich mehrheitlich erst nach 1933 der NSDAP an. Ihre generelle Zustimmung zu den Zielen des NS-Staates war dabei keineswegs gleichbedeutend mit einer völligen Übereinstimmung in allen ideologischen Einzelfragen. Dieser partielle Dissens ließ sie gleichwohl lange Zeit nicht daran zweifeln, dass es sich beim Nationalsozialismus um eine außerordentlich erfolgreiche Bewegung handelte, die in vielen Bereichen für nachhaltige Verbesserungen gesorgt hatte. Es mag aus heutiger Sicht verstörend wirken, aber es war gerade die ersehnte Integrationsfähigkeit und Verlässlichkeit, die auch viele Erlanger Professoren der NS-Regierung zugutehielten bzw. sich von ihr erhofften. Aus mentalitätsgeschichtlicher Perspektive war der Sprung, den die Universitätsmediziner vom Ende der Monarchie hinein in die demokratische Weimarer Republik machen mussten, ungleich größer und irritierender, als es die Neuerungen waren, die die NS-Machtübernahme mit sich brachte. Für die Universitätsmediziner bedeutete das »Dritte Reich« mitnichten eine Revolution (wenn überhaupt, dann eine Konterrevolution), vielmehr erhoffte man sich ein Wiederanknüpfen an eine monarchistische Welt, die man verloren geglaubt und sehr vermisst hatte. Die NS-»Machtergreifung« wurde demnach wohlwollend, jedoch nicht euphorisch begrüßt; man feierte weniger die neuen Machthaber als das Scheitern der Demokratie, die man für einen fürchterlichen historischen Fehler hielt und deren Ende man innerhalb der Medizinischen Fakultät Erlangen mit großer Erleichterung und tiefer Genugtuung begegnete.[130]

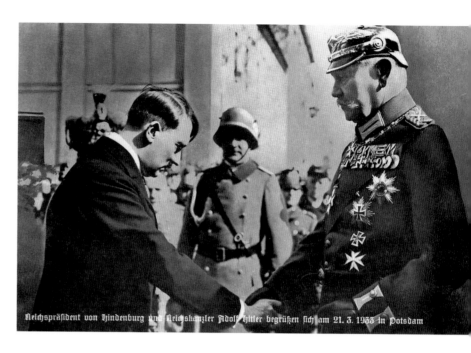

Reichspräsident von Hindenburg und Reichskanzler Adolf Hitler begrüßen sich am 21. 3. 1933 in Potsdam

Abb. 17 Der »Tag von Potsdam«: Hitlers Handschlag mit Hindenburg, 1933.

Nicht nur aus Sicht der Erlanger Mediziner, sondern auch nach dem Dafürhalten vieler »Volksgenossen« war die NS-Herrschaft lange Zeit eine einzige Erfolgsgeschichte. Von den politisch, religiös oder rassisch Verfolgten einmal abgesehen, verlebten nicht wenige Deutsche – zumindest bis in die Jahre des Zweiten Weltkrieges hinein – im »Dritten Reich« die besten Jahre ihres Lebens. Die ökonomische Lage besserte sich. Ein auf Schulden, kriegerischer Aufrüstung und rassistischer Ausbeutung basierendes »völkisches Wirtschaftswunder« machte aus der Massenarbeitslosigkeit, die es am Ende der Weimarer Republik gegeben hatte, innerhalb weniger Jahre Vollbeschäftigung. Zudem verstand es Hitler virtuos, gerade die deutschnationale Seele zu umschmeicheln.

Großen Eindruck hinterließ vor allem die aufwendig inszenierte Eröffnungsfeier des Reichstages in der Potsdamer Garnisonkirche am 21. März 1933. Mit dem sogenannten Tag von Potsdam bediente Hitler ganz bewusst die nostalgischen Bedürfnisse der konservativen Eliten. Zur regelrechten Ikone stieg eine Fotografie auf, die den Reichskanzler Hitler in Zivil als demütigen Biedermann beim Handschlag mit dem greisen Reichspräsidenten Paul von Hindenburg in der kaiserlichen Uniform eines Generalfeldmarschalls zeigt. Der propagandistisch aufgeladene Staatsakt sollte das Bündnis der alten Protagonisten von Militär, Kirche, Adel, Staat und eben auch Hochschule mit den neuen Machthabern symbolisieren.[131] Auch in Erlangen wurde die Reichstagseröffnung gebührend gefeiert. Die Stadt hatte sich festlich herausgeputzt und die Universitätskliniken waren aufwendig mit Hakenkreuzfahnen beflaggt. Für den Abend war ein Fackelzug angesetzt, dessen Zusammenstellung die neu geschmiedete Allianz eindrücklich widerspiegelte: Voraus ritten Polizei und SA-Reitersturm, dicht gefolgt von einem Musikkorps der Reichswehr, danach Krieger- und Militärvereine, Kriegsbeschädigte und Kriegshinterbliebene sowie Studentenschaft. Schließlich folgten noch Staatsdiener und Akademiker.[132]

Weitere, zumeist außenpolitische Erfolge mit Symbolkraft, wie etwa die Wiedereinführung der allgemeinen Wehrpflicht, die Wiedereingliederung des Saarlandes in das Deutsche Reich oder der »Anschluss« Österreichs 1938, sorgten in der Bevölkerung für wachsende Zustimmung für das NS-Regime. Daran sollte auch der durch den Überfall der Wehrmacht auf Polen am 1. September 1939 begonnene Zweite Weltkrieg zunächst nichts ändern. Ganz im Gegenteil: Mit dem siegreichen Westfeldzug der Wehrmacht 1940 hatte der Glaube an Hitler als charismatischen »Führer« und genialen Feldherren in Deutschland seinen Höhepunkt erreicht. Die Bevölkerung war überzeugt, der »Endsieg« stehe unmittelbar bevor und die Verehrung Hitlers »als einer zwischen Heiland und Popstar changierenden Figur« (Harald Welzer) erreichte eine neue Dimension mit durchaus irrationalen Zügen.[133] Zwar begann der Rückhalt der Bevölkerung im weiteren Kriegsverlauf, insbesondere nach der verheerenden Niederlage in Stalingrad, zu bröckeln, doch insgesamt betrachtet hielt die NS-»Volksgemeinschaft« ihrem »Führer« bis in die letzten Kriegstage hinein (manch einer sogar darüber hinaus) die Treue.[134]

»... beinahe ein kleiner Hitler« – Der Dekan der Medizinischen Fakultät Otto Goetze und die NS-Machtübernahme

Während die Erlanger Professoren auf die nationalsozialistische Machtübernahme am 30. Januar 1933 eher mit stiller Genugtuung reagierten, ging für viele ihrer Studenten ein Traum in Erfüllung. Hatte es unter der Erlanger Studentenschaft spätestens seit dem Ende des Ersten Weltkrieges eine starke Präferenz für das völkische Lager gegeben, gelang es dem Nationalsozialistischen Deutschen Studentenbund (NSDStB) ab Mitte der 1920er Jahre mehr und mehr, die heterogene rechtsradikale Studentenszene hinter sich zu vereinen. Bei den AStA-Wahlen im November 1929 errang der NSDStB mit 14 von 25 Sitzen erstmals die absolute Mehrheit. Erlangen war damit deutschlandweit die erste deutsche Hochschule, deren Studenten dem NSDStB zu einem solch eindeutigen Ergebnis verholfen hatten.[135]

In der Folgezeit sorgten die NS-Studentenführer mit immer radikaleren Forderungen und Maßnahmen für Aufsehen. So forderten sie ab 1930 wiederholt, an ihrer Universität einen Lehrstuhl für »Rassenforschung, Rassenkunde, Rassenhygiene und Vererbungslehre« einzurichten.[136] Allen voran die Medizinische Fakultät stand diesem Ansinnen skeptisch gegenüber. Eindeutig ablehnend reagierten die Medizinprofessoren auf einen Vorstoß der Medizinischen Fachschaft. Diese fasste im Frühjahr 1932 den Beschluss, mittels einer Satzungsänderung fortan »Juden, Judenstämmige[n] und nichtdeutschstämmige[n] Ausländer[n]« den Zutritt zu ihrer Organisation zu verweigern. »Der Arzt von morgen« – so die Begründung – »könne an den rassenpolitischen Fragen gar nicht mehr vorübergehen«. Es sei deshalb untragbar, »daß in Zeiten einer Überfüllung unseres Berufes fremdstämmige Ärzte in Deutschland bezahlte Positionen bekleiden«.[137] Der Vorstoß der Klinikerschaft rief allerdings scharfe Kritik hervor. Für die Medizinische Fakultät war hier, bei allem sonstigen Verständnis für die völkischen Ziele ihrer Studenten, eine rote Linie überschritten. Dementsprechend harsch fiel auch die Reaktion des Dekans, des Pathologen Eugen Kirch (1888–1973), aus. In einer

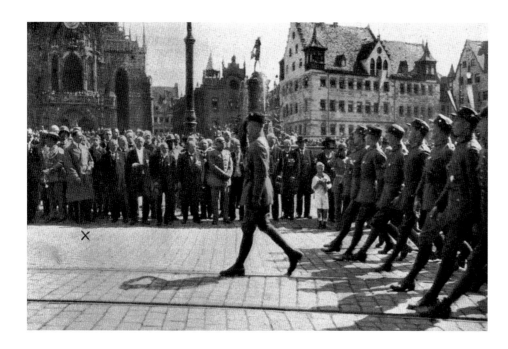

Abb. 18 Erlanger Studenten im Freikorps »Bund Oberland« beim »Deutschen Tag« 1923 in Nürnberg. Unter den Zuschauern ist Adolf Hitler durch ein Kreuz markiert.

Stellungnahme vom 20. Mai 1932 distanzierte er sich deutlich vom rassischen Exklusivitätsanspruch der Medizinischen Fachschaft und betrachtete das »Band, das bisher zwischen Professorenschaft und Klinikerschaft« bestanden habe, solange als gelöst, »bis die ›Erlanger Klinikerschaft‹ der einzigen richtigen Bestimmung einer Fachschaft wieder treu sein« würde.[138] Die unnachgiebige Haltung der Medizinischen Fakultät verfehlte ihre Wirkung nicht. Die Klinikerschaft lenkte schließlich ein und repräsentierte ab dem Wintersemester 1932/33 – zumindest offiziell – wieder alle Medizinstudenten.[139]

Nach dem Januar 1933 hatten sich die Vorzeichen merklich geändert. Die völkischen Studenten Erlangens galten als Avantgarde des Nationalsozialismus, Antisemitismus war zur Staatsdoktrin und Rassenkunde zur Leitwissenschaft erhoben worden. Die Erlanger Ordinarien mussten sich von ihren Studenten anhören, sie hätten vor 1933 durch ihr zögerliches Verhalten die nationalsozialistische Bewegung behindert. In diesem Kontext ist die Begrüßungsrede des Dekans der Medizinischen Fakultät zu sehen, die der Chirurg Otto Goetze (1886–1955) zur Eröffnung des Sommersemesters am 8. Mai 1933 vor den Medizinstudierenden hielt.[140] Entschieden bemühte sich Goetze, die Zweifel der Studenten an der politischen Zuverlässigkeit der Professorenschaft zu zerstreuen. »Die Erlanger Medizinische Fakultät, die Erlanger Professoren, die ganze deutsche Professorenschaft stellen eine wissenschaftliche, aber auch charakterliche Einheit dar, die kerngesund und urdeutsch ist[…]. Das entspricht ja auch Ihrer Auffassung, meine Kommilitonen, denn Sie wollen Lehrer, die nicht nur Ihr Hirn, sondern auch Ihr Herz und Ihren Charakter ausbilden sollen, nicht Kerle mit Knochenerweichung haben, sondern aufrechte Männer von empfindlichem Ehrgefühl, mit klaren Köpfen und unbeugsamen Nacken.«

Nach diesem, man kann es kaum anders nennen, fulminanten Auftakt begann Goetze, seine Zuhörer zu umschmeicheln. Gerne gab er zu, dass die Studenten einen »redlichen Anteil« am Zustandekommen des neuen Deutschen Reiches hätten, »eine gewaltige Tat von grösster historischer Bedeutung« sei dies gewesen. Doch auch die älteren Professoren seien durch die NS-Machtübernahme durch »tiefernste Freude erschüttert« worden, hätten sie doch lange gegen die Weimarer Verhältnisse gekämpft:

> Aber all unser Kämpfen und Mühen war umsonst. Der strahlende Leib unserer Allmutter Germania sank dahin. Kaum wussten wir noch, ist sie tot oder schläft sie nur wie die Wallküre, eingeschlossen von der ringsum lodernden roten Flamme der inneren und äusseren Feinde. [...] Da brach plötzlich der Tag der Freiheit an. Unsere Germania erwachte, wir hörten ihre Stimme wie die der Brünnhilde Richard Wagners:
>
> Heil Dir Sonne! / Heil Dir Licht! / Heil Dir leuchtender Tag! / Lang war mein Schlaf / Ich bin erwacht: Wer ist der Held, der mich erweckt?

Der Held, der die Nation erweckte, daran ließ Dekan Goetze keinen Zweifel, war selbstverständlich Adolf Hitler, »wir glauben an ihn, wir erkennen den Weg, den er uns zeigt«.

Wenn es nach Otto Goetze ginge, dann bliebe Hitlers Wirken nicht nur auf Deutschland beschränkt, sondern würde »in ferner Zukunft [...] auch die Einigkeit der weissen Rasse« über alle Landesgrenzen hinweg bringen. Bei dieser Gelegenheit erfuhren die Medizinstudenten von einer für den Referenten traumatischen Reise in die USA, die ihn zum überzeugten Rassenanthropologen werden ließ: »Ich sah mit meinen eigenen Augen bereits vor dem Krieg in Amerika die grauenerregende Verfälschung weissen Verstands- und Gefühlslebens durch die schwarze Rassenvermischung; wir alle sehen die gelbe Kampfkraft in Asiens Riesenleib urgewaltig anwachsen.«

Schuld an dieser globalen Fehlentwicklung sei die »Weltauffassung des Liberalismus«, ja letztlich eine unbarmherzige kapitalistische Weltordnung gewesen, die sowohl zur Verarmung wie auch »rassischen Durchmischung« immer größerer Bevölkerungsschichten geführt habe. An dieser Stelle bediente Goetze geschickt die antimodernistischen, antikapitalistischen und antiliberalen Reflexe, die integraler Bestandteil nationalsozialistischer Ideologie waren.[141]

»Die neue Ordnung, die unserm Kanzler vorschwebt«, so Goetze weiter, sei hingegen »revolutionär«. Sie konnte sich nur ins Werk setzen durch, »ehrlich sei es anerkannt, das Temperament der Jugend, de[n] stürmende[n] Drang der Studenten, de[n] rasche[n] Entschluss des einfachen Mannes aus dem Volke«. Doch warum, fragte Goetze, an dieser Stelle die Kritik der völkischen Studenten an der abwartenden Haltung der Gelehrten aufgreifend, »waren die Besonnenen, Abwägenden, Aelteren nicht vorn, als die Jugend marschierte, die Zauderer, die Professoren«? In seiner Antwort zog Goetze Analogien zwischen Erlanger Studenten und Professoren auf der einen und Hitler und Hindenburg auf der anderen Seite. Während Hitler und den Studenten »vaterländische Gesinnung und das frische Temperament« genügten, hätten sich die Älteren in einer komplizierteren Situation befunden. Die Erlanger Professoren hätten dort gestanden, »wo Hindenburg und viele reife deutsche Männer standen«, unsicher, ob der von Hitler und den Studenten aufgezeigte Weg tatsächlich gangbar sei; noch dazu seien sie durch

»die Ehrfurcht vor den bestehenden Gesetzen« in ihrem Handlungsspielraum für die nationalsozialistische Sache stark eingeschränkt gewesen. An dieser Stelle geht Goetze auch direkt auf den Streit ein, der im Jahr zuvor zwischen Fakultät und Medizinischer Fachschaft in der Frage des Numerus clausus für jüdische Studenten geherrscht hatte. Man sei sich in der Sache durchaus einig gewesen, habe sich vonseiten der Professoren jedoch an das geltende Recht gebunden gefühlt. Um seinen Standpunkt zu verdeutlichen, rekurrierte Goetze auf seinen Beruf als Chirurg: »Es ist keine grosse Kunst, zu erkennen, dass ein Kranker ein Karzinom hat, wohl aber ist es oft eine grosse Kunst, die Prognose zu stellen, ob der wünschenswerte radikale Eingriff dem Patienten die Heilung oder die rasche tödliche Katastrophe auf dem Operationstisch bringt.«

Nach diesem antisemitischen Ausfall, bei dem er in perfider Weise jüdische Studenten mit einem Krebsgeschwür gleichgesetzt hatte, wechselte Goetze in gewisser Hinsicht die Seite. Rechnete er sich bis dato eher dem Hindenburg-Lager zu, fühlte er sich als Chirurg doch auch dem »Führer« ganz nah: »Und ein weiteres Beispiel: Ich selbst hatte das Glück, gegen den Mastdarmkrebs eine neue erfolgreiche Methode zu finden und werbe dafür seit Jahren mit allen Mitteln. Ich bin also in diesem Punkte beinahe ein kleiner Hitler. Aber ich weiss, dass diejenigen, die erst nach scharfer Kritik schliesslich mit mir gehen, mir nicht weniger wertvoll sind als diejenigen, die sofort die neue Methode aufgriffen.«

Ganz offensichtlich strebte Otto Goetze in seiner Rede an die Medizinstudenten einen universitären »Tag von Potsdam« an, bei dem sich an der Friedrich-Alexander-Universität alte und neue Eliten die Hand reichen und einen Pakt beschwören sollten. Sollte er davon abgesehen tatsächlich geglaubt haben, die Professorenschaft sei durch die jüngsten politischen Entwicklungen ins Hintertreffen geraten und müsse sich insbesondere vor den Studenten rechtfertigen, so erwiesen sich solcherart Sorgen als unbegründet. Ganz im Gegenteil: Während Hitler regimekonforme Eliten gerne in sein Machtgefüge integrierte, verloren die Studenten zunehmend an Bedeutung; ein Befund, der allen voran für Erlangen gilt, wo die Studenten nach der 1935/36 erzwungenen Selbstauflösung der traditionell äußerst einflussreichen Burschenschaften keinen ernstzunehmenden Faktor mehr darstellten.[142]

Der Vortrag des Dekans der Medizinischen Fakultät wirft Fragen auf. Die wohl drängendste ist, ob er denn wirklich an das glaubte, was er vor seinen Studenten an überbordender nationalsozialistischer Begeisterung zum Besten gab. Dies ist naturgemäß schwer zu beantworten, gleichwohl hatte sein Vortrag etwas Gezwungenes und Übertriebenes. Goetze wirkte, als habe er, um die Studentenschaft wieder mit der Medizinischen Fakultät zu befrieden und politisch zu reüssieren, sich in kürzester Zeit mit großem Fleiß das völkisch-rassistische Standardvokabular angelernt. Dabei musste er jedoch nicht bei Null beginnen. Wie erwähnt, gab es eine recht große inhaltliche Schnittmenge zwischen den deutschnationalen Erlanger Professoren und den Nationalsozialisten. Und auch rhetorisch fand Goetze als beflissener Bildungsbürger durchaus Anleihen, etwa indem er in seiner Rede verschiedentlich auf den antisemitischen Germanenkult Richard Wagners (1813–1883) zurückgriff. Herausgekommen ist dabei nicht nur eine schwülstige Ehrerbietung vor den eigenen Studenten, sondern auch ein tiefer Kotau vor den

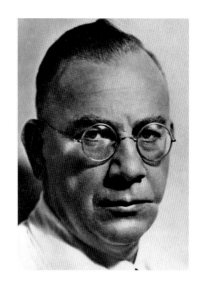

Abb. 19   Otto Goetze (1886–1955).

neuen Machthabern. Denn Goetze warb mit seiner Rede nicht nur bei den Studenten um Vertrauen, sondern auch beim bayerischen Kultusministerium. Sein Vortragsmanuskript sandte er nur einen Tag nach seiner Rede, also am 9. Mai 1933, dem Staatsminister im Kultusministerium Hans Schemm (1891–1935) zu. In dem dazugehörigen Anschreiben gab sich Goetze überzeugt, »dass Sie, Herr Minister, nicht nur meine Worte, hinter denen meine Fakultät steht, mit Ihrer Auffassung im Einklang finden, sondern auch den Glauben gewinnen, dass die vaterländische Mitarbeit charakterfester und doch nicht weltfremder deutscher Professoren wertvoll für die Gegenwart und Zukunft des idealen Wesen des Nationalsozialismus ist«.

Der Opportunist Otto Goetze beließ es indes nicht bei dieser einen Solidaritätsadresse. Anfang Juli 1933 warb er innerhalb von Medizinischer Fakultät und Senat erfolgreich für das Verfassen einer Loyalitätserklärung an die neuen Machthaber. Ein von ihm vorgelegter und von Fakultät wie auch Erlanger Dozentenschaft einstimmig verabschiedeter Text wurde am 3. Juli wiederum an Staatsminister Schemm vom Kultusministerium versandt. Spectabilis Goetze verkündete hierin, dass die Erlanger Universität »alle ihre Kräfte freudig dem nationalsozialistischen Staat zur Verfügung« stelle.[143]

Es war jene von Otto Goetze und Kollegen so häufig an den Tag gelegte Eilfertigkeit und Anbiederung an das NS-Regime, die den Romanisten Victor Klemperer (1881–1960) regelrecht rasend machte. Der scharfsinnige Chronist des »Dritten Reiches«, 1935 wegen seiner jüdischen Herkunft seines Amtes als Lehrstuhlinhaber an der Technischen Universität in Dresden enthoben, notierte hierzu im August 1936 in sein Tagebuch: »Wenn es einmal anders käme und das Schicksal der Besiegten läge in meiner Hand, so ließe ich alles Volk laufen und sogar etliche von den Führern, die es vielleicht doch ehrlich gemeint haben könnten und nicht wußten, was sie taten. Aber die Intellektuellen ließe ich alle aufhängen, und die Professoren einen Meter höher als die andern; sie müßten an den Laternen hängen bleiben, solange es sich irgend mit der Hygiene vertrüge.«[144]

Nun wird Klemperer wohl kaum ernsthaft die kollektive Todesstrafe für Akademiker gefordert haben. Aus seinem Tagebucheintrag spricht vielmehr die Fassungslosigkeit darüber, wie opportunistisch die geistige Elite Deutschlands sich den neuen Machthabern angeschlossen hatte. Nach 1945 wurden die Professoren indes nur vereinzelt für ihr Handeln im »Dritten Reich« zur Verantwortung gezogen. Auch Otto Goetze sollte sein Entnazifizierungsverfahren als »Mitläufer« unbeschadet überstehen, ab 1948 wieder auf seinen Lehrstuhl für Chirurgie zurückkehren und 1951 sogar Rektor der Friedrich-Alexander-Universität werden.

▸ Kapitel   Die Auseinandersetzung mit dem Nationalsozialismus, S. 166.

»In Erlangen sind unsere weltanschaulichen Belange in ganz hervorragender Weise gewahrt« – Zum nationalsozialistischen Profil der Medizinischen Fakultät

Eines der vorrangigen Ziele der NS-Hochschulpolitik war die Vertreibung jüdischer bzw. »nichtarischer« und politisch unliebsamer Hochschullehrer.[145] Handhabe hierzu bot vor allem das *Gesetz zur Wiederherstellung des Berufsbeamtentums* vom 7. April 1933. Mussten infolgedessen an manchen Hochschulen, wie zum Beispiel in Berlin, Frankfurt am Main oder Heidelberg, bis zu einem Drittel der Akademiker aus dem Lehrkörper ausscheiden, so fand in Erlangen keine nennenswerte personelle Fluktuation statt. Bereits am Vorabend der NS-Machtübernahme gab es dort keinen einzigen verbeamteten jüdischen Wissenschaftler und nur sehr wenige Akademiker, die als politisch unzuverlässig galten. In diesem Zusammenhang wies der Dekan der Naturwissenschaftlichen Fakultät, Julius Schwemmle (1894–1979), darauf hin, dass die »arische Abstammung« bereits vor 1933 »bei der Aufstellung von Berufungslisten […] immer eine ausschlaggebende Rolle gespielt« habe.[146] Das bereits mehrfach erwähnte deutschnationale Profil der Professorenschaft bürgte in den Augen des NS-Regimes für politische Zuverlässigkeit und sorgte dafür, dass in Erlangen lediglich 7 % (bei einem reichsweiten Durchschnitt von knapp 20 %) des Lehrkörpers ausgetauscht wurden.[147] Innerhalb der Medizinischen Fakultät war lediglich der Internist Werner Schuler (1900–1966) von der Säuberungswelle betroffen. Dem Privatdozenten wurde 1938 wegen seiner »nichtarischen« Ehefrau die Lehrerlaubnis entzogen. Die Entwicklungen an der Universität Erlangen bzw. der Medizinischen Fakultät in den Jahren 1933/34 sind daher kaum als »nationalsozialistische Revolution« zu bezeichnen, es handelte sich vielmehr um einen weitgehend bruchlosen Übergang.[148] Machtübernahme und »Gleichschaltung« durch die Nationalsozialisten vollzogen sich bemerkenswert geräuschlos, eher unspektakulär, gleichzeitig jedoch auch ungemein effizient.[149]

Dass NS-Hochschulpolitiker mit Erlangen sehr zufrieden waren, geht aus einem Schreiben von Professor Dr. Franz Wirz (1889–1969) von der NS-Hochschulkommission an das bayerische Kultusministerium vom 14. Juni 1934 hervor. Hintergrund war die im Rahmen der Neubesetzung des Lehrstuhls für Psychiatrie aufgekommene Frage, ob es innerhalb der Medizinischen Fakultät eines »Alten Kämpfers« der NSDAP, auserkoren war der Österreicher Max de Crinis (1889–1945), bedürfe. Wirz sah hierfür keinerlei Bedarf: »In Erlangen sind unsere weltanschaulichen Belange in ganz hervorragender Weise durch Professor Molitoris sen. als unser Vertrauensmann in der Fakultät und durch […] Molitoris jun. als Dozentenschaftsführer gewahrt. In Erlangen würde demnach de Crinis als nationalsozialistischer Kämpfer überflüssig sein.«[150]

Aus dem Brief von Wirz geht eindeutig hervor, wie zufrieden die NS-Hochschulpolitiker mit der ideologischen und personellen Entwicklung an der Universität Erlangen, insbesondere innerhalb der Medizinischen Fakultät waren: Hier musste nicht mehr um die Deutungshoheit gekämpft werden, befand man sich doch schon längst auf nationalsozialistischer Linie. Bei den von der NS-Hochschulkommission lobend erwähnten Vater und Sohn Molitoris handelte es sich im Übrigen um den Gerichtsmediziner Hans Molitoris (1874–1972) und dessen Sohn Hans Albrecht (1905–1988), Assistenzarzt an der Frauenklinik unter Hermann Wintz. Mediziner wie Vater und Sohn Molitoris, der Internist Richard Greving (1887–1966), der von 1937 bis 1944 als Dekan die Geschicke der Fakultät leitete, oder auch der 1934 anstelle von de Crinis berufene, dezidiert erbbiologisch ausgerichtete Psychiater Friedrich Meggendorfer (1880–1953) hatten ihren Anteil daran, dass unter den Erlanger Fakultäten die Medizinische Fakultät das eindeutigste nationalsozialistische Profil besaß.[151] Und so verwundert es auch nicht, dass aus ihren Reihen beinahe über das gesamte »Dritte Reich« hinweg die Rektoren rekrutiert wurden.

▶ **Extrablatt** Ein geplatzter Traum – Der Erlanger Internist Werner Schuler, S. 106.

▶ **Extrablatt** Friedrich Meggendorfer – ein Erbpsychiater auf dem Lehrstuhl für Psychiatrie und Neurologie, S. 118.

EIN GEPLATZTER TRAUM – DER ERLANGER INTERNIST WERNER SCHULER

Spätestens nachdem er 1932 die Venia legendi für Innere Medizin und Pathologische Physiologie erhalten hatte, blickte Werner Schuler (1900–1966), seit 1929 an der Medizinischen Klinik der Universität Erlangen beschäftigt, einer verheißungsvollen Zukunft entgegen.[1] Innerhalb der Medizinischen Fakultät galt Schuler als exzellenter Nachwuchswissenschaftler. Seine erfolgversprechende akademische Karriere wurde mit der Machtübernahme der Nationalsozialisten im Januar 1933 jäh unterbrochen. Der Grund: Schuler war seit 1930 mit einer Jüdin verheiratet. Da eine Scheidung für ihn nicht in Frage kam, galt er nach der rassistischen Logik des NS-Regimes als »jüdisch versippt«, womit er unter das »*Gesetz zur Wiederherstellung des Berufsbeamtentums*« vom April 1933 fiel.

Zwar hatte Schuler in Ludwig Robert Müller (1870–1962) einen Chef, der auch nach 1933 viel versuchte, um ihn an der Medizinischen Klinik zu halten. Doch trotz dieser Unterstützung war für Werner Schuler 1936 »mit Rücksicht auf die Nichtarierschaft seiner Ehefrau« das Ende seiner Tätigkeit in Erlangen erreicht. Bemerkenswert dabei ist das lebhafte und durchaus ernstzunehmende Mitleid, das ihm auch von Kollegen entgegenschlug, die als überzeugte Nationalsozialisten galten. Zwar befürworteten sie die rassistische NS-Hochschulpolitik, um Schuler tat es ihnen jedoch leid. Universitätsrektor Fritz Specht (1890–1972), immerhin »Alter Kämpfer« der NSDAP und auch SS-Mitglied, äußerte am 22. April 1936 sein Bedauern darüber, dass von den Bestimmungen ein Mann betroffen sei, »der sonst in jeder Hinsicht die Bedingungen voll erfüllt, die wir für den Hochschulnachwuchs stellen. Wissenschaftlich, als Lehrer, als Arzt und Mensch ist gegen Dr. Schuler kein Einwand zu erheben, es muß sogar zugestanden werden, daß er in dieser Hinsicht gewiß Vorzüge vor vielen anderen hat«. Geholfen haben Schuler derartige Einschätzungen freilich nichts. Ohne Aussicht auf Weiterbeschäftigung, entschloss er sich 1937, Deutschland zu verlassen und nach Basel zu ziehen, wo er zunächst in der Pharmaindustrie tätig war. Später sollte er noch an der Universität Fribourg eine Dozentur für Theoretische Medizin erhalten. Die Lehrerlaubnis der Friedrich-Alexander-Universität war ihm 1938 offiziell entzogen worden.

Nach dem Ende des Zweiten Weltkrieges wollte Werner Schuler unbedingt zurück nach Mittelfranken. Kurzzeitig machte er sich 1946 Hoffnungen, Direktor der Medizinischen Klinik Erlangen zu werden, doch konnte sich die Medizinische Fakultät nicht zu einer Berufung Schulers durchringen. Stattdessen arbeitete er ab dem darauffolgenden Jahr als Volontärassistent an der Universitäts-Ohrenklinik. Hier sollte er in den nächsten Jahren seinen Facharzt machen. 1952 ließ er sich schließlich als Ohrenarzt in Nürnberg nieder. Philipp Rauh

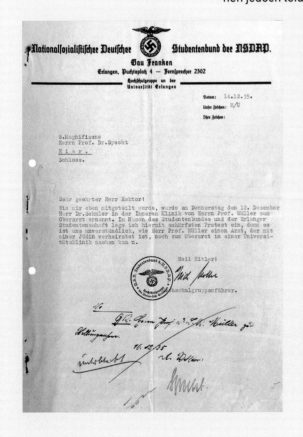

Abb. 1 Protestschreiben des Nationalsozialistischen Deutschen Studentenbundes (Gau Franken) gegen eine Ernennung Schulers zum Oberarzt, 1935.

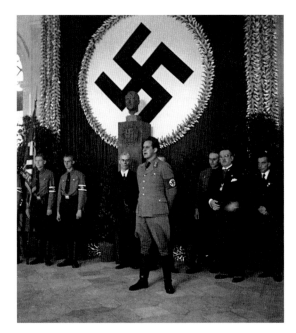 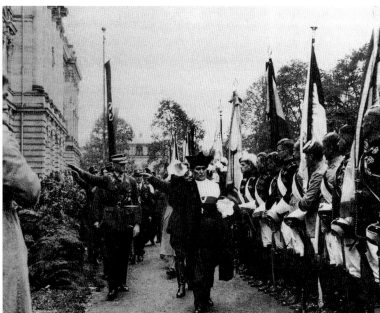

Generell erfuhr die Position des Universitätsrektors im Nationalsozialismus eine beträchtliche Aufwertung.[152] Die Übertragung des »Führerprinzips« auf die Wissenschaft entzog den Hochschulen das Recht, ihre Rektoren durch den Senat wählen zu lassen. Stattdessen wurden sie zunächst von den Kultusministerien der Länder, ab Mai 1934 durch das Reichsministerium für Wissenschaft, Erziehung und Volksbildung (REM) ernannt. Als bevorzugte Kandidaten galten dabei – wegen ihrer politischen Linientreue und der hohen Bedeutung, die die Nationalsozialisten Fächern wie Rassenhygiene oder Rassenanthropologie beimaßen – Mediziner, waren doch bis 1945 knapp 60 % aller Rektorenposten von ihnen besetzt. In Erlangen bekleideten ab 1933 bis ins Jahr 1944 hinein ausschließlich Universitätsmediziner das Rektorenamt. Formal nur dem REM unterstellt, verfügten die Universitätsrektoren im »Dritten Reich« über eine beträchtliche Machtfülle. So bestimmten sie zum Beispiel eigenhändig die Mitglieder des Senats und die Dekane. Nichtsdestoweniger waren sie nicht vor externer Einflussnahme gefeit, etwa durch die mächtigen Gauleiter.

Zu Beginn des Wintersemesters 1933/34 wurde der Zahnmediziner Johannes Reinmöller zum Rektor der Universität Erlangen ernannt. Er war zwar kein NSDAP-Mitglied (Pg. wurde er »erst« 1937), wohl aber – wie eingangs beschrieben – ein früher Verfechter der »völkischen Revolution« und der radikalste Gegner der Weimarer Republik innerhalb der Erlanger Professorenschaft. Reinmöller enttäuschte das in ihn gesetzte Vertrauen nicht, war jedoch an der Universität in Erlangen, wo sich im Sinne der Nationalsozialisten die Dinge bestens entwickelt hatten, schon bald unterfordert, ja verschenkt. Einem Mann wie Reinmöller galt es schwierigere Aufgabe anzuvertrauen, weshalb er ab dem Sommersemester 1935 das Rektorat in Würzburg übernahm, wo die katholisch geprägte Universität den NS-Hochschulstrategen weitaus mehr Kopfzerbrechen bereitete. Sein Nachfolger in Erlangen wurde der Ordinarius für Hals-, Nasen- und Ohrenheilkunde Fritz Specht (1890–1972).

Abb. 20 Hans Albrecht Molitoris bei einer Ansprache vor Erlanger Studenten, 1938.
Abb. 21 Rektor Reinmöller schreitet die Reihen der korporierten Studenten ab, 1933.

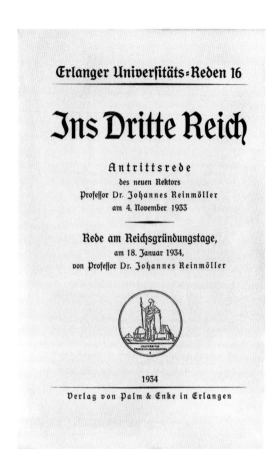

Abb. 22 Titelblatt der gedruckten Antrittsrede Reinmöllers als Rektor, 1934.

Mit Specht, NSDAP-Parteimitglied seit 1932, wurde ein »Alter Kämpfer« zum Rektor ernannt, der von Beginn an deutlich machte, dass ihm die bisherige »Nationalsozialisierung« der Universität Erlangen nicht weit genug ging, obwohl sie sich schon jetzt durch »nationale Geschlossenheit« auszeichne. In einer Rundfunkrede vom 2. Juni 1935 verkündete er selbstbewusst, die Universität Erlangen sei »nirgends anders als in Franken denkbar, das unser vielgereister Kanzler Adolf Hitler als die deutscheste aller Landschaften bezeichnet«. Sie könne auf die Jahre der Erniedrigung mit Stolz zurückblicken, da sie den Verlockungen der damals mächtigen Parteien widerstanden habe. Hier sei die Studentenschaft seit 1929 nationalsozialistisch geführt und die nationale Revolution von 1933 als eine Erlösung empfunden worden. Der Weg von der alten, individualistisch geführten Universität zur neuen, völkisch eingestellten Universität sei in Erlangen kürzer als an großstädtischen Universitäten und Teile der NS-Forderungen schon erfüllt gewesen, als andernorts die Vertretung völkischer Gedanken geradezu noch gefährlich war.[153] Spechts Vorgänger Reinmöller hatte sich zwar nach außen hin als überzeugter, ja fanatischer Nationalsozialist geriert; nach innen war sein Wirken allerdings eher von einem traditionellen Amtsverständnis geprägt gewesen. In Senat und Fakultäten hatte er nicht auf tiefgreifende Änderungen gedrungen, sondern in erster Linie auf personelle Kontinuität gesetzt.[154] Specht wollte dies ändern – und scheiterte. Letztlich hatte er mit Julius Streicher, den er für sein Vorhaben einer nachgeholten nationalsozialistischen Revolution an der Universität Erlangen gewinnen wollte, ganz eindeutig auf den falschen Verbündeten gesetzt. Streicher hatte an einer personellen Runderneuerung, wie sie dem neuen Rektor vorschwebte, keinerlei Interesse. Der Gauleiter beschränkte seinen universitären Einfluss auf die Besetzung einiger weniger Schlüsselpositionen. Dabei ging er unerbittlich vor, wie auch Specht erfahren musste. Dieser war 1936 bei Streicher in Ungnade gefallen, als er sich weigerte, bei der Neubesetzung des Amtes des Studentenschaftsführers den Favoriten der Gauleitung zu akzeptieren. Seitdem war Specht ein Hochschulführer auf Abruf. Spätestens ab diesem Moment war für die fränkische Gauleitung Hermann Wintz der auserkorene Kandidat für das Amt.

Hermann Wintz als »Paradepferd der Nazis«

Der Ordinarius für Gynäkologie Hermann Wintz leitete von 1938 bis 1944 als Rektor die Geschicke der Friedrich-Alexander-Universität. Sowohl bei seiner Ernennung als auch während seiner Amtszeit konnte sich Wintz auf den Rückhalt der fränkischen Gauleitung verlassen. Sowohl Julius Streicher als auch dessen Nachfolger Karl Holz (1895–1945) sahen in ihm den idealen Repräsentanten »ihrer« mittelfränkischen Universität.[155]

In der Forschungsliteratur wird die Amtszeit von Wintz übereinstimmend als Zäsur und in gewisser Hinsicht als Wende zum Guten bezeichnet.[156] Dem ist insofern zuzustimmen, als während seines Rektorats ein anderer, und zwar ▸

WERNER ROSENTHAL – VON ERLANGEN NACH INDIEN. EIN DEUTSCH-JÜDISCHES ÄRZTE-SCHICKSAL IM 20. JAHRHUNDERT

Das Schicksal schien es gut gemeint zu haben mit Werner Rosenthal (1870–1942). Er wurde geboren als Sohn von Isidor Rosenthal (1836–1915), der 1872 als Professor für Hygiene an die Medizinische Fakultät der Universität Erlangen berufen worden war und dort insgesamt 41 Jahre als Ordinarius wirkte. Werner Rosenthal, geboren in Erlangen, studierte Medizin und fertigte 1893 seine Dissertation im Institut seines Vaters an.[1] Als Assistent im Erlanger Pathologisch-Anatomischen Institut beschrieb er Strukturen im Gehirngewebe, die ihm zu Ehren seit 1920 »Rosenthal-Fasern« genannt werden. Neben der Pathologie war die Bakteriologie einer seiner Schwerpunkte. 1907 gelang ihm die Habilitation an der Universität Göttingen, 1921 erhielt er den Titel eines außerordentlichen Professors, hatte allerdings zu keiner Zeit eine feste Anstellung an der Universität. Werner Rosenthal galt, obwohl evangelisch getauft, in antisemitisch-völkischen Universitätskreisen als Jude; überdies war er durch sein sozialpolitisches Engagement politisch missliebig – Faktoren, die einer akademischen Karriere auch vor 1933 entgegenstanden. Mit Beginn der NS-Zeit, 1933 war Rosenthal 62 Jahre alt, verschärften sich seine Lebensumstände dramatisch: Er wurde als »Jude« von der Lehre an der Universität Göttingen ausgeschlossen; seine Frau, die Arbeitsmedizinerin Erika Rosenthal-Deussen (1894–1956), konnte ihren Beruf wegen ihrer ebenfalls jüdischen Herkunft und »politischer Unzuverlässigkeit« nicht mehr ausüben. Das Ehepaar (mit drei Töchtern) entschloss sich zur Emigration; das Ziel war Indien, wohin private Kontakte bestanden. Rosenthal wurde von seiner Göttinger Fakultät mit erniedrigenden Kommentaren ins Exil geschickt. Wie zahlreiche deutsch-jüdische Gelehrte sah er sich als deutschen Patrioten und litt unter der Vertreibung, die er in einem bewegenden Brief »Verbannung aus der geliebten Heimat« nannte.[2] Zwar konnte Rosenthal in Bangalore (Indien) in seinem Fach tätig werden, wurde jedoch als »Auslandsdeutscher« bei Kriegsbeginn 1939 interniert und starb 1942 in einem Lager im indischen Tamil Nadu. Seine Frau und seine Töchter gelangten über Umwege nach Israel und in die USA; Nachkommen der Rosenthals leben heute in Haifa, Fort Lauderdale, Dallas und Berlin. Die Deutsche Gesellschaft für Neuropathologie und Neuroanatomie (DGNN) vergibt seit 2010 regelmäßig einen Werner-Rosenthal-Award an Nachwuchswissenschaftlerinnen und -wissenschaftler und hält damit die Erinnerung an diesen Erlanger Gelehrten und sein Schicksal wach.[3] Karl-Heinz-Leven

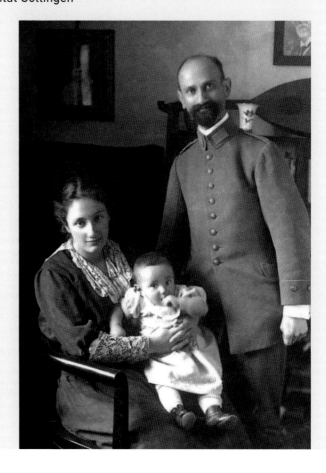

Abb. 1 Werner Rosenthal und seine Ehefrau Erika Rosenthal-Deussen mit ihrer Tochter Ruth (1916–2002), von der heute lebende Nachkommen abstammen, 1917.

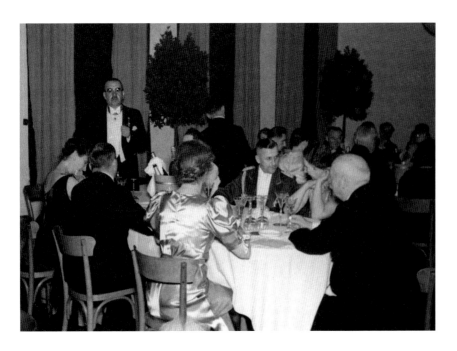

Abb. 23   Rektor Hermann Wintz
(stehend) auf dem Ball der Universität im Studentenhaus, 1939.

gemäßigter und weitgehend ideologie-
freier Ton einzog. Anders als seine
Vorgänger verzichtete der neue Rektor
darauf, sich durch lärmende politische Stellungnahmen zu exponieren.
Und dennoch greift es zu kurz, Wintz
als politisch nonkonformen »Grand-
seigneur« zu bezeichnen, der als Rektor
mit großer Umsicht die Universität vor
den Eingriffen der Partei, insbesondere
den Gauleitern geschützt hätte.[157] Ganz
im Gegenteil: An der Amtszeit von
Wintz wird vielmehr deutlich, dass es
eine generelle Frontstellung zwischen
Universitätsführung auf der einen
und der fränkischen Gauleitung auf
der anderen Seite nicht gab. Die Gauleitung sah in einem Rektor Wintz

von Beginn an die Ideallösung; nach allem, was man bisher weiß, arbeitete sie mit
ihrem Wunschkandidaten bis zu dessen Ausscheiden 1944 eng und außerordentlich
harmonisch zusammen.[158]

Die vertrauensvolle Zusammenarbeit zwischen Wintz und den fränkischen
Gauleitern, insbesondere Julius Streicher, rief bei einigen Historikern ungläubiges
Erstaunen hervor.[159] Es erschien ihnen schwerlich vorstellbar, wie der vornehme,
kultivierte und polyglotte Frauenarzt und der vulgäre »Frankenführer« und
Herausgeber des antisemitischen Hetzblattes *Der Stürmer* eine gemeinsame Basis
finden konnten.[160] Doch bei näherem Hinsehen gibt es durchaus Anhaltspunkte,
die ein gedeihliches Miteinander plausibel machen. Auf der einen Seite entsprach
Wintz in keiner Weise den Stereotypen, die Gauleiter vom Schlage Streichers über
Akademiker wohl hatten. Trotz seines humanistischen Bildungshintergrunds,
formvollendeter Manieren und vielfältiger geistiger bzw. kultureller Interessen –
Wintz war ein Macher, kein abstrakt denkender, zum Verkomplizieren neigender Intellektueller. Und ihm war jegliche Form von Bürokratismus ein Graus.
Mit anderen Worten: Der Erlanger Gynäkologe beeindruckte die NS-Oberen
durch seine Tatkraft. Diese Eigenschaft korrespondierte mit dem Selbstbild der
Nationalsozialisten, die sich in ihrem Handeln bewusst vom angeblich zöger-
lichen Beamtentum der Weimarer Republik abgrenzten und als Männer mit einem
unbedingten Willen zur Tat wahrgenommen werden wollten.[161] Auf der anderen
Seite war Hermann Wintz ein Machtmensch, der Kooperationen mit anderen
Führernaturen geradezu forcierte. Sein »autokratischer Charakter« (Wolfgang
Frobenius) scheint als gleichwertige Partner lediglich Personen akzeptiert zu
haben, die über einen ähnlich ausgeprägten Machtwillen verfügten wie er selbst.
Und im Mittelfranken der Jahre 1933 bis 1945 waren dies eben nicht zuletzt die sich
als Provinzfürsten gerierenden Gauleiter.

Weitgehend ausschließen muss man bei Wintz karrieristische Motive im
Sinne eines gezielten Anbiederns an das NS-Regime, um beruflich zu reüssieren.

Der Erlanger Gynäkologe war alles andere als ein Parvenü, dessen Karriere erst in der Zeit des Nationalsozialismus Fahrt aufnahm. Wie erwähnt, war er bereits weit vor 1933 beruflich sehr erfolgreich und ein hochangesehener Bürger Erlangens. An diesem Status sollte sich nichts ändern. Wintz war auch nach 1933 überaus erfolgreich und als Prominentenarzt gefragt, freilich mit dem Unterschied, dass ihn nun immer mehr Altvordere der NSDAP konsultierten. So behandelte er beispielsweise die Ehefrau Streichers wegen einer schweren Unterleibserkrankung. Auch für Streichers Nachfolger als »Frankenführer«, Karl Holz, blieb die Erlanger Frauenklinik eine bevorzugte Adresse;

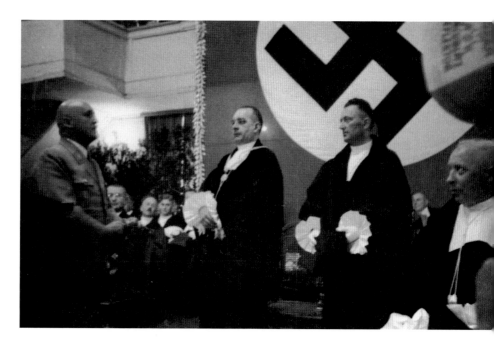

Abb. 24 Julius Streicher mit Hermann Wintz und dessen Vorgänger als Rektor, Fritz Specht, 1938.

während zunächst seine Ehefrau wegen ihrer Infertilität den berühmten Frauenarzt aufsuchte, konnte hier in den letzten Kriegstagen die Geliebte von Holz diskret das gemeinsame uneheliche Kind zur Welt bringen. Schließlich ließ der »Stellvertreter des Führers«, Rudolf Heß (1894–1987), seinen Vater wegen eines Kehlkopfkrebses bei Wintz therapieren.[162]

Hermann Wintz hat sich dem NS-Regime nur wenig angedient. Soziale Stellung, Sendungsbewusstsein, ja sein gesamter Habitus sahen ein Anbiedern – an wen auch immer – schlichtweg nicht vor. Sehr viel plausibler ist die Annahme, dass es sich genau umgekehrt verhielt: Die Nationalsozialisten umgarnten den nationalkonservativen Wintz und versuchten ihn für die »gemeinsame nationale Sache« zu gewinnen. Als sich Wintz nach anfänglicher Zurückhaltung ab Mitte der 1930er immer deutlicher zum NS-Regime bekannte, war der Ertrag für die Nationalsozialisten größer als für den Gynäkologen selbst, konnten sie sich doch von nun an der Unterstützung eines hochangesehenen und überaus einflussreichen Erlanger Bürgers sicher sein. Der Imagegewinn, den die Nationalsozialisten hierbei davontrugen, ist nicht zu unterschätzen, zeigte sich doch anhand des Schulterschlusses mit Wintz, dass sie auch im Erlanger Wirtschafts- bzw. Bildungsbürgertum reüssieren konnten. Insofern ist die Nachkriegsbeschreibung des Erlanger Oberbürgermeisters Anton Hammerbacher (1871–1956; SPD), der Wintz 1946 rückblickend vorwarf, »in der Nazipartei das Paradepferd« gewesen zu sein«, durchaus zutreffend.[163]

Die Tatsache, dass Wintz am 1. August 1935, und damit während des offiziellen Aufnahmestopps, in die NSDAP eintreten konnte, unterstreicht zusätzlich die Bedeutung, die man vonseiten des NS-Regimes der Personalie Hermann Wintz beimaß. Neben dieser privilegierten Parteimitgliedschaft trat der Erlanger Frauenarzt 1936 noch dem NS-Dozentenbund bei. Zwei Jahre später wurde er zudem Förderndes Mitglied der SS.[164] Hermann Wintz beließ es jedoch nicht bei förmlichen Sympathiebekundungen oder formalen Zugehörigkeiten in Parteigliederungen; als

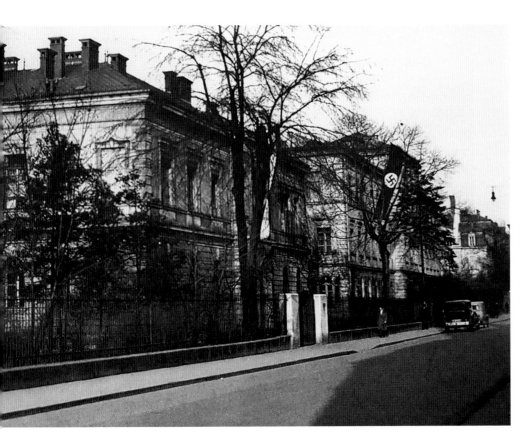

Abb. 25 Die Erlanger Universitäts-Frauenklinik mit Hakenkreuz-beflaggung zum »Tag von Potsdam«, 21. März 1933.

die fränkische Gauleitung ab 1936 in ihm den idealen Hochschul-führer sah und ihm das Amt des Rektors der Universität Erlangen anbot, griff er zu.

Während der Rektoratszeit von Wintz spielte sein Assistenz-arzt an der Frauenklinik, Hans Albrecht Molitoris, als Bindeglied zwischen Rektorat, Gauleitung und Medizinischer Fakultät eine wichtige Rolle. Nachdem er als Student in Erlangen bereits in den 1920er Jahren in der völki-schen Studentenbewegung aktiv gewesen war, trat er 1931 in die SA und ein Jahr später in die NSDAP ein. Seine Vergangenheit als völkischer Studentenführer in Verbindung mit seinem Status als »Alter Kämpfer« prädestinierte ihn offensichtlich für wichtige hochschulpolitische Ämter. So wurde er 1934 zum NS-Dozentenbundsführer der Universität Erlangen ernannt. Als wichtigstes Instrument verfügte er in dieser Funktion über das Vetorecht bei Berufungsverfahren, mit dessen Hilfe er die Berufung politisch missliebiger Wissenschaftler verhindern konnte. Anders als Wintz, der seit den Streitigkeiten wegen seiner Liaison mit einer früheren Patientin 1923 zur Medizinischen Fakul-tät ein sehr distanziertes Verhältnis pflegte, arbeitete Molitoris vor allem mit dem langjährigen Dekan, dem Internisten Richard Greving, gut und geräusch-los zusammen.[165] Überdies verfügte auch Molitoris über glänzende Kontakte zur fränkischen Gauleitung, die ihn 1936 mit dem Amt des Gaudozentenführers betraute. Unter der Leitung von Wintz und dem Einfluss von Molitoris avancierte die Frauenklinik ab Mitte der 1930er Jahre zum politischen Machtzentrum der gesamten Universität Erlangen.

Die gescheiterte Klinikfusion: Auflösungserscheinungen und das Begleichen alter Rechnungen

In den Jahren 1943/44 hielt eine von Hermann Wintz vorangetriebene Idee die Erlanger Universitätsmedizin in Atem: Seit Mai 1943 trat Wintz für eine Fusion der Medizinischen Fakultät Erlangen mit den Nürnberger Krankenhäusern ein. Das »Wintz-Projekt« hatte im fränkischen Gauleiter Karl Holz, dem Nürnberger Oberbürgermeister Willy Liebel (1897–1945) und dem Stabsleiter im bayerischen Kultusministerium Emil Klein (1905–2010) einflussreiche politische Fürsprecher. In starker Frontstellung zu den Fusionsplänen und damit zum Rektor der eigenen

Universität befand sich hingegen die Medizinische Fakultät Erlangen.[166]

Detailgetreuen Aufschluss über die Fusionsabsichten liefert eine Denkschrift von Wintz, die er am 12. Dezember 1943 vorlegte und die innerhalb der fränkischen Gauleitung wie auch des bayerischen Kultusministeriums zirkulierte.[167] Hierin monierte er, dass aufgrund beschränkter Bettenkapazität in den Erlanger Universitätskliniken eine praxisnahe, am »Krankengut« orientierte Ausbildung der Medizinstudenten kaum mehr möglich sei. Dementsprechend schlecht vorbereitet verließen die angehenden Ärzte die Universität. Dieser Mangel an praktischen Fertigkeiten habe es bisher oft verhindert, dass sich junge Mediziner direkt nach dem Ende ihres Studiums als Ärzte niederließen. Stattdessen sei eine mehrjährige Assistentenzeit »ein ungeschriebenes Gesetz«. Ein derartiger Zwischenschritt sei jedoch nicht mehr zeitgemäß. Es müsse vielmehr im Interesse des Staates liegen, dass junge Ärzte schneller zur »Praxisausübung eingesetzt werden können«. Indem Wintz an dieser Stelle auf den während der zweiten Kriegshälfte vorherrschenden Ärztemangel anspielte, der kaum mehr eine ausreichende Versorgung der Zivilbevölkerung gewährleistete, maß er seinen Plänen eine kriegswichtige Bedeutung bei. Um die Ausbildungsmisere zu beheben, plädierte der Erlanger Rektor für einen Zusammenschluss der Medizinischen Fakultät mit den großen Krankenhäusern der Nachbarstadt Nürnberg, verfüge man dort doch über ein großes Reservoir an »Krankenmaterial«, das für eine effiziente und praxisnahe Ausbildung der Medizinstudenten nutzbar gemacht werden könnte. Wintz hob in diesem Kontext noch hervor, dass sich die Fusionspläne nur dann erfolgreich umsetzen ließen, wenn sich Erlanger Universitätsmediziner und Nürnberger Kliniker auf Augenhöhe begegnen würden. Aus diesem Grund schlug er vor, die Vorstände der einzugliedernden Nürnberger Krankenhäuser in die Medizinische Fakultät Erlangen aufzunehmen.

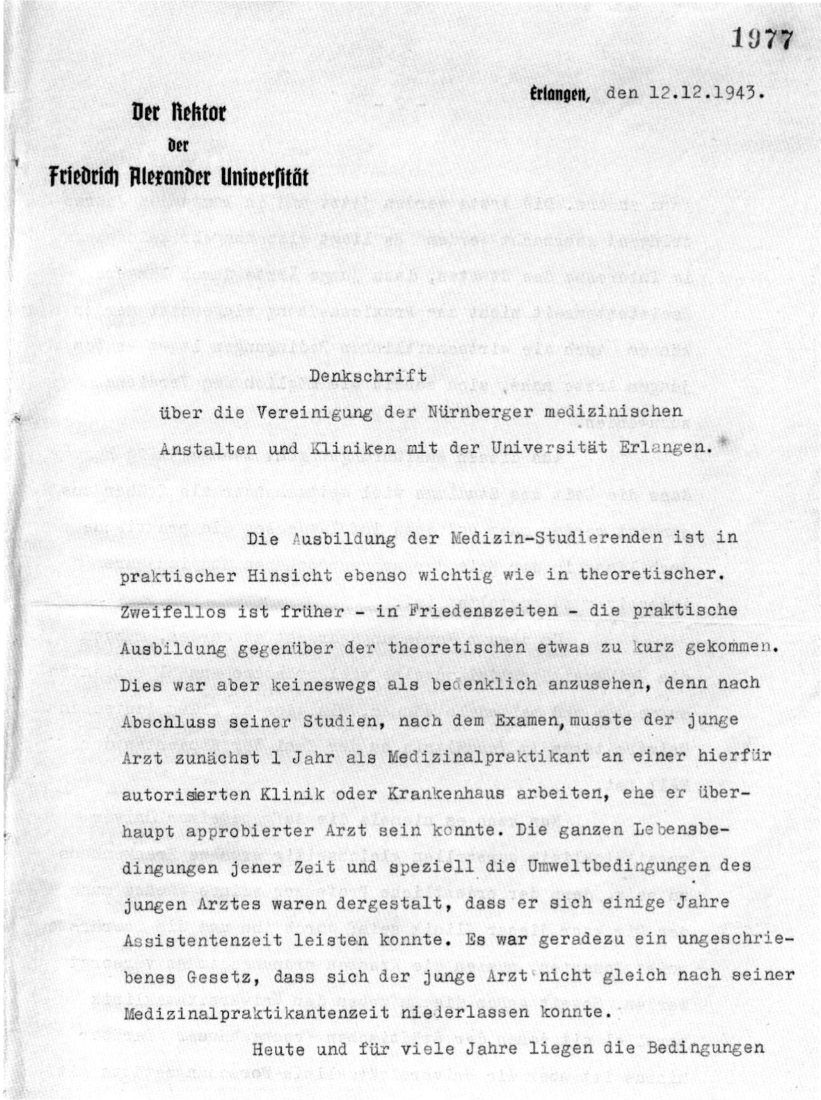
1977

Der Rektor
der
Friedrich Alexander Universität

Erlangen, den 12.12.1943.

Denkschrift
über die Vereinigung der Nürnberger medizinischen Anstalten und Kliniken mit der Universität Erlangen.

Die Ausbildung der Medizin-Studierenden ist in praktischer Hinsicht ebenso wichtig wie in theoretischer. Zweifellos ist früher - in Friedenszeiten - die praktische Ausbildung gegenüber der theoretischen etwas zu kurz gekommen. Dies war aber keineswegs als bedenklich anzusehen, denn nach Abschluss seiner Studien, nach dem Examen, musste der junge Arzt zunächst 1 Jahr als Medizinalpraktikant an einer hierfür autorisierten Klinik oder Krankenhaus arbeiten, ehe er überhaupt approbierter Arzt sein konnte. Die ganzen Lebensbedingungen jener Zeit und speziell die Umweltbedingungen des jungen Arztes waren dergestalt, dass er sich einige Jahre Assistentenzeit leisten konnte. Es war geradezu ein ungeschriebenes Gesetz, dass sich der junge Arzt nicht gleich nach seiner Medizinalpraktikantenzeit niederlassen konnte.

Heute und für viele Jahre liegen die Bedingungen

Abb. 26 Hermann Wintz' Denkschrift über die Klinikfusion, 12. Dezember 1943.

Als Hermann Wintz im Mai 1943, also mehr als ein halbes Jahr vor seiner »Denkschrift«, seine Fusionspläne erstmals der Medizinischen Fakultät vorstellte, hatte er offensichtlich nicht mit einem derart hartnäckigen Widerstand gerechnet. Der Phalanx der Vereinigungsgegner gehörte auch Gaudozentenbundsführer Hans Albrecht Molitoris an, der bis dato ein treuer Vasall von Wintz gewesen war, sich in dieser Frage aber zu einem exponierten Gegner der Pläne seines Chefs aus der Frauenklinik aufschwang. Die Medizinprofessoren sahen durch das »Wintz-Projekt« den Fortbestand ihrer Medizinischen Fakultät Erlangen bedroht. Der Internist Richard Greving, der als Dekan in jenen Tagen an exponierter Stelle gegen den Zusammenschluss kämpfte, befürchtete, dass durch die Fusion »im Hinblick auf das politische und finanzielle Uebergewicht der Stadt Nürnberg« zunächst eine Schwerpunktverlagerung der Medizinischen Fakultät nach der fränkischen Metropole stattfinden würde.[168] Doch sei dies nur der erste Schritt, der zweite wäre eine Verlagerung der gesamten Fakultät nach Nürnberg. Darüber hinaus sah Greving durch die geplante Zusammenlegung nicht nur die Existenz seiner Fakultät, sondern auch die Einheit und somit letztlich das weitere Bestehen der Universität Erlangen in Gefahr. Im Endeffekt kumulierten hier zwei tiefsitzende Ängste Erlanger Professoren: Zum einen die latente Furcht vor einem Bedeutungsverlust der eigenen Alma mater gegenüber der Metropole Nürnberg und zum anderen die fortwährende Angst vor einer Schließung der Universität. Dies mag auch die Vehemenz erklären, mit der sich die Medizinische Fakultät dem »Wintz-Projekt« verweigerte.[169]

Im bayerischen Kultusministerium wiederum, das den Fusionsplänen sehr aufgeschlossen gegenüberstand, vermutete man hinter der Verweigerungshaltung der Erlanger Mediziner andere Gründe. In seiner Stellungnahme zur Wintz-Denkschrift von Anfang 1944 warf der Ministerialrat Siegfried von Jan den Erlanger Klinikern vor, ihr Protest basiere vornehmlich auf egoistischen finanziellen Erwägungen. Durch eine Fusion mit den Nürnberger Kliniken sähen sie sich in einem unerwünschten Wettbewerb insbesondere um die Privatpatienten, »die eine sehr erhebliche Einnahmequelle bedeuten«.

Da sich dem Protest der Mediziner zunächst auch die anderen Fakultäten mehrheitlich angeschlossen hatten, konnte Wintz nicht, wie beabsichtigt, die Fusion mit den Nürnberger Kliniken anlässlich der 200-Jahr-Feier der Friedrich-Alexander-Universität im November 1943 bekanntgeben. Der »Rektorführer« reagierte mit radikalen Personalentscheidungen auf den Ungehorsam der Fakultäten. Auf dem Höhepunkt der Friktionen entband Wintz Ende 1943 die drei fusionskritischen Dekane der Theologischen, Naturwissenschaftlichen und Medizinischen Fakultät, Werner Elert (1885–1954), Julius Schwemmle und Richard Greving, von ihren Aufgaben und ersetzte sie durch – wie er hoffte – gefügigeres Personal. Auch die Gauleitung zog aus dem Widerstand gegen das von ihr unterstützte »Wintz-Projekt« Konsequenzen und setzte den langjährigen Gaudozentenbundsführer Hans Albrecht Molitoris ab.[170]

Nachdem fast über das gesamte »Dritte Reich« hinweg Rektorat, Senat und Dekanat auf NS-Linie effizient und ohne gravierende personelle Umbrüche zusammengearbeitet hatten, kam es Ende 1943 zu tiefgreifenden Verwerfungen. Doch ist in der Frage der Klinikfusion schwerlich der einzige Grund für eine derartig harsche Auseinandersetzung zu sehen. Es scheint, als habe sich aufseiten der Medizinischen Fakultät bei dieser für einen Erlanger Akademiker seit jeher äußerst emotionalen Frage, wie das Verhältnis zur nahen Metropole Nürnberg auszusehen habe, ein Ventil geöffnet: Über Jahre (wenn nicht Jahrzehnte) aufgestauter Ärger über den nach Gutsherrenart waltenden Unternehmer, Mediziner und

Rektor Wintz brach sich nun Bahn. Sicherlich hat dieser Konflikt seinen Teil dazu beigetragen, dass die »Ära Wintz« im Rektorat nach dem Sommersemester 1944 endete. Von dem Gedanken einer Umsetzung seines Projektes hatte er sich bereits vorher verabschiedet. Durch die anhaltenden Luftangriffe der Alliierten auf Nürnberg waren die meisten Krankenhäuser bereits im Frühjahr 1944 derart zerstört, dass eine Klinikfusion nicht mehr in Frage kam.[171]

Medizinverbrechen an der Universität Erlangen[172]

Die deutsche Ärzteschaft war eine Funktionselite, die sich wie keine andere empfänglich für die nationalsozialistische Ideologie zeigte.[173] Das hohe Maß an Zustimmung zum Nationalsozialismus wurde formal daran erkennbar, dass die Ärzteschaft die Berufsgruppe mit dem höchsten Organisationsgrad in NS-Parteigliederungen war. Knapp 50 % aller Mediziner traten bis zum Ende des »Dritten Reiches« in die NSDAP ein.[174] Einer der Gründe für die hohe Affinität zum NS-Staat war die grundlegende Aufwertung, die dem Arztberuf im »Dritten Reich« widerfuhr. Ärzte waren von nun an dazu auserkoren, als »Gesundheitsführer« an exponierter Stelle bei der Realisierung des erbgesundheits- bzw. rassenpolitischen Programms mitzuwirken. Die Medizin lieferte dabei zentrale Argumente für ein biologistisches Weltbild, das »rassisch und erblich Minderwertigen« letztlich das Lebensrecht absprach.[175] Insofern überrascht es auch nicht, dass keine andere Profession in einem solchen Ausmaß in die Vernichtungspolitik des NS-Regimes involviert war wie die Mediziner.[176] Ohne die tatkräftige und fast ausnahmslos freiwillige Mithilfe von Ärzten wäre die Ermordung von sechs Millionen Juden, einer halben Million Sinti und Roma sowie 300.000 geistig Behinderten und psychisch Kranken nicht derart reibungslos möglich gewesen.

Die (medizin-)historische Forschung hat in den letzten zwei Dekaden eindrücklich herausgearbeitet, dass es sich bei den an der Vernichtungspolitik beteiligten Ärzten keineswegs um psychisch auffällige Sadisten oder sonstige Außenseiter handelte. Diese Meinung, die seit dem Nürnberger Ärzteprozess von 1946/47 über viele Jahrzehnte den vergangenheitspolitischen Diskurs bestimmt hatte, entpuppt sich bei genauem Hinsehen als Exkulpationsstrategie.[177] Es waren vielmehr Mediziner aus der Mitte der Gesellschaft, bei Patienten und Kollegen hochgeschätzt, mitunter auch exzellente Wissenschaftler, die sich – teilweise mit einem hohen Grad an Eigeninitiative und Engagement – an den NS-Medizinverbrechen beteiligten. Mit anderen Worten: Es handelte sich bei der großen Nähe weiter Teile der Ärzteschaft zum NS-Regime und seiner verbrecherischen Politik um eine strukturelle Anfälligkeit.

Rassenhygiene, Rassenanthropologie, Rassenkunde

Der NS-Staat war ein Rassenstaat, der die Schaffung einer rassisch homogenen, leistungsstarken und wehrhaften »Volksgemeinschaft« anstrebte.[178] Das anvisierte Ziel sollte auf der einen Seite durch (finanzielle) Förderung des rassisch erwünschten, erbgesunden und leistungsbereiten Teils der Bevölkerung erzielt werden. Auf der anderen Seite sah das Regime die »Reinigung des deutschen Volkskörpers« von allen »rassefremden«, »erbkranken« und »asozialen Elementen«

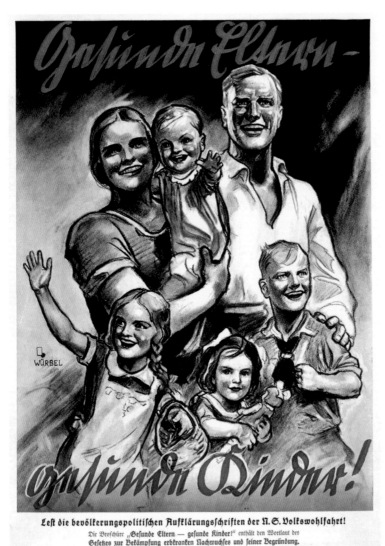

Abb. 27 »Gesunde Eltern – gesunde Kinder!«. Propagandaplakat für bevölkerungspolitische »Aufklärungsschriften« der NS-Volkswohlfahrt, um 1934.

vor, die als »Parasiten« oder »Ballastexistenzen« verunglimpft und stigmatisiert wurden. Bei ihrer Erbgesundheits- und Rassenpolitik wandten die Nationalsozialisten zentrale Bestandteile der Rassenhygiene bzw. Rassenanthropologie an. Die rassenhygienische Programmatik richtete sich primär gegen »Erbkranke« der eigenen Rasse – psychisch Kranke und geistig Behinderte – und gegen gesellschaftliche Randgruppen wie Kriminelle, Alkoholiker und Fürsorgebedürftige, deren normbrechendes Verhalten auf genetische Anomalien zurückgeführt wurde. Bei den Rassenanthropologen stand hingegen die »Aufnordung« im Vordergrund. Basierend auf der Annahme einer Ungleichwertigkeit der verschiedenen Rassen wandten sie sich gegen fremde Rassen und »rassische« Minderheiten, wie zum Beispiel Juden oder Sinti und Roma, im eigenen Land.[179]

In Erlangen unterschied man bis zum Jahr 1933 sehr genau zwischen der wissenschaftlichen Relevanz und Redlichkeit von Rassenhygiene auf der einen und Rassenanthropologie auf der anderen Seite. Vom bayerischen Kultusministerium dazu aufgefordert, Stellung zu den Forderungen der Studentenschaft nach der Errichtung eines Lehrstuhles für »Rassenforschung, Rassenkunde, Rassenhygiene und Vererbungslehre« zu nehmen, antwortete der Erlanger Ordinarius für Hygiene und Bakteriologie Karl von Angerer (1883–1945) am 10. Februar 1930 differenziert.[180] Für von Angerer stellte die Rassenhygiene »ohne Zweifel ein Gebiet von ausserordentlicher Bedeutung« dar, da es »auf sicherem naturwissenschaftlichen Fundament« ruhe: »Immer mehr erweitert sich unsere Erkenntnis, dass der überwiegende Teil aller menschlichen Eigenschaften durch Vererbung bedingt ist. Könnte das Wissen um diese Tatsache, und das hieraus entstehende Verantwortungsgefühl grösseren Massen der Bevölkerung vermittelt werden, so könnte die Ausbreitung unerwünschter Erbanlagen eingedämmt werden.«

So sehr er die steigende Bedeutung von Rassenhygiene und Vererbungslehre begrüßte, Teilen der Rassenanthropologie stand von Angerer skeptisch gegenüber: »Unter der Bezeichnung ›Rassenlehre‹ oder ›Rassenkunde‹ wird andererseits – abgesehen von der eigentlichen Anthropologie – eine Lehre verbreitet, der zufolge fast alle höheren Errungenschaften des menschlichen Geistes von der sogenannten ›nordischen‹ oder ›arischen‹ Rasse ausgehen sollen. [...] Diese Lehre ist wohl weniger wissenschaftlich fundiert, als mehr gefühls- und gemütsmässig betont, und hat häufig ein agitatorisches Gepräge.«

Da von Angerer sehr zu Recht davon ausging, dass das Ansinnen der Studenten nach einem Lehrstuhl ganz eindeutig auf die »gefühlsmäßig-agitatorische« Richtung der Rassenkunde abzielte, sprach er sich in seiner Stellungnahme gegen das Projekt aus. Und auch was die unterschiedliche Beurteilung des wissenschaftlichen Gehalts von Rassenhygiene und (Teilen) der Rassenanthropologie anging, hatte von Angerer durchaus Recht. Die Rassenhygiene, die in anderen Staaten als »Eugenics« firmierte, war eine wissenschaftlich fundierte – gleichwohl höchst problematische – Forschungsrichtung; die Rassenkunde war weder wissenschaftlich noch moralisch integer. Die Einschätzungen von Angerers dürfte das Gros der Mitglieder der Medizinischen Fakultät geteilt haben – zumindest bis zu Beginn des Jahres 1933.

Nach der NS-Machtübernahme entfaltete sich in Erlangen umgehend eine rege rassenhygienische *und* rassenanthropologische Lehr-, Schulungs- und Forschungstätigkeit. Ein Großteil der Lehrtätigkeit übernahm dabei der Anatom und Anthropologe Andreas Pratje (1892–1963). So dozierte er unter anderem über *Rasse und Rassenpflege* oder *Die Judenfrage, vom rassenbiologischen Standpunkt*.[181] Ebenfalls sehr engagierte Hochschullehrer waren in dieser Hinsicht der Gynäkologe Rudolf Dyroff (1893–1966), der Psychiater Friedrich Meggendorfer und plötzlich auch Karl von Angerer. Letztlich leistete jedoch die gesamte Erlanger Medizinerschaft ihren Beitrag zur rassenkundlichen Schulung bzw. Aufklärung ihrer Medizinstudenten.

Und auch in der Frage eines Ordinariats für Rassenkunde zeigte die Medizinische Fakultät eine bemerkenswerte Flexibilität. Mittlerweile gab es ernsthafte Bestrebungen, einen Lehrstuhl samt Institut für Rassenbiologie bzw. Rassenpolitik einzurichten.[182] Universitätsrektor Hermann Wintz sprach sich 1939 in einer Denkschrift für ein Erlanger »Institut für Rassenpolitik« aus. Dieses sollte »zum Mittelpunkt der wissenschaftlichen Schulung aller mit rassen- und bevölkerungspolitischen Aufgaben betrauten Personen und Dienststellen des Gaugebietes werden«.[183] Schlussendlich scheiterte das Unterfangen am fehlenden Willen des bayerischen Reichsministeriums für Wissenschaft, Erziehung und Volksbildung (REM), genügend finanzielle Mittel zur Verfügung zu stellen; außerdem galt der stets als Kandidat für einen solchen Lehrstuhl genannte Pratje selbst unter linientreuen Kollegen und Ministerialen als wissenschaftlich unzureichend.[184]

Zwangssterilisationen und Zwangsabtreibungen

Ihren ersten Niederschlag fand die angewandte Rassenhygiene in dem vom Kabinett Hitler am 14. Juli 1933 verabschiedeten »*Gesetz zur Verhütung erbkranken Nachwuchses*« (GzVeN). Als Erbkrankheiten im Sinne des Gesetzes galten »angeborener Schwachsinn, Schizophrenie, manisch-depressives Irresein, erbliche Epilepsie, Chorea Huntington, erbliche Blindheit, erbliche Taubheit, schwere körperliche Mißbildung« und »schwerer Alkoholismus«. Das GzVeN verpflichtete alle Ärzte, »Erbkranke« beim Gesundheitsamt anzuzeigen. Amtsärzte sollten dann darüber entscheiden, ob sie eine Zwangssterilisation für angebracht hielten. Neben den Amtsärzten waren auch Klinikleiter, also beispielsweise Direktoren psychiatrischer Einrichtungen oder Strafanstalten sowie Leiter von staatlichen oder konfessionellen Behinderteneinrichtungen legitimiert, Unfruchtbarmachungen ▸

FRIEDRICH MEGGENDORFER – EIN ERB-PSYCHIATER AUF DEM LEHRSTUHL FÜR PSYCHIATRIE UND NEUROLOGIE

Friedrich Meggendorfer (1880–1953) studierte nach einer kaufmännischen Ausbildung Medizin in München und Berlin.[1] Nach ersten Stationen als Psychiater bzw. Neurologe in München und Hamburg nahm er als Arzt der Marine am Ersten Weltkrieg teil. In einem Lazarett in Kiel stationiert, erlebte er dort am Kriegsende den Kieler Matrosenaufstand und den Fall des Kaiserreiches mit. Wie viele seiner Ärztekollegen war auch er fortan ein Gegner von Weimarer Republik und Demokratie. Nach 1918 arbeitete er in Hamburg an der Staatskrankenanstalt Friedrichsberg unter Wilhelm Weygandt (1870–1939) und leitete dort die Genealogische Abteilung. In zahlreichen Veröffentlichungen positionierte er sich als Verfechter der Rassenhygiene.[2] Am 1. Mai 1933 trat Meggendorfer in die NSDAP ein.

Im September 1934 kam Meggendorfer nach Erlangen, um den Lehrstuhl für Psychiatrie und Neurologie zu übernehmen. Als Leiter der Psychiatrischen und Nervenklinik führte er die Krampftherapien (Insulin-, Cardiazol- und Elektrokrampftherapie) an der Erlanger Universitätsklinik ein, die für die Patientinnen und Patienten zwar eine gewisse Chance auf Besserung, aber auch ein erhöhtes Verletzungs- und Sterberisiko bedeuteten. Die Insulin- und die Cardiazol-Therapie waren damals gängige, neu entwickelte Therapiemethoden; die Elektrokrampftherapie wiederum führte Meggendorfer sogar als einer der ersten deutschen Psychiater ein.[3]

Die Psychiatrische und Nervenklinik der Universität befand sich in der Heil- und Pflegeanstalt Erlangen und war dieser in einem komplizierten Verhältnis teilweise unterstellt. Im Wissen um die Durchführung der NS-»Euthanasie-Aktion T4« verlegte Meggendorfer kurz vor den Deportationen 1940/41 einige seiner »störenden« und »unheilbaren« Langzeitpatienten in die Heil- und Pflegeanstalt, von wo aus sie in Tötungsanstalten transportiert und dort ermordet wurden.[4] Nach dem offiziellen Ende der »Aktion T4« im August 1941 wurden in Bayern im Rahmen der »dezentralen Euthanasie« Patientinnen und Patienten durch Verhungernlassen mittels der sogenannten B-Kost getötet. Auch hier verlegte Meggendorfer Patientinnen und Patienten seiner Klinik auf die Hungerstationen der Heil- und Pflegeanstalt, wo sie kurze Zeit später starben.[5] Juristisch belangt wurde er dafür nie.

Meggendorfer fungierte während des Zweiten Weltkrieges als Beratender Psychiater des XIII. Wehrkreises. Als solcher stellte er unter anderem die Forderung auf, therapieresistente »psychopathische« Soldaten in Konzentrationslager einzuweisen, damit sie nicht in die Heimat entlassen würden und dort Widerstandsbewegungen anführten.[6]

1945 wurde Meggendorfer zunächst von der amerikanischen Militärregierung aus seiner Position als Ordinarius für Psychiatrie entlassen. Nach überstandenem Entnazifizierungsverfahren (»Mitläufer«) stellte ihn das bayerische Kultusministerium wieder ein, versetzte ihn aber gleichzeitig in den Ruhestand. Viola Wüstner

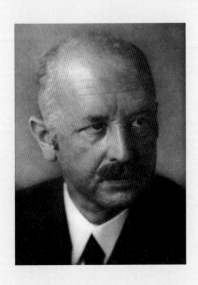

Abb. 1 Friedrich Meggendorfer (1880–1953).

zu beantragen. Über die Anträge entschieden eigens eingerichtete, den Amtsgerichten angegliederte Erbgesundheitsgerichte. Sie setzten sich zusammen aus dem jeweiligen Amtsrichter, der den Vorsitz übernahm, einem beamteten Arzt und einem weiteren Mediziner. Vorgenommen wurden die Zwangssterilisationen schließlich von chirurgischen und gynäkologischen Fachärzten in staatlichen oder kommunalen Krankenhäusern sowie in Universitätskliniken.[185] Insgesamt wurden bis zum Ende des »Dritten Reiches« etwa 400.000 Frauen und Männer zwangsweise unfruchtbar gemacht. Aufgrund von Komplikationen während bzw. nach den Operationen kamen zwischen 4000 und 5000 Sterilisierte ums Leben.

Flankiert wurde das GzVeN von einer breit angelegten Propagandaaktion. Dabei wurde permanent auf die vermeintlich horrenden Kosten hingewiesen, die der »Volksgemeinschaft« durch die Versorgung von »Trägern minderwertigen Erbgutes« aufgebürdet würden.[186] Der NS-Staat unternahm darüber hinaus beträchtliche Anstrengungen, um das »segensreiche Wirken« des Sterilisationsgesetzes auch der deutschen Ärzteschaft nahezubringen. Zu einem bedeutenden professionspolitischen Propagandisten des GzVeN avancierte der Erlanger Psychiater Friedrich Meggendorfer. Im Januar 1934 wurde von der Deutschen Forschungsanstalt für Psychiatrie in München ein erbbiologischer Lehrgang durchgeführt, bei dem etwa 120 Psychiater in das GzVeN eingewiesen wurden. Die Referate der dort vortragenden Experten wurden in einem Sammelband über *Erblehre und Rassenhygiene im völkischen Staat* abgedruckt.[187] Diese Publikation diente fortan allen an der Zwangssterilisation Beteiligten als wichtiges Referenz- und Standardwerk.[188] Einer der Referenten und somit auch Autoren des Sammelbandes war Friedrich Meggendorfer. In seinem Beitrag lieferte er einen Überblick über »die erbbiologischen Ergebnisse in der übrigen Medizin«.[189]

Darüber hinaus griff Meggendorfer als psychiatrischer Beisitzer am Erbgesundheitsobergericht Bamberg ganz konkret in die Durchführung des GzVeN ein.[190] Dort entschied – analog zu den Erbgesundheitsgerichten – ein Gremium aus zwei Ärzten und einem Juristen über den Einspruch der Betroffenen gegen die erstinstanzlich verhängte Entscheidung zur Zwangssterilisation. In Anbetracht seiner vielfältigen Funktionen und Aktivitäten im Dienste der »Erbgesundheit« mag es überraschen, dass der Erlanger Psychiater bei der Anwendung des GzVeN in seiner Klinik eher Vorsicht walten ließ. Der eigenen Patientenschaft gegenüber legte er das Gesetz in einem vergleichsweise engen Rahmen aus. Demzufolge wurden »lediglich« die »sicheren Fälle« angezeigt bzw. deren Unfruchtbarmachung beantragt.[191] Dies ändert jedoch nichts an der Tatsache, dass auf Meggendorfers Geheiß geistig behinderte und psychisch kranke Menschen gegen ihren Willen durch ein entwürdigendes, schmerzhaftes und nicht ungefährliches Verfahren ihrer Fortpflanzungsfähigkeit beraubt wurden.

In Erlangen wurden die Zwangssterilisationen sowohl an der Chirurgischen Universitätsklinik als auch an der Universitäts-Frauenklinik durchgeführt. Während die Erforschung der Erlanger Chirurgie im »Dritten Reich« nach wie vor

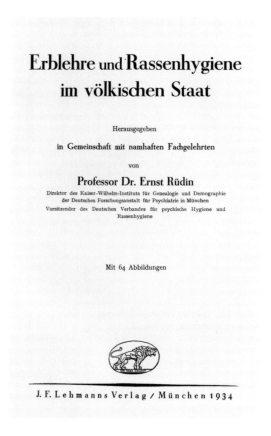

Abb. 28 *Erblehre und Rassenhygiene im völkischen Staat*, 1934.

ein Desiderat darstellt, sind die Vorgänge an der Frauenklinik dank der Arbeiten von Wolfgang Frobenius und der Dissertation von Dorothea Krüger sehr gut erforscht.[192] Unter ihrem Leiter Hermann Wintz wurden an der Frauenklinik bis Kriegsende mindestens 513 Zwangssterilisierungen vorgenommen. Zwei sterilisierte Frauen verstarben unmittelbar nach der Operation. Insbesondere der Oberarzt Rudolf Dyroff zeigte bei der Durchführung des GzVeN ein beträchtliches Maß an Eigeninitiative. Das GzVeN bot ihm die Möglichkeit, seine Forschungen über die Tubendurchgängigkeit zu vertiefen. Hierbei führte er an den sterilisierten Frauen äußerst schmerzhafte und riskante Röntgenkontrastmittel-Untersuchungen durch, die in keiner Weise durch das Gesetz abgedeckt waren.

Bei einer in der Frauenklinik durchgeführten Operation fühlt man sich unweigerlich an die vornehmlich in den Konzentrationslagern durchgeführten NS-Humanexperimente erinnert. Bei der Sterilisation einer Hilfsarbeiterfrau stülpten die Erlanger Gynäkologen die Appendix ein, um sie dann mit einem Barium-Röntgenkontrastmittel zu füllen und mit einer Tabaksbeutelnaht sowie Decknähten zu verschließen. Mit diesem Experiment setzten die Frauenärzte die Patientin einer großen Gefahr aus. Es entbehrte darüber hinaus jeglicher medizinischen Indikation.

▶ Kapitel Die Auseinandersetzung mit dem Nationalsozialismus, S. 166.

Einer weiteren medizinethischen Grenzüberschreitung machten sich die Ärzte der Frauenklinik in den letzten Kriegsjahren schuldig. So nahmen sie an mindestens 136 Zwangsarbeiterinnen aus der Sowjetunion und Polen Schwangerschaftsabbrüche vor, die für einige der betroffenen Frauen tödlich endeten. Formale Grundlage der Abtreibungen war eine Anordnung des Reichsgesundheitsführers Leonardo Conti vom 11. März 1943. Diese sah vor, dass bei Zwangsarbeiterinnen aus der Sowjetunion »auf Wunsch der Schwangeren« ein Abbruch vorgenommen werden konnte. In Anbetracht der fürchterlichen Notlage, in der sich »Ostarbeiterinnen« in Nazideutschland befanden, kann von einer freien Entscheidung zur Abtreibung indes keine Rede sein.

Die Ärzte der Frauenklinik wiederum rechtfertigten sich vor einem bereits unmittelbar nach Kriegsende eingesetzten Untersuchungsausschuss damit, sie hätten sich nur deshalb beteiligt, um zu verhindern, dass die Zwangsabtreibungen an weniger kompetenten und professionellen Orten durchgeführt würden. Sie wollten demnach nur Schlimmeres verhindern – eine nachgerade klassische Rechtfertigungsstrategie für den vergangenheitspolitischen Nachkriegsdiskurs. Sie verfängt auch in diesem Fall nicht. Eine bisher noch offene Frage ist, ob und in welchem Umfang die Universitätskliniken über die vorgenommenen Zwangsabtreibungen hinaus in die medizinische Versorgung der Zwangsarbeiter eingebunden waren. Zumindest formal waren Dekan und Klinikdirektoren über das Prozedere bei der Versorgung »ausländischer Arbeitskräfte« informiert. So waren sie verpflichtet, bei der Aufnahme ausländischer Arbeitskräfte in die Klinikbehandlung das zuständige Arbeitsamt sofort, spätestens innerhalb von sechs Wochen, per vorgeschriebenem Formblatt zu benachrichtigen.[193]

Die NS-»Euthanasie«

Mit dem Beginn des Zweiten Weltkrieges wurde die deutsche Psychiatrie zum Schauplatz eines bis zum heutigen Tage singulären Massenmordes. In den ▶

ZWANGSABTREIBUNG BEI TATJANA PETROWA[1]

Dies ist eine kurze Geschichte über Tatjana Petrowa. Wir wissen nicht viel über sie.[2] Petrowa stammte aus der Ukraine. Von dort wurde sie als junge Frau während des Zweiten Weltkrieges von der deutschen Besatzungsmacht zur Zwangsarbeit nach Deutschland verschleppt. Insgesamt leisteten etwa 13 Millionen Menschen im Deutschen Reich und in den vom NS-Regime okkupierten Ländern Zwangsarbeit. In Franken waren es mehrere Hunderttausend, eine von ihnen war Tatjana Petrowa.[3] Sie landete im mittelfränkischen Feucht, wo sie in einer Heeresmunitionsanstalt arbeiten musste. Grundsätzlich hatten die nach den Kriterien der NS-Rassenideo-logie auf der untersten Stufe stehenden, als »Ostarbeiter« stigmatisierten Zwangs-arbeiterinnen und Zwangsarbeiter aus der Sowjetunion und Polen einen sklaven-ähnlichen Status. Sie litten unter katastrophalen Lebens- und Arbeitsbedingungen, mussten in bewachten und umzäunten Baracken leben und wurden in Kolonnen zur Arbeit geführt. Im Zwangsarbeiterlager in Feucht wurde Tatjana Petrowa schwanger. Sie gehörte zu den 136 »Ostarbeiterinnen«, die zu einer zwangsweisen Abtreibung in der Erlanger Universitäts-Frauenklinik gedrängt wurden.

Bei ihrer Aufnahme in der Frauenklinik am 5. Februar 1944 war die junge Frau am Ende des vierten Monats schwanger. Sie war offensichtlich erschöpft und angestrengt, machte sie auf den behandelnden Arzt Dr. Burkhardt doch »einen etwas welchen Eindruck«. Da sich aber, von einer leichten Bronchitis abgesehen, kein krankhafter Befund fand, was auch daran gelegen haben mag, dass »anam-nestische Erhebungen« mit ihr »aus sprachlichen Gründen nicht möglich« waren, begannen die Erlanger Frauenärzte am 7. Februar »mit der Einleitung der Schwan-gerschaftsunterbrechung«. Man mag sich kaum ausmalen, welche Angst und Scham Tatjana Petrowa und all die anderen Frauen aus der Sowjetunion und Polen während ihrer Zeit in der Universitäts-Frauenklinik empfanden. Völlig rechtlos und nicht in der Lage, sich mit den fremden Ärzten zu verständigen, mussten sie eine derart intime Behandlung über sich ergehen lassen; einen Eingriff, der bei Tatjana Petrowa katastrophal endete.

Da eine umfassende Mutterhalskanalerweiterung nicht möglich war, legten die Erlanger Ärzte bei Tatjana Petrowa einen Gummiballen (Metreurynther) ein und verabreichten ihr zusätzlich wehenanregende Mittel. Am 10. Februar 1944 ging zunächst der Metreurynther ab, kurz darauf »kam es zur Spontangeburt von Zwillingen, von denen eine Frucht stark mazeriert [aufgeweicht] war und die andere sich noch in den Eihäuten befand«. Der Zustand von Tatjana Petrowa verschlechterte sich danach dramatisch. Sie bekam hohes Fieber und ver-starb nur wenige Stunden später an einer Sepsis. Die bei ihrer Aufnahme in der Frauenklinik diagnostizierte »leichte Bronchitis« hatte sich als Lungenentzündung entpuppt. Philipp Rauh

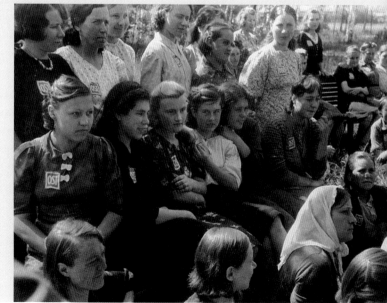

Abb. 1   Propagandaaufnahme von »Ostarbeiterinnen« in einem Zwangsarbeiterlager bei Erlangen, 1940er Jahre.

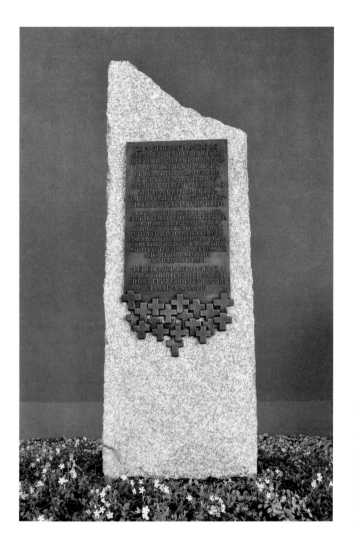

Abb. 29   Die im April 2018 errichtete Gedenkstele für die Opfer der »Kindereuthanasie« vor der Erlanger Universitäts-Kinderklinik. Die Tafel nennt 20 Namen.

Heil- und Pflegeanstalten des deutschen Machtbereichs wurden insgesamt etwa 300.000 psychisch kranke und geistig behinderte Menschen getötet. Im Sprachgebrauch der Täter wurden für diesen Massenmord die euphemistischen Begriffe »Gnadentod« oder – seltener – »Euthanasie« verwendet; meistens wurden Tarnbegriffe eingesetzt. Dahinter verbergen sich Vernichtungsmaßnahmen, die teils parallel, teils nacheinander verliefen.

Den Auftakt der Krankenmorde bildete die »Kindereuthanasie«. Unter der Tarnbezeichnung »Reichsausschuß zur Erfassung erb- und anlagebedingter schwerer Leiden« wurden von August 1939 bis Kriegsende insgesamt 5000 Kinder von der »Kanzlei des Führers« (KzdF) in Berlin erfasst, selektiert und in eigens ausgewählten psychiatrischen und pädiatrischen Einrichtungen, sogenannten Kinderfachabteilungen, mittels überdosierter Medikamentenvergabe ermordet.[194] Eine der insgesamt rund 40 »Kinderfachabteilungen« befand sich ab Ende 1942 in der Heil- und Pflegeanstalt Ansbach, in der bis Kriegsende 154 Kinder ums Leben kamen.[195] Dorthin überwies der Erlanger Ordinarius für Kinderheilkunde Albert Viethen (1897–1978) in den Jahren 1942 bis 1944 insgesamt 20 Kinder, die allesamt verstarben. Auch wenn er es nach 1945 abstritt, so spricht doch alles dafür, dass Viethen sehr genau über den Zweck der »Kinderfachabteilungen« informiert war. Durch die Verlegungen seiner Patienten nach Ansbach gab er diese zur Vernichtung frei.[196]

Die bekannteste Krankenmordaktion ist die »Aktion T4«. Sie wurde zentral von der Berliner Tiergartenstraße 4 (daraus entstand die Bezeichnung »T4«) geplant und durchgeführt. Im Oktober 1939 beauftragte Hitler den Leiter der »Kanzlei des Führers«, Philipp Bouhler (1899–1945), und seinen Begleitarzt Karl Brandt (1904–1948) damit, »die Befugnisse namentlich zu bestimmender Ärzte so zu erweitern, daß nach menschlichem Ermessen unheilbar Kranken bei kritischster Beurteilung ihres Gesundheitszustandes der Gnadentod gewährt werden kann«.[197] Diese »Führerermächtigung« wurde auf den 1. September 1939, das heißt auf den Tag des Überfalls auf Polen, zurückdatiert. Sie diente für viele am Krankenmord beteiligte Personen als Legitimation. Anders nämlich als für die Zwangssterilisationen existierte für die NS-»Euthanasie« kein Gesetz, sie firmierte stattdessen als »geheime Reichssache«.

Ebenfalls im Oktober 1939 begann die systematische Erfassung der Anstaltspatienten. Die Leiter der Heil- und Pflegeanstalten erhielten die schriftliche Aufforderung, mittels beigefügter Meldebögen bestimmte Anstaltspatienten der T4-Zentrale zu melden. Die Fragen auf den Meldebögen bezogen sich auf die dauernde Anstaltsbedürftigkeit bzw. Unheilbarkeit von Patientinnen und Patienten, ihre Therapiefähigkeit, ihr Verhalten, ihre Arbeitsfähigkeit, die »Erblichkeit« ihrer Erkrankung sowie ihren Familienanschluss.[198] Die ausgefüllten Meldebögen wurden an sogenannte T4-Gutachter – beinahe ausschließlich renommierte Universitäts- bzw. Anstaltspsychiater – weitergeleitet, die dann allein auf dieser Grundlage über Leben oder Tod der betreffenden Kranken entschieden. Dabei waren Heilbarkeitsprognose, Pflegeaufwand und Verhalten wichtige Kriterien, doch entscheidende Bedeutung gewann die Frage der Arbeitsleistung des »Anstaltsinsassen«. Wurde der Patient im Meldebogen als produktiver Arbeiter beschrieben, hatte er mit Abstand die größten Chancen, die »Aktion T4« zu überleben. Die als »lebensunwert« eingestuften Patienten wurden kurze Zeit nach der Begutachtung in sogenannte Tötungsanstalten abtransportiert und dort vergast. Bis zum vorläufigen »Euthanasie«-Stopp im August 1941 kamen auf diese Weise über 70.000 geistig behinderte und psychisch kranke Menschen ums Leben. Der offizielle Abbruch der »Aktion T4« bedeutete jedoch nicht das Ende der Mordaktionen an geistig Behinderten und psychisch Kranken. Es begann eine regionale Phase der Krankenmorde: Bis Kriegsende starben im Reichsgebiet Anstaltspatienten in verstärktem Maße durch spezielle Medikamentenvergabe und gezieltes Verhungernlassen.[199]

In die »Euthanasie«-Morde direkt involviert war die Heil- und Pflegeanstalt in Erlangen. Von dort aus wurden in den Jahren 1940/41 insgesamt 908 Anstaltsbewohner im Rahmen der »Aktion T4« in die Tötungsanstalten Hartheim bei Linz und Sonnenstein in Pirna deportiert und dort vergast. Unbekannt ist bislang, wie viele Psychiatriepatienten der bis Kriegsende andauernden systematischen Mangelversorgung zum Opfer fielen. Als sehr wahrscheinlich kann jedoch gelten, dass über 1000 geistig behinderte und psychisch kranke Menschen in Erlangen verhungerten bzw. an durch Hunger hervorgerufenen Mangelerkrankungen starben.[200]

Für gewöhnlich waren die psychiatrischen Universitätskliniken an der Durchführung der »Aktion T4« nicht unmittelbar beteiligt. Da dort in erster Linie »Frischfälle« mit für gewöhnlich guten Heilungsprognosen hospitalisiert waren, kamen die dortigen Patienten für den Krankenmord nicht in Frage. Die Erlanger Universitätspsychiatrie stellte hier jedoch eine Ausnahme dar. Dies lag daran, dass es eine psychiatrische Universitätsklinik im eigentlichen Sinne nicht gab. Zwar gab es Räume, die unter der Bezeichnung »Psychiatrische und Nervenklink der Universität Erlangen« firmierten. Diese waren jedoch in die Erlanger Heil- und Pflegeanstalt integriert und dieser verwaltungsmäßig unterstellt. Friedrich Meggendorfer war also nicht Herr im eigenen Haus; akademisch Lehrstuhlinhaber an der Universität, war er de facto eine Art Oberarzt der Anstalt. Die Entscheidung, welche Patienten in seine Klinik aufgenommen wurden, oblag nicht ihm, sondern dem Direktor der Heil- und Pflegeanstalt Wilhelm Einsle (1887–1961). Dies hatte zur Folge, dass in der Universitätspsychiatrie Erlangen ungewöhnlich viele Langzeitpatienten hospitalisiert waren. Selbst die Patienten, die Einsle der Psychiatrischen Universitätsklinik zuwies, blieben bis zu ihrer Entlassung, über die wiederum der Anstaltsleiter entschied, formal Patienten der Heil- und Pflegeanstalt. Trotz wiederholter Initiativen des über die hiesigen Verhältnisse zunehmend frustrierten Meggendorfer gelang es nicht, den Bau einer eigenständigen universitätspsychiatrischen Klinik in die Wege zu leiten. Dieses Erlanger Spezifikum rückt die Geschehnisse rund um die NS-»Euthanasie« in ein besonderes Licht.

Da die »Aktion T4« in erster Linie auf »unproduktive«, »therapieresistente« Langzeitpatienten abzielte, gerieten die »Insassen« psychiatrischer Universitäts- ▷

EIN UNBEKANNTER

Wer könnte er sein, dieser Mann mit seiner Sonnenbrille, seinen zurückgekämmten Haaren, im Anzug gekleidet mit weißem Hemd und Krawatte? 1917 wurde er nach einem Streit mit seiner Frau erstmals in die Heil- und Pflegeanstalt Erlangen aufgenommen. Diagnose: Psychopathie.

1888 in Speyer geboren, kam er mit vier Jahren in Pflegeheime, nachdem seine Mutter sich suizidiert hatte, absolvierte die Schule und machte eine Lehre als Schuster. Nach einem Aufenthalt in der Psychiatrischen Anstalt in Klingenmünster zog er vor dem Ersten Weltkrieg nach Nürnberg, verrichtete Gelegenheitsarbeiten und heiratete eine Frau mit vier Kindern. Er wurde 1917 nach kurzer Zeit aus der Erlanger »HuPflA« entlassen. Er lebte in Nürnberg in der Nähe des Frauentorgrabens in sozial prekären Verhältnissen, war häufig arbeitslos, musste oft zusammen mit seiner Familie hungern. Die von Gustav Kolb (1870–1938) aufgebaute offene Fürsorge wurde für ihn und seine Frau zu einem wichtigen Bezugspunkt, konnte aber das zunehmende soziale Elend nicht verhindern, zumal der Ungenannte zwar ab Mitte der 1920er Jahre eine Invalidenrente von 29 Reichsmark bezog, aber noch dreimal für jeweils längere Zeit in die Psychiatrische Anstalt eingewiesen wurde. Ab Ende der 1920er Jahre wurde sein Leben zunehmend elender, er trank vermehrt Alkohol, blieb häufig die Zeche schuldig und wurde im November 1929 wegen »22 Zechprellereien« und »Diebstahl eines Huhnes, mit dem er eine Zeche bezahlte«, zu einem Jahr Gefängnis verurteilt. 1935 wurde er letztmals in die Anstalt in Erlangen eingewiesen, im Unterschied zu den vorherigen Aufnahmen wurde eine starke Hornhauttrübung auf beiden Augen festgestellt, er war erblindet. Die Einträge in seiner Krankenakte[1] sind sehr unterschiedlich: »Einwandfreie Führung, stilles bescheidenes Auftreten, soweit er bei seiner Blindheit dazu in der Lage ist, sucht er sich nützlich zu machen.« (02.10.1935) – »Ist hier ziemlich kalt gestellt und kann mit den dort befindlichen Kranken wenig anfangen. Da er zu unzuverlässig ist und ständig lügt oder für seine Durchstechereien immer wieder eine Entschuldigung weiss, wird er nicht mehr mit auf die Arbeit genommen.« (08.03.1938)

Ab 1939 versuchte er verzweifelt, einen Weg aus der Anstalt zu finden, schmiedete Ausbruchspläne und bezichtigte sich selbst eines Hühnerdiebstahls, um ins Gefängnis in Brauweiler zu gelangen. Er ahnte wohl, dass es lebensgefährlich werden konnte, in der Psychiatrischen Anstalt bleiben zu müssen. Mit seinem steten Streben, aus der Anstalt herauszukommen, hatte er sich bei den Ärzten und Pflegern keine Freunde gemacht, seine Blindheit wurde misstrauisch hinterfragt. Zum Datum 28.08.1939 findet sich folgender Eintrag in seiner Krankengeschichte: »Heute bei dem ärztlichen Besuch ergibt sich eindeutig, daß der Kranke recht gut sieht. Nachdem der Arzt mit dem Oberpfleger noch außerhalb der Abteilung auf dem Gang ist, erblickt ihn er als erster und gibt sofort den anderen ein Zeichen. Der Gang ist von der Abteilung durch eine Glastür getrennt.« Damit hatte er sich sein eigenes Todesurteil ausgestellt. Wenige Tage später, im Herbst 1939, begann die Vernichtungsaktion »T4« gegen psychisch kranke Menschen, sogenannte Meldebögen wurden verschickt und ausgefüllt, eine Ärztekommission besuchte

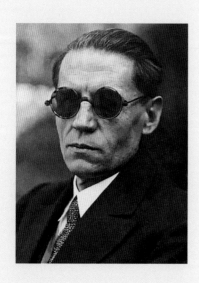

Abb. 1   Eduard Vögeli (1888–1940).

die Erlanger Anstalt und hunderte Patienten wurden selektiert, um diese in eigens eingerichteten Tötungsanstalten zu vergasen.[2] Nachdem am 1. August 1940 ein Meldebogen über ihn angelegt worden war, wurde er am 5. November 1940 zusammen mit 117 anderen Patienten nach Sonnenstein bei Pirna transportiert und dort getötet. Insgesamt sind über 900 Menschen aus der Erlanger Anstalt während dieser Vernichtungsaktion ermordet worden.[3]

Nach 1945 lag über viele Jahrzehnte ein bleierner Schleier über diesen Ereignissen, es schien, als hätte es die Taten nie gegeben, die Opfer blieben ungenannt. Das hat sich geändert. Der Mann mit seiner Sonnenbrille, seinen zurückgekämmten Haaren, im Anzug gekleidet mit weißem Hemd und Krawatte heißt Eduard Vögeli. Hans-Ludwig Siemen

Abb. 2 Die Heil- und Pflegeanstalt Erlangen auf einer Postkarte von 1960.

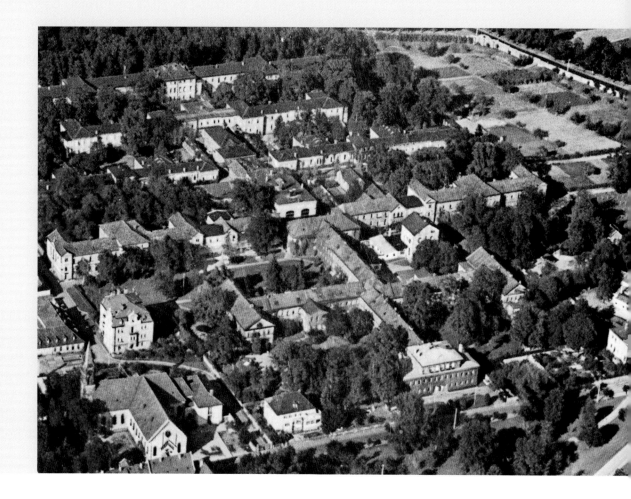

kliniken normalerweise nicht in den Fokus des zentralen Krankenmordes. Aus
diesem Grund wurden die Klinikdirektoren auch nicht aufgefordert, Meldebögen
über ihre Schutzbefohlenen auszufüllen. Doch die Psychiatrische Universitätsklinik Erlangen stellte wohl auch in diesem Zusammenhang einen Sonderfall dar.
Aufgrund des spezifischen Unterstellungsverhältnisses blieben ihre Patienten
offiziell Patienten der Heil- und Pflegeanstalt. Aus diesem Grunde muss davon aus-
gegangen werden, dass auch Klinikpatienten auf den Meldebögen erfasst worden
sind, die Ende Juli 1940 dem Anstaltsleiter Wilhelm Einsle zugesandt wurden.
Ob Einsle, Meggendorfer oder die im August in Erlangen tätige Meldebogen-
kommission – eine Kommission aus T4-Ärzten, welche die Meldebögen gleich
vor Ort ausfüllten – darauf insistiert haben, muss offenbleiben. Die Fälle einzelner Patienten, die über Jahre in den Räumen der Psychiatrischen Klinik behandelt
und wenige Tage vor den T4-Deportationen in die Heil- und Pflegeanstalt verlegt
wurden, um kurze Zeit später in den Tötungsanstalten vergast zu werden, lassen
jedoch nur einen Schluss zu: Auch Patienten der Psychiatrischen Klinik wurden
Opfer der »Aktion T4«. Die Erlanger Heil- und Pflegeanstalt erfüllte auch für
die Universitätspsychiatrie die Funktion einer »Zwischenanstalt«. Offensichtlich
ergriff Meggendorfer hier die Möglichkeit, sich auf diesem Wege einiger seiner
»therapieresistenten« und »störenden« Patienten zu entledigen. Die Psychiatrische
Universitätsklinik Erlangen war unter ihrem Direktor Friedrich Meggendorfer –
so zumindest der aktuelle Forschungsstand – deutschlandweit die einzige Universitätspsychiatrie, die derart unmittelbar in die »Aktion T4« involviert war.[201]

Ähnlich verhielt es sich mit der Rolle der Erlanger Universitätspsychiatrie im
Kontext des regionalen Hungersterbens. Auch in der Erlanger Heil- und Pflegeanstalt wurden im Zuge des »bayerischen Hungerkosterlasses« vom November
1942, der die Verabreichung einer fettlosen Kost vornehmlich an arbeitsunfähige
Patienten vorsah, spezielle Hungerabteilungen eingerichtet.[202] Während arbeits-
fähige »Anstaltsinsassen« mit der sogenannten A-Kost versorgt wurden, wurden
die »Unproduktiven« mit der unzureichenden »B-Kost« gezielt mangelversorgt und
kamen vielfach zu Tode. In ihrer kurz vor dem Abschluss stehenden Dissertation
über Friedrich Meggendorfer kann Viola Wüstner nachweisen, dass es auch im
Zusammenhang mit dem Hungersterben gezielte Verlegungen von der Psychiatrischen Klinik in die Heil- und Pflegeanstalt Erlangen gab. Auch hier waren es
vornehmlich störende und therapierefraktäre Patienten, die aus Meggendorfers
Klinik in die Hungerkostabteilungen verlegt wurden und dort kurze Zeit später
verstarben.[203] Philipp Rauh

»Kein Erlaß kann die Umgehung des § 218 verlangen«.
Das externe Fakultätsmitglied Werner Lüttge und die NS-Rassenpolitik

In der Universitäts-Frauenklinik Erlangen sind zwischen 1943 und 1945
mit Billigung ihres Direktors Hermann Wintz mindestens 136 Abtreibungen an
»Ostarbeiterinnen« vorgenommen worden – einige mit tödlichem Ausgang. Der
Klinikdirektor, sein Oberarzt Rudolf Dyroff und die beteiligten Assistenten machten sich dabei wie viele andere Frauenärzte im Reich beflissen zu Helfershelfern
des nationalsozialistischen Regimes. Die Beteiligung an diesen rassenpolitisch ▸

NEUE PERSPEKTIVEN FÜR DIE ERFORSCHUNG DER NS-»EUTHANASIE« IN ERLANGEN

Noch nicht benennen lässt sich die Zahl der »Euthanasie«-Opfer aus der Psychiatrischen Universitätsklinik Erlangen. Aufschluss darüber könnte ein lange als verschollen geltender Krankenaktenbestand aus der Universitätspsychiatrie geben, der kürzlich in das Universitätsarchiv übernommen wurde. Die rund 1400 Patientenakten aus der NS-Zeit sind erst seit kurzer Zeit für die professionelle (medizin-)historische Forschung zugänglich und konnten aus diesem Grund für das laufende Buchprojekt nicht mehr ausgewertet werden.[1]

Die systematische Analyse dieses Quellenbestandes verspricht Antworten auf bisher nur unzureichend erforschte zentrale Aspekte zum Thema »Euthanasie in Erlangen«. So stellt sich die Frage nach der Mitwisserschaft von Mitgliedern der Medizinischen Fakultät. Verbrieft ist, dass sowohl Hermann Wintz (1887–1947) als Rektor als auch Richard Greving (1887–1966) als Dekan über die Krankenmorde in Erlangen im Bilde waren. Die beiden unterstützten – wenn auch erfolglos – im Februar 1941 den Psychiater Friedrich Meggendorfer (1880–1953) in seinem Ansinnen, sich die durch die »Euthanasie« zum Teil geleerte Erlanger Heil- und Pflegeanstalt, der aus diesem Grund die Auflösung drohte, anzueignen, um auf diese Weise endlich die langersehnte eigene Klinik zu erhalten.[2] Es wird noch genau zu erforschen sein, welche weiteren Berührungspunkte es zwischen Universitätsleitung, Medizinischer Fakultät, Universitätskliniken und den Organisatoren sowie anderen Beteiligten der Krankenmorde gegeben hat und in welcher Weise sich die Universitätsmediziner der Friedrich-Alexander-Universität in dieser Frage positionierten.

Über die Täter- bzw. Mitwisser-Perspektive hinaus könnten vor allem die Opfer der Krankenmorde in den Blick genommen werden. In diesem Zusammenhang stellt sich auch die Frage nach anderen Opfergruppen, etwa den jüdischen Anstaltspatienten oder psychisch kranken Zwangsarbeitern. Die Rekonstruktion einer Vielzahl von Lebensgeschichten geistig behinderter und psychisch kranker Menschen würde für ein angemessenes Gedenken an die Erlanger Opfer der NS-»Euthanasie« sorgen. Die skizzierten Fragestellungen werden in Kürze in einem medizinhistorischen Projekt bearbeitet werden. Philipp Rauh

Krankenakten aus der Psychiatrischen Universitätsklinik

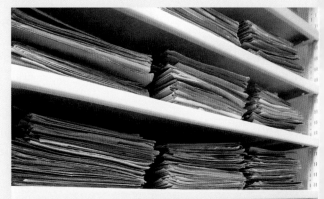
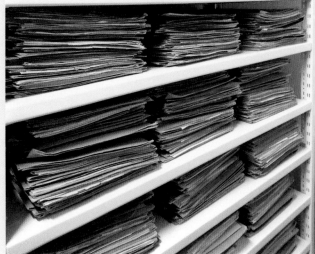

Abb. 1 Die Krankenakten im Universitätsarchiv Erlangen, 2018.

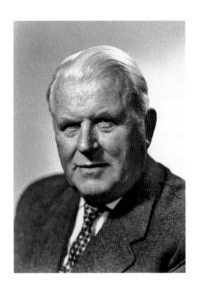

Abb. 30   Werner Lüttge (1895–1979),
Foto von 1961.

und kriegswirtschaftlich motivierten Verbrechen rechtfertigte man nach Ende
des Zweiten Weltkriegs teils als Gehorsam gegenüber einer von der Obrigkeit
verfügten Direktive (Dyroff), teils als eine von Mitleid motivierte Hilfeleistung,
die verhindern sollte, dass der Eingriff bei den »armen Ostarbeiterinnen« in
»ungeeignete[n] Krankenhäuser[n]« von »unerfahrene[n] Ärzte[n]« durchgeführt
werden würde (Wintz). Dabei wurde unterstellt, dass Widerstand gegen diese auch
im völligen Widerspruch zur NS-Abtreibungsgesetzgebung stehenden Maßnahmen
zum einen zwecklos und zum anderen von schärfsten Konsequenzen bedroht
gewesen wäre.[204]

Beides war offensichtlich unzutreffend. Dies ließ sich schon damals erkennen.
Eines der Beispiele dafür ist sogar im unmittelbaren Einflussbereich der Medizinischen Fakultät der Universität Erlangen zu finden, deren Rektor Wintz von 1938
bis 1944 war. Die Rede ist von Werner Lüttge (1885–1979), den Wintz ausgebildet,
habilitiert, zum Oberarzt gemacht und schließlich 1933 für die seit Längerem
vakante Leitung der staatlichen Bamberger Hebammenschule empfohlen hatte.
Dort im Amt lehnte Lüttge im Gegensatz zu seinem Mentor eine Beteiligung an
den Abtreibungen ab, obwohl er Fakultät und Frauenklinik als Hochschullehrer bis
zur Pensionierung 1963 in mehrfacher Hinsicht eng verbunden blieb.

Kriegsheld, Korpsstudent und NSDAP-Mitglied

Werner Lüttge, geboren am 2. Oktober 1895 in Halle (Saale) und verstorben
am 12. Juli 1979 in Bamberg, entstammte dem großbürgerlichen protestantischen
Milieu Mitteldeutschlands. Nach dem Abitur meldete er sich 1914 freiwillig zum
Kriegsdienst. Im September 1916 wurde Lüttge in der berüchtigten, extrem ver-
lustreichen Schlacht an der Somme verwundet, kehrte nach seiner Genesung im
Februar 1917 aber bis Kriegsende wieder zu seinem Regiment zurück. Für seinen
Einsatz wurde er mit dem Eisernen Kreuz I. Klasse ausgezeichnet.

Ende 1918 nahm Lüttge an der Friedrichs-Universität Halle-Wittenberg ein
Medizinstudium auf und wurde 1922 promoviert. Als Mitglied des Corps Palaio-
marchia beteiligte er sich mit seinen Korpsbrüdern 1921 an den mitteldeutschen
Märzkämpfen, zu denen eine von der Kommunistischen Partei gegen die prekäre
Lage der Arbeiterschaft initiierte Streikbewegung eskaliert war. In den 1920er
Jahren trat Lüttge auch dem »Stahlhelm« bei – einer Vereinigung ehemaliger
Frontkämpfer, die im Rahmen der »Gleichschaltung« nach 1933 in der SA aufging.
Mitglied der NSDAP wurde er 1937.[205]

»Shootingstar« der serologischen Forschung

Die klinische Laufbahn Lüttges begann im März 1923 mit einer Anstellung bei
Hugo Sellheim (1871–1936) an der Universitäts-Frauenklinik Halle. Während seiner
Assistentenjahre entwickelte er sich mit Arbeiten auf dem noch jungen Spezialgebiet der Serologie zu einem »Shootingstar« unter den gynäkologischen Nach-
wuchsforschern. Zusammen mit seinem Jugendfreund und Konassistenten, dem
Chemiker Walter von Mertz,[206] publizierte er in rascher Folge Untersuchungen,
die unter anderem die serologische Diagnose von Frühschwangerschaften, Malig-
nomen und des fetalen Geschlechtes ermöglichen sollten. Vor allem die Aussicht
auf die Möglichkeit zur intrauterinen Geschlechtsbestimmung erregte dabei auch

international Aufsehen: Eine vorläufige Mitteilung dazu, die unter dem Titel *Junge oder Mädchen?* im *Zentralblatt für Gynäkologie* publiziert wurde, machte sogar in der Laienpresse Schlagzeilen.[207]

Schon 1927 begann sich nach erheblichen wissenschaftlichen Kontroversen allerdings abzuzeichnen, dass die serologischen Arbeiten Lüttges die in sie gesetzten Erwartungen nicht erfüllen konnten.[208] Dennoch sah Hermann Wintz in ihm offenbar weiterhin großes Potential und übernahm den inzwischen bei dem bekannten Chirurgen Victor Schmieden (1874–1945) ergänzend weitergebildeten Lüttge als Assistenten. In Erlangen verabschiedete sich Lüttge aber sehr rasch von der experimentellen Forschung, um in der Folgezeit fast ausschließlich zu geburtshilflichen Problemen zu publizieren. Seine Habilitationsschrift über den *Geburtsmechanismus bei Anwendung der Zange* aus dem Jahre 1929 trug dem bereits Rechnung.

Bamberger Frauenklinik wird Lehrkrankenhaus für Erlanger Medizinstudenten

Der Wechsel von Lüttge in die Direktion der Bamberger Hebammenschule 1933 folgte sicherlich auch strategischen Überlegungen von Wintz. Er strebte eine Verbesserung der geburtshilflichen Ausbildung der Erlanger Medizinstudenten an, die schon länger mit der dortigen Hebammenausbildung kollidierte. Als 1932 über eine Schließung der seit Jahren nur kommissarisch geleiteten Bamberger Hebammenschule diskutiert wurde, hatte man deshalb sogleich einen Zusammenschluss mit der Erlanger Einrichtung ins Gespräch gebracht. Dies scheiterte zwar am Widerstand in Bamberg. Die Ernennung von Lüttge zum Direktor der Hebammenlehranstalt im November 1933 war für Wintz aber gewissermaßen die Installation eines Statthalters. Auch unter Berufung auf Lüttges Status als »außerordentlicher Professor für Geburtshilfe und Gynäkologie von der Universität Erlangen«, wozu jener schon im Jahr nach seiner Amtsübernahme ernannt worden war, gelang es Wintz im April 1937, die Genehmigung des Kultusministeriums für die geburtshilfliche Ausbildung von Erlanger Medizinstudenten in Bamberg zu erhalten und damit die eigene Klinik zu entlasten.[209]

Als Lüttge am 1. November 1933 sein Amt in Bamberg antrat, stand für ihn zunächst die Aufwertung der Entbindungsanstalt zu einer Frauenklinik im Vordergrund, die ihm auch rasch gelang. Mit der Aufforderung zu Schwangerschaftsabbrüchen bei »Ostarbeiterinnen« wurde er erst zehn Jahre später, im Juni 1943, konfrontiert. Es ging dabei um drei Frauen, für die ein Arzt aus dem nahegelegenen Lichtenfels entsprechende Anträge gestellt hatte. »Mit der Durchführung wird Herr Prof. Dr. Lüttge, Bamberg, beauftragt«, hieß es in einem Schreiben vom 11. Juni 1943, unterzeichnet vom Leiter der Kassenärztlichen Vereinigung, Bezirksstelle Oberfranken in Bayreuth, Dr. Eugen Heßler (1882–1964). Heßler war damals alles andere als ein politisches Leichtgewicht: Gauamtsleiter des Amtes für Volksgesundheit, Träger des Goldenen Parteiabzeichens der NSDAP, SA-Brigadeführer und bei einer Saalschlacht »im Dienst der Bewegung« schwer verwundet, wie es in seiner Personalakte hieß.[210]

Grundlage der Abtreibungen war eine Anordnung des Reichsgesundheitsführers Leonardo Conti vom 11. März 1943, nach der im Gegensatz zum strengen Abtreibungsverbot für deutsche Frauen bei den sogenannten Ostarbeiterinnen »auf

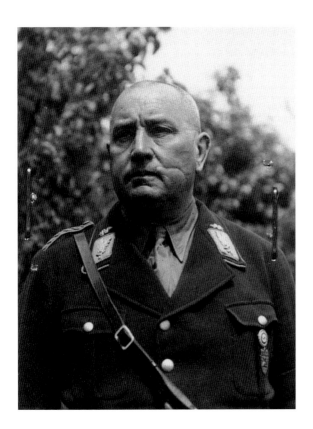

Abb. 31   Eugen Heßler (1882–1964).

Wunsch der Schwangeren« ein Abbruch vorgenommen werden konnte. Diese Einschränkung ist von der Forschung allerdings längst als reiner Euphemismus entlarvt worden. Es konnte gezeigt werden, dass viele der Zwangsarbeiterinnen in nahezu ausweglose psychische Konflikte gebracht wurden und/oder sich in einer gravierenden sozialen Notlage befanden.[211] Die rassistischen Intentionen dieser »geheimen« und »nur für den inneren Dienstgebrauch« bestimmten Anordnung werden auch durch ergänzende Mitteilungen bzw. Anordnungen der Ärztekammer deutlich. Darin hieß es beispielsweise, der Reichsgesundheitsführer lege »Wert darauf, daß die Ostarbeiterinnen (auch Polinnen) von dieser Möglichkeit tunlichst frühzeitig Kenntnis erlangen. […] Die Zustimmung […] wird im allgemeinen dann erteilt werden, wenn die Schwangerschaft auf einen Verkehr […] mit einem Mann gleicher oder ähnlicher Abstammung zurückzuführen ist«. Und an anderer Stelle: »[Bei Polinnen] ist […] stets eine rassische Beurteilung erforderlich. Z. B. rassisch gut oder rassisch schlecht. Dass sich die Beurteilung auf die germanischen Rassenmerkmale bezieht und nicht auf die polnischen, ist selbstverständlich.«[212]

Lüttge zögerte seine Antwort auf das Schreiben Heßlers fast einen Monat hinaus. Vermutlich um sich abzusichern, versah er den Brief mit der handschriftlichen Notiz, das Schreiben sei »durch ein Versehen der Post« erst am 30. Juni – also fast drei Wochen nach der Abfassung – in seine Hände gelangt. In seinem Antwortbrief bat er dann darum, die Schwangerschaftsunterbrechungen aus Platzmangel »nach der Universitäts-Frauenklinik Erlangen oder Würzburg weiterleiten zu wollen«.[213] Lüttge bediente sich damit zunächst einer Strategie, die auch von anderen Ärzten angewandt wurde, um sich den Abtreibungen zu entziehen: Er verzögerte, um den Zeitpunkt verstreichen zu lassen, zu dem ein Abbruch medizinisch noch vertretbar war; zusätzlich argumentierte er mit Platzmangel in der Klinik. Damit war er zunächst erfolgreich, nicht zuletzt vermutlich deshalb, weil Wintz und auch der Würzburger Klinikchef Carl Joseph Gauß (1875–1957) sich als willfährig erwiesen.[214]

Unterstützung durch die Fachgesellschaft blieb aus

Trotzdem ließ Lüttge die Sache nicht auf sich beruhen – wohl um künftig besser argumentieren zu können. Noch im September 1943 wandte er sich an den damaligen Präsidenten der Deutschen Gesellschaft für Gynäkologie, Rudolf Theodor von Jaschke (1881–1963), mit der Bitte um eine offizielle Stellungnahme der Fachgesellschaft zu dem Abtreibungserlass. Mit einem ähnlichen Vorgehen hatte Lüttge bereits zwei Jahre zuvor einem Denunzianten den Wind aus den Segeln nehmen können, der ihn wegen der Behandlung jüdischer Patientinnen bei der NS-Kreisleitung angeschwärzt hatte. Damals konnte er darauf verweisen, dass ihm das Kultusministerium auf eine entsprechende Anfrage mitgeteilt habe, gegen diese Behandlungen bestünden keine Einwände, soweit die Aufnahme »arischer Patientinnen« dadurch nicht erschwert werde.[215]

Die Antwort Jaschkes war freilich
weniger eindeutig und hilfreich. »Meiner
Ansicht nach ist eine solche Stellungnahme […] nicht nötig, da wenigstens
wir die Erfahrung gemacht haben, daß
eine Ablehnung der Unterbrechung
auf keinerlei Schwierigkeiten stösst«,
beschied er Lüttge kurz und knapp.[216] Ob
an Jaschkes Klinik in Gießen Zwangsabtreibungen durchgeführt wurden,
ist bisher nicht bekannt. Er sollte aber
gewusst haben, dass beispielsweise die
Kollegen Heinrich Eymer (1883–1965) in
München und August Mayer (1876–1968)
in Tübingen – beide entschiedene Gegner
von Abtreibungen – erhebliche Probleme mit ihren Versuchen hatten, sich den
Schwangerschaftsabbrüchen zu entziehen.
Dies gelang nur durch Beziehungen
auf inoffiziellen Wegen, nachdem sie
bereits Abtreibungen hatten durchführen
lassen.[217]

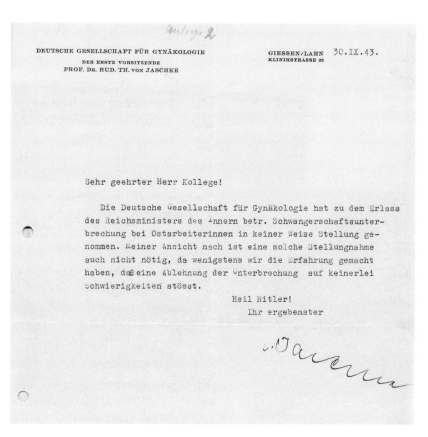

Abb. 32   Schreiben Jaschkes an
Lüttge vom 30. September 1943.

Fast anderthalb Jahre später – im
Oktober 1944 – sah sich Lüttge erneut mit dem Problem konfrontiert. »Da sich
in Bamberg die Anträge […] häufen und die Unterbrechungen, wie bis jetzt
geschehen, nicht alle in den benachbarten Orten durchgeführt werden können,
ersuche ich mir mitzuteilen, ob Sie […] nicht doch die Unterbrechungen, die für
Bamberg anfallen, durchführen wollen«, schrieb Heßler an Lüttge. »In Anbetracht
der Wichtigkeit der Sache und der Notlage des deutschen Volkes« glaube er, Lüttge
werde sich »diesmal nicht ausnehmen«.[218] In seiner Antwort versicherte Lüttge, er
stehe »prinzipiell gerne zur Verfügung«. Bezüglich der Abtreibungen ohne medizinische Indikation sei er jedoch in Sorge, dass sich diese Eingriffe demoralisierend
auf die Hebammenschülerinnen und Studenten auswirken könnten. Deshalb
habe er die »Anfrage« Heßlers mit der Bitte um Stellungnahme an seine vor-
gesetzte Behörde weitergeleitet.[219] Dieser Bitte um Stellungnahme, mit Datum vom
23. Oktober 1944 streng dem Dienstweg folgend an das Regierungspräsidium zur
Weiterleitung an das Kultusministerium in München gerichtet, fügte Lüttge eine
ausführliche Begründung seiner ablehnenden Haltung bei.

In dem Schreiben Lüttges heißt es, als Hebammenlehrer müsse er den Schülerinnen einschärfen, dass jegliche Schwangerschaftsunterbrechung ohne medizinische Indikation ein Verbrechen sei. Die Schülerinnen würden bei jedem operativen Fall in der Klinik mitwirken. Alles werde später mit ihnen besprochen. »Der
Hebammenlehrer büßt jede Achtung ein, wenn die Schülerinnen merken, daß hier
etwas vorgeht, was ihnen später streng verboten sein soll.« Ebenso verhalte es sich
mit den Studenten. Aktuell seien in der Klinik mehr als zehn Famuli. »Wie soll ich
den Studenten gegenüber mein Handeln vertreten?«, fragte er.

Lüttge wandte sich auch gegen eine von Heßler erhobene Forderung, die Abbrüche dann eben in einer Baracke außerhalb der Klinik vorzunehmen: »[…] womöglich heimlich, damit mein Personal es nicht merkt«, empörte er sich. Dies sei schon aus technischen Gründen nicht möglich. Es würde ihn aber auch in seiner persönlichen und vor allem in seiner Berufsehre »aufs Schwerste treffen«. Zudem stünde der Ruf der Klinik auf dem Spiel.

»Kein Erlaß kann die Umgehung des § 218 verlangen«

Zu seinen rechtlichen Bedenken erklärte Lüttge, er unterstehe dem Reichsstrafgesetzbuch: »Zuchthaus, heute sogar Todesstrafe steht auf Abtreibung. In dem § 218 steht nicht, dass Schwangerschaftsunterbrechung bei andersrassigen Völkern erlaubt ist. Kein Erlaß kann infolgedessen von mir die Umgehung des § 218 verlangen […].«

Lüttge schloss sein Schreiben mit der allgemein gehaltenen, dringenden Bitte an das Kultusministerium, die Hebammenschulen mit der Durchführung von Schwangerschaftsunterbrechungen bei »Ostarbeiterinnen« ohne medizinische Indikation nicht zu belasten. »Die Forderung würde sich bei unserem medizinischen Nachwuchs später furchtbar rächen«, warnte er und fügte wohl als Konzession an das Regime nach einem Gedankenstrich hinzu: »Wenn sich schon einmal die Notwendigkeit auftun sollte, Schwangerschaften zu unterbrechen, dürfte sich meines Erachtens eine zufriedenstellende Regelung auf andere, vielleicht zentralisiertere Weise ergeben.«[220]

Nach Kriegsende räumte Lüttge selbst ein, dass er auch in diesem Fall Zeit gewinnen wollte und auf sein Schreiben keine Antwort erwartet hatte. Zu seiner »größten Freude und Überraschung« sei ihm jedoch am 16. November 1944 vom Kultusministerium mitgeteilt worden, dass man dort seine Meinung teile. In den Akten findet sich dazu eine kurze Mitteilung des Ministeriums an den Regierungspräsidenten. Dort heißt es unter dem Betreff »Schwangerschaftsunterbrechungen bei Ostarbeiterinnen« mit Hinweis auf einen Randbericht des Regierungspräsidiums vom 25. Oktober 1944: »Ich stimme den Ausführungen des Leiters der Hebammenschule Bamberg gleichfalls zu.«[221] Damit war die Sache für Lüttge offensichtlich ausgestanden.

Wegen seiner Zugehörigkeit zur NSDAP und anderen NS-Organisationen wurde Lüttge nach Kriegsende vorläufig seines Amtes enthoben, jedoch vor der Spruchkammer schnell entlastet. Bei den Bemühungen um seine Rehabilitierung schilderte er die Auseinandersetzung um die Abtreibungen wesentlich dramatischer, als sich dies aus dem zitierten offiziellen Schriftverkehr ergibt. So berichtete er von einem »Kampf gegen Reichsärzteführer und Gauleitung«, einer heftigen telefonischen Auseinandersetzung mit Heßler und seiner angeblichen temporären Entlassung durch den Reichsärzteführer Conti. Auch nahm er für sich in Anspruch, im Gegensatz zu Wintz in der Erlanger Frauenklinik Zwangssterilisationen verweigert zu haben. Nur mit »Rücksicht auf die allgemeine Volksstimmung im Kriege« und mit Hilfe des NSDAP-Kreisleiters sei »das Schlimmste« verhütet worden, schrieb er.[222] Einen Nürnberger Kollegen veranlasste diese Darstellung der Ereignisse zu einer ironischen Replik: »Er baut die ganze Sache zu seinen Gunsten sehr geschickt auf. Ich weiß nicht, ob er wirklich ein so großer Held war.«[223]

War Lüttge ein »großer Held«?

Dass Lüttge sich den Zwangssterilisationen aktiv verweigert hat, lässt sich bisher nicht belegen. In seiner Klinik wurden zwar tatsächlich keine einschlägigen Eingriffe vorgenommen. Dies war aber vermutlich eher der Tatsache geschuldet, dass die Entbindungsanstalt erst nach der Umwandlung in eine Frauenklinik für gynäkologische Eingriffe in Frage kam. Zudem standen im Erbgesundheitsbezirk Bamberg das Städtische Krankenhaus Bamberg, das Coburger Landkrankenhaus sowie die Heil- und Pflegeanstalt Kutzenberg zur Verfügung, die tatsächlich auch alle Sterilisationen durchgeführt haben.[224]

Ganz anders dagegen Lüttges Widerstand gegen die Abtreibungen bei »Ostarbeiterinnen«: Er ist gut zu belegen und weist Merkmale auf, die ihn unter seinen Kollegen als ziemlich singulären Vorgang erscheinen lassen. Auf schriftlichen Protest bei übergeordneten staatlichen Stellen haben sich sonst wohl nur hochrangige Vertreter der katholischen Kirche eingelassen. Zu nennen ist hier vor allem der Bischof von Münster, Clemens August Graf von Galen (1878–1946), der sich 1943 auf Veranlassung von Ärzten des St.-Franziskus-Spitals in Ahlen an den Reichskirchenminister wandte. Die ihm darauf übermittelte Zusicherung Contis, kein Arzt werde zu den Abtreibungen gezwungen, erwies sich allerdings von eingeschränktem Wert, weil davon unabhängig vielerorts durch untergeordnete Stellen Druck ausgeübt und dem auch nachgegeben wurde.[225]

Lüttge ist vermutlich auch der einzige Frauenarzt gewesen, der sich in dieser Angelegenheit an seine Fachgesellschaft wandte – freilich vergeblich. Die DGG scheute offenbar die Konfrontation, obwohl die meisten ihrer konservativen Mitglieder Abtreibungen ohne dringende medizinische Indikation »als in höchstem Maße widerlich« ablehnten. Man setzte zu ihrer Vermeidung eher auf Beziehungen, wie der erwähnte Münchner Ordinarius Heinrich Eymer und sein Tübinger Kollege August Mayer.[226]

Auch andere Ärzte verweigerten sich

Es gab jedoch auch Ärzte, die ohne Rückhalt ihre Beteiligung an den Abtreibungen verweigerten. 2017 hat Annette Eberle in ihrer Geschichte der Ärzteschaft in Bayern während der NS-Zeit auf zwei derartige Fälle im Krankenhaus Thannhausen und in der Chirurgie des Stadtkrankenhauses Augsburg hingewiesen. In Augsburg wurde nach offensichtlich heftigen Auseinandersetzungen mit dem Leiter der dortigen Ärztekammer schließlich ein Zwangsarbeiter, der Arzt war, zu den Eingriffen verpflichtet. Gravierende Folgen hatten auch diese Weigerungen offenbar nicht, obwohl nach Aussagen der Beteiligten in ihren Spruchkammerverfahren zunächst unter anderem mit Entzug der Approbation und »Bestrafung wegen Sabotage am deutschen Volkstum« gedroht worden war.[227]

Über die Motive, die den einflussreichen Mediziner Hermann Wintz dazu veranlassten, seine Klinik mit ihren Mitarbeiterinnen und Mitarbeitern offenbar so bereitwillig für die Abtreibungen zur Verfügung zu stellen, kann nur spekuliert werden. Einer der möglichen Gründe liegt darin, dass er selbst 1941 ins Fadenkreuz der Nationalsozialisten geraten war. Die Reichsärztekammer warf ihm unter anderem vor, er habe entgegen geltenden Bestimmungen ohne Genehmigung durch eine Gutachterstelle therapeutische Bestrahlungen bei Frauen im reproduktionsfähigen Alter

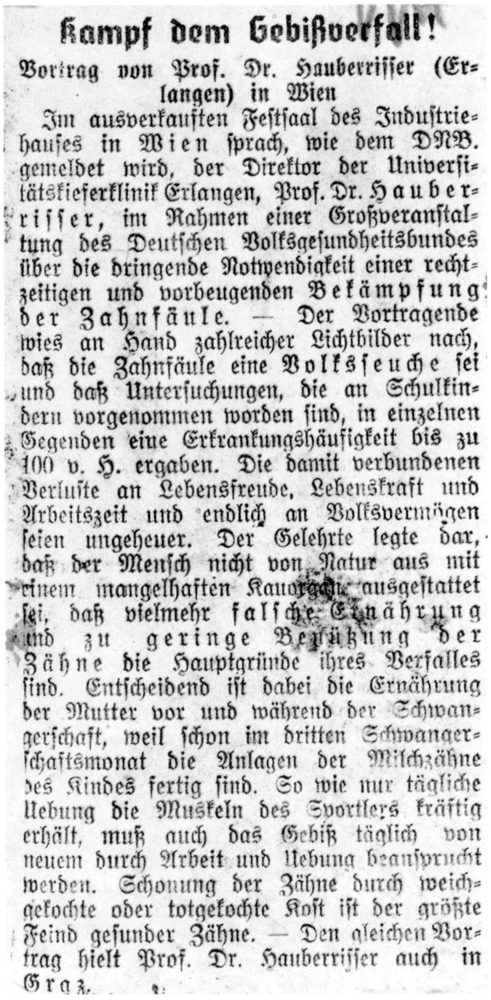

Kampf dem Gebißverfall!

Vortrag von Prof. Dr. Hauberrisser (Erlangen) in Wien

Im ausverkauften Festsaal des Industriehauses in Wien sprach, wie dem DNB gemeldet wird, der Direktor der Universitätskieferklinik Erlangen, Prof. Dr. Hauberrisser, im Rahmen einer Großveranstaltung des Deutschen Volksgesundheitsbundes über die dringende Notwendigkeit einer rechtzeitigen und vorbeugenden Bekämpfung der Zahnfäule. — Der Vortragende wies an Hand zahlreicher Lichtbilder nach, daß die Zahnfäule eine Volksseuche sei und daß Untersuchungen, die an Schulkindern vorgenommen worden sind, in einzelnen Gegenden eine Erkrankungshäufigkeit bis zu 100 v. H. ergaben. Die damit verbundenen Verluste an Lebensfreude, Lebenskraft und Arbeitszeit und endlich an Volksvermögen seien ungeheuer. Der Gelehrte legte dar, daß der Mensch nicht von Natur aus mit einem mangelhaften Kauorgan ausgestattet sei, daß vielmehr falsche Ernährung und zu geringe Benützung der Zähne die Hauptgründe ihres Verfalles sind. Entscheidend ist dabei die Ernährung der Mutter vor und während der Schwangerschaft, weil schon im dritten Schwangerschaftsmonat die Anlagen der Milchzähne des Kindes fertig sind. So wie nur tägliche Uebung die Muskeln des Sportlers kräftig erhält, muß auch das Gebiß täglich von neuem durch Arbeit und Uebung beansprucht werden. Schonung der Zähne durch weichgekochte oder totgekochte Kost ist der größte Feind gesunder Zähne. — Den gleichen Vortrag hielt Prof. Dr. Hauberrisser auch in Graz.

Abb. 33   Zeitungsbericht über einen Vortrag Hauberrissers, 18. Mai 1943.

durchgeführt und damit ihre Kastration in Kauf genommen. Wintz kam damals wohl nur aufgrund seiner Machtposition im Wissenschaftsbetrieb mit einer Verwarnung davon.[228] Es ist denkbar, dass er deshalb einen erneuten Konflikt vermeiden wollte. Möglicherweise hat ihn dies aber nicht davon abgehalten, seinen Schüler Lüttge in der Absicht zum Widerstand gegen die Abtreibungen zu bestärken: Der erklärte vor der Spruchkammer, er habe sich in diesem Zusammenhang »durch Freunde und einflussreiche Ärzte in Erlangen« beraten lassen.[229]   Wolfgang Frobenius

»Scherbengericht« und »Heimatsfrieden-Sabotage« – Die Erlanger Zahnmedizin in der NS-Zeit

Die politischen (Zwangs-)Maßnahmen zur Durchsetzung der nationalsozialistischen Gesundheitspolitik betrafen Medizin und Zahnmedizin gleichermaßen. Allerdings setzte die Erforschung der Rolle der Zahnärzteschaft im Nationalsozialismus durch Fach- und Medizinhistoriker vergleichsweise spät ein, bis in die 1990er Jahre entstanden Arbeiten überwiegend aufgrund von Einzelinitiativen außerhalb der Universitäten.[230] Den aktuellen Forschungsstand repräsentiert die 2017 im Rahmen des Forschungsprojekts »Geschichte der Zahnärzteschaft im Nationalsozialismus« entstandene »Bestandsaufnahme« zur NS-Zahnheilkunde.[231]

Unmittelbar nach der im März 1933 erfolgten »Gleichschaltung« des Reichsverbandes der Zahnärzte Deutschlands e. V. (RV) erfolgte der Ausschluss jüdischer, kommunistischer und sonstiger »missliebiger« Zahnärzte. Als politisches Kontroll- und Überwachungsorgan der Zahnärzteschaft wurde im August 1933 unter der Leitung des mit weitreichenden machtpolitischen Befugnissen ausgestatteten Reichszahnärzteführers Ernst Stuck (1893–1974) die Kassenzahnärztliche Vereinigung Deutschlands gegründet. Von der von vielen Zahnärzten begrüßten »Gleichschaltung« waren auch die wissenschaftlichen Gesellschaften und Verbände betroffen. Formal für die Fort- und Weiterbildungsmaßnahmen von Zahnärzten zuständig, übernahm die 1934 innerhalb des RV gegründete Akademie für zahnärztliche Fortbildung die »weltanschauliche« Schulung zum nationalsozialistischen Zahnarzt.[232] Zur Verbesserung der Zahngesundheit sollte eine an der »Neuen Deutschen Heilkunde« ausgerichtete »biologische« Zahnmedizin beitragen, die nach den Vorstellungen des Hochschulreferenten für Zahnmedizin im Stab »Stellvertreter des Führers«, Karl Pieper (1886–1971), möglichst rasch an allen großen Kliniken zu implementieren war.[233] Wie stark Pieper – überzeugter Nationalsozialist, Parteimitglied seit 1922, Teilnehmer am Hitlerputsch und Münchener Ordinarius – ab 1938 in seiner Funktion als Hochschulreferent für Zahnmedizin in das Erlanger Fakultätsgeschehen eingriff, wird im Folgenden erörtert werden.

Einen politisch forcierten Bedeutungszuwachs erfuhr die Zahnärzteschaft zum einen durch ihr Bemühen, basierend auf einer »biologisch-hygienischen« Lebensführung eine grundlegende Verbesserung der Zahngesundheit des deutschen »Volkskörpers« herbeizuführen; zum anderen durch ihre Begutachtung und Interpretation von vermeintlich erblichen Missbildungen im Mund-Kiefer-Gesichtsbereich. Im Rahmen des »*Gesetzes zur Verhütung erbkranken Nachwuchses*« meldeten Zahnärzte insbesondere Träger von Lippen-Kiefer-Gaumenspalten an das Gesundheitsamt.[234]

Rezente Arbeiten zur Geschichte der Erlanger Zahnheilkunde im National-sozialismus liegen bislang nur für Johannes Reinmöller vor, der die Erlanger Fakultäts- und Universitätsgeschichte zwischen 1920 und 1935 als Zahnmediziner und Hochschulvertreter wesentlich prägte.[235] Reinmöller hatte 1921 die Nachfolge des nach Göttingen berufenen Ordinarius Hermann Rudolf Euler (1878–1961) angetreten, der später zu einem der führenden Repräsentanten der NS-Zahn-medizin aufstieg.[236] Rasch zeigte sich, wie passgenau Reinmöller, erklärter Geg-ner der Weimarer Republik und Mitglied der DNVP, dem Erwartungsprofil der Erlanger nationalkonservativ geprägten Hochschul- und Fakultätsleitung ent-sprach. Der frühere Rostocker Ordinarius, der dort aus politischen Gründen frei-willig aus seinem Amt geschieden war, fand in Bayern rasch Gönner, die den von ihm forcierten Ausbau der Zahnklinik als Symbol des nationalen Aufbauwillens entschlossen und wortgewaltig unterstützten. Von finanzkräftigen »Zahnarzt-kreisen«, der ortsansässigen medizintechnischen Industrie und dem Land Bayern finanziell erheblich gefördert, konnte Reinmöller die räumliche und medizin-technische Ausstattung der veralteten und unzureichend ausgestatteten Erlanger Zahnklinik beträchtlich erweitern. Ihre Einweihung am 11. Dezember 1921 wurde als gesamtuniversitärer Festakt und »Ehrentag der Zahnheilkunde« inszeniert. In seiner Begrüßungsansprache würdigte der Rektor der Universität, der Philologe Otto Stählin (1868–1949), die Verdienste Reinmöllers. Sein eiserner Wille habe bewiesen, dass der Wiederaufstieg Deutschlands aus »Schmach und Knechtschaft« möglich sei. »Mögen die Feinde uns vieles rauben, das, was uns groß gemacht hat, […] das können sie uns nicht nehmen; die Tatkraft und die opferwillige Arbeitsfreudigkeit unserer Männer.«[237]

In den nächsten Jahren positionierte sich Reinmöller nicht nur als erfolg-reicher Kliniker, der 1929 eine moderne Bettenstation mit zwölf Betten in Betrieb nehmen konnte, sondern zunehmend als hochschulpolitischer Akteur, der seine Handlungsspielräume optimal zu nutzen wusste. Als er 1933 auf Vorschlag des Senats zum Rektor der Universität gewählt wurde, präsentierte sich der SA-Mann Reinmöller als überzeugter Nationalsozialist. Dass Reinmöller die in seiner Antrittsrede zu Beginn des Wintersemesters 1933/34 geäußerte Drohung, politische Gegner nicht zu dulden (»Und in diesem Bewußtsein sage ich, daß an unserer altehrwürdigen Alma mater ein derartiger Schädling nicht geduldet würde«[238]), durchaus ernst meinte, zeigte sich spätestens an seiner neuen Wirkungsstätte, der Universität Würzburg, der Reinmöller mit Wirkung vom 1. April 1935 als Hoch-schulführer vorstand. Als ein dortiger Konflikt mit katholischen Fachschaftsver-tretern durch Intervention des amtierenden Bischofs von Würzburg, Matthias Ehrenfried (1871–1948), im Herbst 1935 zu eskalieren drohte, nutzte Reinmöller, auf seinen Rückhalt in der NS-Politik setzend, die Gelegenheit zu einer Macht-demonstration und ließ die Theologische Fakultät für drei Tage schließen.[239]

An der »braunen« Universität Erlangen hatte man diesen bewährten Anti-demokraten ungern gehen lassen. Seine klinische Nachfolge übernahm auf Vor-

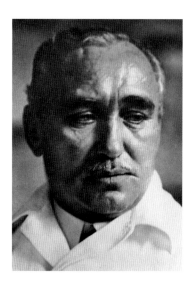

Abb. 34 Johannes Reinmöller (1877–1955).

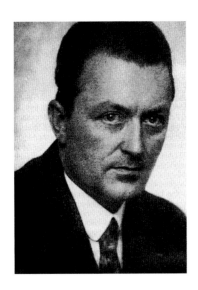

Abb. 35 Fritz Specht (1890–1972).

schlag Piepers zum 1. Oktober 1935 Edwin Hauberrisser (1882–1964). Zum Rektor wurde Fritz Specht, Ordinarius für Hals-, Nasen- und Ohrenheilkunde, bestimmt. Das zwischen Hauberrisser und Specht rasch wachsende Misstrauen war Grundlage eines jahrelangen, auf persönlicher, fachlicher und politischer Ebene ausgetragenen Machtkampfes. Wie sehr die weit über Erlangen hinaus wahrgenommene Fehde der beiden Ordinarien das Fakultätsklima belastete, soll im Folgenden skizziert werden. Dabei soll auch das enorme Konfliktpotential von Fachüberschneidungen, hier konkret zwischen der aufstrebenden und politisch geförderten Zahnheilkunde und der Hals-Nasen-Ohrenheilkunde, aufgezeigt werden. Deutlich wird aber auch, dass der (ausbleibende) Schulterschluss örtlicher und übergeordneter NS-Instanzen mit Erlanger Universitätsmedizinern nach undurchsichtigen Mustern verlief, die zur »Spezifik des ›Dritten Reiches‹ und seiner undurchschaubaren Strukturen und widersprüchlichen Bündnisse« gehörten.[240]

Bereits an seinem Göttinger Wirkungsort war Hauberrisser durch sein undiplomatisches Verhalten und fehlendes Fingerspitzengefühl negativ aufgefallen, zumindest beim Direktor des dortigen Zahnärztlichen Universitätsinstituts, Hermann Euler. Sein Separatvotum gegen die »Luxushabilitation« von Hauberrisser zieht nicht nur dessen fachliche Qualifikation in Zweifel, sondern auch sein persönliches Verhalten. Die vorgelegten Arbeiten seien Mittelmaß, sodass der Gewinn für das Fach fraglich sei, außerdem biete Hauberrisser nicht die Gewähr, Assistenten zu befähigten Dozenten heranzuziehen. Vor allem aber habe er seine Habilitation ohne Wissen und Willen des offiziellen Fachvertreters in Gang gesetzt und sogar die von der Fakultät gewünschte nachträgliche Normalisierung der Beziehung zum Fachvertreter »urkundlich abgelehnt«. Dieses Vorgehen stelle einen vollständigen Bruch mit der akademischen Gepflogenheit dar.[241]

Vor seinem Wechsel nach Erlangen hatte sich Hauberrisser, Mitglied in NSDAP und SA, bereits als Amtsnachfolger des entlassenen, jüdischen und kommunistischen Zahnmediziners Alfred Kantorowicz (1880–1962) an der Bonner Zahnklinik politisch bewährt. Dort hatte sich nach Beseitigung von rassisch und politisch unerwünschten Wissenschaftlern rasch »eine durchaus befriedigende und reibungslose Zusammenarbeit« entwickelt.[242] Zum 1. Oktober 1935 trat Hauberrisser mit der Verpflichtung, die Zahnheilkunde und Mund-, Kiefer- und Gesichtschirurgie zu vertreten und den Vorstand der zahnärztlichen Klinik zu übernehmen, seinen Dienst in Erlangen an.[243] Die Tatsache, dass Hauberrisser ohne Rücksprache mit der Fakultät vom NS-Hochschulreferenten Pieper ins Amt des planmäßigen außerordentlichen Professors gesetzt worden war, belastete das Verhältnis von Hauberrisser und dem an der Universitätsspitze stehenden Specht von Anfang an schwer: »Hätten wir berufen dürfen, so hätten wir Erlanger […] Hauberrisser sicher nicht auf die Liste gesetzt.«[244]

Zu diesem jahrelang immer wieder implizit und explizit erhobenen Vorwurf äußerte sich Pieper Jahre später nach außen hin moderat: Eine Unterrichtung sei lediglich aus Versehen unterblieben und er, Pieper, einer der ältesten »Nationalsozialisten, Blutorden- und Ehrenzeichenträger«, sei gerne bereit gewesen, sich in Erlangen persönlich für seine Unterlassungssünde zu entschuldigen. Dies habe man aber vor Ort nicht für nötig befunden, sodass die Angelegenheit für ihn erledigt gewesen sei. In der Sache stand für ihn fest, dass die nationalsozialistische

Regierung mit Hilfe der hierfür eingesetzten Leute auch ohne Befragung der Fakultäten Berufungen, Versetzungen und auch Entlassungen vornehmen könne.[245]

Seine verlässliche politische Rückendeckung bei Pieper nutzte Hauberrisser in Erlangen zu zahlreichen, von Fakultätskollegen zum Teil mit Argwohn betrachteten »Alleingängen«. So erfolgte die von ihm forcierte und vollzogene Umbenennung der seit 1924 als »Zahnärztliche Klinik und Ortsklinik« geführten Einrichtung in »Klinik und Poliklinik für Mund-, Zahn- und Kieferkrankheiten« ohne Rücksprache mit der Fakultät.[246] Zur Begründung führte Hauberrisser die Erweiterung seines Aufgabenbereiches durch seinen doppelten Lehrauftrag für Zahnheilkunde und Mund-, Kiefer- und Gesichtschirurgie an, der eine Umstellung des Lehr- und Klinikbetriebes im Rahmen der jetzt praktizierten modernen Mund-Zahn-Kieferheilkunde erfordere. Seiner persönlich beim Kultusministerium in München vorgetragenen Bitte um Umbenennung sei entsprochen, der Rektor der Universität beim Antrittsbesuch entsprechend informiert worden.[247] Specht fühlte sich von diesem nicht abgesprochenen Vorstoß gleich zweifach angegriffen. Als Vertreter seines Faches und Leiter der Klinik und Poliklinik für Ohren-, Nasen- und Kehlkopfkrankheiten befürchtete er Fachüberschneidungen mit der zunehmend chirurgisch agierenden Zahnheilkunde. Als Rektor vermisste er bei Hauberrisser »Ordnung und Einordnung« und missbilligte die Vorgehensweise, »über Dekan und Rektor hinweg höhere Entscheidungen zu erwirken«. Besonders die Hartnäckigkeit, mit der sich Hauberrisser geweigert hatte, den vom Rektor für die interne Verwaltung eingeführten Kurznamen »Zahnklinik« zu akzeptieren, ärgerte Specht: Diese Bezeichnung sei überall anerkannt und im Volk verbreitet.[248] Die kurze Antwort aus München stärkte allerdings Hauberrissers Position: Mit Wirkung vom 1. November 1935 habe die offizielle Bezeichnung ausschließlich »Universitäts- und Poliklinik für Mund-, Zahn- und Kieferkrankheiten (Mund-Zahn-Kiefer-Klinik)« zu lauten und als Kurzbezeichnung für den Innendienst sei »Kieferklinik« zu benutzen.[249] Specht wertete dies als Beweis für die radikalen Kompetenzbeschneidungen des Rektorats, das »selbst in derartig untergeordneten Dingen nicht einmal rein örtliche Fragen zu entscheiden hat«, aber auch als Bevorzugung der Zahnheilkunde. Nachdem schon die Berufung ohne jegliche Mitsprache der Universität zustandegekommen sei, »liegt der Gedanke nahe, daß das Gebiet der Zahnheilkunde aus der Zuständigkeit der Erlanger örtlichen Stellen grundsätzlich herausgestellt ist«. Außerdem benachteilige es alle anderen Fächer, wenn nur für die Zahnheilkunde ein unmittelbarer Verkehr zu den Ministerialstellen zugelassen sei, während ansonsten für alle der offizielle Dienstweg gelte.[250]

Wie kompromisslos Hauberrisser, Mitglied im NS-Ärztebund und NS-Dozentenbund, die Modernisierung seines Faches nicht nur in Richtung konkurrierender Fächer, sondern auch klinikintern durchzusetzen gewillt war, zeigt seine Fehde mit dem Zahnmediziner Heinrich Paschke (1910–1985) um die »rechte« Lehre. Um sicherzustellen, dass die laut neuer Studienordnung jetzt obligatorische Pflichtvorlesung in der Mund-, Zahn- und Kieferheilkunde in seinem Sinne gehalten würde, reklamierte Hauberrisser die bis dato gewohnheitsmäßig von Paschke gehaltene Vorlesung für sich und lehnte Paschkes Lehrauftrag kurzerhand ab.[251]

Darüber hinaus beabsichtigte Hauberrisser, die Erlanger Zahnheilkunde modellhaft an den Bestrebungen der »Neuen Deutschen Heilkunde« auszurichten.

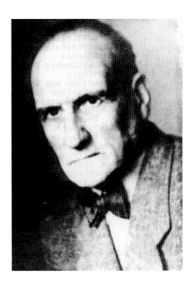

Abb. 36 Edwin Hauberrisser (1882–1964).

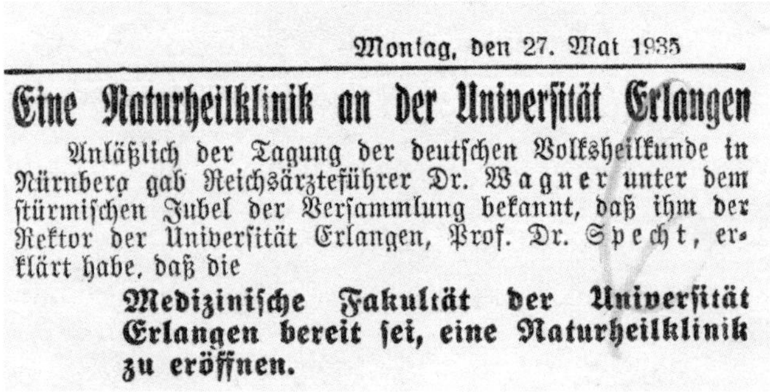

Montag, den 27. Mai 1935

Eine Naturheilklinik an der Universität Erlangen

Anläßlich der Tagung der deutschen Volksheilkunde in Nürnberg gab Reichsärzteführer Dr. Wagner unter dem stürmischen Jubel der Versammlung bekannt, daß ihm der Rektor der Universität Erlangen, Prof. Dr. Specht, erklärt habe, daß die

Medizinische Fakultät der Universität Erlangen bereit sei, eine Naturheilklinik zu eröffnen.

Abb. 37   Ankündigung der Erlanger Naturheilklinik, *Erlanger Zeitung*, 27. Mai 1935.

Da Hauberrisser damit warb, mit der jetzt favorisierten Methode, der sogenannten Kaltwasserbehandlung, in seiner Erlanger Klinik schon beste Erfahrungen gemacht und neue Behandlungsfelder erschlossen zu haben, wurde er von der Akademie für zahnärztliche Fortbildung 1938 aufgefordert, die entsprechenden klinischen Fortbildungskurse in Erlangen durchzuführen.[252] Die dazu notwendigen Umbaumaßnahmen wurden rasch bewilligt, den Ausbau des Hörsaals handelte Hauberrisser in für ihn typischer Direktheit unter Umgehung des üblichen Dienstweges aus. In München, wo man sich der Sorgen des persönlich Vorsprechenden »sehr liebenswürdig« angenommen hatte, bewilligte man nicht nur umstandslos die erforderlichen Finanzmittel, sondern stattete Hauberrisser mit dem seltenen Privileg aus, die notwendigen Baumaßnahmen noch vor dem Eintreffen der entsprechenden Ministerialerschließung beim Universitätsbauamt direkt in Auftrag geben zu dürfen.[253]

Allerdings hatte sich auch Specht bereits 1935, wenngleich erfolglos, um die Etablierung eines Lehrstuhls für Naturheilkunde bemüht. Einen Zeitungsbericht, wonach Specht während der Gründungsfeier der Reichsarbeitsgemeinschaft für eine »Neue Deutsche Heilkunde« am 25. Mai 1935 die Gründung einer Naturheilklinik angekündigt habe, musste Specht jedoch als voreilig zurückweisen. Es habe sich lediglich um eine Absichtserklärung gehandelt, um zu zeigen, dass die Erlanger Mediziner bereits »am Werke sind«, die Vorstellungen des Reichsärzteführers aufzugreifen und umzusetzen.[254] Nicht nur diese Pläne Spechts scheiterten. Auch als Rektor war Specht, gleichwohl angetreten, den »Geist der Bewegung« mit aller Kraft zu vertreten, ab 1936 nicht mehr erwünscht. Ausschlaggebend für den Verlust des politischen Rückhalts war wiederum seine insistierende Haltung in einer Nachfolgeregelung. Den Wunschkandidaten der fränkischen Gauleitung für die Nachfolge des Erlanger Studentenschaftsführers ablehnend, fiel Specht bei Gauleiter Julius Streicher in Ungnade, seine Absetzung als Rektor war daraufhin nur noch eine Frage der Zeit.[255]

Als 1941 ein zunächst von Hauberrisser im Kieferlazarett operierter, dann von Specht weiterbehandelter Soldat an den Spätkomplikationen einer Kieferhöhlenvereiterung starb, eskalierte der von persönlichen, fachlichen und politisch motivierten Animositäten geprägte Dauerkonflikt der beiden Ordinarien völlig. In den »Behandlungsskandal« involviert waren neben der Fakultät unter Dekan Richard Greving und dem Rektorat unter Hermann Wintz das bayerische Kultusministerium, der Referent für Zahnmedizin in der Reichsdozentenführung Pieper sowie das angerufene, aus drei Oberstabsärzten aus Nürnberg und Würzburg zusammengesetzte militärische Ehrengericht.

Der Patient war Ende Oktober 1941 mit einer Kieferhöhlenvereiterung in das Erlanger Kieferlazarett aufgenommen und dort operiert worden. Aufgrund anhaltender Beschwerden wurde er zur Weiterbehandlung in das von Specht geleitete Lazarett der Klinik und Poliklinik für Ohren-, Nasen- und Kehlkopfkrankheiten überwiesen. Dort verstarb er, nochmals mehrfach operiert, vier Wochen später an einer nicht beherrschbaren Herdinfektion. Ende 1941 informierte Hauberrisser seinen Patron Pieper darüber, dass Specht ihn für den Tod des Patienten verantwortlich gemacht und dienstliche Anzeige beim Corpsarzt erstattet habe. Wie erwartet, stellte sich Pieper in einem zehnseitigen Schreiben an das Kultusministerium sofort rückhaltlos hinter seinen Schützling, dessen charakterlich-politisch-nationalsozialistische Einstellung außer Frage stehe und dessen operative Behandlungserfolge in Fachkreisen weit über Erlangen hinaus anerkannt würden. Dagegen habe sich Specht, der die Berufung Hauberrissers nie verwunden habe, durch seine öffentliche Kritik an Hauberrissers fachlicher Qualifikation lächerlich gemacht. Spechts völlig unzureichendes, veraltetes Fachverständnis, das die erweiterten Möglichkeiten der modernen, durch die Erfolge der zahnärztlichen Chirurgen auf wissenschaftliche Höhe gebrachten Zahnheilkunde ignoriere, sei eines deutschen nationalsozialistischen Universitätsprofessors unwürdig. Seine chronischen Beleidigungen seien zudem als Ungehorsam der Partei gegenüber zu werten. Die gefährliche und ehrabschneidende Unbedenklichkeit, mit der Specht vier Wochen nach dem Tod eines Patienten behaupte, dass Hauberrisser diesen durch fachliches Unvermögen getötet habe, sei nicht nur unkameradschaftlich und unnationalsozialistisch, sondern mit dieser volksgemeinschafts-feindlichen Einstellung betreibe Specht »Heimatsfrieden-Sabotage«, die laut »Führer« einer gerechten Strafe zugeführt werden muss. »Wenn überhaupt von einem Versäumnis ärztlicher Behandlung oder Begutachtung gesprochen werden kann, so springt in diesem Falle ganz bestimmt der Pfeil auf den Schützen zurück und muss Herrn Prof. Specht mit tödlicher Sicherheit treffen.« Abschließend bat Pieper darum, die Reichsdozentenführung als maßgebliche oberste Parteistelle über den Ausgang der mit rücksichtsloser Strenge durchzuführenden Untersuchung zu informieren.[256]

Hauberrisser selbst nahm in einem 15-seitigen Brief an Rektor Wintz ausführlich Stellung. Sich jeglichen Zweifel an seiner fachlichen Eignung als Kiefer- und Gesichtschirurg verbittend, warf er Specht, der als Rhinologe zu Unrecht ein Behandlungsmonopol beansprucht habe, massive klinische und persönliche Versäumnisse vor. Als schwersten Angriff aber wertete er die Tatsache, dass Specht unter den Klinikdirektoren ein »Scherbengericht« gegen ihn einberufen habe: »Es dürfte wohl einzigartig in einer Fakultät dastehen, dass ein Ordinarius von einem Fakultäts-›Kollegen‹ in einer derart unerhörten Weise hinter seinem Rücken angegriffen und damit seine Berufsehre und seine persönliche Ehre in schwerster Weise beleidigt wird.« Auch sechs Jahre Aufbauarbeit hätten das von Anfang an bestehende Misstrauen der Fakultät nicht beseitigen können, sodass er es aufrichtig bedauere, sein Amt nicht schon vor Dienstantritt in Erlangen zur Verfügung gestellt zu haben.[257]

Das in der Causa Specht/Hauberrisser schließlich vom zuständigen Generalstabsarzt im Februar 1942 angeordnete Ehrenprüfverfahren entschied zwar zu Hauberrissers Gunsten, allerdings reichte die Entscheidung des militärischen Ehrenrats, den Kieferchirurgen in seinem Amt zu belassen und Kieferverletzte weiterhin seiner Klinik zuzuweisen, dem brüskierten Zahnmediziner offensichtlich nicht aus. Über den Ausgang des Verfahrens, über das Hauberrisser nur mündlich informiert worden war, berichtete er Rektor und Dekan wie folgt: Es sei entschieden worden, dass 1. er nicht schuldhaft gehandelt habe und seine Berufs- und Offiziersehre durch die Anzeige Spechts nicht angegriffen sei und 2. Specht nicht unkameradschaftlich, sondern im Interesse der Sache gehandelt habe.[258] Er forderte zu seiner vollständigen wissenschaftlichen Rehabilitation eine Nachprüfung seiner Titelführung sowie eine Ministerialerschließung, die ihm seine Eignung für die fachärztliche Tätigkeit eines Kiefer- und Gesichtschirurgen erneut bestätigte. Specht wiederum fühlte sich insofern bestätigt, als der Vorwurf der unkameradschaftlichen Handlung zurückgewiesen und damit der Pieper'schen Darstellung der Boden entzogen worden sei. Allerdings war für ihn noch zu klären, ob das Ministerium den Schutz seiner angegriffenen Ehre übernehme oder ob er selbst gegen die Beleidigungen Piepers vorgehen müsse.[259] Des erbitterten, die Fakultät und Universität jahrelang beschäftigenden Streits müde, schlug Wintz dem Ministerium vor, die gegen Specht und Hauberrisser noch anhängigen Disziplinarverfahren »als bis nach dem Kriege ausgesetzt zu bezeichnen«.[260] Ein medizinischer Grenzfall hatte die Fakultät zeitweilig an ihre Belastungsgrenzen gebracht.

Specht und Hauberrisser wurden 1945 durch die Militärregierung entlassen. Hauberrissers Antrag auf Wiedereinstellung bei gleichzeitiger Ruhestandsversetzung wurde aufgrund der politischen Belastungen nicht stattgegeben. Er übernahm ab 1949 die klinische Abteilung für Kieferchirurgie am Städtischen Krankenhaus in Regensburg. Specht versuchte sich 1948 zum »Dienstantritt« zurückzumelden. In einem siebenseitigen Brief an die Universitätsleitung führte er als Grund für sein letztlich erfolgreiches Gesuch aus, dass er während der Rektoratszeit für die Rechte der Universität und gegen Übergriffe von politischer Seite gekämpft und erreicht habe, dass »die Universität wenigstens in Ruhe gelassen wurde«.[261]   Susanne Ude-Koeller

▶ **Kapitel**   Die Auseinandersetzung mit dem Nationalsozialismus, S. 166.

»... DANN WÜRDEN UNS DIE TALARE BEI DEM ZU ERWARTENDEN GENICKSCHUSS NICHTS NÜTZEN«

Im Februar 1945 wandte sich Edwin Hauberrisser (1882–1964), seit 1935 Ordinarius für Zahnheilkunde in Erlangen, mit einem bemerkenswerten Vorschlag an Dekan Hasselwander (1877–1954), mit Bitte um Weiterleitung an den Rektor: Es mögen doch die aus festem Tuche bestehenden Talare aller Professoren der Fakultät für das »Volksopfer« zur Verfügung gestellt werden. Nach siegreichem Abschluss des Krieges, an den er fest glaube, könnten diese leicht ersetzt werden. Sollte das Schicksal aber den Bolschewismus siegen lassen, würden die Talare bei dem zu erwartenden Genickschuss nichts nützen, bei der Zwangsarbeit in den sibirischen Bergwerken nur hinderlich sein. Ob Hasselwander diese Anregung tatsächlich auf normalem Dienstweg weitergeleitet hat, ist nicht sicher. Zumindest notierte er auf dem eingegangenen Brief, der Rektor habe wissen lassen, dass die Universität ohne generelle Verfügung für alle deutschen Universitäten von sich aus nicht über die Talare entscheiden könne. Sollte der Talar aber das Privateigentum des Zahnmediziners sein, könne er darüber frei verfügen.[1]

Die Geschichte des Talars ist nicht überliefert, die seines Trägers schon. Statt der befürchteten Erschießung oder Deportation folgten für ihn »nur« seine Entlassung (auf Weisung der Militärregierung vom 19. November 1945) und die Einstufung als »Mitläufer« (laut Spruchkammerentscheid Erlangen-Stadt vom 9. Juli 1948). Hauberrisser bat um Wiedereinstellung mit gleichzeitiger Ruhestandsversetzung. Dem Antrag konnte nicht vollumfänglich stattgegeben werden, Hauberrisser musste sich mit 60 % der Versorgungsansprüche als ordentlicher Professor der Besoldungsgruppe 1b der Ordnungsgruppe H begnügen.[2] Susanne Ude-Koeller

Abb. 1 Hauberrisser bestätigt den Erhalt seines Talars, 1942.

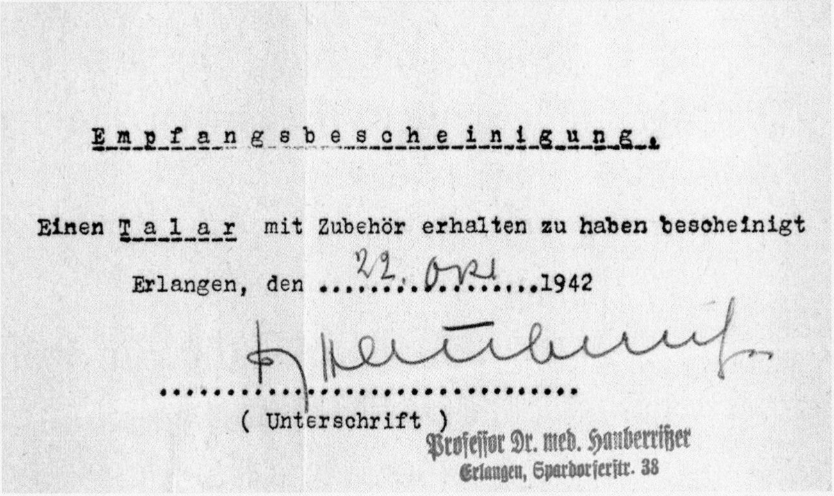
Empfangsbescheinigung.

Einen Talar mit Zubehör erhalten zu haben bescheinigt

Erlangen, den 22. Okt. 1942

(Unterschrift)

Professor Dr. med. Hauberrißer
Erlangen, Spardorferstr. 38

Bedingungen

für die

Erteilung des Doktorgrades

von seiten der

Medizinischen Fakultät zu Erlangen.

—◆—

Die Erteilung des Doktorgrades seitens der medizinischen Fakultät erfolgt nur auf Grund eines Ausweises hinreichender allgemeiner und medizinischer Bildung, einer vom Kandidaten selbständig ausgearbeiteten, durch den Druck veröffentlichten, wissenschaftlichen Abhandlung, sowie einer mündlichen Prüfung.

A. Vorschriften für Inländer.

§ 1. Die Kandidaten für den Doktorgrad haben sich bei dem jedesmaligen Dekan zu melden unter Einreichung folgender Schriftstücke:

1. des ärztlichen Approbationsscheins für das Deutsche Reich,
2. einer von dem Kandidaten selbst verfaßten wissenschaftlichen Abhandlung über ein medizinisch-naturwissenschaftliches Thema,

Von Strahlung, Schwangeren und Syphilis. Dissertationen der Medizinischen Fakultät der Universität Erlangen 1918–1948

Unabhängig von ihrem wissenschaftlichen Wert geben die aus der universitären Forschung hervorgegangenen Dissertationen Einblick in die Forschungsaktivitäten an der Medizinischen Fakultät und sind damit ein aufschlussreicher Quellenbestand. Im Folgenden soll der – durchaus ambitionierte – Versuch unternommen werden, einen Überblick über die Forschungstätigkeit der Medizinischen Fakultät der Universität Erlangen von 1918 bis 1948 zu geben. Als Grundlage dienen die im *Jahresverzeichnis der deutschen Hochschulschriften*[1] für die Medizinische Fakultät der Universität Erlangen aufgeführten Dissertationen. Aus der großen Anzahl von Arbeiten, insgesamt 2593, resultiert eine erste Einschränkung: Nicht alle konnten gelesen und inhaltlich beurteilt werden. Stattdessen wurden die Dissertationen anhand ihrer teils spezifischen, teils vage gehaltenen Titel kategorisiert, um längsschnittartig Schwerpunkte und auffällige Entwicklungen identifizieren zu können. Dissertationen, bei denen eine Zuordnung anhand des Titels nicht möglich war, blieben bei der Analyse außen vor. Zudem erfolgte die Zuteilung grundsätzlich nicht ausschließend, sodass eine Dissertation mehreren thematischen Kategorien angehören kann.

Nach einem Exkurs zu formalen und rechtlichen Rahmenbedingungen der Promotion sollen Gesamtheit und allgemeinere Aspekte der Arbeiten angesprochen und ausgewählte Themenfelder näher beleuchtet werden. Um einen detaillierteren Einblick in die Heterogenität der Dissertationen zu gewähren, werden abschließend einzelne Arbeiten exemplarisch vorgestellt.

▸ Kapitel   Medizinische Promotionen 1743–2018 – Quantitäten und Qualitäten, S. 498.

Voraussetzungen für die Erteilung eines Doktorgrades[2]

Für die Erlangung eines medizinischen Doktortitels waren 1918–1948 ebenso wie heute verschiedene Voraussetzungen zu erfüllen, die von Hochschule zu Hochschule variieren konnten. Zu Beginn des betrachteten Zeitraums galten für Human- und Zahnmediziner zwei verschiedene Promotionsordnungen; das Promotionsrecht für Zahnmediziner im eigenen Fach wurde erst 1919 erstritten.[3] Während für Humanmediziner eine ursprünglich aus dem Jahre 1901 stammende, 1917 überarbeitete Fassung galt, existierte für Zahnmediziner eine leicht abweichende Version von 1920. Ab 1940 trat eine für beide Studiengänge gültige Ordnung in Kraft.

Abb. 1   Promotionsordnung von 1901.

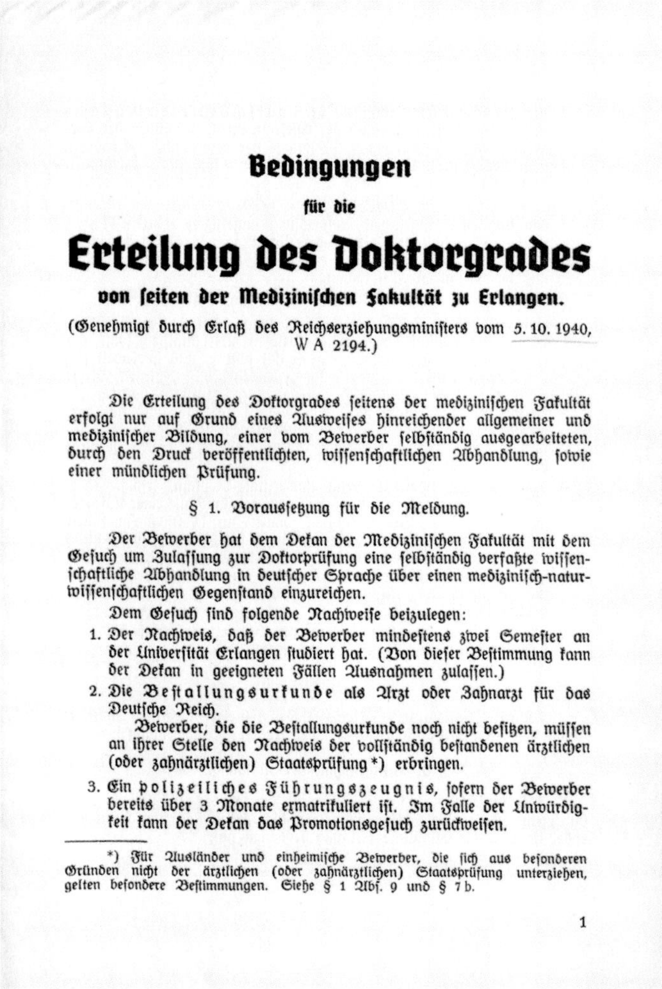

Bedingungen

für die

Erteilung des Doktorgrades

von seiten der Medizinischen Fakultät zu Erlangen.

(Genehmigt durch Erlaß des Reichserziehungsministers vom 5. 10. 1940,
W A 2194.)

Die Erteilung des Doktorgrades seitens der medizinischen Fakultät
erfolgt nur auf Grund eines Ausweises hinreichender allgemeiner und
medizinischer Bildung, einer vom Bewerber selbständig ausgearbeiteten,
durch den Druck veröffentlichten, wissenschaftlichen Abhandlung, sowie
einer mündlichen Prüfung.

§ 1. Voraussetzung für die Meldung.

Der Bewerber hat dem Dekan der Medizinischen Fakultät mit dem
Gesuch um Zulassung zur Doktorprüfung eine selbständig verfaßte wissenschaftliche Abhandlung in deutscher Sprache über einen medizinisch-natur-
wissenschaftlichen Gegenstand einzureichen.

Dem Gesuch sind folgende Nachweise beizulegen:

1. Der Nachweis, daß der Bewerber mindestens zwei Semester an
der Universität Erlangen studiert hat. (Von dieser Bestimmung kann
der Dekan in geeigneten Fällen Ausnahmen zulassen.)
2. Die Bestallungsurkunde als Arzt oder Zahnarzt für das
Deutsche Reich.
Bewerber, die die Bestallungsurkunde noch nicht besitzen, müssen
an ihrer Stelle den Nachweis der vollständig bestandenen ärztlichen
(oder zahnärztlichen) Staatsprüfung *) erbringen.
3. Ein polizeiliches Führungszeugnis, sofern der Bewerber
bereits über 3 Monate exmatrikuliert ist. Im Falle der Unwürdigkeit kann der Dekan das Promotionsgesuch zurückweisen.

*) Für Ausländer und einheimische Bewerber, die sich aus besonderen
Gründen nicht der ärztlichen (oder zahnärztlichen) Staatsprüfung unterziehen,
gelten besondere Bestimmungen. Siehe § 1 Abf. 9 und § 7 b.

1

Abb. 2 Promotionsordnung
von 1940.

Grundsätzliche Voraussetzungen für die Promotion waren das Vorhandensein allgemeiner und medizinischer Bildung, nachzuweisen durch Approbationsschein oder Interimszeugnis, eine vom Antragsteller selbst verfasste wissenschaftliche Abhandlung (deren Veröffentlichung für Humanmediziner obligatorisch war, wohingegen für zahnmedizinische Arbeiten zunächst nur eine *druckfertige*, leserlich geschriebene Arbeit gefordert war) sowie das Bestehen einer mündliche Prüfung. Der Dissertationsschrift beizufügen waren ein kurzer Lebenslauf, eine Erklärung darüber, inwieweit bei der Ausarbeitung fremde Hilfe in Anspruch genommen wurde, sowie eine eidesstattliche Versicherung, dass »irgendwelche andere Beihilfe nicht stattgefunden hat«.[4]

Alle Promotionsordnungen sahen Sonderregelungen für Bewerber vor, die ihr Studium nicht innerhalb des geltenden Rechtsbereichs absolviert hatten. Eine weitere Gemeinsamkeit war die Verpflichtung, Prüfungsgebühren zu entrichten und die geforderte Anzahl gedruckter Werke (240 Stück) aus eigener Tasche zu finanzieren. In Ausnahmefällen war ab 1940 eine Erlassung oder Ermäßigung der Gebühren vorgesehen; Voraussetzung hierfür waren besondere Befähigung zu wissenschaftlicher Arbeit, Bedürftigkeit und politische Zuverlässigkeit.

Mit der ab 1940 gültigen Fassung gingen markante Änderungen einher, darunter der Zusatz, dass die Arbeit in deutscher Sprache zu verfassen sei. Anstatt der zuvor geforderten Angabe der Staatsangehörigkeit mussten Inländer nun »den Nachweis der deutschblütigen Abstammung, gegebenenfalls auch der Ehefrau, durch Ausfüllen der vorgeschriebenen Fragebogen und Vorlage der erforderlichen Urkunden oder des Ahnenpasses«[5] erbringen. Auch bezüglich des Lebenslaufs gab es eine auffällige Neuerung: Waren 1917 noch Angaben über den Militärdienst zu machen, war ab 1940 stattdessen eine Darstellung der politischen Betätigung gefragt.

Nicht einheitlich geregelt war zunächst die Aberkennung der Doktorwürde. Sieht die Promotionsordnung für Humanmediziner von 1917 dergleichen noch gar nicht explizit vor, so findet sich in der Fassung für Zahnmediziner von 1920 der Passus, dass die Doktorwürde durch Fakultätsbeschluss entzogen werden könne, wenn die »Bewerbung sich auf unwahre Angaben gestützt hat, insbesondere daß die Dissertation auf Plagiat beruht« oder »der Promovierte wegen einer ehrenrührigen Handlung rechtskräftig verurteilt wird«.[6] In der Promotionsordnung von 1940 war die Aberkennung in zwei Paragraphen geregelt: § 12 behandelt die »Ungültigkeitserklärung der Promotionsleistung« durch den Dekan der Fakultät, die noch vor Überreichung der Urkunde ausgesprochen werden konnte. § 13 befasst sich mit der Entziehung des Doktorgrades und beruft sich dabei auf die Erlasse des Reichserziehungsministers und des »*Gesetzes über die Führung*

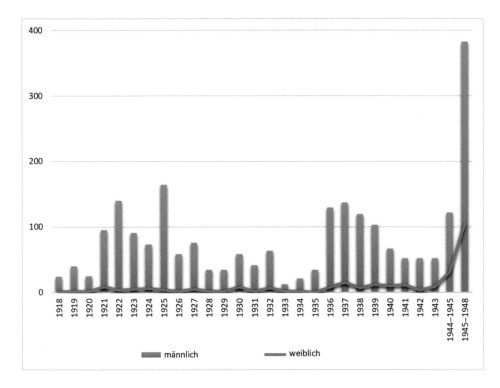

männlich   weiblich

Abb. 3   Verteilung der Dissertationen nach Jahrgängen.

akademischer Grade«. Aberkannt werden konnte der akademische Grad demnach auch, wenn »sich nachträglich herausstellt, daß der Inhaber der Verleihung eines akademischen Grades unwürdig war« oder sich »durch sein späteres Verhalten des Tragens eines Deutschen akademischen Grades unwürdig erwiesen hat«[7] – freilich ohne zu spezifizieren, worin eine solche Unwürdigkeit bestünde.

Gesamtpanorama und historischer Kontext

Im Zeitraum von 1918 bis 1948 sind im *Jahresverzeichnis deutscher Hochschulschriften* für die Medizinische Fakultät der Universität Erlangen insgesamt 2593 zahn- und humanmedizinische Arbeiten aufgeführt. Die Anzahl der Arbeiten in den verschiedenen Jahrgängen variiert dabei teils erheblich. Wie bereits Wolfgang Frobenius feststellt, ist dies nicht allein oder nur in einigen Fällen durch schwankende Studentenzahlen zu erklären.[8] So wurden einige Dissertationen erst Monate oder Jahre nach der mündlichen Prüfung im Jahresverzeichnis gelistet. Ein Grund hierfür könnte die erst nachträglich erfolgte Erfüllung formalrechtlicher Voraussetzungen sein, wie etwa die verspätete Ablieferung von Pflichtexemplaren oder Verzögerungen bei deren Versand.

Tatsächlich sind dem Vorwort des Jahresverzeichnisses von 1921 einige aufschlussreiche Worte zum Thema Datenfluss zu entnehmen: »Die bereits im vorigen Jahr geschilderten Unregelmäßigkeiten in der Ablieferung der Maschinenschriftexemplare und der Auszüge sind für den Jahrgang 1921 leider nicht geringer geworden.«[9] Hinzu kommt, dass Dissertationen nicht notwendigerweise von Studenten verfasst wurden, sondern zum Teil auch von bereits approbierten Ärzten.

Es ist zu vermuten, dass die Schwankungen zwischen den einzelnen Jahrgängen auch und vor allem äußeren Einflussfaktoren zuzuschreiben sind. Aus

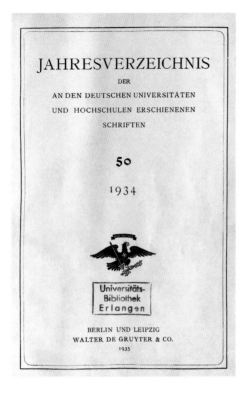

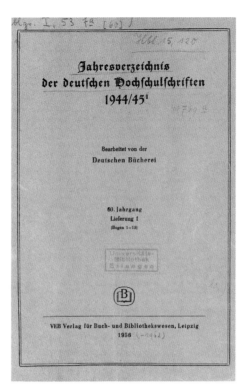

Abb. 4 *Jahresverzeichnis der Hochschulschriften* 1934.
Abb. 5 *Jahresverzeichnis der Hochschulschriften* 1944/45, erschienen 1956 in der DDR.

vielen Lebensläufen in den nach 1918 verfassten Arbeiten geht hervor, dass der jeweilige Promovend Kriegsteilnehmer gewesen war, was zwangsläufig zu einer Verzögerung der akademischen Arbeit geführt hatte. Auch die politischen Unruhen nach Kriegsende waren sicherlich relevant. So schlossen sich im Frühjahr 1919 etwa 350 Erlanger Studenten dem Freikorps Epp an, um in München die Räterepublik niederzuschlagen. Das Semester wurde daraufhin unterbrochen und erst Mitte Juni fortgesetzt.

Bezüglich des vor allem ab 1933 einsetzenden Rückgangs von Promotionsarbeiten lässt sich ebenfalls ein Zusammenhang mit dem politischen Systemwechsel vermuten. Die Machtübernahme der Nationalsozialisten und die sich anschließenden Umbrüche könnten zu einem temporären Einbruch der wissenschaftlichen Forschung geführt haben.[10] Das Jahr 1936 weist jedoch eine im Vergleich zum Vorjahr vierfach erhöhte Anzahl von Dissertationen auf, die bis einschließlich 1939, dem Jahr des Kriegsbeginns, relativ stabil bleibt. Bemerkenswert ist die sich 1944/45 abzeichnende Zunahme von Dissertationen, die im Zeitraum 1945–1948 mit 496 Arbeiten ein Maximum erreicht – und das, obwohl die Nachkriegszeit für prosperierende wissenschaftliche Arbeit als wenig geeignet erscheint: Die Militärregierung hatte die Universität 1945 zunächst geschlossen und bis auf eine Ausnahme sämtliche Ordinarien der Medizinischen Fakultät entlassen. Auch nach Wiederaufnahme der Vorlesungen zum Wintersemester 1945/46 konnte von normalem Betrieb keine Rede sein.[11] Die überraschend große Anzahl der Dissertationen setzt sich wahrscheinlich einerseits aus einem bereits zuvor existenten Altbestand und andererseits aus einem bisher nicht zu quantifizierenden Anteil an Arbeiten zusammen, die an anderen Universitäten begonnen oder verfasst wurden.[12] Wenn Alfred Wendehorst in seiner Erlanger Universitätsgeschichte konstatiert, dass es an den Universitäten »keine Stunde Null im Sinne eines völligen Neubeginns« gegeben habe, so trifft dies sicherlich auch auf das Gros der Dissertationen in den ersten Jahren nach Kriegsende zu.[13] Nennenswerte thematische Veränderungen sind nicht zu erkennen, sodass diese Dissertationen eher als Ausläufer der vorangegangenen Jahre zu betrachten sind.

Neben der Gesamtzahl der Dissertationen ist auch der Anteil der von Frauen verfassten Studien interessant. Seit der Einführung des Frauenstudiums in Bayern 1903 war der Anteil an weiblichen Promovenden fast kontinuierlich gestiegen.[14] Trotzdem scheint ihre absolute Anzahl relativ gering: Im Wintersemester 1918/19 waren unter den insgesamt 1545 Immatrikulierten nur 65 Frauen, von 546 Studierenden der Humanmedizin wiederum waren 32 weiblich, während es unter den 13 Studierenden der Zahnmedizin nur eine einzige Frau gab. Trotz dieser zahlenmäßigen Unterlegenheit gab es lediglich einen Jahrgang (1935), in dem keine von einer Frau verfasste medizinische Dissertation verzeichnet ist. Von insgesamt 2593 Werken stammen mindestens 275 von weiblichen Verfasserinnen, was einem Anteil von 10,6 % entspricht.

Der erst 1920 umgesetzten Möglichkeit, als Zahnmediziner an der Medizinischen Fakultät promoviert zu werden, ist es geschuldet, dass 1918 und 1919 keine Dissertation der Medizinischen Fakultät der Universität Erlangen einen zahnmedizinischen Schwerpunkt aufweist. Bereits 1920 jedoch findet sich die Arbeit des am zahnärztlichen Institut München tätigen Zahnarztes Hans-Hermann Rebel mit dem Titel *Ein Lymphom der Pulpa eines ausgebildeten Zahnes mit Beschreibung eines Falles im Hinblick auf scheinbare Geschwulstbildung der Pulpa*.[15] Referent dieser ersten zahnmedizinischen Dissertation in Erlangen war Hermann Rudolf Euler (1878–1961), der nicht nur als Arzt und Zahnarzt approbiert war, sondern sich bereits 1907 für Zahnheilkunde habilitierte und seit 1910 die Leitung der Zahnärztlichen Poliklinik in Erlangen innehatte. Insgesamt sind mindestens 321 Arbeiten, entsprechend 12,4 %, zahnmedizinischen Inhalts.

▶ **Kapitel** Anfänge und Durchsetzung des medizinischen Frauenstudiums an der Friedrich-Alexander-Universität in der ersten Hälfte des 20. Jahrhunderts, S. 47.

Fächer und Themen

Viele der aktuell vorhandenen Kliniken oder Fachbereiche waren im untersuchten Zeitraum noch nicht in ihrer heutigen Form existent oder weniger ausdifferenziert. Zudem konnten einige Erkrankungsbilder, wie beispielsweise die Appendizitis (umgangssprachlich auch unzutreffend Blinddarmentzündung genannt), innerhalb verschiedener Disziplinen behandelt werden. Diesen Umstand veranschaulicht eine aus dem Jahre 1925 stammende Dissertation mit dem Titel *Statistik der Appendicitis- und Perityphilitis-Operationen an d. Chir. Kl. zu Erlangen 1902–1919*:[16] »Die Idee der chirurgischen Behandlung, speziell der Frühoperation der Appendicitis […], hat in den letzten Jahren immer mehr an Boden gewonnen. Sie ist jedoch noch lange nicht allgemein gültig und anerkannt«, konstatiert der Autor zu Beginn seiner Ausführungen, um gleich darauf festzustellen: »Der innere Mediziner nimmt oft immer noch das Recht für sich in Anspruch als erster die Appendicitis zu behandeln und sie erst, wenn Gefahr vorhanden ist, dem Chirurgen zur Operation zu überweisen.«[17]

Zu den Fachrichtungen, deren Inhalte sich relativ trennscharf abgrenzen lassen und im Lauf der Zeit einigermaßen konstant blieben, zählt die Frauenheilkunde. Bei der Auswertung ergibt sich, dass 308 Dissertationen im betrachteten Zeitraum einen frauenheilkundlichen Schwerpunkt haben. Neben spezifisch gynäkologischen Erkrankungsbildern (die Spanne reicht hier vom histologischen Aufbau der weiblichen Brustdrüse über die Behandlung von Menstruationsanomalien oder klimakterischen Beschwerden bis hin zu Krebserkrankungen, beispielsweise des Gebärmutterhalses) umfassen die Dissertationen aus der Frauenklinik einen geburtshilflichen Schwerpunkt: Schwangerschaft und Wochenbett, Kindslagen kurz vor oder bei der Geburt sowie Entbindungstechniken waren häufige Themen.

AUS DEM GESCHÄFTSZIMMER DER MEDIZINISCHEN FAKULTÄT DER FRÜHEN NACHKRIEGSZEIT

»... ob diese Promotionsprüfung tatsächlich stattgefunden hat«

Im Herbst 1945 ging bei der Universitätsverwaltung die Initiativbewerbung des aus der Gefangenschaft entlassenen Friedrich L. ein.[1] Der gelernte Kellner hatte seinen Angaben zufolge während seiner aktiven Dienstzeit als Zahlmeister gearbeitet, sodass eine rasche Einarbeitung in das Verwaltungswesen möglich schien. Da aufgrund der Entnazifizierungsmaßnahmen viele Stellen unbesetzt waren, wurde L. zum 1. Dezember 1945 zur kommissarischen Wahrnehmung der Dienstgeschäfte eines Pedells bei der Theologischen und Medizinischen Fakultät eingestellt, offensichtlich ohne eine ausreichende Überprüfung seiner fachlichen Eignung. Nachdem sich Beschwerden über seine »pflichtvergessene« Arbeitsweise seit Anfang der 1950er Jahre gehäuft hatten, kündigte ihm die Universität schließlich Anfang 1954 wegen grober Nachlässigkeiten und Pflichtversäumnisse. Friedrich L., für alle Geschäfts- und Rechnungsangelegenheiten der Medizinischen Fakultät zuständig, erhob unter Hinweis auf die enorme Arbeitsüberbelastung im Geschäftszimmer der Medizinischen Fakultät Einspruch: Er habe sämtliche anfallende Arbeiten alleine machen müssen. Auch dem bayerischen Kultusministerium gegenüber erklärte er die Vorwürfe der Universität für haltlos, verwies auf seine extreme Arbeitsbelastung und bat um Überprüfung der aus seiner Sicht ungerechtfertigten Entlassung.

Abb. 1 Geordnete Verhältnisse. Ab Mitte der 1950er Jahre wurden die Promotionen gewissenhaft dokumentiert.

Eine nachträgliche Kontrolle ergab unter anderem Mängel in der Führung des Promotionsbuchs und eine »vollständige Unordnung« in den zum Teil nur lückenhaft geführten Promotionsakten. In vielen Fällen fehlten die Quittungen der eingezahlten Promotionsgebühren, in manchen Fällen gar die vollständige Dissertation. In einem anderen Fall war nur noch die Doktorarbeit, eine Untersuchung aus dem Bereich der Arbeitsmedizin, vorhanden: Da alle anderen Unterlagen fehlten, sah sich das Dekanat im Sommer 1955 gezwungen, den Arbeitsmediziner Franz Koelsch (1876–1970) zu bitten, anhand seiner Aufzeichnungen oder persönlichen Erinnerung zu prüfen, »ob diese Promotionsprüfung tatsächlich stattgefunden hat«. Auch die Abgabe der Pflichtexemplare an Bibliotheken war

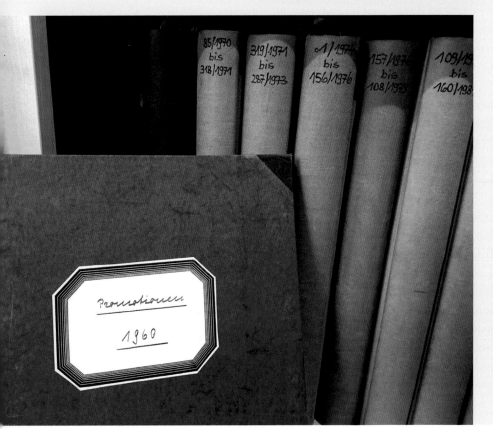

offensichtlich nicht immer eingehalten worden, dafür lagerten im Heizungskeller zahlreiche ungeordnete Dissertationen in Kisten. Darüber hinaus hatte Friedrich L. dem Dekan wohl manche Fakultätseingänge und ministerielle Anfragen »erspart«. Durch die abseitige Lage des Büros der Medizinischen Fakultät im Kollegienhaus seien Friedrich L. und eine zeitweilig anwesende weitere Sekretärin, Frau L., in der Lage gewesen, so ein späterer Erklärungsversuch der Universität, »selbst darüber zu befinden, ob und welche Vorgänge sie dem amtierenden Dekan vorlegten«. Auf diesen Umstand war man im Rektorat allerdings erst durch Reaktionen aus München aufmerksam geworden, hier wunderte man sich über das Ausbleiben der erbetenen Antworten. Die Kündigung war ohne Zustimmung des Betriebsrats erfolgt. An einem für sie günstigen Ausgang der beim Arbeitsgericht Nürnberg von Friedrich L. eingereichten Kündigungswiderrufsklage hatte die Universität dennoch angesichts der Sachlage keinen Zweifel. Die Nachfolgerin von Friedrich L. war Fräulein Damm. Mit ihr endete die Zeit der Unordnung. Susanne Ude-Koeller

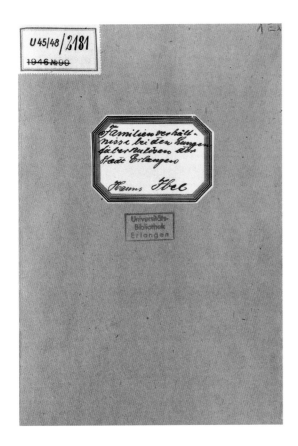

Abb. 6 *Familienverhältnisse bei den Lungentuberkulösen der Stadt Erlangen.* Die schlechte Papierqualität der Dissertation aus dem Jahr 1946 verweist auf den Rohstoffmangel der frühen Nachkriegszeit.

In Summe 1878 zahn- und humanmedizinische Dissertationen befassen sich – in Abgrenzung etwa zu physiologischen oder pharmakologischen Fragestellungen und Analysen – mit Erkrankungen im weiteren Sinne. Davon entfallen 143 auf einen zahnmedizinischen Schwerpunkt, weitere 316 Dissertationen (16,8 %) thematisieren Tumor- und Krebserkrankungen. Auf nationaler Ebene bis in die frühen 1930er Jahre eher unbedeutend, wurde die Krebsforschung unter der nationalsozialistischen Diktatur vor allem ab 1936 gefördert und auch zu Propagandazwecken eingesetzt.[18]

Auffallend ist die Anzahl von Arbeiten, die Infektionskrankheiten wie Syphilis und Tuberkulose im Titel führen. Beide Erkrankungen können sich äußerst vielgestaltig und an verschiedenen Organsystemen zeigen. Obwohl in manchen Dissertationen lediglich auf eine spezifische Manifestation eingegangen wird, sind diese für einen besseren Überblick der ursächlichen Infektion zugeordnet. Derart kategorisiert, lässt sich feststellen, dass sich insgesamt 48 Dissertationen mit der Syphilis und 68 Arbeiten mit der Tuberkulose befassen. Interessant wird diese Feststellung vor dem Hintergrund, dass die Tuberkulose als infektiöse Volkskrankheit während des Nationalsozialismus ein Schwerpunktthema der nationalen Forschung darstellte.[19] Ein besonderer Anstieg von Dissertationen zum Thema Tuberkulose lässt sich für Erlangen im entsprechenden Zeitraum nicht erkennen. Insgesamt ging es bei den Betrachtungen beider Infektionskrankheiten nicht nur um verschiedene Ausprägungen der Erkrankung (z. B. *Beitrag zur Pathologie der Genitaltuberkulose des Mannes*[20]), sondern auch um Therapieansätze (z. B. *Die Behandlung der Lues mit Silbersalvarsan und Sulfoxylat*[21]) oder, im Fall der Tuberkulose, um die Erkrankung mitbedingende sozioökonomische Faktoren (z. B. *Familienverhältnisse bei den Lungentuberkulösen der Stadt Erlangen*[22]).

Als Gründe für die genauere Aufarbeitung einer therapeutischen Strategie kommen unter anderem deren Neuartigkeit, aber auch ihr eher experimenteller Charakter oder der Austausch von Behandlungsergebnissen in Betracht. Dissertationen wie *Die Gonorrhöebehandlung der Erlanger Universitäts-Frauenklinik, Erfahrungen mit Choleval*[23], *Versuche mit einer neuen Paste Mollositin bei der Ekzembehandlung*[24] und *Statistischer Vergleich der Erfolge verschiedener Behandlungsmethoden beim Karzinom der Haut, der Lippen, der Zunge und beim Melanom*[25] belegen dies. Schnittpunkte mit anderen Themenfeldern, wie etwa der Ernährung, liefern Arbeiten wie *Die Verwendbarkeit von Oxantin und Salabrose bei der Diättherapie des Diabetes mellitus.*[26] 296 (11,4 %) aller Dissertationen nennen explizit eine Behandlung oder Therapie im Titel, davon thematisieren 39 strahlentherapeutische Verfahren und 69 Arbeiten medikamentöse Therapien.

Neben der Beschreibung von Krankheitsbildern und möglichen Behandlungsstrategien ist auch die Diagnostik relevant. Im Zuge der Auseinandersetzung mit verschiedenen etablierten wie neuen Methoden wurden mindestens 177 Dissertationen (6,8 %) verfasst. Das recht breite Themenfeld umfasst sowohl *Veränderungen am weichen Gaumen als diagnostisches Hilfsmittel* (1928)[27] und *Die*

diagnostische epikutane Alttuberkulin-Reaktion nach Nathan und Müller (1933)[28] als
auch einen Beitrag *Über die Bedeutung der Abkühlung der Körperoberfläche, ermittelt
nach Bestimmungen der Blutsenkungsgeschwindigkeit. Ein Beitr. zur Lehre v. d. Erkältg*
(1937)[29] sowie die Frage *Läßt sich das Verhalten der Zahnsensibilität für die neurologische Diagnose bei Trigeminusaffektionen, bes. b. Tumoren, verwerten?* (1933).[30]

Unter rassenhygienischen Aspekten wurden vor allem körperliche Merkmale
zur Diagnose von Erkrankungen herangezogen, wie zum Beispiel im Zuge einer
Dissertation über *Die Zusammenhänge zwischen Formanomalien der Zähne und
erblichen Geistesstörungen* (1937).[31] 31 Arbeiten tragen einen dahingehend eindeutigen Titel. Zusammen mit den im Kontext des »*Gesetzes zur Verhütung erb-
kranken Nachwuchses*« (1934) entstandenen Studien ergeben sich für die Universität
Erlangen mindestens 51 rassenhygienisch orientierte medizinische Dissertationen.
In diesem Kontext angesprochen werden müssen ebenfalls die insgesamt 52 Dissertationen, die eine explizit im Titel erwähnte erbliche Komponente verschiedener
Erkrankungen zum Gegenstand haben, sowie Dissertationen, die anthropologische
Erhebungen oder familiäre Untersuchungen anstellen, wie beispielsweise die in den
Einzelarbeiten genauer beleuchtete Dissertation *Rassenkundliche Untersuchungen
der Erlanger SA* (1938)[32] oder *Untersuchungen über Vorkommen und familiäre Häu-
fung von Handleistenmustern und Hauptlinien in fränkischen Bauerndörfern* (1942).[33]

Insgesamt 88 Dissertationen befassen sich mit der Nutzung von Strahlung, sei
es zu diagnostischen, therapeutischen oder anthropologisch-physiologischen Zwecken. 13,6 % dieser Dissertationen haben zugleich einen gynäkologischen Schwerpunkt, was die Vorreiterstellung der Frauenklinik in diesem Bereich illustriert. Das
Themenspektrum reicht von *Schädigungen an Bestrahlten und Bestrahlern durch
die im Röntgenzimmer entstehenden Gase* (1919)[34] über *Richtlinien für die zahnärztliche Röntgendurchleuchtung mit besonderer Berücksichtigung der Dosierungsfrage*
(1938)[35] bis hin zu *Ergebnisse der Röntgenstrahlenbehandlung des Oesophaguscarcinoms* (1941).[36] Die dem Titel nach zu urteilen eher anthropologisch-physiologisch
orientierten Werke, wie beispielsweise *Röntgenstereoskopische Messungen der Weichteildicken in der Medianebene des Gesichtes an zwanzig jungen Personen weiblichen
Geschlechtes* (1940),[37] sind gleich in mehrfacher Hinsicht bemerkenswert. Durch
ihren vermutlich experimentell-forschenden Charakter (dem Titel lässt sich keinerlei medizinische Indikation zur Durchführung einer Röntgenaufnahme entnehmen)
wären alle derartigen, ab 1931 entstandenen Dissertationen auf die Einhaltung der
Richtlinien des Reichsinnenministeriums zur Regulierung der Forschung am Menschen
zu prüfen. Zudem wären sie in Hinblick auf die von Volker Roelcke und Simon
Duckheim angesprochenen Aspekte bezüglich des Umgangs mit Probanden und
des Verhältnisses von Wissensgewinn und Probandenwohl zu analysieren.[38]

Ein stetig behandeltes Themenfeld der Dissertationen war die Ernährung.
Mit diesem (nicht nur) in Kriegs- oder Notzeiten relevanten Bereich befassen sich
insgesamt 58 Arbeiten, die sich über den gesamten Zeitraum verteilen. Die thematische Spannweite reicht von Betrachtungen über *die Beziehungen der Kriegskost zur
Anaciditaet des Magensaftes und zum Vorkommen des Ulcus ventriculi* (1921)[39] oder
Kaffee- und Tee-Ersatzstoffe (1946)[40] bis hin zu Untersuchungen ganzer Landstriche
in *Die Ernährung in der bayer. Ostmark im Hinblick auf die Ernährung der Kinder*
(1941).[41] Überschneidungen mit anderen Themenfeldern, beispielsweise der Physio-

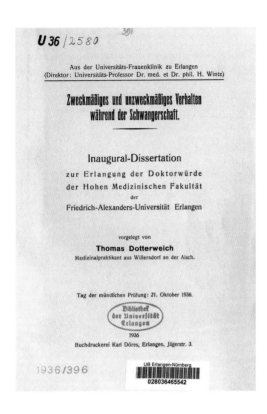

Aus der Universitäts-Frauenklinik zu Erlangen
(Direktor: Universitäts-Professor Dr. med. et Dr. phil. H. Wintz)

**Zweckmäßiges und unzweckmäßiges Verhalten
während der Schwangerschaft.**

Inaugural-Dissertation

zur Erlangung der Doktorwürde
der Hohen Medizinischen Fakultät
der
Friedrich-Alexanders-Universität Erlangen

vorgelegt von
Thomas Dotterweich
Medizinalpraktikant aus Willersdorf an der Aisch.

Tag der mündlichen Prüfung: 21. Oktober 1936.

Bibliothek
der Universität
Erlangen
1936

Buchdruckerei Karl Döres, Erlangen, Jägerstr. 3.

1936/396

Abb. 7 *Zweckmäßiges und unzweckmäßiges Verhalten während der
Schwangerschaft, 1936.*

logie, sind möglich, wie *Über die biologische Wertigkeit des Nahrungseiweiß beim Menschen. Untersuchungen an Weißbrot u. Leberwurst sowie
gleichzeitigen Gaben v. Weißbrot u. Leberwurst* (1948)[42] zeigt.

Wurden bislang lediglich die Titel einzelner Dissertationen ein-
gestreut, um Sachverhalte und Themenvielfalt zu illustrieren, sollen im
Folgenden einige Arbeiten exemplarisch aufgeführt werden.

Einzelarbeiten

Zweckmäßiges und unzweckmäßiges Verhalten während der Schwangerschaft (1936)[43]

Die insgesamt 23 Seiten umfassende Dissertation aus der
Universitäts-Frauenklinik stellt, wie der Titel vermuten lässt, einen
Leitfaden für Schwangere dar. Während die Befolgung gesundheits-
und hygienebezogener Ratschläge schwangeren Frauen heutzutage vor
allem aufgrund der eigenen Gesundheit und der des Kindes wichtig ist,
sieht der Autor im nationalsozialistischen Kontext die Schwangere auch
»Staat und Volk gegenüber« in der Pflicht. Bezogen auf verschiedene
Bereiche – Ernährung, Wohnung, Kleidung, Pflege des Körpers, Pflege
des Gemütes, Bewegung des Körpers und Beruf – werden praktische
Ratschläge erteilt. Dazu zählen »eine aus animalischen und vegetabilischen Stoffen gemischte Kost« und der Verzicht auf kohlensäurehaltiges Mineralwasser, das
»eine erhebliche Auftreibung des Magens« verursache. Die Ausführungen über
Kleidung bieten einen aufschlussreichen Einblick in die damaligen Gewohnheiten
der weiblichen Bevölkerung Frankens: »Das Corsett hat sicherlich Vorteile, indem
es dem Körper einen gewissen Halt bietet und den allzu starken Druck, den die
Röcke besonders bei Schwangeren der Landbevölkerung verursachen, lindert, es
ist aber bei übertriebenem Schnüren nicht nur schädlich, sondern gefährdet auch
die Schwangere. [...] Bei den Schädlichkeiten der Druckwirkung sind noch die
Strumpfbänder, die gerade bei der ländlichen Bevölkerung noch sehr weit verbreitet sind, zu berücksichtigen. Unzweckmäßig sieht man oft noch die unter dem
Knie befestigten elastischen Strumpfbänder, die wie elastische Ligaturen eine Hem-
mung und Stauung des Blutes und Lymphstromes veranlassen und zur Bildung von
Varizen und Oedemen vermehrt beitragen.«

Stärker (arbeits-)medizinisch orientiert ist der Abschnitt »Beschäftigung
und Beruf«, der in Abhängigkeit von der beruflichen Betätigung der Schwangeren Schädigungsmöglichkeiten aufzeigt. Für Arbeiterinnen wie Näherinnen und
Stickerinnen wird unter anderem das arbeitsbedingt zu lange Sitzen angesprochen,
das Muskel- und Nervensystem sowie die Organtätigkeit schwäche und Druck
auf den schwangeren Uterus ausübe. Arbeiterinnen in körperlich anstrengenden
Berufen, wie Wäscherinnen oder Tagelöhnerinnen, sieht der Verfasser besonders
gefährdet. Von diesen Beschäftigungen abgegrenzt werden »die direkt schäd-
lichen Gewerbe, die eine Aenderung der Beschäftigung und Aussetzen des Berufes
absolut fordern«. Gemeint sind hiermit Tätigkeiten, die mit Exposition gegenüber
giftigen Substanzen einhergehen, insbesondere das Bleigewerbe.

Einfluß der Nahrung auf Körper und Geist (1925)[44]

Die 45-seitige Dissertation basiert auf Erfahrungen des Autors zum Zusammenhang zwischen Ernährung, Erkrankung und Gesundheit und veranschaulicht, wie Themen der Überernährung und Vegetarismus zu Beginn des 20. Jahrhunderts wissenschaftlich behandelt wurden.

Der Verfasser berichtet von einem Aufenthalt an der afrikanischen Westküste (1910/11), während dessen er von »fürchterlichen Magen- und Darmschmerzen« heimgesucht wurde: »15, 20 x lief ich täglich und so fast zwei Wochen lang […] zu einem ›gewissen‹ Ort und entledigte mich dort mehr blutiger als schleimiger Faeces – Dysenterica tropica.«

Der Zustand besserte sich wohl auch unter ausgiebiger Medikation nur zögerlich, allerdings war der Verfasser etwa drei Monate später gesund genug, um ins Landesinnere zu reisen. Dort jedoch scheint es infolge von Rattenfraßschäden am Moskitonetz zu einigen Mückenstichen gekommen zu sein: »Das Resultat blieb nicht aus. Kurze Zeit danach lag ich in rauchgeschwärzter Negerhütte von fürchterlichem Fieber gepeinigt: Febris perniciosa biliaris. Chinin war, wie immer wenn ichs nötig hatte, nicht in meinem Besitz.« Derart bettlägerig konnte der Verfasser in den folgenden Tagen lediglich einheimische Kost, wie Reis, Nüsse und Früchte, zu sich nehmen, worauf es zu einer Besserung des Befundes kam.

Die aus dieser und weiterer Erfahrungen abgeleiteten Erkenntnisse zum Thema Überernährung erläuterte der Verfasser mittels der Gegenüberstellung des Menüplans eines »modernen Hotels« mit den Essgewohnheiten der afrikanischen Einheimischen. Zusammenfassend ist zu lesen: »Was wir mit unserer Arbeit bewiesen zu haben glauben, ist lediglich das, daß bei allseitig ausgeübter Mäßigkeit, besserem Kauen und gründlicherem Durchspeicheln der Nahrung unsere körperliche und geistige Verfassung um ein nicht Unbedeutendes zunimmt und daß letzten Endes bei vernünftig eingehaltener lactovegetabilischer Diät – also Vegetarismus im weiteren Sinne – wir nicht nur nicht irgend einen Schaden davontragen, sondern körperlich und ganz besonders geistig größere Frische und Schaffenskraft empfinden und haben, als dies bei der Fleischkost der Fall ist.«

Rassenkundliche Untersuchungen der Erlanger SA (1938)[45]

Die Dissertation, als Heft 4 einer von dem Erlanger Rassenkundler Andreas Pratje (1892–1963) herausgegebenen Reihe zum Thema *Rassenkunde und Erblehre* veröffentlicht und für 2,20 RM käuflich zu erwerben, befasst sich mit anthropologischen Vermessungen von insgesamt 352 Mitgliedern der Erlanger SA. Der eigentlichen anthropologischen Vermessung folgt eine Besprechung der Ergebnisse im Vergleich der Messgruppen untereinander und mit ähnlichen Arbeiten aus anderen Regionen. Der Erhebung zufolge war der Erlanger SA-Mann durchschnittlich 169,1 cm groß, wog 68,2 kg (»mit Kleidung, jedoch ohne Stiefel«), hatte ein gerades bis welliges Nasenprofil, »schlichtes und flachwelliges, daneben auch straffes Haar« von braunschwarzer Farbe mit pigmentarmer (also heller) Augenfarbe, war von leptosomer Statur und 21 bis 30 Jahre alt. Im nachfolgenden Exkurs zum Thema »Geschichte der Besiedlung des Erlanger Gebiets« wird unter anderem die Einwanderung der Hugenotten thematisiert: »Die meisten Flüchtlinge stammten aus dem südlichen Frankreich, […] die damals innerhalb des französischen Volkes

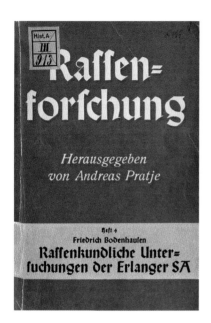

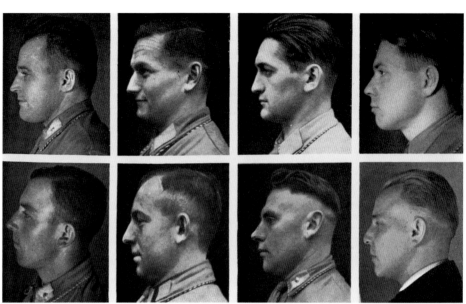

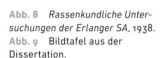

Abb. 8 *Rassenkundliche Unter-*
suchungen der Erlanger SA, 1938.
Abb. 9 Bildtafel aus der
Dissertation.

ein vorwiegend nordisches Rasseelement darstellten.« Bezüglich der Beurteilung
nach Rassetypen resümiert der Verfasser, es handle sich um »ein Rassegemisch
unter der Beteiligung der alpinen (ostischen) und der nordischen Rasse. Die
nordischen Rassenmerkmale der Hugenotten sind wohl in den mehr oder weniger hervortretenden nordischen Rassenmerkmalen der Erlanger SA-Männer mit
enthalten.«

Die Nachkommen von Schizophrenen und das Gesetz
zur Verhütung erbkranken Nachwuchses (1936)[46]

Das »*Gesetz zur Verhütung erbkranken Nachwuchses*«, juristische Legitimation
der zwangsweisen Unfruchtbarmachung von reichsweit etwa 400.000 Menschen
im Zeitraum von 1933 bis 1945, war Gegenstand diverser Dissertationen an der
Erlanger Medizinischen Fakultät, von denen eine Arbeit herausgegriffen werden
soll, die unter Gustav Specht (1860–1940) an der Psychiatrischen und Nervenklinik
entstand.

Die Dissertation erläutert zunächst Vererbungswahrscheinlichkeit und Erb-
gang der Schizophrenie und präsentiert Hochrechnungen über die Anzahl Schi-
zophrener und durch sie verursachte Kosten. Der Verfasser erklärt: »Nicht alle
Schizophrenen sind zeitlebens anstaltsbedürftig. Eine große Anzahl von ihnen
erlebt […] immerhin Remissionen, in denen sie in die Familien entlassen werden
können. Damit entsteht neue Fortpflanzungsgefahr, umsomehr als die neuzeitliche
Psychiatrie danach strebt, gerade die Schizophrenen in deren gesundheitlichem
Interesse wie auch im Interesse der finanziellen Lage des Staates möglichst zahlreich
der Außenfürsorge zuzuführen. […] Die Notwendigkeit der Sterilisierung der Schizophrenen ist also durch die moderne Behandlungsmethode erst recht gegeben.«

Ziel der Arbeit war die zahlenmäßige Erhebung der Nachkommenschaft
an Schizophrenie Erkrankter anhand der Analyse von Krankenakten. In die
Erfassung aufgenommen wurden zu diesem Zweck je 50 männliche und weibliche
Probanden, von denen »der hohen Druckkosten wegen« nur zehn ausführlich

besprochen wurden. In den Fallbeschreibungen werden unter anderem Familienstand, Anzahl der Kinder sowie Eckpunkte der Krankheitsgeschichte und Symptomatik umrissen, für einige Fälle ist die erfolgte Sterilisierung vermerkt. So ist zu Fall 59, einer 20-jährigen Arbeiterin, zu lesen: »Beginn mit 16 Jahren. Angeblich mit Verwirrtheitszuständen im Anschluß an einen Krach mit ihrem Schatz. [...] Ende 33 erhebliche Verschlechterung. Maßlos verwirrt. Sehr unrein mit Kot. Neigt stark zu sexueller Betätigung. Mai 34 plötzliche Besserung. Juni 1934 Sterilisation durchgeführt. Anschließend in Familienpflege entlassen. Ziemlich geordnet. Fleißig bei der Hausarbeit.«

Es folgen Aufzählungen zu verschiedenen statistischen Aspekten im Hinblick auf die Kranken und ihre Kinder, bezüglich der Letztgenannten deren Alter und ihre möglicherweise »bereits zutage getretene Erkrankung bzw. erkennbare psychopathische Veranlagung«. Zusammenfassend wird vermeldet, dass ein Kind »auch schon ängstlich«, ein weiteres »sehr nervös« sein soll, alle übrigen aber »nach Mitteilung der Fürsorgestelle bis jetzt physisch unauffällig« seien. Abschließend werden Gründe für die doch recht geringe Kinderzahl im betrachteten Kollektiv diskutiert: »Es sind die phänotypisch Gesunden aber Keimkranken, aus denen die Schizophrenie sich immer wieder erneuert. Diese sind vom Gesetz nicht zu fassen. So müssen wir uns denn nach weiteren Hilfsmitteln im Vorbeugekampf gegen die Schizophrenie umsehen. Der Anfang ist schon gemacht mit der neuerdings gesetzlich geregelten Schwangerschaftsunterbrechung, die unter Umständen auch vereinzelte Fälle von Schizophreniekandidaten erfassen kann. Auch die im gleichen Ergänzungsgesetz vom 26. VI. 1935 festgelegte Verkürzung der Einspruchsnotfrist kann im gleichen Sinn sich auswirken.« Bemerkenswert ist hierbei der Begriff »Schizophreniekandidat«, der eine Ausweitung der Bestimmungen auf Menschen erlaubte, die nur im Verdacht standen, erkrankt zu sein. Die Arbeit schließt mit den Worten: »Möglich, daß uns die klinisch-differenzierte Kleinarbeit oder die serologischen Untersuchungsmethoden einmal dem Ziel einer idealen Rassenhygiene auf diesem Gebiet näher führen« – ein Ausblick auf eine Zukunft, die uns, wie retrospektiv festgestellt werden darf, glücklicherweise erspart geblieben ist.

Wie bereits einleitend erwähnt, ist die thematische Varianz der Dissertationen der Medizinischen Fakultät der Universität Erlangen von 1918 bis 1948 erheblich. Neben Eckpunkten wie dem damals neuartigen, 100 Jahre später noch immer relevanten Einsatz von Strahlung, über Problemstellungen in Zusammenhang mit der Schwangerschaft, bis hin zu Infektionserkrankungen wie der Syphilis wird die enorme Themenvielfalt deutlich. Die Vielzahl der Arbeiten zu rassenhygienischen Fragestellungen zeigt schließlich, wie groß die Verlockung sein kann, bei der Vergabe von Doktorarbeiten an zeitgenössische Forschungstrends anzuknüpfen – und seien sie wissenschaftlich auch noch so problematisch. Verena Karheiding

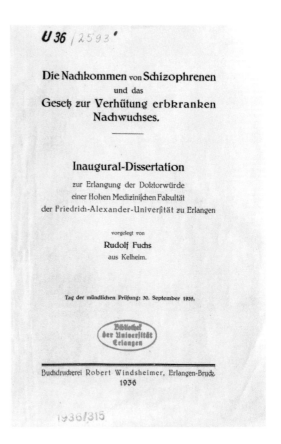

Abb. 10 *Die Nachkommen von Schizophrenen und das Gesetz zur Verhütung erbkranken Nachwuchses, 1936.*

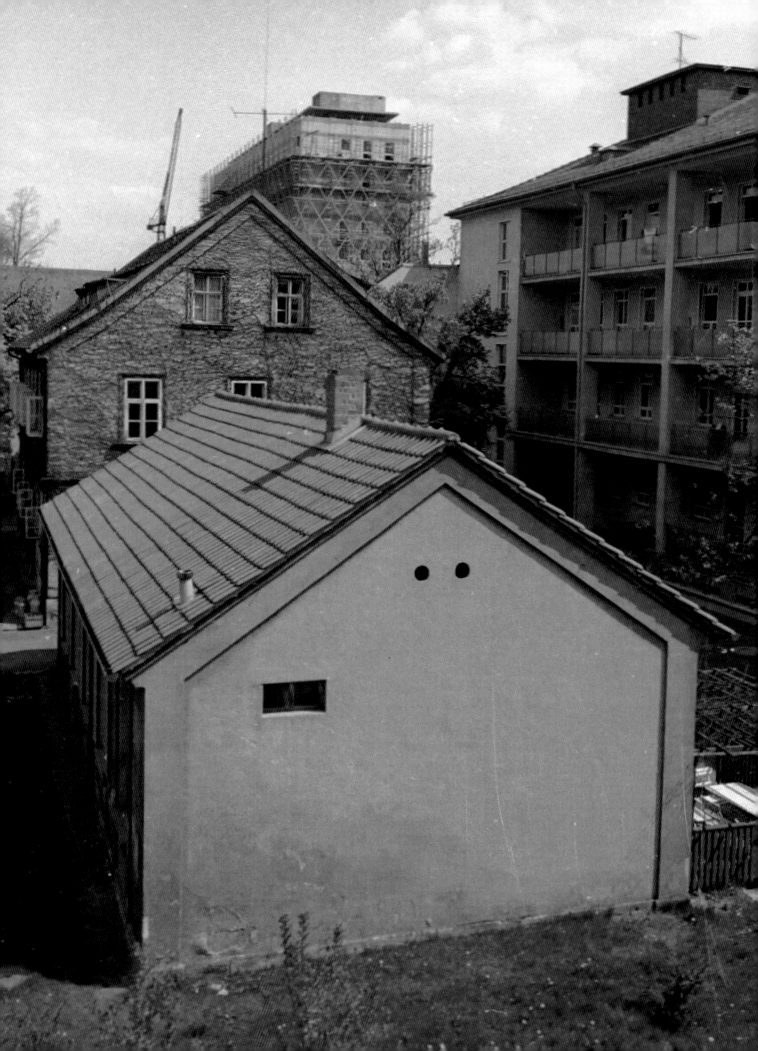

1945
1960

Brüche und Kontinuitäten – Die Medizinische Fakultät in den Jahren 1945 bis 1960

Die Diagnose politischer wie gesellschaftlicher Brüche und Umbrüche zählte zu den häufigsten zeitgenössischen Deutungsmustern der Jahre 1945 bis 1960: Auf den »Zusammenbruch« des »Dritten Reichs« folgte in dieser Lesart der verheißungsvolle Aufbruch in eine neue Zeit. Rückblickend scheinen, zumindest in Erlangen, die Kontinuitäten zu überwiegen, erfahren vermeintliche Zäsuren, »Kahlschläge« und die vielzitierte »Stunde Null« eine Relativierung.

In der Forschungsliteratur wird der Zeitraum in der Regel höchst unterschiedlich gewichtet. Das erste Nachkriegsjahrfünft erscheint gleichsam wie unter einem Brennglas und hat seinen Platz in zahlreichen Publikationen zur Universitäts- und Fakultätsgeschichte gefunden. Freilich tritt es dort meist lediglich als »Nachgeschichte« der NS-Zeit in Erscheinung – durchaus zu Recht, war doch die frühe Besatzungszeit in allen gesellschaftlichen Bereichen durch Kontroversen um die institutionelle »Säuberung«, das Bemühen um eine umfassende Demokratisierung nach westlichem Vorbild sowie die oftmals diffuse Furcht vor einer drohenden »Renazifizierung« geprägt. Dagegen nahm der Umgang mit den Opfern des NS-Regimes über Jahrzehnte eine untergeordnete Rolle ein. Nicht selten war die Aufarbeitung nationalsozialistischer (Medizin-)Verbrechen auf äußere Impulse angewiesen.

In Analogie zur »Nachgeschichte« der Jahre 1945 bis 1950 wird der zweite Binnenabschnitt, die Jahre 1950 bis 1960, bisweilen zur Vorgeschichte der hochschulpolitisch bewegten 1960er Jahre degradiert, zur Inkubationszeit zwischen der Wiederaufnahme des Regelbetriebs und den weitreichenden Universitätsreformen der folgenden Jahrzehnte. Als eigenständig fassbarer Zeitraum sind die 1950er Jahre innerhalb der Universitätsgeschichtsschreibung bislang nur selten vertreten, wenngleich in jüngerer Zeit einige grundlegende Aufsätze und Monographien erschienen sind, die sich unter anderem an verbreiteten Klischees abarbeiten.[1] Zumindest in der kollektiven Erinnerung der politischen Linken gilt die »Adenauerzeit« als politisch und kulturell restaurative Phase zwischen Heimatfilm und Nierentisch. Angemessener erscheint die Formel einer »konservativen Modernisierung« bzw. einer »Modernisierung unter konservativen Auspizien«:[2] Von vielen Zeitgenossen wurde das Jahrzehnt als durchaus dynamische Zeit wahrgenommen, in der Technisierung, Amerikanisierung und Motorisierung die Alltags- und Jugendkultur veränderten. Der Einzug des Fernsehens in die Wohnzimmer und die wiederaufblühende Presselandschaft begünstigten die Formierung einer durchaus

Abb. 1 Als »groteske Nachbarschaft« bezeichneten die *Erlanger Nachrichten* das Nebeneinander eines Schwesternwohnheims aus dem 19. Jahrhundert, der 1954 fertiggestellten Kinderklinik und des im Bau befindlichen Bettenhochhauses der Chirurgie, Foto von 1957.

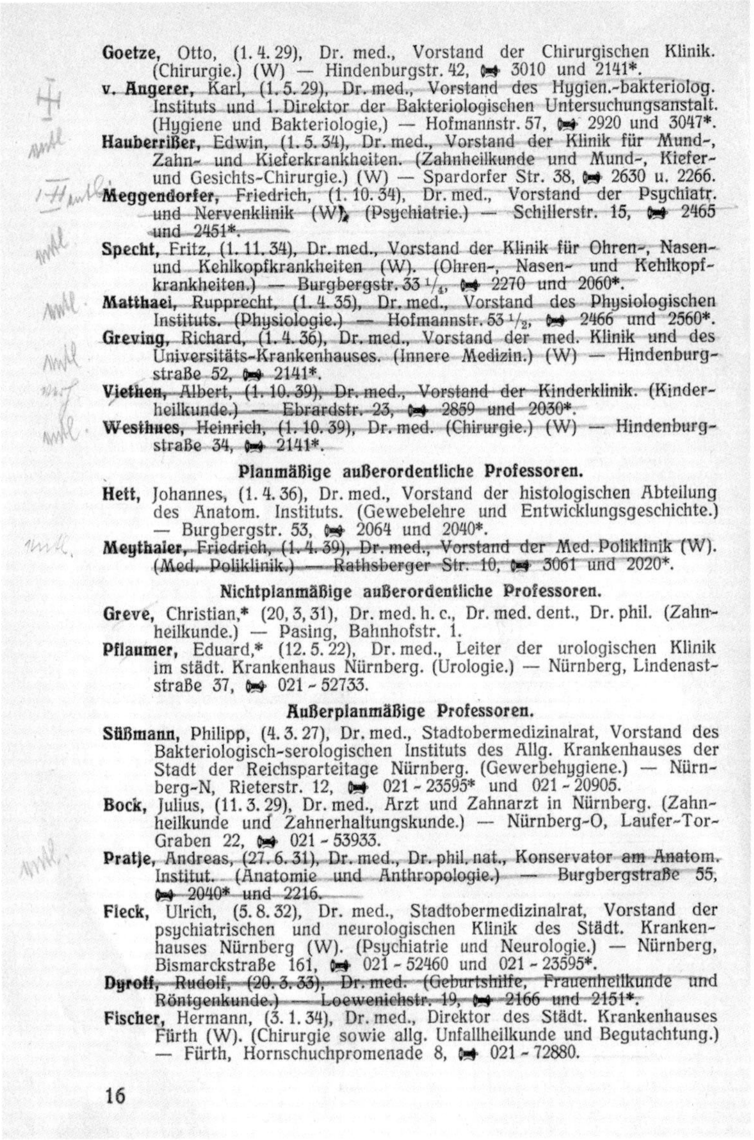

Goetze, Otto, (1.4.29), Dr. med., Vorstand der Chirurgischen Klinik. (Chirurgie.) (W) — Hindenburgstr. 42, ☛ 3010 und 2141*.
v. Angerer, Karl, (1.5.29), Dr. med., Vorstand des Hygien.-bakteriolog. Instituts und 1. Direktor der Bakteriologischen Untersuchungsanstalt. (Hygiene und Bakteriologie.) — Hofmannstr. 57, ☛ 2920 und 3047*.
Hauberrißer, Edwin, (1.5.34), Dr. med., Vorstand der Klinik für Mund-, Zahn- und Kieferkrankheiten. (Zahnheilkunde und Mund-, Kiefer- und Gesichts-Chirurgie.) (W) — Spardorfer Str. 38, ☛ 2630 u. 2266.
Meggendorfer, Friedrich, (1.10.34), Dr. med., Vorstand der Psychiatr.- und Nervenklinik (W) (Psychiatrie.) — Schillerstr. 15, ☛ 2465 und 2451*.
Specht, Fritz, (1.11.34), Dr. med., Vorstand der Klinik für Ohren-, Nasen- und Kehlkopfkrankheiten (W). (Ohren-, Nasen- und Kehlkopf-krankheiten.) — Burgbergstr. 33 ¹/₅, ☛ 2270 und 2060*.
Matthaei, Rupprecht, (1.4.35), Dr. med., Vorstand des Physiologischen Instituts. (Physiologie.) — Hofmannstr. 53¹/₂, ☛ 2466 und 2560*.
Greving, Richard, (1.4.36), Dr. med., Vorstand der med. Klinik und des Universitäts-Krankenhauses. (Innere Medizin.) (W) — Hindenburg-straße 52, ☛ 2141*.
Viethen, Albert, (1.4.39), Dr. med., Vorstand der Kinderklinik. (Kinderheilkunde.) — Ebrardstr. 23, ☛ 2859 und 2030*.
Westhues, Heinrich, (1.10.39), Dr. med. (Chirurgie.) (W) — Hindenburg-straße 34, ☛ 2141*.

Planmäßige außerordentliche Professoren.

Hett, Johannes, (1.4.36), Dr. med., Vorstand der histologischen Abteilung des Anatom. Instituts. (Gewebelehre und Entwicklungsgeschichte.) — Burgbergstr. 53, ☛ 2064 und 2040*.
Meythaler, Friedrich, (1.4.39), Dr. med., Vorstand der Med. Poliklinik (W). (Med. Poliklinik.) — Rathsberger Str. 10, ☛ 3061 und 2020*.

Nichtplanmäßige außerordentliche Professoren.

Greve, Christian,* (20,3.31), Dr. med. h. c., Dr. med. dent., Dr. phil. (Zahn-heilkunde.) — Pasing, Bahnhofstr. 1.
Pflaumer, Eduard,* (12.5.22), Dr. med., Leiter der urologischen Klinik im städt. Krankenhaus Nürnberg. (Urologie.) — Nürnberg, Lindenast-straße 37, ☛ 021 – 52733.

Außerplanmäßige Professoren.

Süßmann, Philipp, (4.3.27), Dr. med., Stadtobermedizinalrat, Vorstand des Bakteriologisch-serologischen Instituts des Allg. Krankenhauses der Stadt der Reichsparteitage Nürnberg. (Gewerbehygiene.) — Nürn-berg-N, Rieterstr. 12, ☛ 021 – 23595* und 021 – 20905.
Bock, Julius, (11.3.29), Dr. med., Arzt und Zahnarzt in Nürnberg. (Zahn-heilkunde und Zahnerhaltungskunde.) — Nürnberg-O, Laufer-Tor-Graben 22, ☛ 021 – 53933.
Pratje, Andreas, (27.6.31), Dr. med., Dr. phil. nat., Konservator am Anatom. Institut. (Anatomie und Anthropologie.) — Burgbergstraße 55, ☛ 2040* und 2216.
Fleck, Ulrich, (5.8.32), Dr. med., Stadtobermedizinalrat, Vorstand der psychiatrischen und neurologischen Klinik des Städt. Kranken-hauses Nürnberg (W). (Psychiatrie und Neurologie.) — Nürnberg, Bismarckstraße 161, ☛ 021 – 52460 und 021 – 23595*.
Dyroff, Rudolf, (20.3.33), Dr. med. (Geburtshilfe, Frauenheilkunde und Röntgenkunde.) — Loewenichstr. 19, ☛ 2166 und 2151*.
Fischer, Hermann, (3.1.34), Dr. med., Direktor des Städt. Krankenhauses Fürth (W). (Chirurgie sowie allg. Unfallheilkunde und Begutachtung.) — Fürth, Hornschuchpromenade 8, ☛ 021 – 72880.

16

Abb. 2 Das Vorlesungsverzeichnis des nicht mehr gehaltenen Sommer-semesters 1945. Die Namen ver-storbener oder entlassener Professoren und Dozenten sind gestrichen.

kritischen Öffentlichkeit, die in hitzigen Dis-puten um Wiederbewaffnung, Deutschland-politik und Atomkraft die Mechanismen der demokratischen Gesprächskultur erprobte.[3]

Die Themen »Säuberung«, »Wiedergut-machung«, »Erneuerung« und »Modernisie-rung« prägten in den Nachkriegsjahren auch die Medizinische Fakultät der Universität Erlangen, die sich in ihrem Ringen um ein neues Selbstbild kaum von anderen Institu-tionen vergleichbarer Prägung unterschied. Als relatives Alleinstellungsmerkmal der Erlanger Universität kann indes ihre bau-liche Unversehrtheit gelten, aus der zunächst vor allem spezifische Probleme erwuchsen. So erwies sich gerade die von gewaltsamen Brüchen unberührte Kontinuität veralteter Strukturen als längerfristige Hypothek, die das politische und ökonomische Handeln der Fakultät bestimmte und limitierte. Mannig-fache Forderungen nach einer Reform von Verwaltung, Forschung und Lehre zogen sich durch den gesamten betrachteten Zeitraum. Vor dem Hintergrund einer in zunehmendem Maße involvierten Öffentlichkeit wird ein Schwerpunkt der folgenden Darstellung auf der medialen Rezeption universitärer und medizi-nischer Diskurse liegen. Sowohl die schwierige Auseinandersetzung mit dem Nationalsozialis-mus als auch die medizinischen Kontroversen der 1950er Jahre sind nur in diesem Kontext zu verstehen.

Die Fakultät in der frühen Nachkriegszeit

»Oberstes Arbeitsziel: Erhaltung der Volksgesundheit« – Das Primat der Krankenversorgung

In den letzten Wochen des Krieges hatte die Medizinische Fakultät der Uni-versität Erlangen faktisch aufgehört zu existieren: Zahlreiche Studierende und Dozenten befanden sich an der Front oder in Gefangenschaft, das Sommersemester 1945 konnte nicht mehr gehalten werden. Von den konstituierenden Aufgaben der Fakultät beanspruchte die Krankenversorgung den größten Teil der knappen Res-sourcen. In den überbelegten Kliniken und Lazaretten standen die Betten dicht an dicht, täglich trafen Züge mit Verwundeten ein. Rund 50.000 Menschen, darunter

Kriegsversehrte, Zwangsarbeiter und Ausgebombte aus dem nahen Nürnberg, drängten sich auf engstem Raum in einer Stadt, die zu Beginn des Krieges noch 36.000 Einwohner gezählt hatte.[4]

Bereits seit den frühen 1940er Jahren, als der Luftkrieg die Erlanger Peripherie erreichte, hatte sich der Dekan der Medizinischen Fakultät, der Anatom Albert Hasselwander (1877–1954), gemeinsam mit Bürgermeister Herbert Ohly (1901–1972) fieberhaft um die Einrichtung sicherer Ausweichquartiere für die Universitätskliniken bemüht.[5] Als im Frühjahr 1945 ersichtlich wurde, dass eine Evakuierung aller Patientinnen und Patienten schon aus logistischen Gründen illusorisch war, plädierte Ohly dafür, die sinnlose Verteidigung der Stadt entgegen anderslautenden Befehlen einzustellen.

Im April 1945 spitzte sich die Lage zu: Die III. Infanteriedivision der US-Armee stand bereits am Burgberg, als sich der Erlanger »Volkssturm« mit Panzersperren für den Straßenkampf rüstete. Tausende Kranke und Verwundete, »alles, was noch laufen und humpeln kann«, wurden zur Entlastung des medizinischen Personals entlassen, »die Kinderklinikschwestern trugen die kranken Kinder in Körben fort«.[6] Die zurückgebliebenen Ärzte, Pfleger und Patienten zogen sich, soweit möglich, in die Keller und Luftschutzräume der Kliniken zurück, wohin vorsorglich auch Teile der Bibliotheken und medizinischen Sammlungen verbracht worden waren.

Ein Ultimatum der US-Armee war beinahe verstrichen, als Oberbürgermeister Ohly den Kampfkommandanten Werner Lorleberg (1894–1945) noch einmal beschwor, »im Interesse der Schwer- und Schwerstverwundeten, der vielen kranken Soldaten, der Zivilbevölkerung und der Kliniken« die Kapitulation zu unterzeichnen. Buchstäblich in letzter Minute willigte Lorleberg ein, »aber nur in Hinblick auf die Kliniken und Lazarette«, denen die Stadt somit ihr Überleben verdankte.[7] So rückten die US-amerikanischen Truppen am Nachmittag des 16. April 1945 kampflos in Erlangen ein und nahmen die Stadt in Beschlag. Den Besatzern, die sich innerhalb kürzester Zeit in der unvertrauten Umgebung orientieren mussten, stellte sich eine Vielzahl unterschiedlichster Aufgaben, von denen einige möglichst rasch an deutsche Stellen delegiert werden sollten.[8]

Versorgungsprobleme und miserable hygienische Bedingungen trugen dazu bei, dass das Primat der Krankenversorgung auch nach der Kapitulation seine Gültigkeit behielt. »Oberstes Arbeitsziel« der Ärzte, so eine Schlagzeile der *Nürnberger Nachrichten* aus dem Jahr 1948, war in der frühen Nachkriegszeit die »Erhaltung der Volksgesundheit«.[9] Neben dem Bayerischen Roten Kreuz und dem Staatlichen Gesundheitsamt kam den klinisch geschulten Mitarbeiterinnen und Mitarbeitern der Medizinischen Fakultät hierbei eine Schlüsselrolle von überregionaler Bedeutung zu, da in Erlangen kein städtisches Krankenhaus existierte und die Nürnberger Einrichtungen in Trümmern lagen. Mit spärlichen Mitteln und wenig Personal versuchte man, der chaotischen Verhältnisse Herr zu werden. Zu den alltäglichen Aufgaben des Klinikbetriebs gesellten sich völlig neue Herausforderungen von ungekanntem Ausmaß: Nicht nur die Kriegsversehrten, sondern auch die Zivilbevölkerung war durch drohende Epidemien einer akuten Gefährdung ausgesetzt. Infektionskrankheiten wie Diphtherie, Typhus, Tuberkulose und Ruhr waren ebenso auf dem Vormarsch wie sexuell übertragbare Krankheiten. Ein deutlicher Anstieg war bei der Säuglings- und Müttersterblichkeit zu verzeichnen.

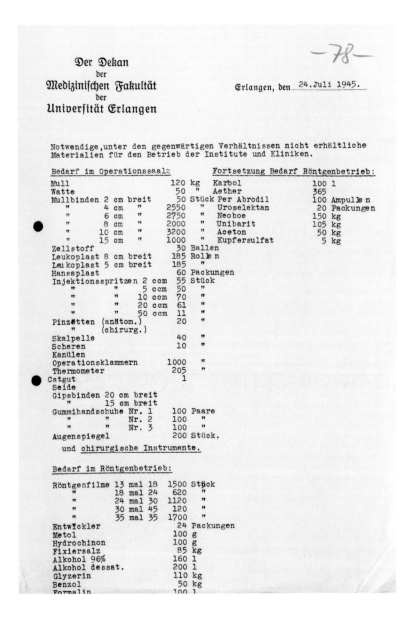

Abb. 3 Ein Mängelverzeichnis aus den ersten Monaten nach Kriegsende.

Der allgemeine Mangel traf auch die Universität mit voller Wucht. In den ersten Wochen der Besatzung litt die Krankenversorgung unter Engpässen bei der Gas-, Wasser- und Stromversorgung, bei Brennmaterialien und Nahrungsmitteln, insbesondere Spezialkost für Kranke und Kleinkinder.[10] Die Folgen für den Klinik- und Fakultätsbetrieb waren verheerend: Hygienevorschriften konnten nicht eingehalten, Säuglinge nicht gebadet werden, in den Laboren verhungerten die Versuchstiere oder starben an Unterkühlung, röntgentherapeutische Verfahren wurden ausgesetzt, Patientinnen und Patienten waren aufgefordert, für die Dauer ihres Klinikaufenthaltes Kartoffeln mitzubringen. Der Hinweis, dass die »Arbeiten durch Zeitumstände beschränkt« seien, zieht sich wie ein roter Faden durch die Berichte der Kliniken und Institute. An detaillierten Mängelverzeichnissen aus dem Frühjahr und Sommer 1945 lässt sich ablesen, dass es an beinahe allem fehlte: Essentielle Dinge wie Mullbinden, Skalpelle, Gummihandschuhe und Chloroform waren ebenso wenig erhältlich wie Farbbänder für Schreibmaschinen, Glühbirnen und Straßenbesen. Angesichts einer unsicheren Medikamentenversorgung – viele Pharmabetriebe hatten den Krieg nicht überstanden – bat die Frauenklinik bereits im Mai 1945 um die Freigabe deutscher Heeresbestände. Allein an Leichen, so der makabre Befund, schien kein Mangel zu herrschen: »Inzwischen hat der Sektionsbetrieb den früheren Hochstand fast wieder erreicht«, meldete die Pathologie nur einen Monat nach der Kapitulation.[11]

Ein Missstand, der nicht durch CARE-Pakete und Spenden behoben werden konnte, war die akute Raumnot. Zwar waren die Gebäude der Fakultät, von geborstenen Fensterscheiben abgesehen, weitgehend intakt, die Einrichtungen waren jedoch häufig zu klein und in jeder Hinsicht veraltet. In der Medizinischen Klinik konnten Anfang 1948 gerade einmal 16 Infektionskranke isoliert werden. Dringend notwendige Abhilfe leistete das Marienhospital in der Spardorfer Straße, das die Poliklinik als Bettenstation für 60 Patientinnen und Patienten, in erster Linie Tuberkulosekranke, nutzte. Platz für 30 weitere Personen bot das frühere Tageserholungsheim in Spardorf, dessen Belegung mit Tuberkulosepatienten in der Folge zu Protesten unter den Anwohnern führte, die eine erhöhte Ansteckungsgefahr befürchteten.[12]

Ein Grund für die innerstädtische Beengtheit war die dortige Stationierung US-amerikanischer Armeeeinheiten, denen die unversehrte und verkehrsgünstig gelegene Stadt als idealer Stützpunkt diente. Zu den ersten Maßnahmen der Besatzer zählte daher die Beschlagnahmung von 559 Gebäuden, darunter unersetzliche Universitätseinrichtungen wie die stark beanspruchte Klinik für Haut- und Geschlechtskrankheiten, aber auch Privatwohnungen wie die repräsentative Villa des Gynäkologen Hermann Wintz (1887–1947) am Burgberg, in der für kurze Zeit der Befehlshaber der III. US Army, General George S. Patton (1885–1945), residierte. Karl von Angerer (1883–1945), seit 1929 Ordinarius für Bakteriologie und Hygiene, nahm sich unmittelbar nach der Delogierung das Leben, da er nicht gewillt war, »in einem Elendsquartier unterzukriechen«, wie er in seinem Abschiedsbrief schrieb.[13]

In den Augen der Bevölkerung entwickelte sich die Wohnungsfrage zu einem »Kernproblem des demokratischen Neuaufbaues«, das dem Ansehen der Besatzungsmacht beträchtlichen Schaden zufügte und etliche Appelle der Stadtverwaltung und der Universität an die verantwortlichen Stellen nach sich zog.[14] Die ohnehin angespannte Lage verschärfte sich dadurch, dass weiterhin tausende Menschen in die Stadt strömten, viele von ihnen mit dem Ziel, an der Erlanger Universität ein Studium aufzunehmen oder nach jahrelanger Unterbrechung fortzusetzen.

»Was soll geschehen, wenn auch das letzte Paar Schuhe durchgelaufen ist?« Studieren nach dem Krieg

Von den drei bayerischen Landesuniversitäten hatte lediglich Erlangen den Krieg unversehrt überstanden; München und Würzburg waren zu weiten Teilen zerstört. Diese Ausgangslage brachte es mit sich, dass der mittelfränkische Universitätsstandort einen beispiellosen Zulauf erfuhr. In den ersten Nachkriegssemestern zählte man zwischen 4000 und 5500 Studenten – doppelt bis dreimal so viele wie noch wenige Jahre zuvor. Unversehens stieg die einst beschauliche Universität in den Kreis der größten deutschen Hochschulen auf, ohne im Mindesten darauf vorbereitet zu sein. An der Spitze der Entwicklung stand die Medizinische Fakultät, an der bis 1950 rund 1000 Personen eingeschrieben waren – fast ein Drittel der gesamten Studentenschaft. Um die hoffnungslos überfüllten Hörsäle zu entlasten, konnten unter Aufsicht des Dekanats Teile des medizinischen Grundstudiums an den Philosophisch-Theologischen Hochschulen in Bamberg und Regensburg absolviert werden. Die Befürchtung, dass die Auslagerung des Unterrichts an den auswärtigen Standorten Begehrlichkeiten wecken könnte, sollte sich in Anbetracht der späteren Diskussion um die Gründung einer vierten Landesuniversität als berechtigt erweisen.[15]

Die Studienanwärter, die ab 1945 aus allen Himmelsrichtungen in Erlangen eintrafen, waren eine äußerst heterogene Gruppe: Kriegsheimkehrer und aus der Gefangenschaft entlassene Soldaten standen ehemals Verfolgten des NS-Regimes gegenüber, die als »Displaced Persons« (DP) in Erlangen gestrandet oder nach Jahren des Exils in ihre Heimat zurückgekehrt waren. Flüchtlinge und Vertriebene aus den deutschen Ostgebieten trafen auf Studierende aus der Sowjeti-

▸ **Kapitel**   Die Fakultät in der frühen Nachkriegszeit, S. 158.

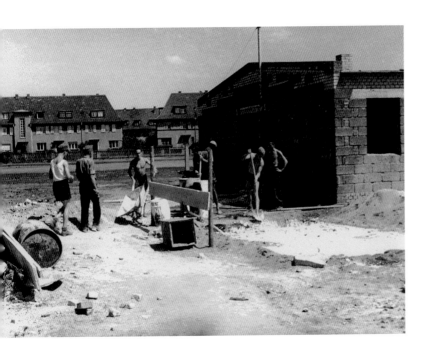

Abb. 4 Studenten bei der Errichtung von Notunterkünften im Rahmen des »Aufbaudienstes«, 1945.

schen Besatzungszone, die ihre Zukunft im Westen sahen. Der Anteil der Kriegsversehrten war hoch (12,3 % im Jahr 1947), etliche trauerten um Eltern und Angehörige. Breit gefächert – und im Durchschnitt deutlich höher als vor dem Krieg – war das Einstiegsalter der Erstsemester: Die Jüngsten waren gerade 18, die Ältesten über 40 Jahre alt.[16] Viele hatten ihr Studium vor dem Krieg begonnen, manche während der Kriegsgefangenschaft an einer »Lagerhochschule« studiert. Bescheinigungen und Zeugnisse waren nicht selten in den Wirren des Krieges verloren gegangen. Gemeinsam war den meisten Anwärterinnen und Anwärtern allein der Wunsch, die »verlorenen Jahre« des Krieges und der Gefangenschaft durch die baldige Aufnahme eines berufsqualifizierenden Studiums hinter sich zu lassen. Das Aufeinandertreffen von Menschen mit denkbar unterschiedlichen Vorgeschichten und Biografien, von Tätern, Profiteuren und Opfern des Regimes, barg Konfliktstoff, der sich in den folgenden Jahren mehrfach entlud.

»Wer darf – wer soll studieren?«, diese in den *Erlanger Nachrichten* formulierte Frage trieb spätestens ab Juni 1945 die Universitätsverwaltung um.[17] Auf über 4000 Bewerber für das Studium der Medizin kamen 1200 Studienplätze, von denen 300 für »ausländische Studierende«, in erster Linie »Displaced Persons«, reserviert waren. Bei der Entscheidung, wer unter welchen Voraussetzungen zugelassen werden sollte, galt es einen Kriterienkatalog zu erstellen, mit dessen Hilfe der Ansturm bewältigt werden konnte. Prinzipiell bevorzugt wurden »überalterte Studenten«, höhere Semester, Geschädigte des NS-Regimes, Kriegsversehrte und bayerische Landeskinder. Dagegen sollte im Interesse des demokratischen Neuaufbaus der Anteil ehemaliger Parteimitglieder die Grenze von 10 % nicht überschreiten – eine von der Militärregierung getroffene Regelung, die den Wünschen der Erlanger Verantwortlichen widersprach.[18] Gleichermaßen umstritten war die Behandlung ehemaliger Offiziere und Reserveoffiziere, über deren Eignung höchst unterschiedliche Vorstellungen existierten. Neben personenbezogenen Aspekten war die Aufnahme eines Studiums an weitere Auflagen geknüpft, zu denen die obligatorische Ableistung eines mehrmonatigen »Aufbaudienstes« zählte. Einige Anwärter erwarben sich ihren Studienplatz durch die Mitarbeit bei der provisorischen Instandsetzung der Kliniken und der Errichtung von Steinbaracken an der Henkestraße, in denen später hunderte Studierende auf strohgedeckten Stockbetten eine Unterkunft fanden.

Einen bemerkenswerten Einblick in die Studienbedingungen der »Mangeljahre« gewährt eine 1947 im Auftrag des Studentenwerks publizierte *Denkschrift über die soziale Lage der Studentenschaft*, die als dramatische Zustandsbeschreibung an die Hilfsbereitschaft der Bevölkerung appellierte (»Gebt reichlich! Schenkt willig! Helft sofort!«).[19] Als eines der drängendsten Probleme galt nach wie vor die Wohnungsnot: Viele Studierende waren in notdürftig möblierten »Massen-

quartieren« untergebracht, »in Kellern und Waschküchen, in Abstell-
und Durchgangsräumen«, die bisweilen weder über eine Heizung noch
über elektrisches Licht oder gar ein Fenster verfügten; in der Presse
war sogar von Studierenden, die unter Brücken schliefen, die Rede.
Unter diesen Umständen war an konzentriertes Lernen und Arbeiten kaum zu denken, zumal, so die Schlussfolgerung des Berichts,
Schreiben bei unzureichender Beleuchtung den Augen schade und
die bewegungsarme Schreibtischarbeit zu rascher Auskühlung führe.
Bereits kurz nach Kriegsende hatten Stadtverwaltung und Universitätsleitung daher versucht, pragmatische Lösungen zu finden: Im Juli 1945
wurde ein vorläufiges Zuzugsverbot erlassen, ab dem Wintersemester
1946/47 war die Immatrikulation an die Abgabe einer Wohnraumver-
zichtserklärung geknüpft. Aufgrund des anhaltenden Kohlenmangels
verlängerte man die Weihnachtsferien in den extrem kalten Wintern
der Jahre 1946/47 und 1947/48 bis Ende Januar.[20]

Nicht unbedingt besser erging es den Studierenden, die außerhalb Erlangens untergekommen waren und den täglichen Weg zur
Universität mitunter zu Fuß bewältigen mussten. Dass dabei die selten
wetterfeste Kleidung arg strapaziert wurde, war nicht unproblematisch,
denn gerade Flüchtlinge und Kriegsheimkehrer besaßen oftmals wenig
mehr als das, was sie am Körper trugen. Ein Medizinstudent gab zu
Protokoll, dass er noch immer seine zerschlissene Uniform tragen
würde, wenn man ihm nicht ein Hemd und eine Hose geschenkt hätte.
Weniger glückliche Veteranen, die auf Offiziersmantel und Soldaten-
stiefel angewiesen waren, mussten diese umfärben und umarbeiten
lassen. »Was soll geschehen, wenn auch das letzte Paar Schuhe durch-
gelaufen ist?«, lautete die bange Frage angesichts der Knappheit von
Textilien und Flickzeug.

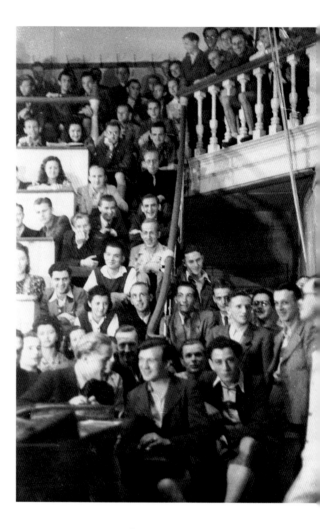

Abb. 5 Überfüllter Hörsaal im
Wintersemester 1946/47.

Ein besorgniserregender Notstand herrschte auch bei der Verpflegung. Als
»Normalverbraucher« hatten Studierende einen theoretischen Anspruch auf 1550
Kilokalorien pro Tag, eine Ration, die sich in der Regel auf vier Scheiben Brot, eine
Messerspitze Fett, eine Scheibe Wurst und eine Portion Gemüse, meist Kartoffeln
oder Steckrüben, beschränkte. Zusätzliche Lebensmittelkarten konnte erwerben,
wer sich an Aktionen zur Gewinnung von Brennholz für das Wintersemester
beteiligte. Trotz einer Zusatzspeisung für Studierende, die der Bayerische Landtag
Ende 1947 gewährte, fand in Erlangen, wie auch in anderen Universitätsstädten, im
Sommer 1948 eine »Hungerdemonstration« mit geschätzt 2000 Teilnehmern statt.[21]
Die Sorgen waren berechtigt: Einer 1947 durchgeführten Reihenuntersuchung
zufolge betrug das durchschnittliche Körpergewicht der Erlanger Studierenden
bei einer mittleren Körpergröße von 1,75 Metern nur 64 Kilogramm; zwei Drittel
waren eindeutig untergewichtig, nur ein Zehntel hatte Normalgewicht. Bei 10 % der
untersuchten Studenten wurden »tuberkulöse Veränderungen« diagnostiziert. Die
mit Unterernährung und Immunschwäche einhergehenden Komplikationen lässt
ein Bericht aus der Anatomie erahnen, demzufolge »immer häufiger Studenten
ohnmächtig werden, da sie bei leerem Magen den Anstrengungen des Sezierens
von Leichen nicht mehr gewachsen sind«.

STUDIUM IM »LAND DER TÄTER«

Rund 40 Mitglieder zählte der Jüdische Studentenbund der Universität Erlangen im Wintersemester 1948/49. Abgesehen von ihren Namen ist über die meisten nur wenig bekannt, doch lässt sich immerhin in einigen Fällen nachvollziehen, unter welchen Umständen junge Überlebende der Shoa zum Studium ins »Land der Täter« kamen und welche Erfahrungen sie in Erlangen machten:[1] Jonasz (1923–2016) und Danuta (geb. 1927) Dresner wurden in Krakau als Kinder eines Textilgroßhändlers geboren. Zwei Jahre nach dem Einmarsch der Wehrmacht in ihre Heimatstadt musste die Familie in das Krakauer Ghetto umsiedeln; nach dessen Liquidation am 13. März 1943 wurde sie in das nahegelegene Konzentrationslager Plaszow deportiert, das unter der Leitung des für seine Brutalität berüchtigten Kommandanten Amon Göth (1908–1946) stand. Ab 1943 zählten Jonasz und Danuta Dresner sowie ihre Eltern zu den rund 1200 Juden, die der deutsche Industrielle Oskar Schindler (1908–1974) als »kriegswichtige« Zwangsarbeiter in seinen Emailwaren- und Rüstungsfabriken in Krakau und Brünnlitz (Brněnec) beschäftigte. Trotz der »privilegierten« Stellung als »Schindlerjuden« entgingen die Dresners der Ermordung nur knapp: Jonasz drohte hingerichtet zu werden, da man ihn der Sabotage verdächtigte, seine Schwester Danuta und ihre Mutter wurden für kurze Zeit in das Vernichtungslager Auschwitz deportiert.[2]

Nach der Befreiung durch die sowjetische Armee schlugen sich die Dresners zu Fuß nach Süddeutschland durch. Die Eltern gingen nach Regensburg, wo auch Oskar Schindler nach Kriegsende eine Wohnung bezog; er wurde von der Familie Dresner bis an sein Lebensende finanziell unterstützt. Jonasz Dresner schrieb sich 1945 als einer der ersten Studierenden an der wiedereröffneten Universität Erlangen für das Fach Zahnmedizin ein, seine Schwester Danuta nahm ein Jahr später ein Studium der Humanmedizin auf. Ebenfalls in Erlangen gelandet waren zwei Cousins der Geschwister Dresner, Juda Schindel (1915–1997), Danutas späterer Ehemann, und sein Bruder Leon Schindel (1917–2001), die einen Todesmarsch aus dem Konzentrationslager Flossenbürg überlebt hatten. Leon studierte, wie sein Cousin Jonasz, Zahnmedizin, Juda hatte zunächst DP-Krankenhäuser in Schwandorf und Cham geleitet und absolvierte 1949/50 eine Ausbildung zum HNO-Arzt an der Universität Erlangen.[3] Fotografien aus dieser Zeit dokumentieren eine scheinbar unbeschwerte Studentenzeit, sie zeigen die vier bei Ausflügen im Erlanger Umland und auf Leon Schindels Hochzeitsfeier.

Ein anderes Bild zeichnen die Berichte eines Kommilitonen, mit denen dieser bei Kultusministerium und Militärregierung auf Missstände an der Medizinischen Fakultät aufmerksam machen wollte. So habe ein Professor in Dresners Anwesenheit bekundet, dass ihm »die Ausländer [...] sehr lästig« seien, weil sie »den Deutschen den Platz wegnehmen und Unordnung schaffen«. Darüber

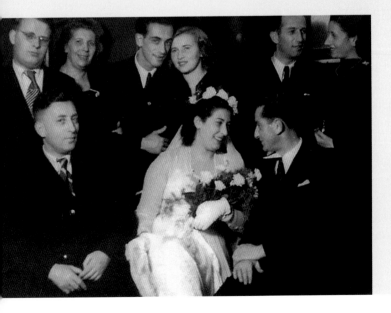

Abb. 1 Jüdische Hochzeit in Erlangen: In der zweiten Reihe Jonasz Dresner und seine Frau Helenka (Mitte), zu ihrer Linken Danuta und Juda Schindel, vorne das Brautpaar Leon und Regina Schindel.

hinaus habe er ausländische Studenten des Diebstahls medizinischer Gerätschaften beschuldigt. Auch Mitglieder des Immatrikulationsausschusses hätten Jonasz und Danuta Dresner abfällig behandelt. Die beschriebenen Erfahrungen stehen in einer Reihe ähnlicher Berichte über fremdenfeindliche und antisemitische Vorfälle an der Medizinischen Fakultät in den ersten Nachkriegsjahren.[4]

Nach dem Abschluss ihrer medizinischen Ausbildung in Erlangen übersiedelten die Dresners und die Schindels zwischen 1949 und 1950 nach Tel Aviv. Zu Beginn der 1980er Jahre fanden ihre Erinnerungen Eingang in den Roman *Schindlers Liste* des australischen Schriftstellers Thomas Kenneally (*1935). In der Verfilmung des Bestsellers aus dem Jahr 1993 (Regie: Steven Spielberg) treten Jonasz und Danuta Dresner in einer Art Epilog an der Seite ihrer Darsteller auf, Juda Schindels Erlebnisse aus dem Ghetto inspirierten zudem eine der Schlüsselszenen des vielfach prämierten Dramas: Das »Mädchen im roten Mantel«, die einzige farblich hervorgehobene Figur in dem Schwarz-Weiß-Film, basiert auf einer Nichte Juda Schindels, die im Ghetto unter dessen Obhut lebte und später vermutlich im Vernichtungslager Auschwitz ermordet wurde.[5] Andreas Thum

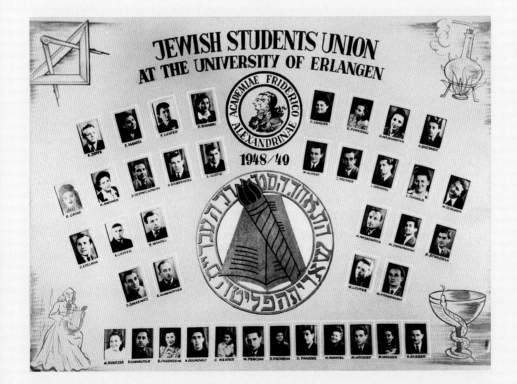

Abb. 2 Mitglieder des Jüdischen Studentenbundes Erlangen im Wintersemester 1948/49.

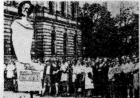 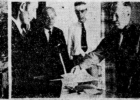

Erlanger Studenten demonstrierten gegen den Hunger
Resolutionen an die deutschen Stellen, die Militärregierung und die Weltöffentlichkeit

Links die Darstellung eines Studenten im ersten Semester mit der Aufschrift: „Wie im 6. Semester!" — Rechts überreicht der Präses des Asta dem Militärgouverneur die Resolution. Im Hintergr und der Rektor der Universität, Prof. Dr. Brenner. (Fotoropa)

Gleichzeitig mit den anderen bayerischen Universitäten führten die Erlanger Studenten im Schloßpark einen allgemeinen Bericht von der gegenwärtigen Situation der studierenden Jugend. Er betonte die be-

Zone hingewiesen. In der von der SED regierten Ostzone, der man Mißachtung geistiger Werte zugunsten eines leeren Materialismus vorwirft, würden Studenten und andere geistig und kulturell Schaffende den Verpflegungssatz I mit über 2000 Kalorien erhalten. In der französischen Zone würden die Studenten mit Schwerarbeiterkarten versorgt werden. Verantwortlich sei der Frankfurter Wirtschaftsrat, der aus Unfähigkeit oder bösem Willen zum Totengräber geistigen Lebens in der Bizone würde. Die Ausführungen wurden von den Studenten mit lebhaften Mißfallenskundgebungen aufgenommen.

Anschließend brachte Prof. Dr. Brenner seine völlige Billigung und Unterstützung zum Ausdruck und

Abb. 6 In vielen deutschen Universitätsstädten demonstrierten Studierende 1948 gegen die mangelnde Versorgung mit Lebensmitteln, *Erlanger Nachrichten*, 19. Juni 1948.

Abb. 7 Der Fragebogen der Militärregierung, hier ausgefüllt von Fritz Specht.

Von Universitätsleitung und Politik wurde indes nicht nur die materielle Notlage der Studierenden, sondern auch die drohende »Vermassung« des Ärztestandes durch eine »Überproduktion« an Absolventen als Gefahr wahrgenommen. Anfang 1946 empfahl das Kultusministerium den Fakultäten, »eine allgemeine Warnung« vor der Ergreifung des Medizinstudiums auszusprechen und die Prüfungsbestimmungen strikter zu handhaben.[22]

Die Auseinandersetzung mit dem Nationalsozialismus

Radikal entnazifiziert? Die erste »Säuberung« der Fakultät

Die umfassende und nachhaltige »Säuberung« der deutschen Gesellschaft von nazistischen und militaristischen Einflüssen hatten die Alliierten bereits während des Krieges als wesentliches Ziel ihrer Besatzungspolitik definiert.[23] Üblicherweise wird die Umsetzung des ambitionierten Entnazifizierungsprojektes in zwei Phasen unterteilt, deren unterschiedlicher Charakter in den folgenden Kapiteln zur Sprache kommen wird. Dabei umschreibt der offenkundige Widerspruch zwischen den zeitgenössischen Einschätzungen einer »radikalen Entnazifizierung« einerseits und einer »Entlastungsinflation« andererseits den Kern einer heftigen und langwierigen Auseinandersetzung um »nazistische Umtriebe« an der Medizinischen Fakultät, in deren Verlauf sogar der Vorwurf einer »systematischen Renazifizierung« erhoben wurde.

Das Spannungsfeld der Handelnden und Betroffenen umfasste im Wesentlichen die folgenden Institutionen und Instanzen: 1. die US-amerikanische Militärregierung, an der Universität repräsentiert durch einen Hochschuloffizier mit Aufsichts- und Weisungsbefugnis, 2. die Bayerische Staatsregierung, zuvorderst das Ministerium für Unterricht und Kultus als übergeordnete Behörde, 3. die Universität bzw. die Fakultät mit ihren Mitarbeitern und der Studentenschaft, sowie 4. die Öffentlichkeit bzw. verschiedene Teilöffentlichkeiten auf beiden Seiten des Atlantiks. Die überaus komplexe Konstellation brachte es mit sich, dass bei der Frage nach einer adäquaten und hinreichenden Entnazifizierung gegensätzliche Auffassungen kollidierten und jede der genannten Gruppen interne Interessenskonflikte auszutragen hatte.

Verstärkt wurden die Dissonanzen durch den kritischen Blick der Öffentlichkeit, die das Vorgehen der Militärregierung von Anfang an aufmerksam verfolgte. Während die Entnazifizierung bei der deutschen Bevölkerung zunehmend auf Skepsis stieß, erwartete man in den USA nicht nur schnelle Ergebnisse, sondern auch ein unnachgiebiges Durchgreifen gegen den ehemaligen Kriegsgegner. Dies galt in besonderem Maße für die Universitäten, die einerseits als neuralgische

MILITARY GOVERNMENT OF GERMANY
Fragebogen

WARNING: Read the entire Fragebogen carefully before you start to fill it out. The English language will prevail if discrepancies exist between it and the German translation. Answers must be typewritten or printed clearly in block letters. Every question must be answered precisely and conscientiously and no space is to be left blank. If a question is to be answered by either "yes" or "no", print the word "yes" or "no" in the appropriate space. If the question is inapplicable, so indicate by some appropriate word or phrase such as "none" or "not applicable". Add supplementary sheets if there is not enough space in the questionaire. Omissions or false or incomplete statements are offenses against Military Government and will result in prosecution and punishment.

WARNUNG: Vor Beantwortung ist der gesamte Fragebogen sorgfältig durchzulesen. In Zweifelsfällen ist die englische Fassung maßgebend. Die Antworten müssen mit der Schreibmaschine oder in klaren Blockbuchstaben geschrieben werden. Jede Frage ist genau und gewissenhaft zu beantworten und keine Frage darf unbeantwortet gelassen werden. Das Wort „ja" oder „nein" ist an der jeweilig vorgesehenen Stelle unbedingt einzusetzen. Falls die Frage durch „Ja" oder „Nein" nicht zu beantworten ist, so ist eine entsprechende Antwort, wie z. B. „keine" oder „nicht betreffend" zu geben. In Ermangelung von ausreichendem Platz in dem Fragebogen können Bogen angeheftet werden. Auslassungen sowie falsche oder unvollständige Angaben stellen Vergehen gegen die Verordnungen der Militärregierung dar und werden dementsprechend geahndet.

A. PERSONAL / A. Persönliche Angaben

1. List position for which you are under consideration (include agency or firm). — 2. Name (Surname). (Fore Names). — 3. Other names which you have used or by which you have been known. — 4. Date of birth. — 5. Place of birth. — 6. Height. — 7. Weight. — 8 Color of hair. — 9. Color of eyes. — 10. Scars, marks or deformities. — 11. Present address (City street and house number) — 12. Permanent residence (City, street and house number). — 13 Identity card type and Number. — 14. Wehrpass No. — 15 Passport No. — 16. Citizenship. — 17. If a naturalized citizen, give date and place of naturalization. — 18. List any titles of nobility ever held by you or your wife or by the parents or grandparents of either of you. — 19. Religion. — 20. With what church are you affiliated? — 21. Have you ever severed your connection with any church, officially or unofficially? — 22. If so, give particulars and reason. — 23. What religious preference did you give in the census of 1939? — 24. List any crimes of which you have been convicted, giving dates, location and nature of the crimes.

1. Für Sie in Frage kommende Stellung: *Leiter der Hals-Nasen-Ohrenklinik, Erlangen*
2. Name *Specht* Vor-(Tauf-)name *Friedrich Wilhelm (Fritz)*   3. Andere von Ihnen benutzte Namen
   Zu-(Familien-)name
   oder solche, unter welchen Sie bekannt sind. *keine*
4. Geburtsdatum *11. Juni 1890* 5. Geburtsort *Ensdorf/Saar*
6. Größe *172* 7. Gewicht *128* 8. Haarfarbe *grau*   9. Farbe der Augen *blau*
10. Narben, Geburtsmale oder Entstellungen *Narbe auf linker Wange*
11. Gegenwärtige Anschrift *Intern.-Lager Regensburg, I/3*
    (Stadt, Straße und Hausnummer)
12. Ständiger Wohnsitz *Erlangen, Burgbergstr. 33?*
    (Stadt, Straße und Hausnummer)
13. Art der Ausweiskarte *keine* Nr. 14. Wehrpaß-Nr. *keine* 15. Reisepaß-Nr. *keine*
16. Staatsangehörigkeit *deutsch (Bayern)* 17. Falls naturalisierter Bürger, geben Sie Datum und Einbürgerungsort an.
18. Aufzählung aller Ihrerseits oder seitens Ihrer Ehefrau oder Ihrer beiden Großeltern innegehabten Adelstitel. *keine*
19. Religion *gottgläubig* 20. Welcher Kirche gehören Sie an? *keiner* 21. Haben Sie je offiziell oder inoffiziell Ihre Verbindung mit einer Kirche aufgelöst? *Ja* 22. Falls ja, geben Sie Einzelheiten und Gründe an. *aus Überzeugungsgründen* 23. Welche Religionsangehörigkeit haben Sie bei der Volkszählung 1939 angegeben? *gottgl.* 24. Führen Sie alle Vergehen, Übertretungen oder Verbrechen an, für welche Sie je verurteilt worden sind, mit Angaben des Datums, des Orts und der Art. *keine*

B. SECONDARY AND HIGHER EDUCATION / B. Grundschul- und höhere Bildung

Name & Type of School (If a special Nazi school or military academy, so specify) / Name und Art der Schule (Im Fall einer besonderen NS oder Militärakademie geben Sie dies an)	Location / Ort	Dates of Attendance / Wann besucht?	Certificate Diploma or Degree / Zeugnis, Diplom oder akademischer Grad	Did Abitur permit University matriculation? / Berechtigt Abitur od. Reifezeugnis zur Universitätsimmatrikulation?	Date / Datum
Volksschule	Neunkirchen	1896–99			
Gymnasium	" Sigmaringen u. Baden-Baden	1900–1909	Abitur	ja	1909
Universitäten	Erlangen, Halle	1909–1914	Approbation, M.rnd?		1914/1916.

25. List any German University Student Corps to which you have ever belonged. — 26. List (giving location and dates) any Napola, Adolph Hitler School, Nazi Leaders College or military academy in which you have ever been a teacher. — 27. Have your children ever attended any of such schools? Which ones, where and when? — 28. List (giving location and dates) any school in which you have ever been a Vertrauenslehrer (formerly Jugendwalter).

25. Welchen deutschen Universitäts-Studentenburschenschaften haben Sie je angehört? *Studentengesangverein*
26. In welchen Napola, Adolf-Hitler-, NS-Führerschulen oder Militärakademien waren Sie Lehrer? Anzugeben mit genauer Orts- und Zeitbestimmung. *keine*
27. Haben Ihre Kinder eine der obengenannten Schulen besucht? *1 Sohn* Welche, wo und wann? *Napola Ilfeld/Harz 1942–44*
28. Führen Sie (mit Orts- und Zeitbestimmung) alle Schulen an, in welchen Sie je Vertrauenslehrer (vormalig Jugendwalter) waren. *keine*

C. PROFESSIONAL OR TRADE EXAMINATIONS / C. Berufs- oder Handwerksprüfungen

Name of Examination / Name der Prüfung	Place Taken / Ort	Result / Resultat	Date / Datum
Medizin. Staatsprüfung	Erlangen	magna cum laude	1914
Habilitation	Kiel	bestanden	1925

Punkte der Demokratisierung, anderseits als Hort eines »reaktionären Geistes«
galten. Gerade der »braunen« Universität Erlangen eilte in dieser Hinsicht ein
bemerkenswert schlechter Ruf voraus. Da nicht wenige Ärzte mit dem Regime
kooperiert und sich aktiv oder legitimierend an Medizinverbrechen beteiligt
hatten, war insbesondere die Medizinische Fakultät in den Augen der Besatzer diskreditiert. Im Gegensatz zu dieser – aus Sicht der Fakultät – denkbar ungünstigen
Ausgangslage steht der retrospektive Befund, dass sich im Zuge der Entnazifizierung kein radikaler Bruch vollzog, sondern lediglich eine relativ kurzfristige
Unterbrechung des Regelbetriebs zu attestieren ist. Die anfangs durchaus ehr-
geizigen Ansprüche der Besatzer ließen sich letztlich nur zum Teil umsetzen.

Wenige Tage vor dem Einmarsch der US-Amerikaner in Erlangen war die
vergleichsweise restriktive Direktive JCS 1067 in Kraft getreten, in der die Schließung aller Bildungseinrichtungen angeordnet wurde. Für die Medizinische Fakultät bedeutete dies im Wesentlichen die sofortige Einstellung der ohnehin stark
eingeschränkten Lehre und Forschung. Außer Frage stand hingegen, dass der
Klinikbetrieb bei den herrschenden Verhältnissen unbedingt aufrechterhalten
werden musste. Damit waren der personellen Erneuerung von Anfang an Grenzen gesetzt. Die vereinzelten Entlassungen und Internierungen der ersten Wochen
betrafen ausschließlich Personen, denen eine besonders frühzeitige und enge Verbindung zum Nationalsozialismus bescheinigt wurde, unter ihnen vor allem Mediziner, wie der Pädiater Albert Viethen (1897–1978), der frühere Rektor und Ordinarius für Gynäkologie Hermann Wintz, der Internist Richard Wilhelm Greving
(1887–1966) und der Physiologe Rupprecht Matthaei (1895–1976).[24]

Die systematische Überprüfung aller deutschen Staatsangehörigen über
18 Jahre wurde ab Juli 1945 mithilfe des bekannten, 131 Punkte umfassenden Fragebogens in Angriff genommen. Einer neuen Richtlinie zufolge waren nunmehr alle
Hochschullehrer aus ihren Ämtern zu entfernen, die vor dem Erlass des »Reichs-
beamtengesetzes« am 1. Mai 1937 in die NSDAP eingetreten waren oder ein Partei-
amt übernommen hatten, alle Mitglieder der SS und jeder, der vor dem 1. April
1933 in die SA eingetreten war. Als Gradmesser der Belastung dienten somit in
erster Linie formale Gründe, obgleich auch den Besatzern bewusst war, dass die
Mitgliedschaft ebenso wie die Nicht-Mitgliedschaft in NS-Organisationen für sich
genommen nur bedingt aussagekräftig war.

Aufgrund der weit gefassten Kriterien und des hohen Organisationsgrads
der Hochschullehrer in Parteigliederungen wurde die Universität Erlangen im
Sommer 1945 von einer regelrechten Entlassungswelle erfasst. Mit Ausnahme des
Pharmakologen Konrad Schübel (1885–1978) mussten sämtliche Ordinarien der
Medizinischen Fakultät ihre Posten räumen. Bei den betroffenen Institutionen
und in der Bevölkerung stieß das energische Vorgehen der US-Amerikaner auf
wenig Verständnis. Rektor Theodor Süss (1892–1961) machte mit Blick auf die
Medizinische Fakultät geltend, dass bei aller Einsicht in die »politische Notwendigkeit einer klaren Denazifizierung […] im Augenblick wichtiger als eine über-
stürzte personelle Reinigung einmal die Betreuung der hunderten von Kranken
und Schwerverletzten« sei.[25] Auch einige der Entlassenen protestierten vehement
gegen vermeintlich ungerechtfertigte Verleumdungen: »Nie kann altes Unrecht
neues Unrecht rechtfertigen!«, mahnte der Physiologe Matthaei hinsichtlich der

US-amerikanischen Entnazifizierungspolitik und
fügte hinzu, dass es fahrlässig sei, durch unver-
hältnismäßige Entlassungen einem »Heer ein-
dringender Neulinge« Tür und Tor zu öffnen.[26]
Angesichts teils heftiger Anfeindungen stand
die Besatzungsmacht erneut vor dem Dilemma,
zwischen hochgesteckten Zielen und sachlichen
Zwängen vermitteln zu müssen.

Das fortwährende Insistieren der deutschen
Behörden und die Sorge vor einer Destabilisierung
der fragilen Nachkriegsordnung trugen dazu bei,
dass die Universitäten entgegen ursprünglichen
Planungen relativ schnell wiedereröffnet wur-

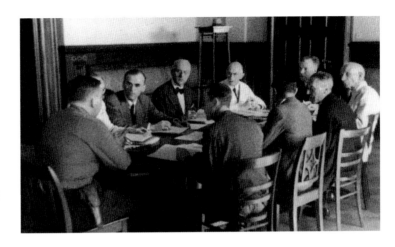

den. Zum einen wollten US-amerikanische wie deutsche Entscheidungsträger den
zahllosen Studienanwärtern, darunter auch Opfer des NS-Regimes, möglichst bald
eine berufliche Perspektive bieten. Zum anderen war die Ausbildung von Ärzten in
Anbetracht der Zeitumstände eine dringende Notwendigkeit, weshalb Medizinische
Fakultäten bei der Wiedereröffnung eine Priorität genossen.

In Erlangen wurden am 31. Mai 1945 die bis dahin kommissarisch im Amt
belassenen Dekane sowie der Rektor abgesetzt und die Geschäftsführung der Universität bis auf Weiteres einem zehnköpfigen Ausschuss unter Leitung des Theologen Paul Althaus (1888–1966) übertragen, dem als Vertreter der Medizinischen
Fakultät der Ophthalmologe Bruno Fleischer (1874–1965) und Konrad Schübel
angehörten. Bei der Vorbereitung der Wiedereröffnung, zu deren unabdingbaren
Voraussetzungen die Entnazifizierung von Lehrkörper und Studentenschaft zählte,
besaß das Gremium großzügig bemessene Handlungsspielräume.[27] Die Gründe für
das überraschende Entgegenkommen der US-Behörden reichen von strukturellen und konzeptionellen Defiziten bis hin zu einem offenkundigen Vertrauen der
Besatzer in den Selbstreinigungswillen der deutschen Funktionsträger, verbunden
mit dem Wunsch, möglichst viele Aufgaben an diese zu delegieren. Damit hatten
die US-Amerikaner die Chance einer direkten und tiefgreifenden Einflussnahme
auf die Neugestaltung der Universitäten dauerhaft aus der Hand gegeben. Als sich
die zunächst eher diffusen Reformvorhaben der Besatzer ab 1946 konkretisierten,
ließen sich die anfänglichen Versäumnisse nicht mehr kompensieren.[28]

Aufseiten des Planungsausschusses war die Bereitschaft zu einer grundlegenden – und damit zeitintensiven – Erneuerung der Universität eher gering. Im
Interesse einer reibungslosen Kontinuität wurde der institutionelle und personelle
Bruch vermieden und, da die deutsche Hochschule im Kern gesund sei, als unnötig
erachtet. Letztlich fungierten die glanzvollen Traditionen eines konstruierten
Humboldt'schen Bildungsideals und der kaiserzeitlichen Universität als vermeintlich unverdächtige Anknüpfungspunkte, weshalb auch die Medizinische Fakultät
als Institution beinahe unverändert bestehen blieb. Gegenüber den dominieren-
den »Beharrungskräften« waren progressivere Stimmen, wie sie Konrad Schübel
erhob, in der Minderheit. Im Amt des ersten Nachkriegsdekans der Medizinischen
Fakultät, das Schübel »mit innerem Widerstreben« übernahm, sah er sich bald auf
weitgehend verlorenem Posten.[29]

DIE REFORM WIRD VERSCHOBEN

Nicht nur das Personal der Medizinischen Fakultät und ihre Studierenden waren der Entnazifizierung unterworfen, auch der Fächerkanon musste vor der Wiederaufnahme des Lehr- und Prüfungsbetriebs von nationalsozialistischen Einflüssen gereinigt werden. Dekan Konrad Schübel (1885–1978), der dem Erlanger Ausschuss für die ärztliche Prüfung vorsaß, schrieb im März 1946 an das Kultusministerium, dass schon aus Rücksicht auf die große Zahl der Kandidaten eine Reduzierung der Prüfungsfächer wünschenswert sei, und unterbreitete entsprechende Vorschläge: »Es läßt sich nach dem Zusammenbruch des dritten Reiches wohl kaum mehr verantworten, daß die Prüfung im Abschnitt XIX (Rassenhygiene, inbegriffen die Nürnbergergesetze [sic]) weiterhin abzulegen ist.« Wegfallen könne ferner der Abschnitt »Naturgemäße Heilmethoden«, der ebenfalls erst während der NS-Zeit Eingang in die Lehrpläne und Prüfungsordnungen gefunden hatte. Auch in der Gewichtung der Fächer war Schübel darum bemüht, ideologisch motivierte Eingriffe rückgängig zu machen: Dass das Fach Kinderheilkunde in der Prüfung sechsmal so viel zählte wie die Augenheilkunde schrieb er der Tatsache zu, dass der frühere Reichsärzteführer Leonardo Conti (1900–1945) Kinderarzt und seine Mutter Nanna Conti (1881–1951) Reichshebammenführerin gewesen war.[1]

Abgesehen von unmittelbar einleuchtenden Änderungen, von denen auch bevölkerungspolitische und wehrmedizinische Inhalte betroffen waren, überdauerte das Curriculum den politischen Systemwechsel einigermaßen unverändert. Dass auch in weniger offensichtlich belasteten Disziplinen das nationalsozialistische Menschenbild handlungsleitend gewesen war, spielte zunächst ebenso wenig eine Rolle wie die Angleichung der ärztlichen Ausbildung an internationale Standards. Aus pragmatischen Gründen verschob das Kultusministerium die umfassende

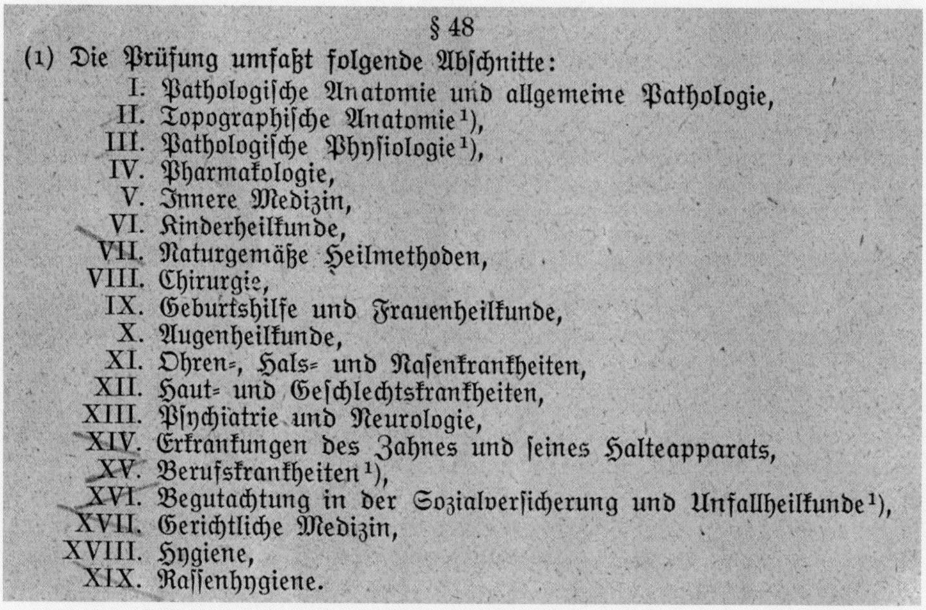

Abb. 1 Auszug aus der Bestallungsordnung von 1939 mit nach Kriegsende handschriftlich gestrichenen Prüfungsfächern.

§ 48

(1) Die Prüfung umfaßt folgende Abschnitte:
    I. Pathologische Anatomie und allgemeine Pathologie,
    II. Topographische Anatomie¹),
    III. Pathologische Physiologie¹),
    IV. Pharmakologie,
    V. Innere Medizin,
    VI. Kinderheilkunde,
    VII. Naturgemäße Heilmethoden,
    VIII. Chirurgie,
    IX. Geburtshilfe und Frauenheilkunde,
    X. Augenheilkunde,
    XI. Ohren-, Hals- und Nasenkrankheiten,
    XII. Haut- und Geschlechtskrankheiten,
    XIII. Psychiatrie und Neurologie,
    XIV. Erkrankungen des Zahnes und seines Halteapparats,
    XV. Berufskrankheiten¹),
    XVI. Begutachtung in der Sozialversicherung und Unfallheilkunde¹),
    XVII. Gerichtliche Medizin,
    XVIII. Hygiene,
    XIX. Rassenhygiene.

Reform der Studien-, Prüfungs- und Approbationsordnungen auf einen späteren Zeitpunkt. Erst 1954 wurde die provisorische Bestallungsordnung der Nachkriegszeit, die in weiten Teilen dem Stand des Jahres 1939 entsprach, durch eine wiederum nur punktuell revidierte Neufassung abgelöst.

Jenseits des verpflichtenden Studienpensums war es vor allem der reformfreudige Rektor Eduard Brenner (1888–1970), der an der Universität Erlangen innovative Diskussionsforen und Lehrangebote initiierte, darunter eine als »Aufbau-Abteilung« betitelte Ringvorlesung, die später unter der Bezeichnung »Studium generale« firmierte. Die Veranstaltungen richteten sich an Hörer aller Fakultäten und sollten »den Weg zu selbständiger, kritischer und positiver Mitarbeit am Aufbau eines demokratischen Deutschland an der Seite der übrigen Völker« bahnen.[2] Studierende der Medizin waren angehalten, Vorlesungen über *Grundlagen und Regeln des kritischen Denkens* oder *Wesen und Wandel des Humanismus* zu besuchen, die Medizinische Fakultät bot ihrerseits die von dem Medizinhistoriker Werner Leibbrand (1896–1974) gehaltene Vorlesung *Die Sendung des Arztes in den Jahrhunderten* an. Das Angebot stieß bei den Studierenden und Dozenten der Medizinischen Fakultät offenbar auf mäßige Resonanz und wurde wegen Geldmangels zeitweilig ausgesetzt.[3] Trotz des geteilten Echos bekannte sich der Chirurg Otto Goetze (1886–1955) während seiner Zeit als Rektor der Universität in eigentümlicher Wortwahl zu den unverzichtbaren Qualitäten allgemeinbildender Vorlesungen, deren »Endziel [...] die Heranbildung der Studenten zu ›Vollmenschen‹« sei.[4] Andreas Thum

An der weitreichenden Kontinuität der Strukturen konnten auch die Entlassungen des Sommers 1945 nichts ändern – der »Kahlschlag« war, wie sich zeigen sollte, ein temporäres Phänomen. Zwar musste die für das Wintersemester 1945/46 geplante Eröffnung der Medizinischen Fakultät aufgrund personeller und materieller Engpässe verschoben werden. Nachdem jedoch die Durchführung der Lehre durch Wiedereinstellungen, die Reaktivierung emeritierter Ordinarien und die Verpflichtung auswärtiger Dozenten gewährleistet war, trieb Dekan Schübel die Wiederaufnahme des Fakultätsbetriebs mit Hochdruck voran. Der Erlanger Militärregierung teilte er am 3. Januar 1946 mit, dass an der Medizinischen Fakultät eine »radikale Entnazifizierung« erfolgt sei und daher »keinerlei Gefahr mehr bestehen dürfte, daß irgendwelche Nationalsozialistischen [sic] Einflüsse auf die Studierenden erfolgen«.[30] Ob Schübel tatsächlich dieser Auffassung war, ist fraglich. Nur zehn Tage später kündigte er in einem Schreiben an den Rektor seinen – letztlich nicht vollzogenen – Rücktritt an, da er »die Verantwortung für die Massnahmen, die gegen meinen Willen in der Fakultät durchgeführt worden sind«, nicht mehr tragen könne, womit er wahrscheinlich auf umstrittene Personalentscheidungen abzielte.[31] Dessen ungeachtet wurde der Vorlesungsbetrieb seinem Vorschlag entsprechend Mitte Januar 1946 aufgenommen und die Medizinische Fakultät wenig später eröffnet – entgegen der ursprünglichen Intention der Besatzer als letzte der Universität.

Am 5. März 1946 öffnete schließlich auch die Friedrich-Alexander-Universität offiziell ihre Pforten. Die Stimmung auf dem Festakt im Redoutensaal dürfte allerdings getrübt gewesen sein, denn die Eröffnungsansprache des Rektors stand im Zeichen eines unerfreulichen Ereignisses, das Erlangen zu internationaler Bekanntheit verholfen hatte und Schübels offizielle Einschätzung in Bezug auf die Entnazifizierung als zweifelhaft erscheinen ließ.

Eine »systematische Renazifizierung«? Grabenkämpfe an der Fakultät

Am Abend des 22. Januar 1946 versammelten sich rund 1200 Menschen in der Neustädter Kirche, um den Theologen Martin Niemöller (1892–1984) zu hören, der auf Einladung der evangelischen Studierendengemeinde nach Erlangen gekommen war.[32] Niemöller, während der NS-Zeit ein exponierter Vertreter der »Bekennenden Kirche« und wegen seiner regimekritischen Haltung mehrmals in Konzentrationslagern inhaftiert, hatte kurz zuvor als Mitverfasser des »Stuttgarter Schuldbekenntnisses« eine Kontroverse entfacht. Als er auch in Erlangen das wehleidige Narrativ eines schicksalhaften »Zusammenbruchs« hinterfragte und auf die kollektive Verantwortung des deutschen Volkes zu sprechen kam, äußerten einige Zuhörer ihren Unmut durch lautes Füßescharren, eine in studentischen Kreisen übliche Form des Protests. Am nächsten Tag waren Erlanger Fassaden mit diffamierenden Parolen beschmiert und ein anonymes Flugblatt gegen den Theologen im Umlauf.

Von der Presse und antifaschistischen Gruppen wurde der Eklat als Indiz für ein Wiederaufflammen nazistischer Umtriebe an der einschlägig vorbelasteten Universität Erlangen gewertet. Die Vorwürfe gegen die Studierenden lauteten auf »Flegelhaftigkeit und menschliche Unreife«, »undemokratisches Verhalten« bis hin zu einer »Sabotage des Wiederaufbaus«. »Erlangen muß eine Warnung für alle

Deutschen sein, die wahren Schuldigen des Krieges und seiner heutigen katastrophalen Folgen nicht wieder rumoren zu lassen, bis die Sohlen unter den Füßen brennen«, schrieb die *Mittelbayerische Zeitung*. Mehrere Wochen nach Niemöllers Auftritt griff ein Deutschlandreporter der *New York Times* den Vorfall auf und berichtete, dass viele Erlanger Studenten von einem wiedererstarkten Deutschland träumten, das in Europa den Ton angebe.[33]

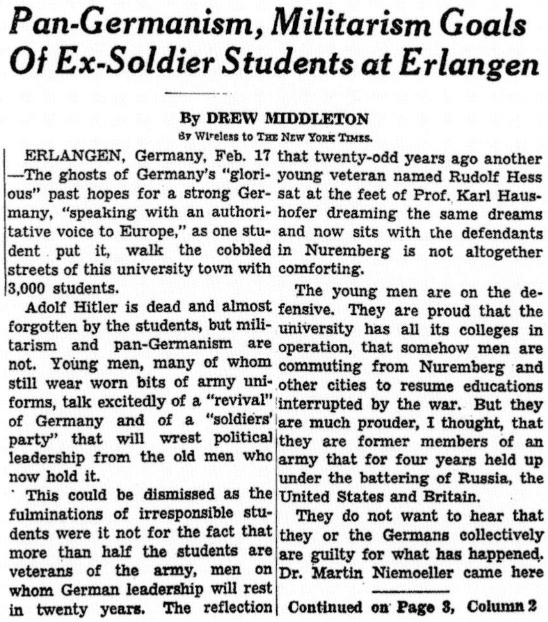

Es nützte wenig, dass Dekan Schübel sich eilig darum bemühte, die Medizinische Fakultät aus der Schusslinie zu nehmen, da sie zum Zeitpunkt des Niemöller-Auftritts noch gar nicht eröffnet gewesen sei.[34] Längst war der konkrete, womöglich über Gebühr aufgebauschte Anlass in den Hintergrund getreten und hatte den Blick auf strukturelle Missstände freigegeben. Der Tenor der Zeitungsmeldungen war symptomatisch für eine tiefsitzende Furcht vor einer nationalsozialistischen Unterwanderung der Gesellschaft. Hatte bislang die »Säuberung« des Lehrkörpers als vordringliche Aufgabe der Universitäten gegolten, gerieten nun verstärkt die Studenten in den Blick, von denen der langfristige Erfolg der demokratischen Erneuerung letztlich abhing.[35] Seit Wiederaufnahme des Lehrbetriebs hatte an allen Fakultäten ein Immatrikulationsausschuss aus unbescholtenen Dozenten und Studierenden jeden Studienanwärter anhand eines Fragebogens auf seine Eignung zu überprüfen und dafür Sorge zu tragen, dass der Anteil ehemaliger Parteigenossen an der Studentenschaft die Grenze von 10 % nicht überschritt. Unter dem Eindruck der Erlanger Vorgänge stand die Frage im Raum, ob die bislang angewandten Kriterien hinreichend waren, um die braune Gefahr zu bannen. Im Zentrum der Diskussion standen die ehemaligen Wehrmachtsoffiziere, die in großer Zahl von der Front an die Hochschulen strömten und denen als Symbolfiguren des Militarismus erhebliches Misstrauen entgegenschlug. In dieser Angelegenheit gerieten auch an der Fakultät die Befürworter einer pragmatischen und die Verfechter einer konsequenten Entnazifizierungspolitik aneinander.

Während die einen dafür eintraten, gerade die Funktionselite der ehemaligen Offiziere in den demokratischen Aufbauprozess einzubinden, plädierten die anderen mit Verweis auf das alliierte Ziel der »Demilitarisation« für eine rigorose Ausgrenzung ehemaliger Militärs. Die Besatzungsmacht selbst nahm einen mittleren Standpunkt ein: Ehemals aktive Offiziere sollten zwar nicht grundsätzlich vom Studium ausgeschlossen werden, ihre Aufnahmeanträge waren jedoch, ebenso wie die ehemaliger Parteimitglieder, zurückzustellen und erst nach der Berücksichtigung unbelasteter Anwärter zu bearbeiten.[36]

Deutlich aufgeschreckter reagierte die Bayerische Staatsregierung. Auf Anregung des Ministerpräsidenten Wilhelm Hoegner (1887–1980) wurde ein Staatskommissar eingesetzt, der die erneute Überprüfung der gesamten Erlanger Studentenschaft auf ihre »militaristische oder nationalsozialistische Gesinnung« beaufsichtigen sollte. Hinsichtlich der Medizinischen Fakultät ergab die Untersuchung, dass es bei der Zulassung zum Wintersemester 1945/46 tatsächlich zu

Pan-Germanism, Militarism Goals Of Ex-Soldier Students at Erlangen

By DREW MIDDLETON
By Wireless to THE NEW YORK TIMES.

ERLANGEN, Germany, Feb. 17—The ghosts of Germany's "glorious" past hopes for a strong Germany, "speaking with an authoritative voice to Europe," as one student put it, walk the cobbled streets of this university town with 3,000 students.

Adolf Hitler is dead and almost forgotten by the students, but militarism and pan-Germanism are not. Young men, many of whom still wear worn bits of army uniforms, talk excitedly of a "revival" of Germany and of a "soldiers' party" that will wrest political leadership from the old men who now hold it.

This could be dismissed as the fulminations of irresponsible students were it not for the fact that more than half the students are veterans of the army, men on whom German leadership will rest in twenty years. The reflection that twenty-odd years ago another young veteran named Rudolf Hess sat at the feet of Prof. Karl Haushofer dreaming the same dreams and now sits with the defendants in Nuremberg is not altogether comforting.

The young men are on the defensive. They are proud that the university has all its colleges in operation, that somehow men are commuting from Nuremberg and other cities to resume educations interrupted by the war. But they are much prouder, I thought, that they are former members of an army that for four years held up under the battering of Russia, the United States and Britain.

They do not want to hear that they or the Germans collectively are guilty for what has happened. Dr. Martin Niemoeller came here

Continued on **Page 3, Column 2**

Abb. 9 Die *New York Times* nahm den Niemöller-Eklat zum Anlass einer kritischen Reportage, 18. Februar 1946.

einer unrechtmäßigen Bevorzugung von 21 ehemaligen Wehrmachtsoffizieren gekommen sei. Die unmittelbaren Folgen dieser Erkenntnis hielten sich in Grenzen: Der Staatskommissar sprach eine Rüge aus und mahnte künftige Besserung an.[37]

Weniger glimpflich kam der Histologe Johannes Hett (1894–1986) davon, der dem Immatrikulationsausschuss der Medizinischen Fakultät als geschäftsführender Referent vorstand. Hett hatte jegliche Verantwortung für unberechtigte Zulassungen entrüstet von sich gewiesen und die mediale »Schmutzkampagne« abgelehnten Studienanwärtern zugeschrieben.[38] Letztlich konnte er sich der scharfen Kritik an seiner Arbeit jedoch nicht entziehen: Wenngleich er als glaubhafter Gegner des Nationalsozialismus das Vertrauen und Ansehen vieler Studierenden genoss, ordnete der »Staatskommissar für die Überprüfung der Erlanger Studentenschaft« seine Entlassung an, da er als NSDAP-Mitglied seit 1933 formal belastet war.

Zu Hetts Nachfolger im Immatrikulationsausschuss wurde der Physiologische Chemiker Karl Thomas (1883–1969) bestimmt, der erst 1946 aus Leipzig nach Erlangen gekommen war und daher, im Unterschied zu Hett, wenig Einblick in die örtlichen Beziehungsgeflechte hatte. Wohl auch deshalb schien er sich anfangs völlig auf seine studentischen Mitarbeiter zu verlassen, denen er den Auftrag erteilte, »unter ihren Kollegen herumzuhorchen, um alle diejenigen zu erfahren, die auch nur unter dem geringsten Verdacht standen, frühere Aktivisten gewesen und daher fälschlicherweise zugelassen zu sein«.[39] Es sollte sich bald zeigen, dass die Definition aktivistischen Verhaltens auch innerhalb der Studentenschaft weit auseinanderklaffte.

In den folgenden Monaten gewannen die internen Zerwürfnisse an der Medizinischen Fakultät an Schärfe. Als abzusehen war, dass weder die Universitätsleitung noch das Kultusministerium rückhaltlos gegen reaktionäre Kräfte durchgreifen würde, formierte sich ein loses Netzwerk gleichgesinnter Dozenten und Studenten, die entschlossen waren, auf eigene Faust für eine radikale »Säuberung« der Fakultät einzutreten. Zu den Verfechtern dieses Kurses zählten Mitglieder antifaschistischer Studentengruppen, der Gynäkologe Robert Ganse (1909–1972), der Psychiater und Medizinhistoriker Werner Leibbrand (1896–1974) und Konrad Schübel, der bis 1946 das Amt des Dekans innehatte. Verbindungen bestanden darüber hinaus zu dem Theologen Hermann Sasse (1895–1976), der an seiner Fakultät als entschiedener Gegner des umstrittenen Theologieprofessors Paul Althaus auftrat, sowie zu dem Journalisten Hubert Serwe (1898–1966), Mitglied der KPD und bis April 1946 politischer Berater der Erlanger Militärbehörde.[40]

Trotz der nicht immer durchschaubaren Sympathien und Animositäten, die bei den bisweilen arg einseitigen Verdikten über Kollegen zweifellos eine Rolle spielten, war das erklärte Anliegen einer gründlichen Entnazifizierung im Interesse eines ehrlichen demokratischen Neubeginns durchaus glaubhaft. Gerade ehemals Verfolgte, wie das KPD-Mitglied Ganse und der wegen seiner jüdischen Ehefrau zwangsversetzte Leibbrand, waren empört darüber, wie mühelos Professoren und Dozenten, die mindestens durch Anpassung vom NS-System profitiert hatten, wieder in ihr Amt zu kommen drohten. In einem Schreiben an Rektor Eduard Brenner (1888–1970) unterstrich Schübel, dass das »Wahrheits- und Gerechtigkeitsgefühl vieler sich dagegen sträubte, mitanzusehen, wie ein Teil der Belasteten – es waren meistens die sozial Schwächeren – erbarmungslos geopfert wurde, während ein anderer Teil unbehelligt bleiben sollte«.[41]

Um dieser verhängnisvollen Entwicklung entgegenzutreten, entstanden im Umfeld des genannten Kreises umfangreiche Dossiers über die Verhältnisse an der Universität, die neben Namenslisten belasteter Mitarbeiter und Studenten konkrete Vorfälle aus dem Hochschulalltag dokumentierten. In einem längeren Memorandum war beispielsweise zu lesen, dass es bei der Vorführung des Lehrfilms *Deutsche Universität Prag* an der Medizinischen Fakultät stürmischen Beifall für dessen Titel gegeben habe und eine jüdische Medizinstudentin von ihren Kommilitonen wiederholt mit »Missfallenskundgebungen« empfangen worden sei.[42] Vermutlich auf Vermittlung Serwes und Sasses gelangten Abschriften der brisanten Materialsammlungen an die Deutsche Allgemeine Nachrichtenagentur (DANA) und den Rundfunksender Radio München, der die skandalösen Zustände am 18. Juli 1946 in einem kurzen Radiobeitrag und einem beißenden Kommentar des seinerzeit bekannten kommunistischen Journalisten Herbert Geßner (1920–1956) aufgriff.

An der Universität Erlangen wurde in den Sendungen kein gutes Haar gelassen: Studenten würden offen »nazistische und militaristische Propaganda betreiben«, ehemalige Offiziere planten den Zusammenschluss zu einem »Widerstandsblock« gegen die alliierten Besatzer. Der »Entnazifizierungsausschuss« der Universität – gemeint war der Ende 1945 eingesetzte »Berufungsausschuß in Wiedereinstellungsverfahren« – sei nichts weiter als ein »Verein zur Rettung Schiffbrüchiger«, der Personen reinwasche, »deren Judenfeindlichkeit und nationalsozialistische Gesinnung bekannt war«. Fünf Mitarbeiter der Medizinischen Fakultät wurden in diesem Zusammenhang namentlich hervorgehoben. All dies sei dem Rektor durch Studierende bereits vor geraumer Zeit zur Kenntnis gebracht worden.[43] Im Vergleich zur internationalen Entrüstung nach dem Niemöller-Eklat hielt sich die öffentliche Aufregung über die Rundfunkattacke in Grenzen. Die Universität korrigierte eine Reihe nachweislich falscher Angaben, verwies auf die Letztverantwortung der Militärregierung und beließ es ansonsten bei der Einrichtung eines »Ausschusses zur Klärung der gegen die Universität Erlangen erhobenen Vorwürfe«, der in erster Linie dem Zweck zu dienen schien, die Weitergabe interner Informationen an die Presse künftig zu unterbinden.[44]

Nachdem die Enthüllungen ihren erhofften Effekt verfehlt hatten, setzte sich die Auseinandersetzung in undurchsichtigen Grabenkämpfen und Kleinkriegen an einzelnen Instituten und Kliniken fort. Ein ehemaliger studentischer Mitarbeiter des Immatrikulationsausschusses der Medizinischen Fakultät, der sich durch seine kompromisslose Haltung gegenüber ehemaligen Offizieren und anderweitig belasteten Studienanwärtern den Ruf eines unbequemen Querulanten erworben hatte, zog in einem Schreiben an Rektor Brenner die demokratische Gesinnung des Immatrikulationsausschusses in Zweifel. Dessen Mitglieder hätten sich zu »Diktatoren« aufgeschwungen und gäben offen zu, kein Interesse an einer sorgfältigen Überprüfung der Bewerber zu haben. Ortsbekannten Nationalsozialisten habe der Ausschuss geraten, sich an einer anderen Universität zu immatrikulieren, wo sie nicht »das rote Tuch für die Studentenschaft« seien.[45] Gedeckt würden diese Machenschaften, so der Student, durch eine weitreichende »Intriguenwirtschaft« ▸

▸ **Extrablatt** Studium im »Land der Täter«, S. 164.

WERNER LEIBBRAND – AMBIVALENTER GEGNER DER NS-»EUTHANASIE«

Zeitzeugen bezeichneten Werner Leibbrand (1896–1974) als eine Art »Rauschkünstler«, »Pathetiker« und »philosophierenden Arzt«.[1] Leibbrand, mehr philosophisch, musisch und humanistisch als medizinisch-naturwissenschaftlich interessiert, war Ende der 1920er Jahre in Berlin als Nervenarzt tätig und kümmerte sich im Rahmen der sozialpsychiatrischen Fürsorge um Süchtige und Alkoholiker. Als Mitglied im Verein Sozialistischer Ärzte und in der Deutschen Sektion der Liga für Menschenrechte galt er mit Beginn der NS-Zeit 1933 als »politisch unzuverlässig« und durch seine 1932 geschlossene Ehe mit Margarethe Bergius, die jüdischer Abstammung war, als »jüdisch versippt.« Bis 1943 bewegte sich Leibbrand in oppositionellen Zirkeln und verfasste medizinhistorische Bücher. 1943 wurde er von NS-Dienststellen als Assistenzarzt an die Nervenklinik der Städtischen Krankenanstalten Nürnberg versetzt. Im Herbst 1944 tauchten Leibbrand und seine Frau unter und schlugen sich bis Kriegsende durch, wobei ihnen die an der Erlanger Heil- und Pflegeanstalt tätige Ärztin Annemarie Wettley (1913–1996) hilfreich war.

Im Juni 1945 kam Leibbrand nach Erlangen und wurde von den amerikanischen Besatzungsbehörden zum Direktor der Heil- und Pflegeanstalt ernannt. 1946 erhielt Leibbrand einen Lehrauftrag für Geschichte der Medizin an der Universität Erlangen und wurde zum Honorarprofessor ernannt; 1948 genehmigte das Ministerium, ein Seminar für Geschichte der Medizin zu errichten. Leibbrand befasste sich in dieser Zeit nicht nur mit akademischen Fragestellungen, sondern auch mit der Aufarbeitung der NS-Vergangenheit, so als Mitglied der Spruchkammer in sogenannten Entnazifizierungsverfahren. 1946 veröffentlichte er den Sammelband *Um die Menschenrechte der Geisteskranken*, in dem er die NS-»Euthanasie« darstellte und Annemarie Wettley, aus eigener Kenntnis, das Hungersterben thematisierte. Es war kein Zufall, dass Leibbrand im Nürnberger Ärzteprozess 1946/47 als Zeuge der Anklage und Sachverständiger für medizinische Ethik vernommen wurde. Kompromisslos stellte er den Hippokratischen Eid als das zeitlos-verbindliche ärztliche Grundgesetz heraus und vertrat damit einen (anachronistischen) Standpunkt, der von der Verteidigung angegriffen und vom Gericht nicht übernommen wurde.

Bemerkenswerterweise geriet Leibbrand selbst Ende 1948 in ein Verfahren um die NS-»Euthanasie«. Gegen Annemarie Wettley und einen Arzt, die beide an der Erlanger Heil- und Pflegeanstalt Leibbrands Mitarbeiter waren, wurden Haftbefehle erlassen, da sie für die Hungerkost der Geisteskran-

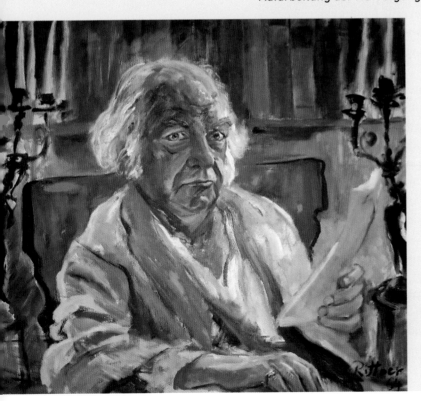

Abb. 1 Werner Leibbrand (1896–1974), Gemälde von Günter Rittner, 1965.

ken (mit-)verantwortlich gewesen seien. Leibbrand intervenierte und ließ ein Gutachten erstellen, in dem die berüchtigte Hungerkost bagatellisiert wurde. Dadurch geriet er im Dezember 1948 kurzfristig selbst in das Visier der Justiz, die ihm »Anstiftung zur Falschaussage« vorwarf. Juristisch blieb diese Episode für Leibbrand und Wettley ohne Folgen; allerdings wird deutlich, dass Leibbrand als entschiedener Gegner des NS-Regimes in einen Wertekonflikt geriet, da er mit Wettley, die er 1962 heiratete, persönliche Bande unterhielt. So sehr er sich nach der NS-Zeit für die Menschenrechte der Geisteskranken einsetzte, war es ihm die private Verbindung mit Wettley wert, rückschauend individuelle Verantwortlichkeiten während der NS-Zeit herunterzuspielen. Karl-Heinz Leven

Abb. 2 Inhaltsverzeichnis des 1946 von Leibbrand herausgegebenen Bandes *Um die Menschenrechte der Geisteskranken.*

Um die Menschenrechte der Geisteskranken

Gedenk- und Mahnworte
der Ärzte der Erlanger Heil- und Pflegeanstalt
aus Anlaß deren 100jährigen Bestehens

Herausgeber: Werner Leibbrand

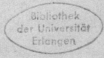

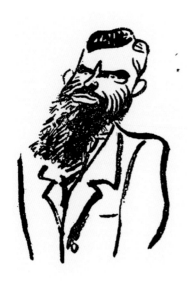

Dr. Alois Hundhammer . . .

Den ihr hier seht abkonterfeit, liebe Leser,
Ist Hundhammer, Bayerns Kultusminister.
Wie er sich die neue Kultur gedacht,
Hat seine Praxis schon sichtbar gemacht.

So hat er den Schulmeistern unverhohlen
Den Prügelstock zur Erziehung empfohlen.
Er hält wohl noch immer für zeitgemäß
Die Prügelei auf dem Kindergesäß.

Und weiter: Damit das Weib nicht vergißt,
Daß der MANN der Herr und Gebieter ist,
Gebot Herr Minister in urigen Tönen,
Die weiblichen Schulräte abzulehnen.

Die Flüchtlinge, sagt er bedeutsam dann,
Die siedeln wir nicht nach Berufen an.
Die woll'n wir nach Konfessionen sortieren,
Anstatt sie volkswirtschaftlich zu placieren.

So hat er bereits, das kann man wohl sagen,
Schon „wesentlich" zur Kultur beigetragen.
Nur zu dem Erlanger Nazigebrüll
War'n Herr Minister so merkwürdig still.

Abb. 10 Das Erlanger »Nazigebrüll«
und die scheinbare Untätigkeit der
bayerischen Regierung waren für die
sozialistische Tageszeitung *Neues
Deutschland* ein gefundenes Fressen,
1947.

▶ **Extrablatt** Eine Oberschwester
muss gehen, S. 295.

[sic], die darauf abziele, Anweisungen der Militärregierung zu sabotieren und die wahren Verhältnisse an der Fakultät zu verschleiern. Er selbst müsse ständig befürchten, durch »Nazis und Nazifreunde« mundtot gemacht zu werden.

Als Brenner auf die Bezichtigungen abwiegelnd reagierte, wandte sich der Student kurzerhand an die Militärregierung und das Kultusministerium und versuchte anhand akribisch dokumentierter Einzelfälle nachzuweisen, dass der Rektor höchstselbst eine »systematische Renazifizierung« betreibe, indem er die Dozenten- und Studentenschaft mit »Nazielementen« durchsetze. Während an der Kinderklinik bekanntermaßen belastete Schwestern Dienst täten, seien tadellose Dozenten wie Hett und Matthaei der »Zeitungshetze« reaktionärer Interessensverbände und persönlicher Gegner zum Opfer gefallen. Unterdessen werde der AStA von ehemals aktiven Offizieren unterwandert, die mit Vorliebe in Reiterstiefeln und Offiziersmantel aufträten.[46]

Die solcherart Beschuldigten blieben demonstrativ unbeeindruckt und stellten ihrerseits vernichtende Diagnosen: Der Medizinstudent sei ein »pathologischer Fall«, der sich durch »krankhaft anmutende Wichtigtuereien und Schwätzereien« profilieren wolle, eine Kommilitonin, die ebenfalls Vorwürfe erhoben hatte, besitze die »mißtrauische Mentalität aller geistig Schwachen«.[47] Nicht nur durch persönliche Diffamierungen war die Position der Ankläger geschwächt: Viele der spektakulären Unterstellungen erwiesen sich als wenig belastbar oder schlicht übertrieben. In einem Fall beschuldigte der erwähnte Medizinstudent den Physiologen Otto Friedrich Ranke (1899–1959), als Leiter des Berliner Instituts für Allgemeine und Wehrphysiologie Kälteversuche an KZ-Häftlingen vorgenommen zu haben, und führte als Beleg einige nebulöse Äußerungen aus Rankes Vorlesungen an (»Beim Tier geht es schlecht, beim Menschen gelingt es immer«). Ein Kommilitone, der von ehemaligen Häftlingen erfahren hatte, dass Ranke in den Konzentrationslagern Buchenwald und Mauthausen gesehen worden war, sei im Januar 1947 »eines unnatürlichen Todes gestorben. (Gift)«.[48] Wenngleich Ranke während der NS-Zeit Kälteforschung betrieben hatte und nachweislich von verbrecherischen Humanexperimenten Kenntnis besaß, konnte ihm keine persönliche Beteiligung an den Versuchen angelastet werden. In einem Schreiben an den Rektor kommentierte er die Episode mit der ihm eigenen Herablassung: »Leider bleibt es niemand erspart, in allen Berufen und Bildungsschichten Einzelne zu finden, die bei geringen eigenen Leistungen durch Intrigen aller Art den wirklich Fleißigen die Arbeit verbittern und erschweren.«[49]

Drei Jahre später führte eine weitere Aussage desselben Medizinstudenten zur Einleitung eines Ermittlungsverfahrens gegen den Lehrstuhlinhaber für Anatomie, Albert Hasselwander, der beschuldigt wurde, 1944 einen polnischen ▶

VON DER KRIEGS- ZUR FRIEDENSFORSCHUNG: DER PHYSIOLOGE OTTO FRIEDRICH RANKE

Otto Friedrich Ranke (1899–1959), 1947 bis 1959 Ordinarius für Physiologie in Erlangen, war eine bei Untergebenen und Studierenden umstrittene Reizfigur. Die von Mitarbeitern geäußerte Klage, er sei ein »ausgesprochener Militarist«, der sein Institut wie eine Kaserne führe und im »Feldwebelston« Befehle brülle, zielte auf die langjährige Tätigkeit des Physiologen im Dienste der Wehrmacht.[1]

Der gebürtige Münchner Ranke war nach der Teilnahme am Ersten Weltkrieg der DNVP beigetreten und 1919 als Mitglied des Freikorps Epp an der »Einnahme Münchens und der Besetzung von Hamburg-Altona« beteiligt gewesen, wie er in seinem Lebenslauf vermerkt.[2] In Heidelberg habilitierte er sich 1931 mit einer Arbeit über die Physik des inneren Gehörgangs und befasste sich ab 1935 mit wehrmedizinischen Themen, zunächst am Luftfahrtmedizinischen Forschungsinstitut des Reichsluftfahrtministeriums in Berlin. Im Jahr 1937 wechselte er zum Heer, da ihm der Auftrag zur Gründung einer Arbeitsphysiologischen Abteilung an der Militärärztlichen Akademie Berlin erteilt worden war. Das daraus hervorgegangene Institut für Arbeits- und Wehrphysiologie leitete Ranke bis 1945.[3]

Ein Schwerpunkt seiner Arbeit lag auf der Leistungssteigerung der Soldaten im Kriegseinsatz. So spielte er eine maßgebliche Rolle bei der Einführung des Methamphetamins Pervitin, dessen Wirkung er ab 1938 an Soldaten und Medizinstudenten erprobte. Im Oktober 1942 nahm Ranke an der Tagung *Ärztliche Fragen bei Seenot und Wintertod* in Nürnberg teil, auf der mehrere Ärzte über Unterkühlungsversuche im KZ Dachau berichteten. Spätestens ab diesem Zeitpunkt war er in die Praxis der verbrecherischen Menschenversuche eingeweiht.[4] Sein im Februar 1943 publizierter Aufsatz *Die Wärmeregulation bei Kälte*, der sich unter anderem auf Erkenntnisse des an Menschenversuchen beteiligten Physiologen Ernst Holzlöhner (1899–1945) bezieht, gilt in der Forschung als »lehrreiches Beispiel für die gefilterte Diffusion der Dachauer Versuche in die medizinische Öffentlichkeit«.[5]

Als kommissarischer Vertreter des Lehrstuhls für Physiologie kam Ranke 1946 nach Erlangen. In seinem Verfahren vor der örtlichen Spruchkammer stellte er sich als Geschädigter des NS-Regimes dar, da er wegen seiner angeblich oppositionellen Haltung nicht auf einen Lehrstuhl berufen worden sei. In dieser Situation sei er froh darüber gewesen, »daß er als politisch Unzuverlässiger schließlich bei der Wehrmacht reaktiviert wurde«.[6] Aufgrund einer Fülle entlastender Gutachten kam die Erlanger Spruchkammer zu der fragwürdigen Einschätzung, Ranke sei vom Gesetz »nicht betroffen«. Die Medizinische Fakultät der Universität Erlangen berief ihn im September 1947 zum Ordinarius für Physiologie. Rankes Erlanger Arbeiten zu Umwelteinflüssen, verkehrsmedizinischen und ernährungsphysiologischen Themen knüpften beinahe nahtlos an frühere Forschungen zur Leistungssteigerung und der Anpassung des Menschen an Maschinen an.[7] Andreas Thum

Abb. 1 Otto Friedrich Ranke (1899–1959).

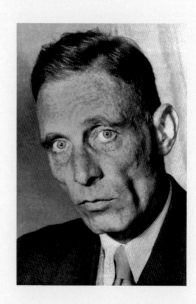

Kriegsgefangenen zu Forschungszwecken im Keller der Anatomie gefangen gehalten und schließlich ermordet zu haben.[50] Als Zeuge war auch Konrad Schübel geladen, der den Verdacht allerdings auf den Histologen Johannes Hett lenkte; dieser habe eine »lebendige Leiche« bestellt, um an »frische körperwarme Organe« zur Herstellung anatomischer Präparate zu gelangen. Sowohl Hasselwander als auch Hett wurden schließlich durch eine Aussage des Chirurgen Otto Goetze (1886–1955) von einer persönlichen Beteiligung an der Hinrichtung des Kriegsgefangenen freigesprochen.[51]

Dem Anliegen einer konsequenten Entnazifizierung waren Fälle wie diese in höchstem Maße abträglich, da sie die Glaubwürdigkeit jeder noch so fundierten Anschuldigung von vornherein untergruben. Dementsprechend leicht fiel es der Universitätsleitung, die »Denunziationssucht und kleinliche Schnüffelei« zu verurteilen, die »wie Epidemien […] das ganze Volk zu durchseuchen« drohten.[52] Unterstützung fand diese Haltung bei dem für Erlangen zuständigen Hochschuloffizier Sten G. Flygt (1911–1978), der das »Denunziantentum« als »unerfreulichste Erscheinung« der Gegenwart bezeichnete.[53] Mit Blick auf die fortwährende Kritik am Immatrikulationsausschuss beklagte der Dekan der Medizinischen Fakultät, Karl Thomas, es sei »ein unmöglicher Zustand, daß alte Beschuldigungen dort entschiedener Fälle wieder zu neuen Denunziationen benutzt werden und damit eine Unruhe in die Universität getragen wird«.[54] Verglichen mit dem paranoiden Hirngespinst einer nazistischen Unterwanderung seien die ständigen Verleumdungen eine weitaus größere Bedrohung für den Ruf der Universität. Sorgen um die Außenwirkung und der innige Wunsch nach Ruhe, der in gewisser Weise mit der Forderung nach einem »Schlussstrich« korrespondierte, können als zeittypische Leitlinien des universitären Umgangs mit unliebsamen Anwürfen gelten. Offenbar zeigte auch die »schweigende Mehrheit« der Studierenden wenig Interesse an politischen Disputen und konzentrierte sich stattdessen auf den langersehnten Abschluss.

Die Verfechter einer personellen Erneuerung nahmen den mangelnden Rückhalt mit Verbitterung zur Kenntnis. Leibbrand schrieb, er sehe »mit wachsender Besorgnis […], wie der reaktionäre Geist an dieser Universität in erschreckender Weise um sich greift«, und fügte hinzu: »[Wenn] in studentischen Kreisen die Pflichterfüllung eines Demokraten in vorbehaltloser Weise mit dem Schlagwort des Denunziantentums begriffen wird, so wandelt sich meine genannte wachsende Besorgnis in ernste Verzweiflung.«[55] Zum Erliegen kamen die Anstrengungen um eine radikale »Säuberung« des Lehrkörpers und der Studentenschaft schließlich auch deshalb, weil viele ihrer Exponenten selbst unter Beschuss gerieten und Erlangen infolgedessen den Rücken kehrten. Robert Ganse ging nach seiner disziplinarisch begründeten Entlassung im Jahr 1947 nach Dresden, wo ihm eine glänzende Karriere beschieden war.[56] Der unbequeme Medizinstudent, dessen Beharrlichkeit der Fakultät lästig fiel, musste sich wegen Beleidigung und übler Nachrede vor Gericht verantworten. Ermittlungsverfahren wurden auch gegen Werner Leibbrand und Konrad Schübel eingeleitet, die beide im Verdacht standen, die institutionelle »Säuberung« in parteiischer Weise und mit unlauteren Mitteln verfolgt oder hintertrieben zu haben. Nicht ungern dürfte Leibbrand 1953 einem Ruf nach München gefolgt sein. Schübel blieb in Erlangen und protestierte weiterhin gegen die Rehabilitierung belasteter Dozenten, zog sich aber zunehmend aus dem Fakultätsbetrieb zurück. Mehrmals bekundete er, er habe es satt, »länger Dekan zu spielen«, da ihm von reaktionären Kräften in personelle Entscheidungen »hineinregiert« werde.[57] Als er das Amt schließlich aus gesundheitlichen Gründen niederlegte, unkte man in Fakultätskreisen, er habe die »Flucht in eine politische Krankheit« gesucht.[58]

»Entlastungsinflation« und ein Paukenschlag: Die zweite »Säuberung« der Fakultät

Während an der Medizinischen Fakultät erbitterte Grabenkämpfe im Gange waren, wurde in der US-Zone die zweite Phase der Entnazifizierung eingeleitet, deren Resultate die schlimmsten Befürchtungen derer zu bestätigen schienen, die unablässig vor einer »Renazifizierung« der Universität warnten. Das *Gesetz zur Befreiung von Nationalsozialismus und Militarismus* vom 1. Juni 1946 übertrug die erneute Überprüfung formal belasteter Personen deutschen Sondergerichten unter US-amerikanischer Aufsicht, den mehrheitlich mit juristischen Laien besetzten Spruchkammern. Da die bisher praktizierten Massenentlassungen als unzweckmäßig empfunden wurden, war das Ziel der größtenteils schriftlich geführten Verfahren die differenzierte Feststellung der individuellen Schuld jenseits formaler Belastungsgründe sowie die Eingliederung des oder der Angeklagten in eine von fünf Kategorien. »Hauptschuldige« (I) und »Belastete« (II) sollten ihrer Stellung enthoben werden, »minder Belastete« (III) und »Mitläufer« (IV) kamen häufig mit einer Sühnezahlung davon, »Entlastete« (V) und »vom Gesetz nicht Betroffene« wurden von jeder Verantwortung freigesprochen.

Wie sich bald zeigte, schuf das aufwendige Prozedere neue Probleme, die vor allem in dem komplexen Beziehungsgeflecht der deutschen Kläger und Angeklagten begründet lagen. Einerseits neigte die Spruchkammer dazu, nicht unmittelbar zu belegende Vorwürfe mit »persönlichen Hassgefühlen« zu erklären und Belastungszeugen die Fähigkeit zu »objektive[r] Klarheit« abzusprechen.[59] Andererseits konnte beinahe jeder Angeklagte ein ganzes Bündel entlastender Zeugenaussagen und Gutachten, sogenannte Persilscheine, unterbreiten – bei Mitarbeitern der Medizinischen Fakultät waren dies politische Unbedenklichkeitszeugnisse von Patienten, die durch eine wohlwollende Diagnose vor dem Kriegsdienst bewahrt worden waren, von Pfarrern, die einen regelmäßigen Gottesdienstbesuch bescheinigten, von Studierenden, die in den Vorlesungen eines Dozenten oppositionelle Bemerkungen gehört hatten, in seltenen Fällen auch von politisch und rassisch Verfolgten. Zum Beweis ihrer regimekritischen Haltung verwiesen einige Angeklagte auf öffentlich ausgetragene Konflikte mit Parteifunktionären und überhöhten im Zuge dessen mitunter rein persönliche Konkurrenzkämpfe zu regelrechten Widerstandshandlungen.

Selbst vermeintlich unmissverständliche Indizien erfuhren vor der Spruchkammer waghalsige Umdeutungen. So gab der Internist Richard Wilhelm Greving zwar zu, im Frühjahr 1939 an der Tür seines Sekretariats ein Schild mit der Aufschrift »Juden unerwünscht« angebracht zu haben. Dies sei aber keinesfalls in der Absicht geschehen, »die nationalsozialistische Politik gegen die Juden zu unterstützen«, sondern weil er sich aus Kapazitätsgründen außerstande gesehen ▸

BELASTETE BÜSTEN

Jahrzehntelang blickten sie auf vorüber-eilende Patientinnen, Ärzte und Besucher herab – vier Direktoren der Frauenklinik: Karl Schroeder (1868–1876), Ludwig Seitz (1910–1921), Hermann Wintz (1921–1945) und Rudolf Dyroff (1950–1962). Ihre künstlerisch gestalteten Büsten, prominent platziert in eigens angelegten Nischen an den vier Wänden der Wandelhalle im Mittelbau, sollten an Verdienste um Krankenversorgung, Forschung und Lehre erinnern. Im Sommer 2001 war dann plötzlich nur noch Karl Schroeder übrig. Der aktuelle Klinikdirektor Matthias W. Beckmann (*1960), gerade ein Jahr im Amt, hatte Seitz, Wintz und Dyroff von ihren Sockeln heben lassen und in die Medizinische Sammlung der Universität verbannt.

Anlass für die Aktion, die unter anderem in den *Erlanger Nachrichten* ein großes Echo fand und in der Medizinischen Fakultät nicht nur auf Zustimmung stieß, war ein internationaler Medizinethik-Kongress unter dem Motto »Wenn Würde ein Wert würde ...« Diese Veranstaltung hatte die Frauenklinik veranlasst, sich mit ihrer Geschichte auseinanderzusetzen. Ergebnis war eine begleitende Ausstellung, die unter dem Titel *Ärzte, Forscher, Helfershelfer* die seit 1945 immer wieder verdrängte und nach Möglichkeit ganz totgeschwiegene Rolle von Seitz, Wintz und Dyroff im Zusammenhang mit der NS-Rassenpolitik thematisierte. Alle drei Klinikdirektoren hatten – wie an anderer Stelle dargestellt – Zwangssterilisierungen gebilligt bzw. durchgeführt und die betroffenen Frauen zum Teil auch für Forschungszwecke missbraucht. Der 1921 bereits an die Universitäts-Frauenklinik in Frankfurt am Main berufene Seitz propagierte sogar simultane eugenische Abtreibungen, die 1935 dann von den Nazis auch tatsächlich legalisiert wurden.

Die Konfrontation mit den Büsten löste bei kritischen Zeitzeugen immer wieder Unbehagen aus. Wenn auch die Zwangssterilisierungen in der Nachkriegszeit zunächst kaum ein Thema waren, so hatten doch die von Wintz und seinem damaligen Oberarzt Dyroff zusätzlich zu verantwortenden mindestens 136 Abtreibungen bei »Ostarbeiterinnen« immer wieder für heftige, auch in der Öffentlichkeit geführte Diskussionen gesorgt – zuletzt, als überregionale Medien wie *Spiegel* und *Stern*, aber auch die lokale Presse 1950 nach der umstrittenen, offensichtlich politisch protegierten Berufung Dyroffs zum Nachfolger von Wintz in großer Aufmachung darüber berichteten.

Dennoch sahen Dyroffs unmittelbare Nachfolger bis zur Jahrtausendwende keinen Anlass, die Büsten zu entfernen oder in einen kritischen Kontext zu stellen. Günther Kindermann (*1935), als späterer Ordinarius ein Motor der historischen Aufarbeitung der Zwangssterilisationen in der I. Münchener Universitäts-Frauenklinik, erinnert sich anekdotisch an ironische Bemerkungen, die das unter den Erlanger Assistenzärzten in den 1960er Jahren provozierte. Ermöglicht wurden sie durch spezielle bauliche Gegebenheiten mit einem Toilettenfenster in der Nähe der Büsten von Wintz und Dyroff: »Wir machen immer das Fenster auf, damit es da schön stinkt.« Wolfgang Frobenius

»... damit es da schön stinkt!«

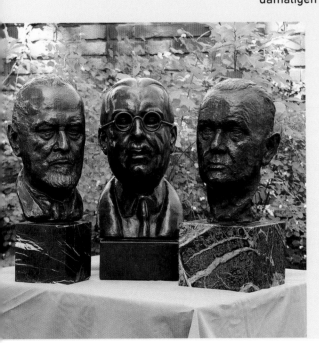

Abb. 1 Die Büsten von Seitz, Wintz und Dyroff im Garten der Medizinischen Sammlung der FAU, 2018.

habe, jüdische Patientinnen und Patienten in seiner Klinik aufzunehmen, denen in Nürnberg und Fürth die Behandlung verweigert worden war. Dessen ungeachtet habe er nach Möglichkeit weiterhin Juden behandelt. Die Spruchkammer schenkte der Argumentation Glauben und stufte Greving, dessen Klageantrag unter anderem wegen seiner Amtszeit als Dekan von 1937 bis 1944 auf »Hauptschuldiger« lautete, im September 1948 als »Mitläufer« ein.[60]

Grevings erfolgreich zur Anwendung gebrachte Exkulpationsstrategie war kein Einzelfall; die ausführlichen Rechtfertigungsschriften der Fakultätsangehörigen glichen sich oftmals aufs Wort: Man habe nach der »Machtergreifung« an die positive Wirkung der nationalsozialistischen Bewegung geglaubt, die zunächst »viel Hoffnungsvolles und viel Ideales« enthalten habe, wie der Chirurg Otto Goetze einräumte.[61] Der Partei und ihren Organisationen sei man freilich nur auf äußeren Druck oder aufgrund taktischer Erwägungen beigetreten – etwa, um einen mäßigenden Einfluss auf die Parteilinie ausüben zu können. Nur durch die Bereitschaft zur Mitarbeit, beteuerte Goetze, sei das Weiterbestehen der Universität gesichert, die Freiheit der Forschung und die »Reinheit der Lehre« erhalten worden. Von wenigen »schwarzen Schafen« abgesehen habe sich »der deutsche Professor« grundsätzlich nicht mit Politik

Spruchkammer
für den Stadtkreis Erlangen
Der öffentliche Kläger

Nach dem Gesetz zur Befreiung von Nationalsozialismus und Militarismus werden sämtliche Mitglieder und Funktionäre der NSDAP. und deren Gliederungen, die Militaristen und Nutznießer des 3. Reiches zur Verantwortung gezogen.

Alle Personen sind berechtigt, gegen die „Betroffenen"

belastend und entlastend auszusagen.

Um ein gerechtes Urteil zu finden, kann die Einwohnerschaft gegen alle in der Stadt bekannten Personen, welche unter das Gesetz fallen, aussagen:

1. Wer nationalsozialistische Propaganda betrieben hat durch eifriges persönliches Eintreten für nationalsozialistische Ideen und Maßnahmen.
2. Wer andere zum Eintritt in die NSDAP. oder deren Gliederungen stark beeinflußt oder durch Drohungen unter Zwang gesetzt hat.
3. Wem körperliche Mißhandlung oder Bedrohung von politischen Gegnern nachzuweisen ist.
4. Wer durch sein rohes Verhalten gegenüber ausländischen Arbeitern usw. oder rassischen, religiösen oder politisch anders denkenden Personen in der Gemeinde bekannt ist.
5. Wer nachweisbar Spitzel-Dienste geleistet hat und insbesondere als Denunziant bekannt ist.
6. Wer durch das Hitler-System in irgendeiner Form Nutzen gezogen hat, auch wenn er nicht Mitglied der NSDAP. oder einer ihrer Gliederungen war.
7. Wer der Förderung militaristischer Ideen diente und die planmäßige Ausbildung der Jugend für den Krieg organisierte oder an dieser Organisation erheblichen Anteil hatte.
8. Wer in irgendeiner hier nicht aufgeführten Form in nationalsozialistischem und militaristischem Sinne hervorgetreten ist.

Sämtliche Anschuldigungen sind schriftlich und eidesstattlich unterschrieben an den öffentlichen Kläger der Spruchkammer (z.Z. Rathaus, ab 1. 7. 1946 Altstädter Rathaus) zu richten. Die Anschuldigungen werden vertraulich behandelt. Anonyme Einsendungen werden nicht beachtet.

Wer falsche oder irreführende Bescheinigungen oder Erklärungen abgibt oder Tatsachen verschleiert, die für die Anwendung des Gesetzes von Erheblichkeit sind, oder wer eine von ihm nach diesem Gesetz verlangte Auskunft nicht erteilt, wird nach Artikel 65 des Gesetzes mit Gefängnis oder Geldstrafe bestraft.

Den „Betroffenen" wird ausreichend Gelegenheit gegeben, Entlastungsbeweise zu erbringen.

Spruchkammer für den Stadtkreis Erlangen:
gez. Dr. Thiel
Öffentlicher Kläger

Abb. 11 Im Sommer 1946 nahm die Spruchkammer Erlangen-Stadt ihre Arbeit auf.

▸ **Kapitel** Die Medizinische Fakultät in Erlangen im Zeitalter der Weltkriege (1914–1945), S. 98.

beschäftigt, er sei »ein ausgesprochen einseitig begabter, oft weltfremder Gelehrter, dem über sein Fach und den engeren Rahmen der Universität hinaus in der Regel der Weitblick fehlt«. Nun stehe er, wie »die meisten guten Deutschen« vor dem Rätsel, »wie dieses Schicksal über uns kommen konnte«. Nicht zuletzt angesichts einer im Juli 1933 von Dekan Goetze initiierten Loyalitätserklärung an die nationalsozialistische Regierung hätten der Spruchkammer Zweifel an der behaupteten Naivität kommen können. Für Philipp Rauh verkörpert der letztlich als »Mitläufer« eingestufte Goetze »wie kaum ein anderer Erlanger Kliniker den Typus des politischen Wendehalses, der 1933 voller Inbrunst die NS-Machtübernahme begrüßt hatte, um nach 1945 problemlos seine universitäre Karriere fortzusetzen«.[62]

Die wenig plausible Apologie einer unpolitischen Wissenschaft, der die NS-Ideologie gewaltsam aufoktroyiert worden sei, fand als »Generalfloskel« (Sigrid Oehler-Klein) Eingang in unzählige Spruchkammerakten. Selbst der ehe-

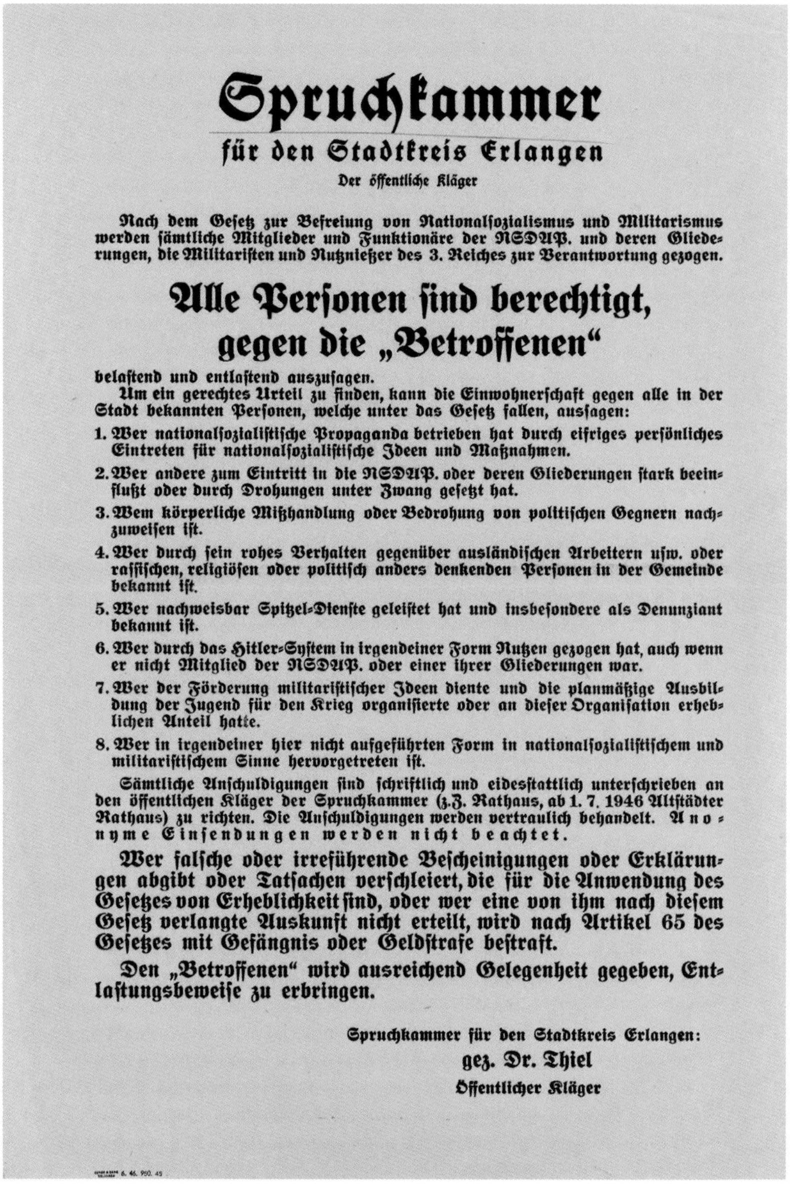

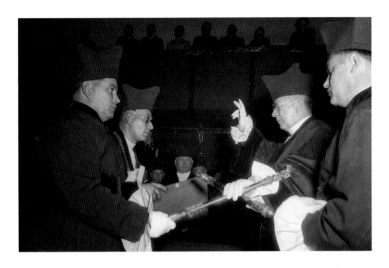

Abb. 12 Der Chirurg Otto Goetze
(2. v. r.) übernahm 1951 das Amt
des Rektors.

malige Rektor und HNO-Mediziner Fritz Specht
(1890–1972) nahm sie in Anspruch, obwohl er
der NSDAP bereits 1932 beigetreten war und
sich in seiner 1935 gehaltenen Antrittsrede unter
dem bezeichnenden Titel *Politische Hochschule!*
als »Soldat Adolf Hitlers« bekannt hatte: Da die
Universitäten im »geschichtlichen Augenblick«
der Machtübernahme versagt und, zu Spechts
Bedauern, nur wenig Anteil »an dem großen
Geschehen« genommen hätten, müsse man nun
umso deutlicher »den Willen zu tätigster Mitarbeit« zeigen und gegen die »reaktionären Glie-
der« des Lehrkörpers vorgehen.[63] Wenngleich der
brachiale Vortrag kein Schlagwort der national-
sozialistischen Ideologie ausließ, bemühte sich der frühere SS-Mann Specht zehn
Jahre später um eine nuancierte Deutung: Zwar trage die Rede einen »etwas anreis-
serischen Titel«, sie spreche jedoch »keineswegs von einer Politisierung der Hochschule, sondern davon, dass der Univ. Professor nur dann seine Aufgaben recht
beherrschen kann, wenn er die polit. Verhältnisse in der Welt beobachtet u. daraus
seine Schlüsse zieht«.[64] Letztlich wurde auch Specht als »Mitläufer« eingestuft.

Unstrittige Belastungszeugnisse, wie sie im Fall Specht greifbar waren, stellten
eine Ausnahme dar. Für gewöhnlich ließ sich die Zuverlässigkeit der Selbstaus-
künfte und Gutachten mit vertretbarem Aufwand kaum verifizieren, aufgrund der
überwältigenden Masse der zu behandelnden Fälle blieb die sorgfältige Prüfung
notgedrungen auf der Strecke. So tendierte auch die Spruchkammer Erlangen-
Stadt insbesondere bei späteren Verfahren zu einer derart milden Urteilspraxis,
dass an der Medizinischen Fakultät das Wort einer »Entlastungsinflation« die
Runde machte.[65] Nicht selten hing die Schärfe des Verdikts davon ab, ob der
Angeklagte in Anbetracht des eklatanten Personalmangels als entbehrlich galt.
Petitionen verzweifelter Patientinnen und Patienten, die bei der Militärregierung
und der Spruchkammer eingingen, verfehlten ihre Wirkung nicht. Die »unersetz-
lichen« Ordinarien waren sich ihres »Marktwertes« durchaus bewusst und traten
dementsprechend selbstsicher auf.[66] Um die medizinische Versorgung zu gewährleisten, ging die Spruchkammer dazu über, in Eilverfahren zunächst die als weniger
belastet eingeschätzten Personen zu bearbeiten, um sie für eine rasche Wiederverwendung verfügbar zu stellen. Zudem konnten entlassene Kliniker widerrufliche
und meist auf 60 Tage befristete Lizenzen erlangen, die sich auf die ärztliche Tätigkeit im Rahmen »gewöhnlicher Arbeit« beschränkten.

Die nachsichtige Haltung der Spruchkammern blieb der Militärregierung
nicht verborgen, und auch die amerikanische Öffentlichkeit nahm Notiz davon.
Unter dem Eindruck besorgter Presseartikel, die das Projekt der Entnazifizierung für gescheitert erklärten, kündigten die Besatzer Ende 1946 eine erneute
»Säuberungswelle« an, um die unbefriedigende Bilanz zu korrigieren. Auf der
»Abschlussliste« (Dekan Thomas), die Erlangen im Februar 1947 erreichte, standen
76 Angestellte und Beamte der Universität, darunter 30 Dozenten. Die Medizinische Fakultät, die neun Dozenten verlor, war mit am stärksten betroffen.[67] Der

effektvolle »Paukenschlag« stieß vielerorts auf Fassungslosigkeit und
Unverständnis. Schmerzlich bemerkbar machte sich einmal mehr der
Mangel an Assistenten und habilitierten Dozenten, deren stagnierende
Zahl nicht mit dem Andrang der Studierenden Schritt halten konnte,
während die verbliebenen Ordinarien an die Grenzen ihrer Belastbar-
keit stießen.

Doch auch der zweite »Kahlschlag« war von kurzer Dauer: Auf
der Basis günstiger Spruchkammerbescheide gelang es der Mehrzahl
der Entlassenen, an die Universität zurückzukehren. Ohnehin zeichnete sich gegen Ende der 1940er Jahre eine grundlegende Wende in der
US-amerikanischen Besatzungspolitik ab: Mit Beginn der Ost-West-
Konfrontation, die zur Herausbildung diametraler Einflusssphären
führte, traten geostrategische Interessen in den Vordergrund, die eine
engere Bindung der westlichen Besatzungszonen an die Vereinigten
Staaten sowie eine langfristige Stabilisierung der deutschen Verhältnisse als unabdingbar erscheinen ließen.

In diesem Sinne drängte die US-Regierung im Februar 1948 auf
einen baldigen Abschluss der zeitraubenden Spruchkammerverfahren.
Bereits Ende des Jahres wurde die Spruchkammer Erlangen-Stadt aufgelöst. Die Bilanz der Entnazifizierung fiel zwiespältig aus: Es lag nicht
allein an fehlendem Willen und pragmatischen Zwängen, sondern auch
an konzeptionellen Mängeln und einer notorischen Ressourcenknapp-
heit, dass die ersten Nachkriegsjahre durch eine schnelle Abfolge von Entlassungen
und Rehabilitationen gekennzeichnet waren. Undurchschaubare Interessenskonflikte, handfeste Intrigen und das Fehlen objektiver Bewertungskriterien
begünstigten ungerechtfertigte Verurteilungen und fragwürdige Freisprüche.
Zwar sollte sich das Schreckensszenario einer »renazifizierten« und demokratie-
feindlichen Universität in letzter Konsequenz nicht bewahrheiten, allerdings blieb
auch die von mancher Seite erhoffte personelle und strukturelle Erneuerung aus.

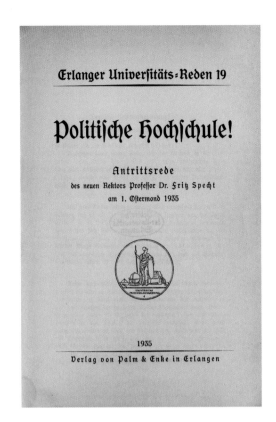

Abb. 13 Fritz Spechts Antrittsrede
Politische Hochschule!, 1935.

Chancen – Kompromisse – »Erpresser-Psychosen«:
Die Wieder- und Neubesetzung der Lehrstühle

Wenngleich die Konsolidierung der Krankenversorgung nach dem Krieg nur
um den Preis personeller Kontinuitäten erreicht werden konnte, waren die Jahre
1945 bis 1947 an der Medizinischen Fakultät durch provisorische und befristete
Beschäftigungsverhältnisse geprägt. »Hier geht es noch zu wie in einem Ameisen-
haufen, in den einer mit seinen Stock gestochen hat«, hieß es im Februar 1947 aus
der Frauenklinik, und auch das Kultusministerium bemängelte wenig später, dass
viele bayerische Lehrstühle noch immer nicht in befriedigender Weise besetzt
seien.[68] Einer geringen Zahl ordentlicher Professoren stand eine Fülle kommissarischer Vertreter gegenüber, die sukzessive und in einem geordneten Berufungsverfahren an der Fakultät gehalten oder durch geeignetere Kandidaten ersetzt
werden sollten. Der Entscheidung lag jeweils eine Vorschlagsliste mit drei Kandidaten zugrunde, die von einer Kommission auf Basis eigener Recherchen und externer
Gutachten erarbeitet wurde.

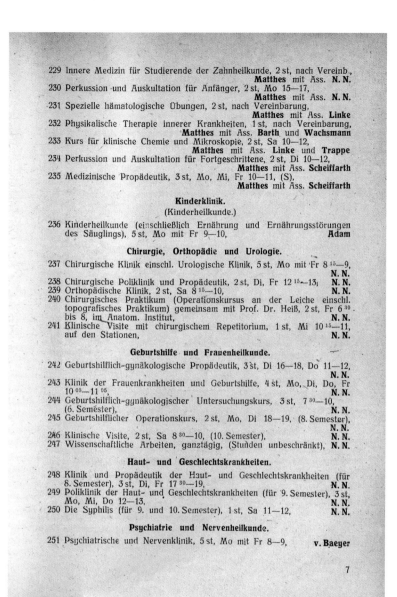

229 Innere Medizin für Studierende der Zahnheilkunde, 2 st, nach Vereinb.,
    Matthes mit Ass. **N. N.**
230 Perkussion und Auskultation für Anfänger, 2 st, Mo 15—17,
    Matthes mit Ass. **N. N.**
231 Spezielle hämatologische Übungen, 2 st, nach Vereinbarung,
    Matthes mit Ass. **Linke**
232 Physikalische Therapie innerer Krankheiten, 1 st, nach Vereinbarung,
    Matthes mit Ass. **Barth** und **Wachsmann**
233 Kurs für klinische Chemie und Mikroskopie, 2 st, Sa 10—12,
    Matthes mit Ass. **Linke** und **Trappe**
234 Perkussion und Auskultation für Fortgeschrittene, 2 st, Di 10—12,
    Matthes mit Ass. **Scheiffarth**
235 Medizinische Propädeutik, 3 st, Mo, Mi, Fr 10—11, (S),
    Matthes mit Ass. **Scheiffarth**

Kinderklinik.
(Kinderheilkunde.)

236 Kinderheilkunde (einschließlich Ernährung und Ernährungsstörungen
    des Säuglings), 5 st, Mo mit Fr 9—10,   **Adam**

Chirurgie, Orthopädie und Urologie.

237 Chirurgische Klinik einschl. Urologische Klinik, 5 st, Mo mit Fr 8 ¹⁵—9,
                                                          N. N.
238 Chirurgische Poliklinik und Propädeutik, 2 st, Di, Fr 12 ¹⁵—13, **N. N.**
239 Orthopädische Klinik, 2 st, Sa 8 ¹⁵—10,   **N. N.**
240 Chirurgisches Praktikum (Operationskursus an der Leiche einschl.
    topografisches Praktikum) gemeinsam mit Prof. Dr. Heiß, 2 st, Fr 6 ³⁰
    bis 8, im Anatom. Institut,   **N. N.**
241 Klinische Visite mit chirurgischem Repetitorium, 1 st, Mi 10 ¹⁵—11,
    auf den Stationen,   **N. N.**

Geburtshilfe und Frauenheilkunde.

242 Geburtshilflich-gynäkologische Propädeutik, 3 st, Di 16—18, Do 11—12,
                                                          N. N.
243 Klinik der Frauenkrankheiten und Geburtshilfe, 4 st, Mo, Di, Do, Fr
    10 ⁰⁵—11 ⁰⁵,   **N. N.**
244 Geburtshilflich-gynäkologischer Untersuchungskurs, 3 st, 7 ³⁰—10,
    (6. Semester),   **N. N.**
245 Geburtshilflicher Operationskurs, 2 st, Mo, Di 18—19, (8. Semester),
                                                          N. N.
246 Klinische Visite, 2 st, Sa 8 ³⁰—10, (10. Semester),   **N. N.**
247 Wissenschaftliche Arbeiten, ganztägig, (Stunden unbeschränkt), **N. N.**

Haut- und Geschlechtskrankheiten.

248 Klinik und Propädeutik der Haut- und Geschlechtskrankheiten (für
    8. Semester), 3 st, Di, Fr 17 ³⁰—19,   **N. N.**
249 Poliklinik der Haut- und Geschlechtskrankheiten (für 9. Semester), 3 st,
    Mo, Mi, Do 12—13,   **N. N.**
250 Die Syphilis (für 9. und 10. Semester), 1 st, Sa 11—12, **N. N.**

Psychiatrie und Nervenheilkunde.

251 Psychiatrische und Nervenklinik, 5 st, Mo mit Fr 8—9, **v. Baeyer**

7

Abb. 14 Der Personalmangel im Sommersemester 1947 ist am Vorlesungsverzeichnis der Medizinischen Fakultät abzulesen.

Die Wieder- und Neubesetzung der verwaisten Lehrstühle erwies sich als langwieriger Prozess, der an einigen Instituten mehrere Jahre in Anspruch nahm. Trotz des enormen Aufwands war mit der personellen Erneuerung die Hoffnung verbunden, die, so Rektor Süss, »vorhanden gewesene Mediokrität zu beseitigen«, sich früherer Fehlbesetzungen und unliebsamer »Altlasten« zu entledigen und damit Erlangens unverhoffter neuer Stellung als mittelgroßer Universität Rechnung zu tragen.[69] Bereits im Juli 1945 hatte der Ophthalmologe Bruno Fleischer, damals Mitglied im Planungsausschuss, auf eine rasche Aufnahme der Berufungsverhandlungen gedrängt, »da durch die wahrscheinliche Evacuierung von zahlreichen Dozenten [aus der SBZ …] die Auswahl eine grosse sein wird und eine besonders günstige Gelegenheit besteht, tüchtige Kräfte zu berufen«.[70] Nicht immer gelang es, den Wunschkandidaten zu gewinnen: Der Hamburger Gynäkologe Rudolf Cordua (1892–1959) schlug einen Ruf als Ordinarius für Frauenheilkunde nach »Kenntnis der Lage an Ort und Stelle« aus. Ein weiterer Kandidat für denselben Lehrstuhl, der aus der sowjetischen Zone stammte, lehnte es ab, »sich aus politischen Gründen berufen zu lassen.«[71]

Durch Flucht oder Zwangsevakuierung aus den ehemaligen Ostgebieten und der Sowjetischen Besatzungszone waren hervorragende, bisweilen völlig mittellose Wissenschaftler in den Westen gelangt, um deren Integration sich die Fakultät teils eifrig bemühte. Zu den Übersiedlern aus der SBZ zählten der Leipziger Internist und versierte klinische Forscher Karl Matthes (1905–1962), der 1947 zum Direktor des Universitätskrankenhauses ernannt wurde, sowie der Biochemiker und spätere Dekan der Medizinischen Fakultät Karl Thomas, ebenfalls aus Leipzig. Diente die Erlanger Universität den meisten »Flüchtlingsprofessoren« lediglich als kurzzeitige Zwischenstation, sollten zumindest einige von ihnen prägenden Einfluss entfalten. Zugleich provozierte die Integration auswärtiger Kräfte in den bayerischen Staatsdienst erwartungsgemäß entrüstete Protestbekundungen früherer Amtsinhaber, die sich böswillig übergangen fühlten.

Angesichts des skizzierten Wettlaufs um die begehrtesten Kandidaten empfand die Fakultät das für die Besatzer entscheidende Kriterium der politischen Eignung als lästige Einschränkung. Die Militärregierung schlage »gänzlich obskure Namen« vor, »die kein Mensch kannte«, bemerkte Dekan Hasselwander 1945 gereizt,[72] und sein Nachfolger Karl Thomas teilte im Jahr darauf einem Kollegen mit: »In unserer Zone müssen die Kandidaten für einen Lehrstuhl vor allem politisch einwandfrei erscheinen. Dann erst fachlich hervorragend sein. Ich kann es nicht ändern.« Auch gegenüber dem Ministerium bedauerte er, dass bei Personalfragen »immer noch wissenschaftsfremde Belange […] wichtiger scheinen als Leistungen«.[73] Dass sich die Fakultät den Maßgaben der Militärregierung gelegentlich auch vorauseilend beugte, wird allerdings daran ersichtlich, dass der vielfach als Ordinarius für Psychiatrie empfohlene Friedrich Mauz (1900–1979) nach kurzem Zögern nicht in die engere Wahl genommen wurde, da man befürchtete, »daß Erlangen sich in der heutigen Zeit mit ihm belasten könnte«. Obwohl Mauz offiziell als »entlastet« galt, schien der Fakultät seine – damals nur vermutete – Nähe zu NS-Funktionären an seiner vormaligen Wirkungsstätte Königsberg nicht geheuer zu sein; seine Tätigkeit als »Euthanasie«-Gutachter war in Erlangen zu diesem Zeitpunkt nicht bekannt.[74] Die fortwährende Beobachtung, unter der Erlangen aufgrund der oben beschriebenen Auseinandersetzung um »nazistische Umtriebe« stand, trug dazu bei, dass man in politischen Fragen »entschieden überempfindlich geworden« sei, wie es Dekan Thomas mit bedauerndem Unterton formulierte.[75] Dies schloss nicht aus, dass die Fakultät als »alternativlos« empfundene Personalien gelegentlich auch gegen Einwände des Ministeriums durchsetzte. Besonders hartnäckig bestand der Dekan auf der Berufung des umstrittenen Physiologen Otto F. Ranke, da außer diesem »kein einziger unbelasteter Physiologe mehr vorhanden« sei und man sich zur Benennung »2. Garnituren« noch nicht entschließen könne.[76]

In Zusammenhang mit der Suche nach politisch unbescholtenen Kräften stand die Weisung, bevorzugt ehemals politisch und rassisch verfolgte Kandidaten auf offene Stellen zu berufen und sich aktiv um die Reintegration emigrierter Wissenschaftlerinnen und Wissenschaftler zu bemühen, sofern diese eine Rückkehr in Betracht zogen. Selbstredend präferierte die Fakultät auch hierbei Personen, die neben ihrem Verfolgungsschicksal mit wissenschaftlichen Meriten aufwarten konnten, wie der 1938 in Danzig entlassene Pädiater Alfred Adam. In anderen Fällen blieb es bei halbherzigen »Wiedergutmachungsgesten«, wie das Beispiel des Internisten Werner Schuler (1900–1966) zeigt, der aufgrund seiner jüdischen Ehefrau die Universität Erlangen 1936 verlassen musste. Schulers Platzierung auf der Berufungsliste für die Innere Medizin 1946 ist eher als symbolischer Akt zu verstehen, da intern beträchtliche Zweifel an seiner fachlichen Eignung bestanden.[77] Zu einem ähnlichen Ergebnis kam man offenbar bei der Beurteilung des Psychiaters Ernst Grünthal (1894–1972), der nach seiner rassisch begründeten Entlassung in Würzburg in die Schweiz geflohen war. 1947 erschien es dem Dekan »ganz zweckmäßig«, bei der Besetzung des Erlanger Lehrstuhls für Psychiatrie auch Grünthal in die engere Wahl zu nehmen, »damit Erlangen seinen reaktionären Ruf verliert«.[78] Im Jahr darauf sollte die Berufung des Pathologen Walther Berblinger (1882–1966), 1937 in Jena wegen einer »nichtarischen« Ehefrau entlassen, die Militärregierung »gnädig stimmen«. Diesmal scheiterten die Verhandlungen an bürokratischen Hürden, da Berblinger wegen seines fortgeschrittenen Alters nicht mehr in das Beamtenverhältnis aufgenommen werden konnte und um seine finanzielle Absicherung bangte.[79]

▸ **Extrablatt** Ein geplatzter Traum – Der Erlanger Internist Werner Schuler, S. 106.

München mischt sich ein

Als weitaus größere Herausforderung erwies sich im Rahmen der Wiederbesetzung der enorme Ehrgeiz vieler Stellenanwärter, die nach einer Phase beruflicher Stagnation und finanzieller Einbußen auf einen existenzsichernden Lehrstuhl spekulierten und sich bei der Durchsetzung ihrer Ziele nicht immer integrer Mittel bedienten. Frustriert teilte Rektor Süss dem Ministerium 1946 mit, dass an der Universität Erlangen eine regelrechte »Erpresser-Psychose« herrsche. Der übliche Verlauf sei der, dass ein kommissarischer Vertreter behaupte, er habe einen Ruf an eine andere Universität erhalten und könne nur dann in Erlangen bleiben, wenn ihm sofort endgültig bindende Zusagen über seine Berufung gemacht würden. Es verstehe sich von selbst, dass die angeblichen Rufe meist völlig aus der Luft gegriffen seien.[80]

Während sich Universität und Kultusministerium in der Bewertung dieses Missstandes völlig einig waren, herrschte an Reibungspunkten zwischen Erlangen und München in anderen Fragen kein Mangel. Nachdem das »administrative Vakuum« der frühen Nachkriegszeit überwunden war, brachen sich traditionelle Kompetenzstreitigkeiten und Rivalitäten Bahn, die an der Fakultät als bevormundende Eingriffe in die akademische Freiheit wahrgenommen wurden.[81] Zu außergewöhnlicher Prominenz brachte es der Fall des Gynäkologen Walter Rech (1896–1975), der unter anderem von der Illustrierten *Stern* und dem Magazin *Der Spiegel* aufgegriffen wurde.[82]

Rech war 1946 mit Aussicht auf das Ordinariat für Frauenheilkunde aus München nach Erlangen gekommen. Seine Eignung für das Amt wurde jedoch bereits unmittelbar nach seiner Berufung zum kommissarischen Leiter der Frauenklinik in Frage gestellt, zunächst vor allem von seinem Mitarbeiter Robert Ganse und dem Rundfunkkommentator Herbert Geßner, der Rech in einem Beitrag als »Nazi-Funktionär« titulierte, dessen Ehe mit einer Jüdin »ihm nach 1933 plötzlich nicht mehr behagte«.[83] Drei Jahre später ergänzte ein von fünf Assistenzärzten und einer Assistenzärztin verfasstes Beschwerdeschreiben an das Kultusministerium die politischen Unterstellungen um Bedenken charakterlicher Art. Rech sei nicht nur geschieden und pflege ein außereheliches Verhältnis, er neige auch an der Klinik zu anzüglichem und unangemessenem Betragen; so habe er einer fünfmal operierten Patientin mitgeteilt, ihr Bauch sehe aus »wie eine Mondlandschaft«, und mehrfach zugelassen, dass im Zimmer einer als »Solotänzerin« bekannten Patientin Angehörige der US-Streitkräfte übernachtet hätten.[84] Der Streit um die pikanten Vorhaltungen forcierte an der Frauenklinik eine Lagerbildung zwischen Gegnern und Unterstützern Rechs, die den Klinikbetrieb zu beeinträchtigen drohte. Schwer zu durchschauen ist hierbei der Einfluss des früheren außerordentlichen Professors Rudolf Dyroff (1893–1966), dessen Entlassung durch die Militärregierung im Jahr 1945 Rechs Einsetzung vorausgegangen war. Mit großer Beharrlichkeit arbeitete Dyroff seitdem an seiner Rehabilitierung und konnte dabei vermutlich auf die Loyalität ehemaliger Assistenten zählen.

Obwohl sich die meisten der gegen Rech erhobenen Vorwürfe als harmlos oder unhaltbar erwiesen und die Fakultät mehreitlich entschlossen war, an ihm festzuhalten, wurde er auf Geheiß des Kultusministers Alois Hundhammer zum 1. November 1949 abgesetzt. Auch in dem anschließenden Berufungsverfahren für das Ordinariat folgte das Ministerium nicht dem Vorschlag der Fakultät, die Rech trotzig als Favoriten benannte; stattdessen fiel die Wahl im Februar 1950 auf Rudolf Dyroff, der von einer Fakultätsminderheit mittels eines Sondervotums als drittplatzierter Kandidat ins Spiel gebracht worden war. Als »Mitläufer« war Dyroff nicht weniger belastet als Rech und zudem wegen seiner Beteiligung an Abtreibungen bei Zwangsarbeiterinnen höchst umstritten. Brisant war die Personalie schließlich auch deshalb, weil Dyroff der Schwager eines Parteifreundes von Hundhammer, des damaligen bayerischen Finanzministers Fritz Schäffer (1888–1967) war und den »lieben Fritz« in einem Schreiben um Unterstützung gebeten hatte. Hauptsächlich wegen seiner politischen Dimension war der »Kuhhandel« (*Stern*) an der Universitäts-Frauenklinik im Herbst 1950 Gegenstand ausführlicher Berichterstattung.[85] Scharfe Kritik schlug Hundhammer nicht nur aus der überrumpelten Erlanger Fakultät, sondern auch vonseiten der politischen Opposition entgegen: In einer Sitzung des Bayerischen Landtages erinnerte ein SPD-Abgeordneter an Dyroffs Beteiligung an den Schwangerschaftsunterbrechungen. »Als die Diskussion an dieser Stelle eine gewisse Schärfe anzunehmen drohte, schloß Ausschußvorsitzender Dr. Winkler die Rednerliste«, vermerkten die *Erlanger Nachrichten*.[86] Hundhammer trotzte sämtlichen Anwürfen und beharrte auf seiner Personalentscheidung. Der in Erlangen wegen charakterlicher Mängel verstoßene Rech wurde wenig später außerplanmäßiger Professor an seiner früheren Wirkungsstätte in München.

Wenngleich die skandalträchtige Wiederbesetzung des gynäkologischen Lehrstuhls wie keine zweite im Licht der Öffentlichkeit stand, provozierten andere Personalentscheidungen vergleichbare Konflikte. Die kommissarische Leitung des Instituts für Hygiene und Bakteriologie wurde zu Beginn des Jahres 1946 Friedrich Lentze (1900–1986) übertragen, der ab 1938 Direktor des Preußischen Hygiene-Instituts im oberschlesischen Beuthen gewesen war und sich 1945 als Flüchtling nach Bayern durchgeschlagen hatte. Als im Sommer 1949 die endgültige Besetzung des Lehrstuhls anstand, setzte die Fakultät Lentze, der sich offensichtlich bewährt hatte, auf den ersten Listenplatz. Die Entscheidung war noch nicht gefallen, als sich Maximilian Knorr (1895–1985), ehemals Ordinarius in Würzburg, in die Verhandlungen einschaltete: Mitarbeiter des Kultusministeriums hätten ihm zu verstehen gegeben, dass er für den Posten in Erlangen vorgesehen sei. Als dort nun Lentze berufen werden sollte, fiel Knorr aus allen Wolken und sah sich als Opfer persönlicher Intrigen. Wie Dyroff mobilisierte auch er seine Kontakte zur Regierungspartei und beklagte gegenüber dem Kultusminister, dass er »jetzt seit über vier Jahren als Bayer und Entlasteter mit Familie auf der Strasse« liege, »während die Ordinariate in Bayern mit Kollegen besetzt werden, gegen die der Bayr. Staat nicht die geringsten Verpflichtungen hat«. Im Gegensatz zu ihm sei Lentze noch »keinen Tag ohne Brot gewesen« und zudem »ein Flüchtling, Mitläufer, während ich entlastet bin«. Seine einzige Hoffnung sei, schloss Knorr mit einem Seitenhieb auf Lentzes Qualifikation, dass ein Teil der Erlanger Fakultät »die früher übliche Nominierung nach wissenschaftlichen Grundsätzen« aufrechterhalte.[87]

Tatsächlich wurde Knorr wenig später durch ein Sondervotum in die Diskussion gebracht, von der Fakultät jedoch mehrheitlich abgelehnt. Ausschlaggebend für diese Entscheidung waren wahrscheinlich mündlich und schriftlich eingeholte Gutachten, die zwar Knorrs wissenschaftliche Leistungen beinahe einhellig

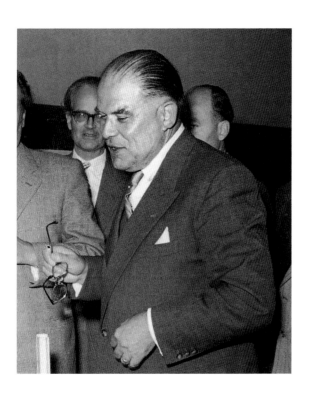

Abb. 15   Maximilian Knorr
(1895–1985).

würdigten, seine menschliche und politische Eignung zum Teil aber ausgesprochen negativ beurteilten. Das »Auf- und Ab seiner politischen Haltung« sei aus Würzburger Tagen hinreichend bekannt, gab der – gleichfalls belastete – Hygieniker Hermann Eyer (1906–1997) zu Protokoll, und der Erlanger Theologe und Landtagsabgeordnete Hermann Strathmann (1882–1966; CSU) teilte dem Kultusministerium in deutlichen Worten mit, es sei »nicht angängig, Erlangen zum Schuttabladeplatz für Würzburg zu machen«.[88] Letztlich nützten alle Bedenken nichts: Wie schon im Fall Dyroff setzte sich das Ministerium über den Fakultätsvorschlag hinweg und folgte dem Minoritätsvotum für Knorr. Lentze könne, so ein Vorschlag aus dem Ministerium, als »gewisse persönliche Genugtuung« eine Honorarprofessur erhalten.[89] Ungeachtet anhaltender Spekulationen über (partei-)politische und konfessionelle Motive für die Installation katholischer Kandidaten durch die Münchener Behörde, waren der Fakultät die Hände gebunden, da Knorr formal als weniger belastet galt.

Unter anderen Vorzeichen ist der Fall des Histologen Johannes Hett zu betrachten, dessen Werdegang die wechselhaften Personalverhältnisse der Jahre 1945 bis 1950 exemplarisch widerspiegelt.[90] Im Zuge der ersten Entlassungswelle im Sommer 1945 musste Hett seine Stelle als außerordentliche Professur für Gewebelehre und Entwicklungsgeschichte aufgeben, wurde aber bereits zwei Monate später zum kommissarischen Leiter des Anatomischen Instituts ernannt. Nicht ohne Berechtigung spekulierte er auf die endgültige Berufung, als er im Zuge der zweiten Entlassungswelle im Februar 1947 erneut seinen Posten verlor. Bevor Hetts Spruchkammerverfahren abgeschlossen war, »kommandierte« das Kultusministerium den in München entlassenen und später als »Mitläufer« eingestuften Karl Friedrich Bauer (1904–1985) als Anwärter auf das Ordinariat nach Erlangen, das er im November 1948 übernahm.[91] Hett musste sich nach seiner Rehabilitierung mit der Position eines Oberarztes begnügen, denn auch die Etatstelle eines außerordentlichen Professors auf Lebenszeit, die er bis 1945 innegehabt hatte, stand mittlerweile nicht mehr zur Verfügung. Gegen den Willen der Fakultät hatte das Ministerium das Extraordinariat für Gewebelehre an die Chirurgie abgetreten und Bauer, einen Experten für Gewebezüchtung, auch mit der Leitung der histologischen Abteilung am Anatomischen Institut betraut.

Wenngleich Hett nicht unumstritten war, sorgten die Münchener Alleingänge in Erlangen für Unmut: Einmal mehr fühlte sich die Fakultät hintergangen, einmal mehr zeigten sich aber auch die Grenzen ihrer Macht. Als in einer Fakultätssitzung Handlungsoptionen ausgelotet wurden, verbat sich Bauer in einem Beschwerdebrief an das Ministerium die Einmischung des Erlanger Dekanats »in die internen Angelegenheiten des Anatomischen Institutes«.[92] Die Wiederherstellung des anatomisch-histologischen Extraordinariats, um die sich die Fakultät eifrig bemühte, scheiterte nicht nur an Bauers unnachgiebiger Blockade, sondern auch an den als erpresserisch empfundenen Bedingungen, die München daran knüpfte.[93] Auf taube Ohren stieß der Hinweis des Dekans, dass der als »entlastet« geltende Hett »nicht zu Gunsten eines politisch weniger gu[t] eingestuften

Kollegen benachteiligt werden« dürfe, da dies den Intentionen der Militärregierung zuwiderlaufe.[94]

Der ehrgeizige Hett wollte sich mit seiner »Degradierung« nicht abfinden, zumal er schon seit Längerem für eine Verselbstständigung der Histologie eingetreten war. Als zusätzliche Schmach empfand er es, dem »autoritären Regime« eines zehn Jahre jüngeren Ordinarius zu unterstehen, der zuvor »alles getan hat, um meine Wiedereinsetzung zu hintertreiben«. Da Hett zudem seine Arbeit durch verschiedene Schikanen Bauers beeinträchtigt sah, verweigerte er praktisch den Dienst. Bauer revanchierte sich, indem er der Fakultät die vorzeitige Emeritierung Hetts empfahl.[95] Als der Streit nach einem Jahr noch immer schwelte, mahnte das Ministerium, Hett müsse sich mit seiner Lage »abfinden und daraus die notwendigen Folgerungen ziehen«.[96] Ob und wie Hett dieser Weisung nachkam, geht aus den Akten nicht hervor; seine Publikationen beschränkten sich in den 1950er Jahren überwiegend auf biografische Arbeiten und Beiträge in populärwissenschaftlichen Zeitschriften.

Obgleich in diesem Fall das Kultusministerium selbst einem »Mitläufer« den Vorzug vor einem »Entlasteten« gab, ermahnte die Behörde im Juli 1948 die bayerischen Rektoren, die Wiedereinstellung von »Mitläufern« »nur mit größter Vorsicht vorzunehmen«. Andernfalls bestehe die Gefahr, »dass sich bei der Verwendung solcher Kräfte an Hochschulen ein Block bilden könnte, der eines Tages der Militärregierung und den deutschen Stellen Schwierigkeiten und Verlegenheit bereiten müßte«.[97] Nur wenige Wochen später konterkarierte das Ministerium seine »wachsende Besorgnis«, indem es den Prozentsatz der an den Fakultäten, Kliniken und Instituten zugelassenen »Mitläufer« auf 25 % erhöhte. Nun konnten auch Dozenten wie der Zahnmediziner Heinrich Paschke (1901–1985) wiedereingestellt werden, der vom Ministerium zuvor unter Verweis auf die hohe »Mitläufer«-Quote an der Medizinischen Fakultät abgelehnt worden war.[98]

Das Resultat der Wieder- und Neubesetzung der Lehrstühle, das in engem Zusammenhang mit der Entnazifizierung steht, lässt sich nur schwer quantifizieren. Zwar ergibt eine Gesamtbetrachtung der medizinischen Lehrstuhlbesetzungen in Erlangen zwischen 1945 und 1950, dass, soweit es sich ermitteln ließ, die meisten entlassenen Ordinarien durch formal weniger belastete Kandidaten ersetzt wurden; allerdings gestand selbst Dekan Matthes ein, dass der Spruchkammerentscheid allenfalls relative Gültigkeit besaß: »Viele sind entlastet worden, denen starke Exposition im nationalsozialistischen Sinne in einem solchen Maße anhaftet, daß die Wiedereinsetzung bei der Universität, trotz des Spruchkammerentscheides inopportun erscheint.«[99] Ihre ursprünglich intendierte Wirkung verfehlte die Entnazifizierung jedoch vor allem durch die sukzessive Rehabilitation und Reintegration belasteter Professoren und Dozenten im Lauf der 1950er Jahre.

Hochschullehrer im Wartestand

Die meisten der ab 1945 suspendierten Professoren und Dozenten der Medizinischen Fakultät hatten sich nach dem (vorläufigen) Ende ihrer universitären Laufbahn in der näheren Umgebung Erlangens niedergelassen oder bei städtischen Einrichtungen eine Anstellung gefunden. Gleichsam im »Wartestand« spekulierten sie auf ihre baldige Wiederverwendung oder die Anerkennung ihrer beamtenrecht-

- 65 -

10.6.1955

1320

An den
Verwaltungsausschuss der Universität Erlangen
E r l a n g e n

Betrifft: Haushaltsvoranschlag für das Rechnungsjahr 1956;
hier: Neuschaffung einer Stelle.
Bezug: Dortiges Schreiben vom 6.6.1955. Nr. VA 991.

Die Medizinische Fakultät beantragt die Schaffung einer kw.-Professur für "Physiologische Psychologie" für Herrn Prof. Dr. R. Matthaei.
Die Dringlichkeit dieses Antrages wurde seit 22.9.1953 bei jeder Gelegenheit vorgetragen und ausführlich begründet. Ergänzend sei hierzu erwähnt:

Im Bereich der Medizinischen Fakultät der Universität Erlangen befinden sich folgende heimatvertriebene Universitäts-Professoren, für die Art. 131 GG zutrifft, und folgende von der Universität Erlangen amtsverdrängte beamtete Universitäts-Professoren:

I. Heimatvertriebene.

1.) Prof. Dr. med. Dietrich J a h n , Innere Medizin,
früher o. Prof. an der Universität Prag;
jetzt apl. Prof., Vorstand der I. Medizinischen Klinik des
Städt. Krankenhauses Nürnberg, Stadtmedizinaldirektor,
Nürnberg, Flurstr. 17.

2.) Prof. Dr. med. Berthold K i h n , Psychiatrie, Nervenheilkunde;
früher o. Prof. an der Universität Jena;
jetzt Honorar-Professor, Erlangen, Atzelsberger Steige 14.

3.) Prof. Dr. med. Kurt G u t z e i t , Innere Medizin,
früher o. Prof. an der Universität Breslau;
jetzt Chefarzt der Klinik Herzoghöhe in Bayreuth.

4.) Prof. Dr. med. Oskar G a g e l , Neurologie,
früher o. Prof. an der Universität Wien;
jetzt Facharzt, Nürnberg, Lange Zeile 33.

5.) Prof. Dr. med. Adolf S e i s e r , Hygiene, Bakteriologie,
geboren 1891, früher o. Prof. an der Universität Halle;
jetzt Direktor der Staatl. bakteriologischen Untersuchungsanstalt Erlangen.

6.) Prof. Dr. med. Paulus R o s t o c k , Chirurgie,
geboren 1892, früher an der Universität Berlin;
jetzt Regierungsmedizinaldirektor und Chefarzt des Versorgungskrankenhauses Bayreuth.

Abb. 16 Auf der »Wiederverwendungsliste« standen 1955 auch eindeutig NS-belastete Kandidaten.

lichen Ansprüche. Die Fakultät, die sich für eine politische Evaluation der Betroffenen nicht zuständig sah, stand den Wiedereinstellungsgesuchen größtenteils wohlwollend gegenüber, sofern sie sich davon einen wissenschaftlichen Nutzen versprach. Dieser pragmatischen Sichtweise wollte sich freilich nicht jeder beugen: Im Juli 1948 verließ der frühere Dekan Konrad Schübel »unter Protest gegen die Befürwortung einer Wiedereinsetzung politisch belasteter Hochschullehrer« die Fakultätssitzung.[100]

Um die Interessen der ehemaligen Universitätsangehörigen wirksamer vertreten zu können, gründete der rechtsextreme Theologe Herbert Grabert (1901–1978) Anfang der 1950er Jahre den »Verband der nichtamtierenden (amtsverdrängten) Hochschullehrer«, dessen Auffassung in einem Memorandum treffend zum Ausdruck kommt: »Wer heute auf das Unrecht von 1933 als Hinderungsgrund für eine Befriedung unserer Hochschulen hinweist, […] bestätigt damit nicht nur das Unrecht von 1945, sondern sucht es auch zu verewigen.«[101] Vorsitzender der bayerischen Dependance des Verbandes war der Erlanger Physiologe Rupprecht Matthaei, dessen Wiederverwendung die Fakultät aus fachlichen und persönlichen Gründen strikt ablehnte und der sich in unzähligen Eingaben an das Ministerium und die Fakultät für sich und seine »Schicksalsgenossen« einsetzte.

Eine juristische Bestätigung erfuhr das Anliegen des Verbandes durch eine 1951 vom Bundestag erlassene Ausführungsverordnung zu Artikel 131 des Grundgesetzes. Mit dieser wurde der Fortbestand der Rechtsverhältnisse weniger belasteter Beamter anerkannt, die »aus anderen als beamten- oder tarifrechtlichen Gründen ausgeschieden sind und bisher nicht oder nicht ihrer früheren Stellung entsprechend verwendet« wurden. Die Hochschulen waren, unabhängig von ihrem tatsächlichen Bedarf, zur prioritären Reintegration betroffener Beamter verpflichtet.[102] Als Leitlinie diente an der Medizinischen Fakultät eine von Matthaei erstellte Liste »unterbringungsberechtigter« Personen aus dem räumlichen Umkreis der Universität. Da viele Lehrstühle anderweitig besetzt worden waren, behalf man sich mit der Schaffung von Professuren »ad personam« bzw. kw-Professuren (»künftig wegfallend«) oder, bei älteren Kandidaten, mit der Emeritierung, um den Rechtsanspruch der Betroffenen zu erfüllen.

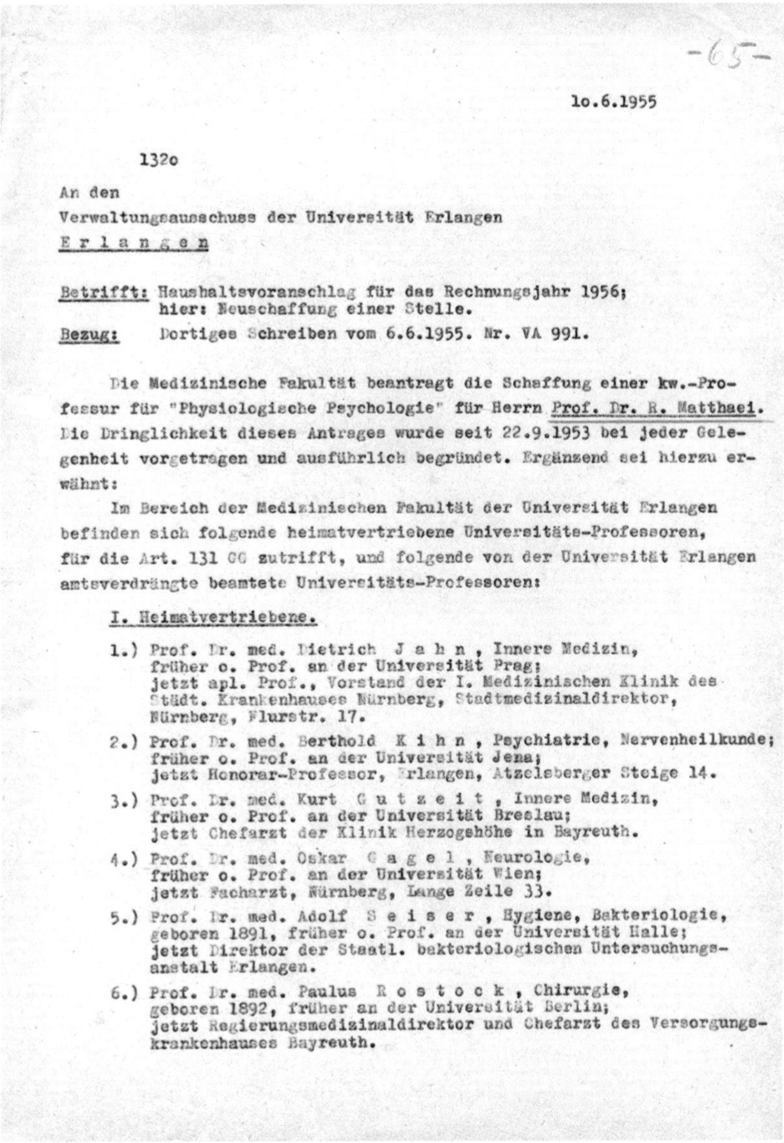

Die meisten der ehemals in Erlangen wirkenden Hochschullehrer, darunter der Psychiater Friedrich Meggendorfer (1880–1953), der Rechtsmediziner Hans Molitoris (1874–1972), der Zahnmediziner Edwin Hauberrisser (1882–1964) und der Internist Richard Greving, wurden bis Ende der 1950er Jahre emeritiert oder pensioniert, der Rassenkundler Andreas Pratje (1892–1963) 1955 zum außerplanmäßigen Professor ernannt.[103] Matthaei selbst erlangte 1951 die Lehrbefugnis, fünf Jahre später eine ordentliche Professur für Physiologie für Psychologen. In anderen Fällen, so Dekan Matthes im Jahr 1950, habe sich die Fakultät außerstande gesehen, »über besonders schriftlich festgelegte Bindungen im Sinne des 3. Reiches hinwegzusehen«.[104] Womöglich bezog er sich damit auf den ehemaligen Erlanger Rektor und »Alten Kämpfer« Fritz Specht, den das Kultusministerium noch 1954 als »Obernazi« bezeichnete, ehe er im Jahr darauf als ordentlicher Professor emeritiert wurde.[105] Auch die rassenpolitischen Äußerungen des Jenaer Psychiaters Berthold Kihn (1895–1964) und der NS-Aktivismus des Hygienikers Adolf Seiser (1891–1971), der als »Alter Kämpfer« in Halle (Saale) entlassen worden war, sprachen aus Sicht der Fakultät nicht dagegen, beiden »Flüchtlingsprofessoren« die Rechtsstellung eines entpflichteten Hochschullehrers zu verleihen. Der an verbrecherischen Humanexperimenten beteiligte Internist Kurt Gutzeit (1893–1957), der ebenfalls auf Matthaeis Liste stand, kam letztlich in Marburg unter. Nur in wenigen Fällen regte sich nach 1951 inner- und außerhalb der Fakultät Widerspruch gegen die Rehabilitierung belasteter Personen. Heftig umkämpft war die Erteilung der Venia legendi an den ehemaligen Leiter der Universitäts-Kinderklinik Albert Viethen, dem eine Beteiligung an der »Kindereuthanasie« zur Last gelegt wurde. Im April 1958 erlangte er als einer der letzten »131er« in Erlangen die Rechte eines entpflichteten ordentlichen Professors.[106]

Vor dem Hintergrund der personellen und strukturellen Kontinuität war eine selbstkritische Aufarbeitung der persönlichen und institutionellen Verantwortung für die Verbrechen der NS-Zeit kaum zu erwarten.

Verdrängt und beschwiegen: Der Umgang mit den Opfern der NS-Diktatur

Als im Januar 1946 eine Aufforderung des Kultusministeriums an die bayerischen Universitäten erging, dem ersten Jahrestag der Befreiung des Vernichtungslagers Auschwitz eine Gedenkveranstaltung zu widmen, kam dies dem Erlanger Rektor Theodor Süss äußerst ungelegen. Seine Antwort an das Ministerium war knapp: »Da wir in der nächsten Zeit die Eröffnungsfeier der Universität haben, so wäre es uns lieb, eine solche Feier verschieben zu dürfen.«[107]

Nicht nur in Erlangen wurde dem Gedenken der zahllosen Opfer des NS-Regimes in den Jahren nach Kriegsende wenig Raum gewährt. Mag es zunächst die materielle Not gewesen sein, die eine Auseinandersetzung mit der unmittelbaren Vergangenheit erschwerte, so dominierte nach dem erfolgreichen »Wiederaufbau« eine in die Zukunft gerichtete Aufbruchsstimmung, die einen »Schlussstrich« unter die Schrecken der Diktatur als erstrebenswert erscheinen ließ.[108] Spielten manche Opfergruppen in der öffentlichen Wahrnehmung ohnehin eine marginale Rolle, wurde ihre Position zusätzlich dadurch geschwächt, dass ihr Status und daran geknüpfte Ansprüche selbst von den Alliierten nicht ausnahmslos anerkannt

▸ **Kapitel** Die Medizinische Fakultät in Erlangen im Zeitalter der Weltkriege (1914–1945), S. 65.

wurde. Dies galt beispielsweise für die rund 400.000 Personen, die zwischen 1934 und 1945 auf Grundlage des »*Gesetzes zur Verhütung erbkranken Nachwuchses*« (GzVeN) zwangsweise unfruchtbar gemacht worden waren. Der Einschätzung der US-Besatzer, dass es sich dabei nicht um eine typisch nationalsozialistische Maßnahme gehandelt habe, schloss sich der Bundestag 1957 an.[109]

Wie die Aussagen Erlanger Professoren und Dozenten vor der Spruchkammer gezeigt haben, waren auch an der Medizinischen Fakultät Mechanismen des Verschweigens und Strategien der Umdeutung wirksam, die bis in die 1960er Jahre und, gerade in der Medizin, weit darüber hinaus überdauern sollten. Die Schuld für die unbestreitbaren Grausamkeiten der NS-»Euthanasie« und der verbrecherischen Menschenversuche, so ein gängiges Argumentationsmuster, läge bei einer verschwindenden Minderheit krimineller Ärzte, zuallererst bei jenen 23 Angeklagten, die sich ab Dezember 1946 im Nürnberger Ärzteprozess zu verantworten hatten.[110] Anstöße zur juristischen und moralischen Aufarbeitung des von Fakultätsangehörigen begangenen Unrechts kamen in erster Linie von außen, wie die folgenden beiden Kapitel zeigen.

Ein Kommissionsbericht in der Schublade

Im Unterschied zu den Zwangssterilisationen, die juristisch in der Regel folgenlos blieben, wurden die an der Frauenklinik Erlangen vorgenommenen Schwangerschaftsunterbrechungen bei osteuropäischen Zwangsarbeiterinnen von den US-Besatzern als potentielles Medizinverbrechen eingestuft, da bei den Eingriffen eine Seifenlösung zum Einsatz gekommen war, deren »Toxität kaum zu bezweifeln war, wenn [sie] in die Blutbahn geriet«.[111] Um der Sache auf den Grund zu gehen, wies die Militärregierung den Rektor der Universität, Eduard Brenner, am 15. Oktober 1946 an, eine Untersuchungskommission einzusetzen, die noch am selben Tag zu ihrer ersten Sitzung zusammentrat. Unter dem Vorsitz des Psychiaters und Honorarprofessors für Medizingeschichte Werner Leibbrand gehörten ihr der Jurist Sevold Braga (1914–1992), der evangelische Theologe Hermann Sasse und der Gynäkologe Robert Ganse an.[112]

Innerhalb eines Monats lud der Ausschuss zahlreiche Zeuginnen und Zeugen vor, darunter allerdings keine einzige der betroffenen Frauen. Das äußere Geschehen war schnell rekonstruiert: Zwischen Juli 1943 und März 1945 waren an der Universitäts-Frauenklinik mindestens 136 Schwangerschaftsabbrüche an sogenannten Ostarbeiterinnen vorgenommen worden, wobei der Eingriff in nachweislich drei Fällen zum Tod der Schwangeren geführt hatte. Die Befragung der beteiligten Ärzte ergab, dass die – auch nach NS-Recht gesetzwidrigen – Abtreibungen intern durch einen Verweis auf die Rechtslage in den Herkunftsländern der Frauen legitimiert wurden, die einen Abortus aus sozialer Indikation vorsehe. Tatsächlich lag den Schwangerschaftsabbrüchen jedoch ein geheimer Erlass des Reichsgesundheitsführers Leonardo Conti zugrunde, demzufolge Abtreibungen bei Ostarbeiterinnen »auf Wunsch der Schwangeren« zulässig seien. Während bei den Mitgliedern der Untersuchungskommission über die rassepolitischen Implikationen dieser euphemistisch formulierten Regelung kein Zweifel bestand, erklärten die befragten Ärzte einhellig, ihnen habe lediglich daran gelegen, dem mitleiderregenden Elend der Frauen abzuhelfen und, so der damalige Klinikleiter Hermann Wintz, »einer als unerhört empfundenen Massnahme eine humane Lösung zu geben«.[113] Schon aufgrund dieser und ähnlicher Aussagen musste die gleichzeitig beteuerte Freiwilligkeit der Eingriffe dem Untersuchungsausschuss als überaus fragwürdig erscheinen.

Der Abschlussbericht der Kommission vom 23. Oktober 1946 sprach die beschuldigten Ärzte zwar von einer Verantwortung im juristischen Sinne frei, attestierte ihnen aber ein gravierendes Versagen auf moralischer Ebene. Die Beteiligten hätten »in ihrem blinden Gehorsam gegen jeden ›von oben‹ kommenden Befehl ein System der Unmenschlichkeit unterstützt und sich damit an den Geboten der Menschlichkeit versündigt«. Sie seien daher »unter keinen Umständen mehr als wissenschaftliche und standesethische Erzieher der künftigen akademischen Jugend tragbar«.[114] Rektor Brenner, der Empfänger des Berichts, für den die Funktionsfähigkeit der angeschlagenen Universität höchste Priorität besaß, wollte sich dieser Schlussfolgerung nicht ohne Weiteres anschließen, da die Entlassungen den Lehrbetrieb und die Krankenversorgung erheblich beeinträchtigt hätten. Zwar leitete er den Bericht an das Kultusministerium weiter, distanzierte sich jedoch von den Ergebnissen der Kommission und bat um eine erneute Prüfung der Angelegenheit.[115]

Dass der Rektor die Empfehlung des Ausschusses nicht akzeptierte und dessen Arbeit scheinbar allein aus formalen Gründen in Frage stellte, weckte den Unmut der Kommissionsmitglieder, die in der Angelegenheit wiederholt zur Eile drängten. »Wir können nicht die ganze Hochschule mit über 4000 Studenten gefährden, nur weil diese Herren Dinge getan haben, die wir nicht zu decken vermögen«, mahnte Sasse mit Blick auf die öffentliche Meinung.[116] Diese lag selbstredend auch Brenner am Herzen, der als Geschädigter des NS-Regimes nicht im Verdacht stand, belastete Personen aus politischen oder persönlichen Motiven vor der Entlassung zu bewahren. Vielmehr schien es dem auf Ausgleich bedachten Rektor um die pragmatische – letztlich aussichtslose – Vermittlung zwischen widerstrebenden Interessen zu gehen. Während er der Kommission versicherte, auf einer unverzüglichen »Eliminierung von unwürdigen Elementen« zu beharren, bat er zugleich das Ministerium, »mit der Militärregierung eine Entscheidung herbeizuführen, die das augenblickliche Weiterarbeiten der Klinik gewährleistet, ohne die Universität erneut in den Ruf zu bringen, sie würde in irgendeiner Form nazistische Methoden decken«.[117]

Entschieden bestand Brenner auf einer Revision der »ungerechtfertigten Entlassungen« durch ein weiteres Gremium, zumal das Kommissionsmitglied Robert Ganse, seit 1945 Assistenzarzt an der Frauenklinik, als befangen galt.[118]

```
Kommissionsbericht

über die Vorgänge an der Frauenklinik.


    Am 15.10.1946 sind wir Endunterzeichneten von Seiner
Magnificenz, dem Herrn Rektor der Universität Erlangen, münd-
lich und schriftlich dazu aufgefordert worden, im Rahmen einer
kommissarischen Untersuchung die Vorgänge der in der Erlanger
Universitäts-Frauenklinik während des Dritten Reiches stattge-
habten Schwangerschaftsunterbrechungen an Ostarbeiterinnen fest-
zustellen und darüber schriftlich eingehend zu berichten.

    Als Grundlagen der Untersuchung liegen vor:
1) die schriftlich aufgezeichneten Protokolle der vernommenen
   Personen;
2) die Akten der Frauenklinik, soweit sie uns zugänglich waren;
3) schriftliche Antworten auf Grund eines an verschiedene Kli-
   niken gerichteten Fragebogens über den gleichen Gegenstand:
      a) Städtisches Krankenhaus Forchheim,
      b) Frauenklinik am Städt.Krankenhaus Nürnberg,
      c) Staatliche Hebammenschule und staatliche Frauenklinik
         Bamberg;
4) schriftliche Nachtragäußerungen der Vernommenen Prof. Dyroff
   und Dr. Brandl.
5) Schreiben vom Prof.Rech v. 25.10.1946 und vom Prof.Wintz v.
   23.10.1946
    Der Bericht gliedert sich in folgende Abteilungen:

1.) Medizinischer Teil.
2.) Juristischer Teil.
3.) Ethischer Teil.
4.) Zusammenfassung und praktische Vorschläge.

    Mit Rücksicht auf den innerdeutschen Charakter der Frage
unterzeichnet Dr. Braga nur den gutachtlichen Teil und
enthält sich als Ausländer u. aus formellen Gründen der Stimme
bei den praktischen Vorschlägen am Schluss.
```

Abb. 17 Der Kommissionsbericht über die Schwangerschaftsunterbrechungen an »Ostarbeiterinnen«, 1946.

Nach anfänglichem Zögern lenkte das Ministerium ein und erklärte sich bereit, eine juristische Prüfung der Vorgänge abzuwarten. Diese fand ihren Abschluss im Dezember 1948, als das Landgericht Nürnberg-Fürth die an den Abtreibungen beteiligten Ärzte freisprach, da sie »auf eine gesetzmäßig in Ordnung gehende Anweisung vertraut« hätten und ihnen das »Bewußtsein einer rechtswidrigen Handlung gefehlt« habe.[119] Ihrer Wiedereingliederung in den Fakultätsbetrieb stand damit nichts mehr im Weg. Rudolf Dyroff, als Oberarzt an den Schwangerschaftsunterbrechungen beteiligt, wurde ein Jahr nach dem Freispruch – nun allerdings gegen den Willen Brenners – zum Ordinarius für Gynäkologie und Geburtshilfe ernannt, der frühere Klinikleiter Hermann Wintz, den die Kommission als Hauptverantwortlichen benannt hatte, starb 1947, bevor das Verfahren gegen ihn zu Ende gebracht werden konnte.

Der »Kreuzelschreiber« Berthold Kihn

Trotz aller Betroffenheit über die Ungeheuerlichkeit der NS-»Euthanasie« war auch die Tötung hunderttausender psychisch kranker und behinderter Menschen über Jahrzehnte weitgehendem Stillschweigen unterworfen.[120] Wenig Resonanz erfuhr ein bereits 1946 von Werner Leibbrand herausgegebener Sammelband über die *Menschenrechte der Geisteskranken*, der unter anderem auf die verbrecherische Praxis der Krankenmorde einging. Umso verbitterter registrierte Leibbrand kurz nach Kriegsende eine fatale Kontinuität im Denken der Studierenden, die anlässlich eines Universitätsvortrags über »Euthanasie« zu Tage trat: »Anstelle einer wissenschaftlichen Auseinandersetzung […] fand ich nur eine demagogische Bereitschaft vor, […] die alten ökonomischen Phrasen von der Tötung der Geisteskranken zu dreschen.«[121] Wenig später geriet Leibbrand allerdings selbst ins Zwielicht, da er sich aus persönlichen Gründen für die Rehabilitierung zweier Mitarbeiter der Heil- und Pflegeanstalt, unter anderem seiner späteren Ehefrau Annemarie Wettley (1913–1996), eingesetzt und zu diesem Zweck die tödliche Wirkung der verabreichten Hungerkost verharmlost habe. Wenngleich die Ermittlungen nichts Substanzielles ergaben, hielt sich der streitbare Leibbrand in den folgenden Jahren mit Einlassungen zur NS-»Euthanasie« auffallend zurück.[122] Aus Mangel an Beweisen für eine Beteiligung an der »Kindereuthanasie« wurde 1964 auch das Verfahren gegen den früheren Direktor der Universitäts-Kinderklinik Albert Viethen ausgesetzt.[123]

Als symptomatisch für die lange Phase des Schweigens kann die erfolgreiche Nachkriegslaufbahn des Psychiaters Berthold Kihn gelten, der von 1927 bis 1938 an der Psychiatrischen Klinik in Erlangen tätig gewesen war und 1952 als Honorarprofessor dorthin zurückkehrte.[124] Bereits 1932 hatte Kihn an der Universität Erlangen einen Vortrag mit dem programmatischen Titel *Die Ausschaltung der Minderwertigen aus der Gesellschaft* gehalten, der dem eugenischen Narrativ einer drohenden »Entartung« des Volkes durch die sukzessive »Verschlechterung der Arteigenschaften« folgte. Maßgeblich verantwortlich für die Degeneration sei falsches Mitleid mit psychisch und physisch Kranken, da es der natürlichen Auslese im Weg stehe. Als wirksame Gegenmaßnahme, so Kihns Resümee, scheine »keine andere Möglichkeit zu bestehen als die radikaleren Vorgehens gegen die Minderwertigen«, also die »Vernichtung lebensunwerten Lebens« unter der Voraussetzung

▶ **Extrablatt**   Werner Leibbrand – ambivalenter Gegner der NS-»Euthanasie«, S. 176.

des Einverständnisses der Angehörigen oder des Rechtsvertreters.[125] Ab 1940 konnte Kihn seine rassenhygienischen Überzeugungen im Rahmen der von ihm mitkonzipierten »Euthanasie-Aktion T4« in die Tat umsetzen: Die von ihm im Eilverfahren markierten Meldebögen entschieden über Leben (blauer Strich) und Tod (rotes Kreuz) der Patientinnen und Patienten.

Entsprechende Anschuldigungen gegen den 1945 in Jena entlassenen und nach Erlangen geflohenen Kihn wurden bereits 1947 vor der Spruchkammer Erlangen erhoben, allerdings in derart überzogener Dimension – er habe 30.000 Menschen auf dem Gewissen und sei an Kreuzungsversuchen mit Menschen und Affen beteiligt gewesen –, dass es Kihns Anwalt nicht schwerfiel, die teils anonymen Hinweisgeber als rachsüchtige Schwindler zu disqualifizieren. Der Beschuldigte selbst wünschte mit Blick auf die »Denunzianten«, »dass man ihnen weniger Gehör schenke, als in den Zeiten des 3. Reiches«.[126] Nach seiner Einstufung als »Mitläufer« wurde Kihn am 3. April 1952 zum Honorarprofessor an der Medizinischen Fakultät der Universität Erlangen ernannt. Ein Jahr zuvor war seine Beteiligung an der »Aktion T4« in einem fakultätsinternen Briefwechsel noch einmal zur Sprache gekommen, als ein ehemaliger Volontärarzt seine Kündigung auf Machenschaften Kihns zurückführte und diesen nun offenkundig ans Messer liefern wollte.[127] Erneut lief der Angriff ins Leere und hatte keinerlei Konsequenzen.

Die gegen ihn vorgebrachten Vorwürfe waren für Kihn kein Anlass, sich fortan bedeckt zu halten. Im Gegenteil: Der redegewandte Arzt suchte gezielt die Öffentlichkeit und vollzog im Zuge dessen eine bemerkenswerte Wandlung vom Vordenker der NS-Krankenmorde zum Vordenker der modernen Psychotherapie. Im Jahr 1951 eröffnete er eine vielfrequentierte Privatklinik in der Erlanger Glückstraße, die mit gruppen- und tiefentherapeutischen Angeboten warb und ungewöhnliche Behandlungsmethoden, wie eine Eigenbluttherapie, anbot. Daneben machte Kihn vor allem durch eine populäre Vortragsreihe an der Volkshochschule von sich reden, die ein breites Themenspektrum von »Eheproblemen« über »Minderwertigkeitsgefühle« bis »Geisteskrankheiten« abdeckte und in der Lokalpresse ausführlich rezipiert wurde. Auch auf künstlerischem Terrain trat der passionierte Hobbyfotograf hervor: Zeitweise waren seine Werke in der Orangerie im Schlossgarten ausgestellt. Kurzum: Nur wenige Mitglieder der Medizinischen Fakultät genossen in den 1950er Jahren eine vergleichbare öffentliche Wahrnehmung.[128] Unerwünschte Aufmerksamkeit bescherte Kihn ein Bericht des Nachrichtenmagazins *Der Spiegel*, der ihn im Mai 1961 als einen jener »Kreuzelschreiber« benannte, die für die Ermordung tausender Patientinnen und Patienten noch immer nicht zur Rechenschaft gezogen worden seien.[129]

In den Tagen und Wochen nach Erscheinen des Artikels liefen im Dekanat der Medizinischen Fakultät die Drähte heiß, aufgeregte Anfragen der Presse und des Kultusministeriums gingen ein. Kihn selbst war sich keiner Schuld bewusst und ließ über seinen Anwalt mitteilen, dass er sich gegen die Rufmordkampagne zur Wehr setzen werde. An der Universität überwog unterdessen einmal mehr die Sorge um den guten Ruf. Ein von Rektor Norbert Henning (1896–1985) zu Rate gezogener Strafrechtler vertrat die Ansicht, dass die Hochschule im Interesse ihrer Reputation »in irgendeiner Form auf Klärung der Angelegenheit drängen« müsse,

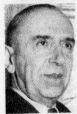

Professor Dr. Kihn 60 Jahre alt
Bereits zum dritten Male in Erlangen

Ein in weiten Kreisen der Bevölkerung bekannter und beliebter Gelehrter und Arzt, Universitätsprofessor Dr. med. Berthold Kihn, feiert heute seinen 60. Geburtstag. Der Jubilar ist der Gründer und Leiter der Erlanger Privatklinik für Psychotherapie u. Neurologie, die in den wenigen Jahren ihres Bestehens weit über die Landesgrenzen hinaus bekannt wurde. Aus allen Teilen Deutschlands suchen Kranke den Rat von Professor Dr. Kihn, der als einer der erfahrensten Psychotherapeuten gilt.

Es ist, als ob Erlangen eine gewisse schicksalhafte Bedeutung für den in Schöllkrippen im Spessart geborenen Arzt hat. Hier ist er bereits zum drittenmal. Das erste Mal kam er nach der Ablegung seiner Examen zur Fachausbildung an die Psychiatrische Klinik in Erlangen. Dann — es war in den Jahren 1930—1935 — wurde er Oberarzt an der Universitätsklinik für Psychiatrie. 1931 bereits wurde er zum außerordentlichen Professor ernannt. Aber schon 1936 verließ er die Stadt wieder, um einem Ruf als Direktor an die Universitäts-Nervenklinik in Jena zu folgen. Hier blieb er bis zum Zusammenbruch. In den letzten beiden Jahren des Krieges war er ständig Dekan der Medizinischen Fakultät Jena.

Nach dem Krieg kam er zum drittenmal nach Erlangen und baute sich hier eine Praxis auf. Im Jahr 1950 wurde er als Honorarprofessor an die Friedrich-Alexander-Universität gerufen, und ein Jahr später gründete er seine Privatklinik, in der 50 Patienten aufgenommen werden können.

Der Erlanger Gelehrte ist durch eine Reihe großer Werke in der Wissenschaft bekannt geworden. 1931 — also während seines zweiten Erlanger Aufenthalts — veröffentlichte er sein wissenschaftliches Werk: „Die Behandlung der progressiven Paralyse" im Handbuch der Psychiatrie. Zehn Jahre später erschien im Handbuch der Erbkrankheiten seine Veröffentlichung über „Die Schizophrenie". Aber auch das ist noch nicht alles. Außerdem veröffentlichte der Gelehrte weit über 100 wissenschaftliche Aufsätze in medizinischen Fachzeitschriften.

Ebenso beliebt wie bekannt

Was Professor Dr. Kihn die Sympathie aller erwerben ließ, die ihn kennen, ist nicht nur seine außerordentliche soziale Einstellung, von der viele arme Kranke zu sprechen wissen, sondern auch seine unermüdliche Schaffenskraft und vor allem seine menschliche Wärme. Prof. Dr. Kihn liebt die Natur, die Tiere und Kinder. Sein größtes „hobby" aber ist die Photographie. Hier hat er sich ebenfalls einen Namen erworben, der weit über die Grenzen Deutschlands hinausgeht. Er gilt als Imago-Spezialist und hat gerade zu seinem Geburtstag ein neuartiges Gummi-Druck-Verfahren fertigstellen können, an dem er jahrelang unermüdlich gearbeitet hat.

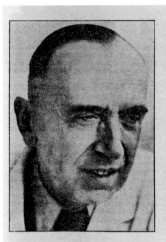

Zu den „T 4"-Mitarbeitern, die sich damals als Kreuzelschreiber bewährten, gehörten zwölf Professoren, darunter namhafte Wissenschaftler, die zum Lehrkörper deutscher Universitäten gehörten oder — in drei Fällen — noch heute gehören.

Neben dem medizinischen Hitler-Betreuer, dem Professor Dr. Karl Brandt, standen im Dienste der „T 4":

Die Universitätsprofessoren Dr. Werner Heyde (Würzburg), Dr. Paul Nitsche (Halle), Dr. Werner Catel (damals Leipzig, nach dem Kriege Kiel), Dr. Berthold Franz Kihn (damals Jena, heute Erlangen), Dr. Werner Villinger (damals Breslau, bis 1956 Marburg), Dr. Max de Crinis (Berlin), Dr. Carl Schneider (Heidelberg), Dr. Kurt Pohlisch (Bonn), Dr. Erich Straub (Kiel) und Dr. Friedrich Mauz (früher Königsberg, heute Ordinarius für Neurologie und Psychiatrie an der Universität Münster).

Außerdem vermerkte die „T 4"-Renommierliste den Professor Dr. Hans Heinze, früher Direktor und Chefarzt der Landes- (Heil- und Pflege-) Anstalt Brandenburg-Görden, heute Sievershausen im Solling (Weserbergland).

Abb. 18 Berthold Kihn, 1955 als gefeierter Jubilar in den *Erlanger Nachrichten* ...
Abb. 19 ... und 1961 als »Kreuzelschreiber« im *Spiegel*.

riet jedoch von öffentlichen Stellungnahmen ab.[130] Das Kultusministerium suspendierte Kihn vorläufig vom Dienst und leitete ein Dienststrafverfahren ein, das bis zur strafrechtlichen Klärung des Falles ausgesetzt wurde.

Bei seiner Vernehmung durch die Staatsanwaltschaft Nürnberg-Fürth, die wegen »Beihilfe zum Mord in zahlreichen Fällen« ermittelte, leugnete der Angeklagte zwar nicht, hunderte T4-Meldebögen bearbeitet zu haben, der verbrecherische Zweck seiner Gutachtertätigkeit sei ihm allerdings anfangs verborgen geblieben, später habe er die Tötungen sabotiert. Kihns Anwalt bezweifelte sogar, dass im Mai 1940, als sein Mandant »gutgläubig und nichtsahnend« die Meldebögen bearbeitete, bereits die Absicht bestanden habe, »die Gutachten der Wissenschaftler zu Massentötungen zu verwenden«.[131] Wenngleich die Staatsanwaltschaft nicht allen Unschuldsbekundungen Glauben schenkte, verkannte sie offensichtlich Kihns zentrale Rolle bei der Vorbereitung und Durchführung der Krankenmorde seit August 1939, obwohl mehrere Zeugen diesbezüglich eindeutige Aussagen trafen. Mangels tragfähiger Beweise wurde das Verfahren gegen Kihn im Januar 1963 eingestellt, da der Beschuldigte »nicht an zentraler Stelle in die Leitung des Tötungsprogramms eingeschaltet« gewesen sei. Hält man sich vor Augen, dass Kihn sogar an der Ausarbeitung eines geplanten »Euthanasiegesetzes« beteiligt war, offenbart die Begründung der Staatsanwaltschaft gravierende Fehleinschätzungen:

»Wenn man […] dem Beschuldigten, der keine juristische Ausbildung genossen hat, möglicherweise vorgespiegelt hat, ein Euthanasiegesetz liege vor, […] so kann keinesfalls ausgeschlossen werden, daß dem Beschuldigten ohne sein Verschulden das Bewußtsein, Unrecht zu tun gefehlt hat, da er sich in Einklang mit den Auffassungen von Wissenschaftlern befunden hat, denen man schwerlich den Vorwurf verbrecherischer Absichten machen kann.«[132]

Aus damaliger Sicht kam der Urteilsspruch nicht überraschend. Offenbar hatte die Erlanger Fakultät sogar auf eine schnellere Beilegung des Verfahrens spekuliert: Zwei im Vorlesungsverzeichnis für das Sommersemester 1962 unter Kihns Namen angekündigte Veranstaltungen über Psychotherapie mussten kurzfristig entfallen.[133] An die Universität kehrte Kihn, mittlerweile schwer erkrankt, auch nach Abschluss des Verfahrens nicht zurück; am 19. Januar 1964 starb er in Erlangen. Der Nachruf im *Erlanger Tagblatt* würdigte ihn als progressiven Therapeuten, der sein Leben der Heilung psychischer Erbkrankheiten gewidmet habe, und das schon zu einer Zeit, als der »›therapeutische Nihilismus‹ in der Neurologie und Psychiatrie weit verbreitet war«.[134] Kihns Tätigkeit als T4-Gutachter und den Prozess, der gerade ein Jahr vor seinem Tod zu Ende gegangen war, erwähnte die Zeitung mit keinem Wort.

Die Hypothek
der Unversehrtheit

Als die 1940er Jahre zu Ende gingen, war die Fakultät personell halbwegs konsolidiert und die Studentenzahl hatte ein erträgliches Niveau erreicht. Eines aber hatte sich in fünf Jahren nicht geändert: Bausubstanz und Ausstattung der meisten Kliniken und Institute waren völlig veraltet. War die Unversehrtheit der Erlanger Universität bei Kriegsende eine Voraussetzung für ihren schnellen Aufstieg zu einer der meistfrequentierten Hochschulen Deutschlands gewesen, so erwies sie sich bald als schwere Hypothek. Während München und Würzburg dank umfangreicher Zuwendungen als moderne Bildungs- und Forschungsstätten aus den Trümmern erstanden, musste sich Erlangen mit spärlichen Mitteln bescheiden, denn die staatliche Aufbauhilfe wurde nach dem Zerstörungsgrad verteilt. Dies war besonders deshalb fatal, weil der marode Zustand der medizinischen Einrichtungen in Erlangen bereits seit Langem Anlass zu Klagen über die Vernachlässigung der vormals kleinsten Landesuniversität geboten hatte. Nachdem überfällige Neubauprojekte und Instandsetzungen unter anderem wegen des Krieges gescheitert waren, befanden sich die Repräsentationsbauten des 19. Jahrhunderts in einer kümmerlichen Verfassung. Durch die Verhältnisse der Nachkriegsjahre wurde die bauliche Bestandsmasse zudem einer solch beispiellosen Belastung ausgesetzt, dass von einer adäquaten akademischen Ausbildung nur mehr eingeschränkt die Rede sein konnte. Aus der Überbelegung der Kliniken und dem Anstieg der Studentenzahl resultierten tägliche Herausforderungen, die in den Quellen allenfalls zu erahnen sind. Die Beschlagnahmung essentieller Universitätsgebäude durch die Besatzungsmacht trug nicht unwesentlich zu der Misere bei.

Notgedrungen musste die Fakultät zusammenrücken und, da es anderen Einrichtungen der Universität nicht besser ergangen war, sogar Räumlichkeiten

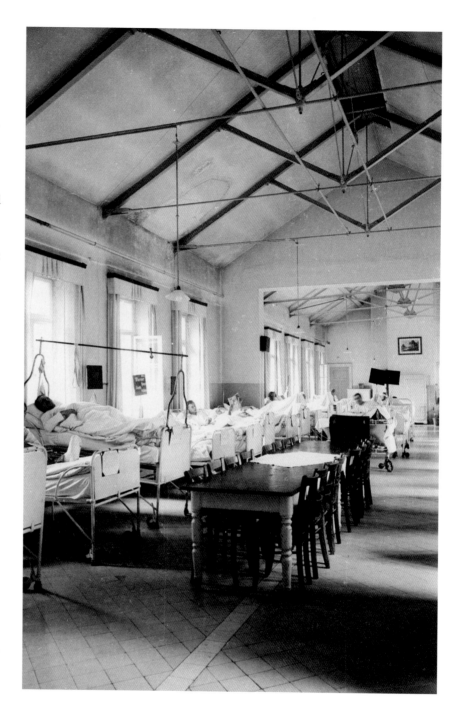

Abb. 20 Als »Pferdestall« bezeichneten die Patienten diesen Saal der Chirurgischen Klinik. Foto von 1952.

abtreten: So wurde in der Medizinischen Poliklinik und im Bakteriologischen Institut deutsche Literaturwissenschaft gelesen, in Teilen des Anatomischen Instituts war noch bis in die 1950er Jahre die Ur- und Frühgeschichte untergebracht. Provisorisch eingerichtete Ausweichquartiere, wie die Häuser der aufgelösten Studentenverbindungen, genügten den Anforderungen medizinischer Forschung und Lehre nur bedingt. Eine regelrechte Odyssee erlebte die Klinik für Haut- und Geschlechtskrankheiten, die zeitweise in drei verschiedenen Gebäuden untergebracht war, unter anderem im Uttenreutherhaus, in dem zur selben Zeit die Evangelische Landeskirche ein Wohnheim für Theologen unterhielt. Dass nun ausgerechnet dort geschlechtskranke Frauen ein- und ausgingen, provozierte Verwerfungen, die sogar den bayerischen Landesbischof Hans Meiser (1881–1956) zu einer Stellungnahme veranlassten. Die *Erlanger Nachrichten* schlugen sich auf die Seite der Kirche und erklärten, eine »derartige Einrichtung« gehöre »ebensowenig in das Schaufenster einer Stadt wie in die Nachbarschaft einer Schule, von der aus den Schülern ungehindert Einblick in die Vorgänge der Klinik gegeben ist«.[135]

Erschwert wurde der Fakultätsbetrieb darüber hinaus durch eine nicht geringe Zahl entlassener Hochschullehrer und Pensionäre, die weiterhin universitäre Einrichtungen in Anspruch nahmen. Im Mai 1946 erreichte das Dekanat ein Brandbrief aus dem Anatomischen Institut, wo der frühere Rassenkundler und Prosektor Andreas Pratje mit seiner Familie mehrere Räume bewohnte und seine Frau ein Modeatelier betrieb. Drei vom Wohnungsreferenten angebotene Ausweichquartiere hatte Pratje trotz mehrmaliger Räumungsaufforderung als ungeeignet abgelehnt. Der kommissarische Leiter des Instituts, Robert Heiss, argwöhnte, dass seine Bemühungen »von unbekannter Stelle sabotiert« und die Entlassenen »anderweitig gestützt« würden. Er beabsichtigte daher nicht, »mich weiterhin lächerlich zu machen und mir von den Betroffenen drohen zu lassen ›es könnte doch auch wieder einmal ein anderer Kurs kommen!‹«.[136]

Raumnot und Sanierungsstau entwickelten sich zu einer immer offensichtlicheren Bedrohung von existentiellen Ausmaßen. Beschwerden über die seit Jahrzehnten zu spürende Benachteiligung des »Stiefkindes« Erlangen fanden als »ceterum censeo« Eingang in unzählige Petitionen und Reden, die zunächst scheinbar ungehört verhallten.[137] Zwei Entwicklungen der Jahre 1948/49 trugen schließlich dazu bei, dass die unhaltbaren Zustände an der Universität Erlangen gegen Ende des Jahrzehnts stärker in den Fokus gerieten: Zum einen wurde die finanzielle Krisensituation durch die Einführung eines neuen Zahlungsmittels, der Deutschen Mark, vorübergehend verschärft. Zum anderen konkretisierten sich beinahe zur selben Zeit die seit Kriegsende diskutierten Pläne der bayerischen Landesregierung, die bestehenden Philosophisch-Theologischen Hochschulen in Bamberg und Regensburg zu einer vierten Landesuniversität auszubauen, deren Medizinische Fakultät in der Oberpfalz angesiedelt sein sollte.

Hatte man der prioritären Bezuschussung der stark in Mitleidenschaft gezogenen Standorte Würzburg und München in Erlangen noch pflichtschuldiges Verständnis entgegengebracht, stieß die Aussicht auf eine Universitätsneugründung auf lautstark artikulierte Ablehnung. Zwar hätte eine weitere Hochschule zweifellos für eine Entlastung des überspannten Lehrbetriebs gesorgt, durch das Vorhaben schien jedoch eine bereits zugesagte Etaterhöhung für die Universität Erlangen ▸

DIE FAKULTÄT NACH DER WÄHRUNGSREFORM

Durch die Währungsreform, die am 20. Juni 1948 in den westlichen Besatzungszonen in Kraft trat, wurde zwar die Inflation gestoppt, der Schwarzmarkthandel unterbunden und der wirtschaftliche Aufschwung eingeleitet, kurzfristig verloren jedoch sämtliche Sparguthaben massiv an Wert, während die Preise sprunghaft anstiegen.

Die Universität sah sich durch die neue Situation erneut auf eine harte Belastungsprobe gestellt. Vor der Umstellung in Angriff genommene Bauvorhaben wurden mit einem Schlag unbezahlbar, zugesagte Gelder drastisch gekürzt.[1] Mehrere Lieferanten kündigten ihre Verträge auf, da Rechnungen nicht mehr beglichen werden konnten. Karl Matthes (1905–1962), der Direktor des Universitätskrankenhauses, bewertete dessen finanzielle Lage als »trostlos«: Der Ruin stehe unvermeidbar bevor und es sei zu befürchten, »dass das Niveau einer Universitätsklinik auf das eines kleinen Landkrankenhauses herabsinkt«.[2]

Empfindliche Einschnitte mussten auch die Studierenden hinnehmen, die fortan noch dringender auf die Unterstützung durch Eltern, Darlehen, Stipendien oder einen Nebenerwerb angewiesen waren. Ein Teil der Medizinstudenten, hieß es aus Kreisen der Fachschaft, sehe »nicht nur sein Weiterstudium, sondern darüber hinaus die eigene Existenz in Frage gestellt«, bis zu 20 % der Erlanger Studierenden hätten das Sommersemester 1948 aus Geldmangel vorzeitig beendet. Die Aussichten waren düster: »Vielleicht würde ich mir als Landhelfer Geld verdienen, schlimmstenfalls mich auf dem Schwarzen Markt betätigen«, äußerte sich ein Medizinstudent zu seinen Zukunftsplänen.[3] Um die Zahl der finanziell begründeten Studienabbrüche – polemisch als weitere »Säuberung« deklariert – in Grenzen zu halten, diskutierten Oberbürgermeister und Universität die Einleitung verschiedener Hilfsmaßnahmen. Die Bevölkerung Erlangens wurde zur Solidarität mit ihrer Universität aufgerufen, »der die Stadt Namen und Bedeutung verdankt« – ein Ansinnen, das nicht allseits auf Verständnis stieß, solange manche Studenten noch immer »Tanzabende mit [...] vier DM Eintritt« veranstalten konnten.[4]

Die Nebeneffekte der Währungsreform wurden jedoch nicht ausschließlich negativ beurteilt: Rektor Friedrich Baumgärtel (1888–1981) äußerte vor einer Ärzteversammlung die Erwartung, die wirtschaftlich bedingte »Auslese« der Studenten »nach dem harten Gesetz der Realitäten« könne insbesondere in den medizinischen Fächern einen »Gesundungsprozess« einleiten.[5] Auch Franz Heider, Oberpräparator am Anatomischen Institut, konnte der Entwicklung etwas Positives abgewinnen: »Sechzig Leichen brauche ich für den nächsten Winter, und elf habe ich erst«, klagte er 1948 im *Spiegel*. Glücklicherweise sei der Engpass bald überwunden: Seit der Ankündigung der Währungsreform böten immer mehr Menschen ihre Leichen für 500 Mark zum Verkauf an.[6] Andreas Thum

»... nach dem harten Gesetz der Realitäten ...«

Abb. 1 Hilfsappell an die Erlanger Bevölkerung in den *Erlanger Nachrichten*, 23. Juni 1948.

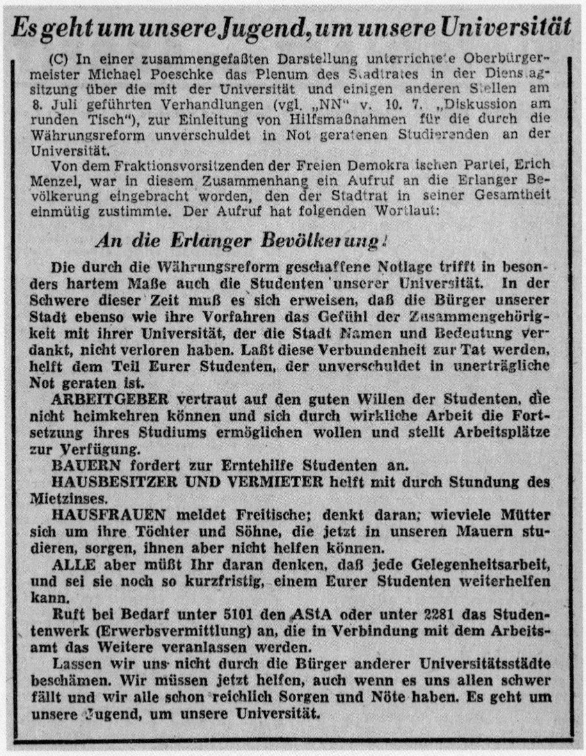

Es geht um unsere Jugend, um unsere Universität

(C) In einer zusammengefaßten Darstellung unterrichtete Oberbürgermeister Michael Poeschke das Plenum des Stadtrates in der Dienstagsitzung über die mit der Universität und einigen anderen Stellen am 8. Juli geführten Verhandlungen (vgl. „NN" v. 10. 7. „Diskussion am runden Tisch"), zur Einleitung von Hilfsmaßnahmen für die durch die Währungsreform unverschuldet in Not geratenen Studierenden an der Universität.

Von dem Fraktionsvorsitzenden der Freien Demokratischen Partei, Erich Menzel, war in diesem Zusammenhang ein Aufruf an die Erlanger Bevölkerung eingebracht worden, den der Stadtrat in seiner Gesamtheit einmütig zustimmte. Der Aufruf hat folgenden Wortlaut:

An die Erlanger Bevölkerung!

Die durch die Währungsreform geschaffene Notlage trifft in besonders hartem Maße auch die Studenten unserer Universität. In der Schwere dieser Zeit muß es sich erweisen, daß die Bürger unserer Stadt ebenso wie ihre Vorfahren das Gefühl der Zusammengehörigkeit mit ihrer Universität, der die Stadt Namen und Bedeutung verdankt, nicht verloren haben. Laßt diese Verbundenheit zur Tat werden, helft dem Teil Eurer Studenten, der unverschuldet in unerträgliche Not geraten ist.

ARBEITGEBER vertraut auf den guten Willen der Studenten, die nicht heimkehren können und sich durch wirkliche Arbeit die Fortsetzung ihres Studiums ermöglichen wollen und stellt Arbeitsplätze zur Verfügung.

BAUERN fordert zur Erntehilfe Studenten an.

HAUSBESITZER UND VERMIETER helft mit durch Stundung des Mietzinses.

HAUSFRAUEN meldet Freitische; denkt daran; wieviele Mütter sich um ihre Töchter und Söhne, die jetzt in unseren Mauern studieren, sorgen, ihnen aber nicht helfen können.

ALLE aber müßt Ihr daran denken, daß jede Gelegenheitsarbeit, und sei sie noch so kurzfristig, einem Eurer Studenten weiterhelfen kann.

Ruft bei Bedarf unter 5101 den AStA oder unter 2281 das Studentenwerk (Erwerbsvermittlung) an, die in Verbindung mit dem Arbeitsamt das Weitere veranlassen werden.

Lassen wir uns nicht durch die Bürger anderer Universitätsstädte beschämen. Wir müssen jetzt helfen, auch wenn es uns allen schwer fällt und wir alle schon reichlich Sorgen und Nöte haben. Es geht um unsere Jugend, um unsere Universität.

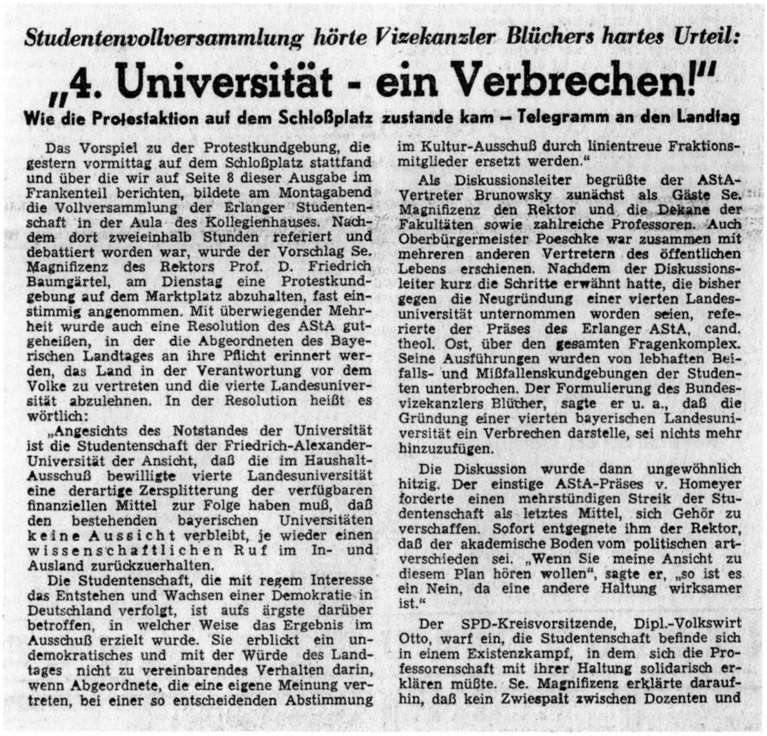

Studentenvollversammlung hörte Vizekanzler Blüchers hartes Urteil:

„4. Universität - ein Verbrechen!"

Wie die Protestaktion auf dem Schloßplatz zustande kam – Telegramm an den Landtag

Das Vorspiel zu der Protestkundgebung, die gestern vormittag auf dem Schloßplatz stattfand und über die wir auf Seite 8 dieser Ausgabe im Frankenteil berichten, bildete am Montagabend die Vollversammlung der Erlanger Studentenschaft in der Aula des Kollegienhauses. Nachdem dort zweieinhalb Stunden referiert und debattiert worden war, wurde der Vorschlag Se. Magnifizenz des Rektors Prof. D. Friedrich Baumgärtel, am Dienstag eine Protestkundgebung auf dem Marktplatz abzuhalten, fast einstimmig angenommen. Mit überwiegender Mehrheit wurde auch eine Resolution des AStA gutgeheißen, in der die Abgeordneten des Bayerischen Landtages an ihre Pflicht erinnert werden, das Land in der Verantwortung vor dem Volke zu vertreten und die vierte Landesuniversität abzulehnen. In der Resolution heißt es wörtlich:

„Angesichts des Notstandes der Universität ist die Studentenschaft der Friedrich-Alexander-Universität der Ansicht, daß die im Haushalt-Ausschuß bewilligte vierte Landesuniversität eine derartige Zersplitterung der verfügbaren finanziellen Mittel zur Folge haben muß, daß den bestehenden bayerischen Universitäten keine Aussicht verbleibt, je wieder einen wissenschaftlichen Ruf im In- und Ausland zurückzuerhalten.

Die Studentenschaft, die mit regem Interesse das Entstehen und Wachsen einer Demokratie in Deutschland verfolgt, ist aufs ärgste darüber betroffen, in welcher Weise das Ergebnis im Ausschuß erzielt wurde. Sie erblickt ein undemokratisches und mit der Würde des Landtages nicht zu vereinbarendes Verhalten darin, wenn Abgeordnete, die eine eigene Meinung vertreten, bei einer so entscheidenden Abstimmung

im Kultur-Ausschuß durch linientreue Fraktionsmitglieder ersetzt werden."

Als Diskussionsleiter begrüßte der AStA-Vertreter Brunowsky zunächst als Gäste Se. Magnifizenz den Rektor und die Dekane der Fakultäten sowie zahlreiche Professoren. Auch Oberbürgermeister Poeschke war zusammen mit mehreren anderen Vertretern des öffentlichen Lebens erschienen. Nachdem der Diskussionsleiter kurz die Schritte erwähnt hatte, die bisher gegen die Neugründung einer vierten Landesuniversität unternommen worden seien, referierte der Präses des Erlanger AStA, cand. theol. Ost, über den gesamten Fragenkomplex. Seine Ausführungen wurden von lebhaften Beifalls- und Mißfallenskundgebungen der Studenten unterbrochen. Der Formulierung des Bundesvizekanzlers Blücher, sagte er u. a., daß die Gründung einer vierten bayerischen Landesuniversität ein Verbrechen darstelle, sei nichts mehr hinzuzufügen.

Die Diskussion wurde dann ungewöhnlich hitzig. Der einstige AStA-Präses v. Homeyer forderte einen mehrstündigen Streik der Studentenschaft als letztes Mittel, sich Gehör zu verschaffen. Sofort entgegnete ihm der Rektor, daß der akademische Boden vom politischen artverschieden sei. „Wenn Sie meine Ansicht zu diesem Plan hören wollen", sagte er, „so ist es ein Nein, da eine andere Haltung wirksamer ist."

Der SPD-Kreisvorsitzende, Dipl.-Volkswirt Otto, warf ein, die Studentenschaft befinde sich in einem Existenzkampf, in dem sich die Professorenschaft mit ihrer Haltung solidarisch erklären müßte. Se. Magnifizenz erklärte daraufhin, daß kein Zwiespalt zwischen Dozenten und

Abb. 21   Die geplante Gründung einer vierten Landesuniversität in Bamberg und Regensburg stieß in Erlangen auf erbitterten Widerstand. *Erlanger Nachrichten*, 22. Juni 1949.

in Frage gestellt. Der beschwichtigenden Beteuerung, dass den bestehenden Universitäten auch künftig alle Sorge gelte, wollte man keinen Glauben schenken.[138] Zu tief saß die alte Furcht vor einer Benachteiligung des protestantischen Erlangen durch die katholische Landeshauptstadt. Ab 1948 blies ein breites Bündnis aus Universitätsbund, AStA sowie Vertretern fast aller politischen Parteien zum »Kampf um die Universität Erlangen«, der sich in Protestversammlungen auf dem Schlossplatz und im Redoutensaal manifestierte. Besonders eindrücklich – und emotional wirkungsvoll – ließ sich der Handlungsbedarf an den Missständen der medizinischen Einrichtungen illustrieren.[139]

Der wirkmächtigste Auftritt war in dieser Hinsicht dem Rektor der Universität, Friedrich Baumgärtel (1888–1981), beschieden. Vor Vertretern des Universitätsbundes, Angehörigen der Militärregierung und Abgeordneten des Landtags hielt er am 24. Januar 1949 eine aufsehenerregende Ansprache zur *Lage der Universität Erlangen*, die dem »Gutachten eines Konkursverwalters« glich.[140] »Wir sind in der Tat hier am Ende«, lautete das gleichermaßen prägnante wie dramatische Verdikt, das seine intendierte Wirkung nicht verfehlte. Auch Baumgärtel legte einen Schwerpunkt seiner Ausführungen auf Defizite der Medizinischen Fakultät. Mit Blick auf das Hygienisch-Bakteriologische Institut kam er zu dem Schluss, dass dessen Zustand »nur als Verzicht auf den Willen zum Fortschritt in der Krankheitsverhütung und Volksgesundheitsführung bezeichnet werden« könne. Als besonders unwürdig wurde die Situation in der Kinderklinik (»drangvoll eng, wie in einem U-Boot«) und in der Nervenklinik (die sanitären Einrichtungen seien »kaum beschreibbar«) beschrieben. Die Frage des Ordinarius für Psychiatrie, Heinrich Scheller (1901–1972), ob er »jemals fremde Fachvertreter durch diese Klinik führen dürfe«, beantwortete Baumgärtel mit der Bitte, er möge »unsere Universität vor dieser Demütigung bewahren«.[141]

So blieb es dem Journalisten Egon Jameson (1895–1969) vorbehalten, die Zustände an den Kliniken in Augenschein zu nehmen. Die von ihm verfasste Reportage, die am 31. März 1949 in der *Neuen Zeitung* erschien, trug den plakativen Titel *Babies und Deprimierte, meidet Erlangen! Die Tragödie einer kleinen Universitätsstadt* und scheute vor drastischen Schilderungen nicht zurück: »Treten Sie nur ein, in die weltberühmte Universitäts-Kinderklinik von Erlangen, ja, diese Bruchbude! Hier, zehn todkranke Kinder jammern in nervenpeinigender Enge in einem Raum von höchstens je 15 Quadratmeter.« Keinen Deut besser sei die Lage in der Nervenklinik. Um zu ihr zu gelangen, müsse man durch den »engen Zuchthauskorridor« der Erlanger »Irrenanstalt« hindurch, wo »die gefährlichen Geisteskranken [...] die ruhesuchenden Opfer einer allzu großen staatlichen Sparsamkeit« erschreckten.[142] Jamesons polemische Kritik, die unverkennbar auf die bayerischen Neugründungspläne abzielte, rief bei den Mitgliedern der Fakultät zwiespältige Reaktionen hervor. Der Leiter der Heil- und Pflegeanstalt und Honorarprofessor für Medizingeschichte, Werner Leibbrand, der hinter dem Artikel eine Initiative des Rektorats vermutete, war erbost, dass aus durchsichtigen Motiven das »alte propagandistische Rüstzeug unsachlicher Phraseologie« gegen die »Irrenanstalten« bemüht werde, und trat vom Amt des Pressereferenten der Medizinischen Fakultät zurück.[143] Seinem »Untermieter«, dem Psychiater Heinrich Scheller, kam der provokante Artikel hingegen gerade recht, lenkte er doch die Aufmerksamkeit der Landesregierung auf die vernachlässigte Universitätsstadt im Norden des Freistaats.[144]

Babies und Deprimierte, meidet Erlangen!
Die Tragödie einer kleinen Universitätsstadt. — Wer kümmert sich um die Ärzte, Richter und Priester von morgen?
Von unserem Sonderberichterstatter Egon Jameson

Erschüttert über die Notstände an der Universität rief ein Haushaltausschuß-Mitglied:
„Hier möchte ich nicht verantwortlich sein"
Der Haushalt-Ausschuß des Landtags war tief beeindruckt – „Wenn ein Privat-Unternehmer es wagen würde, sein Personal so unterzubringen, würde man ihn bestrafen", meinte ein Besucher angesichts der Schwestern-Unterkünfte

Abb. 22 Die polemische Reportage des Journalisten Egon Jameson stieß auch an der Medizinischen Fakultät auf geteiltes Echo, *Neue Zeitung*, 31. März 1949.
Abb. 23 Der bayerische Haushaltsausschuss machte sich 1952 ein Bild von den Erlanger Zuständen, *Erlanger Nachrichten*, 25. Oktober 1952.

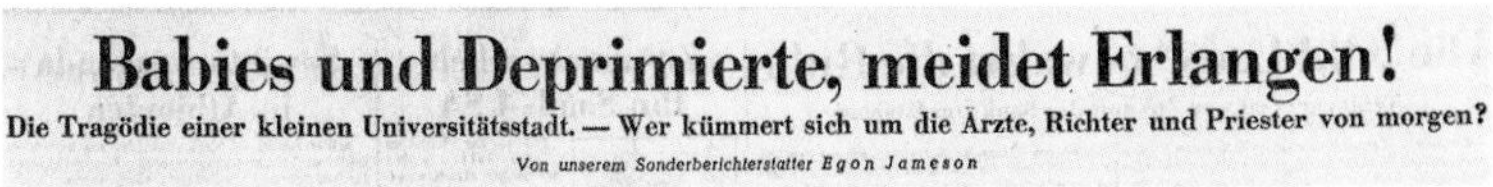

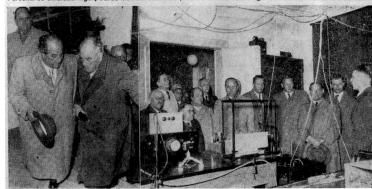

Tatsächlich schien nun endlich Bewegung in die Sache zu kommen: Im Juli 1949 traf Kultusminister Alois Hundhammer zu einer Überraschungsvisite in Erlangen ein, im Oktober 1952 machte sich der Bayerische Haushaltsausschuss vor Ort ein Bild der Lage. Dass die desolaten Zustände bei den Besuchern aus München einen nachhaltigen Eindruck hinterließen, belegen die plastischen Zitate, die tags darauf in der Presse erschienen: »Auf manchen Bauernhöfen sind die Hühner besser untergebracht«, habe einer beim Anblick der Schwesternzimmer verkündet. Ein anderer bekannte, man komme sich vor »wie im tiefsten Mittelalter«. Staatssekretär Carljörg Lacherbauer (1902–1967) äußerte beim anschließenden Pressetermin: »Es stehen uns die Tränen in den Augen«. Besonders gerne zitiert wurde das Kultusminister Josef Schwalber (1902–1969) zugeschriebene Eingeständnis, dass eine Universität nicht nur durch Kriegsschäden, sondern auch an Altersschwäche sterben könne.[145]

Wenngleich die Erlanger Universität den Ortstermin im Oktober 1952 rückblickend zum Wendepunkt ihrer frühen Nachkriegsgeschichte stilisierte, war eine sofortige Behebung der Erlanger Sorgen keineswegs garantiert, hatten doch Visiten an den anderen bayerischen Universitätsorten ähnlich ernüchternde Bilanzen erbracht. Einige Mitglieder des Haushaltsausschusses empfahlen daher, zunächst die Stadt Erlangen stärker in die Pflicht zu nehmen, da diese das Universitätsklinikum bislang nur mit symbolischen Beträgen bezuschusste, obwohl sie kein eigenes Krankenhaus unterhielt. Eine Etaterhöhung für die Erlanger Universität wurde dennoch bewilligt, zumal das Vorhaben einer Universitätsneugründung inzwischen an Einsprüchen des Finanzministeriums gescheitert war. Obschon die Verteilungskämpfe damit kein Ende nahmen, konnte Rektor Heinrich Kuen (1899–1989) im November 1954 zufrieden konstatieren, dass die Universität Erlangen nicht länger ein Stiefkind des bayerischen Staates sei.[146]

Konsolidierung und Aufbruch: Die 1950er Jahre

Stadt und Universität im Wandel

Als »besonders glückliches Jahrzehnt« für die Universität Erlangen charakterisierte Rektor Karl-Heinz Schwab (1920–2008) die 1950er Jahre in seiner Rede anlässlich des Dies academicus 1958.[147] Gerade 13 Jahre nach Ende des Krieges und knapp zehn Jahre nach der erschütternden Bestandsaufnahme seines Vorgängers Friedrich Baumgärtel war dies alles andere als eine Selbstverständlichkeit. Nicht nur an den Hochschulen, sondern in beinahe allen Bereichen des öffentlichen Lebens hatten sich erstaunlich rasch stabile Verhältnisse etabliert, nicht zuletzt dank der vielfältigen Unterstützung durch die Vereinigten Staaten und andere internationale Partner.

Das Ende der 1940er Jahre markierte zugleich das Ende der ersten Phase der Besatzung. Elf Monate nach der Währungsreform trat am 24. Mai 1949 das Grundgesetz der Bundesrepublik Deutschland in Kraft. Mit dem Besatzungsstatut (1949) und dem Deutschlandvertrag (1955) übertrugen die Westalliierten dem neu gegründeten Staat zentrale Gewalten eines souveränen Gemeinwesens. Das Aufsichts- und Weisungsrecht der alliierten Hochschuloffiziere gegenüber den Selbstverwaltungsorganen der Hochschulen war damit außer Kraft gesetzt.

Vor dem Hintergrund des staatlichen »Neubeginns«, einer prosperierenden wirtschaftlichen Entwicklung und spektakulärer technischer Fortschritte wurden die 1950er Jahre, wie eingangs angedeutet, von vielen Zeitgenossen als eine dynamische Aufbruchzeit wahrgenommen. Dies galt in besonderem Maße für Erlangen, das aufgrund einer Reihe günstiger Standortfaktoren eine ungeahnte Sogwirkung entfaltete: War die Zahl der Einwohner bereits 1945 auf einen Höchststand von 40.000 geklettert, wurde nur fünf Jahre später die Marke von 50.000 Menschen erreicht. Im Jahr 1960 – Erlangen zählte 68.000 Einwohner – stand manchem bereits der Großstadtstatus vor Augen. Maßgeblich verantwortlich für diesen in der frühen Bundesrepublik wohl einzigartigen Zuwachs war die kurz nach Kriegsende getroffene Entscheidung der Berliner Siemens-Schuckert-Werke, ihre Hauptverwaltung von der Spree an die Schwabach zu verlegen. Wenige Jahre später bilanzierte Oberbürgermeister Michael Poeschke (1901–1959) den damit angestoßenen Prozess mit der Feststellung, »daß es nicht mehr um die Entscheidung gehe, ob Erlangen Universitäts- oder Industriestadt sein solle, sondern, daß Hochschule und Betriebe zum Nutzen der wissenschaftlichen und industriellen Entwicklung in unserer Stadt zusammenarbeiten sollten«.[148] In diesem Sinne beflügelte die Ansiedlung der Siemens-Werke nicht nur die Wirtschaft – 1958 war in Erlangen die Vollbeschäftigung erreicht –, sondern nahm darüber hinaus Einfluss auf das Profil der Universität. Insbesondere in der elektromedizinischen Sparte konnte die bewährte Zusammenarbeit vertieft werden.

Daneben stand das Jahrzehnt im Zeichen zahlreicher Bauvorhaben, die nun, da die schwerwiegendsten sozialen und ökonomischen Notstände behoben waren, mit erhöhtem Druck vorangetrieben wurden. Nachdem der Plan einer vierten Landesuniversität vom Tisch und der Erlanger Bauetat merklich gestiegen war, konnte die Liste überfälliger Projekte sukzessive abgearbeitet werden.[149] Kein

▸ Kapitel Die Bauten der Erlanger Medizinischen Fakultät, S. 565.

Abb. 24 Eine Ikone der Erlanger Nachkriegsarchitektur, deren »sachliche Schönheit« gelobt wurde: das Bettenhochhaus der Chirurgie, hier auf dem Rückumschlag eines Studienführers von 1958.

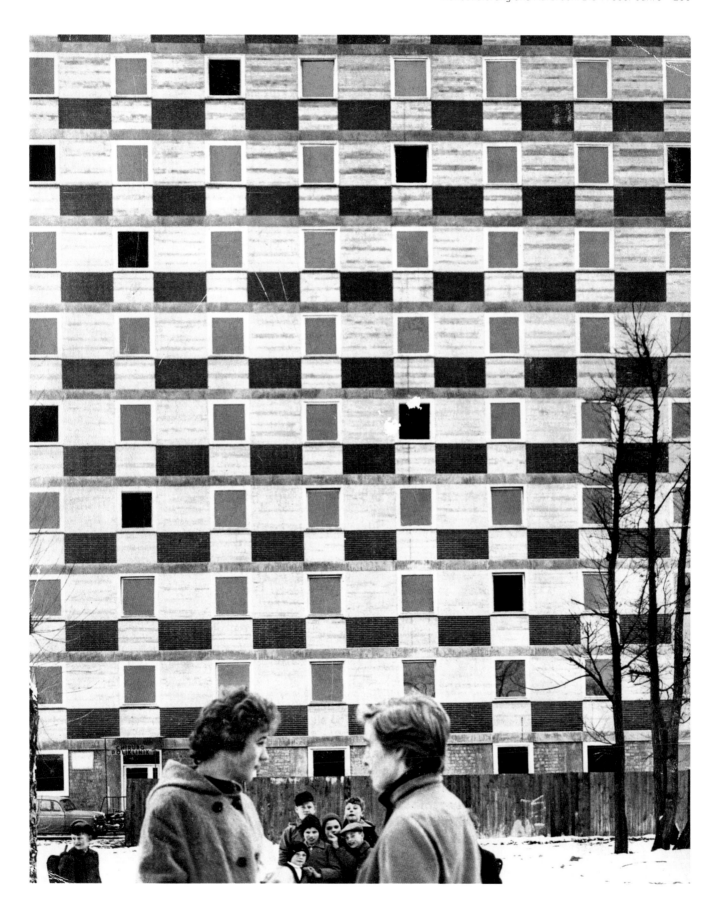

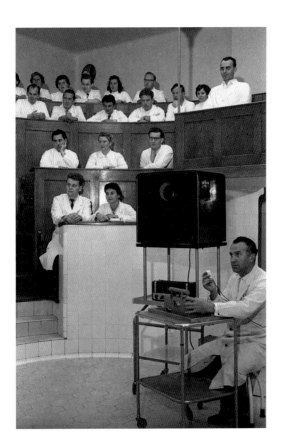

Abb. 25 Eine in die Lampe des Operationssaales der Frauenklinik integrierte Fernsehkamera ermöglichte die Live-Übertragung von Operationen in den Hörsaal, Foto von 1958.

Semester verstrich ohne Erweiterungsarbeiten und Instandsetzungen, Richtfeste und feierliche Eröffnungszeremonien. Neben Siemens war es vor allem die Hochschulmedizin, die das Erlanger Stadtbild durch aufsehenerregende Neubauten prägte, die als zukunftsweisender Ausdruck der Nachkriegsmoderne verstanden wurden. Modernisierung und Technisierung – zwei Losungen des Jahrzehnts – machten auch vor den Türen der Hörsäle nicht halt. Als »epochemachende[n] Schritt« feierten die *Erlanger Nachrichten* die europaweit erstmalige Nutzung neuester Fernsehtechnik im Dienste der ärztlichen Ausbildung. Eine eigens von der Fürther Elektronikfirma Grundig konstruierte OP-Lampe mit integrierter Kamera ermöglichte die Schwarz-Weiß-Projektion eines Live-Bildes aus dem Operationssaal an die Wand des Hörsaals der Frauenklinik und löste auf diese Weise Komplikationen, die mit einer wachsenden Hörerzahl in immer größeren Räumen einhergingen.[150]

Nicht immer verlief die bauliche Erneuerung so reibungslos, wie die offiziellen Verlautbarungen suggerierten: Die Inbetriebnahme der Medizinischen Klinik musste verschoben werden, weil durch die Mittel aus dem Staatshaushalt nur ein Teil der Inneneinrichtung gedeckt war, und der Bau des Bettenhauses verzögerte sich, da der Keller – auch dies eine zeittypische Modernisierungsmaßnahme – als Luftschutzraum ausgebaut werden musste.[151] Kopfschmerzen bereitete den Verantwortlichen insbesondere die Verknappung des innerstädtischen Baugrunds. Stand zeitweilig der Vorschlag im Raum, östlich der Kernstadt ein neues medizinisches Viertel zu errichten, erwies sich dieses Vorhaben wegen der hohen Kosten für die Geländeerschließung als illusorisch, zumal einige Bauvorhaben in der Innenstadt kurz vor dem Abschluss standen und die enge Nachbarschaft der Fakultätsgebäude und Kliniken unschätzbare Vorteile für die Studierenden und den Patientenverkehr besaß. Der künftige Ausbau der Fakultät war damit zwingend an den Erwerb zentral gelegener Grundstücke geknüpft, wie des Gossen-Komplexes an der Glückstraße oder des Geländes der Heil- und Pflegeanstalt, dessen Ankauf ab Mitte der 1950er Jahre nachdrücklich gefordert wurde. Zur politischen Durchsetzung des kostspieligen Unterfangens beschworen Vertreter der Fakultät einmal mehr die üblichen – sicher nicht völlig unberechtigten – Untergangsszenarien, die den gleichzeitig zelebrierten Fortschrittsoptimismus in auffälliger Weise kontrastierten.[152]

Während das äußerliche Erscheinungsbild von Universität und Fakultät einem raschen Wandel unterlag, waren die 1950er Jahre auf personeller Ebene durch bemerkenswerte Konstanz gekennzeichnet. Fast alle Ordinarien, die im Zuge der langwierigen Neubesetzung der Lehrstühle bis 1950 in ihr Amt gekommen waren, übten dieses bis in die 1960er Jahre aus, manche weitaus länger. Im Wintersemester 1959/60 lag das Durchschnittsalter der 18 Ordinarien der Medizinischen Fakultät (ohne Emeriti) bei 58 Jahren. Mit der personellen Stabilität war demnach eine strukturelle und mentale Kontinuität verbunden, die der Durchsetzung notwendiger Reformen eher abträglich war.

EINE LIEGENDE AUF REISEN
Vom »Bauboom« an der
Medizinischen Fakultät profitierten nicht nur die Patientinnen und Patienten,
sondern auch die regionale Kunstszene: Zwei Prozent der Auftragssumme wurden
in den 1950er Jahren in Kunst am Bau investiert. Es waren vor allem ortsansässige
Maler und Bildhauer, die mit ihren Werken die Treppenhäuser, Flure, Lichthöfe und
Außenanlagen der Kliniken und Institute gestalteten. Für die Chirurgie schuf Lothar
Strauch (1907–1991) die Göttin Hygieia mit Schlange, in der Medizinischen Klinik
wurde eine Kranichgruppe aus gebogenem Rundstahl aufgestellt, die, so der
Künstler Helmut Lederer (1919–1999), »einen lebendigen Kontrast zu den grünen
Blättern eines danebenstehenden Gummibaumes« bilde, der ein untrennbarer Teil
des Gesamtensembles sei.[1] Ob Götter, Rehkitze oder Kinderskulpturen: Als hervor-
stechende Gemeinsamkeit der ästhetisch eher konservativen 50er-Jahre-Kunst
kann die Dominanz des Figürlichen gelten, während jüngere Beispiele der Kunst
am Bau, wie sie etwa vor der Zahn-Mund-Kieferklinik oder an der Fassade des
neuen Bettenhauses des Chirurgischen Zentrums zu besichtigen sind, durch ihre
abstrakte Form unterschiedlichsten Deutungen offenstehen.

Dass Kunst im öffentlichen Raum bisweilen unbequem, das heißt im Weg sein
kann, zeigt das wechselhafte Schicksal der von Christian Wrede (1896–1971) geschaffenen Muschelkalkskulptur *Die Liegende*, die 1955 für eine Brunnenanlage vor
der Frauenklinik konzipiert wurde. Angeblich sollen ihr die Erlanger bald den wenig schmeichelhaften Namen »Das gefallene Mädchen« verpasst haben. Weichen
musste sie allerdings aus einem anderen Grund: Kliniknahe Parkplätze waren
gefragt und die Liegende wurde, ihres Brunnenbeckens beraubt, in den Garten
der Pathologie umgesiedelt. Als im Jahr 1971 auch an dieser Stelle ein Parkplatz
entstehen sollte, zog die Skulptur auf das Gelände der Arbeits- und Sozialmedizin
weiter. Eine dauerhafte Bleibe war ihr dies ebenfalls nicht, denn am Ende ihrer
Odyssee war der Liegenden die Heim-
kehr vergönnt: Seit über zehn Jahren
ruht sie, vor weiteren Begehrlichkeiten
geschützt, im Innenhof der Frauenklinik.[2] Das Parkplatzproblem im Erlanger
Klinikviertel harrt unterdessen nach
wie vor einer Lösung. Andreas Thum

Abb. 1 Die *Liegende* im Innenhof
der Frauenklinik, 2018.

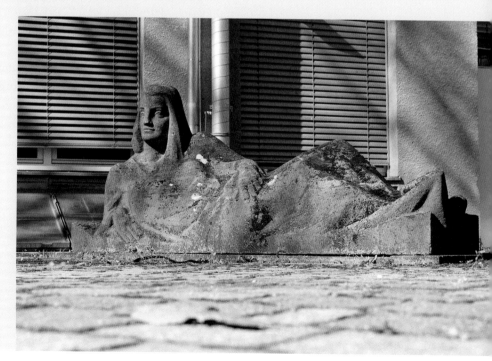

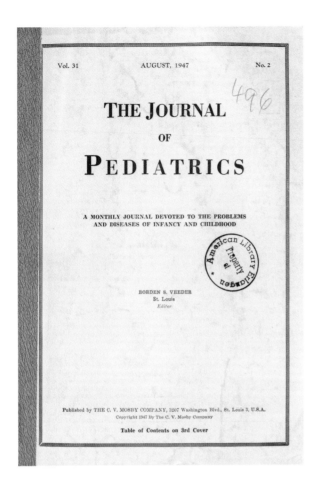

Abb. 26 Zeitschriften aus dem Bestand der American Library waren in den ersten Nachkriegsjahren gern gesehene Spenden.

Internationaler Austausch – internationales Renommee?

In seinem niederschmetternden Bericht zur Lage der Erlanger Universität im Jahr 1949 apostrophierte Rektor Friedrich Baumgärtel die Forschung als unabdingbare Voraussetzung für einen funktionierenden Hochschulbetrieb. Diese scheinbar banale Feststellung läutete für die Medizinische Fakultät eine Abkehr vom Primat der Krankenversorgung ein, die ihre Kräfte in den ersten Nachkriegsjahren beinahe ausschließlich gebunden hatte. An der Schwelle zum neuen Jahrzehnt machte Baumgärtel mit Blick auf die zukünftige Entwicklung deutlich: »Eine medizinische Klinik ist kein Krankenhaus. Das ist sie auch, aber grundsätzlich ist die Klinik Forschungsstätte«. Um diesem Anspruch gerecht werden zu können, bedürften auch die theoretischen Institute der Medizinischen Fakultät einer stärkeren Förderung.[153]

Die universitäre Forschung befand sich in den ersten Nachkriegsjahren keineswegs am Nullpunkt, sie war jedoch erheblichen zeitbedingten Einschränkungen unterworfen und unterlag zunächst der alliierten Kontrolle. Während militärische Forschungsprojekte aus nachzuvollziehenden Gründen längerfristig verboten blieben, galten für »research in the medical sciences« bereits kurz nach Kriegsende verhältnismäßig milde Restriktionen. Möglichst bald sollten Kliniken und Institute in die Lage versetzt werden, medizinische Probleme vor Ort und ohne auswärtige Hilfe zu bewältigen.[154]

Ungeachtet des alliierten Entgegenkommens war vielen Wissenschaftlern schmerzlich bewusst, dass Deutschland in einem jahrzehntelangen Prozess seinen einstigen Status als herausragender Wissenschaftsstandort eingebüßt hatte. Die ideologisch bedingte Schwerpunktsetzung der NS-Medizin auf Fächer wie Naturheilkunde und Rassenhygiene hatte die Distanz zum internationalen Mainstream vergrößert, durch die Verheerungen des Krieges und die Isolierung der deutschen Wissenschaft war der persönliche Austausch auf Tagungen und Kongressen erschwert worden. Zwar hatte die Erlanger Universitätsbibliothek als einzige in der US-Zone keine nennenswerten Verluste zu verzeichnen, ausländische Zeitschriften waren allerdings bereits während des Krieges kaum erhältlich gewesen. Nach der Kapitulation wurde der materielle Mangel durch einen schwerwiegenden finanziellen Notstand verschärft, manche Einrichtungen mussten zeitweise aus Privatmitteln der leitenden Ordinarien unterhalten werden.

Von der Vertreibung und Emigration innovativer Wissenschaftlerinnen und Wissenschaftler aus dem NS-Staat hatten vor allem die Vereinigten Staaten profitiert, die spätestens in der zweiten Hälfte des 20. Jahrhunderts zum weltweit führenden Forschungsstandort avancierten. Einige der in Deutschland verbliebenen Kapazitäten, insbesondere aus dem Umfeld der Luftfahrtmedizin, wurden in den Anfangsjahren des Kalten Krieges häufig ungeachtet ihrer NS-Belastung in die USA abgeworben. Unter ihnen war der Erlanger Psychiater Adolf Bingel (1901–1982), der im Rahmen der »Operation Paperclip« als beratender Neurologe an die School of Aviation Medicine in Texas wechselte.

Das miserable Zeugnis, das US-amerikanische Beobachter der deutschen Hochschulmedizin nach dem Zweiten Weltkrieg ausstellten, nagte am Selbstbewusstsein der erfolgsverwöhnten Ordinarien, die sich wegen ihrer unrühmlichen Kooperation mit dem NS-Regime in eine Pariastellung gedrängt sahen und den Verlust der einstigen »Weltgeltung« larmoyant bedauerten. Ein erster Schritt, der augenscheinliche Differenzen im Wissenschaftsverständnis zu überwinden half, war die Auswechslung unzeitgemäß erscheinender »Altlasten«. Zu diesen wurde der Erlanger Ordinarius für Physiologie Rupprecht Matthaei gerechnet, ein ausgewiesener Experte für Goethes Farbenlehre, der sich allerdings durch sein »enges und für den Unterricht nicht gerade wesentliches Spezialgebiet« zum »völlige[n] outsider« seines Faches entwickelt hatte und nach Auffassung des Dekans an der Philosophischen Fakultät besser aufgehoben sei.[155] Bei der Wiederbesetzung des Lehrstuhls für Physiologie wurde Matthaei daher konsequent übergangen, wenngleich hierbei auch persönliche Zerwürfnisse und politische Vorbehalte eine nicht unerhebliche Rolle gespielt haben dürften. Der an seiner Stelle berufene Otto F. Ranke erschien mit seiner Vorliebe für experimentelle Studien und mathematisch-physikalische Analysen in jedem Fall als der geeignetere Repräsentant einer zukunftsfähigen Physiologie, Matthaei selbst stand ab 1956 als ordentlicher Professor für Physiologie für Psychologen wieder in Diensten der Medizinischen Fakultät.

Wichtigste Voraussetzung für die Überwindung des eklatanten Rückstands der deutschen Hochschulmedizin war jedoch die Wiederaufnahme internationaler Beziehungen und der Empfang vielfältiger Hilfeleistungen aus dem Ausland. Großzügige Spenden von Büchern, Zeitschriften und Geräten, die durch Firmen, Universitäten und Wohltätigkeitsorganisationen geleistet wurden, waren ein erster Schritt, um die Anschlussfähigkeit zu gewährleisten. Finanziell unterfüttert wurden diese Initiativen durch Mittel aus dem Marshallplan (European Recovery Program). Als dritter Baustein der Reintegration fungierte der persönliche und personelle Austausch zwischen der Bundesrepublik und dem westlichen Ausland, der sich zunächst in einem regen Vortragsbetrieb internationaler Referenten niederschlug. Die Themen der Gastvorlesungen orientierten sich eng an den Bedürfnissen der deutschen Wissenschaftler, die sich vor allem eine grundlegende »Einführung in die Kenntnisse ausländischer Forschungsergebnisse« erhofften.[156] An der Medizinischen Fakultät Erlangen wurden unter anderem Vorträge über *Fortschritte der Augenheilkunde in Amerika in den letzten 10 Jahren*, *Fortschritte der Virus-Forschung während des Krieges* sowie die US-amerikanische Antibiotikaforschung gewünscht. Auch ein Referat des Schweizer Pädiaters Walter Tobler (1888–1975) unter dem Titel *Arzt und Wissenschaft* sei »im Hinblick auf die Nürnberger Ärzteprozesse von besonders aktuellem Interesse«, wie Dekan Thomas in einem Rundschreiben betonte.[157]

Eine wichtige Ergänzung erfuhr der personelle Transfer durch »Gegenbesuche« deutscher Studenten und Dozenten, die Gastsemester und Famulaturen an ausländischen Hochschulen absolvierten und Einladungen zu internationalen Konferenzen erhielten.[158] Im Rahmen ausgedehnter Studienreisen durch die Vereinigten Staaten wurden die deutschen Gäste mit den dortigen Einrichtungen und Forschungstendenzen, insbesondere im Bereich »Public Health«, vertraut gemacht.

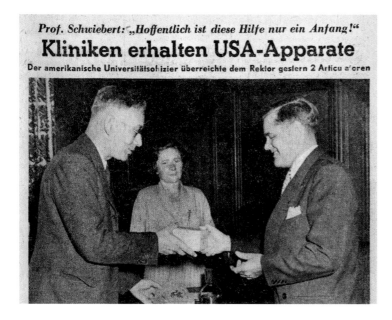

Prof. Schwiebert: „Hoffentlich ist diese Hilfe nur ein Anfang!"
Kliniken erhalten USA-Apparate
Der amerikanische Universitätsoffizier überreichte dem Rektor gestern 2 Articu atoren

Abb. 27   1950 konnte der Universitätsoffizier Ernest G. Schwiebert dem Rektor der Erlanger Universität, Rudolf Pohlde, zwei Artikulatoren für die Zahnklinik als Leihgabe überreichen, *Erlanger Nachrichten*, 8. April 1950.

Zugleich stand die Wiederaufnahme des akademischen Austauschs, der finanziell von Regierungsstellen und wohltätigen Stiftungen wie der Rockefeller Foundation getragen wurde, im Dienste von Re-Education und Re-Orientation: Durch den Aufbau persönlicher Kontakte und Netzwerke sollte der junge deutsche Staat an den westlichen Block gebunden und gegen die »kommunistische Herausforderung« immunisiert werden.[159] Ein höherer Zweck wurde auch von deutscher Seite mit der transnationalen Kooperation verbunden: So verstand der Erlanger Privatdozent für Psychiatrie und Neurologie Walter von Baeyer (1904–1987) eine dreimonatige Studienreise durch die USA im Jahr 1949 als »einen über das Fachliche hinausgehenden Akt praktischer Völkerverständigung« – eine Einschätzung, die sich beinahe formelhaft in vielen zeitgenössischen Verlautbarungen findet.[160] Die Bereitschaft zu friedensfördernder Geselligkeit endete allerdings am »Eisernen Vorhang«: Eine an Erlanger Zahnmedizinstudenten gerichtete Einladung aus Halle (Saale), zu einem Erfahrungsaustausch in die DDR zu reisen, schlug der AStA aus, da jeglicher Kontakt mit Studenten der »Ostzone« unerwünscht sei.[161]

Der »Import von Wissen« aus Übersee trug alsbald Früchte – allmählich stand die deutsche Forschung auf eigenen Beinen, die wiedergewonnene Souveränität stärkte das Selbstbewusstsein und bahnte der Ausbildung eines eigenständigen Profils den Weg.[162] Die Erlanger Mediziner versuchten neben der Erschließung vergleichsweise neuer Themenkomplexe, wie der Ultraschalltherapie, an traditionelle Schwerpunktbereiche anzuknüpfen, zu denen seit dem 19. Jahrhundert die Gastroenterologie gehörte. Entscheidende Impulse gingen hierbei von Norbert Henning aus, der 1953 auf den Lehrstuhl für Innere Medizin berufen wurde, um als Experte für Stoffwechsel- und Magen-Darm-Erkrankungen eine, so Karl Matthes, »fühlbare Lücke« in der westdeutschen Universitätslandschaft zu füllen.[163] Verdienste erwarb er sich unter anderem bei der Entwicklung der modernen Gastroskopie und der anatomischen Beschreibung der Magenkrankheiten. Hennings Schüler und Nachfolger Ludwig Demling (1921–1995), der den Lehrstuhl von 1966 bis 1986 innehatte, zählte später zu den international anerkannten Spezialisten für gastroenterologische Endoskopie.[164]

Es dauerte nicht lange, bis Erlanger Wissenschaftler, wie Henning, der Psychiater Fritz Flügel (1897–1971) oder der Dermatologe Carl Max Hasselmann (1897–1973), gefragte Gastredner auf internationalen Bühnen waren; Hasselmann wurde 1950 als erster deutscher Wissenschaftler zum Berater der Weltgesundheitsorganisation berufen. Dagegen blieb die Organisation großer Tagungen auf deutschem Boden vorerst mit enormen logistischen Hürden verbunden. Da Erlangen mit seiner weitgehend intakten Infrastruktur relativ günstige Rahmenbedingungen bot, war man dort schon in den ersten Nachkriegsjahren bemüht, Foren des fachlichen Dialogs zu etablieren. Gefragt waren insbesondere Fortbildungs- ▸

DER SCHWIERIGE »GEIST DER FREUND-SCHAFT«

In medizinischen Sammlungen finden sich neben Objekten, deren Handhabung sich selbst dem Blick eines Laien erschließt – etwa Messer, Klammern, Zangen oder Haken – auch Gerätschaften, deren Äußeres nicht unmittelbar auf ihre Funktion verweist. Umso mehr Aufmerksamkeit ziehen bei diesen Objekten Beschriftungen auf sich. Ein solcher Fall ist das Quartz-Spektrophotometer Modell »DU« der Firma Beckman Instruments, Inc. aus South Pasadena (Kalifornien), das aus dem Bestand der Universitäts-Frauenklinik Erlangen in die Medizinische Sammlung gelangt ist.[1] Das Gerät, in den 1940er Jahren von Firmengründer Arnold Orville Beckman (1900–2004) entwickelt, gilt als Meilenstein der Medizintechnik.[2] An das Erlanger Exemplar knüpft sich aber auch eine interessante individuelle Dingbiografie: Es trägt eine Plakette mit der Gravur »Im Geiste der Freundschaft überreicht vom amerikanischen Volke«, die eindeutig in die Jahre nach 1945 verweist – und somit in eine Zeit, in der die Umsätze der Firma rapide stiegen.

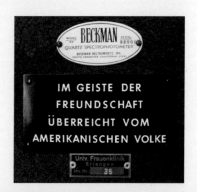

Abb. 1 Das Quartz-Spektrophotometer »DU« in der Medizinischen Sammlung der FAU, oben die Plakette im Detail.

1950 begann Beckman sich stärker für den europäischen Markt zu interessieren und beauftragte den deutschen Rechtsanwalt Claus Bastian (1909–1995), in München eine Zweigstelle der Firma zu etablieren. Dieses Vorhaben scheiterte jedoch an Vorbehalten, die man in Washington gegen Bastian hegte. Dieser war vorübergehend Mitglied der KPD gewesen und im März 1933 als erster registrierter Häftling in das Konzentrationslager Dachau aufgenommen worden, wo er ein halbes Jahr Zwangsarbeit leisten musste.[3] Als Beckmans Geschäftspartner geriet Bastian zu Beginn der 1950er Jahre ins Visier der von Senator Joseph McCarthy (1908–1957) initiierten Kampagne gegen eine kommunistische Unterwanderung der Vereinigten Staaten. Beckman, der eine Firmengründung in England ablehnte, weil ihm die dortigen Gewerkschaften zu einflussreich waren, versuchte erfolglos, den US-Behörden zu erklären, dass Bastian ebenso wenig Kommunist sei wie er selbst. Erst nachdem er einen anderen deutschen Rechtsbeistand wählte, erfolgte 1953 die Firmengründung der Münchener Beckman Instruments GmbH mit vier Angestellten – bereits drei Jahre später residierte das Unternehmen mit inzwischen 300 Beschäftigten in einem Neubau.

Es spricht einiges dafür, dass die Übergabe des Spektrophotometers an die Erlanger Frauenklinik noch vor dem Beginn der Fertigung in München erfolgte. Aufschluss über die Verwendung des Gerätes im Labor der Erlanger Klinik gibt ein Zeitzeugengespräch mit einer früheren Medizinisch-technischen Assistentin. Sie berichtete, dass »der Beckman« bis Ende der 1960er Jahre zur Bestimmung von Serum-Kalium, Serum-Natrium und 17-Ketostereoiden im Routinelabor eingesetzt worden sei. Erst in Erlangen sei das Gerät um eine elektrische Steuerung der Wellenlänge ergänzt worden (Plexiglasbox oben links auf dem Gerät), die an dem Originalgerät lediglich manuell einstellbar war.[4] Fritz Dross/Marion Maria Ruisinger

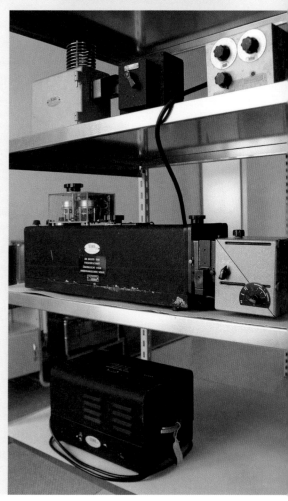

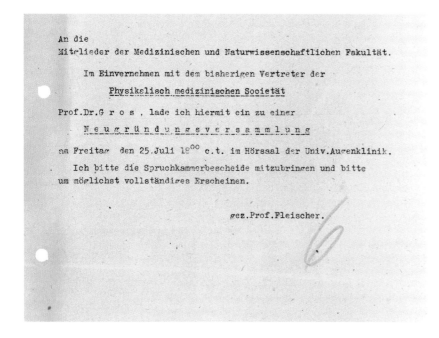

An die
Mitglieder der Medizinischen und Naturwissenschaftlichen Fakultät.

Im Einvernehmen mit dem bisherigen Vertreter der
Physikalisch medizinischen Societät

Prof.Dr.G r o s , lade ich hiermit ein zu einer

N e u g r ü n d u n g s v e r s a m m l u n g

am Freitag den 25.Juli 18⁰⁰ c.t. im Hörsaal der Univ.Augenklinik.

Ich bitte die Spruchkammerbescheide mitzubringen und bitte
um möglichst vollständiges Erscheinen.

gez.Prof.Fleischer.

Abb. 28 »Spruchkammerbescheid mitzubringen«: Einladung zur ersten Sitzung der Physikalisch-Medizinischen Sozietät nach Kriegsende, 1948.

veranstaltungen, die das Bedürfnis der praktisch tätigen Ärzte nach aktuellen Informationen bedienten. Beachtlichen Zulauf erfuhren die in Erlangen angebotenen Kurse für Röntgentherapie und Elektrokardiographie sowie die Vortragsreihen der Bayerischen Landesärztekammer, die in Nürnberg und Regensburg von den Fakultätsangehörigen Friedrich Meythaler (1898–1967) und Dietrich Jahn (1900–1969) geleitet wurden. Zufrieden konstatierte Dekan Henning 1957, dass sich das ärztliche Fortbildungswesen nach dem Krieg in einem Maße entwickelt habe, »das nur mit dem Aufstieg der deutschen Wirtschaft zu vergleichen ist«.[165]

Jenseits der Kongresse und Fortbildungskurse war ein stetiger interdisziplinärer Austausch durch die Sitzungen der traditionsreichen Physikalisch-Medizinischen Sozietät gewährleistet, die 1948 erstmals nach Kriegsende wieder zusammentrat. Neben der Einladung auswärtiger Referenten initiierte und reaktivierte die Physico-Medica Kooperationen mit nationalen und internationalen Partnern. Die Etablierung bewährter und neuer Infrastrukturen trug auch in finanzieller Hinsicht zur Regeneration der Forschungslandschaft bei. Im Jahr 1949 wurde die Notgemeinschaft der deutschen Wissenschaft gegründet, aus der 1951 die Deutsche Forschungsgemeinschaft (DFG) hervorging. In Erlangen war ab 1948 der Universitätsbund aktiv, dessen im Kriegsjahr 1917 formulierter Satzungszweck – die Förderung der notleidenden deutschen Wissenschaft – seine Aktualität bewahrt hatte, wenngleich das einst stattliche Vereinsvermögen im Zuge der Währungsreform erheblich geschrumpft war.[166] Abhilfe schufen darüber hinaus Einzelspenden aus Mitteln der Stadt oder – in zunehmendem Maße – der Industrie.[167]

Internationale Anziehungskraft entfaltete Erlangen vor allem durch seine Reputation als Zentrum der Medizintechnik. Häufig boten Tagungen den elektromedizinischen Abteilungen der Siemens-Reiniger-Werke die Gelegenheit, im Rahmen von Werkführungen oder Referaten über ihre Arbeit zu berichten und Erlangen als innovativen Forschungsstandort in Erinnerung zu rufen. Auf überraschend große Resonanz stieß ein 1953 unter anderem von Henning organisierter Kongress über Erlanger Beiträge zur Bewegungsbestrahlung: Statt der zehn bis zwölf Krebsspezialisten, mit deren Erscheinen man anfangs gerechnet hatte, kündigten über 200 Forscher aus 35 Ländern ihre Teilnahme an. Ein Stimmungsbild in der lokalen Presse, die der temporären »Weltstadt« Erlangen vollmundig den Titel eines internationalen »Anti-Krebs-Zentrums« verlieh, lässt die Verwunderung über den noch ungewohnten Besuch erahnen: »Auf Schritt und Tritt hört man in allen Straßen, Instituten und Wirtschaften fremde Laute und wo man geht und steht, trifft man auf Menschen, denen auf den ersten Blick anzusehen ist, daß ihre Heimat Zehntausende von Kilometern von Erlangen entfernt liegt.«[168]

Mögen die bereits Ende der 1950er Jahre angestimmten Hymnen auf den »Weltruf« der Erlanger Hochschulmedizin eher einem Wunschbild als der Realität entsprochen haben, so ist immerhin zu konstatieren, dass zahlreiche »Auslandsärzte«, insbesondere aus Südamerika, Südosteuropa, dem Iran und arabischen Ländern, nach Erlangen kamen, um dort ihre Kenntnisse über Gastroenterologie und Röntgentherapie zu erweitern.[169] Mit einem Anteil internationaler Studenten von etwa 15 % nahm die Universität im deutschen Vergleich einen Spitzenplatz ein, bemerkenswert hoch war vor allem der Anteil der Mediziner unter den ausländischen Studierenden (1961: ca. 80 %), der den damaligen Bundesdurchschnitt von 29 % weit übertraf.[170] Die Schattenseiten des politisch umstrittenen »Zustroms ausländischer Studierender« lassen sich an international rezipierten Meldungen über fremdenfeindliche Tendenzen in Erlangen ablesen. Anfang der 1960er Jahre protestierten afrikanische und asiatische Studenten öffentlich gegen eine diskriminierende Behandlung in der Mensa und städtischen Gasthäusern, die »Orientalen« den Zutritt verweigert hatten.[171]

Die Sorgen der »Jungärzte« und der Ruf nach Reformen

Die Notlage des ärztlichen Nachwuchses war um 1950 ein Dauerthema auf Konferenzen, in den Parlamenten und der öffentlichen Berichterstattung. Zum einen lag das Augenmerk auf den prekären Arbeitsverhältnissen der klinisch tätigen Volontärärztinnen und Volontärärzte, zum anderen galt die Sorge der wachsenden Zahl von Absolventen, die eine Tätigkeit als niedergelassener Arzt anstrebten. Die restriktive Beschränkung der Niederlassung in den ersten Nachkriegsjahren trug dazu bei, dass immer mehr »Jungärzte« an die Krankenanstalten drängten, wo sie jedoch keinerlei arbeits- und tarifrechtlichen Schutz genossen.[172] Im Juli 1948, wenige Wochen nach der Währungsreform, demonstrierten Erlanger Volontärärzte gegen geplante Einsparungen, unter anderem bei der kostenfreien Verpflegung am Arbeitsplatz, und sprachen sich für eine Aufhebung der »Niederlassungssperre«, für Pflichteinstellungen und die Einrichtung eines spendenbasierten Hilfsfonds aus. Die Ausnahmesituation der frühen Nachkriegsjahre ließ die Forderungen des Nachwuchses berechtigt erscheinen, denn »[d]ie auf engstem Raum zusammengedrängte, hygienisch schlecht versorgte und unterernährte Bevölkerung« verlange »nach einer wesentlichen Intensivierung der ärztlichen Betreuung«.[173] Im Gegensatz dazu plädierten die Referenten des Bayerischen Ärztetages, der 1949 im Erlanger Redoutensaal konferierte, für eine »rücksichtslose Drosselung des Medizinstudiums« und schlugen vor, den nicht in Bayern beheimateten Medizinstudenten die Niederlassung im Freistaat zu untersagen.[174]

Unstrittig war der dringend gebotene Handlungsbedarf: In den Jahren nach Kriegsende studierten bis zu 40 % aller Studenten in der US-Zone Medizin – ein Übergewicht, das sich bereits während des Krieges angekündigt hatte und damals forciert worden war. Dies führte am Ende des Jahrzehnts dazu, dass mehrere Jahrgänge beinahe zeitgleich vor dem Abschluss standen, während ältere Ärzte angesichts einer unsicheren wirtschaftlichen Lage ihre Pensionierung hinauszögerten. Eine Anpassung des Verhältnisschlüssels lehnten die Krankenkassen ab, da dies für die etablierten Ärzte eine Erwerbsminderung bedeutet hätte. Es war ▸

MAKE ERLANGEN GREAT AGAIN? »Jedes Thema führt
zu Trump in diesen Tagen«, schimpfte der indisch-britische Schriftsteller Salman
Rushdie (*1947) in einem Presseinterview im September 2017.[1] In der Tat scheint
nicht einmal eine Geschichte der Erlanger Medizinischen Fakultät um den Namen
herumzukommen. Es war allerdings nicht der Self-made-Präsident und Im-
mobilienmogul Donald J. Trump (*1946), sondern dessen Onkel, John G. Trump
(1907–1985), der Erlangen im Juni 1953 einen Besuch abstattete. In New York City
als Sohn deutscher Einwanderer aus der Pfalz geboren, hatte sich John nach dem
Schulabschluss dem Studium der Elektrotechnik gewidmet, nachdem eine Beteiligung an der aufstrebenden Immobilienfirma seines Bruders Fred, Donalds
Vater, gescheitert war. Ab 1952 erforschte er als Professor am Massachusetts
Institute of Technology (MIT) unter anderem die Anwendung elektrischer Höchst-
spannungen in der Krebsbehandlung. Eine von John G. Trump mitentwickelte
Technik erlaubte die Behandlung tiefliegender Tumoren bei erheblich verminderter
Strahlungsdosis, wodurch das gesunde Gewebe geschont wurde. Um zudem eine
starke punktuelle Belastung zu vermeiden, wurde der Patient während der Bestrahlung um 360 Grad gedreht. Trumps wegweisende Forschungen zur Bewegungsbestrahlung führten ihn 1953 im Rahmen einer Kongressreise an die
Medizinische Fakultät der Universität Erlangen, die sich auf demselben Gebiet
einen Namen gemacht hatte. Der Gast aus Übersee war von dem Empfang in
Mittelfranken angetan, genoss insbesondere das musikalische Rahmenprogramm
der Tagung (Bach und Händel) und bekundete, er habe das Gefühl, Deutschland sei
bei der Krebsbekämpfung sehr weit fortgeschritten.[2]

Ob John Trumps Neffe Donald ähnlich schmeichelhafte Worte über Erlangen (»Offen aus Tradition«) fände, darf bezweifelt werden. Über eine Vorliebe des
US-Präsidenten für Orgelwerke des Barock ist bislang nichts bekannt. Überliefert
ist lediglich eine Äußerung des Kandidaten Trump über den berühmten Onkel, der
im Juni 2015 als Garant für die intellektuelle Eignung des damaligen Präsident-
schaftsanwärters herhalten musste: »My uncle was a great professor and scientist
and engineer, Dr. John Trump, at MIT. Good genes, very good genes, okay? Very
smart!«[3] Andreas Thum

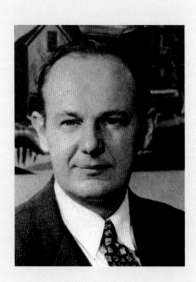

Abb. 1   John G. Trump (1907–1985).

abzusehen, dass sich die Lage auch mittelfristig nicht entspannen würde: Neben der
demographischen Entwicklung – ab Mitte
der 1950er Jahre strömten die geburten-
starken Jahrgänge der Zwischenkriegszeit
an die Universitäten – musste insbesondere
Erlangen den Wegfall der thüringischen
Hochschulen kompensieren, die vor Beginn
der Ost-West-Konfrontation auch Studierende aus dem fränkischen Raum aufgenommen hatten.

Die Flut der Absolventen wurde
mitunter zu einer Bedrohung von apo-
kalyptischem Ausmaß stilisiert. Aus dem
Innen- und dem Kultusministerium hieß
es, der zu erwartende »Konkurrenzkampf
bis aufs Messer« werde zu einem »Niedergang des ärztlichen Berufsethos« führen,
die »Massenproduktion« tausender berufs-
loser Mediziner die Entstehung eines
»akademischen Proletariats« befördern,
das sich zum Nährboden extremistischer
und demokratiefeindlicher Strömungen
auswachsen könne. Garniert wurden die
politischen Untergangsszenarien durch
Berichte über beklagenswerte Einzel-
schicksale arbeitsloser oder unbezahlter
»Jungärzte«, die sich als Taxifahrer, Nacht-
wächter, Eintänzer und Barmixer ver-
dingten oder durch Blutspenden über
Wasser hielten.[175]

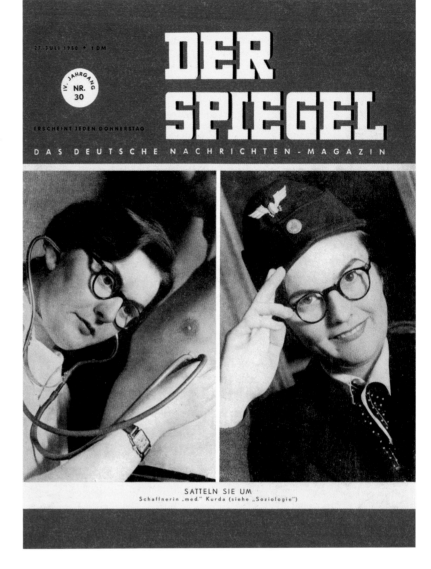

Abb. 29 »Satteln Sie um«, empfahl
der *Spiegel* 1950 notleidenden
»Jungärzten« und schrieb: »Mit
Aerzten, früher als Persönlichkeiten
geachtet, kann man heute die Straße
pflastern.«

Letztlich ließen nicht nur die düsteren Berufsaussichten, sondern auch
die begrenzte Kapazität der Universitäten eine Reduzierung der Studentenzahl
als unvermeidlich erscheinen. Als Ursache einer sinkenden Ausbildungsqualität wurde neben der »Vermassung« und Anonymisierung des Studiums die
unbefriedigende Auswahl und Zusammensetzung der Studentenschaft identifiziert.
Gerade das Medizinstudium, ließ der Hartmannbund verlauten, ziehe eine Vielzahl
ungeeigneter Studenten an, die allein von Titelsucht oder »geschäftliche[n] Überlegungen« getrieben seien. Zudem würden durch die »weitgehende Technisierung«
der Medizin immer geringere Anforderungen an den Arzt gestellt.[176] In Erlangen
bemängelte die Medizinische Fakultät, dass sich viele Bewerber die Zulassung zum
Medizinstudium auf dem Umweg über Philosophisch-Theologische Hochschulen
erschlichen hätten und plädierte entschieden für eine Beibehaltung des Abiturs
als alleiniger Zugangsberechtigung: »Die Mehrzahl der Bewerber für das Studium
der Medizin von Oberrealschulen kommen bei unglaublich tiefem Stand der Ausbildung im logischen Denken mit Blasiertheit gegenüber naturwissenschaftlichen

Fächern zur Universität.«[177] Der Erlanger Physiologe Otto F. Ranke, zugleich Vorsitzender des Ausschusses für die ärztliche Vorprüfung, referierte die Haltung des Fakultätentages zur »Ausmerzung der Untüchtigen« mit der Feststellung, dass »die derzeitige Lage ein scharfes Zupacken« erforderlich mache.[178]

Die Auswahl geeigneter und, damit einhergehend, die »Ausmerzung« ungeeigneter Medizinstudenten zählte ab den späten 1940er Jahren zu den umstrittensten bildungspolitischen Themen. So komplex sich die Aufgabe präsentierte, so umfangreich und vielfältig war der Katalog diskutierter Lösungsstrategien: Ein Numerus clausus wurde ebenso angeregt wie die Verschärfung der Prüfungsmodalitäten oder – zur Abschreckung und vorbereitenden Qualifizierung zugleich – die Einführung zusätzlicher Pflichtpraktika vor Studienbeginn. Als Ultima Ratio stand eine zeitweilige Sperrung des Medizinstudiums für alle Anwärter oder, wie 1946 auf einer Hochschulkonferenz in Erlangen erwogen, speziell für Frauen im Raum.[179] Da jedoch jedwede Zulassungsbeschränkung das im Grundgesetz verankerte Recht auf freie Berufswahl tangierte, ließen sich derart weitreichende Vorschläge nur schwer durchsetzen.

Zum Wintersemester 1947/48 führte das Kultusministerium schließlich ein Punktesystem ein, das in erster Linie biografische Merkmale des Bewerbers, darunter den Grad der Kriegsversehrtheit, rassische oder politische Verfolgungserfahrungen sowie den Tod eines oder beider Elternteile durch Luftangriffe, auf einer Punkteskala bewertete. Je mehr Punkte ein Bewerber erreichte, desto günstiger waren seine Aussichten auf den begehrten Studienplatz.[180] Da selbst die Zahl der Kandidaten mit Höchstpunktzahl das Angebot an Studienplätzen weit übertraf, wurde in Erlangen und andernorts eine ergänzende Aufnahmeprüfung inklusive medizinischer Untersuchung durchgeführt.[181] Ein schriftlicher Test umfasste neben Aufgaben zum logischen Denken und Fragen zur Allgemeinbildung persönliche Einschätzungen zur angestrebten Berufswahl (»Welches Einkommen erwarten Sie als Arzt?«); andere Fragen berührten »Grundlagen der ärztlichen Ethik«; so sollten die Bewerber den Fall eines jungen Mädchens diskutieren, von dem man anlässlich einer »Ehetauglichkeitsuntersuchung« erfahren habe, dass es mit einem »bei Ihnen in Behandlung stehenden Syphilitiker« verlobt sei. In einer anschließenden mündlichen Prüfung wurden laut dem Immatrikulationsreferenten Ranke »menschliche Qualitäten bis zu den sauberen Fingernägeln« abgefragt.[182] Das aufwendige Prozedere – von 700 Bewerbern wurden rund 350 geprüft und letztlich 150 zugelassen – nahm alle verfügbaren Mitarbeiter der Medizinischen Fakultät wochenlang in Anspruch.

Nachdem man die Schwierigkeiten bei der Zulassung in den Griff bekommen hatte, reifte an den Hochschulen und in den Ministerien die Einsicht, dass auch die Inhalte der ärztlichen Ausbildung nach Jahrzehnten der Stagnation einer grundlegenden Neugestaltung bedurften. Gegenüber den modernen und flexiblen Ausbildungsformen in den USA wurde die hierarchisch fundierte Ordinarienuniversität der Bundesrepublik als schwerfällig und veraltet empfunden. Während die deutschen Prüfungsordnungen noch immer von traditionellen Fächern, wie dem klassischen Anatomieunterricht, dominiert waren, herrschte auf anderen Gebieten, wie der Biochemie, beträchtlicher Nachholbedarf. Ihre durchschlagende Wirkung sollten die alarmierenden Bestandsaufnahmen allerdings erst in den folgenden Jahrzehnten entfalten, als die Zukunftsfähigkeit der deutschen Universität unter

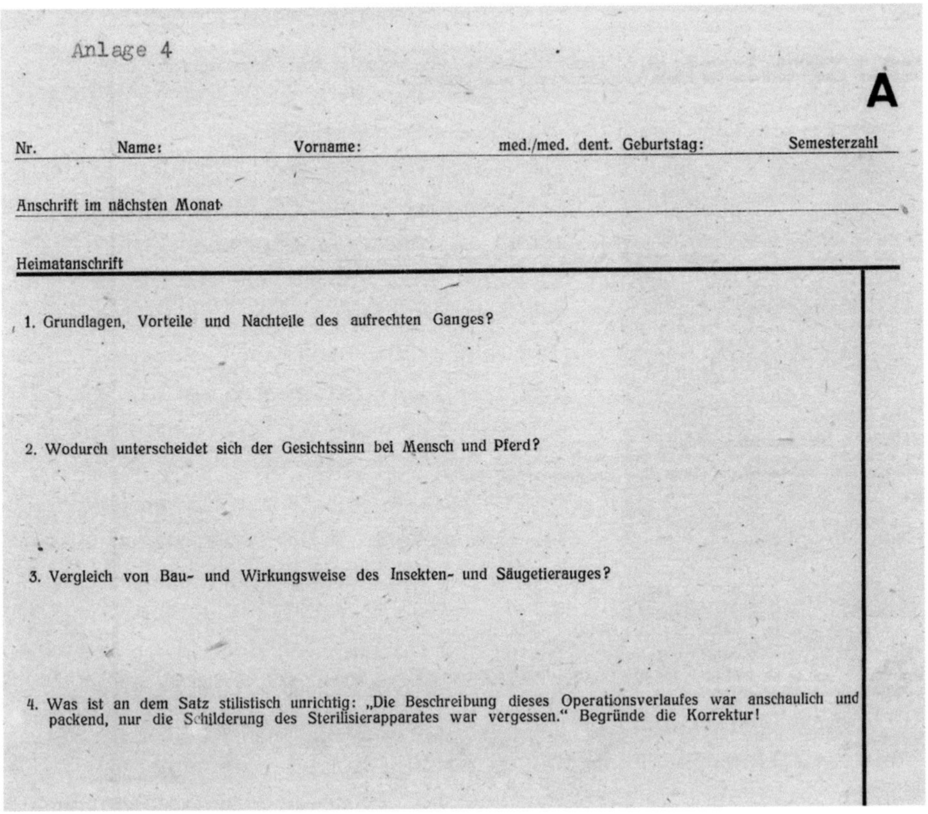
Anlage 4

A

Nr. Name: Vorname: med./med. dent. Geburtstag: Semesterzahl

Anschrift im nächsten Monat

Heimatanschrift

1. Grundlagen, Vorteile und Nachteile des aufrechten Ganges?

2. Wodurch unterscheidet sich der Gesichtssinn bei Mensch und Pferd?

3. Vergleich von Bau- und Wirkungsweise des Insekten- und Säugetierauges?

4. Was ist an dem Satz stilistisch unrichtig: „Die Beschreibung dieses Operationsverlaufes war anschaulich und packend, nur die Schilderung des Sterilisierapparates war vergessen." Begründe die Korrektur!

Abb. 30 Fragebogen zur schriftlichen Zulassungsprüfung zum Medizinstudium, 1948.

den Schlagworten »Bildungskatastrophe« und »Soziale Hochschulreform« verhandelt und durch den 1957 gegründeten Wissenschaftsrat aktiv gestaltet wurde.[183]

Zu den wenigen Projekten, die noch in den 1950er Jahren zum Abschluss kamen, zählt die Ausarbeitung einer bundesweit gültigen Bestallungsordnung, die mit ihrem Inkrafttreten am 1. April 1954 die nur punktuell modifizierte Fassung von 1939/42 ablöste. Im Vorfeld hatte es erregte Debatten gegeben: Die vorgesehene Reform der ärztlichen Ausbildung wurde von manchen Seiten als willkommenes Mittel der Abschreckung begrüßt, wohingegen die Fakultäten den Standpunkt vertraten, dass die Nutzung der Bestallungsordnung »zur berufspolitischen Lenkung [...] ihren Missbrauch« bedeute.[184] Der Entwurf, auf den sich die zuständigen Ministerien nach langen Beratungen einigten, sah eine Erhöhung der Studiendauer von zehn auf elf Semester und eine stärkere Gewichtung der vorklinischen Ausbildung vor. Eine recht oberflächliche Revision erfuhr der Fächerkanon, der um einige der 1939 implementierten Änderungen »bereinigt« wurde. Diesem Schritt fiel unter anderem die Pflichtvorlesung über Berufskrankheiten zum Opfer, deren Inhalte zum Verdruss der Arbeitsmediziner der Hygiene zugeschlagen wurden. Ergänzt wurde der Katalog der Pflichtveranstaltungen durch Vorlesungen über Gesundheitsfürsorge, medizinische Strahlenkunde, Geschichte der Medizin und Naturheilkunde. Insgesamt jedoch hielten sich die Änderungen in Grenzen.

▸ Extrablatt Die Reform wird verschoben, S. 170.

Besonders umkämpft war die Kernfrage der praktischen Ausbildung nach Abschluss des Studiums, insbesondere die geplante Wiedereinführung der zweijährigen Medizinalpraktikantenzeit, die 1939 vor dem Hintergrund eines kriegs-

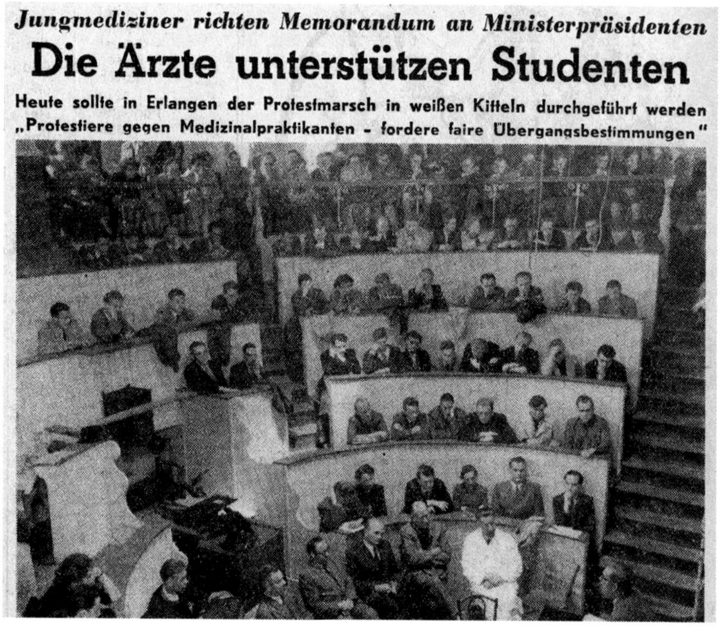

Jungmediziner richten Memorandum an Ministerpräsidenten

Die Ärzte unterstützen Studenten

Heute sollte in Erlangen der Protestmarsch in weißen Kitteln durchgeführt werden
„Protestiere gegen Medizinalpraktikanten - fordere faire Übergangsbestimmungen"

Abb. 31 Viele Erlanger Professoren – in der ersten Reihe Otto Goetze und Karl Friedrich Bauer – zeigten sich solidarisch mit dem Anliegen der Medizinstudenten. *Erlanger Nachrichten*, 1953.

bedingt höheren Ärztebedarfs durch eine einjährige Pflichtassistenz ersetzt worden war. Schon die negativ konnotierte Bezeichnung »Medizinalpraktikant« ließ befürchten, dass der ärztliche Nachwuchs, der die Approbation nunmehr erst nach dem Ende der praktischen Ausbildung erhielt, als »billige Kraft für die anfallenden Routinearbeiten« missbraucht werden solle.[185] Mit Rückendeckung des Bayerischen Ärztetages und wohlgesinnter Professoren protestierten auch Erlanger Medizinstudenten gegen die als schikanös empfundene Neufassung, die freilich in vielen Punkten an die vor 1939 bestehenden Regelungen anknüpfte. Neben der Veranstaltung von Kundgebungen verfasste die Fachschaft der Erlanger Medizinstudenten ein Memorandum an die zuständigen Ministerien, dem sich die Münchener und Würzburger Fachschaften anschlossen.

Zusätzlichen Druck sollte ein »Telegrammbombardement« auf den bayerischen Ministerpräsidenten entfalten.[186] Letztlich errangen die Studierenden einen Teilerfolg: Zwar war die Bestallung künftig an eine praktische Ausbildungsphase von zwei Jahren geknüpft, das Ministerium empfahl jedoch, die Medizinalassistenten – das Reizwort »Praktikant« hatte man bewusst vermieden – nach der Tarifstufe der ehemaligen Pflichtassistenten zu bezahlen, und räumte Studierenden in höheren Semestern die hart umkämpften Übergangsfristen ein. Als großer Wurf konnte die neue Bestallungsordnung dennoch nicht gelten, griff sie doch in vielerlei Hinsicht auf ältere Modelle und etablierte Strukturen zurück.[187] Insofern kann es nicht überraschen, dass sich die Diskussion um eine Reform des Medizinstudiums in den 1960er Jahren unvermindert fortsetzte.

Mal Schlusslicht, mal Vorreiter: Vorboten der Ausdifferenzierung

▸ **Kapitel** »In einer Zeit, in der sich die Ereignisse der Universitätspolitik geradezu überstürzten« – Die Medizinische Fakultät zwischen 1960 und 1980, S. 257.

Klagen über die unzureichende Ausstattung der Fakultät mit Planstellen begleiteten die 1950er Jahre vom ersten bis zum letzten Tag. Ungeachtet eindringlicher Appelle, die auf den wissenschaftlichen Fortschritt und die gestiegene Studentenzahl verwiesen, blieben die Zahl der Lehrstuhlinhaber und die Struktur der Fächer im Wesentlichen konstant. Die angemahnten Neuerungen scheiterten jedoch nicht allein an finanziellen Bedenken der Münchener Ministerien, sondern bisweilen auch am vehementen Widerstand Erlanger Fachvertreter, die eine Ausdifferenzierung und Spezialisierung auf institutioneller Ebene als fatalen Irrweg verstanden. So warnte der Anatom Karl Friedrich Bauer 1955, dass die Aufsplitterung des medizinischen Wissens eine »geistige Entfremdung und Distanzierung der einzelnen medizinischen Disziplinen« nach sich ziehe und zum Verlust einer »einigende[n] Zentralidee« beitrage.[188] Universalistische Idealvorstellungen, wie viele Ordinarien sie teilten, sollten die Entwicklung der folgenden Jahre ebenfalls begleiten.

In einigen Fällen gelang es der Fakultät, die durch Krieg und Isolation entstandenen Rückstände aufzuholen und ein zeitgemäßes Umfeld für Lehre und Forschung zu bereiten. Das 1947 eingerichtete Extraordinariat für Physiologische Chemie (Biochemie) hatte eine besonders lange Vorlaufzeit: Nach einer frühen Blüte unter Ernst Friedrich Weinland (1869–1932) galt das Fach nach dessen Emeritierung lange Jahre als vernachlässigtes »Aschenbrödel«, obwohl seine Bedeutung in der ersten Jahrhunderthälfte immens zugenommen hatte.[189] Ab den späten 1920er Jahren unterstand die Leitung der Physiologisch-Chemischen Abteilung Friedrich Julius May (1898–1969), der ab 1940 auch dem neu gegründeten Physiologisch-Chemischen

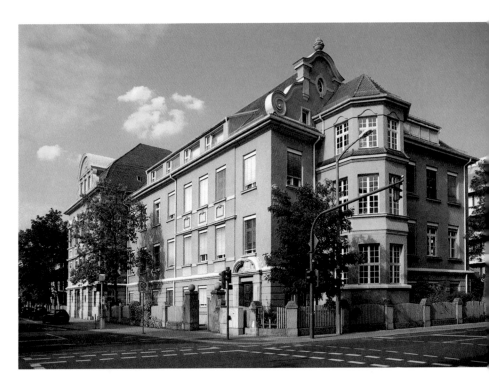

Abb. 32 Das Institut für Physiologische Chemie war zunächst im Gebäude des Instituts für Angewandte Chemie (Schuhstraße 19) untergebracht.

Institut vorstand und sich um die Einrichtung eines Ordinariats bemühte. Die diesbezüglichen Eingaben, die Universität und Fakultät zwischen 1934 und 1941 im Jahrestakt nach München sandten, liefen jedoch ins Leere. Im März 1946 startete Dekan Schübel einen neuerlichen Anlauf, indem er nachdrücklich auf die besondere Relevanz des Faches für die Ausbildung des ärztlichen Nachwuchses verwies. »Die Physiologie ist so groß geworden, daß ein Mann sie nicht mehr in allen ihren Teilen überblicken, geschweige denn beherrschen kann«, schrieb er. Aus diesem Grund sei an beinahe allen deutschen Hochschulen ein Lehrstuhl für Physiologische Chemie eingerichtet worden, während Erlangen wieder einmal hinterherhinke.[190]

Diesem Argument konnte sich auch München nicht länger verschließen: Im Jahr 1947 wurde immerhin eine planmäßige außerordentliche Professur bewilligt. Da der eigentlich aussichtsreichste Anwärter auf das Amt, Friedrich Julius May, durch seine Einstufung als »Mitläufer« nicht in Frage kam, berief die Fakultät den früheren Leipziger Ordinarius Karl Thomas, der bereits seit 1946 den Erlanger Lehrstuhl für Physiologie vertreten hatte. Seine Freude über die ihm angetragene Aufgabe hielt sich in Grenzen: »Als Unbelasteter mußte ich in den sauren Apfel beißen und alle möglichen Ämter übernehmen«, teilte er einem befreundeten Tübinger Anatomen mit.[191] Schnell war klar, dass ihm die Erlanger Fakultät die Arbeitsbedingungen, die er aus Leipzig gewohnt war, trotz entsprechender Berufungszusagen nicht bieten konnte. Im Mai 1948, wenige Monate nach seiner Ernennung zum Extraordinarius für Physiologische Chemie, übernahm Thomas zusätzlich die Direktion der neu gegründeten Max-Planck-Gesellschaft in Göttingen. Der endgültige Abschied aus Erlangen war danach nur eine Frage der Zeit. Thomas' Beweggründe, Mittelfranken den Rücken zu kehren, gehen aus einem Brief hervor, in dem der bereits 65-Jährige um Verständnis für seinen Wechsel

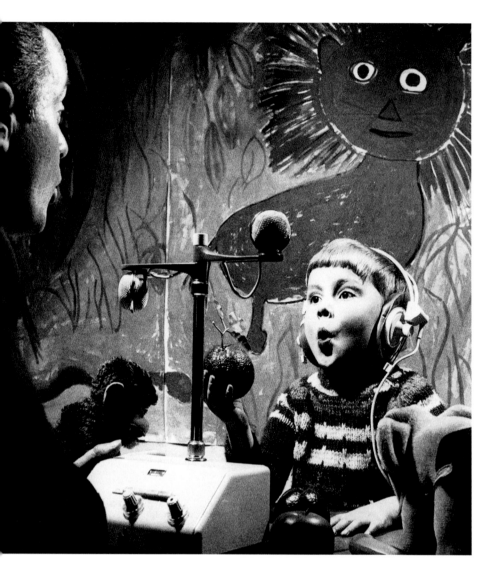

Abb. 33 Entwicklungen der Elektromedizintechnik beförderten die Ausdifferenzierung medizinischer Fächer und Teilgebiete wie der Phoniatrie, Foto aus den 1960er Jahren.

▶ **Extrablatt** Erich Rügheimer – Anästhesiologie auf dem Weg vom »Hilfsfach« zur eigenständigen Klinik, S. 276.

nach Göttingen warb: »Nur die experimentelle Forschung ist mir wahrer Lebensinhalt. [...] In Erlangen habe ich daher seit Anfang 1946 immer wieder versucht, eine passende Forschungsstätte zu erreichen. Es ist dies nicht gelungen. [...] Die Verhältnisse waren stärker als der beste Wille. Jedoch fehlt mir bei meinem Alter die Zeit, noch länger zu warten. [...] Auch in Erlangen haben sich endlich die Wogen geglättet. Die Universität braucht mich also nicht mehr als ›unbelasteten‹ Platzhalter.«[192] Mittlerweile war allerdings auch May in einem zweiten Spruchkammerverfahren als »nicht betroffen« eingestuft worden, weshalb er im Frühjahr 1950 zum außerordentlichen Ordinarius, im Herbst 1960 mit 62 Jahren zum ordentlichen Professor für Physiologische Chemie berufen wurde.

Wenngleich die Medizinische Fakultät Erlangen auch bei der institutionellen Entwicklung anderer Disziplinen als Schlusslicht gelten muss, nahm sie in manchen Bereichen, wenigstens im bundesrepublikanischen Maßstab, die Rolle eines Vorreiters ein. Im Jahr 1950 wurde an der HNO-Klinik eine Abteilung für Sprach- und Stimmstörungen eingerichtet, wie sie an vielen ausländischen Universitäten bereits üblich war. Der Leiter der Erlanger Klinik, Josef Beck (1891–1966), zählte zu den wenigen deutschen Spezialisten auf diesem Gebiet und warb unermüdlich für ein wissenschaftlich fundiertes Verständnis von Sprachstörungen. Die Leitung der Abteilung, die laut Thomas Schnalke als »Keimzelle« der Phoniatrie in Deutschlands gelten kann, übernahm Becks Assistent Elimar Schönhärl (1916–1989).[193]

Mit einer Pioniertat konnte Erlangen auch in der Anästhesiologie aufwarten: Johann Ferdinand Heyfelder (1798–1869), Ordinarius für Chirurgie und Augenheilkunde, hatte hier im Jahr 1847 die deutschlandweit erste Äthernarkose nach US-amerikanischem Vorbild durchgeführt. Bis zur Einrichtung einer Abteilung für Anästhesie ging indes noch ein Jahrhundert ins Land. Insbesondere Otto Goetze, von 1929 bis 1955 Ordinarius für Chirurgie, sprach sich entschieden gegen eine Verselbstständigung aus, da diese die notwendige »Synthese der Gesamtchirurgie« untergrabe.[194] Eine gegensätzliche Politik verfolgte Goetzes Nachfolger Gerd Hegemann (1912–1999), der die Ausdifferenzierung der chirurgischen Teilfächer vorantrieb und während seiner Zeit in Marburg positive Erfahrungen mit einer eigenständigen Anästhesieabteilung gesammelt hatte. Das Know-how kam auch diesmal aus den Vereinigten Staaten. Gezielt suchte Hegemann nach einem Leitenden Arzt, »der sein Wissen und Können gewissermaßen an der Quelle erworben hatte«, und fand ihn in dem gebürtigen Berliner Heinz-Otto Silbersiepe (1924–2007), der am Georgetown Medical Center in Washington D. C. tätig war. Der 32-jährige Anästhesiologe blieb gerade lange genug in Erlangen, um das Fundament der Abteilung zu legen; bereits nach einem halben Jahr ging er zurück in die USA. Noch in den 1950er Jahren übernahm Erich Rügheimer die Leitung des späteren Instituts für Anästhesiologie, dem er von 1970 bis 1994 als ordentlicher Professor vorstand.[195]

Als Wirkungsstätte und Alma mater des »Nestors« der deutschen Arbeitsmedizin, Franz Xaver Koelsch (1876–1970), nahm Erlangen auf einem weiteren Gebiet eine gewichtige Stellung ein. Koelsch hatte in Erlangen erstmals 1943 einen Lehrauftrag für Berufskrankheiten erhalten, 1953 wurde er mit 77 Jahren zum Honorarprofessor ernannt. Angesichts eines technisch bedingten Wandels der Arbeitswelt setzte sich nach dem Zweiten Weltkrieg unter anderem der Deutsche Gewerkschaftsbund für die bundesweite Schaffung arbeitsmedizinischer Lehrstühle ein. Es war die Universität München, die 1956 den Vorstoß wagte und ein Ordinariat für Arbeitsmedizin beantragte, kurze Zeit später jedoch den Rückzug antrat. Daraufhin kam Erlangen ins Spiel. Unter der Titelzeile »Wenn München nicht will, warum nicht in Erlangen?« zitierten die *Erlanger Nachrichten* den in Erlangen geborenen FDP-Politiker und Arzt Klaus Dehler (1926–2005) mit den in Franken gern gehörten Worten: »Es muß nicht immer in München sein, wenn eine neue zukunftsträchtige Entwicklung an bayerischen Hochschulen aufgenommen wird.«[196] Das Ordinariat für Arbeits- und Sozialmedizin, der erste arbeitsmedizinische Lehrstuhl in der Bundesrepublik Deutschland, wurde schließlich 1965 eingerichtet.

Die Aufwertung der Medizingeschichte an den deutschen Universitäten stand in einem ideellen Zusammenhang mit einer ab 1945 geführten Debatte um die verpflichtende Einführung eines Studium generale nach angelsächsischem Vorbild, das gerade in Anbetracht der fortschreitenden Spezialisierung einer eingeengten und realitätsfernen Berufsausbildung vorbeugen sollte.[197] Nach den erschütternden Erfahrungen des Krieges und der im Namen der Medizin begangenen Verbrechen knüpfte die bayerische Regierung offenbar beträchtliche Erwartungen an die »veredelnde Kraft der Medizingeschichte«. Nur ein Arzt, »der seine Berufsgeschichte nicht kennt«, lautete eine Einschätzung aus dem Innenministerium, konnte »zu der Grauen erregenden Gestalt eines folternden Alchimisten entarten wie er in den ›Versuchsstationen‹ der KZ-Lager in die Erscheinung getreten ist«.[198] Die Vermittlung eines ärztlichen Ethos sollte der angeschlagenen medizinischen Forschung und Praxis ein stabiles Fundament bereiten und charakterlich gefestigte Ärzte hervorbringen, die gegen Indoktrination und Instrumentalisierung gefeit sein würden. Im Jahr 1946 wurde dem Psychiater und Medizinhistoriker Werner Leibbrand zunächst ein unbesoldeter Lehrauftrag erteilt, im selben Jahr erfolgte die Ernennung zum Honorarprofessor für Geschichte der Medizin.[199] Dem Ansinnen der Regierung trug er unter anderem durch eine seit 1946 regelmäßig angebotene Erstsemestervorlesung über die *Geistige Grundhaltung des Arztes* Rechnung. Das

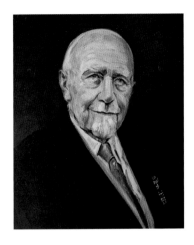

Abb. 34   Franz Xaver Koelsch (1876–1970).

▸ **Extrablatt**   Die Reform wird verschoben, S. 170.

gewünschte Ordinariat für Medizingeschichte wurde jedoch erst ein Jahrzehnt später bewilligt.

Ähnliches galt für die meisten Etatstellen, die in den 1950er Jahren auf dem Wunschzettel der Fakultät standen. Aufstrebende Fächer wie die Neurochirurgie fanden zwar ihren festen Platz im Vorlesungsverzeichnis, konnten aber institutionell vorerst nicht oder nur als untergeordnete Abteilungen verankert werden. Als Katalysator der Entwicklung fungierte schließlich der 1957 gegründete Wissenschaftsrat, ein aus Wissenschaftlern sowie Vertretern der Länder und des Bundes zusammengesetztes Beratungsgremium, das durch die Definition eines »Grundbedarfs« an Lehrstühlen den Anschluss an internationale Standards gewährleisten sollte. Vor diesem Hintergrund erscheinen die beschriebenen Entwicklungen, die häufig auf großem persönlichen Engagement beruhten, lediglich als Vorboten der ab 1960 einsetzenden Ausdifferenzierung.

Medizinische Diskurse der 1950er Jahre

Medizin, Medien und Öffentlichkeit – ein kompliziertes Verhältnis

Die medizinischen Diskurse der späten 1940er und 1950er Jahre vollzogen sich nicht nur in Fachzeitschriften und Kongressreferaten, sondern auch in den Artikeln und Kolumnen überregionaler und regionaler Zeitungen, die der medizinischen Forschung immer breiteren Raum einräumten. Die deutsche Öffentlichkeit, so die Einschätzung eines Journalisten der *Nürnberger Nachrichten*, »nimmt nun auch an den Ergebnissen der Wissenschaft regen Anteil«, allen voran den »Fortschritten ausländischer Wissenschaftler«, von denen sie lange Zeit »nur mangelhaft unterrichtet« war. Dass ein Erlanger Internist offenbar nicht bereit war, seine Eindrücke von einer Schweizer Fachtagung mit der Zeitung zu teilen, kommentierte diese mit dem tadelnden Hinweis, dass eine Kongressreise »heute keine rein private Angelegenheit mehr« sei.[200]

Wenngleich die Erlanger Lokalpresse in der Regel ausgesprochen wohlwollend über »ihre« Universität berichtete, verweist das Beispiel auf ein ambivalentes Verhältnis von Wissenschaft, außeruniversitärer Öffentlichkeit und (Massen-) Medien, wie es für den betrachteten Zeitraum kennzeichnend ist.[201] Demokratisch unterfütterte Forderungen nach Transparenz und Teilhabe kollidierten mit dem elitären Selbstverständnis vieler Ordinarien, die auf dem medialen Parkett nicht nur unerfahren waren, sondern darüber hinaus extrem medienkritische Ansichten pflegten. Die zunehmende »Bewertung wissenschaftlicher Arbeit anhand außerwissenschaftlicher Kriterien und durch außerwissenschaftliche Instanzen« behagte ihnen ganz und gar nicht, zumal sie die populäre Berichterstattung in der Laienpresse – sicher nicht zu Unrecht – als verkürzend und verzerrend empfanden.[202] Mit scharfer Kritik wurde nicht gespart: Der Erlanger Internist Dietrich Jahn monierte »die mangelnde Berufsdisziplin gewisser Sensationsblätter, die immer wieder hemmungslos in die Arbeit der Forschungsstätten und Kliniken greifen und ihren Lesern sensationelle Mitteilungen über moderne medizinische Erfolge in reißerischem Stil trotz Ablehnung der zuständigen Aerzte anbieten«. Ein

ungenannter Arzt wurde in der *Zeit* gar mit der Überzeugung zitiert, »es sollten
die Publizisten nichts, aber auch gar nichts über Medizin schreiben, sie verstünden
eh' nichts davon und richteten unter Zeitungslesern nur Verwirrung an«.[203] Dass
ein Schwerpunkt der Berichterstattung in der Laienpresse auf Kongressen und
öffentlichen Vorträgen lag, hatte seine Ursache auch darin, dass wissenschaftliche Erkenntnisse in den 1950er Jahren nur bedingt nach außen kommuniziert
wurden. Die regelmäßige Publikation umfassender Forschungsberichte war noch
keine gängige Praxis, eine Öffentlichkeitsarbeit im heutigen Sinn existierte nicht.
Vor diesem Hintergrund musste es wie eine kleine Zeitenwende erscheinen, als im
Februar 1954 ausgewählte Publikationen Erlanger Hochschullehrer in der Universitätsbibliothek zur öffentlichen Einsichtnahme ausgestellt wurden, und zwar
mit explizitem Verweis auf das Informationsrecht der Bevölkerung.[204]

Die zunächst zaghafte Öffnung zur Außenwelt, die im Laufe des Jahrzehnts
an Bedeutung gewann, lässt sich unter verschiedenen Gesichtspunkten betrachten:
Zum einen war es gerade Medizinern ein dringendes Anliegen, die infolge der
NS-Zeit beschädigte Reputation und Autorität ihres Faches wiederherzustellen,
sich neu zu positionieren und populären Verheißungen der Alternativmedizin das
Wasser abzugraben. Zum anderen wurde in den Jahren nach Kriegsende eine ganze
Reihe gesundheitspolitischer Problemfelder identifiziert, die ein sichtbares Engagement des ärztlichen Personals im Sinne einer vorbeugenden Gesundheitsfürsorge
erforderlich machten. Im Zuge dessen wurden nun – mit einer gewissen Verzögerung – vermehrt US-amerikanische Konzepte von »Public Health« rezipiert, die
im Unterschied zu den kollektivistischen Interventionsstrategien der NS-»Gesundheitsführung« auf eine Verhaltensänderung des Einzelnen abzielten.[205] Auch für die
Erlanger Fakultät galt, »dass es den Befürwortern der Popularisierung medizinischer
Themen weniger darauf ankam, komplexes medizinisches Wissen zu vermitteln
als die Öffentlichkeit als Ressource für die Durchsetzung gesundheitspolitischer
Ziele zu mobilisieren«.[206] Als Vehikel präventivmedizinischer Initiativen und Auf-
klärungskampagnen waren die ungeliebten Massenmedien freilich unverzichtbar.

In den folgenden Abschnitten soll an fünf Beispielen schlaglichtartig
beleuchtet werden, unter welchen Voraussetzungen und nach welchen Regeln
sich medizinische Diskurse der späten 1940er und der 1950er Jahre vollzogen.
Auf welche Weise gelangte medizinisches Wissen in die Öffentlichkeit? Nahmen
gesellschaftliche Debatten Einfluss auf das Handeln der Fakultätsangehörigen?
Welche Themen stießen medial auf besonderes Interesse, welche Schlagwörter
waren leitmotivisch mit ihnen verknüpft? Wie reagierten Erlanger Hochschulmediziner auf die realitätserzeugende Deutungsmacht der Presse und die veränderte Anspruchshaltung der Bevölkerung? Wie definierten sie ihren gesellschaftlichen Auftrag in Anbetracht neuer und scheinbar neuer Herausforderungen?
Darüber hinaus geben die knappen Darstellungen einen – notgedrungen selekti-
ven – Überblick über Tendenzen und Schwerpunkte, Modernisierungsprozesse
und (produktive) Irrwege der Erlanger Forschung in dieser Zeit.

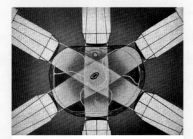

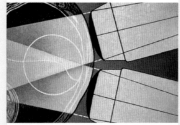

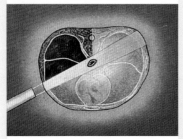

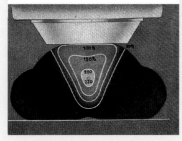

Abb. 1 Trickfilmaufnahmen aus dem Film *Ultraschall in der Medizin*, 1947.

»KLEIN-HOLLYWOOD« AN DER SCHWABACH

Nur wenig erinnert daran, dass Erlangen in den Nachkriegsjahren als ausgesprochene Filmstadt galt, die im Glanz renommierter Regisseure und Leinwandikonen wie Ingrid Bergmann (1915–1982) erstrahlte und Schauplatz des europaweit ersten – wenn auch letztlich gescheiterten – Autokino-Pilotprojekts war. Als Kulisse war die beschauliche Hugenottenstadt dank ihrer intakten Barockensembles hervorragend geeignet. Internationale Erfolge feierte die Filmstadt Erlangen aber auch auf anderem Gebiet.

Im Dezember 1945 gründete der frühere UFA-Angestellte Erich Menzel (1909–1959) in Erlangen das »Institut für wissenschaftliche Filme in Zusammenarbeit mit der Universität Erlangen« (ab 1956 »Filminstitut Erich Menzel Erlangen«).[1] Als damals einzige Einrichtung dieser Art in der US-amerikanischen Besatzungszone hatte sich das private Studio die Herstellung wissenschaftlicher Lehrfilme und populärwissenschaftlicher Dokumentationen (»Kulturfilme«) zur Aufgabe gemacht. Untergebracht war das Institut zunächst in Keller- und Nebenräumen der Anatomie und der Frauenklinik. Die räumliche Nähe zu den Einrichtungen der Medizinischen Fakultät kam nicht von ungefähr: Ein Schwerpunkt der Produktion lag in den ersten Jahren auf medizinischen Sujets. Im Juli 1947 wurde mit *Ultraschall in der Medizin*, einer Auftragsarbeit der Siemens-Reiniger-Werke, der erste nach Kriegsende in Deutschland produzierte Wissenschaftsfilm in den Schwanen-Lichtspielen uraufgeführt; ihm folgten zwei auf ein Laienpublikum zugeschnittene Projekte zum selben Thema (*Die Ultraschall-Therapie*, *Schall, den wir nicht hören*), während sich eine weitere Reihe mit der Strahlentherapie befasste.

Die höchstens halbstündigen Filme, die stets in enger Zusammenarbeit mit Wissenschaftlern aus Erlangen und anderen Städten entstanden, richteten sich mal gezielt an ein Fachpublikum oder Medizinstudenten, mal an die breite Öffentlichkeit. Durch den didaktischen Einsatz von Animationen und Tricktechnik sollten komplexe Vorgänge veranschaulicht werden. Die Möglichkeiten des Mediums wurden jedoch auch wissenschaftlich nutzbar gemacht, indem schnell ablaufende Vorgänge bei der Tumorbestrahlung durch den Einsatz von Zeitraffertechnik sichtbar wurden.[2]

Recht bald drang der Ruf des Filminstituts – von der Presse als »Klein-Hollywood« bezeichnet[3] – ins Ausland, wo seine Produktionen auf Messen und Tagungen liefen und viele Preise erhielten, unter anderem auf der Biennale in Venedig. Trotz dieser Erfolge kam eine längerfristige Zusammenarbeit mit der Universität offenbar nicht zustande, zumal die Räume der Medizinischen Fakultät für andere Zwecke benötigt wurden. Ab den 1950er Jahren verlegte sich Menzel daher auf andere Themen. Die Arbeit des Filminstituts, das eng mit der Person seines Gründers verbunden war, wurde kurz nach Menzels Unfalltod im Jahr 1959 eingestellt. Andreas Thum

Impfen oder nicht impfen? Poliomyelitis in Erlangen

Seit dem 19. Jahrhundert war die Poliomyelitis wegen potentiell auftretender Lähmungen an Extremitäten und Atmungsorganen unter der Bezeichnung »Kinderlähmung« geläufig. Das Interesse der deutschen Forschung weckte die Infektionskrankheit jedoch erst in den Nachkriegsjahren, als sie auch in der Bundesrepublik zunehmend epidemisch auftrat und insbesondere in den Sommer- und Herbstmonaten immer mehr Todesopfer forderte.[207] Auch nach »Wiederentdeckung« der vermeintlich »neuen Krankheit« nahmen sich deutsche Beiträge zur Polioforschung eher bescheiden aus, was sicherlich auch mit der mangelhaften räumlichen und materiellen Ausstattung in den ersten Nachkriegsjahren zusammenhing. So lag das Erlanger Hygienisch-Bakteriologische Institut, an dem ab 1950 mit Poliomyelitis-Viren gearbeitet wurde, Tür an Tür mit dem Physiologisch-Chemischen Institut, was dessen Leiter Friedrich Julius May zu einer Beschwerde beim Dekan wegen möglicher Gesundheitsrisiken für sich und seine Mitarbeiter veranlasste.[208]

Eine wesentlich bessere Ausgangslage herrschte ab 1954 an der Kinderklinik, deren vielgepriesener Neubau als eine der modernsten Einrichtungen des Landes galt. Nach Jahrzehnten bedrückender Enge war nun endlich eine wirksame Isolierung von Infektionspatientinnen und -patienten gewährleistet. Schwierigkeiten bereitete hingegen die adäquate Versorgung der an Poliomyelitis Erkrankten, da in Erlangen, wie im gesamten Bundesgebiet, kaum Beatmungsgeräte zur Verfügung standen, die beim Auftreten einer Atemlähmung lebensrettend sein konnten. Als unverzichtbare Apparatur hatte sich die »Eiserne Lunge« erwiesen, ein »unhandlicher Maschinen-Koloss«, dessen Anschaffung und Unterhalt mit hohen Kosten verbunden war.[209] Die erste »Eiserne Lunge« Erlangens war bereits 1949 in Betrieb genommen worden – eine Schweinfurter Firma hatte sie der Medizinischen Klinik zur Verfügung gestellt. Aus Mitteln des Marshallplans wurde im Jahr darauf ein weiteres Modell angeschafft, das seinen Platz ebenfalls in der Medizinischen Klinik fand. 1951 konnte der Pädiater Alfred Adam aus Einnahmen der »Pfennigparade«, einer Spendenkampagne nach dem Vorbild des US-amerikanischen »March of the Dimes«, auch für die Kinderklinik ein Gerät besorgen und zudem die Konstruktion einer »Eisernen Lunge« für Säuglinge und Kleinstkinder in Auftrag geben, die in der westdeutschen Kliniklandschaft ein Unikat darstellte. Ergänzt wurde die Ausstattung in den frühen 1950er Jahren durch mehrere Respiratoren, die nach dem Prinzip der maschinellen Beatmung über eine Luftröhrensonde funktionierten und der Kinderklinik vom Bezirksverband Mittelfranken leihweise überlassen worden waren.[210]

Wenngleich Erlangen damit über eine vergleichsweise gute Ausstattung verfügte, reichten die vorhandenen Mittel bei Weitem nicht aus, um für eine drohende Epidemie gerüstet zu sein. Noch 1959 bat der Internist Norbert Henning den Universitätsbund um die Finanzierung essentiell notwendiger Geräte zur Einrichtung eines Beatmungszentrums, da die Zahl der Poliofälle zuletzt zugenommen habe. An der Kinderklinik konnte im selben Jahr immerhin das Klinikschwimmbad eingeweiht werden, eine langersehnte Einrichtung zur Nachbehandlung erkrankter Kinder, die im Wasser ihre funktionstüchtigen Muskeln mobilisierten und trainierten.[211]

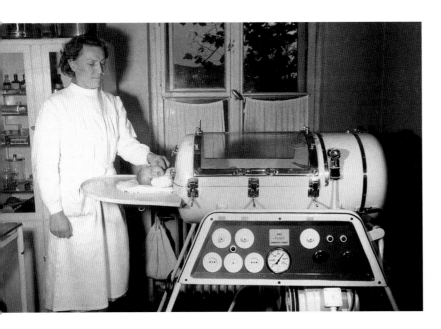

Abb. 35   Auf Initiative des Pädiaters Alfred Adam wurde Anfang der 1950er Jahre die bundesweit erste »Eiserne Lunge« für Säuglinge und Kleinkinder konstruiert, Foto von 1952.

Angesichts begrenzter Therapiemöglichkeiten lag ein Schwerpunkt der ärztlichen Bemühungen auf der Vorbeugung der fäkal oder oral übertragenen Krankheit, zunächst in Form allgemeiner Ratschläge. Alfred Adam empfahl 1952 in einem Zeitungsinterview, »bei Kindern in den Sommermonaten jede größere Anstrengung zu vermeiden und sie nicht übermäßiger Sonnenbestrahlung auszusetzen. Sportfeste und längere Wanderungen sollen jetzt unter allen Umständen unterbleiben«.[212] Eine effektivere Möglichkeiten der Prophylaxe eröffnete wenige Jahre später ein von dem US-amerikanischen Virologen Jonas Salk (1914–1995) entwickeltes Impfserum mit inaktivierten Viren, das in den Vereinigten Staaten ab 1955, in Westdeutschland bereits ab 1954 zum Einsatz kam. Die anfängliche Euphorie über den langersehnten Durchbruch wurde jedoch kurz darauf durch ein Impfunglück in den Vereinigten Staaten gedämpft, in dessen Folge mehrere Kinder ihr Leben verloren. Untersuchungen ergaben, dass der Impfstoff des Herstellers Cutter Laboratories aufgrund technischer Mängel aktive Viren enthalten hatte, mit denen sich die Betroffenen infiziert hatten. In der Bundesrepublik trug der »Cutter Incident« zur Entwicklung längerfristiger Vorbehalte gegen die Polioimpfung seitens der Gesundheitsbehörden und der Bevölkerung bei, die sich durch eine Überprüfung des in Deutschland verwendeten Serums zu bestätigen schienen. Da die Gefahr einer Infektion nicht ausgeschlossen werden konnte, wurden die Impfungen im Frühjahr 1955 gegen den Willen vieler Ärzte vorsorglich ausgesetzt. Die gesellschaftliche Debatte um Polio erreichte unterdessen ihren vorläufigen Höhepunkt. In Erlangen registrierte das Staatliche Gesundheitsamt Gerüchte über ein epidemisches Auftreten der Kinderlähmung, die sich als unbegründet erwiesen.[213]

Ende 1956 beschlossen die für das Gesundheitswesen zuständigen Minister nach langen Verhandlungen, die Impfungen mit dem Salk-Impfstoff im darauffolgenden Jahr wieder aufzunehmen. Die Beteiligung der Bevölkerung blieb allerdings nicht nur in Erlangen weit hinter den Erwartungen zurück: Weniger als 150 Personen fanden sich im April 1957 zu den Impfterminen im Gesundheitsamt an der Nürnberger Straße ein, nur ein Zehntel des aus den USA importierten Impfstoffes wurde injiziert.[214] Neben der abschreckenden Wirkung der anfallenden Kosten ist die geringe Resonanz vor allem mit der anhaltenden »Vertrauenskrise« zu erklären: Widersprüchliche und unverständliche Äußerungen des Bundesgesundheitsamtes hatten nicht gerade dazu beigetragen, Skepsis und Ängste der Bevölkerung zu zerstreuen. So findet sich in einem Zwischengutachten vom 28. Januar 1956 die ungelenke, auch in der Erlanger Presse zitierte Formulierung: »Trotz gewisser Bedenken wird davon Abstand genommen, von einer Freigabe des Impfstoffes abzuraten.«[215] Bis zum Ende des Jahrzehnts lag die Impfquote in Deutschland unter dem europäischen Durchschnitt. Von 130 Kindern, die zwischen 1956 und 1960 an der Erlanger Kinderklinik wegen Poliomyelitis behandelt wurden, waren nur sieben geimpft. Insgesamt verstarben in den 1950er Jahren 22 Patientinnen und Patienten der Klinik an den Folgen der Krankheit.

Nach der Emeritierung Alfred Adams im Jahr 1956 wurde mit Adolf Windorfer (1909–1996) ein Pädiater nach Erlangen berufen, der sich seit mehr als einem Jahrzehnt intensiv mit der Poliomyelitis befasst und seine Habilitationsschrift der *Entwicklung der epidemischen Kinderlähme in Deutschland* (1942) gewidmet hatte. Nicht zuletzt die Relevanz seines Spezialgebiets ließ ihn als geeigneten Kandidaten für das Ordinariat erscheinen. In Erlangen trat Windorfer als entschiedener Befürworter einer flächendeckenden Schutzimpfung bis ins Erwachsenenalter auf und versuchte durch öffentliche Auftritte und Fortbildungsvorträge die verbliebenen Zweifel bei Fach- und Laienpublikum zu zerstreuen. Inständig appellierte er an Medizinalbeamte und Ärzte, die in Teilen völlig unzureichend informierte Bevölkerung nachdrücklicher über die Notwendigkeit der Impfung aufzuklären. Zu oft erlebe er, dass sich Eltern von befreundeten Impfskeptikern beraten ließen, anstatt einen Arzt aufzusuchen, oder eine explizite Aufforderung wie bei der Pockenimpfung erwartet hätten. »Deshalb muß ich reden«, erklärte Windorfer gegenüber der Presse, denn vor allem aufgrund vermeidbarer Missverständnisse und Unkenntnis habe man 1959 noch 46 schwere Fälle von Poliomyelitis in Erlangen behandeln müssen.[216]

Im Februar 1962, ein Jahr nachdem der Bundesrepublik Deutschland die höchste Poliomyelitis-Rate in ganz Europa attestiert worden war, führte Bayern als erstes Bundesland die von Albert Sabin (1906–1993) entwickelte Schluckimpfung mit Lebendimpfstoff ein, die wegen ihrer Kostenfreiheit und der unkomplizierten Verabreichung des Serums, meist auf einem Stück Würfelzucker, weitaus größeren Anklang fand. Die Forderung Windorfers nach einer gezielten Ansprache der Bevölkerung kam nun ebenfalls zum Tragen: Eine einprägsame Kampagne unter dem Slogan »Schluckimpfung ist süß – Kinderlähmung ist grausam« erreichte ein breites Publikum, sodass es innerhalb weniger Jahre gelang, die Poliomyelitis in Deutschland zurückzudrängen. An der Schwelle zum 21. Jahrhundert konnte Windorfers gleichnamiger Sohn Adolf Windorfer (*1930) in seiner Funktion als Vorsitzender der Nationalen Kommission für die Polioeradikation die vorläufige Ausrottung der Krankheit in Deutschland verkünden.

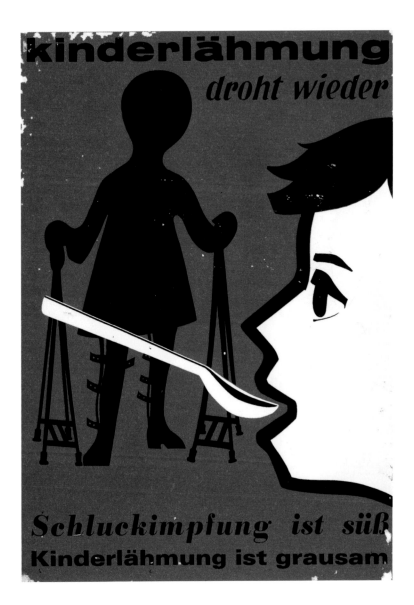

Abb. 36 Mit Plakaten wie diesem wurde in Deutschland Anfang der 1960er Jahre für die Schluckimpfung gegen Poliomyelitis geworben.

▸ **Extrablatt** Der Kinderarzt Adolf Windorfer, S. 338.

Eine »Zivilisationsseuche« unter Beschuss:
Die Suche nach der Krebstherapie

Der »Kampf gegen den Krebs«, der während des Nationalsozialismus intensiviert worden war, wurde in den 1950er Jahren auch in rhetorischer Hinsicht unvermindert fortgeführt, zumal die Zahl der Krebsdiagnosen aufgrund einer verbesserten Diagnostik und der gestiegenen Lebenserwartung zunahm.[217] Das Wissen um die Entstehung und Entwicklung der Krebserkrankungen war zu Beginn der 1950er Jahre allerdings äußerst lückenhaft. In rascher Abfolge wurden in der Presse langersehnte Durchbrüche verkündet und relativiert, diagnostische und therapeutische Verfahren gefeiert und entzaubert, Hoffnungen geschürt und enttäuscht.[218] Im »Irrgarten der Krebstheorien« blieben manche Forscher auf der Strecke und viele Fragen ungeklärt. Die widersprüchlichen Informationen weckten in Teilen der Bevölkerung ein Gefühl der Desorientierung, das der Entwicklung diffuser Ängste und kurioser Theorien Vorschub leistete: »Vor allem bei der ländlichen Bevölkerung«, berichtete ein Pathologe auf einem Nürnberger Fortbildungskongress, »wird ein Hufschlag, ein Hundebiß, der Stoß mit einer Wagendeichsel fast immer mit einem später entstehenden Tumor in Verbindung gebracht«.[219] Zugleich gingen bei der Medizinischen Fakultät Erfolgsmeldungen selbstbewusster Laienforscher ein, die der Überzeugung waren, das Krebsproblem ein für allemal gelöst zu haben.[220]

Angesichts der unübersichtlichen Lage befürworteten die meisten Mediziner eine umfassende öffentliche Aufklärungskampagne, die zum einen der grassierenden Krebsangst durch sachliche Information vorbeugen und zum anderen klare Handlungsempfehlungen aussprechen sollte.[221] Wie groß das Bedürfnis nach Klarheit war, illustrieren Zeitungsberichte über universitäre Veranstaltungen zur Krebsthematik. Bei einem Vortrag des Ordinarius für Innere Medizin Norbert Henning über *Erkennung und Behandlung des Krebsleidens* im Januar 1955 drängten sich die Zuhörer bis auf die Flure.[222] Henning, ein Promotor der Tumorzytodiagnostik, warb mit Nachdruck für eine sorgfältige Selbstbeobachtung und den frühzeitigen Gang zum Arzt. Eine jährliche Kontrolluntersuchung durch qualifizierte Ärzte empfahl bereits 1952 der Gynäkologe Rudolf Dyroff, der im selben Atemzug und in aller Schärfe die verbreiteten »Quacksalbereien« geißelte.[223] Auf besonderes öffentliches Interesse stießen Informationen über krebsauslösende Umwelteinflüsse, wie Asbest, Sonnenstrahlen und bestimmte Lebensmittelfarbstoffe. In diesem Zusammenhang sei auf die Erlanger Dissertation des HNO-Mediziners Hermann Blümlein (1920–1992) aus dem Jahr 1955 verwiesen, die als eine der ersten deutschsprachigen Arbeiten einen eindeutigen Zusammenhang zwischen Zigarettenkonsum und der Entstehung bestimmter Krebsarten postulierte. Blümlein kam zu dem Schluss, dass gegen die Propaganda der Tabakkonzerne und politische Interessen nur das Verbot irreführender Werbung und eine rückhaltlose Aufklärung der Bevölkerung Abhilfe schaffen könne.[224] Uneinigkeit herrschte unter den deutschen Medizinern in der Frage, ob die Einrichtung spezieller Tumorkliniken sowie zentraler Beratungs- und Vorsorgeuntersuchungsstellen, wie sie in anderen Ländern bereits existierten, auch für Deutschland erstrebenswert sei. Einen aufschlussreichen Beitrag zu dieser Thematik lieferten zwei an der Erlanger Medizinischen Fakultät entstandene Dissertationen, die durch eine vergleichende Auswertung in-

und ausländischer Daten den Nutzen der genannten Einrichtungen zu ergründen suchten.[225]

Trotz aller Schwierigkeiten und ungelösten Fragen war der Tenor der öffentlichen Stellungnahmen von Optimismus geprägt. Nichts könne den Fortschritt aufhalten, versicherte Henning seinem Publikum, das freilich äußerst ungern eine anderslautende Botschaft vernommen hätte. In Erlangen verbanden sich die Hoffnungen auf eine wirksame Therapie mit zwei Technologien, bei deren Erforschung die Medizinische Fakultät eine bundesweite Führungsrolle beanspruchte. Die Strahlentherapie konnte in Erlangen auf eine längere Tradi-

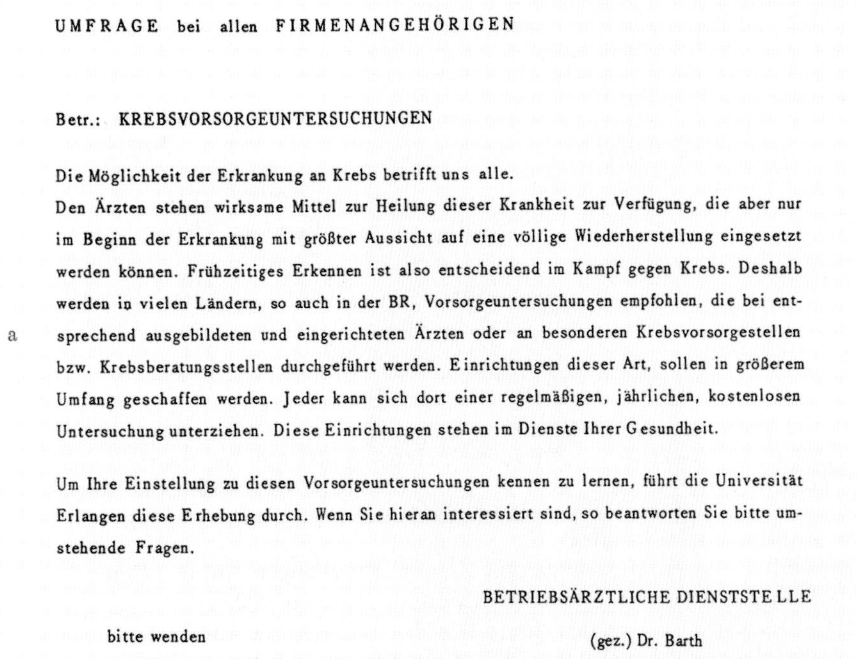

UMFRAGE bei allen FIRMENANGEHÖRIGEN

Betr.: KREBSVORSORGEUNTERSUCHUNGEN

Die Möglichkeit der Erkrankung an Krebs betrifft uns alle.

Den Ärzten stehen wirksame Mittel zur Heilung dieser Krankheit zur Verfügung, die aber nur im Beginn der Erkrankung mit größter Aussicht auf eine völlige Wiederherstellung eingesetzt werden können. Frühzeitiges Erkennen ist also entscheidend im Kampf gegen Krebs. Deshalb werden in vielen Ländern, so auch in der BR, Vorsorgeuntersuchungen empfohlen, die bei entsprechend ausgebildeten und eingerichteten Ärzten oder an besonderen Krebsvorsorgestellen bzw. Krebsberatungsstellen durchgeführt werden. Einrichtungen dieser Art, sollen in größerem Umfang geschaffen werden. Jeder kann sich dort einer regelmäßigen, jährlichen, kostenlosen Untersuchung unterziehen. Diese Einrichtungen stehen im Dienste Ihrer Gesundheit.

Um Ihre Einstellung zu diesen Vorsorgeuntersuchungen kennen zu lernen, führt die Universität Erlangen diese Erhebung durch. Wenn Sie hieran interessiert sind, so beantworten Sie bitte umstehende Fragen.

BETRIEBSÄRZTLICHE DIENSTSTELLE

bitte wenden

(gez.) Dr. Barth

Abb. 37 Um das Bedürfnis der Bevölkerung nach Krebsvorsorgestellen zu erforschen, führte die Medizinische Fakultät Ende der 1950er Jahre Umfragen unter den Mitarbeiterinnen und Mitarbeitern der Firma Siemens durch.

tion seit dem frühen 20. Jahrhundert zurückblicken, seither hatten sich in verschiedenen Disziplinen strahlentherapeutische Verfahren als effektive Ergänzung zu chirurgischen Eingriffen etabliert. Begünstigt wurde diese Entwicklung durch die enge Verbindung zwischen der Fakultät und der örtlichen Siemens-Reiniger-Werke AG, die auf dem Gebiet der Elektromedizin internationales Ansehen genoss. Die fruchtbare Zusammenarbeit umfasste neben finanziellen Zuwendungen und gemeinsamen Initiativen zur Institutionalisierung der Radiologie auch personelle Transfers. Im Jahr 1951 wurde der Siemens-Ingenieur Felix Wachsmann (1904–1995) zum Privatdozenten für Physikalische Grundlagen der Strahlenkunde mit röntgenologischem Schwerpunkt an der Medizinischen Fakultät ernannt. Bis 1965 leitete er das bayernweit erste Institut für Physikalische und Medizinische Strahlenkunde (heute: Institut für Medizinische Physik), an dem er neue Methoden der Bestrahlung und der Dosimetrie erforschte.

Auch die technische Weiterentwicklung der Röntgentherapie zur Hochvolttherapie wurde in Deutschland wesentlich von Siemens-Reiniger getragen. Im Jahr 1942 hatte der Erlanger Ingenieur Konrad Gund (1907–1953) den Auftrag erhalten, eine »Elektronenschleuder« nach dem Vorbild des US-amerikanischen Betatron zu konstruieren. Dank eines integrierten Teilchenbeschleunigers sollte das kompakte Gerät eine Spannung von sechs Millionen Volt erzeugen und damit eine ungleich stärkere Wirkung entfalten als übliche Röntgenröhren mit rund 200.000 Volt. Zudem konnten die Strahlen aus dem Betatron so präzise auf den Krankheitsherd konzentriert werden, dass die Gefahr der ungewollten Schädigung von gesundem Gewebe reduziert wurde. Zwei Betatrone waren praktisch betriebsbereit, als die US-amerikanische Armee Erlangen besetzte und die Geräte beschlagnahmte. Zwar konnte die drohende Zerstörung abgewendet werden, unter Verweis auf das alliierte Atomforschungsverbot wurde jedoch jede weitere Nutzung untersagt. Die

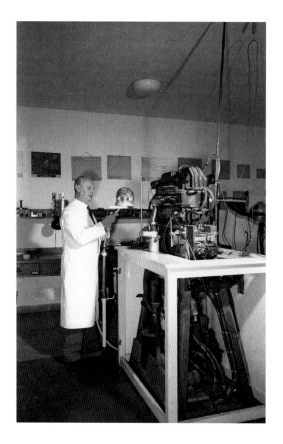

Abb. 38   Felix Wachsmann mit dem
von Konrad Gund konstruierten
Betatron, 1957.

britische Militärregierung war in diesem Punkt konzilianter: Einer
der beiden Apparate wurde 1947 mitsamt seinem Konstrukteur nach
Göttingen abtransportiert und dort in der Behandlung von Haut-
krebspatienten eingesetzt.[226] Nachdem das Verbot in der US-Zone
gelockert war, wurde das zweite Betatron, das sich im Besitz der
Firma Siemens befand, der Medizinischen Klinik in Erlangen zur Verfügung gestellt. Noch bevor die Erlanger »Elektronenschleuder« 1951
in der neu eingerichteten Strahlabteilung den Betrieb aufnahm,
hatte allerdings eine alternative Behandlungsmethode in Wissenschaft
und Öffentlichkeit hohe Wellen geschlagen: die Ultraschalltherapie.

Der medizinische Nutzen des Ultraschalls war bereits in der ersten Hälfte des 20. Jahrhunderts untersucht worden, seit 1939 hauptsächlich unter therapeutischen Gesichtspunkten – in der Diagnostik sollte
er erst später eine nennenswerte Rolle spielen. Mitte der 1940er Jahre
hatte der Erlanger Gynäkologe Joseph Horvath wohl als Erster die
gewebezerstörende Wirkung des Ultraschalls zur Behandlung des
menschlichen Sarkoms angewandt. Das Ergebnis war zufriedenstellend,
Horvath berichtete, er habe »bei einigen Hautmetastasen eine gleich-
mäßige Rückbildung und Abheilung erzielt«.[227] Weniger zurückhaltend
formulierten es die *Erlanger Nachrichten* im Jahr 1947: »Die empfind-
lichen Krebszellen werden zertrümmert«, jubelte das Blatt und kürte
Erlangen kurzerhand zur »Wiege der Ultraschall-Therapie«.[228] Auch in
überregionalen Medien machte das Thema Furore. Die Presse wusste
über »verblüffende«, ja »sensationelle Heilerfolge« bei der Behandlung von Tumoren
zu berichten und feierte den Ultraschall als vermeintlich unbedenkliche Alternative
zur Röntgenbestrahlung, die in der Bevölkerung seit Längerem auf Vorbehalte stieß.

Den Erlanger Wissenschaftlern kam diese Art der Berichterstattung alles
andere als gelegen. In ihren Augen drohte eine hoffnungsvolle Methode durch
unseriöse Prognosen und voreilige Schlüsse in Misskredit zu geraten, zumal
über Nebenwirkungen und langfristige Erfolge der Ultraschalltherapie keine
gesicherten Erkenntnisse vorlagen. Um das bisherige Wissen zu erweitern und
zu vernetzten, veranstaltete die Medizinische Fakultät Erlangen im Mai 1949 eine
interdisziplinäre Tagung unter der Leitung des Gynäkologen Walter Rech und
des Internisten Karl Matthes, auf der sich 350 Mediziner, Biologen und Physiker
aus ganz Deutschland und dem europäischen Ausland ausschließlich dem Thema
Ultraschall widmen sollten.

Angesichts der Hoffnungen, die sich mit dessen sagenhafter Wirkung verbanden, war das mediale Interesse erwartungsgemäß groß. Die angereisten Journalisten wurden jedoch an der Tür des Tagungssaales abgewiesen, da man ihnen
entstellende Berichte vorwarf. Den Internisten Karl Matthes zitierte der *Spiegel* mit
den Worten, es sei »schon genug Unsinn über den Ultraschall geschrieben worden«. Patienten hätten »oftmals Zeitungsartikel in die Praxis gebracht und Ultraschall an Stelle einer notwendigen Operation verlangt«. Die brüskierten Journalisten waren sich keiner Schuld bewusst und verwiesen ihrerseits auf »übereifrige«
Ärzte, die offenbar »dem Reiz des Geheimnisvoll-Neuen« erlegen seien, und auf
deren Publikationen man sich arglos gestützt habe. Die angesprochenen Ärzte wie-

derum warfen der Industrie vor, diese habe durch übertriebene »Propaganda« den Eindruck erweckt, »Ultraschallwellen seien ein Universal-Heilmittel«.[229]

Hinter verschlossenen Türen schwelten die Konflikte weiter. Trotz der gegen Journalisten verhängten Zugangssperre wusste der *Spiegel* in der darauffolgenden Woche von tumult-artigen Szenen im Tagungssaal zu berichten. Ein Artikel der *Erlanger Nachrichten,* der die Geheimniskrämerei der Wissen-schaftler als schlechten Dienst an der Universität bezeichnete, habe »erbitterte Worte in Richtung Presse« nach sich gezogen: »Es wurde angeregt, daß die Redaktionen alle Manuskripte über Ultraschall dem Vorstand der gegründeten Arbeits-gemeinschaft [für Ultraschall] zur Zensur vorzulegen haben.« Anschließend wurde ein »verlockendes Wunderdoktor-Inserat […] vorgelesen und mit Entrüstung und Spott beantwortet«. Der Münchener Arzt Max Bindig, Leiter eines ominösen »Instituts für Ultraschalltherapie«, der in Wochen-schauen für seine Methoden geworben hatte, zog den Zorn der Versammlung auf sich: »Man warf ihm seine Honora-re an den Kopf, kritisierte, bezweifelte seine angegebenen Erfolge. Es wurde getrampelt, geschrien, gestikuliert.«[230] Am Ende der turbulenten Tagung stand eine von Matthes und Rech unterzeichnete Resolution, die gegen irreführende Werbung Stellung bezog und von einer Anwendung des Ultraschalls bei Krebs-erkrankungen abriet.[231]

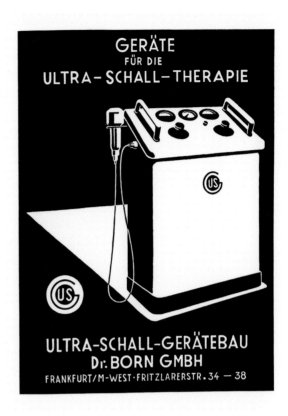

Abb. 39 Werbeanzeige für ein Ultraschalltherapie-Gerät, 1949.

Zwar blieb die Ultraschalltherapie bis Mitte der 1950er Jahre ein beliebtes Dissertationsthema an der Erlanger Fakultät, von einer vermeintlichen Wunder-wirkung war allerdings bald keine Rede mehr, zumal sich die Hochvoltbestrahlung stetig weiterentwickelte. In der Krebsbehandlung habe sich der Ultraschall »nach anfänglichen Scheinerfolgen als glatter Versager erwiesen«, bedauerte der *Spiegel* im Jahr 1951 und kommentierte den tatsächlichen therapeutischen Nutzen des ent-zauberten Hoffnungsträgers mit knappen Worten: »Die ungezählten biologischen und medizinischen Versuche haben immer klarer bewiesen: Ultraschall spen-det vorwiegend Wärme – ›wie ein Heizkissen‹, erläutert Fachmann Matthes aus Erlangen.«[232]

Stanniolkugeln und Zellkulturen: Alternative Perspektiven

Das Aufeinandertreffen von Hochschulmedizinern, wissenschaftlichen Außenseitern und einer »wunderbedürftigen« Öffentlichkeit erwies sich auch auf anderen Gebieten als konfliktträchtige Konstellation. Eine Schlüsselrolle übernahm meist die Laienpresse, die mit immer neuen Superlativen von bahnbrechenden Innovationen berichtete. Triumphe der Herz- und Transplantationschirurgie, Fortschritte der Biochemie und die Entdeckung zahlloser »Wundermittel« nährten nach Ende des Krieges die utopische Hoffnung, alte »Menschheitsfeinde« in naher Zukunft besiegen zu können.[233]

Das Vertrauen in die Leistungen der naturwissenschaftlichen Medizin, das sich in einem regelrechten »Arzneimittel-Hunger« niederschlug, war jedoch nur eine Facette des schwindelerregenden Fortschritts.[234] Zur gleichen Zeit registrierten zeitgenössische Beobachter eine wachsende Nachfrage nach alternativen Therapieangeboten und esoterischen Heilsversprechen. Das Erlanger Medizinerkabarett »Die Sequestrierten« brachte es 1958 auf den Punkt: »Er [der Arzt] soll nur noch Scheine schreiben, lügen, daß wir sterbenskrank. Heilung findet man beim Laien, ihm gebührt des Volkes Dank!«[235] Die scheinbar gegensätzlichen Tendenzen versetzten den prominenten Psychoanalytiker Alexander Mitscherlich (1908–1982) in Staunen: »Warum haben die Leute trotz allen medizinischen Fortschritts das Vertrauen in die Aerzte weitgehend verloren? Warum laufen die Leute heute Wunderdoktoren nach, die ihnen eine Stanniolkugel an den Kopf werfen?« Während jüngere Deutungen auf die »emotionale und psychische Labilität« einer an Sinndefiziten leidenden Nachkriegsgesellschaft verweisen, betrachtete Mitscherlich das Phämomen als direkte Folge- und Begleiterscheinung des modernen Gesundheitswesens:[236] Zeitknappheit, Spezialisierung und Technisierung beschädigten das Verhältnis des Patienten zum Arzt; dieser werde zum Ingenieur degradiert, der Menschen gleichsam wie Maschinen »blitzabfertige«.[237] Mitscherlichs Diagnose fand auch in Erlangen Widerhall, wo der Internist Carl Korth (1903–1988) den Arzt der Gegenwart mit einem hochspezialisierten »Funktionär« verglich, der seine Patienten kaum noch zu Gesicht bekomme.[238] Die immer wieder postulierte »Krise der Medizin« knüpfte punktuell an Krisendiskurse der 1920er Jahre an – nun freilich ohne antisemitische Konnotation.

Die Profiteure der empfundenen Entfremdung waren eben jene »Wunderdoktoren«, zu deren prominentesten Vertretern der gelernte Handwerker Bruno Gröning (1906–1959) zählte, der die Republik durchreiste, um die erwähnten Heilkugeln aus Stanniolpapier an seine Anhänger zu verteilen. Angesichts der bunten Schar medial präsenter Kurpfuscher und Scharlatane sahen sich die Vertreter der wissenschaftlichen Medizin vermehrt in der Pflicht, deren unseriösen Therapiemethoden entschieden zu widersprechen und zugleich attraktive Alternativen zur Alternativmedizin anzubieten. Mitscherlich, ein Schüler Viktor von Weizsäckers (1886–1957), verwies in diesem Zusammenhang auf das Potential der Psychosomatik, die den Menschen nicht auf ein erkranktes Organ – als Paradebeispiel diente der Magen – reduziere, sondern einen ganzheitlichen Ansatz verfolge. Die »Invasion der Neurologen in die geheiligten Bezirke« der Inneren Medizin blieb nicht ohne Widerspruch.[239] Der Internist Norbert Henning, in Erlangen die unbestrittene Autorität auf dem Gebiet der Gastroenterologie, kritisierte 1960 in seiner Rektoratsrede über die *Entstehung organischer Krankheiten durch seelische Ursachen* überzogene psychoanalytische Tendenzen der Psychosomatik und brandmarkte entsprechende Diagnosen als absurden Rückfall in die überwundene Ära der »Feuer- und Wassergeister und das nächtliche Raunen der Lemuren«.[240] Nicht zuletzt aufgrund äußerer Widerstände konnte sich die Psychosomatik, die zweifellos zu den »Durchstartern« der frühen Nachkriegszeit zählte, erst 1970 als Pflichtfach in der medizinischen Ausbildung durchsetzen.[241]

Das differenzierte Wechselspiel von »Annäherung und Abstoßung« (Hans-Georg Hofer) zwischen etablierter Hochschulmedizin und neuen, alternativen

Methoden lässt sich musterhaft am Beispiel der Zel-
lular- oder Frischzellen-
therapie illustrieren, deren
angebliche Wunderwirkung
die Nachkriegsgesellschaft
elektrisierte.[242] Im Zuge einer
Behandlung wurden den
Patientinnen und Patienten
Aufschwemmungen lebens-
frischer Organzellen von

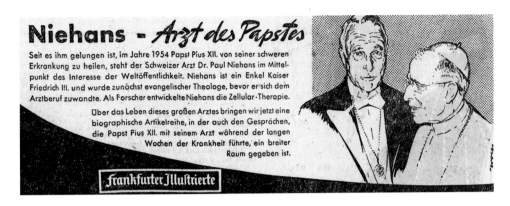

ungeborenen oder jungen Kälbern und Lämmern in die Muskulatur injiziert,
um absterbendes Gewebe zu stimulieren. Die vielfältigen Anwendungsgebiete
umfassten hormonelle Erkrankungen, Gefäßsklerosen, Durchblutungsstörungen,
bisweilen auch Krebs. Daneben wurde der bis heute sprichwörtlichen »Frisch-
zellenkur« eine verjüngende, vitalisierende Wirkung nachgesagt, weshalb sie auch
bei unspezifischen »Altersbeschwerden« oder Abnutzungserscheinungen wie der
»Managerkrankheit« zum Einsatz kam.[243]

Abb. 40   Die Behandlung Papst
Pius XII. mit Frischzellen bescherte
Paul Niehans internationale
Aufmerksamkeit.

In der öffentlichen Wahrnehmung war die Methode vorrangig mit dem
Namen ihres bekanntesten Advokaten, des Schweizer Chirurgen Paul Niehans
(1882–1971), verknüpft, der seine »Erfindung« geschickt zu vermarkten wusste
und sogar Papst Pius XII. (1876–1958) zu seinen Patienten zählte. Die universitäre
Medizin, die sich zu einer Positionierung gezwungen sah, schwankte anfangs
zwischen fasziniertem Interesse und rigoroser Ablehnung. Eine besondere Rolle
nahm hierbei der Erlanger Ordinarius für Anatomie, Karl Friedrich Bauer, ein:
Als anerkannter Spezialist für Gewebezüchtung war er 1948 von Niehans in dessen
Privatlaboratorium im schweizerischen Clarens gebeten worden, um dort über
einen Zeitraum von neun Monaten In-vitro-Gewebekulturen von Drüsenzellen
anzulegen.[244] Damit sollte die Schwierigkeit der vitalen Konservierung des Zellmaterials umgangen werden, das den Jungtieren im Schlachthaus höchstens eine
Stunde vor der Operation entnommen werden musste.

Laut Niehans erbrachten die Versuche kein befriedigendes Ergebnis, weshalb
er später, mit Unterstützung des Lebensmittelkonzerns Nestlé, auf eine Konservierung der Zellen durch Gefriertrocknung zurückgriff. Das »kurze Gastspiel des
Professors Bauer« führte indes zu »einem undurchsichtigen Prioritätsstreit« (*Der
Spiegel*), der vor allem in fachwissenschaftlichen Artikeln ausgetragen wurde.[245]
Unter rund 25 Publikationen, die Bauer in den 1950er Jahren veröffentlichte, finden
sich acht Beiträge zur Frischzellentherapie, die beinahe durchweg Züge einer Streit-
schrift tragen. Bauer nahm darin für sich in Anspruch, die populäre Methode maßgeblich entwickelt zu haben, und urteilte scharf: »Was Niehans heute in Deutsch-
land mit einem ungewöhnlichen Aufwand an Propaganda betreibt, ist letzten
Endes ein Plagiat.« Die Fehde zog sich über mehrere Jahre hin, bis ein Schweizer
Gericht den Streit im Dezember 1956 zugunsten von Niehans entschied.[246]

Bauer ging es jedoch um mehr als die Frage der Urheberschaft; seine eigentliche Kritik richtete sich gegen die Niehans'sche Methodik. Die in dessen Schweizer
Klinik angeblich erzielten Ergebnisse seien nicht reproduzierbar und zum Teil mut-

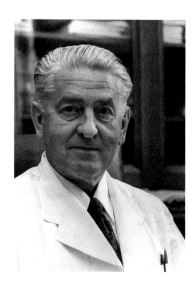

Abb. 41   Karl Friedrich Bauer
(1904–1985).

willig gefälscht, da frühere, organtherapeutisch begründete Behandlungserfolge
rückwirkend der Zellulartherapie zugeschrieben würden.[247] Die »Phantastereien«
des prominenten Arztes hätten somit den falschen Eindruck einer langjährigen
Erfahrung mit der neuen Technik erweckt, die faktisch nicht gegeben sei. Zudem
verwende Niehans keine lebensfrischen Gewebekulturen, sondern »physikalisch
und chemisch maltraitierte Zellen, die mit [...] Zertrümmerungsmaschinen zerstört worden sind«. Die seit 1953 auch industriell gefertigten »Trockenzellen« hätten mit *Frisch*zellen nichts mehr zu tun; es handle sich um »Zelleichen«, die kaum
von »Maggifleischpulver« zu unterscheiden seien. Den experimentellen Nachweis
der Wirkungslosigkeit gefriergetrockneten Zellmaterials führte unter anderem
Bauers Prosektor Helmut Leonhardt (1918–2000).[248]

Vor diesem Hintergrund erscheint der vom Zaun gebrochene »Prioritätsstreit« als eine Bestrebung, dem polarisierenden Medienliebling Niehans die
Deutungshoheit über die Frischzellentherapie zu entziehen. Bauer befürchtete, dass
die »eben erst geboren[e]« Therapieform, die ihm als zukunftsträchtige Alternative
zur Organtransplantation erschien, durch verfrühte praktische Anwendung in
Verruf geraten könnte. Die Parallelen zur Kontroverse um die Ultraschalltherapie
sind unverkennbar, auch insofern, als Bauer der »lärmende[n] Propaganda« der
Laienpresse eine Mitschuld an der Verbreitung irreführender Annahmen gab. Auf
aktuelle Reformdiskurse Bezug nehmend, stilisierte der Erlanger Anatom den
Disput mit Niehans zur Schicksalsfrage der Wissenschaft und appellierte an die
bildungspolitischen Entscheidungsträger, das theoretische Fundament der ärzt-
lichen Ausbildung zu stärken. Diesem komme eine weitaus größere Bedeutung
zu als »gewissen praktisch-ärztlichen Handgriffen am Krankenbett, die der
Pflichtassistent sich schnell aneignet«.[249] Mit dieser Positionierung brachte Bauer
insbesondere die Kliniker unter den Niehans-Verteidigern gegen sich auf. Der
Internist Gerd Iversen (1916–2004) verwies in spitzem Tonfall auf den hohen
Wert praktischer Erfahrungen am Krankenbett und betonte: »Nicht die ärztliche
Wissenschaft ist das Ziel, sondern die Gesundheit der Menschen.«[250]

Gleichwohl war die anfängliche Zuversicht mancher Mediziner gegenüber
der Frischzellentherapie in der Mitte des Jahrzehnts einer relativierenden Haltung
gewichen, da verlässliche und langfristige Erfolge ausblieben und eine Gefährdung
des Patienten durch allergische Reaktionen oder bakterielle Erkrankungen des
Schlachtviehs nicht auszuschließen war. In einer 1955 veröffentlichten Stellungnahme, an deren Formulierung Bauer beratend Anteil nahm, empfahl der Wissenschaftliche Beirat der Bundesärztekammer, von einer praktischen Anwendung des
wenig erprobten Verfahrens abzusehen. Klinische Versuche an der Universität Köln
bestätigten die gewichtigen Bedenken und gaben Anlass zu immer deutlicheren
Warnungen. In Bauers Forscherlaufbahn spielte die umstrittene Methode ab Mitte
der 1950er Jahre keine Rolle mehr, in der 1974 erschienenen Neuauflage seines
Einführungswerks zur *Methodik der Gewebezüchtung* fehlt von einem 1954 noch
enthaltenen Kapitel über die Frischzellentherapie jede Spur.[251]

»Pillen fürs Gehirn«: Ein Paradigmenwechsel in der Psychiatrie?

Wie kaum eine andere medizinische Disziplin steckte die Psychiatrie in den Nachkriegsjahren in einer schweren Vertrauenskrise. Ihre Institutionen, allen voran die Heil- und Pflegeanstalten, waren zu Orten verbrecherischer Krankenmorde geworden, viele ihrer Repräsentanten hatten die Vernichtung »lebensunwerten Lebens« legitimiert, geduldet oder befördert. Bereits 1946 prophezeite der Leiter der Erlanger Heil- und Pflegeanstalt, Werner Leibbrand, dass der Berufsstand der Psychiater wohl für lange Zeit unter den katastrophalen Folgen seines kollektiven Versagens leiden werde.[252] Die in einer längeren Tradition antipsychiatrischer Ressentiments stehende »Krise der Psychiatrie« lag jedoch nicht nur in der jüngsten Vergangenheit begründet, sondern auch in der gegenwärtigen strukturellen Verfassung des Faches, dessen Methoden und Institutionen von Teilen der Medien und der Öffentlichkeit als rückständig und inhuman gegeißelt wurden.[253] Schauermeldungen über die Zustände in den »Irrenanstalten« füllten die Illustrierten, in Erlangen erregte 1951 der Fall einer Patientin Aufsehen, die sich nach einem Suizidversuch »als völlig normaler Mensch in einem Saal der Psychiatrischen Klinik mit 15 geisteskranken Frauen aufhalten mußte« und dort an ihr Bett gefesselt worden sei. Wegen der stets bemängelten räumlichen Nähe von Nervenklinik und Heil- und Pflegeanstalt besaß der »Topos der unrechtmäßigen Internierung« in Erlangen besondere Brisanz.[254]

Bezüglich der therapeutischen Methoden orientierte sich die Psychiatrie zunächst an den Verfahren der Vorkriegszeit. Zu einem Bruch kam es allenfalls hinsichtlich der widrigen Umstände der Mangeljahre. So beklagten im Jahr 1945 Friedrich Meggendorfer und Adolf Bingel, zwei Pioniere der Elektrokonvulsionstherapie, dass sie ihre Forschungen aufgrund der unsicheren Stromversorgung zeitweilig unterbrechen mussten.[255] Nach den Erfahrungen der jüngsten Vergangenheit war es nicht zuletzt die Elektrokrampfmethode, die in der Öffentlichkeit auf Ablehnung stieß: »Sensibilisiert durch die Exzesse einer am Menschen experimentierenden Medizin […] sieht man in ihr, zumal im ›Druckknopfapparat‹ des Elektroschocks, ein Alarmzeichen der seelenlosen Technisierung der Heilkunde überhaupt«, resümierte der Psychiater Walter von Baeyer, ab 1948 außerplanmäßiger Professor in Erlangen.[256] Unter dem Eindruck einer Rundreise durch die USA attestierte er der deutschen Psychiatrie, deren »Ansehen und Selbstbewußtsein« aus »allzubekannte[n] Gründe[n]« geschmälert sei, Anfang der 1950er Jahre die dringende Notwendigkeit einer Erneuerung.[257]

Diese Einsicht reifte vor dem Hintergrund scheinbar neuer Anforderungen und Belastungen.[258] In Erlangen und andernorts verzeichnete man eine »in erschreckendem Maße ansteigende Zahl von Kranken mit nervösen Störungen«. Während der Erlanger Ordinarius für Psychiatrie und Neurologie Heinrich Scheller die Ursache in der beträchtlichen Zahl »sozial Entwurzelter« nach dem Krieg vermutete, wurden Neurosen, Nervosität und »Ausgebranntsein« ebenso als Resultate der »Wirtschaftswundergesellschaft« gedeutet, in der Beschleunigung und Technisierung dazu führten, dass man mitunter »die Nerven verliere«.[259] Als populäres Schlagwort fungierte die unscharfe Diagnose einer »vegetativen Dystonie« – eine regelrechte »Modekrankheit«, die Anlass bot, traditionelle Standpunkte und Positionen, wie das verbreitete »Endogenitätsdogma«, zu hinterfragen und die Grenze zwischen normalem und abnormem Verhalten neu zu verhandeln. »Psychische Hygiene« war fortan ein Thema, das alle betraf, wobei Walter von Baeyer 1950 vorsichtshalber betonte, dass unter dem Begriff nicht die Verhütung psychischer Krankheiten durch eugenische Sterilisation zu verstehen sei.[260]

Immer deutlicher artikulierte sich im öffentlichen Diskurs das Bedürfnis nach der Etablierung innovativer, ganzheitlicher Therapiekonzepte wie der Psychosomatik. Entscheidende Impulse kamen einmal mehr aus dem Ausland. Erstaunt registrierte von Baeyer, dass der Psychiatrie in den USA die herausragende Stellung einer »Königin unter den übrigen ärztlichen Disziplinen« zukomme und ihre Vertreter bestrebt seien, »gewisse Rückständigkeiten, die weder mit dem herrschenden Humanitätsideal noch mit dem allgemeinen Lebensstandard vereinbar sind, zu beseitigen und auszugleichen«. Er habe »die Überzeugung mit nach Hause genommen, daß das Vorwärtsstreben der Psychiatrie in den Vereinigten Staaten […] vor allem ein Bekenntnis zum Individuum darstellt«.[261] Ab 1955 Ordinarius in Heidelberg, konnte Walter von Baeyer die dortige Psychiatrie zu einem »Zentrum sozialpsychiatrischer Forschung und Praxis im deutschsprachigen Raum« ausbauen.[262] Einen Wendepunkt anderer Art markierte die Berufung des aus Halle (Saale) geflohenen Fritz Flügel auf den Erlanger Lehrstuhl für Psychiatrie im Jahr 1951.[263] Flügel war nicht nur ein profilierter Neurologe und Neurochirurg, er wirkte während seiner Erlanger Zeit auch an der Einführung der Neuroleptika in Deutschland mit.

Im Jahr 1950 hatten französische Chemiker erstmals die Substanz Chlorpromazin synthetisiert, ein Phenothiazin, das schmerzhemmend und stark sedierend wirkte. Zunächst als Anästhetikum in der Chirurgie eingesetzt, erzielten die Psychiater Jean Delay (1907–1987) und Pierre Deniker (1917–1998) auch bei psychischen Krankheitsbildern überraschende Erfolge. Um das dürftige Wissen über Chlorpromazin zu vertiefen, sandte der deutsche Hersteller Bayer im April 1953 Proben der Substanz an psychiatrische Kliniken in Berlin, München, Heidelberg, Tübingen und Erlangen. Obwohl über Dosierung, Indikationsgebiete und Nebenwirkungen des neuen Mittels so gut wie nichts bekannt war, führten Flügel und seine Mitarbeiter über einen Zeitraum von mindestens zehn Wochen Testreihen an rund 60 Patientinnen und Patienten mit einer Vielzahl verschiedener Krankheitsbilder durch, darunter manisch-depressive Psychosen, Schizophrenie, Neurosen und Schmerzzustände. Die tastenden Versuche fielen in eine Zeit, in der klinische Studien einer vergleichsweise geringen Regulierung unterlagen und die Forschungsstandards oftmals von den leitenden Wissenschaftlern gesetzt wurden.[264] Im Mai 1953 präsentierte Flügel auf der »Wanderversammlung südwestdeutscher Neurologen und Psychiater« in Baden-Baden vorläufige Ergebnisse, zwei Monate später veröffentlichte er als erster deutscher Wissenschaftler einen kurzen Bericht über die Anwendung von Chlorpromazin bei psychischen Erkrankungen, dem in den folgenden Jahren zahlreiche Aufsätze folgten.

Ungeachtet der offenen Fragen zur Wirkungsweise des Medikaments fiel die Bilanz der klinischen Studien positiv aus: Die Substanz versetze die Patienten zunächst in »winterschlafähnliche Zustände«, was die weitere Durchführung der Therapie erleichtere. In einer zweiten, bisweilen mehrere Wochen dauernden Phase träten Unruheerscheinungen auf, die in manchen Fällen mit Temperatur-

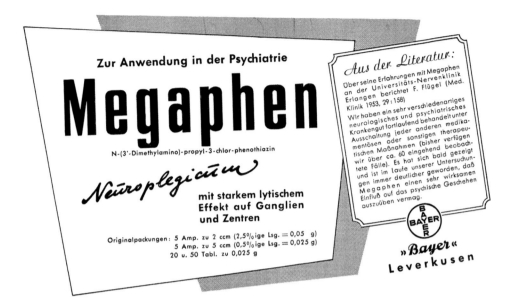

schwankungen, Pulslabilität, Obstipation und Diarrhoe einhergingen. Nach einiger Zeit sei schließlich eine sukzessive »Harmonisierung« und längerfristige »Normalisierung der gestörten Persönlichkeit« zu beobachten. »Man hat den Eindruck«, schrieb Flügel, »als ob die vielseitigen Störungen, sei es im Sinne hypochondrisch-körperlicher Sensationen oder seelisch-gedanklicher Konflikte, allmählich ihren Stachel verlieren, so daß die anfangs bestehenden subjektiven Leidenszustände jetzt wesentlich gemildert werden und schließlich verschwinden«.[265]

Trotz der zeitlich begrenzten und lediglich symptomatischen Wirkung wurde die Einführung der Neuroleptika und anderer Psychopharmaka in der Fachwelt als Revolution in der Behandlung psychischer Krankheiten begrüßt, durch die der »therapeutische Nihilismus« überwunden sei. Einmal mehr empfing das Laienpublikum die Kunde von einer neuen »Wunderdroge«.[266] Der proklamierte Paradigmenwechsel wurde auf zwei Ebenen verortet: Zum einen galten Neuroleptika als vermeintlich nebenwirkungsarme Alternative zu bislang üblichen Schockkuren und psychochirurgischen Eingriffen, die fortan an Bedeutung verloren. Zum anderen versäumte es kein zeitgenössischer Erfahrungsbericht, die positiven Effekte der neuen Behandlungsmethode auf die Anstalts- und Klinikatmosphäre hervorzuheben. Die dämpfende Wirkung der Antipsychotika habe eine Reduzierung der Zwangsmaßnahmen ermöglicht, für Ruhe und Ordnung gesorgt und insgesamt die Humanisierung der Psychiatrie befördert. Vor allem in der neueren Literatur wird diese strikte Kausalität in Frage gestellt und zugunsten weiterer Einflussfaktoren, wie der sukzessiven Durchsetzung psychotherapeutischer Konzepte, relativiert.[267]

Wenngleich die Fundamentalkritik an der pharmakologischen »Ruhigstellung« renitenter Patientinnen und Patienten ihren Höhepunkt erst in den folgenden Jahrzehnten erreichte, zeigte das Renommee der »Pillen fürs Gehirn« bereits in den 1950er Jahren erste Kratzer. Einige Ärzte warnten vor dem ungeheuren Suchtpotential, das »Glückspillen« und »Seelen-Aspirin« in den

▸ **Kapitel** »supermodern, funktionell, kostensparend, mit humaner Milieugestaltung« – Die neue Kopfklinik, S. 264.

Händen von Laien entfalten könnten. Tiefgreifendes Unbehagen rief insbesondere die dystopische Vorstellung omnipotenter »Chemiker am Stellwerk unserer Seele« (*Erlanger Nachrichten*) hervor.[268] Das teils als Werbeslogan verwendete Schlagwort einer »Leukotomie, die man einnimmt« weckte verständlicherweise nicht nur wohlige Assoziationen, sondern schuf neue Horrorvisionen, die den Ruf nach einem strukturellen Paradigmenwechsel in der Psychiatrie in den folgenden Jahrzehnten nicht verstummen ließen.

Der Tribut des Wohlstands: »Neue« Krankheiten im Wirtschaftswunderland

Die ambivalente Wahrnehmung des technischen Fortschritts in der Öffentlichkeit ist in den vergangenen Kapiteln mehrfach angeklungen. Traditionsreiche Topoi einer fundamentalen Zivilisationskritik wurden jedoch nicht nur von Laien, sondern auch von Hochschulmedizinern gepflegt: »Täuschen wir uns nicht; noch keiner Generation wurde soviel in bezug auf ihre Erbmasse zugemutet, wie unserer«, schrieb der Erlanger Hygieniker Maximilian Knorr in Anbetracht »zivilisatorischer Noxen«, wie dem modernen »Arbeits- und Leistungsfanatismus«, »Kino-Erregungen« und »Leistungssport« – vom medialen Dauerthema der atomaren Bedrohung ganz zu schweigen.[269]

Nach der Überwindung von Hunger und Epidemien rückten im ersten Nachkriegsjahrzehnt scheinbar neue Krankheitsbilder in den Vordergrund, deren Zunahme mit den gewandelten Lebens- und Arbeitsbedingungen der entstehenden Konsumgesellschaft in Verbindung gebracht wurde. Als besonders zeittypische »Zivilisationskrankheit« galt – neben Poliomyelitis, Krebs und »vegetativer Dystonie« – die erstmals beschriebene »Managerkrankheit«, die sich zu einem Signum der »Wirtschaftswunderzeit« entwickelte. Hinter der zu Beginn der 1950er Jahre geprägten Sammelbezeichnung verbargen sich in erster Linie Herzgefäßerkrankungen, von denen angenommen wurde, dass sie vor allem Unternehmer in leitenden Positionen beträfen, mithin die prototypischen Exponenten des wirtschaftlichen Aufschwungs.[270] Dem unscharfen, aber eingängigen Begriff war eine beachtliche mediale Karriere beschieden; sogar Gewässer, die zu kippen drohten, galten fortan als »managerkrank«.[271] Ihre Wirkung verdankte die Wortneuschöpfung wohl nicht zuletzt dem Anglizismus »Manager«, der auf treffende Weise die negativen Begleiterscheinungen von Modernisierung, Ökonomisierung und Amerikanisierung beschwor.

In der Bevölkerung rief das bedrohliche »Elitensterben« Bestürzung hervor. »Können wir uns des Wiederaufbaus, den die Welt als das deutsche Wunder bestaunt, wirklich freuen, wenn er von Ungezählten mit dem vorzeitigen Verlust der Gesundheit und des Lebens bezahlt werden muss?«, fragte der Kurarzt Klaus Franke voll Sorge.[272] Mitunter provozierte die Omnipräsenz der »Managerkrankheit« auch kritische Töne: Ein Kolumnist der *Erlanger Nachrichten* spottete, das neue Gebrechen sei »auf dem besten Wege, zum Verwundetenabzeichen im Wirtschaftskrieg« zu werden.[273] Von der wissenschaftlichen Medizin wurde das Schlagwort der »Managerkrankheit« bald relativiert, da Koronarthrombose und Arteriosklerose mitnichten Elitenphänomene waren, sondern breite Schichten der

Bevölkerung, in erster Linie allerdings Männer mittleren Alters, betrafen; nur Krebs forderte in den 1950er Jahren mehr Todesopfer als Herz-Kreislauf-Erkrankungen. Als Ursache der bis dahin spärlich erforschten Diagnose »Herzinfarkt« wurden verschiedene Faktoren identifiziert: Zum einen die chronische Überlastung, verursacht durch das Tempo der modernen Arbeitswelt bzw. die »Hetze unserer Zeit«, zum anderen schädliche Ernährungsgewohnheiten, üppige Mahlzeiten und fettreiche Kost, verbunden mit dem durch die Motorisierung begünstigten Bewegungsmangel.[274]

Ernährungsphysiologische Erkenntnisse trugen dazu bei, dass die vergleichsweise kurzlebige Hysterie um »Managerkrankheit« und »Elitensterben« eine fruchtbare Debatte über Fettsucht, Diabetes und den täglichen Nährstoffbedarf nach sich zog. Die infolge der »Fresswelle« wachsende Zahl übergewichtiger Personen wurde nun nicht mehr vorrangig als stolzer Ausweis überwundener Not und wiedererlangten Wohlstands wahrgenommen, sondern zunehmend als gesellschaftliches und gesundheitspolitisches Problem identifiziert. »Unser Bauch ist unser Tod«, formulierte der Leipziger Ordinarius Max Bürger (1885–1966) prägnant.[275] Düstere Prognosen wie diese führten zu einer enormen Nachfrage nach Ernährungstipps, die von einer Schar professioneller »Diät-Apostel« lukrativ bedient wurde. Im Jahr 1955 gastierte in der Erlanger Loschgeturnhalle eine Wanderausstellung des Gesundheitsmuseums Köln unter dem Titel *Gesund ernährt – gut bewährt*, die mittels elektronischer Schaubilder den Weg der Nahrung durch den Körper und die lebenswichtige Funktion der Vitamine veranschaulichte. Hausfrauen erhielten praktische Kochratschläge, während der UFA-Film *Die Gehetzten* ihre Gatten vor dem drohenden »Managertod« warnte.[276]

Wie auch bei anderen gesellschaftlich relevanten Themen kam die Medizinische Fakultät dem Bedürfnis der Bevölkerung nach Information und Aufklärung durch eine Reihe allgemein verständlicher Vorträge entgegen, deren Fokus auf der Vorbeugung von Herz-Kreislauf-Erkrankungen lag. »Fettsucht ist nur für andere komisch, für die Dicken selbst ist sie eine Belastung und sogar eine große Gefahr«, erklärte der Internist Markus von Lutterotti (1913–2010), und Erich Müller (1903–1984), Pathologe und Spezialist für Koronar- und Arteriosklerose, appellierte an sein Publikum, man müsse lernen, »rechtzeitig die Sprache unseres ▸

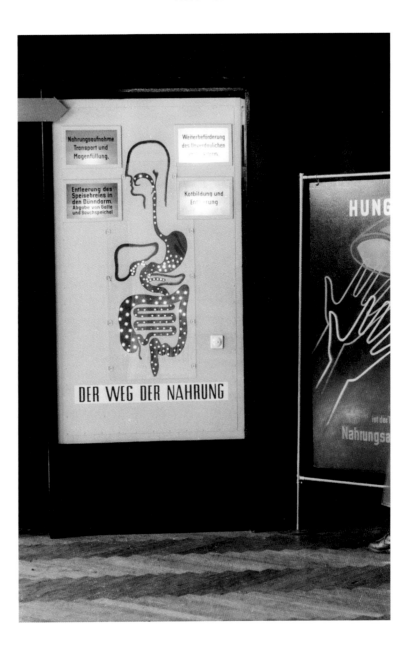

Abb. 43 Eine Ausstellung in der Erlanger Loschgeturnhalle veranschaulichte 1955 den Zusammenhang von Ernährung und Gesundheit.

KRANKHEITEN EINER MOTORISIERTEN GESELLSCHAFT

Wie kaum ein anderes Objekt symbolisiert das Automobil den volkswirtschaftlichen Aufschwung und den individuellen Wohlstand der »Wirtschaftswunderjahre«. Die Zunahme des Straßenverkehrs hatte jedoch auch Schattenseiten, nicht nur im ohnehin begrenzt »autogerechten« Hugenotten-städtchen Erlangen. Ersichtlich wird dies an den ausführlichen Unfallmeldungen, die beinahe täglich in der Tagespresse erschienen. Allein im Jahr 1955 zählte man fast 800 Unfälle mit über 400 Verletzten und neun Toten auf Erlangens Straßen.[1]

Durch Geschwindigkeitsbegrenzungen, die Aufstellung von Verkehrsschil-dern und Ampeln sowie die Einrichtung der Flensburger »Verkehrssünder-Kartei« versuchte die Politik, der Gefahren Herr zu werden. Ärzte und Hochschulmediziner standen ihr dabei beratend und unterstützend zur Seite, besaß doch die unge-bremste Motorisierung der Republik ernsthafte medizinische Implikationen. Ab Mitte der 1950er Jahre wurde dieser Umstand zunehmend öffentlich problema-tisiert: Das Automobil sei gefährlicher als Bazillen, warnten die *Erlanger Nach-richten* anlässlich des Weltgesundheitstages 1956, der unter dem Motto »Verkehr und Gesundheit« stand.[2] Um den neuen Herausforderungen wirksam begegnen zu können, wurde im Jahr darauf die Deutsche Gesellschaft für Verkehrsmedizin gegründet.

Vor konkreten Forderungen und Vorschlägen scheuten die Mediziner nicht zu-rück. Namhafte Chirurgen, wie der Heidelberger Karl Heinrich Bauer (1890–1978), regten im Jahr 1954 eine Geschwindigkeitsbegrenzung von 40 km/h in geschlosse-nen Ortschaften und die Einführung der Helmpflicht für Motorradfahrer an. In Er-langen sprach sich der Rechtsmediziner Emil Weinig (1904–1979) vehement für die Festsetzung der 1,5-Promille-Grenze aus. Bereits bei einem Blutalkoholgehalt von 0,7 ‰ sei die Hälfte aller Menschen nicht mehr fahrtauglich, führte Wei-nig in einem Vortrag vor Mitarbei-tern der Verkehrswacht aus.[3]

Die Begleiterscheinungen der »Autowelle« betrafen nicht nur die Rechtsmedizin und die Unfall-chirurgie. Durch das lange und starre Sitzen am Steuer leistete die Motorisierung dem Bewegungsman-gel und der »Fettsucht« Vorschub.[4] Da viele Autofahrer über Kreuz-schmerzen klagten, gab der Erlan-ger Orthopäde Hannes Schoberth (1922–1996) praktische Empfehlun-gen zur Konstruktion ergonomischer Fahrersitze. Verkehrsmedizinischen

Abb. 1 Unfallberichterstattung in der Erlanger Presse.

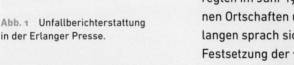

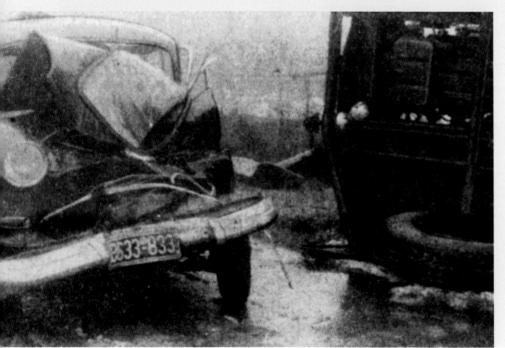

Fragen widmete sich auch der Physiologe Otto F. Ranke (1899–1959) im Rahmen seiner sinnesphysiologischen Forschungen: Er entwickelte eine blendungsärmere Scheinwerfertechnik mit polarisiertem Licht, die sich jedoch nicht durchsetzen konnte, und untersuchte die gesundheitlichen Auswirkungen des maßgeblich durch die Motorisierung erzeugten »Zivilisationslärms«.[5]

Als noch gravierender wurde die durch Abgase und Reifenabrieb hervorgerufene Luftverschmutzung beurteilt. Um dem kaum erforschten Einfluss von Motorabgasen auf die auffallende Zunahme des Lungenkarzinoms nachzugehen, führte das Hygienisch-Bakteriologische Institut Messungen im Erlanger Stadtgebiet durch. Der Hygieniker Joachim Borneff (1920–2001) kam zu dem Ergebnis, dass ein cancerogener Effekt der Großstadtluft zwar nicht von der Hand zu weisen sei, die wahre Ursache des Lungenkrebses aber wahrscheinlich in exzessivem Tabakkonsum liege.[6] Andreas Thum

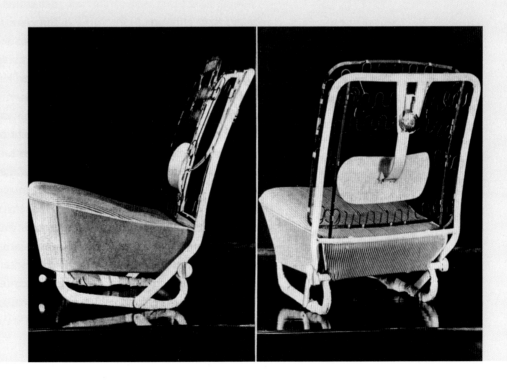

Abb. 2 Gesundheitsproblem Autositz. Aus einer Publikation des Erlanger Orthopäden Hannes Schoberth, 1962.

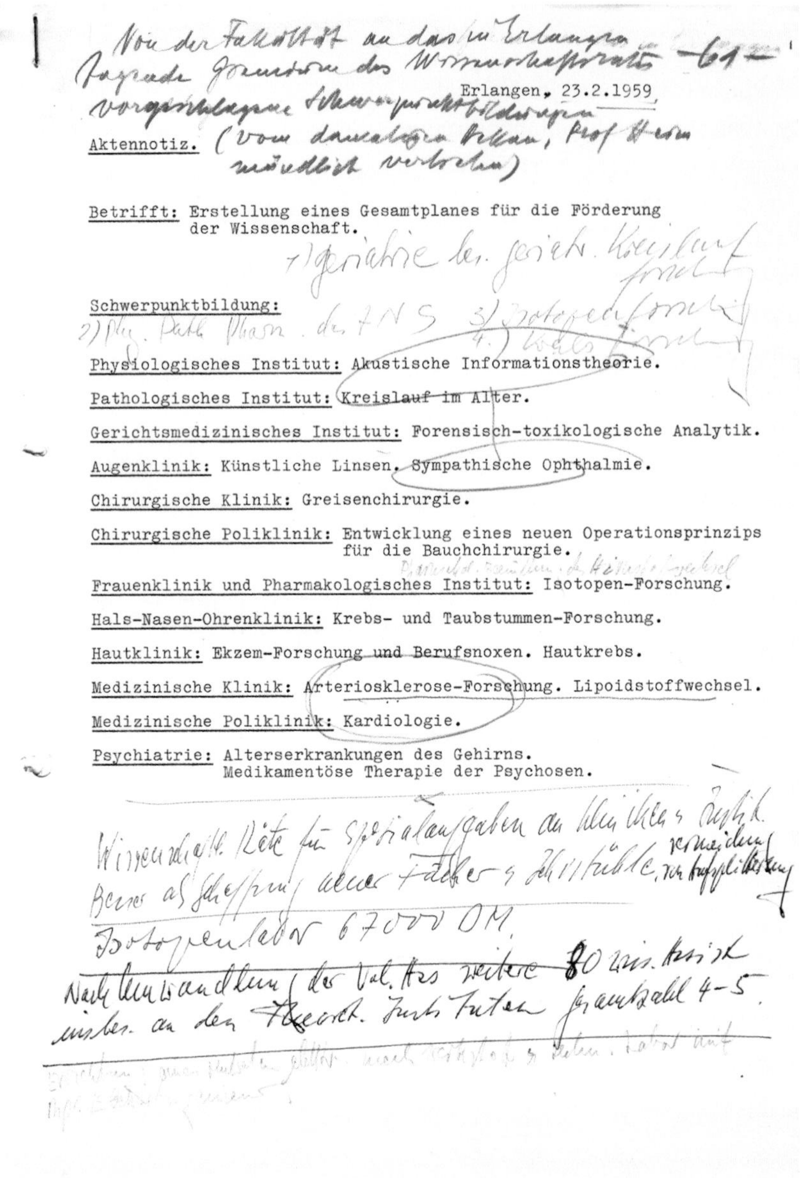

Erlangen, 23.2.1959.

Aktennotiz.

Betrifft: Erstellung eines Gesamtplanes für die Förderung
der Wissenschaft.

Schwerpunktbildung:

Physiologisches Institut: Akustische Informationstheorie.

Pathologisches Institut: Kreislauf im Alter.

Gerichtsmedizinisches Institut: Forensisch-toxikologische Analytik.

Augenklinik: Künstliche Linsen. Sympathische Ophthalmie.

Chirurgische Klinik: Greisenchirurgie.

Chirurgische Poliklinik: Entwicklung eines neuen Operationsprinzips
für die Bauchchirurgie.

Frauenklinik und Pharmakologisches Institut: Isotopen-Forschung.

Hals-Nasen-Ohrenklinik: Krebs- und Taubstummen-Forschung.

Hautklinik: Ekzem-Forschung und Berufsnoxen. Hautkrebs.

Medizinische Klinik: Arteriosklerose-Forschung. Lipoidstoffwechsel.

Medizinische Poliklinik: Kardiologie.

Psychiatrie: Alterserkrankungen des Gehirns.
Medikamentöse Therapie der Psychosen.

Abb. 44 Schwerpunktbildung der Fakultät im Jahr 1959.

▸ **Extrablatt** Im Dienste Äskulaps – René Schubert, S. 350.

Herzens zu verstehen«.[277] Die Bereitschaft zur Belehrung kannte jedoch auch Grenzen. Als im Jahr 1956 der Rektor für einen Festvortrag vor dem Universitätsbund die Themen »Managerkrankheit« und »Genussgifte« vorschlug, riet der auf Herzkrankheiten spezialisierte Internist Carl Korth entschieden davon ab: »Sie mögen bedenken, dass bei dem Universitätsbund vorzugsweise Manager erscheinen, und es macht sich sicher nicht gut, wenn man diesen armen und gehetzten Menschen vor dem Essen ins Gewissen reden muss.«[278]

Dass die »Zeitkrankheiten« nicht nur die Öffentlichkeit, sondern auch die Erlanger Forschung beschäftigten, zeigt eine Aktennotiz zum 1959 aufgestellten Gesamtplan für die Förderung der Wissenschaft, die eine Schwerpunktbildung in den Bereichen Arteriosklerose-Forschung, Lipoidstoffwechsel und Kardiologie vorsah.[279] Bereits am 1. Januar 1956 war auf Initiative des kurz zuvor berufenen Leiters der Chirurgischen Klinik, Gerd Hegemann, eine der bundesweit ersten Abteilungen für Herzchirurgie eingerichtet worden. Die Aufstellung der ersten in Deutschland konstruierten Herz-Lungen-Maschine, des in Ulm entwickelten »Erlanger Modells«, ermöglichte ab 1959 längere Operationen am offenen Herzen und sicherte der Erlanger Herzchirurgie ihre spätere Vorreiterstellung.

Auch auf dem Gebiet der Alterskrankheiten deutete sich bereits in den späten 1950er Jahren eine Schwerpunktbildung an. Nicht zuletzt durch die gestiegene Lebenserwartung und eine veränderte Altersstruktur gerieten Krankheiten der höheren Lebensjahre und die »befürchtete Überalterung« der Gesellschaft stärker in den Blick. Typische »Alterserscheinungen« wurden nicht mehr primär als Erfüllung eines unausweichlichen Schicksals wahrgenommen, sondern als konkrete und nachweisbare Resultate der Lebensführung, weshalb bald auch der Laie wusste, dass ihn nicht nur der »Managertod«, sondern auch der »Pensionierungstod« ereilen konnte.[280] An der Medizinischen Fakultät spiegelte sich diese Akzentverschiebung in den vorgeschlagenen Schwerpunktthemen der Pathologie (»Kreislauf im Alter«), der Chirurgie (»Greisenchirurgie«) und der Psychiatrie (»Alterserkrankungen des Gehirns«) wider.[281] Damit setzte eine – freilich nicht lineare – Entwicklung ein, die 1973 in der Errichtung des bundesweit ersten Lehrstuhls für Allgemeine Geriatrie in Erlangen ihren vorläufigen Abschluss fand.

Wenige Jahre hatte es gedauert, bis die Klagen über Gefahren der Unterernährung durch Warnungen vor der grassierenden Fettsucht verdrängt worden waren. In den 1950er Jahren vollzog sich der Wandel von der Mangel- zur (erstmals postulierten) Konsumgesellschaft, zugleich mischten sich in den fortschrittsoptimistischen Tenor erste Anklänge einer grundlegenden Konsumkritik – ebenfalls eine Wortneuschöpfung der Wirtschaftswunderzeit. Gegen Ende des Jahrzehnts wurden auch an der Medizinischen Fakultät Erlangen neue »Krankheiten« diagnostiziert, die mit der wissenschaftlichen »Aufholjagd« und einem Gefühl des Überflusses in engem Zusammenhang standen: »Kongressitis« und »Vielschreiberei«, hieß es, hätten die Erlanger Mediziner befallen.[282]

»Man muß schon angestrengt durch den äußeren Wandel hindurchblicken, um noch das Gesicht der alten Markgrafenuniversität zu erkennen«, konstatierte der AStA im Jahr 1957.[283] Bei aller oberflächlichen – und durchaus erstaunlichen – Veränderung hatten 15 Jahre jedoch nicht ausgereicht, um den vielerorts herrschenden Rückstand restlos aufzuholen. Im Jahr 1962 beklagten Erlanger Studenten in einem offenen Brief die »zum Teil katastrophalen Zustände in den Hörsälen der medizinischen Fakultät«, ein ähnlich desaströses Bild zeichneten die »Wasserstandsberichte« der Fakultät an den Wissenschaftsrat.[284] Überkommene Strukturen hatten auch in der Lehre und der Krankenversorgung Bestand; der weiterhin stark persönlichkeitsorientierte Forschungsbetrieb, der verbindliche Forschungsstandards vermissen ließ, galt als unterentwickeltes Sorgenkind.[285] Offenkundige Versäumnisse und ungezügelter Ehrgeiz, konservative Beharrungstendenzen und aufkeimender Reformeifer ließen erahnen, dass die Medizinische Fakultät auch in den 1960er Jahren nicht zur Ruhe kommen würde. Andreas Thum

Habilitationsordnung.

§ 1

(§ á Ernennung zum Privatdozenten erfolgt)

~~Die Lehrbefugnis (Venia legendi)~~ wird durch Entscheidung des
Bayerischen Staatsministeriums für Unterricht und Kultus auf
Antrag der Medizinischen Fakultät und nach gutachtlicher Stellungnahme des Akademischen Senats der Universität Erlangen ~~unter~~
~~Ernennung~~ *des Bewerbers* ~~zum Privat-Dozenten verliehen,~~ nachdem
der Bewerber ~~er~~ vor der Medizinischen Fakultät die vorgeschriebenen Habilitations-
leistungen erfüllt hat (§§ 6,7,9 der Verf.). *und ihm die venia legendi*
verliehen worden ist.

§ 2

Die Habilitation setzt sich zusammen aus den 3 Habilitationslei-
stungen: Habilitationsschrift, Kolloquium und Probevorlesung. Wird
eine der Leistungen abgelehnt, so gilt die gesamte Habilitation
als nicht bestanden. Der Bewerber kann die Zulassung zur Habilitation
nur ein zweites Mal beantragen.

I. Voraussetzungen:

§ 3

Zur Habilitation kann zugelassen werden, wer

a) die Approbation als Arzt und den Dr. med. besitzt.
   Von dieser Bestimmung ist in theoretischen Fächern in Sonder-
   fällen eine Ausnahme *(§15)* zulässig, falls der Bewerber eine abgeschlossene Hochschulbildung und den Dr. Grad einer anderen
   Fakultät besitzt.

b) Nach Abschluss des Dr. Examens sich längere Zeit ernster wissenschaftlicher Arbeit gewidmet hat. Der Nachweis dieser wissenschaftlichen Betätigung ist durch entsprechende Publikationen
   zu erbringen. Diese müssen erkennen lassen, dass der Habilitand ei
   Arbeitsgebiet hat, auf dem er schon selbständig und kritische
   Leistungen aufzuweisen hat, die als wirkliche Bereicherung unseres
   Wissens gelten können.

c) Eine praktische Ausbildung hat, die mindestens der eines gut
   ausgebildeten Facharztes des Gebietes, für das er sich habilitieren
   will, entsprechen soll.

Auf dem Weg zur Professur – Medizinische Habilitationen in Erlangen von 1918 bis 1960

Mit gut 200 Jahren ist die Tradition der Habilitation jünger als die Geschichte der Universität Erlangen. Zwar war der Begriff »Habilitation«, also das »Sich-geeignet-Machen« (lat.), bereits einige Jahrhunderte zuvor verwendet worden, allerdings für relativ undefinierte akademische Zwecke. Zum ersten Mal in der Bedeutung, die der heutigen am nächsten kommt, wurde die Habilitation in den Berliner Universitätsstatuten von 1816 erwähnt: Im Gegensatz zu früheren Zeiten, in denen bereits die Promotion das Recht zu lehren verlieh, fand nun eine Trennung von Doktorgrad und Venia legendi, der Erlaubnis, Vorlesungen zu halten, statt. Auch wenn die genaue Form in diesem Schriftsatz noch nicht festgelegt war und sich in der Ausführung von Hochschule zu Hochschule unterschied, stand der Grundgedanke damit fest. Im Laufe des 19. Jahrhunderts entwickelte sich diese Idee weiter und schloss schließlich auch heutzutage essentiell erscheinende Vorgaben wie das Verfassen einer Habilitationsschrift ein. Bis zum Beginn des 20. Jahrhunderts war das Konzept im Großen und Ganzen ausgereift und jede Fakultät gab sich mit einer eigenen Habilitationsordnung einen festen Rahmen für die Durchführung einer Habilitation.[1]

Wandel der Habilitationsordnungen

Für den Zeitraum von 1918 bis 1960, der hier betrachtet werden soll, stammt die erste relevante Habilitationsordnung für die Medizinische Fakultät der Universität Erlangen aus dem Jahr 1907.[2] In neun Paragraphen setzte sie die Regeln des Verfahrens fest: Gesuche um Habilitation waren mit Dokumenten wie einem Lebenslauf, Schulzeugnissen, einem Nachweis über ein regelmäßiges Medizinstudium sowie Approbations- und Promotionsurkunden zu versehen. Zusätzlich wurden je eine Ausfertigung der Dissertationsschrift und aller anderen Veröffentlichungen verlangt. Anschließend wurde die Habilitationsschrift eingereicht und zunächst einem Referenten und einem Korreferenten übergeben. Diese begutachteten sie und übersandten ihre Gutachten an den Dekan, bevor diese dann zusammen mit der Habilitationsschrift unter den Mitgliedern der Medizinischen Fakultät zirkulierten. Wenn der Habilitand in dem Verfahren zwei Drittel der Stimmen für sich gewinnen konnte, wurde er offiziell zu den nächsten Schritten zugelassen. Die erfolgreichen Anwärter wurden zu einem »Colloquium coram

Abb. 1 1954 beriet die Medizinische Fakultät über eine neue Habilitationsordnung.

facultate« eingeladen, einer mündlichen Prüfung, in der die Kandidaten beweisen mussten, dass sie über ausreichend fundiertes Wissen verfügten, um als Dozent lehren zu können. Befragt wurden die Bewerber in Anwesenheit der gesamten Fakultät über vorher festgelegte Themen ihres Fachgebietes und der Medizin allgemein. Im Anschluss entschied die versammelte Fakultät, ob der Kandidat den Ansprüchen bisher genügt hatte. War dies der Fall, hatte der Bewerber 240 Exemplare (!) der Habilitationsschrift bei der Medizinischen Fakultät vorzulegen, der Akademische Senat wurde vom Dekan unterrichtet und eine Probevorlesung angesetzt. Vom Dekan erhielt der Habilitand drei Tage vor der Vorlesung Kenntnis über das von der Fakultät festgelegte Thema. Während der Probevorlesung hatte der Kandidat 45 Minuten Zeit, sein Wissen verständlich und frei vorzutragen. Auch nach diesem Schritt beriet die Fakultät noch einmal über die Eignung des Kandidaten.

1925 wurde die Habilitationsordnung überarbeitet und mit kleineren Neuerungen versehen. Grundlegende Änderungen folgten jedoch erst in der »Reichshabilitationsordnung«, die im Dezember 1934 erlassen wurde.[3] Sie stellte insofern einen großen Einschnitt in der Reihe der Habilitationsordnungen dar, als sie nicht mehr nur für einzelne Fakultäten der jeweiligen Hochschule galt, sondern zentralisierend für jede Universität des Reiches. Somit kann sie als ein Mittel zur Durchsetzung der nationalsozialistischen Wissenschaftsideologie verstanden werden. Die »Reichshabilitationsordnung« brachte den neuen akademischen Grad des Doctor habilitatus mit sich, dessen Verleihung am Ende des Habilitationsverfahrens stand, verlangte außerdem sowohl für den Habilitanden als auch für dessen Ehefrau einen »Ariernachweis« und sah Gutachten über die Persönlichkeit des Bewerbers vor, was als Einschätzung der politischen Zuverlässigkeit zu verstehen war. Beurteilt wurden die Anwärter dabei nicht mehr nur von ihrer Fakultät, sondern sowohl vom Universitätsrektor als Stellvertreter des »Führers« als auch von Studenten- und Dozentenbundsführern. Überdies trennte die neue Ordnung – und das bedeutete wohl die größte aller Änderungen – die Habilitation von der Venia legendi und somit von der Eignung für den Dozentenberuf. Als Begründung führte der dafür zuständige Reichsminister für Wissenschaft, Erziehung und Unterricht aus: »Der Hochschullehrer im nationalsozialistischen Staat muß als Erzieher, Lehrer und Forscher besonders strengen Anforderungen an fachliche Eignung, Persönlichkeit und Charakter genügen. Die Auswahl und Formung des Nachwuchses im akademischen Lehramt bedarf daher der denkbar größten Sorgfalt. […] Die bisher für die Habilitation gültigen Bestimmungen bieten indes keine ausreichende Grundlage zur Erreichung dieses Zieles. […] Nach den neuen Bestimmungen ist dagegen die Habilitation nur die Voraussetzung für eine Bewerbung um die Lehrberechtigung.«[4]

Neu war außerdem, dass sich die habilitierten Bewerber, um die Venia legendi zu erhalten, bei der Landesunterrichtsverwaltung melden mussten, um dann vom Reichswissenschaftsminister in Gemeinschaftslager und zur Dozentenakademie einberufen zu werden. Dort sollte, so die offizielle Lesart, mit Standesvorurteilen aufgeräumt werden, indem angehende Dozenten gemeinsam mit Bauern und Arbeitern lebten; außerdem sollte mithilfe des Wehrsports Selbstzucht, Gehorsam und Gemeinschaftsgeist vermittelt werden. Wer in diesem Lager versage, so der

Reichswissenschaftsminister 1933 auf einer Kund-
gebung, habe kein Recht darauf, Deutschland akademisch zu führen.

Aufgrund der wirtschaftlichen Lage, des
Nachwuchsmangels bei Hochschullehrern und der
Angliederung der sudetendeutschen Gebiete und
Österreichs an das Deutsche Reich wurde nach Einschätzung des Reichsministers für Wissenschaft,
Erziehung und Volksbildung im Jahr 1939 nach
fünf Jahren eine Änderung der Reichshabilitationsordnung nötig. Das Resultat war eine Verkürzung
des Habilitationsverfahrens und die Neuerung, dass
Dozenten mit Verleihung ihrer Lehrbefugnis außer-
planmäßige Beamte auf Widerruf wurden, was ihnen
mehr finanzielle Sicherheit brachte. Zudem sollte
bei Ernennungen vermehrt auf Kriegsteilnehmer
Rücksicht genommen werden, selbst wenn diese den
Hochschulen nicht umgehend zur Verfügung standen. Es war außerdem nicht mehr erforderlich, die
Habilitationsschrift, wie noch 1934 neu eingeführt, zu
veröffentlichen. Die Habilitation konnte nach wie vor
auch von Ausländern erworben werden, die Dozentur
nur noch von Deutschen.[5]

Nach Kriegsende trat zum Wintersemester 1946/47 die sogenannte *Ordnung der
Verhältnisse der Dozenten* in Kraft. In einem Schreiben vom 16. Juli 1946 führt das Bayerische Staatsministerium für Unterricht und Kultus dazu aus, dass
sich Hochschulen und Ministerium darüber einig
seien, dass sich die Trennung von Habilitation und
Erwerb der Lehrbefugnis nicht bewährt habe. Wieder abgeschafft wurde auch der
akademische Titel des Dr. habil., wenngleich er weiterhin geführt werden durfte.
Der Habilitationsvorgang glich somit stark dem Prozedere während der Weimarer
Republik, Lehrbefugnis und Habilitation wurden wieder vereint und es fanden
keine verpflichtenden Lehrgänge und Lageraufenthalte mehr statt. Entscheidend
war nun wieder die fachliche und pädagogische Qualifikation des Bewerbers.
Einige Änderungen aus der »Reichshabilitationsordnung« wurden jedoch beibehalten. So lag es nicht mehr ausschließlich bei der Fakultät zu entscheiden,
welche Bewerber akzeptiert wurden, sondern es mussten nun Wege über den Senat
und das Staatsministerium für Unterricht und Kultus eingehalten werden. Diese
Vorgaben setzte die Medizinische Fakultät der Universität Erlangen größtenteils in
ihrer folgenden Habilitationsordnung um, die zwar undatiert im Universitätsarchiv
liegt, jedoch als Reaktion auf die *Ordnung der Verhältnisse der Dozenten* von 1946
zu sehen ist. Die letzte für den Bearbeitungszeitraum von 1918 bis 1960 relevante
Habilitationsordnung war ab dem 9. Dezember 1954 gültig. Viel hatte sich darin im
Vergleich zur vorherigen Ordnung nicht verändert.[6]

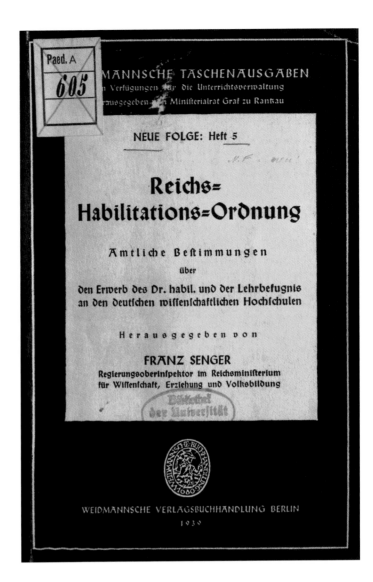

Abb. 2 Reichshabilitationsordnung
von 1939.

Zusammenfassend ist festzuhalten, dass sich die Grundbedingungen für eine Habilitation im Laufe der Zeit nicht grundlegend änderten: Der Kandidat musste Medizin studiert, einen Doktorgrad in Medizin erworben und die ärztliche Approbation erlangt haben. Zudem war ein gewisser Zeitraum an wissenschaftlicher Arbeit nach dem Studium, immer zu belegen durch Publikationen, essentiell. Auch die drei erforderlichen Bestandteile des Habilitationsverfahrens – Habilitationsschrift, Kolloquium und öffentliche Probevorlesung – veränderten sich über die Jahre nicht, auch wenn sie während des »Dritten Reiches« nicht bedingungslos aufeinander folgten. Unterschiede gab es vor allem auf dem Gebiet der Entscheidungskompetenzen. Während 1907 allein die Medizinische Fakultät über das Bestehen einer Habilitation urteilte, wurden 1925 teilweise Zuhörer, die nicht der Fakultät angehörten, zum Kolloquium zugelassen. Mit der »Reichshabilitationsordnung« von 1934 wurde das Hoheitsrecht der Fakultäten stark beschnitten. Eine endgültige Entscheidung konnte nur noch zusammen mit dem Rektor der Universität bzw. den NS-Führern von Studenten- und Dozentenbund gefällt werden. Das letzte Wort bei der Entscheidung, vor allem über die Verleihung der Venia legendi, hatte der Reichswissenschaftsminister. Auch in der Nachkriegszeit erlangten die Fakultäten diesbezüglich nicht ihre volle Souveränität zurück. Zwar entschied wieder die Fakultät über die Annahme von Bewerbung, Habilitationsschrift und Kolloquium, zur Probevorlesung aber wurden erneut der Rektor der Universität, der gesamte Lehrkörper, die Fakultät und die Studentenschaft eingeladen. Schließlich hatten noch Senat und Staatsministerium über die Habilitation zu urteilen.

Erlanger Habilitationen von 1918 bis 1960

Diese Rahmenbedingungen bilden den Hintergrund, vor dem die Habilitationen an der Medizinischen Fakultät der Universität Erlangens von 1918 bis 1960 vollzogen wurden.[7] Im Folgenden soll vor allem eine statistische Aufarbeitung dieser Vorgänge unternommen werden.

Im genannten Zeitraum fanden insgesamt 170 Habilitationsvorgänge an der Medizinischen Fakultät der Universität Erlangen statt: 97 Vorgänge, also gut die Hälfte, wurden für Erlanger Habilitanden angelegt, die in dieser Zeit erstmalig ein Habilitationsverfahren durchliefen und zu Privatdozenten ernannt wurden, 41 weitere Habilitierte wechselten ihre ursprüngliche Hochschule und erlangten nun in Erlangen die Venia legendi, habilitierten sich also um. 29 Personen hatten sich in Erlangen habilitiert, dann die Universität verlassen und waren nun wieder in den Hochschuldienst in Erlangen zurückgekehrt. Der Vollständigkeit halber sei hier noch erwähnt, dass es in dem 43-jährigen Untersuchungszeitraum elf abgelehnte bzw. abgebrochene Habilitationsverfahren an der Medizinischen Fakultät Erlangen gab.

Betrachtet man die Jahre zwischen 1918 und 1960 einzeln und nur bezüglich der 97 neuen Habilitationen an der Medizinischen Fakultät in Erlangen, ergibt sich folgendes Bild der Jahrgangsstärken:

Während in den 1920er und 1930er Jahren im Durchschnitt 1,9 Habilitationen pro Jahr stattfanden, stieg diese Zahl in den 1950er Jahren auf 3,9 an. Die 1940er Jahre stellen aufgrund des Krieges und der folgenden Nachkriegswirren

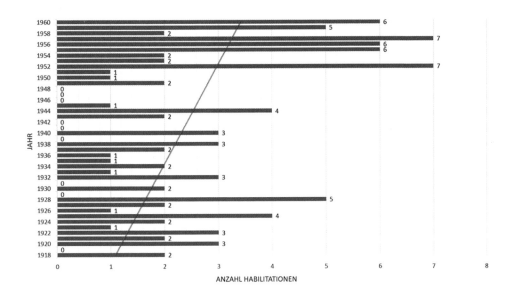

Abb. 3 Anzahl der Habilitationen nach Jahrgängen. Die Linie verdeutlicht den generellen Trend.

sicherlich einen Einschnitt dar, den ansteigenden Trend bei den Habilitationszahlen konnte dies gleichwohl nicht aufhalten.

Ein Spezifikum der medizinischen Habilitationen in Erlangen stellte der Frauenanteil unter den Habilitanden dar. Mit lediglich einer einzigen Habilitandin zwischen 1918 und 1960 liegt die Frauenquote für diesen Zeitraum bei nur rund 1 %. Diese Habilitandin war 1956 Helene Weinland (1914–2005), die erste weibliche Privatdozentin der Medizinische Fakultät.

Auf die einzelnen Fächer verteilten sich die Habilitationen wie folgt:

Mit etwa 20 % (19 Habilitanden) fanden relativ gesehen die meisten Habilitationen auf dem Gebiet der Inneren Medizin statt, gefolgt von elf Habilitationen in der Chirurgie und zehn Habilitationen in der Frauenheilkunde. Auf Platz vier

▶ **Extrablatt** Helene Weinland, die erste Habilitandin der Medizinischen Fakultät, S. 54.

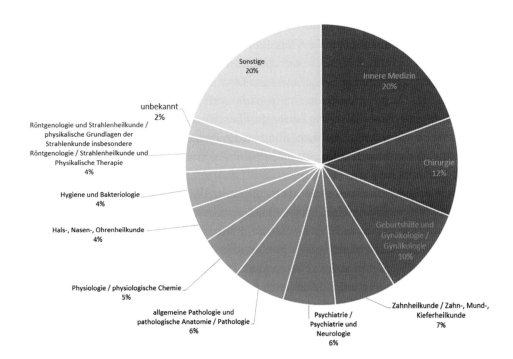

Abb. 4 Fächerverteilung der Habilitationen 1918–1960.

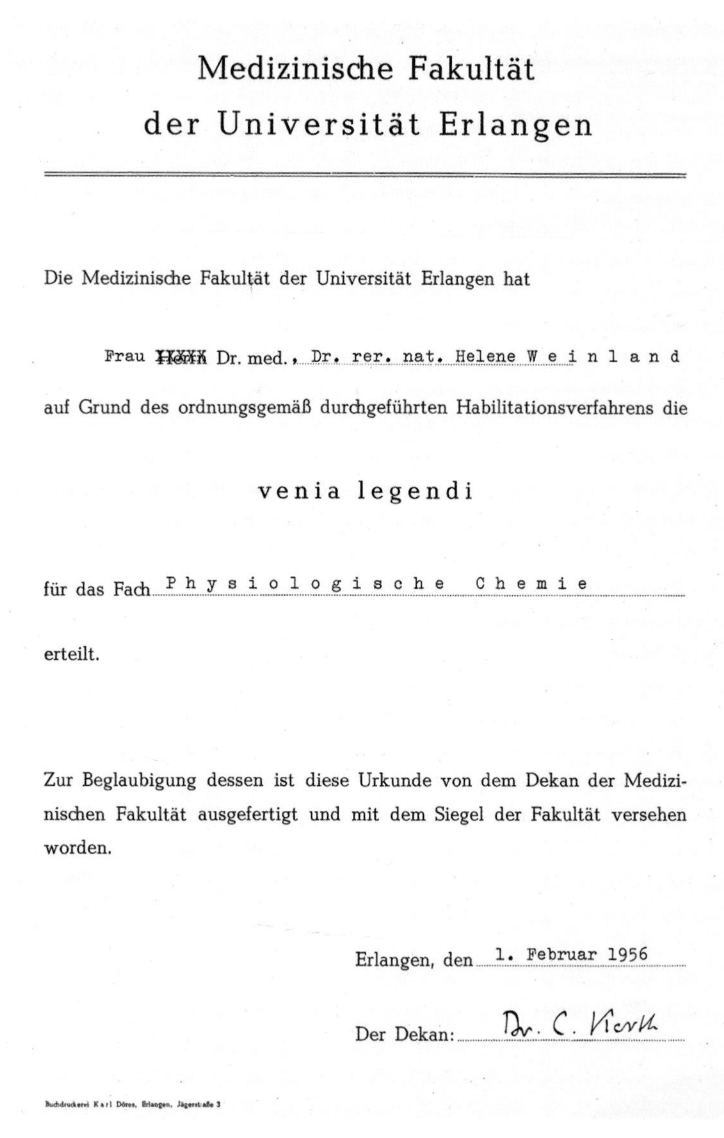

Medizinische Fakultät
der Universität Erlangen

Die Medizinische Fakultät der Universität Erlangen hat

Frau ~~HERR~~ Dr. med., Dr. rer. nat. Helene W e i n l a n d

auf Grund des ordnungsgemäß durchgeführten Habilitationsverfahrens die

v e n i a   l e g e n d i

für das Fach P h y s i o l o g i s c h e   C h e m i e

erteilt.

Zur Beglaubigung dessen ist diese Urkunde von dem Dekan der Medizinischen Fakultät ausgefertigt und mit dem Siegel der Fakultät versehen worden.

Erlangen, den 1. Februar 1956

Der Dekan: *Dr. C. Korth*

Buchdruckerei Karl Döres, Erlangen, Jägerstraße 3

Abb. 5 Die Habilitationsurkunde von Helene Weinland, 1956. Die weibliche Anrede war auf dem Vordruck noch gar nicht vorgesehen und wurde nachträglich eingefügt.

findet sich die Zahn- bzw. Zahn-, Mund- und Kieferheilkunde (7 %). Je sechs Personen habilitierten sich zwischen 1918 und 1960 in Psychiatrie (bzw. Psychiatrie und Neurologie) und Pathologischer Anatomie. 5 % sind der Physiologie bzw. der Physiologischen Chemie zuzurechnen. Im Bereich der HNO, der Hygiene und Bakteriologie und dem noch jungen Fach der Röntgenologie und Strahlenkunde gab es jeweils vier Habilitanden (4 %). 19 Habilitanden (20 %) entfallen auf Fächer wie Anatomie, Rechtsmedizin, Pädiatrie, Dermatologie, Augenheilkunde, Pharmakologie und Toxikologie sowie die eigenständig gewordenen Fachbereiche der Orthopädie und Urologie.[8]

Auch soziale Faktoren, die aus Lebensläufen und Habilitationsakten hervorgehen, sind bei der Analyse der Habilitationen an der Medizinischen Fakultät Erlangen nicht zu vernachlässigen. Betrachtet man zunächst das Lebensalter der 97 Kandidaten zum Zeitpunkt ihrer Habilitation, stellt man fest, dass der Altersdurchschnitt zwischen 1918 und 1960 bei rund 36 Jahren lag, der Modalwert, also das häufigste Alter bei Verleihung der Venia legendi, betrug 34 Jahre (zwölf Habilitanden). Der jüngste Habilitand war 1923 mit 28 Jahren der spätere Erlanger Ordinarius für Hygiene und Bakteriologie Maximilian Knorr (1895–1985), der älteste 1921 Christian Hans Greve (1870–1955) mit 50 Jahren. Generell ist über den betrachteten Zeitraum ein Anstieg des Habilitationsalters zu beobachten. Zwar ist dieser Trend im Vergleich der Durchschnittszahlen der beiden Grenzjahre 1918 und 1960 nicht eindeutig sichtbar – 1918 betrug der Altersdurchschnitt 38 Jahre, 1960 lag er bei 38,7 Jahren – aber es sind die 41 Jahre dazwischen, die diesen Trend ausmachen: Bis etwa 1938 lagen viele Habilitanden unter dem bereits erwähnten durchschnittlichen Alter von 36 Jahren, ab 1940 die Mehrzahl eher darüber.

Ebenso nahm auch der durchschnittliche Zeitraum zwischen Promotion und Habilitation zu: In den 1920er Jahren betrug er 7,1 Jahre, in den 1950er Jahren bereits etwa 11,2 Jahre. Am schnellsten war 1923 der bereits erwähnte Maximilian Knorr mit nur zwei Jahren zwischen Verleihung des Doktorgrades und der Venia legendi, die meiste Zeit ließ sich mit 17 Jahren Walter Ritter von Baeyer (1904–1987), der 1946 zum Privatdozenten für Psychiatrie ernannt wurde.

Ein weiterer sozialer Faktor der Analyse sind die Geburtsorte der Habilitanden. Mit 38 % (36 Habilitanden) wurde ein Großteil in Bayern geboren. Bei einer genaueren Analyse der Geburtsorte festigt sich die These, dass sich viele der Kandidaten in der Nähe ihres Geburtsortes habilitierten. Mit 42 % kam fast die Hälfte der bayerischen Kandidaten aus Mittelfranken. Aus den heutigen Regierungsbezirken Oberfranken und Unterfranken stammten 19 % bzw. 14 %. Drei Viertel aller bayerischen Habilitanden wurden also in der Region Franken geboren. Die restlichen 25 % verteilten sich auf Oberbayern, Schwaben und die Oberpfalz. In Niederbayern wurde keiner der bayerischen Habilitanden der Medizinischen Fakultät Erlangen zwischen 1918 und 1960 geboren. Olaf Willett interpretiert diese Entwicklung in seiner Sozialgeschichte Erlanger Professoren aber nicht als »›Rückfall‹ in die soziale und territoriale Beengtheit der frühneuzeitlichen Landesuniversität«, sondern vielmehr als Ausdruck der Integrationsfunktion der Universität Erlangen für die protestantisch geprägten Gebiete Bayerns, die sich bis 1960 hinzog.[9] Dies wird auch deutlich, wenn man die Religionszugehörigkeit als ein damals wichtiges Kriterium näher betrachtet. Mit 60 % gehörte die überwiegende Mehrheit aller Habilitanden von 1918 bis 1960 der protestantischen Konfession an. Katholisch war knapp ein Viertel der Kandidaten. Eine Person war konfessionslos, ein Habilitand gab »unitarisch« als Religionszugehörigkeit an. Von 15 Personen ist die konfessionelle Zugehörigkeit nicht bekannt. Auffallend ist, dass sich auch im Zeitraum vor 1933 kein einziger bekennender Jude an der Medizinischen Fakultät Erlangen habilitiert hatte.

Des Weiteren spielt der Beruf des Vaters als Wegweiser und Wegbereiter für den Sohn – und in einem Fall für die Tochter – eine wichtige Rolle. Im Fall der Habilitanden der Medizinischen Fakultät hatte sich knapp ein Viertel der Väter in ähnlichen Berufsfeldern betätigt wie ihre Kinder: 16 % der Väter, also 15 Personen, waren selbst Arzt oder Medizinalrat, 4 % arbeiteten als Medizinprofessor an einer Hochschule, 3 % als Professor in einem nicht-medizinischen Fach. Unter den restlichen 77 % waren vor allem Beamte, Lehrer, Juristen, Kaufmänner und Handwerker. Einer der Väter war im Militär tätig, einer als Landwirt. Dies verdeutlicht, dass vor allem bis 1933 im medizinischen Bereich die soziale Mobilität zunahm, dass auch Söhne von Handwerkern, Kaufmännern, nicht-akademischen Beamten, Lehrern an niederen Schulen und Bauern Professoren in einem medizinischen Fachgebiet werden konnten. Die »sozialen Aufsteiger« machten gute 31 % der Ordinarien aus; ihr Anteil hatte sich damit im Vergleich zur zweiten Hälfte des 19. Jahrhunderts mehr als verdreifacht. Dennoch stammte die Mehrzahl der Professoren nach wie vor aus privilegierten Bevölkerungsschichten.

Von Relevanz ist auch der bisherige Studien- bzw. der Promotionsort der Habilitanden. Entsprechend der Tendenz, die sich schon bei den Geburtsorten zeigte, wird auch bei den Promotionsorten deutlich, dass viele Habilitanden ihr ursprüngliches räumliches Umfeld nicht verließen. 38 % aller Kandidaten wurden vor ihrer Habilitation auch in Erlangen promoviert. Ergänzt wird dieses Bild durch die Tatsache, dass 12 % ihren Doktortitel in München und 8 % in Würzburg verliehen bekamen. Knapp 60 % der Erlanger Habilitanden wurden also an einer der damaligen drei bayerischen Landesuniversitäten promoviert. Auf Platz vier folgt mit 7 % die Universität Heidelberg. Je 3 % der Habilitanden wurden in Tübingen, Leipzig, Frankfurt am Main und Berlin promoviert. Unter die 21 % der sonstigen Orte fallen mit je 2 % Straßburg, Münster, Königsberg in Preußen, Kiel, Hamburg, Göttingen, Breslau und Freiburg im Breisgau und mit je 1 %, also einem Habilitanden, Marburg an der Lahn, Innsbruck, Halle-Wittenberg, Greifswald, Gießen und Bologna.

Ebenfalls Teil der sozialen Faktoren ist der Familienstand zum Zeitpunkt der Habilitation. Von 1918 bis 1945 waren 78 % der 49 Habilitanden bereits verheiratet. Von 10 %, also fünf Kandidaten, ist bekannt, dass sie bei ihrer Habilitation ledig waren. Jedoch vermählten sich drei dieser Personen zu einem späteren Zeitpunkt, nur zwei blieben unverheiratet. Der Familienstand von sechs Habilitanden ist unbekannt. Um diese Zahlen einordnen zu können, bietet sich ein Vergleich mit den Daten des Statistischen Bundesamtes an, die Auskunft über die Gesamtzahl verheirateter Personen in Deutschland geben. Im Zeitraum 1910 bis 1911 waren 63,7 % der im Heiratsalter befindlichen Personen vermählt, 1925 waren es 63,9 %, in den Jahren 1933 bis 1934 62,9 % und 1939 68,6 %. Es fällt also auf, dass die Habilitanden um gut 9 bis 15 Prozentpunkte über dem deutschlandweiten Schnitt verheirateter Personen lagen, sich also eifriger vermählten. Betrachtet man nun die Ehen der verheirateten 78 %, insgesamt also 38 Personen, so fällt auf, dass zwischen 1918 und 1945 mindestens 16 % der Ehefrauen promoviert waren. Ungeachtet der überraschend hohen Zahl akademisch gebildeter Ehefrauen bedeutet das jedoch nicht, dass die Gattinnen von ihrer Vorbildung nach der Hochzeit über die Maßen profitieren durften: »Trotz teilweise professioneller Ausbildung rückte die berufliche Verwendung der erworbenen Kompetenzen, sofern diese überhaupt je beabsichtigt worden war, mit der Hochzeit in den Hintergrund und wich den Bedürfnissen des Hausgebrauchs respektive einer umrahmenden Begleitung gehobener Geselligkeit.«[10] Für den Zeitraum von 1946 bis 1960 liegen fast identische Ergebnisse vor: Von 48 Habilitanden waren 79 % bereits verheiratet und 11 % ledig. Diese 11 % repräsentieren fünf Personen, von denen sich drei nach der Habilitation noch vermählten und zwei nie heirateten. Der Familienstand von fünf Personen ist unbekannt. Auch hier zeigt sich, dass die Habilitanden der Medizinischen Fakultät Erlangen den bundesweiten Schnitt um gut 13 bzw. 11 Prozentpunkte überschritten. All diese Zahlen verdeutlichen, dass auf die »Sozialintegration des Mannes«[11] größten Wert gelegt wurde. Der bekannte Anteil der promovierten Ehefrauen hatte sich nun im Vergleich zum vorherigen Zeitraum aber verdoppelt: 32 %, also zwölf Ehefrauen, trugen einen Doktortitel.

Zur Vervollständigung des hier gezeichneten Bildes der Habilitationsvorgänge an der Medizinischen Fakultät von 1918 bis 1960 bietet sich eine Analyse der verfügbaren Habilitationsschriften an. Von insgesamt 97 Habilitanden sind 40 Schriften noch auffindbar. Diese sind zu einem Großteil den Habilitationsakten ab 1946 beigelegt. Aufschlussreich hinsichtlich wissenschaftlicher Einflüsse ist dabei vor allem die Quellenliteratur, sowohl im Umfang als auch in der Sprache.

Betrachtet man jeweils die Anzahl der verwendeten Literatur, so kommt man auf rund 360 angegebene Quellen im Jahr 1938, die jedoch auf nur eine verfügbare Habilitationsschrift zurückgehen. Aus dem Jahr 1949 ist ebenfalls nur eine Schrift überliefert, in der rund 130 Quellen verwendet wurden. Aus dem Jahr 1952 hingegen sind fünf Texte erhalten. Es wurden darin durchschnittlich 186 Literaturquellen angegeben. Der Durchschnitt der zwei Habilitationsschriften von 1953 beläuft sich auf rund 139 Quellen, der der beiden Texte aus dem Jahr 1954 auf 71 Quellenangaben. Aus dem Jahr 1955 sind fünf Schriften erhalten, die im Durchschnitt 172 unterschiedliche Literaturangaben enthielten. Die sechs Habilitationsschriften von 1956 hingegen verwendeten durchschnittlich rund 226 Quellentexte

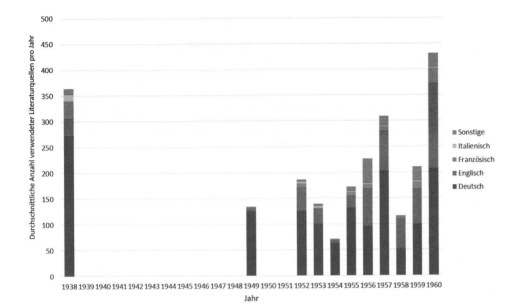

Abb. 6 Durchschnittliche Anzahl der verwendeten Quellenliteratur nach Sprache.

und die weiteren sechs Schriften aus dem Jahr 1957 309 Literaturquellen. 1958 wurden im Durchschnitt bei den zwei verfügbaren Habilitationsschriften 116, 1959 im Durchschnitt der fünf vorhandenen Schriften 211 und 1960 im Durchschnitt von vier Texten 430 Literaturquellen verwendet. Wie auch aus dem Diagramm hervorgeht, fanden in den Jahren 1939, 1941, 1942 1946, 1947 und 1948 keine Habilitationen statt, die Schriften aus den Jahren 1940, 1943, 1944, 1945, 1950 und 1951 sind nicht mehr auffindbar. Ein eindeutiger Trend bei der durchschnittlichen Anzahl zitierter Quellen ist zwar nicht zu erkennen. Allerdings zeichnet sich eine leichte Tendenz zu einer steigenden Anzahl ab.

Aus dem Diagramm ist außerdem die Sprache der verwendeten Quellenliteratur zu entnehmen. 1938 wurden 273 deutschsprachige Quellen aufgelistet, 33 englisch-, 34 französisch- und 13 italienischsprachige. Elf Literaturquellen entstammen anderen Sprachen und wurden somit unter »Sonstige« eingeordnet. 1949 ist der Anteil deutschsprachiger Quellen mit 126 von 134 noch höher. Vier der Literaturangaben entstammen dem Englischen, zwei dem Französischen, je eine dem Schwedischen und dem Spanischen. In den Jahren darauf gewinnt jedoch vor allem die englischsprachige Quellenliteratur zulasten der deutschsprachigen immer mehr an Bedeutung. Dies spricht für eine zunehmende Internationalisierung der medizinischen Wissenschaft bzw. den Bedeutungsverlust deutschsprachiger Forscher respektive Veröffentlichungen im Vergleich zu denjenigen aus dem angloamerikanischen Sprachbereich. Als eine Ursache für diese Entwicklung gilt die Wissenschaftspolitik während des Nationalsozialismus, die die Forschung unter anderem durch Antisemitismus, mangelhafte Nachwuchsausbildung, vernachlässigte Grundlagenforschung und Behinderung internationaler Kommunikation stark bremste. Die Auswirkungen wurden nun mit Verzögerung sichtbar. Diese abnehmende Tendenz deutschsprachiger Quellenliteratur wird vor allem deutlich, wenn man sie prozentual nach den Sprachen aufgliedert. Selbst wenn man den Ausreißer aus dem Jahr 1938 mit einbezieht, sanken die deutschsprachigen Quellen von rund 75 % in ebendiesem Jahr 1938 oder knapp 95 % im

Jahr 1949 auf etwas unter 50 % im Jahr 1960. 1958 lagen sie sogar bereits deutlicher unter der 50-Prozent-Marke. Eine augenscheinliche Zunahme wird hingegen bei der englischsprachigen Literatur deutlich: Sie betrug etwa 9 % im Jahr 1938, sogar nur 3 % im Jahr 1949 und stieg bis 1960 auf knapp 40 %. 1958 lag sie bereits bei 50 %.

Aufschlussreich ist auch eine Analyse der Textlänge. Die einzige auffindbare Habilitationsschrift von 1938 ist 155 Seiten lang, die von 1949 umfasst 96 Seiten. Die durchschnittliche Länge der fünf Habilitationsschriften von 1952 beträgt 152 Seiten, die der beiden von 1953 85 und die der beiden von 1954 104 Seiten. Die fünf verfügbaren Texte von 1955 umfassen im Durchschnitt 98 Seiten, die jeweiligen sechs Schriften von 1956 und 1957 119 bzw. 160 Seiten. Mit durchschnittlich 86 Seiten der zwei Habilitationsschriften von 1958 stellt das Jahr einen kleinen Einschnitt dar. Die Seitenzahl steigt jedoch wieder in den fünf Texten von 1959 auf im Durchschnitt 112 Seiten und erreicht 1960 mit dem Durchschnitt von 230 Seiten aus vier Habilitationsschriften ihr Maximum. Auch die insgesamt längste Habilitationsschrift mit 403 Seiten stammt aus dem Jahr 1960 und wurde von Josef Schmidt über Hämodynamik und Elektrokardiogramm verfasst. Der kürzeste Text stammt von Kurt Mechelke aus dem Jahr 1953 und behandelt auf 37 Seiten die *Beeinflussung des Kreislaufs durch die Atmung, sowie durch Lagewechsel und Preßdruck bei gesunden Menschen und bei Personen mit nervösen Herz- und Kreislaufstörungen.* Auch bei dieser Analyse fehlt eine eindeutige Tendenz der Entwicklung. Lässt man aber erneut, wie schon oben, das Jahr 1938 außer Acht, so ist durchaus ein Anstieg der Textlänge ab 1949 zu beobachten. Grund dafür war der einerseits stetig wachsende Qualifikationsdruck der Habilitanden, aber auch die Entwicklung hin zu einer gewissen Eigenverantwortlichkeit, kontinuierlichen Weiterentwicklung und umfassenden Analyse des Forschungsvorhabens. Auch die immer längere Forschungszeit zwischen Studienabschluss bzw. Promotion und Habilitation und die steigende Komplexität der untersuchten Themen trugen sicherlich ihren Teil zu immer länger werdenden Habilitationsschriften bei.

Ebendiese behandelten Themen und Forschungsgebiete ergeben nachfolgendes Bild. Aus Gründen einer besseren Vergleichbarkeit wurden sie anhand ihres Titels in Themenkategorien eingeteilt.

Mit 35 % den Großteil bilden Arbeiten, die sich der deskriptiven Beschreibung physiologischer und pathologischer Gegebenheiten widmen. Hierunter fallen Schriften, die sich beispielsweise mit der Anatomie bestimmter Körperregionen befassen, die Pathologien einer gewissen Krebserkrankung untersuchen oder die Physiologie eines Organsystems zum Thema haben. Gefolgt wird diese Kategorie von der Diagnostik mit 16 %, wo sich beispielsweise Schriften zum Elektrokardiogramm oder bakteriologischen Nachweismethoden finden. Knapp dahinter liegt mit 15 % die Chemie bzw. Biochemie, gefolgt vom Themengebiet der Strahlen mit 12 %. Zwar befasst sich auch die Gruppe der Strahlen teilweise mit Diagnostik, zum Großteil aber mit Fragen zu Strahlenschäden oder dem Vergleich zwischen gesunden und kranken Körperteilen in der Durchleuchtung. Vergiftungen und Therapiemethoden machen als Forschungsgebiete jeweils 5 % der Habilitationsschriften aus. Es folgen Entzündung und Infektion mit 4 %, die Beschreibung von Symptomen mit 3 %, Klassifikationen mit 2 % und mit jeweils 1 % Verletzung, Krieg und Versorgung sowie Anthropologie.[12]

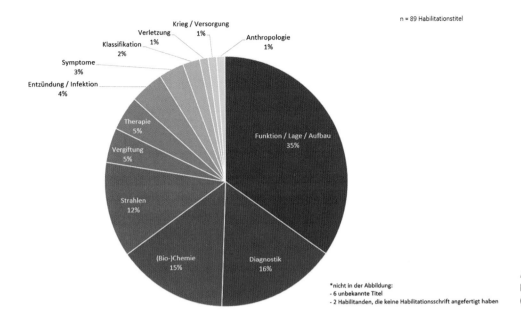

n = 89 Habilitationstitel

*nicht in der Abbildung:
- 6 unbekannte Titel
- 2 Habilitanden, die keine Habilitationsschrift angefertigt haben

Abb. 7   Themengebiete der Habilitationsschriften 1918–1960 (laut Titel).

Resümee

Generell zeichnet sich im untersuchten Zeitraum eine zunehmende Komplexität des Habilitationsprozesses ab. Immer mehr Wissenschaftler brachten ihre Habilitation auf den Weg, gleichzeitig stieg das Durchschnittsalter der Habilitanden kontinuierlich an, ebenso wie der Zeitraum zwischen Promotion und Habilitation. Auch der Umfang der Habilitationsschrift nahm kontinuierlich zu und verlangte im Schnitt nach immer mehr Literaturquellen, die zunehmend aus dem angloamerikanischen Sprachraum stammten. Andere Aspekte hingegen scheinen sich über die Zeit nicht grundlegend geändert zu haben. So machten im Jahr 1960 nach wie vor Protestanten den Großteil der Habilitanden an der Medizinischen Fakultät Erlangen aus, noch immer gab der Beruf des Vaters häufig die berufliche Laufbahn der Kinder vor und in der Regel zogen die Wissenschaftler nicht weit weg von Geburts- bzw. Promotionsort, um ihre akademische Karriere weiterzuverfolgen. Auch die Ehe galt den meisten Habilitanden als bewährtes Konzept, sodass von 1918 bis 1960 knapp 80 % bei der Habilitation bereits verheiratet waren. Neu war in den untersuchten 43 Jahren nicht nur die Emanzipation der Orthopädie und der Urologie von der Chirurgie und erste »eigene« Habilitationen, sondern mit Helene Weinland auch die erste weibliche Privatdozentin der Medizinischen Fakultät.   Hannah Zimmermann

LEHRER DER HEILKUNDE

UNIVERSITÄT ERLANGEN

Erweiterter Sonderdruck aus der

MÜNCHENER MEDIZINISCHEN WOCHENSCHRIFT

überreicht von

MENCKE ⸱ BLAESING

Universitätsbuchhandlungen

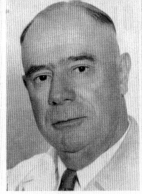

Prof. Dr. med. C. M. Hasselmann
Vorstand der Klinik für Haut- und
Geschlechtskrankheiten
* 30. 4. 1897 Frankfurt/M.
Manila 1930, Schanghai 1940,
Erlangen 1947

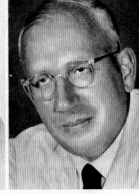

Prof. Dr. med. Gerd Hegemann
Vorstand der Chirurgischen Univ.-Klinik
* 5. 9. 1912 Suttrop/Westf.
Marburg 1948, Erlangen 1955

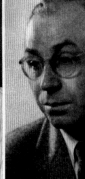

Prof. Dr. med. Fritz He i
Vorstand des Pharmakolc
Instituts
* 26. 4. 1910 Würzburg
Marburg 1940, Erlangen 19

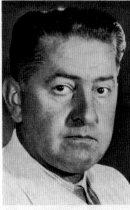

Prof. Dr. med. Karl Friedrich Bauer
Vorstand des Anatomischen Instituts
* 21. 6. 1904 Mylau/Vogtl.
München 1938, Erlangen 1945

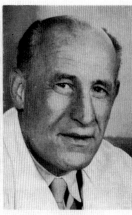

Prof. Dr. med. Fritz Eugen Flügel
Vorstand der Univ.-Nervenklinik
* 20. 3. 1897 Dresden
Halle 1939, Erlangen 1951

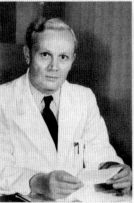

Prof. Dr. med. Norbert Henning
Vorstand der Medizinischen Klinik
* 12. 6. 1896 Hundeshagen
Leipzig 1929, Würzburg 1949.
Erlangen 1953

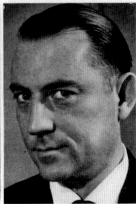

Prof. Dr. Wolf-Dieter Keidel
Vorstand des Physiologischen Instituts
* 14. 12. 1917 Ingolstadt
Erlangen 1949, Boston-Cambridge/Mass.,
USA 1957, Erlangen 1961

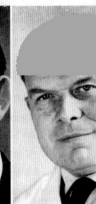

Prof. Dr. med. Maximilia
Vorstand des Hygienisch-
logischen Instituts
* 21. 6. 1895 Breitengüßba
Erlangen 1923, München 19
Würzburg 1932, Erlangen

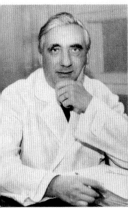

rof. Dr. med. Carl Korth
orstand der Medizinischen Poliklinik
24. 1. 1903 Düsseldorf
erlin 1939, Erlangen 1946

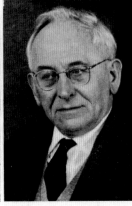

Prof. Dr. med. Dr. phil. Friedrich May
Vorstand des Physiologisch-chemischen
Instituts
* 22. 7. 1898 Feuchtwangen/Mfr.
Erlangen 1935

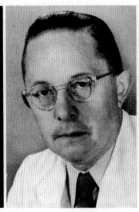

Prof. Dr. med. Erich Müller
Vorstand des Pathologisch-
anatomischen Instituts
* 19. 1. 1903 Kirchgandern
Würzburg 1936. Erlangen 1948

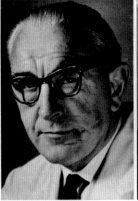

Prof. Dr. med. Dr. med. dent.
Gerhard Steinhardt
Vorstand der Klinik und Poliklinik für
Zahn-, Mund- und Kieferkranke
* 24. 5. 1904 Damerkow/Pommern
Kiel 1939, Würzburg 1959, Erlangen 1961

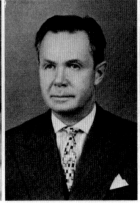

Prof. Dr. Gerhard Theissing
Direktor der Hals-, Nasen-, Ohren-
Klinik
* 15. 6. 1903 Waldenburg/Schlesien
Bonn 1931, Mainz 1950, Erlangen 1960

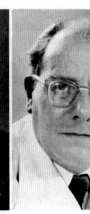

Prof. Dr. med. et phil. B
Weinig
Vorstand des Instituts für
Medizin und Kriminalist
* 6. 7. 1904 Frankfurt/M.
Leipzig 1942, Erlangen 19

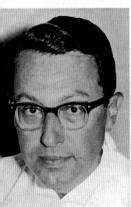

Prof. Dr. Karl Günther Ober
orstand der Univ.-Frauenklinik
24. 8. 1915 Berlin
Marburg/L. 1954, Köln 1955.

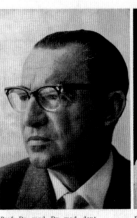

Prof. Dr. med. Dr. med. dent.
Heinrich Paschke
Mitvorstand der Klinik und Poliklinik
für Zahn-, Mund- und Kieferkranke

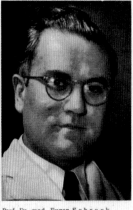

Prof. Dr. med. Eugen Schreck
Vorstand der Univ.-Augenklinik
* 15. 3. 1911 Stuttgart
Heidelberg 1944, Erlangen 1951

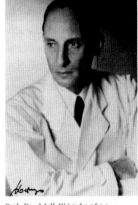

Prof. Dr. Adolf Windorfer
Vorstand der Univ.-Kinderklinik
und Poliklinik
* 7. 2. 1909 Falkenstein/Oberpfalz

»In einer Zeit, in der sich die Ereignisse der Universitätspolitik geradezu überstürzten« – Die Medizinische Fakultät zwischen 1960 und 1980

Sind die frühen 1960er Jahre bundesweit noch geprägt von den Folgen des »Reformstaus« der Nachkriegszeit, werden bis 1980 der »Wirtschaftsboom«, die neue, von heftigen »Studentenunruhen« begleitete Hochschulpolitik, die Ausdifferenzierung der klinischen Fächer sowie der enorme medizinische Wissenszuwachs die medizinische Fakultätslandschaft auch in Erlangen massiv verändert haben. Die beiden Mitteljahrzehnte deutscher Teilung, in der neueren Forschung auch als die »langen 1960er Jahre« bezeichnet, gelten als eine von Reformen und Revolten bestimmte Umbruchsphase.[1] Mit Ende der unmittelbaren Nachkriegszeit 1955 setzte eine Ära des wirtschaftlichen Aufschwungs ein, die in den 1960er Jahren zu einer signifikanten Wohlstandssteigerung und gesellschaftlichen Liberalisierungsprozessen sowie wissenschaftlich-technologischen Erneuerungen führte.[2] Die als Reaktion auf die makroökonomische Krise von 1973 (»Ölpreiskrise«) einsetzenden Sparzwänge sowie zunehmende Reformskepsis bremsten den Fortschrittsoptimismus schließlich aus.

Obwohl die einschneidende Umwandlung der Hochschullandschaft als wesentliches Merkmal der 1960er Jahre gilt, wird dieser Zeitraum in den bisher vorliegenden Untersuchungen zur Universitäts- bzw. Fakultätsgeschichte zumeist nur am Rande behandelt, insbesondere der Zeitraum zwischen 1970 und 1980 gilt als kaum solide erschlossen.[3] Eine umfassende Darstellung, die sich explizit mit der Medizinischen Fakultät Erlangen in den »langen 1960er Jahren« beschäftigt, fehlt bislang.[4]

Die vom Wissenschaftsrat in der ersten Hochphase der frühen 1960er Jahre bundesweit forcierte Einrichtung neuer Lehrstühle und die Spezialisierung der Fächer ließ das die Universitätslandschaft beherrschende »Humboldt-Konstrukt« noch weitgehend unverändert.[5] Erst der Aufstieg des Planungsbegriffs zur neuen Leitvokabel der Hochschulpolitik, die verstärkte Verrechtlichung sowie die ansteigende staatliche Regulierungsdichte, insbesondere durch die neue Hochschulgesetzgebung der Länder (Bayerisches Hochschulgesetz 1974), führten zu einer tiefgreifenden Umstrukturierung der Universitäten. Diese betraf die Medizinischen Fakultäten mit ihrer spezifischen Binnenstruktur und organisatorischen, finanziellen und rechtlichen Sonderstellung in der Schnittmenge von Hochschul- und Krankenhauswesen in besonders hohem Maße: Während Forschung

Abb. 1 Die Ordinarien der Medizinischen Fakultät zu Beginn der 1960er Jahre. Den »Halbgöttern in Weiß« standen stürmische Zeiten bevor.

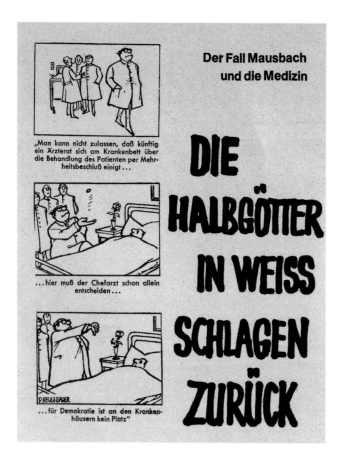

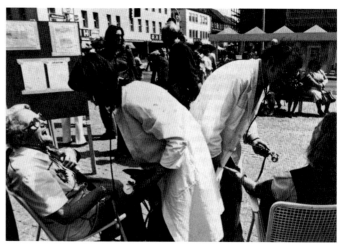

Der Fall Mausbach und die Medizin

DIE HALBGÖTTER IN WEISS SCHLAGEN ZURÜCK

Abb. 2   Studentische Kritik an den hierarchischen Verhältnissen, 1971.
Abb. 3   Öffentlichkeitswirksame Streikaktion: Blutdruckmessung bei Passanten, 1977.

und Lehre dem Hochschulrecht unterliegen, fällt die Krankenversorgung unter das Sozial-, Gesundheits- und Krankenhausrecht. Hochschulmedizin als an der Medizinischen Fakultät gelehrte und gelernte, angewandte und weiterentwickelte Medizin unterliegt somit stärker als andere Fächer den Divergenzen von akademischer Selbstverwaltung und staatlicher Regulierung. Keine andere Fachdisziplin war daher in den »langen 1960er Jahren« so anhaltend Gegenstand von Bildungsreformversuchen und intensiven öffentlichen Gesundheitsdebatten wie die Universitätsmedizin.[6]

Auch die bundesweiten »Studentenunruhen« forderten das historisch gewachsene Selbstverständnis der traditionell hierarchisch gegliederten Medizinischen Fakultäten heraus. Von Teilen der Studentenschaft 1968 dazu aufgefordert, deutsche Hochschulpolitik nicht länger von krisenhaften Entwicklungen der nationalen und internationalen Politik »abzuschotten« und sich beispielsweise mit im Ausland verfolgten Ärzten zu solidarisieren, lehnten die Fakultätsverantwortlichen dies ebenso ab wie die studentische Forderung nach paritätisch besetzten Selbstverwaltungsgremien und einem politischen Mandat. In den 1970er Jahren verunsicherten bundesweite Medizinerstreiks ein weiteres Mal die universitätsinterne und die allgemeine Öffentlichkeit. Vor dem Hintergrund der Diskussionen um die neue Approbationsordnung (1970) stellten Medizinstudierende die Ausbildungsqualitäten ihrer Lehrer, der »Halbgötter in Weiß«, auf den Prüfstand.

Im Folgenden soll keine lineare Gesamtentwicklung der Hochschulmedizin in ihren Kernbereichen Forschung, Lehre und Krankenversorgung beschrieben werden, sondern an exemplarisch ausgewählten Themen die Auswirkungen der einleitend kurz skizzierten Veränderungsprozesse auf die Erlanger Fakultät anschaulich werden. Wie nutzte diese ihren verbleibenden Handlungs- und Gestaltungsspielraum angesichts zunehmender politischer Einflussnahme der bayerischen Landesregierung durch die Hochschulgesetzgebung? Inwieweit veränderten die vom Wissenschaftsrat angestoßene Fächerexpansion und die Bildung neuer Forschungsschwerpunkte sowie die veränderte Förderpraxis die medizinische Forschungslandschaft nach innen und außen? Wie reagierte die Fakultät auf die harsche Kritik einer politisierten Studentenschaft, die die Auswirkungen internationaler Krisen und einer verfehlten Hochschul- und Gesundheitspolitik auch im mittelfränkischen Erlangen diskutieren wollte?

»... nun ist es soweit, daß die erforderlichen Vorkehrungen für die Zukunft getroffen werden sollten« – Die Reformpläne des Wissenschaftsrates

Als wesentlicher Impulsgeber für den Ausbau der Forschungsinfrastruktur der 1960er Jahre gilt der durch ein Verwaltungsabkommen zwischen der Bundesregierung und den Regierungen der Länder am 5. September 1957 gegründete Wissenschaftsrat, der als maßgebliches gesamtstaatliches Planungsgremium zunehmend die Ausrichtung der Hochschulpolitik auch an den bayerischen Universitäten bestimmte.[7] Beauftragt, einen Gesamtplan für die Förderung der Wissenschaften zu erstellen, zielte der aus Regierungsvertretern und Repräsentanten der deutschen Wissenschaft bestehende Wissenschaftsrat auf eine Wende in der staatlichen Hochschulpolitik, die nun erstmalig die Bildungsperspektiven einer modernen Industriegesellschaft vertreten sollte: »Nach 1945 galt es zu retten, wiederaufzubauen, wiederherzustellen. Aber nun ist es soweit, daß die erforderlichen Vorkehrungen für die Zukunft getroffen werden sollten.«[8] Vor dem Hintergrund des steigenden Bedarfs an Akademikern in einer modernen Wissensgesellschaft müsse jeder studieren können, der hierzu ausreichend begabt sei, so das bildungsdemokratische Credo.

Der politisch gewollte Ausbau der Wissenschaften durch besondere Strukturmaßnahmen für die Universitäten zielte unter anderem auf eine inhaltliche Schwerpunktbildung innerhalb der Fakultäten. Seit Gründung legte der Wissenschaftsrat dabei besonderes Augenmerk auf die Entwicklung der Medizinischen Fakultäten. Deren historisch gewachsene Sonderrolle wurde vom Wissenschaftsrat schon in seinen ersten, 1960 erschienenen *Empfehlungen zum Ausbau der wissenschaftlichen Einrichtungen* deutlich betont. An der Trias Forschung, Lehre und Krankenversorgung sowie dem Leitungsprinzip der Direktorialverfassung festhaltend, wies er den Universitätskliniken die Aufgabe zu, eine regelmäßige Ausbildung am Krankenbett zu gewährleisten und eine vorbildliche Krankenversorgung sicherzustellen.[9]

In seinen detaillierten Ausführungen zur personellen Gliederung beschränkte sich der Wissenschaftsrat keineswegs auf die Leitungsebene und die Gruppe der klinisch-wissenschaftlichen Mitarbeiter, sondern formulierte darüber hinaus klare Bedarfspläne für die Pflege, die medizinischen Assistenzberufe, die technischen Berufe und die Verwaltungskräfte. Der Mangel an Schreibkräften und Sekretärinnen, so der Wissenschaftsrat, hätte nachteilige Auswirkungen auf die Führung der Krankengeschichten, klinisch zuverlässige wissenschaftliche Arbeiten könnten aber nicht entstehen, wenn »die wissenschaftlichen Unterlagen nicht von vornherein konsequent übersichtlich geordnet« würden.[10]

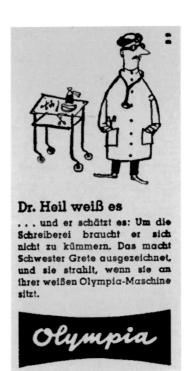

Abb. 4 Momentaufnahme 1960: Schwester Grete besorgt die Schreibarbeit. Werbeanzeige für Schreibmaschinen.

ERLANGEN BRAUCHT EIN KOMMUNALES KRANKENHAUS

1973 ließ die Stadt Erlangen unter Oberbürgermeister Dietmar Hahlweg (*1934) vom Deutschen Krankenhausinstitut Düsseldorf eine Bedarfsanalyse durchführen. Zu prüfen war, ob die Stadt Erlangen ein kommunales Krankenhaus benötige. Dem vorausgegangen war die Beschlussfassung der SPD vom 16. März 1972, wonach die Partei angesichts der sich abzeichnenden Verschlechterung der medizinischen Versorgungslage der Erlanger Bevölkerung den Bau eines Krankenhauses forderte. Anders als die Universitätskliniken sollte dieses Krankenhaus ohne Privatstationen und Privatliquidationsrecht auskommen.[1] Von der Stadt gebeten, zum Gutachten des Krankenhausinstituts, das einen Zusatzbedarf an mehreren hundert Betten errechnet hatte, Stellung zu beziehen, reichte Dekan Helmut Pauly (1925–1989) das Gutachten an die Klinikdirektoren weiter.[2] Der Gynäkologe Karl Günther Ober (1915–1999) bemängelte, dass das Gutachten »nach der üblichen Schablone« durchgeführt und nicht in allen Punkten durchdacht sei. Es sei schwer, in einer Universitätsstadt und in unmittelbarer Nachbarschaft eines »ausgezeichneten kommunalen Krankenhauses«, gemeint waren die Städtischen Kliniken in Nürnberg, 300 bis 500 Betten zusätzlich einzurichten. Insgesamt hielt Ober es für die »allervernünftigste Lösung, die Aufwendungen der Stadt für ein kommunales Krankenhaus in den Topf der Universitätskliniken einzubringen«.[3] Der Internist Ludwig Demling (1921–1995) kritisierte, dass das Gutachten die zu erwartenden gesellschaftspolitischen Entwicklungen, wie zum Beispiel die Arbeitszeitverkürzungen, nicht ausreichend in Betracht ziehe.[4] Da die Kliniker in ihren Stellungnahmen an keiner Stelle auf die brisante Forderung der SPD nach Abschaffung der Privatstationen und Privatliquidationen eingingen, ist zu vermuten, dass ihnen diese Details nicht bekannt waren und sie sich nur auf das Gutachten des Instituts bezogen.

Während sich die Universität nur sehr bedingt von der Notwendigkeit eines kommunalen Krankenhauses überzeugen ließ, reagierten das bayerische Arbeitsministerium und die Regierung Mittelfranken auf den Stadtratsbeschluss »Erlangen braucht ein kommunales Krankenhaus« zunächst durchaus positiv.[5] Dies sollte sich 1975 ändern. Nach Ankündigung einer Erhöhung der Bettenkapazität im Waldkrankenhaus St. Marien und durch Zusammenarbeit mit dem Kreiskrankenhaus in Ebermannstadt dürfte der »kostenintensive Neubau eines kommunalen Krankenhauses der 1. Versorgungsstufe in Erlangen auf weite Sicht entbehrlich werden«, so der »Sinneswandel« des Staatsministeriums für Arbeit und Sozialordnung.[6]

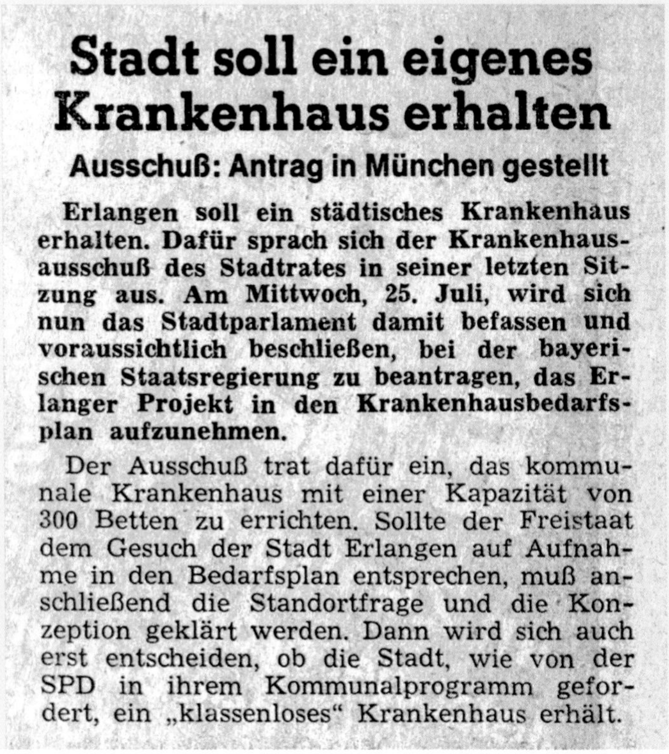

Abb. 1   *Erlanger Tagblatt* von 1973.

Stadt soll ein eigenes Krankenhaus erhalten

Ausschuß: Antrag in München gestellt

Erlangen soll ein städtisches Krankenhaus erhalten. Dafür sprach sich der Krankenhausausschuß des Stadtrates in seiner letzten Sitzung aus. Am Mittwoch, 25. Juli, wird sich nun das Stadtparlament damit befassen und voraussichtlich beschließen, bei der bayerischen Staatsregierung zu beantragen, das Erlanger Projekt in den Krankenhausbedarfsplan aufzunehmen.

Der Ausschuß trat dafür ein, das kommunale Krankenhaus mit einer Kapazität von 300 Betten zu errichten. Sollte der Freistaat dem Gesuch der Stadt Erlangen auf Aufnahme in den Bedarfsplan entsprechen, muß anschließend die Standortfrage und die Konzeption geklärt werden. Dann wird sich auch erst entscheiden, ob die Stadt, wie von der SPD in ihrem Kommunalprogramm gefordert, ein „klassenloses" Krankenhaus erhält.

Da Stadt und Universität wiederum in der Bettenerweiterung des Marienkrankenhauses keine Lösung sahen, schlug die Universität vor, eine »Nachsorgeklinik« einzurichten, die für gehfähige Kranke als eine Versorgungseinrichtung (»Hotelbetrieb«) für Nachsorge und Präventivmedizin zu betreiben sei.[7] Diese könne allerdings erst in zehn Jahren, nach Ausbau der Kliniken, umgesetzt werden. Eine von der Stadt angestrebte raschere Realisierung einer Vor- und Nachsorgeklinik würde von der Universität und dem Fachbereich begrüßt, müsste aber von der Stadt finanziert werden.[8] Daraufhin suchte Oberbürgermeister Hahlweg die Öffentlichkeit und lud Vertreter von Universität und Stadt zum öffentlichen »Hearing«, um zentrale Fragen des Bedarfes und der Dringlichkeit von Krankenhausbetten gemeinsam zu diskutieren. Zur Debatte standen beide »Konkurrenzvorhaben«: der von der CSU favorisierte Ausbau des Krankenhauses St. Marien sowie das von der SPD gewünschte kommunale Krankenhaus oder die Nachsorgeklinik.[9]

Ein Jahr später, im März 1977, legte die Stadt dann der Universität und Fakultät ihren Entwurf des »Fachplanes Gesundheit« vor. Da es in diesem Konzept auch um die Frage der ausreichenden Bettenkapazitäten ginge, bat die Stadt um zeitnahe Rückmeldung. Dem Zeitdruck mochte sich der Fachbereich nicht aussetzen. Auf seiner Sitzung am 28. Juli 1977 warnte man vor Eile. Gebaut wurde das kommunale Krankenhaus dann nie, auch von einer Versorgungseinrichtung (»Hotelbetrieb«) für Nachsorge und Präventivmedizin hört man nichts.[10] Nähere Gründe, warum das Vorhaben, das wohl von Anfang an nicht nur Unterstützer hatte, nicht realisiert wurde, sind der Akte nicht zu entnehmen. Für die Stadt schien der besonders während des Wahlkampfes geforderte Bau eines kommunalen Krankenhauses angesichts des laufenden Ausbaus der Universitätskliniken dann wohl doch verzichtbar. Susanne Ude-Koeller

Empfehlungen des Wissenschaftsrates
zum Ausbau der wissenschaftlichen Einrichtungen

Teil I
Wissenschaftliche Hochschulen

1960

J. C. B. Mohr (Paul Siebeck) Tübingen

Abb. 5 1960 veröffentlichte
der Wissenschaftsrat seine
Empfehlungen zum Ausbau
der deutschen Hochschulen.

Die in den Empfehlungen an zentraler Stelle erhobene
Forderung nach »Planungsweitsicht« sei allerdings, so der
Wissenschaftsrat rückblickend, von Anfang an auf Skepsis
seitens der Hochschulen gestoßen: »Man plagte sich eben im
jährlichen Kleinkampf […] um Etatposten und Planstellen
und sah nirgends recht darüber hinaus.«[11] Dass zudem vor
allem die hierarchischen Strukturen der Institute und Kliniken dem Reformeifer im Wege standen, deutete der Wissenschaftsrat in seinen knapp 300 Seiten umfassenden, im
März 1968 veröffentlichten Ausführungen zur Qualitätsver-
besserung der medizinischen Forschungs- und Ausbildungsstätten an: »Viele Versuche, die notwendigen Änderungen
einzuleiten, sind daran gescheitert, daß es an den institutionellen und personellen Voraussetzungen fehlte.«[12] De facto
empfahl der Wissenschaftsrat den Universitäten, ihre Haus-
aufgaben »besser als in den letzten Jahrzehnten zu erfüllen«
und in einem abgestuften Verfahren Strukturen und Größe
der Institute und Kliniken radikal umzustellen.[13]

Betroffen von den Strukturempfehlungen waren alle
wesentlichen Fakultätsbelange. Vorgeschlagen wurden unter
anderem die Erhöhung der Ausbildungskapazitäten, die Verstärkung des Lehrkörpers, die Überprüfung des bisherigen
Habilitationsverfahrens, die Einführung des Studiums nach
dem Blocksystem und die Intensivierung des Kleingruppen-
unterrichts am Krankenbett, die Einrichtung selbstständiger
Abteilungen in den Kliniken sowie die zügige Fertigstellung
baureifer Vorhaben bzw. die bedarfsgerechte Planung notwendiger Neubauten. Außerdem waren die Verantwortlichen aufgefordert, die für
die Realisierung der angestrebten Reformen notwendigen gesetzlichen Regelungen
zu treffen.

Kurz zuvor hatte sich auch die Deutsche Forschungsgemeinschaft (DFG)
mit einer *Denkschrift zur Lage der medizinischen Forschung in Deutschland* zu
Wort gemeldet. Aus Sicht der zentralen Forschungsförderungsorganisation in
der Bundesrepublik argumentierend, forderten die Autoren eine effizientere
Forschung, insbesondere bei klinisch-ärztlichen Fragestellungen, die der reinen
Grundlagenforschung vorzuziehen sei. Zu erreichen sei dies unter anderem durch
eine rationale Arbeitsteilung in neuen Organisationsstrukturen nach dem Vorbild
des angloamerikanischen Department-Systems. Notwendig erschienen der DFG
vor allem der Hierarchieabbau in den Instituten und Kliniken sowie die Status-
verbesserung des einzelnen Wissenschaftlers, der bislang wissenschaftlich und
finanziell vom Ordinarius abhängig sei. In der damaligen Presse löste die Duplizi-
tät der sich inhaltlich nicht wesentlich unterscheidenden Reformpläne einige
Verwunderung aus. Wer meinte, die »DFG hole nun in ihrer Denkschrift für die
Mediziner tatsächlich Sterne vom Himmel, nach denen der Wissenschaftsrat nicht
zu greifen wagt, sieht sich allerdings enttäuscht«, kommentierte die *Zeit* die Standortbestimmung der Forschungsgemeinschaft.[14]

Dass die weitreichenden Planungsoffensiven der maßgeblichen Impulsgeber nicht von allen Medizinischen Fakultäten als förderlich empfunden wurden, zeigt die Schrift des Freiburger Lehrstuhlinhabers für Pathologie, Franz Büchner (1895–1991). Unter der Überschrift *Bedarf die Wissenschaft der zentralen Planung?* verneinte der Pathologe 1961 die Notwendigkeit einer länderübergreifenden Wissenschaftslenkung, zumal in den »Schatzkammern deutschen Geistes« Werte verborgen seien, die von den Planungsgremien oft übersehen würden. Die zentral verordnete Vermehrung der Lehrstühle gefährde, so der Freiburger Mediziner, die Einheit der großen das Medizinstudium tragenden Fächer. Büchner kritisierte vor allem das vermeintlich egalitäre Denken des Wissenschaftsrates, wonach die Hochschule eine Gemeinschaft gleichberechtigter Gelehrter sei. Institute und Kliniken bedürften aber der »hierarchischen Durchformung«, um ihren Aufgaben in Forschung, Lehre und Krankenversorgung gerecht zu werden. Zwar finden sich in den Quellen keine direkten Reaktionen der Erlanger Fakultät auf die Schrift, die Kritik des Freiburger Kollegen dürfte aber von vielen Angehörigen der Medizinischen Fakultät geteilt worden sein.[15]

Auf größere Zustimmung stießen dagegen die 1960 vom Wissenschaftsrat für Erlangen empfohlenen Bauvorhaben. Die weitreichenden Planungen sahen unter anderem den Neubau von Schwesternwohnheimen und Kliniken sowie zahlreiche Erweiterungs- und Umbauten, etwa für die Chirurgische und die Medizinische Klinik vor. Im Fokus stand allerdings der Grundstückserwerb für einen gemeinsamen Neubau der Nervenklinik und der Augenklinik, die heutige Kopfklinik.[16] Dieser staatlich induzierte Bauboom an der Medizinischen Fakultät markierte nicht nur das (vorläufige) Ende des »Reformstaus« der Nachkriegsjahre, sondern machte deutlich, dass die »sich selbst genügende, in Ansprüchen und Leistungen bescheidene fränkische Kleinstadt-Universität« der Vergangenheit angehörten sollte. Vorwärtsdrängend und die Geschichte hinter sich lassend, betonte man jetzt die Zukunftschancen einer Universität an einem medizintechnisch florierenden Standort, ausgestattet mit einer aufstrebenden Medizinischen Fakultät und einer Fortschritt verheißenden Technischen Fakultät.[17] Mit der 1966 erfolgten Zusammenführung der drei großen Gesellschaften Siemens & Halske, Siemens-Schuckert-Werke (SSW) und Siemens-Reiniger-Werke (SRW) war garantiert, dass die jahrzehntelang erfolgreich erprobte Zusammenarbeit zwischen Klinik und elektromedizinischer Industrie im Sinne eines frühen »from bench to bedside« weiterhin Bestand haben würde.[18]

Vor allem die der universitären Außendarstellung dienende Broschüre *Das neue Erlangen* berichtete seit ihrer Gründung im Mai/Juni 1965 regelmäßig

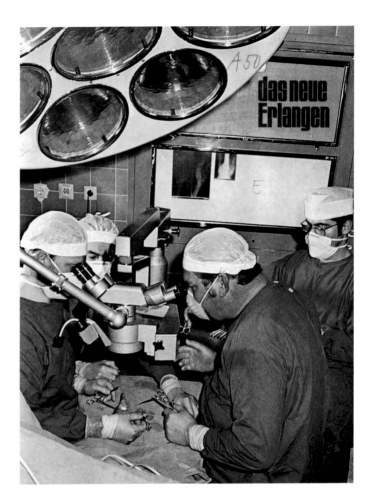

Abb. 6 Erlanger Hochschulmedizin auf dem Titel: *Das neue Erlangen*, 1971.

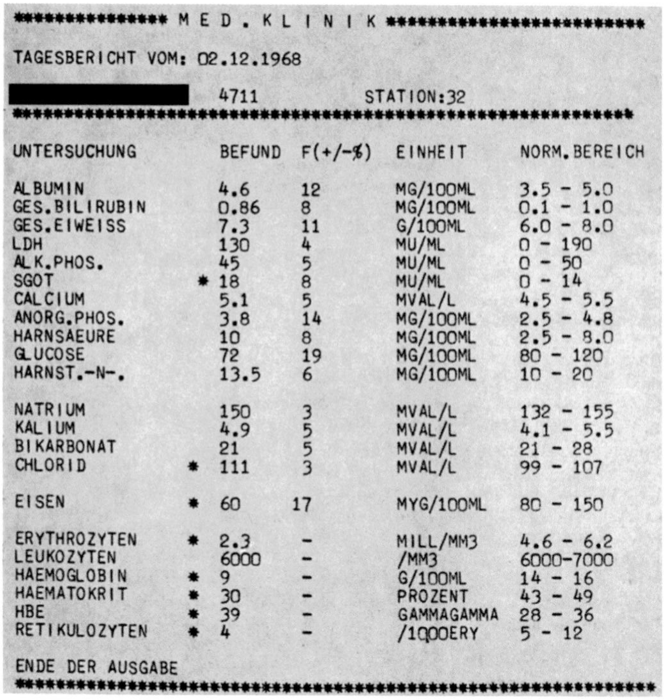

```
************** M E D . K L I N I K **************************
TAGESBERICHT VOM: 02.12.1968
                     4711          STATION:32
**********************************************************

UNTERSUCHUNG        BEFUND  F(+/-%)  EINHEIT    NORM.BEREICH

ALBUMIN             4.6     12       MG/100ML    3.5 - 5.0
GES.BILIRUBIN       0.86    8        MG/100ML    0.1 - 1.0
GES.EIWEISS         7.3     11       G/100ML     6.0 - 8.0
LDH                 130     4        MU/ML       0 - 190
ALK.PHOS.           45      5        MU/ML       0 - 50
SGOT              * 18      8        MU/ML       0 - 14
CALCIUM             5.1     5        MVAL/L      4.5 - 5.5
ANORG.PHOS.         3.8     14       MG/100ML    2.5 - 4.8
HARNSAEURE          10      8        MG/100ML    2.5 - 8.0
GLUCOSE             72      19       MG/100ML    80 - 120
HARNST.-N-.         13.5    6        MG/100ML    10 - 20

NATRIUM             150     3        MVAL/L      132 - 155
KALIUM              4.9     5        MVAL/L      4.1 - 5.5
BIKARBONAT          21      5        MVAL/L      21 - 28
CHLORID           * 111     3        MVAL/L      99 - 107

EISEN             * 60      17       MYG/100ML   80 - 150

ERYTHROZYTEN      * 2.3     -        MILL/MM3    4.6 - 6.2
LEUKOZYTEN          6000    -        /MM3        6000-7000
HAEMOGLOBIN       * 9       -        G/100ML     14 - 16
HAEMATOKRIT       * 30      -        PROZENT     43 - 49
HBE               * 39      -        GAMMAGAMMA  28 - 36
RETIKULOZYTEN     * 4       -        /1000ERY    5 - 12

ENDE DER AUSGABE
**********************************************************
```

Abb. 7 Eine technische Revolution bedeutete in den 1960er Jahren die elektronische Verarbeitung der Patientendaten.

über den Erlanger »Aufschwung mit neuer Dynamik«. Gemeinsam von der Universität und der Stadt Erlangen sowie der Industrie- und Handelskammer herausgegeben, zeichnete das »Gesprächsforum für die Bürgerschaft« ein zukunftsorientiertes Panorama der im wörtlichen Sinne in die Höhe strebenden Medizinischen Fakultät. Als Fortschrittsmarker galten der Monatsschrift insbesondere der chirurgische OP-Trakt, der die Erlanger Chirurgische Klinik zum »Lehrinstitut des Staates« mache (1965), das zukunftsweisende »Röntgenfernsehen« (1966) sowie die spätere Magnetresonanztomographie.[19] Auch der verheißungsvollen »Computerisierung« in Kliniken und Verwaltung – 1972 hatte die FAU dem bayerischen Kultusministerium ein allerdings dort auf Kritik stoßendes Rechnergesamtkonzept vorgelegt – wurde viel Aufmerksamkeit gewidmet.[20]

»supermodern, funktionell, kostensparend, mit humaner Milieugestaltung« – Die neue Kopfklinik

Planung und Realisierung der 1978 in Betrieb genommenen Kopfklinik erstrecken sich über nahezu den gesamten hier abgehandelten Zeitraum. Die euphorische, wenn auch wenig stringente Konzeptionsphase steht für die endgültige Überwindung des Nachkriegsmangels, die sukzessive Umsetzung der Pläne spiegelt Stellenwert und Bedeutungszuwachs der »unter einem Dach« vereinten klinischen Fächer wider, die Einweihung der Klinik fällt bereits in die bedrängte Zeit der Sparzwänge der späten 1970er Jahre. Mit dem sich über die gesamte 13-jährige Amtszeit des Ordinarius für Psychiatrie und Neurologie Hans-Heinrich Wieck (1967–1980) hinziehenden Projekt werden somit wesentliche Attribute der 1960er Jahre bildlich gesprochen in Beton gegossen.

Als die wissenschaftliche Kommission des Wissenschaftsrates für den Jahresbeginn 1962 ihren Besuch in Erlangen ankündigte, um der Universität Gelegenheit für Rückmeldungen zu den Empfehlungen zu geben, löste dies erhebliche Aktivitäten aus. Die Dekane aller Fakultäten hatten der Universitätsleitung umgehend Berichte über Personalstand, Baumaßnahmen und Studentenrichtzahlen vorzulegen. Die Dekan Gerd Hegemann (1912–1999) überreichte »Mängelliste« dokumentiert eindrücklich, wie sehr es aus Sicht der Klinikdirektoren vor Ort an einer zügigen Umsetzung der in Aussicht gestellten Bauvorhaben fehlte. Vergleiche man den Umfang der für Hörsäle, Kliniken und Funktionsbauten beantragten Mittel mit den letztlich bewilligten, ergebe sich »in jeder Hinsicht, besonders aber auf dem personellen Gebiete eine außerordentliche Diskrepanz«, so die Zustandsbeschreibung des Direktors des Pathologischen Instituts Erich Müller (1903–1984) im Jahr 1962. Gleichlautende Klagen waren von vielen Institutsverantwortlichen ▸

KANN MAN SEELISCHE STÖRUNGEN MESSEN? – HANS HEINRICH WIECK[1]

Hans Heinrich Wieck (1918–1980) studierte ab 1939 Medizin zunächst in seiner Geburtsstadt Hamburg, dann in Leipzig und Greifswald. Von 1946 bis 1950 arbeitete er in der Neurologie des neuen Allgemeinen Krankenhauses Hamburg-Heidberg. 1951 wechselte Wieck an die Universitäts-Nervenklinik Köln. Dort beschäftigte er sich als Oberarzt im Wesentlichen mit Fragen der Psychologie und Psychopathologie der Erinnerungen, die er 1953 auch zum Thema seiner Habilitation machte.[2] Seit 1959 außerplanmäßiger Professor, übernahm Wieck 1962 den Kölner Lehrstuhl für Grundlagenforschung in Neurologie und Psychiatrie.

In seiner Kölner Zeit baute Wieck seinen Arbeitsschwerpunkt der Klinischen Neurologie zunächst in zahlreichen neurophysiologischen experimentellen Studien weiter aus. Er war davon überzeugt, dass viele Beeinträchtigungen der »seelisch-geistigen Funktionen« mithilfe spezieller klinischer Messverfahren zu quantifizieren seien, und begründete mit seinen Arbeiten den Forschungsbereich der Psychopathometrie.[3]

Anfang 1967 übernahm Wieck als Nachfolger von Fritz Eugen Flügel (1897–1971) den Lehrstuhl für Psychiatrie und Neurologie in Erlangen. Zwar war die Neurologie zu diesem Zeitpunkt an etwa der Hälfte der Universitäten bereits ein eigenständiges Fach, in Erlangen jedoch lehnte man die als künstlich erachtete Trennung zwischen Psychiatrie und Neurologie als nicht praktikabel ab. Wieck, der sich als Wissenschaftler, akademischer Lehrer und Kliniker immer für die enge Verbindung von Neurologie und Psychiatrie stark gemacht hatte, fand hier ein ihm entsprechendes Arbeitsumfeld vor. In seiner Antrittsvorlesung stellte er ein ehrgeiziges Programm neuropsychiatrischer Forschungen vor, das im Rahmen der angestrebten kliniknahen Grundlagenforschung eine beträchtliche apparative Ausstattung und personelle Aufstockung erforderlich machte.

Wieck hat in seinen mehr als 300 Publikationen und unzähligen Vorträgen kontinuierlich für die Verbreitung einer klinischen Neuropsychiatrie geworben. Sein streng naturwissenschaftliches Konzept war psychoanalytischen oder tiefenpsychologischen Ansätzen wenig zugeneigt und stieß daher bei Vertretern der Antipsychiatrie-Bewegung der 1970er Jahre auf deutliche Missbilligung. Während deren Protagonisten naturwissenschaftlich ausgerichteten Psychiatern wie Wieck vorwarfen, gesellschaftliche Einflüsse beim Zustandekommen von psychiatrischen Diagnosen zu ignorieren, kritisierten die Befürworter der »klassischen« Psychiatrie, dass die Antipsychiatrie-Bewegung genetische und somatische Ursachen bei der Entstehung psychischer Erkrankungen geflissentlich leugne. Als unnachgiebiger Gegner der sich als »Antipsychiatrie ausgebenden Strömungen« forderte Wieck den Erhalt einer »wissenschaftlichen Psychiatrie, die nichts mit Politik und den sie begleitenden Trabanten zu tun haben will«.[4]   Susanne Ude-Koeller

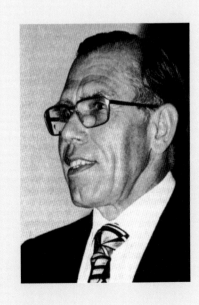

Abb. 1 Hans Heinrich Wieck (1918–1980).

zu hören. So sei das Seminar für Geschichte der Medizin in einem Gebäude der Bismarckstraße untergebracht, »das der Universität unwürdig, den Mitgliedern der Universität anscheinend unbekannt« sei, der Operationssaal der Augenklinik erinnere an die »Verhältnisse eines kleinen Landkrankenhauses vor dem Jahre 1900« und die unzureichende Ausstattung der HNO-Klinik verbiete die eigentlich Universitätskliniken vorbehaltenen mikrochirurgischen Eingriffe.[21]

Angesichts dieser angespannten Situation sei der Erwerb von Baugelände nichts weniger als eine »Überlebensfrage« für die Universität. Ohne Baugrundstücke sei gerade die Medizinische Fakultät nicht länger konkurrenzfähig und könne weder die qualifizierte Ausbildung von Ärzten noch die ausreichende Versorgung von Kranken garantieren. Am geeignetsten für die ausgedehnten Bauvorhaben der Fakultät schien den Verantwortlichen das im Besitz des Bezirks Mittelfranken befindliche, 15 Hektar große Gelände der Heil- und Pflegeanstalt Erlangen. »In tiefer Sorge um ihren Ausbau und ihre Weiterentwicklung« bat die Universität daher den Bezirk, nach einem ersten Vorstoß noch Ende der 1950er Jahre, erneut um die Verlegung seiner Anstalt an den Stadtrand.[22] Diesmal war der Anfrage mehr Erfolg beschieden: Nach ausgedehnten Verhandlungen bot der Bezirkstag Mittelfranken im Juli 1962 die Verlegung des Bezirkskrankenhauses an den westlichen Stadtrand an. Formale Grundlage der Übereignung des Geländes an den Freistaat Bayern war der Grundsatzvertrag zwischen dem Freistaat Bayern und dem Bezirk Mittelfranken vom 15. November 1962. In einem kommunal- und staatspolitischen Abwägungsprozess der Interessen der Universität und des Bezirks habe man sich in »einer Zeit, in der Forschung und Wissenschaft ausschlaggebend für unser altes, freies Europa sein können«, entschlossen, den Universitätsbelangen den Vorrang zu geben, so der Bezirk.[23]

Im Juni 1963 nahm die von der Fakultät Ende 1962 beschlossene Kommission zur Erstellung eines Gesamtbebauungsplans für das frei werdende Gelände ihre Arbeit auf. Zuvor hatten sich die Klinikdirektoren darüber verständigt, dass aus ihrer Sicht auch insofern nichts gegen die zukünftige westliche »Randlage« des Bezirkskrankenhauses spräche, als die Heil- und Pflegeanstalt die Kliniken erfahrungsgemäß wenig in Anspruch nehme.[24]

Im Planungsverlauf äußerten zahlreiche Instituts- und Klinikdirektoren mehr oder weniger konkrete Bedarfsvorstellungen hinsichtlich ihres eigenen Faches – so forderte beispielsweise der Direktor des Pharmakologischen Instituts Fritz Heim (1910–1979) die Errichtung einer Klinikapotheke und die Verantwortlichen der Inneren Medizin, der Chirurgie und der Kinderklinik den Ausbau der angegliederten Schwesternschulen. Es gab jedoch, aus heutiger Sicht erstaunlich, keine Verständigung über die grundlegenden Fragen, was wann wo und in welcher Größe gebaut werden sollte. Während einige Fakultätsvertreter die einmalige Gelegenheit für die Einrichtung eines Forschungszentrums nutzen wollten und für eine Zentralisierung der Kliniken plädierten, lehnte unter anderem die Leitung der HNO-Klinik eine gemeinsame Unterbringung in der geplanten Bauanlage aus räumlichen Gründen ab. Aufgrund des neu entwickelten Forschungsschwerpunkts der Sinnesphysiologie sei eine unmittelbare räumliche Nähe zur Physiologie unabdingbar. Darüber hinaus sei die Situation in der Klinik schon jetzt so katastrophal, dass man nicht auf einen Neubau warten könne: Patienten stürben

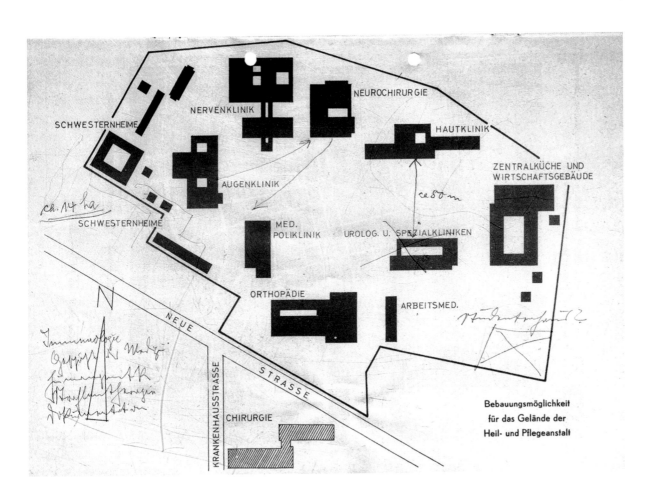

Abb. 8   Ein Bebauungsplan für das »Nordgelände« aus dem Jahr 1961.

aus Raummangel in den großen Sälen, auch habe die Klinik keinen Leichenraum, »dieser Zustand hat bereits mit dem Publikum zu ernsten Konflikten geführt«.[25] Aufkommende Pläne, auf dem frei gewordenen Areal auch ein »Studentenhaus mit Ausländerpavillon« einzurichten, stießen wegen der zu erwartenden Schwierigkeiten für »Personal und Patienten weiblichen Geschlechts« sowie der nicht ausbleibenden Lärmbelästigung auf erhebliche Bedenken der Fakultät.[26]

Der Neubau der Kopfklinik zählte zu den dringlichsten, größten und teuersten Bauvorhaben, die nach dem Abriss der Heil- und Pflegeanstalt auf der Freifläche realisiert werden sollten. Als Beweis für die harmonische Zusammenarbeit zwischen Universität und anderen Trägern herangezogen, schien er besonders geeignet, als Symbol des von Universität und Stadt gemeinsam getragenen Aufschwungs zu fungieren.[27] Ende Februar 1964 hatte sich die Fakultät nach schwierigen Verhandlungen mit den beteiligten Ministerien und Baubehörden sowie nach kontroversen internen Diskussionen in zahlreichen, auch außerordentlichen Sitzungen auf ein Planungskonzept für die im Neubau vertretenen Fächer Neurologie, Psychiatrie, Augenheilkunde, Neurochirurgie und Poliklinik verständigt – nicht zuletzt um gegenüber dem auf die Einhaltung des Zeitplans dringenden Kultusministerium Handlungs- und Entscheidungsfähigkeit zu demonstrieren.[28] Zum Erstaunen des Ministeriums sah das von der Universität zur Genehmigung vorgelegte Bauprogramm – anders als bislang geplant – keine psychiatrische Betten-

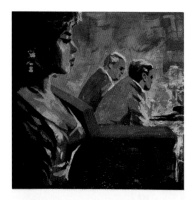

Abb. 9 Heinz G. Konsaliks Roman
Entmündigt entfachte Anfang der
1960er Jahre eine Kontroverse
um die »moderne« Psychiatrie.

▸ **Kapitel** Medizinische Diskurse der
1950er Jahre, S. 222.

abteilung mehr vor. Gebeten, »sich zu diesem Fragenkreis alsbald eingehend zu äußern«, machte der Dekan der Medizinischen Fakultät im Juni 1964 geltend, dass eine Planung der Psychiatrischen Klinik zur Zeit nicht möglich sei, da aktuelle, im einschlägigen Schrifttum geführte Diskussionen über Aufbau und Struktur einer solchen Einrichtung ein Abwarten nahelegten.[29]

Damit verwies er – ohne diesen Zusammenhang deutlich zu machen – auf die seit Ende der 1950er Jahre international zu beobachtenden Versuche, die Psychiatrie grundlegend zu reformieren. 1960 hatte die WHO das »Weltjahr für seelische Gesundheit« ausgerufen, 1963 plädierte US-Präsident John F. Kennedy (1917–1963) für eine Psychiatriereform in den Vereinigten Staaten. In Deutschland war 1959 der vom Bundesinnenministerium finanzierte Ausschuss zur Verbesserung der Hilfe für psychisch Kranke gegründet worden, dessen Aktivitäten 1964 in die *Empfehlungen zur zeitgemäßen Gestaltung psychiatrisch-neurologischer Einrichtungen* mündeten, die an alle maßgeblichen Landes- und Bundesministerien sowie die Träger psychiatrischer Einrichtungen verschickt wurden.[30] Auch das *Bayerische Ärzteblatt* berichtete wiederholt positiv über die Veränderung des Aufgabenbereichs der modernen Anstaltspsychiatrie durch neue wissenschaftliche Erkenntnisse, mit denen man sich vom Grundsatz der »heilsamen Isolierung« verabschiede.[31] Psychiatriekritische Bestseller wie *Entmündigt* des Erfolgsautors Heinz G. Konsalik (1921–1999) passten daher wenig ins Bild und wurden von der Ärztekammer scharf verurteilt. Der Roman erzählt die Geschichte einer jungen Millionenerbin, die von ihren geldgierigen Verwandten in Absprache mit Ärzten in eine Nervenheilanstalt eingewiesen wird. Nur ihr Verlobter nimmt den Kampf gegen korrupierte Ärzte, falsche Diagnosen und drohende Entmündigung auf. Da der Roman in der vielgelesenen Illustrierten *Revue* abgedruckt war, die häufig in Arztpraxen auslag, riet man zum Boykott dieser Zeitschrift.[32]

Auch die Berichterstattung im *Erlanger Tagblatt* über die Umzugspläne des Bezirkskrankenhauses ab Ende der 1960er Jahre nahm auf die psychiatrischen Modernisierungspläne Bezug. Solche Reformen seien zwar teilweise bereits in der alten Anstalt umgesetzt, kämen jedoch erst im Neubau, einer der modernsten Einrichtungen Europas, vollständig zum Tragen. Tatsächlich hatte der Direktor der Heil- und Pflegeanstalt, Joseph Hann, schon 1964 gefordert, den Neubau als eine Art »Neurozentrum« zu konzipieren und die Soziale Psychiatrie unter Einbeziehung der Gerontologie und der forensischen Psychiatrie wissenschaftlich zu fundieren.[33] Für erneute Unruhe innerhalb der Fakultätssitzungen sorgte Anfang 1964 eine Nachfrage des Bezirks Mittelfranken im Bezirkstag, ob die Universität das gesamte Gelände überhaupt benötigen würde. 1965 lag schließlich eine erste komplette Aufstellung aller Bauvorhaben unter Einbezug der gesamten Grundstücksfläche vor. Allerdings blieb der Generalbebauungsplan in den nächsten Jahren strittiges Dauerthema, das unter den Fakultätsmitgliedern zu mancherlei Irritationen führte, etwa als der Chirurg Gerd Hegemann den seines Erachtens unzureichenden Anschluss der geplanten Neubauten an die bestehenden Einrichtungen bemängelte: »Entfernungen lassen sich auch nicht mit unterirdischen Kanälen verkürzen. Sterbenskranke Patienten vertragen keine längeren Transporte.« Die Mitglieder der Baukommission sahen ihrerseits anstehende Abstimmungsprozesse gefährdet. Man möge, so ihre an den Dekan gerichtete

Erwiderung, der Planung nicht durch vorzeitige Einwände vorgreifen oder den Eindruck von Unstimmigkeiten erwecken.[34] Angesichts der Dringlichkeit und Bedeutung des Vorhabens waren seitens der Fakultätsmitglieder nicht nur Konsensfähigkeit und Kompromissbereitschaft gefragt, sondern auch hohe terminliche Flexibilität: »Der 11. Mai ist manchem Erlanger heilig; dann wird die Kerwa eröffnet. Dennoch bitte ich Sie höflichst, zu überdenken, ob Sie nicht an diesem Tage gegen 18 Uhr an einer Fakultätssitzung teilnehmen können.«[35]

Die nach knapp 20-jähriger Bauzeit und nahezu 60-jähriger Planungszeit in einem offiziellen Festakt am 13. April 1978 eingeweihte Kopfklinik wurde in *Das neue Erlangen* als »Pluspunkt für die Region« gelobt. Entsprechend der bereits skizzierten Fortschrittsorientierung der Publikation wurde der Bau als »supermodern, funktionell, kostensparend, mit humaner Milieugestaltung« gewürdigt.[36] Während Kultusminister Hans Maier (*1931) als Festredner die gelungene Anpassung der Erlanger Kliniken an die Bedürfnisse der modernen Medizin hervorhob, nutzte der amtierende Dekan Erich Rügheimer (1926–2007) die Anwesenheit der bayerischen Politprominenz, um öffentlichkeitswirksam auf die Gefährdung des medizinischen Standards durch immer neue Sparzwänge und laufende Stellenstreichungen hinzuweisen.

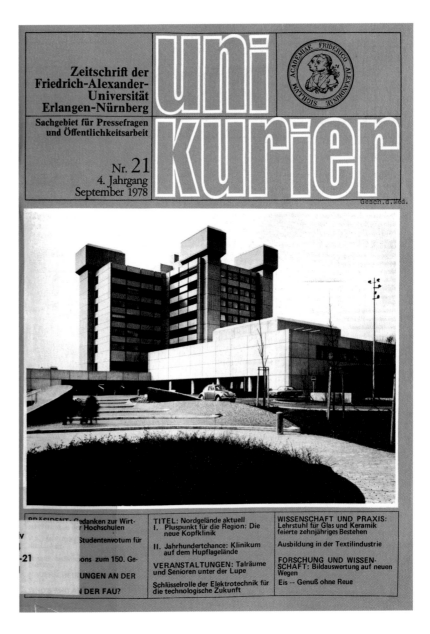

Abb. 10 Als »Jahrhundertchance« und »Pluspunkt für die Region« pries der *Uni-Kurier* 1978 die Bebauungspläne für das Nordgelände und die soeben eröffnete Kopfklinik.

Derartige Einschränkungen in der klinischen Forschung seien aber gerade für eine Universitätsklinik im Interesse der Sicherheit der Patienten nicht akzeptabel: »[…] also für uns Ärzte wäre die Begrenzung der klinischen Forschung in letzter Konsequenz passive Euthanasie«, so Rügheimer. Die aus heutiger Sicht irritierende Wortwahl, zumal auf dem Gelände der ehemaligen Heil- und Pflegeanstalt, Zwischenanstalt des nationalsozialistischen Krankenmordes, schien zum damaligen Zeitpunkt niemanden zu stören. Auf die traditionell beklagte Bevorzugung der in der Landeshauptstadt ansässigen Universitäten anspielend, wünschte sich Rügheimer für Erlangen Münchener Verhältnisse, es sei denn, der Minister zöge es vor, seine nächsten Dienstfahrten nach Erlangen als »Reisen in die intellektuelle Provinz zu deklarieren«.[37]

Nahezu zeitgleich mit den offiziellen Einweihungsfeierlichkeiten der Kopfklinik vollzog sich die sukzessive Räumung der Heil- und Pflegeanstalt. Der

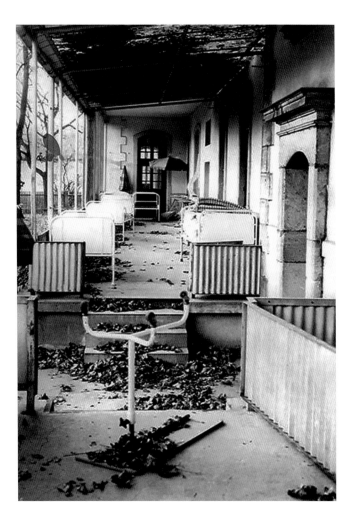

Abb. 11 Verlassener Außenbereich der Heil- und Pflegeanstalt vor dem Abriss, 1978.

enorme Gebäudeleerstand provozierte angesichts des Wohnraummangels in Erlangen nicht nur Unverständnis, sondern auch aktiven Widerstand. Im Mai 1978 besetzte eine studentisch geprägte Bürgerinitiative mehrere Gebäude am Maximiliansplatz. Die Hausbesetzungen lösten zwischen Stadt und Universität eine heftige Kontroverse aus. Eine von der Stadt angeregte Zwischennutzung der leerstehenden Bauten wurde von der Universität zunächst aus Kostengründen abgelehnt. Ihre Haltung gegenüber den Besetzern schwankte zwischen »Härte«, da man befürchtete, Nachgiebigkeit könne als Schwäche und unangebrachtes Zaudern ausgelegt werden, und Bemühungen um Deeskalation, nicht zuletzt aus Reputationsgründen. Nicht nur die Hausbesetzungen selbst, sondern auch wiederholte Plünderungen auf dem verlassenen Areal der ehemaligen Heil- und Pflegeanstalt hatten zuvor in der Öffentlichkeit für deutliche Unruhe gesorgt. Unter Hinweis auf einen bereits vor der offiziellen Übertragung des Geländes beauftragten Wachdienst lehnte die Universität jede weitere Zuständigkeit ab, zumal die in den Gebäuden der Heil- und Pflegeanstalt zurückgelassenen Gegenstände für sie nicht zu gebrauchen seien.[38]

In Anbetracht der eklatanten Wohnraumnot sahen sich die Mitglieder der Bürgerinitiative keineswegs als »Besetzer«. Vielmehr verstanden sie sich als »Beschützer« des Geländes vor den Abbruchplänen der Universität, die das Gelände planieren wolle, ohne einen aktuellen Bedarf zu haben. Eine Zwischennutzung werde vor allem von der »Medizinerlobby« boykottiert, so die Vermutung. Konkret schlug die Initiative unter anderem die Vermietung der vorhandenen Wohnungen sowie die Öffnung der Parkanlagen für die Erlanger Bevölkerung vor. Zwar habe die Bausubstanz durch Plünderungen, mehr noch aber durch die völlig unsachgemäße Demontage der Inneneinrichtung gelitten, sie sei darüber hinaus aber weitgehend intakt. Die Verantwortung liege klar bei der Universität und dem Bezirk, die ihrer Aufsichtspflicht für das verlassene Gelände nicht nachgekommen seien.[39] Berichte in der örtlichen Presse wie *Uni weist Schwarzen Peter von sich* stießen in der Fakultät offensichtlich auf wenig Zustimmung, zumindest schlug Dekan Rügheimer Anfang Juni 1978 die Finanzierung einer ganzseitigen, von der Universität zu gestaltenden Imagekampagne im *Erlanger Tagblatt* vor.[40] Vier Wochen später ließ ein weiterer Vorfall erneut erhebliche Zweifel an der Sorgfaltspflicht der Verantwortlichen aufkommen: Noch auf dem Gelände befindliche Krankenblätter aus der Heil- und Pflegeanstalt waren in größerem Umfang in die Öffentlichkeit gelangt. Durch schriftliche Nachfrage Karl Günther Obers (1915–1999) wurde der datenschutzrechtlich bedenkliche Vorfall den Fakultätsmitgliedern zur Kenntnis gebracht. Um Stellungnahme gebeten, verwies die Fakultätsleitung auch in diesem Fall auf die Nichtzuständigkeit von Fakultät und

Universität, da dieses Ereignis vor
der offiziellen Besitzeinweisung am
1. Juni erfolgt sei. Inzwischen seien alle
noch auf dem Gelände verbliebenen
Krankenakten vom Bezirkskrankenhaus
abgeholt worden.[41]

Das neue Bezirksklinikum am
Europakanal galt bei seiner offiziellen
Einweihung im Herbst 1978 mit 1008
Betten und 480 Fachkräften als eine der
baulich und konzeptionell modernsten
Einrichtungen in der Bundesrepublik.
Die Kopfklinik der Universität wiederum, bis heute einer der architektonisch
imposantesten Bauten, beherbergt
unter anderem die Kliniken für Psychiatrie und Neurologie. Damit bleibt sie
der Geschichte der Heil- und Pflegeanstalt nicht nur räumlich, sondern

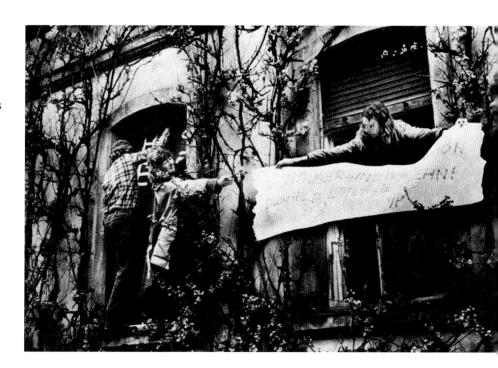

auch psychiatriehistorisch eng verbunden. Während die damalige Entscheidung
der Universität, leerstehende Gebäude zumindest partiell der Stadt als (studentischen) Wohnraum zur Verfügung zu stellen, begrüßenswert erscheint, mutet die
Überlassung der Leichenhalle der ehemaligen Heil- und Pflegeanstalt zu Freizeit-
zwecken aus heutiger Sicht befremdlich an.[42]

Abb. 12 Mitglieder der »Bürgerinitiative Maximiliansplatz« in einem
besetzten Gebäude der ehemaligen
Heil- und Pflegeanstalt, 1978.

»Angleichung an die Verhältnisse bei so gut wie sämtlichen deutschen Universitäten«

Wie auch die baulichen Erweiterungsmaßnahmen erfolgte die für Erlangen
signifikante erste Phase der Disziplingenese und Ausdifferenzierung der Fächer
und Kliniken als unmittelbare Reaktion auf die *Empfehlungen des Wissenschaftsrates zur Unterstützung der deutschen Wissenschaft* von 1960. Als Grundausstattung
jeder Fakultät – sollte sie dem Stand der Wissenschaft entsprechen – galten 16
Lehrstühle in den theoretischen Fächern und 14 in den klinischen Fächern. Um
international anschlussfähig zu bleiben, schien darüber hinaus die Einrichtung
von Schwerpunkten und Sondergebieten dringend geboten.[43] Anfang 1961 legte
die Fakultät nach intensiven internen Diskussionen dem zuständigen Ministerium
für Wissenschaft und Kultus einen nach Dringlichkeit abgestuften Bedarfsplan
für ihren Ausbau vor.[44] Bereits im Herbst 1958 hatte man die Schaffung von 20
Diätendozenturen und vor allem die Einrichtung von beamteten Verwaltungs-
stellen gefordert.[45] Um jetzt eine »Angleichung an die Verhältnisse bei so gut wie
sämtlichen deutschen Universitäten«[46] zu bewirken, beantragte die Fakultät, die zu
diesem Zeitpunkt über zehn Lehrstühle verfügte, die Umwandlung der bisherigen
Extraordinariate für Gerichtliche Medizin, Haut- und Geschlechtskrankheiten und
Medizinische Poliklinik in Ordinariate. Darüber hinaus wurden, wiederum nach ▸

DIE »HUPFLA« – MITTEN IN DER STADT UND DOCH AUSSEN VOR

Die »HuPflA«, so nannte man über viele Jahrzehnte hinweg die von einer Mauer umschlossenen Gebäude der Psychiatrischen Anstalt und Universitäts-Nervenklinik. 1848 war die »Kreis-Irren-Anstalt Erlangen« als erste Einrichtung für psychisch und geistig Kranke in Bayern eröffnet worden. Es war eine Stadt in der Stadt, ein »kleiner Staat, oder wenn man lieber will, eine Colonie mit einer eigenen Verfassung«, an deren Spitze ein Arzt als »würdiger und fähiger Monarch« stehen sollte, so der Initiator der Einrichtung und Vorkämpfer der Erlanger Psychiatrie, Professor Johann Michael Leupoldt (1794–1874).[1] Die Anstalt wurde im aufwendigen »panoptischen System« errichtet, wie damals bei Gefängnisbauten üblich, um die Insassen gut beobachten zu können. Durch An-, Neu- und Umbauten war das Gelände bis um 1900 so dicht bebaut, dass sich nur noch »Insider« und »Insassen« in diesem Labyrinth auskannten.[2] Im Nordflügel war ab 1903 die unter der Leitung des Ordinarius für Psychiatrie Gustav Specht (1860–1940) eingerichtete Universitäts-Nervenklinik untergebracht.[3]

Die Mauern der »HuPflA« schotteten diese gegen das Leben in der Stadt ab, dennoch gab es vielfältige Verbindungen, vor allem nachdem das Personal der Anstalt ab den 1950er Jahren zunehmend außerhalb der Mauern lebte. Umgekehrt waren einige der weniger beeinträchtigten Patienten in städtischen Betrieben oder Haushalten als Hilfskräfte beschäftigt. Trotz allem blieb die »HuPflA« von Mythen umrankt und sichtbarer Ausdruck der Stigmatisierung psychisch kranker Menschen, auch in der Zeit, als Direktor Gustav Kolb (1867–1943) nach dem Ersten Weltkrieg eine sozialpsychiatrische Öffnung initiierte, die weltweit Anerkennung fand.[4] Vollends zu einem Ort des Schreckens und der Schuld wurde die »HuPflA« während des Nationalsozialismus. Mehr als 900 Patientinnen und Patienten wurden mit Bussen zum Bahnhof gefahren und von dort in die zentralen Tötungsanstalten Hartheim bei Linz und Pirna abtransportiert. Ab 1942 starben hunderte Patienten an der eigens verordneten »Hungerkost« auf den zu diesem Zweck eingerichteten »Hungerstationen«.[5] All dies geschah mitten in der Stadt, in unmittelbarer Nähe der Universität.

Nach der NS-Zeit bildete sich in der Erlanger Anstalt ein Reformstau, der zu »elenden und menschenunwürdigen Umständen« führte.[6] Erst 1976, mit dem Umzug in die neu errichteten Gebäude im Westen der Stadt Erlangen, änderte sich dies. Im Zuge dessen wurden nahezu alle Bauten der ehemaligen Heil- und Pflegeanstalt ungeachtet ihrer architektonischen Besonderheit abgerissen. Übrig blieben das ehemalige Direktionsgebäude (Maximiliansplatz 2), die Villa des Anstaltsdirektors (Katholischer Kirchenplatz 9) sowie nahezu unverändert der als Schwabachanlage 10 noch heute universitär genutzte Nordflügel. Sein möglicher (Teil-)Abriss im Zuge der geplanten Forschungsneubauten der Medizinischen Fakultät sowie der Max-Planck-Gesellschaft ist Gegenstand aktueller Diskussionen. Während sich in der Vergangenheit unter anderem der Erlanger Heimat- und Geschichtsverein sowie politische Gruppierungen wiederholt für den weiteren

Fortbestand des erhaltenen Klinikflügels ausgesprochen haben, betonen Landesregierung, FAU, Universitätsklinikum und Max-Planck-Gesellschaft das Potential
des geplanten Zentrums für Physik und Medizin, das in einzigartiger Kooperation interdisziplinäre Grundlagenforschung für Medizintechnik ermöglichen
werde.[7]   Hans-Ludwig Siemen/Susanne Ude-Koeller

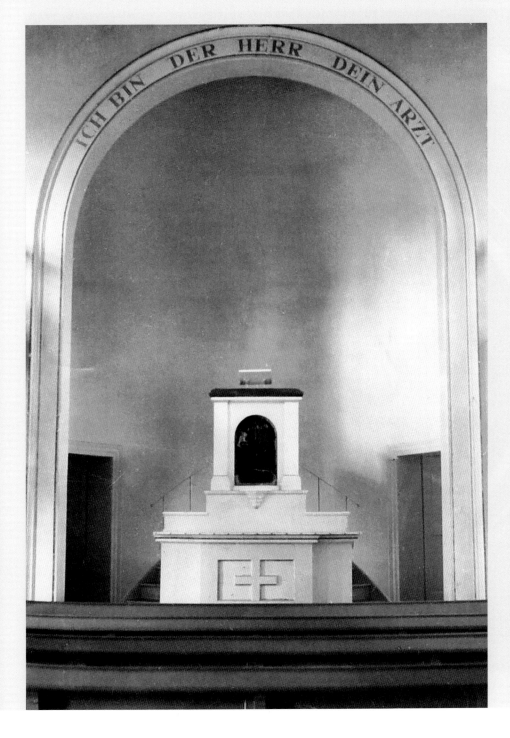

Abb. 1   »Ich bin der Herr, dein Arzt«:
Die Kapelle der Heil- und Pflegeanstalt Erlangen.

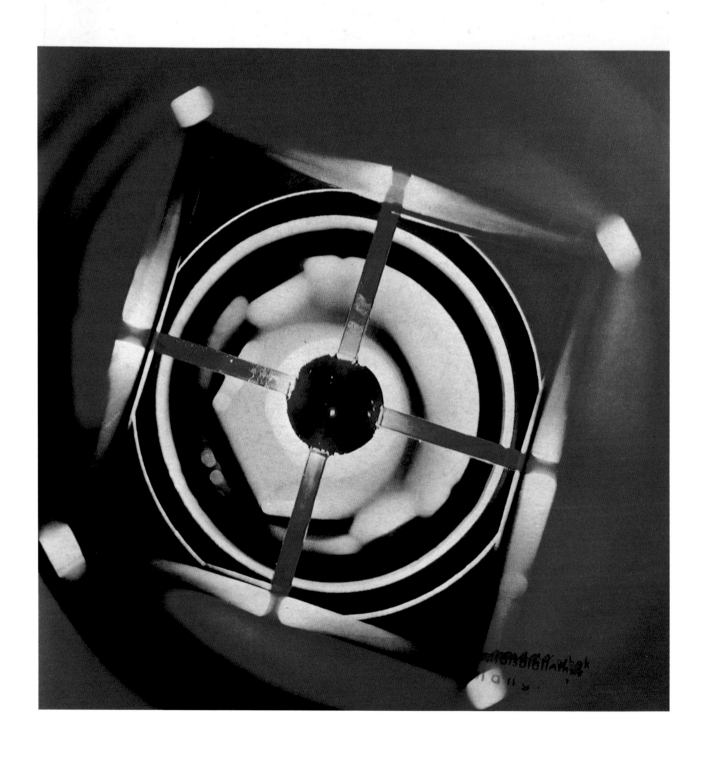

Dringlichkeit differenziert, die Einrichtung von neuen Lehrstühlen für Arbeitsmedizin, Neurochirurgie, Orthopädie und Medizinische Strahlenkunde erbeten.
Sukzessive sollten schließlich noch die Fächer Anästhesie, Elektronenoptische
Histologie, Geschichte der Medizin, Humangenetik und Anthropologie, Strahlenheilkunde sowie Zahnheilkunde Lehrstühle erhalten.[47]

Dass die Implementierung bzw. Umwandlung von Ordinariaten die Dynamik
der wissenschaftspolitischen und medizinischen Entwicklung nicht nur widerspiegelte, sondern von ihr zum Teil regelrecht überholt wurde, veranschaulicht
das Beispiel der Strahlentherapie. Noch während der Bewilligungsphase des 1964
beantragten Lehrstuhls erfolgte eine Ausdifferenzierung des bis dahin einheitlichen
Faches in die Fächer Röntgendiagnostik, Strahlentherapie und Nuklearmedizin.
Die Verselbstständigung der Nuklearmedizin wurde 1973 mit der Einrichtung der
ersten ordentlichen Professur für »Strahlenkunde – Klinische Nuklearmedizin«
abgeschlossen, der bayernweit erste strahlentherapeutische Lehrstuhl wurde 1977
eingerichtet.[48] Auch die Schaffung des Extraordinariats für Anästhesiologie 1966,
gleichfalls des ersten in Bayern, verdeutlicht die zunehmende Spezialisierung der
Fächer.[49]

Im Folgenden sollen mit den bundesweit ersten Instituts- bzw. Lehrstuhl-
gründungen für Humangenetik (1965) und Arbeits-, Sozial- und Umweltmedizin
(1965) exemplarisch zwei Medizinbereiche ausführlicher vorgestellt werden, die
geeignet sind, die hohe gesundheits- und gesellschaftspolitische Relevanz universitärer Medizin auch jenseits der vielfach beschworenen »Hightech-Medizin«
zu verdeutlichen.

Gerhard Koch und seine »Jahre der Entscheidung« – Die Gründung des Instituts für Humangenetik

Bereits im Frühjahr 1959 und damit sechs Jahre vor Gründung des Erlanger
Instituts für Humangenetik hatte sich Dekan Fritz Heim für eine »stärkere Fun-
dierung« der Anthropologie und der Humangenetik ausgesprochen. Die einst-
mals international anerkannte Forschung auf diesen Gebieten sei durch Ereignisse, deren Ursachen in der Zeit vor 1945 lägen, sehr in Rückstand gekommen.
Ihre geringe Förderung stünde jedoch im Gegensatz zur aktuellen Bedeutung der
Humangenetik als wichtigem Lehrfach. Inhalte wie Erbpathologie oder Zwillingsforschung sollten im Studienplan des Arztes ebenso enthalten sein wie die als
Ergänzung zur allgemeinen und speziellen Krankheitslehre notwendige menschliche Rassenkunde.[50]

Sechs Jahre später bezog das neu gegründete Institut für Humangenetik und
Anthropologie Räumlichkeiten in der Bismarckstraße 8. Mit Übernahme des im
Haushalt für 1963 geschaffenen ordentlichen Lehrstuhls für Humangenetik und
Anthropologie wurde der Wissenschaftliche Rat und außerordentliche Professor
Gerhard Koch (1913–1999) – dem Vorschlag des Großen Senats und der Fakultät
folgend – zum ordentlichen Professor in Erlangen ernannt. Dem Institut wurde
eine Erstausstattung in Höhe von 140.000 DM in Aussicht gestellt, die Personalausstattung sah neben wissenschaftlichen Assistentenstellen mehrere Verwaltungskräfte sowie eine Medizinisch-technische Angestellte vor.[51]

Abb. 13 Futuristische Nuklearmedizin: Blick in den Strahlerkopf
eines Gammatrons, 1966.

ERICH RÜGHEIMER – ANÄSTHESIOLOGIE AUF DEM WEG VOM »HILFSFACH« ZUR EIGENSTÄNDIGEN KLINIK[1]

Nach seiner 1953 in Erlangen bei Otto Goetze (1886–1955) erfolgten Promotion arbeitete Erich Rügheimer (1926–2007) zunächst in der Chirurgischen Klinik seines Doktorvaters als Assistent. Goetze galt als scharfer Gegner der Verselbstständigung der Anästhesie und stand Plänen zum Ausbau des Faches ablehnend gegenüber. Erst sein Nachfolger Gerd Hegemann (1912–1999) war willens, die Erlanger Anästhesie aus der ihr zugeschriebenen »Hilfsfunktion« für die Chirurgie zu emanzipieren. Auch Rügheimer wandte sich jetzt verstärkt der Anästhesie zu. Nach seinen Facharztausbildungen für Anästhesie (1956) und Chirurgie (1958) wurde er 1960 gleichzeitig Oberarzt der Chirurgischen Klinik und der erst vier Jahre zuvor gegründeten Abteilung für Anästhesie bei der Chirurgischen Universitätsklinik. Die 1974 in Institut für Anästhesiologie der Universität umbenannte Einrichtung sollte Rügheimer bis zu seiner Emeritierung im Jahr 1995 leiten.[2] Somit trug er ganz entscheidend zur Eigenständigkeit und wachsenden Bedeutung des Faches in Erlangen bei.

1964 für das Fach Anästhesie habilitiert, wurde Rügheimer zwei Jahre später Extraordinarius – der erste in diesem Fach an einer bayerischen Universität – und 1970 Ordinarius für Anästhesiologie. Zwischen 1974 und 1979 war er Dekan, danach fungierte er bis 1992 als Baubeauftragter der Medizinischen Fakultät.

Rügheimer, der die *Bedeutung der Anästhesie für die operative Medizin* zum Gegenstand seiner Antrittsvorlesung 1968 gemacht hatte, setzte sich zeitlebens für ständige Qualitätskontrollen zur Erhöhung der Patientensicherheit ein. Bereits 1979 wurde unter seiner Leitung noch vor Inkrafttreten der Medizingeräteverordnung eine Arbeitsgruppe Medizintechnik eingerichtet, die für die Sicherheit der technischen Geräte in den Operationssälen und auf der Intensivstation zuständig war. »Altersgrenzen scheinen kaum noch zu existieren: vom Neugeborenen bis zum 100jährigen kann praktisch jeder Patient, der – um es einmal überspitzt zu formulieren – noch atmet, mit berechtigter Aussicht auf Erfolg operiert werden«, so Rügheimer 1984 selbstbewusst.[3]

Der zweimalige Präsident der Deutschen Gesellschaft für Anästhesiologie und Wiederbelebung (1973/74 und 1979/80) und Präsident des 7. Weltkongresses der Anästhesiegesellschaft (1980) wurde für seine Verdienste um die medizinische Forschung 1984 mit der Verleihung des Bundesverdienstkreuzes geehrt. Rügheimer, Ehrenmitglied zahlreicher Fachgesellschaften, war auch Herausgeber zweier 1990 und 1993 veröffentlichter Fachpublikationen zur Frage der Sicherheit in der Anästhesie.[4] Als Risikofaktoren für die Patientensicherheit machte er dabei neben der Technik und dem Einsatz der Narkotika den Menschen als wesentliche »Fehlerquelle« aus. Susanne Ude-Koeller

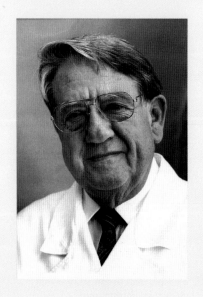

Abb. 1 Erich Rügheimer (1926–2007).

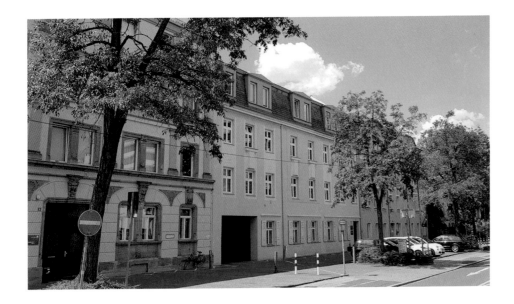

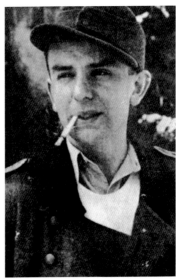

Abb. 14   Der erste Sitz des Instituts
für Humangenetik und Anthropologie
in der Bismarckstraße 8.
Abb. 15   Gerhard Koch (1913–1999)
während seiner Militärzeit.

Als Koch, Autor zahlreicher wissenschaftlicher und biografischer Werke,
Ende 1993 anlässlich seiner aktuell erschienenen Biografie *Humangenetik und
Neuro-Psychiatrie in meiner Zeit (1932–1987). Jahre der Entscheidung* in den
Erlanger Nachrichten vorgestellt wurde, erfuhr der Leser über die NS-Zeit von ihm
Folgendes: Viele Ärzte hätten damals, so Koch, gegenüber der staatlichen Rassen-
und Bevölkerungspolitik ethisch-moralische Bedenken gehabt und versucht, ihre
Patienten durch das Ausstellen »unbedenklicher« Diagnosen zu schützen. Wie
viele andere habe auch er die Sterilisationen im Rahmen des »*Gesetzes zur Verhütung erbkranken Nachwuchses*« (GzVeN) abgelehnt. So habe er beispielsweise
einem Patienten, der wegen angeblicher »Schlafsucht« und daraus resultierender
Arbeitsverweigerung inhaftiert worden war, lediglich eine »harmlose« Gehirn-
erschütterung als Ursache attestiert. Zudem sei er selbst von der Rassenpolitik der
Nationalsozialisten betroffen gewesen: Zwei Familienmitglieder seien aufgrund
des GzVeN zwangssterilisiert und später im Rahmen des »Euthanasie«-Programms
ermordet worden.[52] In seiner Biografie bringt Koch weitere Beispiele für scheinbar
weitverbreitetes widerständiges Verhalten. So habe ihm während seiner Militärzeit ein Pfleger der Heil- und Pflegeanstalt Ückermünde von der Ermordung
geisteskranker Anstaltspatienten berichtet, die er 1940 als Pfleger zum Ort der
Erschießung begleiten musste. Um kein weiteres Mal an einer solchen Aktion teilnehmen zu müssen, habe sich der immer noch sichtlich betroffene Pfleger freiwillig zum Militärdienst gemeldet.[53]

Kochs »Jahre der Entscheidung« waren auch geprägt durch die Arbeiten
seines Lehrers, des Zwillingsforschers Otmar Freiherr von Verschuer (1896–1969).
In seiner Würdigung Verschuers ging Koch unter anderem auf dessen Äußerungen
zur »Rassenpolitik« und »Judenfrage« ein. Dabei betonte er, dass sein von ihm verehrter Lehrer den Holocaust keineswegs befürwortet habe. Zwar habe Verschuer in
seinem *Leitfaden der Rassenhygiene* alle bisherigen historischen Lösungsversuche
der »Judenfrage« für gescheitert erklärt und eine neue Gesamtlösung des »Juden-
problems« gefordert; er sei damit aber lediglich »für eine weitere Auswanderung
der Juden aus Deutschland eingetreten«.[54]

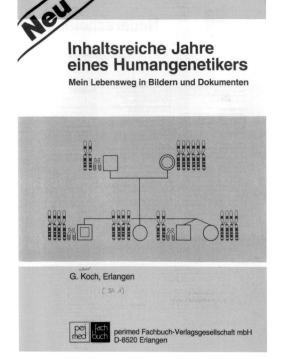

Inhaltsreiche Jahre eines Humangenetikers

Mein Lebensweg in Bildern und Dokumenten

G. Koch, Erlangen

perimed Fachbuch-Verlagsgesellschaft mbH
D-8520 Erlangen

Abb. 16   1982 veröffentlichte Koch eine umfangreiche autobiografische Dokumentensammlung.

Verschuer, führender Rassenhygieniker der NS-Zeit, leitete von Oktober 1942 bis 1948 das Kaiser-Wilhelm-Institut für Anthropologie, menschliche Erblehre und Eugenik in Berlin-Dahlem. Zu seinen Doktoranden und Assistenten zählte der spätere Lagerarzt des Konzentrations- und Vernichtungslagers Auschwitz, Josef Mengele (1911–1979). In *Jahre der Entscheidung* bringt Koch »das Problem Josef Mengele« wie folgt zur Sprache: Er habe Mengele einmalig persönlich in Berlin-Dahlem getroffen, über dessen Forschungen als KZ-Arzt in Auschwitz aber erst nach Kriegsende aus der Tagespresse erfahren. Kochs psychiatrisch-forensische Einschätzung, wonach Mengele eine psychopathische Persönlichkeit mit einem ausgeprägten Defekt der Gefühlsmoral gewesen sei, folgt der »beruhigenden«, aber nicht zutreffenden These, bei der überwiegenden Mehrheit der NS-Medizinverbrecher habe es sich um Sadisten oder Psychopathen gehandelt.[55] Während Koch die Menschenversuche von Mengele klar als solche benennt, hält er es für ausgeschlossen, dass sein Lehrer Verschuer davon gewusst haben konnte und bedauert, dass dieser es versäumt habe, den Verdacht, der »als ein Schatten auf seiner Persönlichkeit und letztlich auch auf seinem Lebenswerk ruht«, auszuräumen.[56] Da Mengele Verschuers Zwillingsforschung durch die Übersendung zahlreicher Augenpräparate von Auschwitz nach Berlin-Dahlem aktiv unterstützt hatte, stand allerdings schon 1960 die Frage nach einer Mitwisserschaft im Raum: »Sollte er [Verschuer] sich nie darüber Gedanken gemacht haben, woher sein Schüler diese Präparate genommen hat?«, zitiert Koch in seiner Autobiografie den Auschwitz-Überlebenden Hermann Langbein (1912–1995).[57]

Der gleichfalls von Koch mehrfach gewürdigte Psychiater und Neurologe Karl Kleist (1879–1960) war im »Dritten Reich« Ordinarius in Frankfurt am Main, Beisitzer am Erbgesundheitsobergericht und Beratender Psychiater der Wehrmacht gewesen. Angeblich hatte er sich jedoch geweigert, als Gutachter für die »Euthanasie-Aktion T4« zu fungieren.[58] Koch hebt hervor, dass sich der Psychiater »mit einer heute kaum noch vorstellbaren – und wohl auch gern verschwiegenen – Zivilcourage *für* die Rechte der Psychisch [sic] Kranken und *gegen* Zwangssterilisation« eingesetzt habe. In seiner Funktion als Wehrkreisarzt hatte Kleist bezogen auf seine soldatische »Klientel« tatsächlich vor vorschnellen Urteilen gewarnt, allerdings ist nicht ohne Weiteres davon auszugehen, dass diese Zurückhaltung für alle potentiell vom GzVeN Betroffenen galt.[59]

Zu den weiteren Lehrern Kochs zählte Julius Hallervorden (1862–1965). Der Neuroanatom war ab 1938 in leitender Funktion unter Hugo Spatz (1888–1969) am Kaiser-Wilhelm-Institut für Hirnforschung tätig. Für seine wissenschaftliche Forschung nutzte er – über das Kriegsende hinaus – die Hirnschnitte von Opfern der T4-Aktion, unter anderem die von 40 ermordeten Kindern der Heil- und Pflegeanstalt Görden. Da Koch das Zeugnis, in dem Hallervorden ihm attestierte, ein »ausgezeichneter, kenntnisreicher und kritischer Wissenschaftler« zu sein, in seinen Lebenserinnerungen unkommentiert abdruckt und zudem Hallervordens umfangreiches Wissen und seine enorme Arbeitsdisziplin lobend erwähnt, ist davon auszugehen, dass er die Verstrickungen des von ihm geschätzten Hirnforschers in die NS-»Euthanasie« nicht kannte oder ignorierte.[60] Da zu den Kriegsverlusten an Dokumenten zum großen Bedauern Kochs auch der Schriftwechsel zur Aufklärung des bereits erwähnten »Euthanasie«-Todes zweier Familienangehöriger gehörte, konnte Koch als Beleg für seine ablehnende Haltung gegenüber dem Krankenmord nur einen Brief beibringen, in dem er sich bei der »Abwicklungsstelle Berlin« in der Tiergartenstraße 4 nach dem Verbleib einer Krankengeschichte erkundigte.[61] Seine 1983 veröffentliche Bibliographie zum Thema »Euthanasie« und Sterbehilfe widmete er den beiden »Euthanasie«-Opfern in der Familie.

Verfolgt man Kochs beruflichen Werdegang in der Kriegs- und Nachkriegszeit, fällt der häufige Wechsel seiner Wirkungsstätten auf.[62] Noch vor seiner Promotion zur Erblichkeit der Sturge-Weberschen Krankheit, für die Koch Epilepsiekranke der Berliner Heil- und Pflegeanstalt Berlin-Wuhlgarten untersuchte, forschte er 1939 als Stipendiat der DFG drei Monate zur Erblichkeit der symptomatischen Epilepsie. Seinen Militärdienst leistete er im Frühjahr 1940 als Kriegsvolontär, dann als Truppenarzt bis Kriegsende in verschiedenen neurologisch-psychiatrischen Fachlazaretten ab. 1944 veröffentlichte er eine Studie *Über symptomatische Epilepsie bei cerebraler Kinderlähmung*. Spätestens ab 1943 war Koch durch seine Kontakte zu Hans Nachtsheim (1890–1979), seit 1941 Leiter der Abteilung für experimentelle Erbpathologie am Kaiser-Wilhelm-Institut für Anthropologie in Berlin, über die Unterdruckversuche an epilepsiekranken Kindern aus Görden informiert. Die Druckversuche wurden parallel zu den laufenden Tierversuchen durchgeführt.[63]

Während seiner amerikanischen Kriegsgefangenschaft war Koch Leiter des deutschen Militärlazaretts Taunusblick in Bad Homburg. Laut Spruchkammerentscheid vom 20. Mai 1947 wurde er, Mitglied der NSDAP, der SA und der SS, als »Mitläufer« zu einer Geldstrafe in Höhe von 1500 Reichsmark verurteilt.[64] Ab 1946 war er Gastarzt und wissenschaftlicher Mitarbeiter am Kaiser-Wilhelm-Institut für Anthropologie, menschliche Erblehre und Eugenik in Berlin-Dahlem sowie am Kaiser-Wilhelm-Institut für Hirnforschung in Berlin-Buch.[65] Nach einem Jahr an der Landesheil- und Pflegeanstalt Göttingen wechselte er als Stationsarzt an die Universitäts-Nervenklinik Tübingen. Während eines dreijährigen Studienaufenthalts an psychiatrischen Universitätskliniken in Lissabon und Porto (Portugal) forschte Koch, seit April 1950 mit der Portugiesin Ana-Maria Cudell verheiratet, unter anderem zur »Defektschizophrenie«. Nach seiner Rückkehr nach Deutschland 1952 arbeitete er als wissenschaftlicher Mitarbeiter und Leiter der humangenetisch-psychoneurologischen Forschungsstelle an der Universitäts-Nervenklinik Münster offensichtlich zur vollen Zufriedenheit seines Vorgesetzten Verschuer: Dieser, seit 1951 Professor für Humangenetik in Münster, erwirkte im November 1955 eine zweijährige Stellenverlängerung des mit einer Arbeit über die Krampfbereitschaft und ihre genetischen Grundlagen inzwischen habilitierten Privatdozenten für Humangenetik und initiierte später seine Zulassung als Sachverständiger für anthropologisch-erbbiologische Abstammungsfragen.[66] 1958 erhielt Koch auf Initiative des Rektors der Universität Münster eine der beiden begehrten Diätendozenturen. Im Herbst 1960 wurde er schließlich auf Wunsch der Medizinischen Fakultät Münster zum außerordentlichen Professor für Humangenetik ernannt, 1963 zum Wissenschaftlichen Rat.

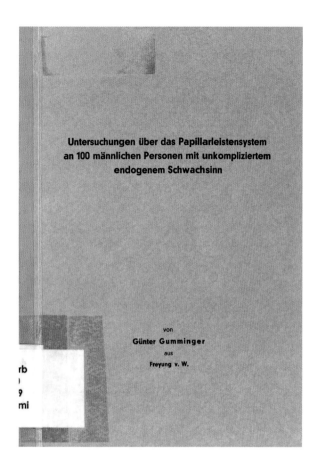
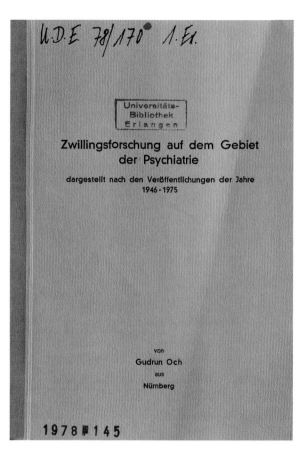

Untersuchungen über das Papillarleistensystem
an 100 männlichen Personen mit unkompliziertem
endogenem Schwachsinn

von
Günter Gumminger
aus
Freyung v. W.

rb
l
9
mi

Zwillingsforschung auf dem Gebiet
der Psychiatrie

dargestellt nach den Veröffentlichungen der Jahre
1946 - 1975

von
Gudrun Och
aus
Nürnberg

Abb. 17 Zwei von Gerhard Koch betreute Dissertationen aus den Jahren 1969 und 1978.

Als er 1965 nach erfolgreichen Berufungsverhandlungen auf den bundesweit ersten Lehrstuhl für Humangenetik und Anthropologie in Erlangen berufen wurde, galt der in Münster von Verschuer, dem Dekan und der Universitätsleitung über Jahre geförderte Koch mit seinen knapp 100 wissenschaftlichen Veröffentlichungen und einer regen Vortragstätigkeit als international anerkannter Wissenschaftler.[67] Kochs eigene Arbeiten, darunter Anschlussuntersuchungen im Bereich der Zwillingsforschung,[68] insbesondere aber die von ihm betreuten Dissertationen zeigen die Kontinuität seines wissenschaftlichen Erkenntnisinteresses, das sich weiterhin an Fragen der Erbgesundheit ausrichtete. Die von Anne Cottebrune für die Humangenetik herausgearbeitete Kontinuität eugenisch motivierter Forschungsrichtungen, insbesondere der Zwillings- und Familienforschung, lässt sich somit auch für Erlangen aufzeigen.[69] Einen aus Sicht Kochs ergiebigen Forschungsschwerpunkt, den er schon in Münster verfolgt hatte, stellten Untersuchungen zu Papillarmustern dar, die an Patienten des Erlanger Bezirkskrankenhauses, der Erlanger Kliniken oder umliegender Landeskrankenhäuser und Heil- und Pflegeanstalten für die Gruppen der »Epileptiker«[70] und »Schizophrenen«[71] sowie für Frauen und Männern mit »endogenen Schwachsinnszuständen«[72] oder Patienten mit Lippen-Kiefer-Gaumenspalten[73] sowie mit Störungen in der Geschlechtsentwicklung durchgeführt wurden.[74]

Kochs anhaltendes Interesse an der Zwillingsforschung lässt sich ebenfalls an den von ihm betreuten Dissertationen ablesen. Hierzu zählt eine Arbeit über psychiatrische Zwillingsforschung der Jahre 1946 bis 1975. Die Verfasserin Gudrun Och, die sich unter anderem auf die Münsteraner Längsschnittuntersuchungen an Zwillingsserien von Verschuer (1954) bezieht, hielt an der Bedeutung der Zwillingsforschung als wichtiger Methode des Nachweises erblicher Ätiologien fest und untersuchte unter anderem »Verhaltensstörungen« wie Homosexualität, Kriminalität, Enuresis und Suizid.[75]

Einen weiteren Promotionsschwerpunkt des Instituts stellten die während der NS-Zeit im Rahmen des GzVeN durchgeführten Sterilisationen dar. Mehrere um 1970 verfasste Dissertationen verzichten auf jegliche kritische Kommentierung zu jenem Gesetz, das die rechtliche Grundlage für die massenhafte Durchführung der Zwangssterilisationen an »Erbkranken« bildete.[76] Dabei war zehn Jahre zuvor in den *Ärztlichen Mitteilungen* eine heftige Debatte um die »Rechtmäßigkeit« und Anschlussfähigkeit des GzVeN geführt worden. Zum einen bestand hinsichtlich des Erbgesundheitsgesetzes insofern Rechtsunsicherheit, als es nach 1945 nur in der Sowjetischen Besatzungszone offiziell außer Kraft gesetzt worden war, zum anderen wurde die Reichweite der »freiwilligen« Sterilisation kontrovers diskutiert. Zu den in den *Ärztlichen Mitteilungen* prominent vertretenen Verteidigern des GzVeN zählte auch Hans Nachtsheim. Davon überzeugt, dass jedes Kulturvolk Eugenik brauche, rechtfertigte er das GzVeN als unpolitisches Gesetz zum Schutz der Erbgesundheit des deutschen Volkes, nach dessen Maßgabe das Gros der Ärzte nach wissenschaftlichen Erkenntnissen und bestem Wissen und Gewissen entschieden habe. Den Kern des Gesetzes könne man nutzen, um »in einem neuen Zeitalter die Zukunft unseres Volkes neu zu gestalten«. Im Volke müsse der Wille zu Eugenik geweckt werden, so Nachtsheim.[77]

Auch wenn es in Erlangen während der NS-Zeit anders als an anderen Universitäten keinen Lehrstuhl für Rassenforschung, Rassenhygiene und Vererbungslehre gegeben hatte,[78] waren zwischen 1933 und 1945 viele Arbeiten mit entsprechendem Fokus erschienen. Diese wurden – allerdings wiederum ohne kritische Reflexion des Forschungskontextes – in der Dissertation von Brigitte Burgschweiger zusammengestellt. Wichtiges Forschungsziel war es, die Personalien und Herkunft der Ausgangsprobanden zu ermitteln, um in Nachuntersuchungen der Familien erbliche Krankheiten und psychische Störungen zu erfragen.[79]

Da das Erlanger Institut als klinische Einrichtung mit dem Schwerpunkt auf Chromosomenforschung sowie genetische Beratung angelegt war, erstreckte sich das entsprechende Angebot weit über den Großraum Erlangen hinaus. In Planung und Konzeption der Beratungsstelle waren laut Koch nicht nur seine in Münster gesammelten Erfahrungen, sondern auch die ausländischer Einrichtungen eingeflossen. Laut des von Koch und Gesa Schwanitz (*1938) erstellten Tätigkeitsnachweises der Jahre 1966 bis 1976 wurden in Erlangen in diesem Zeitraum knapp 1100 Beratungen und über 7000 zytogenetische Untersuchungen durchgeführt. Als

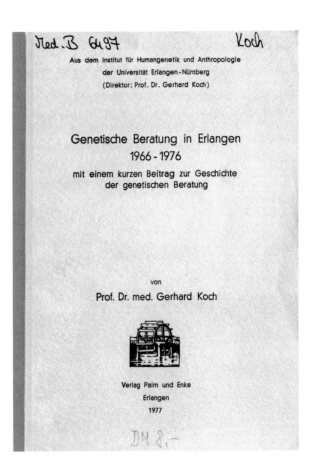

Abb. 18 Rückblick auf die ersten zehn Jahre genetischer Beratungstätigkeit am Erlanger Institut für Humangenetik und Anthropologie, 1977.

weitaus größte Gruppe wurde dabei das Down-Syndrom identifiziert, das sich aufgrund der steigenden Lebenserwartung der Betroffenen als ein »immer wichtigeres medizinisches, soziales und auch genetisches Problem« erwiesen hatte und daher offensichtlich besonders gründlich untersucht wurde, unter anderem in Form einer Auswertung nach der regionalen Herkunft der Probanden.[80] Mitte der 1970er Jahre wurde mit der Einführung der Fruchtwasseruntersuchung und der Chorionzottenanalyse die Pränataldiagnostik eingeführt. Letztere werde sich, so Koch, zu einer positiven bevölkerungspolitischen Maßnahme entwickeln, die ratsuchenden Eltern mit einem erhöhten genetischen Risiko zu einem gesunden Kind verhelfe. Er sprach sich gegen einen Schwangerschaftsabbruch aus »kindlicher« Indikation aus und hielt »Kosten-Nutzen-Analysen« in Zusammenhang mit der pränatalen Diagnostik eines missgebildeten Embryos für indiskutabel und unzulässig. Allerdings könne man einer Frau, die ein behindertes Kind erwarte, die daraus resultierenden seelischen Belastungen nicht ohne Weiteres zumuten. Habe die pränatale Chromosomenanalyse ein schweres Missbildungssyndrom und eine geistige Behinderung sowie eine kurze Lebensdauer ergeben, »so hat der Arzt gegenüber der Schwangeren die volle Aufklärungspflicht«.[81]

1971/72 war Koch Dekan der Fakultät. In seine Amtszeit fielen mehrere Ordinarienwechsel sowie Berufungsverfahren für die neu geschaffenen Lehrstühle Medizinische Statistik und Dokumentation sowie Klinische Virologie. Auch die Besetzung des neu eingerichteten Lehrstuhls für Geriatrie wurde wesentlich von Koch vorbereitet. Als Dekan begleitete er zudem die intensive Fakultätsdebatte über das bevorstehende neue Bayerische Hochschulgesetz, die in einem eigenen Kapitel ausführlich erläutert wird.[82] 1978 übernahm Rudolf A. Pfeiffer (1931–2012) Kochs Nachfolge als Lehrstuhlinhaber für Humangenetik und baute die klinische Genetik stark aus. Untersucht und zum Teil genetisch beraten wurde zum Beispiel eine Gruppe von über 500 Patientinnen und Patienten mit geistigen Behinderungen. Da sich hierbei direkter Kontakt zu Behinderten einer Fördereinrichtung ergab, folgte für den Verfasser der Studie »nach dem trockenen Aktenstudium […] nun eine abwechslungsreiche und erfrischende Tätigkeit«.[83]

▶ Kapitel   »1968« in Erlangen, S. 349.

Arbeits-, Sozial- und Umweltmedizin – Helmut Valentin und die »Fabrik des Schreckens«

Auf Anregung des Freistaats Bayern und mit Landesmitteln großzügig unterstützt, konnte die Friedrich-Alexander-Universität Erlangen-Nürnberg im März 1965 den bundesweit ersten ordentlichen Lehrstuhl für Arbeits- und Sozialmedizin einrichten. Vorausgegangen war ein knapp zehnjähriger Planungsvorlauf zu Fragen der inhaltlichen Ausgestaltung sowie zu räumlichen, technischen und personellen Anforderungen.[84] Lehrstuhlinhaber und Leiter des Instituts wurde Helmut Valentin (1919–2008), der die fachpolitische Akzentuierung und Profilierung der universitären Arbeitsmedizin als klinische Disziplin nicht zuletzt durch seine intensive Gremienarbeit und zahlreiche Mitgliedschaften bundesweit prägte.[85] So wirkte er maßgeblich an dem 1967 verabschiedeten Memorandum des Ärztlichen Sachverständigenbeirates beim Bundesministerium für Arbeit und Sozialordnung mit, das die Eigenständigkeit des Faches bekräftigte. Valentin war Kuratoriumsmitglied der

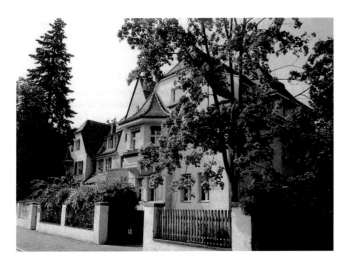
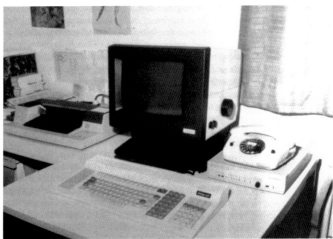

1968 als »Begegnungsstätte zwischen Wissenschaft und Praxis« gegründeten Bayerischen Akademie für Arbeitsmedizin und Soziale Medizin in München, deren Ziel es war, »mit wissenschaftlichen Mitteln den politischen Entscheidungskern in zahlreichen sozial- und arbeitsmedizinischen Fragen vorzubereiten«. Dies sollte laut Valentin mit Sachverstand, Souveränität, Distanz und Würde geschehen.[86] Als Mitglied des Ausschusses für Arbeitsmedizin der Bundesärztekammer forcierte er die Einbeziehung der Arbeitsmedizin in die ärztliche Aus- und Weiterbildung. Erfolgreich setzte sich Valentin für die Aufnahme des Faches als obligatorisches Lehr- und Prüfungsfach in die neue Approbationsordnung von 1970 ein und war an der Erstellung des Lernzielkatalogs beteiligt.[87] Für die Berufsgenossenschaft Chemie fungierte er als Gutachter. Valentin wirkte aber nicht nur entscheidend an der bundesweiten Profilbildung der Arbeitsmedizin mit, sondern beeinflusste als Dekan der Medizinischen Fakultät Erlangen (1969/70) und insbesondere als Präsident des Medizinischen Fakultätentages über fünf Wahlperioden (1971–1985) die Geschicke der Medizinischen Fakultäten bundesweit.[88]

Der Bedeutungszuwachs des Faches Arbeits- und Sozialmedizin zeigte sich auch in seiner räumlichen Ausdehnung im Erlanger Stadtgebiet: Zunächst in der Schillerstraße 25/29 untergebracht, kam 1978 die Betriebsärztliche Dienststelle der Universität in der Harfenstraße 18 hinzu. 1981 erhielt das Institut Laboratorien in der Universitätsstraße 42. Allerdings gelang es seinerzeit (und bis heute) nicht, die Arbeitsmedizin in einem zentralen Institutsgebäude zu konzentrieren.

Die Lokalpresse berichtete wiederholt über den hohen Anteil des Erlanger Instituts am Aufstieg des ehemaligen »Orchideenfaches«, so etwa anlässlich des 20-jährigen Bestehens der Einrichtung und des 70. Geburtstags Valentins, des »Nestors« der klinischen Arbeitsmedizin.[89]

Die Arbeitsmedizin versteht sich als präventiv ausgerichtete Disziplin, die die Wechselwirkung zwischen Arbeit, Gesundheit, Krankheit und Arbeitsfähigkeit untersucht. Valentins Schwerpunktsetzungen in Forschung, Lehre und Weiterbildung sind durch eigene Veröffentlichungen sowie Institutsberichte und Denkschriften gut dokumentiert.[90] Von Valentin betreute Arbeiten beschäftigten sich vielfach mit den Schadstoffbelastungen der Allgemeinbevölkerung, so zum Beispiel eine im Rahmen des mit öffentlichen Mitteln geförderten Forschungsprojektes

Abb. 19 Standort in der Schillerstraße und technische Ausstattung (EDV-Terminal mit Modem) des Instituts für Arbeits- und Sozialmedizin in den 1960er und 1970er Jahren.

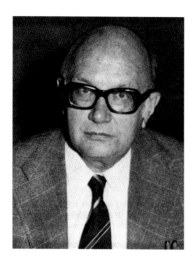

Abb. 20   Helmut Valentin
(1919–2008).

»Umweltbelastung unserer Bevölkerung durch Blei und seine gesundheitlichen Auswirkungen« entstandene Dissertation zum Bleigehalt im Blut und in der Lunge.[91] Das von Valentin im September 1973 beantragte Vorhaben sollte anhand von Untersuchungen des Blutes und der Lunge von Verstorbenen der Frage nachgehen, ob es regionale, geschlechtsspezifische und altersabhängige Unterschiede der Bleibelastung gäbe. »Meines Wissens sind solche Untersuchungen zur Umwelt-Problematik in der Bundesrepublik noch nicht durchgeführt worden [...]. Für eine wohlwollende Befürwortung wäre ich Ihnen dankbar«, so Valentin in einem Schreiben an den Ministerialdirigenten im Bundeskanzleramt.[92] Das Vorhaben wurde schließlich aus speziellen Mitteln des Bundesministeriums für Jugend, Familie und Gesundheit gefördert, die dem Bundeskanzleramt vorbehalten waren, da es »in den kommenden Jahren darauf ankommen wird, im nationalen sowie internationalen Rahmen die wissenschaftlichen Grundlagen über die Gesundheitsgefährdung [...] durch Blei« zu erhärten.[93] Eine Förderung erschien den Verantwortlichen im Bundeskanzleramt auch zweckmäßig, um die deutsche Position bei EG-Verhandlungen in Brüssel mit Forschungsergebnissen zu stützen, »die den übrigen Mitgliedstaaten ebenfalls noch nicht vorliegen«.[94]

Valentins Amtsjahre fielen in das »sozialdemokratische Jahrzehnt« der 1970er Jahre, in denen das Postulat der »Humanisierung der Arbeitswelt« auf starkes öffentliches Interesse stieß und die Politik die (Industrie-)Arbeit verstärkt in den Blick nahm. Vor allem das 1974 aus Mitteln des damaligen Bundesministers für Forschung und Technologie finanzierte Forschungsprogramm »Humanisierung des Arbeitslebens« zielte auf eine Verbesserung der Arbeits- und Lebensbedingungen bei gleichzeitigem Erhalt der volkswirtschaftlichen Leistungsfähigkeit. Das Gemeinschaftsprojekt von Staat, Wissenschaft, Arbeitnehmer- und Arbeitergeberseite unter der Federführung des Bundesarbeits- und Forschungsministeriums war eines der größten Projekte der Reformära. Je nach politischer Position stellt sich das Programm in der Retrospektive als »Abfolge von Konflikten« (Opposition), »Erfolgsbilanz« (Bundesregierung) oder eine »Serie enttäuschter Erwartungen« (Gewerkschaften) dar.[95]

Aus Gewerkschaftssicht würde Valentin wohl mindestens eine »Enttäuschung« darstellen. Anders als seine zahlreichen Laudatoren sieht die Arbeitsmedizinerin Gine Elsner, bis 2009 Direktorin des Instituts für Arbeitsmedizin des Fachbereichs Medizin der Johann-Wolfgang-Goethe-Universität in Frankfurt am Main, im bundesweit ersten arbeitsmedizinischen Ordinarius den Protagonisten einer Ausrichtung, die stark auf die Zusammenarbeit der Arbeitsmedizin mit Unternehmen und Industrie setzte: »Die von Valentin gegründete ›Arbeitsmedizin-Schule‹ hatte aber auch immer Kritiker: Denn sie war industrie- und arbeitgebernahe.«[96]

Valentin selbst hatte sich wiederholt zum Verhältnis von (Sozial-)Politik und Wissenschaft geäußert, so bereits in seiner am 2. Juli 1966 gehaltenen Antrittsvorlesung *Arbeitsmedizin und Sozialmedizin in Lehre und Forschung*: »Politische Willensbildung und wissenschaftliche Ergebnisse müssen in optimaler Weise aufeinander abgestimmt werden. Eine wertungsfreie und von Gruppeninteressen bereinigte Versachlichung ist insbesondere bei den derzeitigen gesundheits- und sozialpolitischen Auseinandersetzungen anzustreben.«[97] Da das von Valentin ver-

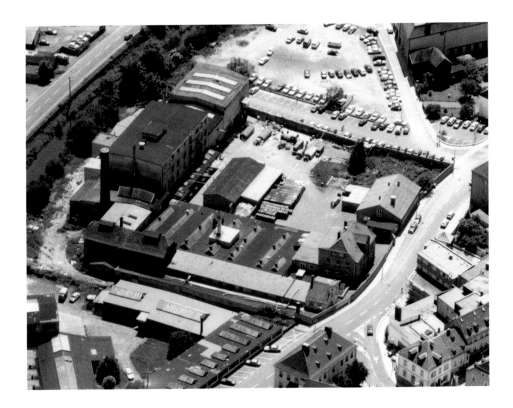

Abb. 21   Die Chemische Fabrik
Marktredwitz, um 1980.

tretene Fach der Arbeits- und Sozialmedizin an der Erlanger Fakultät ein Novum darstellte, wollte Valentin seine Antrittsrede nutzen, um dem »hohen Hause« Bedeutung und Umfang der beiden Fächer zu erläutern.[98]

An anderer Stelle warnte Valentin vor einem weiteren Ausbau des Sozialnetzes, »das zu den fortschrittlichsten der ganzen Welt gehört«: »Verfeinerungen und Differenzierungen mögen notwendig sein. Die weitere Steigerung in der bisherigen Form wird problematisch. Denkpausen und Phasen der Konsolidierung sind gefordert worden.«[99] Ähnliche Vorbehalte gegenüber einem überzogenen Präventionsgedanken führte er anlässlich des Festkolloquiums zum 60. Geburtstag seines Nachfolgers, des früheren Hamburger Ordinarius für Arbeitsmedizin Gerhard Lehnert (1930–2010), an: »Eigenartigerweise wird in der öffentlichen Diskussion kaum realisiert, daß z. B. im Jahre 1988 schon über 2 Mill. Vorsorgeuntersuchungen an gesundheitsgefährdenden Arbeitsplätzen durch Betriebsärzte und Arbeitnehmer vorgenommen worden sind. […] Auch Unterstellungen, Diffamierungen und Verleumdungen durch inkompetente Medienvertreter oder interessensgebundene Funktionäre können in einem Rechtsstaat sachliche Argumente nicht ersetzen, da der Rahmen […] für die Begutachtung vorgegeben ist.«[100]

Ein Zusammenhang zwischen Valentins Äußerung über vermeintliche Diffamierungen durch die Medien mit dem Umweltskandal um die Chemische Fabrik im oberfränkischen Marktredwitz (CFM) ist zu vermuten. Als »Problembetrieb« den zuständigen Aufsichtsbehörden und dem Erlanger Institut seit Jahren bekannt, wurde die quecksilberverarbeitende Fabrik 1985 vom zuständigen Landratsamt Wunsiedel wegen »Unzulässigkeit« stillgelegt. Der kurz zuvor erfolgte Anschluss der CFM an die städtische Kanalisation hatte zu stark erhöhten Quecksilberwerten

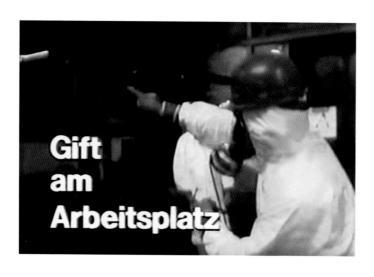

Abb. 22   Die WDR-Reportage *Gift am Arbeitsplatz* löste 1988 ein bundesweites Medienecho aus.

im Klärschlamm geführt. Gegen den Geschäftsführer und den Betriebsleiter wurde Strafanzeige erstattet. Bis dato waren die zuvor immer wieder geäußerten Beschwerden der Beschäftigten über die herrschenden Arbeitsplatzbedingungen ebenso folgenlos geblieben wie ihre Klagen über gesundheitliche Beeinträchtigungen. Die Printmedien, insbesondere der *Spiegel*, berichteten ausführlich über das »Musterbeispiel für die katastrophalen Folgen behördlicher Schlamperei« und die museumsreife technische Ausstattung (»Granitwanne aus Goethes Zeiten«) in der »Fabrik des Schreckens«.[101] Der Umweltskandal der »oberfränkischen Quecksilber-Klitsche« war auch Thema des im April 1988 ausgestrahlten WDR-Reports *Gesucht wird – Gift am Arbeitsplatz* von Gert Monheim (* 1944), der ein bundesweites Medienecho auslöste. Vor allem die als Verschleierungstaktik wahrgenommene Haltung der Berufsgenossenschaft und Helmut Valentins, der jegliche Stellungnahme verweigert habe, stießen auf Unverständnis.[102] Am Erlanger Institut waren über Jahre Blut- und Urinproben der Beschäftigten untersucht worden, die auffällig erhöhte Quecksilberwerte aufwiesen. Konsequenzen wurden hieraus nicht gezogen. Zudem hatte der Erlanger Arbeitsmediziner in einem Verfahren auf Anerkennung einer Berufskrankheit bei einem der Mitarbeiter als Gutachter fungiert und wiederholt einen eindeutigen Zusammenhang des Beschwerdebildes mit der Quecksilberexposition abgelehnt.

Anfang Mai 1990 brachte die »Marxistische Gruppe« an der FAU den Fall Marktredwitz erstmals in die Erlanger Universitätsöffentlichkeit. Dem politischen Selbstverständnis der 1971 gegründeten Studenteninitiative zufolge diente ihre politische Hochschularbeit dem Zweck, »Intellektuelle« für die theoretische und praktische Unterstützung der Sache der Arbeiterklasse zu gewinnen. Trotz dieser quellenkritisch zu berücksichtigenden Ausrichtung der linken Gruppierung decken sich ihre Schilderungen der unhaltbaren Zustände in der Fabrik im Kern mit der Berichterstattung in den öffentlichen Medien. Offizielle Reaktionen der Universität auf die erhobenen Vorwürfe gab es zumindest nach bisherigen Recherchen nicht. Unter der Überschrift *Giftfabrikation und Arbeitsmedizin. Der Fall Marktredwitz* berichtete die »Marxistische Gruppe« in der *Erlanger Hochschulzeitung* ausführlich über den Chemieskandal und die Rolle Valentins als Gutachter.[103] Angesichts der hohen Schadstoffbelastungen in dem quecksilberverarbeitenden Betrieb, denen die Arbeiter über Jahre ungeschützt ausgesetzt waren, warf sie der Gewerbeaufsicht sowie der Berufsgenossenschaft Chemie massives Versagen vor. Die Arbeiter des bis 1985 laufenden Betriebes seien weniger geschützt gewesen als jetzt die Entsorger, die die Fabrik als Sondermüll abzutragen hätten. Unter dem Druck der Arbeitsplatzsicherung in einer strukturschwachen Region habe der betriebliche Gesundheitsschutz zurückstehen müssen. Die zugelassenen MAK-Werte (Maximale-Arbeitsplatzkonzentration-Werte) hätten die Vergiftung am Arbeitsplatz als »Normalität« festgeschrieben und das »dosierte Vergiften« der Beschäftigten erst ermöglicht. Da es die von der Arbeitsmedizin suggerierte

»Unschädlichkeit« vieler Stoffe gar nicht gebe, diene die Festlegung von Grenzwerten lediglich der Begrenzung der zu erwartenden gesundheitlichen Schäden
auf ein politisch bzw. gesellschaftlich akzeptiertes Maß. Marktredwitz stünde
diesbezüglich in einer Kontinuität von Umweltskandalen, bei denen staatliche
Grenzwerte allgemeine Vergiftung »sanktionierten«. Der Logik des Faches Arbeitsmedizin entspreche es, den ursächlichen Zusammenhang zwischen beruflicher
Exposition und Erkrankung durch Betonung weiterer außerberuflicher Einflussfaktoren in Frage zu stellen und dem Einzelfall zu misstrauen. Valentin wurde konkret vorgeworfen, das »biologische Material« aus Marktredwitz benutzt zu haben,
um retrospektiv zu belegen, dass der arbeitsmedizinisch tolerable Grenzwert für
die Quecksilberausscheidung im Urin höher sei als bisher angenommen.

Auch die Arbeitsmedizinerin Gine Elsner sieht in Valentin einen wirtschaftsliberalen, politisch rechts geprägten Arbeitsmediziner, der mitunter »arbeits-
bedingte Belastungen und Gesundheitsrisiken bagatellisierte« und sich auf die
Zusammenarbeit mit Unternehmen und Industrie fokussierte.[104] Zur Untermauerung ihrer These führt sie in ihrer biografischen Arbeit über Valentin und die
Erlanger Schule neben Valentins Tätigkeit im Asbest-Beraterkreis (»Lobbyist der
Asbestindustrie«) und seiner Nähe zur Tabakindustrie (»Im Dienste der amerikanischen Tabakindustrie«) seinen Umgang mit dem »Quecksilber in Marktredwitz«
an. Auf die ersten quecksilberbedingten Todesfälle in der Fabrik zwischen 1943
und 1947 war bereits in einer von dem Erlanger Arbeitsmediziner Franz Koelsch
(1876–1970) betreuten Doktorarbeit hingewiesen worden. Im März 1974 hatte der
damalige Betriebsratsvorsitzende der Chemischen Fabrik Klaus Kunz schriftlich
das Bayerische Landesinstitut für Arbeitsmedizin in Bayreuth gebeten, gegen die
unerträglichen Arbeitsbedingungen vor Ort behördlich vorzugehen. Kunz, der seit
1963 in der CFM arbeitete, klagte unter anderem über Unruhe, Schmerzen und
Taubheitsgefühle in den Gliedmaßen, dumpfe bis stechende Stirn-Kopfschmerzen,
Gangunsicherheit sowie Angstgefühle. Trotz bestätigter Überschreitung der
MAK-Werte und der Grenzwerte im Urin und im Blut verneinte Valentin aufgrund des Fehlens charakteristischer Beschwerden und objektiver Untersuchungs-
befunde das Vorliegen einer Berufskrankheit.[105] Allerdings hatten die Autoren
des von Valentin herausgegebenen und als Standardwerk verbreiteten Lehr-
buches gerade die fehlende Charakteristik sowie die unspezifischen Allgemein-
symptome wie Mattigkeit und Kopfschmerzen als Merkmale einer Quecksilber-
intoxikation angegeben: »Die Krankheitsbilder bei Belastungen durch Quecksilber
oder seine Verbindungen sind zunächst uncharakteristisch.« Zum von Valentin
verbreiteten »Lehrbuchwissen« gehörten auch die Symptome Ängstlichkeit,
Stimmungslabilität und Nachlassen der Merkfähigkeit bis hin zum »allgemeinen
Persönlichkeitsschwund«.[106]

Die »Marxistische Gruppe« hatte Valentin vorgeworfen, die Belegschaft der
CFM als »biologisches Material« zur Festlegung von Grenzwerten zu benutzen.
Tatsächlich standen 23 Arbeiterinnen und Arbeiter des Betriebs im Zentrum
einer 1979 von der Berufsgenossenschaft der Chemischen Industrie in Heidelberg
geförderten, Valentin gewidmeten Untersuchung: »Wir hatten Gelegenheit, ein
für bundesdeutsche Verhältnisse außergewöhnlich hoch belastetes Kollektiv eingehend zu untersuchen.« Während die Arbeitsmediziner in Zusammenarbeit mit

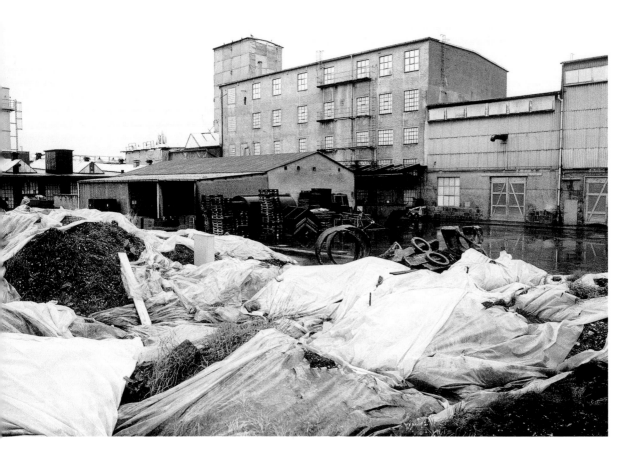

Abb. 23 Das verseuchte Fabrik-
gelände in Marktredwitz, Ende
der 1980er Jahre.

der Universitäts-Nervenklinik unter anderem anlagebedingte Minderbegabung, depressive und subdepressive Stimmungslagen sowie unterdurchschnittliche Konzentrationsleistungen attestierten, sahen sie »keine Korrelationen zwischen den Expositionsdaten und den untersuchten Parametern«. Die Häufigkeit der auffälligen Befunde dürfe nicht zu Fehlschlüssen hinsichtlich der Ursachen führen, so ihre Warnung, da neben der Exposition die örtliche und soziale Selektion sowie andere außerberufliche Faktoren eine Rolle spielten.[107]

Elf der CFM-Beschäftigten bildeten auch das Kollektiv einer bereits 1977 begonnenen, 1984 veröffentlichten Längsschnittstudie zur beruflichen Quecksilberbelastung. Die Wissenschaftler des Erlanger Instituts für Arbeits- und Sozialmedizin konnten bei den Untersuchten zwar eine deutliche Quecksilberbelastung feststellen, fanden aber keine Hinweise für das Vorliegen einer »Dosis-Wirkung-Beziehung«, wohl aber für eine »psychomotorische Verlangsamung«.[108] Auch die 1985 vorgelegte Habilitationsschrift von Gerhard Triebig, eine Feldstudie zur Neurotoxizität von Arbeitsstoffen, nannte als eines der untersuchten Kollektive »Quecksilber-exponierte Personen aus einer chemischen Fabrik sowie aus der Thermometerherstellung«. Bei einigen der Probanden habe retrospektiv eine erhöhte, arbeitsmedizinisch nicht tolerierbare Arbeitsstoff-Exposition vorgelegen.[109]

Auf Antrag der SPD und der Grünen wurde im Herbst 1989 ein Untersuchungsausschuss des Bayerischen Landtags eingesetzt, der insgesamt 23-mal tagte. Zu klären war die Frage, ob die für den Gesundheitsschutz am Arbeitsplatz zuständigen Behörden ihren Handlungsspielraum zur Vermeidung von Umwelt- und Gesundheitsschäden ausreichend genutzt und die Zusammenarbeit der für den Umweltschutz zuständigen Behörden hinreichend funktioniert hätten. Die erste Ortsbegehung des CFM-Geländes 1977 war durch die sogenannte Seveso-Aktion des Staatsministeriums für Landesentwicklung und Umweltfragen veranlasst worden. Am 10. Juli 1976 war aus einer Chemiefirma in der italienischen Ortschaft Seveso giftiges Dioxin (TCDD oder »Seveso-Gift«) freigesetzt worden. Nach der »Seveso-Katastrophe« wurden in Deutschland verschiedene »Störfall-Szenarien« entwickelt, 1980 wurde die deutsche Störfall-Verordnung (Störfall V) in Kraft gesetzt, die als Vorbild für die zwei Jahre später erlassene »Seveso-Richtlinie« der EWG gilt.[110]

Laut Vorbemerkung des Schlussberichts produzierte die Chemische Fabrik in Marktredwitz bereits um 1800 jährlich etwa zehn Tonnen quecksilberhaltige Stoffe, in den 1980er Jahren galt sie als bedeutendste Spezialfabrik in diesem Sektor, die einen Großteil des Weltmarktbedarfs an Quecksilberpräparaten abdeckte. Gebäude und Anlagen seien durch den Produktionsablauf mit Quecksilber in einem Ausmaß verunreinigt worden, das sich erst nach der Betriebsschließung in vollem Umfang gezeigt habe. Zwischen 1974 und 1977 durchgeführte Messungen hätten eine bis zu 2600-fache Überschreitung der MAK-Werte ergeben. Auch die durch das Institut für Arbeitsmedizin durchgeführten Blut- und Urinuntersuchungen hätten den zulässigen BAT-Wert (Biologischer-Arbeitsstoff-Toleranz-Wert) regelmäßig überschritten, ohne dass seitens der Erlanger Arbeitsmediziner weitreichende Konsequenzen angemahnt worden seien. Im Falle des 1981 verstorbenen Mitarbeiters Arthur R., bei dem ebenfalls sehr hohe Überschreitungen des BAT-Werts festgestellt worden waren, hatten drei Gutachter, unter anderem Valentin, festgestellt, dass ein ursächlicher Zusammenhang zwischen dem Tod und der Quecksilberexposition nicht wahrscheinlich sei. Der Antrag der Witwe auf Hinterbliebenenrente wurde daher abgelehnt, ein eingeleitetes Ermittlungsverfahren wegen fahrlässiger Tötung wegen Verjährung eingestellt. Von 43 gestellten Anzeigen wegen Berufskrankheiten wurden nur drei anerkannt.[111]

Zur Ablehnung des Antrags des früheren Betriebsratsvorsitzenden Klaus Kunz auf Rente wegen Berufskrankheit äußerte sich der Untersuchungsausschuss kritisch, weil der Gutachter den Ursachenzusammenhang für nicht ausreichend gesichert hielt. Zwar könne man aufgrund fehlender Sachkenntnis die wissenschaftliche Qualität nicht in Zweifel ziehen, habe aber »erhebliche Zweifel, ob es mit dem sozialen Schutzzweck der gesetzlichen Unfallversicherung noch vereinbar ist, wenn auch in Fällen, in denen Toleranzwerte nachhaltig überschritten werden und darüber hinaus typische Symptome einer Quecksilbererkrankung vorliegen, die Ungewißheit über den Ursachenzusammenhang zu Lasten des Antragstellers geht«.[112]

Valentin, als einer von insgesamt 34 Zeugen vor den Ausschuss geladen, wurde unter anderem zu der in der Öffentlichkeit aufgestellten Behauptung befragt, es habe seitens seiner Person bzw. seines Mitarbeiters, des Diplom-Chemikers Karl-Heinz Schaller, Versuche gegeben, einer möglichen Absenkung der MAK-Toleranzwerte entgegenzuwirken. Der Erlanger Arbeitsmediziner erklärte dies für nicht zutreffend; eine solche Einflussnahme sei allein schon deswegen nicht möglich, weil zu dem fraglichen Zeitpunkt nicht er, sondern »nur« sein Mit-

Bayerischer Landtag
11. Wahlperiode

Drucksache 11/**17677**

18.07.90

Schlußbericht

des Untersuchungsausschusses „Chemische Fabrik Markt-redwitz" (Drs. 11/13263)

Inhaltsverzeichnis

arbeiter Schaller Mitglied der für die Festsetzung der MAK-Werte zuständigen Kommission gewesen sei. Der Ausschuss sah – anders als der gleichfalls verfasste Minderheitenbericht – keinen Grund, seine Aussagen anzuzweifeln.[113] Der *Spiegel* hatte dagegen in seiner Ausgabe vom 30. April 1990 berichtet, die Bundesregierung habe nicht zuletzt aufgrund von Valentins Expertise 1982 den Grenzwert von 100 auf 200 Milligramm Quecksilber je Liter Urin angehoben: »Weil nirgendwo in der Bundesrepublik Arbeitnehmer derart gewissenlos diesem gefährlichen Stoff ausgesetzt wurden, hatte diese Maßnahme eigentlich nur Folgen für die Markt-redwitzer: Die Grenzwerte wurden nicht mehr so häufig überschritten.«[114]

In seiner Schlussbemerkung konstatierte der Untersuchungsausschuss einerseits erfreuliche Eigeninitiative, hauptsächlich aber gravierende Mängel im Verhalten von Einzelpersonen und Behörden sowie in der personellen und technischen Ausstattung. Problemverschärfend käme hinzu, dass der Betrieb als einziger größerer Arbeitgeber in der strukturschwachen Region bei vielen auf (zu) hohe Akzeptanz gestoßen sei. Der bereits erwähnte Minderheitenbericht, den zwei Abgeordnete der SPD sowie eine Abgeordnete der Grünen vorlegten, da ihnen der Schlussbericht das Ausmaß der Umweltschutzproblematiken und persönlicher Verantwortungen für die »Zeitbombe« CFM nur ungenügend verdeutlicht habe, beurteilte Valentins Rolle ungünstiger. So wurde unter anderem, wie auch von Elsner, auf die 1949 in München erschienene Dissertation von Albert Welter verwiesen, der schon für die 1940er Jahre insgesamt 13 Todesfälle für die CFM nachweisen konnte. Diese Arbeit sei aber im Erlanger Institut offensichtlich nicht bekannt gewesen.[115] Auch habe der Betriebsrat nach einem Gespräch mit Valentin, der insbesondere für die Arbeitsstoffe Asbest und Quecksilber als die arbeitsmedizinische Kapazität schlechthin gegolten habe, den Eindruck gewonnen, dass dieser die Verantwortung der gewerblichen Betriebe hinsichtlich arbeitsschutzrechtlicher Vorgaben eher bagatellisiere: »Der Betriebsrat hatte damals von Herrn Prof. Valentin sehr viel erhofft, wurde aber bitter enttäuscht[…]. Wir hatten […] den Eindruck, ich komme nicht umhin, das so zu formulieren, daß Prof. Valentin genau das gemacht hat, was die Berufsgenossenschaft wollte.« Diese Darstellung war laut Valentin schlicht falsch, da er immer gesagt habe, dass die MAK- und BAT-Werte zu hoch seien. »Im übrigen bin ich auch der Auffassung, daß ich nicht verantwortlich bin, sondern verantwortlich ist nach § 618 BGB der Betreiber, der Eigentümer.«[116]

Für die Aufräumarbeiten war der Betreiber dann allerdings nicht mehr verantwortlich. Die vom Freistaat Bayern in Auftrag gegebene, in fünf Phasen verlaufende und 1997 abgeschlossene Sanierung des Fabrikgeländes zählt zu den aufwendigsten und anspruchsvollsten Sanierungsvorhaben der letzten Jahrzehnte. Während die drei angeklagten Verantwortlichen der Geschäftsleitung in einem öffentlich aufmerksam verfolgten »Musterprozess« zu vergleichsweise geringen Geldstrafen verurteilt wurden, wurden die Kosten für Rückbau und Bodensanierung auf ca. 160 Millionen DM veranschlagt, da Boden und Grundwasser durch die chemischen Quecksilberverbindungen schwerwiegend verunreinigt waren.[117]

Auch der eingesetzte Untersuchungsausschuss konnte aufgrund unklarer Kompetenz- und Zuständigkeitsbereiche seitens der Behörden sowie zahlreicher Ungereimtheiten und widersprüchlicher Aussagen der geladenen Zeugen die Frage nach »Bauernopfern«, »Sündenböcken« und tatsächlichen Hauptschuldigen sowie

Abb. 24 Titelblatt des 1990 veröffentlichten Schlussberichts des Untersuchungsausschusses.

nach den Verantwortlichkeiten des Erlanger Instituts letztlich nur bedingt klären. Wenn es in der Schlussthese des Minderheitenberichts heißt, dass die 200-jährige Geschichte der Chemischen Fabrik Marktredwitz Teil der bayerischen Industriegeschichte sei, ist sie zumindest indirekt auch Teil der Erlanger Instituts- und Fakultätsgeschichte.

»Wer etwas für die Schule tut, soll auch etwas davon bekommen« – Die Medizinische Fakultät als Ausbildungsinstanz für Gesundheitsberufe

Bislang fokussiert die Fakultätsgeschichtsschreibung sowohl in biografischer als auch theoretisch-institutioneller Hinsicht überwiegend auf die wissenschaftlichen Akteure. Soweit sie sich mit Ausbildungsfragen befasst, nimmt sie in der Regel nur die Hochschulausbildung von Medizinerinnen und Medizinern in den Blick. Dabei sind im medizinischen Bereich – analog der Spezialisierung ärztlicher Tätigkeitsfelder – seit dem 19. Jahrhundert zahlreiche neue Heilberufe oder Gesundheitsfachberufe im Umfeld von Therapie, Diagnostik und Rehabilitation entstanden.[118] Ihre Geschichte wurde allerdings trotz ihrer hohen Bedeutung für das medizinische »Denkkollektiv« (Ludwik Fleck) und ihrer erheblichen Fakultätsnähe bislang von der Fakultäts- und Universitätsgeschichte nur wenig behandelt. Die Gesundheitsfachberufe selbst haben ihre Fachgeschichte vorwiegend aus der jeweiligen Einzelperspektive heraus beschrieben,[119] wodurch der Blick auf umfassende Entwicklungen mitunter versperrt wurde. Überblicksarbeiten zur Entwicklung der Gesundheitsfachberufe liegen beispielsweise mit den Arbeiten von Thomas Bals und Horst-Peter Wolff vor.[120] Speziell die Entwicklung nach 1945 nimmt die 2018 erschienene Arbeit von Sylvelyn Hähner-Rombach und Pierre Pfütsch in den Blick.[121]

Zu den Heilberufen zählen laut Bundesministerium für Gesundheit diejenigen Berufe, deren Tätigkeit die Heilung von Krankheiten und die medizinischhelfende Behandlung und Betreuung von Patienten umfasst.[122] Der Wissenschaftsrat, aktuell einer der Wortführer bezüglich der Akademisierung der Gesundheitsfachberufe, definiert in seinen 2012 veröffentlichten *Empfehlungen zur hochschulischen Qualifikation für das Gesundheitswesen* Gesundheitsversorgungsberufe als diejenigen Berufe mit unmittelbarem Patientenbezug, für deren Ausübung – im Gegensatz zum ärztlichen und zahnärztlichen Beruf – eine hochschulische Ausbildung rechtlich nicht erforderlich ist.[123] Mit der Betonung des unmittelbaren Patientenbezugs stellt die Empfehlung das gemeinsame Charakteristikum von Ärzten und Vertretern der Gesundheitsfachberufe in den Vordergrund. Früher geläufige Berufsbezeichnungen wie »Heilhilfsberufe«, »nichtärztliche Gesundheitsberufe«, »medizinische Assistenzberufe« oder »übrige Gesundheitsdienstberufe« sind damit obsolet, enthalten sie doch eine hinsichtlich Berufsaufgabe und -auffassung stark »defizitäre Selbstdefinition«.[124]

Wenngleich Ausbildungsinhalte und staatliche Prüfungsanforderungen durch Ausbildungs- und Prüfungsverordnungen geregelt sind, beschäftigen fehlende

Standards Auszubildende, private und öffentliche Schulträger, Berufsverbände und die Ärzteschaft.[125] Übereinstimmend betonen alle aktuellen Absichtserklärungen die Wichtigkeit der multiprofessionellen Teamarbeit. Diese setzt allerdings die Interprofessionalisierung der Ausbildung sowie eine rechtliche Klärung der Zuständigkeits- und Verantwortungsbereiche innerhalb der sektorübergreifenden Zusammenarbeit voraus. Der Sachverständigenrat zur Begutachtung der Entwicklung im Gesundheitswesen forderte in seinem 2007 erstellten *Gutachten zur Kooperation in den Gesundheitsberufen*: »Die veränderten Rollen der Gesundheitsberufe müssen flexibel, den lokalen Gegebenheiten angemessen und entwicklungsfähig gestaltet werden.«[126]

Die Erlanger Kliniken – ein »vorzüglicher Lernposten«?

Für Erlangen sind die »lokalen Gegebenheiten« zumindest für den hier zu behandelnden Zeitabschnitt der 1960er und 1970er Jahre aufgrund der spärlichen Überlieferung nur schwer zu ermitteln.[127] Zudem spiegeln die Quellen in der Regel allein die Sichtweise der Kliniker auf die zumeist weiblichen »Helferinnen« wider. Dennoch sind sie geeignet, die Rolle bislang in der Fakultätsgeschichtsschreibung selten thematisierter Berufsgruppen für das Fakultätsgefüge zu beleuchten. Nur die Krankenpflegeschulen und die Lehranstalt für Medizinisch-technische Assistenten verfügen über annähernd systematische Aktenüberlieferungen. Diese bilden die Basis für die folgenden Ausführungen. Ergänzend wurden Streufunde in Fakultätsakten unterschiedlicher Provenienz sowie Berichte in der Fach- und Tagespresse hinzugezogen.[128]

Die Bedeutung einer guten Ausbildung von Pflegenden wurde von den Erlanger Klinikdirektoren früh erkannt. So hatte bereits der Internist Adolf von Strümpell (1853–1925) ihre Professionalisierung gefordert, da die Tätigkeit der Krankenschwester »viel Intelligenz, Aufmerksamkeit und Hingebung« verlange. Darüber hinaus schlug er vor, die Ausbildung verstärkt zur staatlichen Aufgabe zu machen: Die Krankenanstalten sollten in ihrer Ausbildungsfunktion »die weitgehendste staatliche und städtische Unterstützung finden«, da tüchtige Krankenschwestern nicht nur für die Kliniken, sondern »für die gesamte Gesundheitspflege des Volkes dringend benötigt« würden.[129] Auch die Einführung neuer Diagnose- und Therapieverfahren im ersten Drittel des 20. Jahrhunderts setzte laut Ansicht des Chirurgen Otto Goetze (1886–1955) qualifiziertes Personal voraus, hätten doch insbesondere die Universitätskliniken die Pflicht, »neue Untersuchungs- und Behandlungsmethoden, die dem Wohl des Kranken dienen, auch anzuwenden«.[130] Umgekehrt schätzten die konfessionellen Mutterhäuser, die ihre Diakonissen zur Ausbildung in die Erlanger Kliniken schickten, die »gütigen Instruktionen durch die Herrn Ärzte«. So galt die 1916 gegründete Ohrenklinik als ein »vorzüglicher Lernposten«.[131]

Die 1960er und 1970er Jahre waren wie überall auch in Erlangen durch einen eklatanten Personalmangel in den medizinischen »Hilfsberufen« gekennzeichnet, der sich bereits in der desolaten Nachkriegssituation angebahnt hatte. So waren die Wiedereröffnungen der mit Kriegsende 1945 zunächst geschlossenen Krankenpflegeschulen an Bedingungen geknüpft: Sie mussten mit politisch

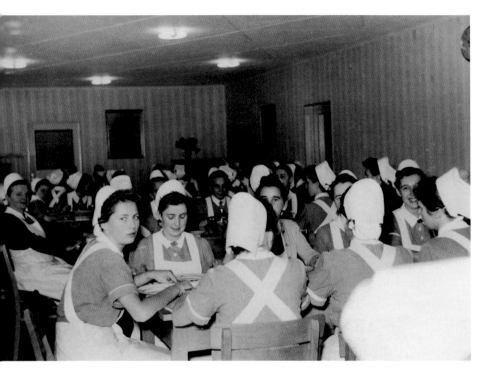

Abb. 25 Schwestern der
Universitäts-Kinderklinik, 1954.

unbelastetem Lehrpersonal besetzt werden und aus den Lehrbüchern waren zuvor beanstandete Seiten zu entfernen.[132] Während die »Entnazifizierung« der Lehrbücher wahrscheinlich reibungslos verlaufen war, dürfte die Auswechslung des Personals der Säuglings- und Kinderkrankenpflegeschule in der Universitäts-Kinderklinik deutlich problematischer gewesen sein; sie war am 15. Oktober 1941 auf Drängen der NSV-Gauamtsleitung Franken eröffnet und ein Jahr später mit 22 im nationalsozialistischen Sinne politisch zuverlässigen Lernschwestern des NS-Reichsbundes Deutscher Schwestern e. V. besetzt worden.[133] Allerdings versäumte der Pädiater Friedrich Jamin (1872–1951) in seinem bereits am 7. Mai 1945 an den Rektor gestellten Antrag auf Weiterführung der Schule nicht, darauf zu verweisen, dass die Einrichtung der Schule seinerzeit mit tatkräftiger Unterstützung des Rektorats erfolgt sei.[134] 1946 konnte die Schule nach Genehmigung durch die Militärregierung ihren Betrieb wieder aufnehmen. Die 1874 als älteste der staatlichen Berufsfachschulen eingerichtete Hebammenschule öffnete erst Anfang 1949. In der Frauenklinik war die Zusammenarbeit mit den Augsburger Diakonissen während der NS-Zeit vollkommen reibungslos verlaufen, auch im Hinblick auf die hier vorgenommenen Zwangsabtreibungen bei »Ostarbeiterinnen«.[135] Wie ungern man sich in den späten 1950er Jahren von den stets loyalen Diakonissen trennte, offenbart der Protest des Leiters der Frauenklinik, Rudolf Dyroff (1893–1966). Nach längeren Verhandlungen mit dem Rektor der Diakonissenanstalt durften einige »seiner« Augsburger Schwestern, insbesondere die Sekretariatsschwestern, immerhin bis 1965 in der Klinik bleiben.[136]

Eine möglichst rasche Inbetriebnahme der Schulen erschien umso notwendiger, als die Schülerinnen in der unmittelbaren Nachkriegszeit dringend gebraucht wurden. Dies zeigt auch die ablehnende Reaktion auf die 1948 seitens des Kultusministeriums erhobene Forderung, die Kursgebühren und das Verpflegungsgeld zu erhöhen. Der Vorstand der Medizinischen Klinik und Direktor des Universitätskrankenhauses, Karl Matthes (1905–1962), fürchtete um die Wettbewerbsfähigkeit der Erlanger Schulen und rechnete mit einer unerwünschten Abwanderung der Schülerinnen an gebührenfreie Einrichtungen.[137] Auch die Auszubildenden selbst protestierten in einem an den Rektor der Universität gerichteten Brief gegen die geplante Erhöhung des Schulgeldes, allerdings aus anderen Gründen: Sie seien für den Klinikbetrieb unentbehrlich, ohne ihre Arbeit seien weitere Vollschwestern nötig.[138] Die Proteste zahlten sich aus: Ab 1949 waren die Leiter der Lehranstalten befugt, Kursgelder für bedürftige und würdige Schülerinnen ▸

EINE OBERSCHWESTER MUSS GEHEN

Die Erlanger Kinderklinik war eine der reichsweit ersten Kinderkliniken mit einer NS-Schwesternschaft. Im März 1947 verfügte sie nach der Entlassung der Oberin lediglich über eine stellvertretende Oberschwester, Charlotte M. Als auch dieser vom Nachfolger Albert Viethens (1897–1978), Direktor Alfred Adam (1888–1956), aufgrund bestehender politischer und persönlicher Differenzen und im Interesse der reibungslosen Zusammenarbeit in der Klinik nahegelegt wurde, »freiwillig« auszuscheiden, wandte sich ihr Bruder hilfesuchend an den Rektor der Universität Erlangen und kurze Zeit später, am 29. Mai 1947, an den bayerischen Kultusminister Alois Hundhammer (1900–1974): Adam habe die Verbandsleitung der »Freien Schwestern« in München dahingehend beeinflusst, seiner Schwester die Kündigung nahezulegen. Tatsächlich sei sie der Aufforderung dann aus »innerer Anständigkeit« gefolgt und Anfang Februar 1947 ausgeschieden, diesen Schritt habe sie aber als voreilig bereut. Unter anderem habe ihr Adam vorgeworfen, ehemalige Parteimitglieder innerhalb der Schwesternschaft gegenüber politisch verfolgten oder »entlasteten« Mitarbeitern zu bevorzugen. Ihm, dem Bruder, ginge es nun um die Wiederherstellung ihrer »Schwesternehre«: »Wer so lange einem Institut ein Stück seines schönsten Lebens mit aller Sorgfalt und Herzensgüte an den Pfleglingen der Anstalt widmete [...], der hat wohl auch das Recht vor der Öffentlichkeit, nicht in einer so geradezu schimpflichen Art und Weise entlassen zu werden.« Eine solche Ehrverletzung vermochte der gleichfalls involvierte Bayerische Landesverband der freiberuflichen Krankenschwestern und Kinderschwestern nicht zu erkennen. Man könne sich Charlotte M., eine durchaus bewährte Stationsschwester, an weniger exponierter Stelle vorstellen; ein Leitungsposten in einer Universitäts-Kinderklinik, zumal dieser mit der Leitung des Schwesternschulbetriebes verbunden war, sei für sie als ehemaliges Mitglied der NSDAP ohne entsprechenden Spruchkammerbescheid allerdings undenkbar. Die Leitungsübernahme eines Kinderheims in Oberbayern im Sommer 1948 stellte dann offensichtlich für niemanden mehr ein Problem dar.[1] Susanne Ude-Koeller

»... in einer so geradezu schimpflichen Art und Weise entlassen zu werden«

▸ Kapitel   Die Auseinandersetzung mit dem Nationalsozialismus, S. 166.

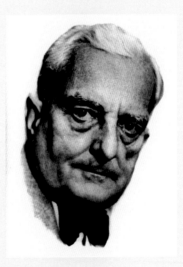

Abb. 1   Alfred Adam (1888–1956).

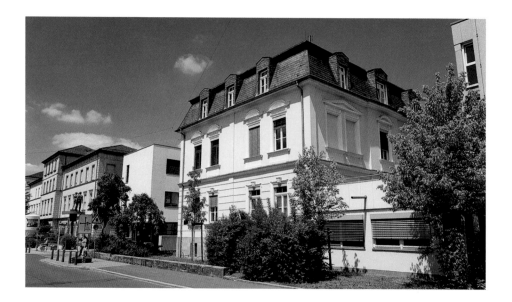

Abb. 26   Ab 1949 war die Hebammenschule in der »Zahnschen
Villa« untergebracht; im Hintergrund
die Frauenklinik.

in bestimmten Fällen zu ermäßigen. Dass offensichtlich auch Professoren diese Ausbildungsvergünstigung für ihre Töchter in Betracht zogen, lässt die zögerliche Reaktion des damaligen Kassenaufsichtsbeamten erkennen. Dieser hielt ein entsprechendes Gesuch des Pädiaters Alfred Adam (1888–1965) für wenig erfolgversprechend. Aussichtsreicher erschien ihm in diesem Fall das Bemühen um Finanzhilfen für Flüchtlinge, Spätheimkehrer und Ausgebombte, da diese unabhängig von der Höhe des Einkommens bewilligt würden.[139]

Nicht nur die Kliniken, sondern auch der Wissenschaftsrat als übergeordnete Instanz hatte schon 1960 in seinen *Empfehlungen zum Ausbau der wissenschaftlichen Einrichtungen* die Bedeutung der Pflege für den Krankenhausbetrieb klar benannt und ein Verhältnis von Pflegenden zur Bettenzahl von 1:3 vorgeschlagen.[140] Hiervon war man an den Erlanger Kliniken nach Abzug der konfessionellen Schwestern weit entfernt. Daran sollte auch die im April 1958 auf Betreiben von Gerd Hegemann eingerichtete, staatlich anerkannte Krankenpflegeschule an der Chirurgischen Universitätsklinik nichts ändern.[141]

Erst seit den 1960er Jahren arbeiteten zunehmend freie Schwestern des Agnes-Karll-Verbandes in den Kliniken. Möglicherweise waren sie tatsächlich weniger »duldsam« als ihre Vorgängerinnen. Laut einer 1969 im *Erlanger Tagblatt* veröffentlichten Umfrage unter den ausgebildeten Schwestern klagten rund 80 % der Befragten über die obligatorische »Gemeinschaftsverpflegung«. Häufig genannte Kritikpunkte waren zudem die unpersönliche Wohnheimausstattung, die schlechte Bezahlung und der hohe Anteil an berufsfremden Arbeiten. Hegemann, formal ärztlicher Leiter der chirurgischen Krankenpflegeschule, verwies in diesem Zusammenhang auf den paradoxen Umstand, dass an den mit staatlichem Auftrag versehenen Lehrkrankenhäusern für die Pflege schlechtere Bedingungen herrschten als an den kommunalen Häusern.[142]

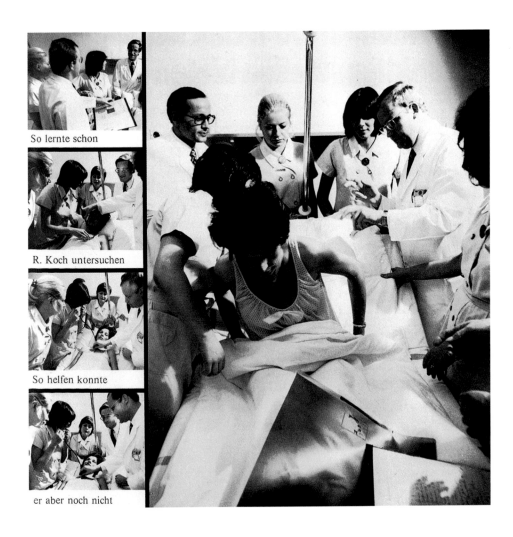

So lernte schon

R. Koch untersuchen

So helfen konnte

er aber noch nicht

Abb. 27 Schwesternausbildung in den 1970er Jahren.

»… auf das Arbeitskräftepotential der verheirateten Schwestern in verstärktem Maße zurückgreifen«

Die freien Schwestern waren nicht nur »kostenintensiver«, sondern schieden zudem als Verheiratete in der Regel nach der Geburt ihrer Kinder aus dem Berufs-leben aus – mit fatalen Folgen nicht nur für den Stationsbetrieb, sondern auch für Forschung und Lehre. Diese seien stark gefährdet, so der Fakultätsrat, wenn die dringend benötigten Schwestern ihre Kinder »im Säuglings-, Kleinkind- und Spielalter« nicht auch während der Dienstzeit versorgt wüssten.[143] Im Herbst 1970 zeigte sich die Stadt unterstützungsbereit und bot dem Rektor der Universität Nikolaus Fiebiger (1922–2014) entsprechende Sondierungsgespräche an. Beide Parteien waren sich einig, dass die Krankenversorgung der Erlanger Bevölkerung künftig nur zu gewährleisten sei, »wenn wir auf das Arbeitskräftepotential der ver-heirateten Schwestern in verstärktem Maße zurückgreifen«.[144]

Wie wenig die Kliniken auf diese verzichten konnten, illustriert die in der Fakultätsgeschichte seltene Übereinstimmung, mit der sämtliche Klinikleiter im Herbst 1970 den Ausbau von Kindergartenplätzen forderten. In einem an das Kultusministerium gerichteten Brief verwiesen sie auf den gravierenden Mangel an Krankenschwestern und technischen Assistentinnen sowie die daraus resultierende

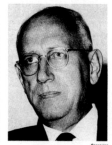

Gefährdung des Stations- und Laborbetriebs. Auf die katastrophalen Verhältnisse, die entstanden seien, weil man Müttern keine Betreuungsmöglichkeiten für ihre Kinder anbieten könne, habe man in den letzten zehn Jahren wiederholt hingewiesen.[145]

Konkrete Kindergartenpläne aus Fakultätskreisen wurden von dem Dermatologen Otto Paul Hornstein (1926–2018) und dem Chirurgen Gerd Hegemann eingebracht. Während der Vorschlag Hornsteins darauf zielte, den Kindergarten in einem Teil des ehemaligen Hörsaalgebäudes seiner Klinik unterzubringen, sah der von allen Direktoren gebilligte Vorschlag Hegemanns vor, von der Stadt angebotene Räumlichkeiten zu nutzen. Als das Bauamt Hornsteins Plan aus Rentabilitätsgründen ablehnte, reagierte dieser gegenüber der Universitätsleitung empört: »Ich möchte zu bedenken geben, wie hoch die ›Fehlinvestitionen‹ für die dreijährige Ausbildung einer Krankenschwester sind, wenn sie […] wegen der fehlenden Kindergartenbetreuung nicht mehr dem Beruf nachgehen kann.«[146] Die Schwierigkeiten, die durch den Schwesternmangel entstünden, seien für Außenstehende kaum vorstellbar. Zwar scheue er sich noch, mit dem Problem an die Öffentlichkeit zu gehen, doch sollte eine Krankenversorgung mit schlecht ausgebildeten Kräften auch für die Universität ein Grund zu ernster Sorge sein.

Abb. 28 Artikel über die Finanznot der Kliniken von 1970 mit Ablagevermerk.

▶ **Extrablatt** Erlangen braucht ein kommunales Krankenhaus, S. 260.

Wie angespannt nicht nur die Personalsituation, sondern die gesamte Haushaltslage der Kliniken um diese Zeit war, macht auch der im Sommer 1970 gestellte Antrag der SPD deutlich, ein städtisches Krankenhaus zu planen. Dem Antrag war die Aufforderung des Kultusministeriums vorausgegangen, die Stadt solle sich an dem jährlichen Defizit der Universitätskliniken beteiligen.[147] Seitens der Kliniken hatte Hegemann gegenüber der Universitätsverwaltung wiederholt klargemacht, dass die schlechte Finanzlage der Kliniken weder von diesen beeinflussbar noch abwendbar sei. Die zum Jahresende auftretenden finanziellen Schwierigkeiten zeigten, dass trotz sparsamster Wirtschaftsführung die zur Verfügung gestellten Haushaltsmittel nicht ausreichten. So zwinge das Abrechnungssystem zu einer Verringerung der Operationszahlen, die jedoch den für Aus- und Weiterbildung sowie die Forschung in einem Universitätskrankenhaus benötigten hohen Fallzahlen entgegenstünde. Zudem stellten die intensive Auslastung der Bettenkapazitäten sowie die Verpflichtung, besonders teure, weil personalintensive Patienten aufzunehmen, weitere finanzielle Belastungen dar.[148] Angesichts der Höhe des Defizits ging Hegemann Ende 1970 einen Schritt weiter als Hornstein, der noch davor

zurückgeschreckt war, den Personal-
und Finanznotstand publik zu machen.
Der Chirurg drohte öffentlich, Teile
der chirurgischen Universitätskliniken
zu schließen, wenn die Finanzmisere
bestehen bleibe. Hegemanns Vorstoß
wurde bundesweit wahrgenommen und
floss argumentativ in die in Fachzeitschriften lebhaft geführte Diskussion
um den von Gesundheitsministerin
Käte Strobel (1907–1996; SPD) ein-
gebrachten Referentenentwurf des
1972 verabschiedeten Krankenhaus-
finanzierungsgesetzes ein. Hiervon
nahm auch die Medizinische Fakultät
Kenntnis und versah den Zeitschriftenartikel mit dem Vermerk: »Frl. Damm:
bitte bei Akte Strobel ablegen«.[149]

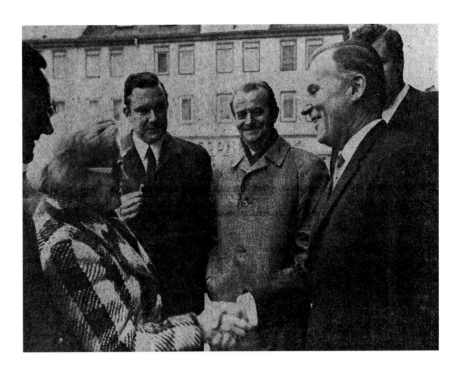

Abb. 29 Universitätspräsident
Nikolaus Fiebiger heißt Gesundheitsministerin Käte Strobel in Erlangen
willkommen, 1970.

Ohne greifbares Ergebnis – Besuch der Bundes-
gesundheitsministerin Strobel in Erlangen

Wie gravierend der Personalmangel für die Kliniken war, unterstreicht
die Tatsache, dass die »Schwesternprobleme« auch anlässlich eines Besuchs der
Gesundheitsministerin Käte Strobel am 7. November 1970 thematisiert wurden.
Wahrscheinlich in Vorbereitung des geplanten einstündigen Gesprächs, an dem
neben der Universitäts- und Dekanatsleitung unter anderem der Direktor der
Frauenklinik Karl Günther Ober teilnahm, entstand ein vierseitiges, mit zahlreichen handschriftlichen Anmerkungen versehenes Redemanuskript. Darin
begründete man den in Erlangen besonders stark spürbaren Mangel an Schwestern sowie die hohe Fluktuation nicht nur mit den »üblichen« Gründen, wie etwa
Arbeitsverdichtung bei gleichzeitiger Arbeitszeitverkürzung, sondern führte als
Ursache auch die geringe Attraktivität Erlangens an, das – anders als München –
jungen Menschen nur bedingt großstädtische Attraktionen biete. Bisherige Versuche der Kliniken, den Mangel an Pflegekräften eigenständig zu beheben, seien
gescheitert, das Land lehne die Zuständigkeit ab. Weitere Stationsstilllegungen
und die Reduzierung des Laborbetriebes drohten. »Sehen Sie, Frau Ministerin,
eine Möglichkeit, gegebenenfalls auf einer anderen Ebene hier rasche Abhilfe zu
schaffen?«, hieß es daher im Redemanuskript.[150] Trotz dieser dringlichen Anfrage
war die Erwartungshaltung der Fakultät an den Besuch der Ministerin wohl schon
im Vorfeld nicht sehr hoch gewesen. »Ein greifbares Ergebnis des Gespräches
war erwartungsgemäß nicht festzustellen«, lautete hinterher das resignative Fazit
des Dekans Wolfgang Schiefer (1919–1980).[151] Auch ein weiteres Folgegespräch
zwischen dem Bundestagsabgeordneten Dieter Haack (* 1934; SPD) und dem
Dekan, in dem unter anderem der durch Abwanderung in kommunale Häuser bedingte Pflegemangel zur Sprache kam, verlief ergebnislos, nachdem die ▸

LUDWIG DEMLING – »BEGRÜNDER DER ENDOSKOPISCHEN CHIRURGIE«[1]

Unter Ludwig Dem-
ling (1921–1995), Lehrstuhlinhaber für Innere Medizin und Direktor der Medizinischen Klinik von 1966 bis 1986, entwickelte sich Erlangen zu einem internationalen
Kompetenzzentrum gastroenterologischer Diagnostik, Behandlung und Forschung.
Nach Studium in Würzburg, Berlin und Prag, Oberarzttätigkeit in Erlangen und
Klinikleitung in Bad Cannstatt übernahm der Internist 1966 den frei gewordenen
Direktorenposten der Medizinischen Klinik in Erlangen. Hier gelangen seit Ende
der 1960er Jahre auf Basis medizintechnischer Neuerungen wichtige diagnosti-
sche Innovationen. Der Internist Demling galt nach dem Bonmot eines zeit-
genössischen Chirurgen daher als »Begründer der endoskopischen Chirurgie«.
Zum Erfolg der endoskopischen Eingriffe trugen die vom Feinmechanikermeister
Rudolf Bauer gefertigten Präzisionswerkzeuge wie Zangen, Schlingen, Körbchen,
Katheter und Sondenköpfe maßgeblich bei.

Von 1973 bis 1974 war Demling Dekan der Medizinischen Fakultät. Obwohl
selbst Vertreter der Hightech-Medizin, begegnete er den Errungenschaften der
modernen Medizin später zuweilen mit Skepsis: Ob aufs Ganze gesehen Vertrau-
en und Kamillentee so sehr viel schlechter seien als Antibiotika und seelenloser
Massenbetrieb, lautete seine provokante Frage an seine gastroenterologischen
Kollegen.[2] »Zügeln Sie Ihren diagnostischen Ehrgeiz bei solchen Patienten, bei
denen derartige Maßnahmen keine sinnvollen Konsequenzen mehr haben«, lautete
sein Ratschlag an die Universitätskliniker.[3] Durchaus kritisch äußerte sich der Autor mehrerer hundert Publikationen und Fachartikel auch zu der gängigen angloamerikanischen Publikationspraxis: »Es soll auch ganze Gruppen von Forschern
geben, die sich stets gegenseitig zitieren«, so Demling in seinem autobiografisch
geprägten, posthum erschienenen Werk *Leben schon, aber wie?*.[4]

Auch nach seiner Emeritierung blieb das Mitglied zahlreicher nationaler und
internationaler Gremien unter anderem als medizinischer Sachverständiger und
Referent zahlreicher Veranstaltungen seines Fachgebietes wissenschaftlich aktiv.
Lange vor dem Erscheinen des Bestsellers *Darm mit Charme* (2014) informierte er
die interessierte Öffentlichkeit über die »Geschichte, Gefahren und die Lust« des
Darms, der keineswegs nur ein hohes Krebsrisiko beinhalte, sondern im Gegenteil
den Menschen durch Aufnahme und Verdauen von Speisen als Lustorgan Freude
machen könne.[5]

Demling galt als Anhänger des klassischen Altertums. Auf seinen testa-
mentarischen Wunsch wurde nach seinem Tod seine Asche über dem Mittelmeer
zwischen Kreta und Sizilien verstreut.[6] Susanne Ude-Koeller

Abb. 1 Ludwig Demling (1921–1995).

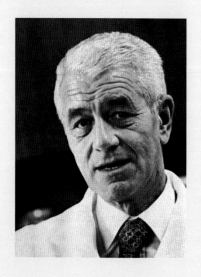

gleichfalls geladenen Fakultätsangehörigen Ober und Wieck zu dem Termin gar
nicht erst erschienen waren.[152] Die »Errichtung einer Kinderkrippe und eines
Kinderhortes in Kliniknähe« blieb daher auch in den folgenden Jahren Thema der
Fakultätssitzungen.[153]

Streitpunkt »Praktikantinnen«

Laut der Bedarfsanalyse des Wissenschaftsrates fehlten zu Beginn der 1960er
Jahre nicht nur Pflegende, sondern insbesondere Medizinisch-technische Assistentinnen (MTA). Auch die organisierte Ärzteschaft setzte das Nachwuchsproblem auf
ihre Agenda und forderte insbesondere für Röntgenassistentinnen eine praxisnahe
Ausbildung. Offensichtlich begrüßten nicht alle Mediziner die Professionalisierung
des einstigen »Höhere-Töchter-Berufs«. Statt eine theorielastige und übermäßig
»akademische« Ausbildung zu betreiben, wie sie zum Teil an den Fakultäten stattfinde, sollte ihrer Meinung nach der Praxisbezug gestärkt werden, da den jungen
Mädchen erfahrungsgemäß die Erfüllung praktischer Aufgaben besser gefiele
als theoretisches Büffeln.[154] Das noch Ende der 1960er Jahre festgeschriebene
Image als klassischer »Frauenberuf« lässt sich auch daran festmachen, dass die
(männlichen) Schulleiter die Aufnahme ihrer Schülerinnen vom Nachweis haus-
wirtschaftlicher Kenntnisse abhängig machten, da Röntgenassistentinnen auch
als Ehefrau, insbesondere für Radiologen, eine »gute Wahl« darstellen sollten.
Die selbstironische Übersetzung der Abkürzung »MTA« als »Medizinertrost
am Abend« sei wahrscheinlich vor diesem Hintergrund zu sehen, so Tina Hartmann in ihrer Abhandlung zur Berufsgeschichte der Medizinisch-technischen
Radiologieassistentinnen.[155]

Der seit Anfang der 1960er Jahre für alle Bundesländer diagnostizierte Fehl-
bedarf an MTA traf Bayern angesichts der gähnenden Leere an den Ausbildungs-
schulen besonders hart. Überlegungen, wie der »Frauenberuf« auch für Männer
attraktiver gestaltet werden könnte, hatte man in Erlangen an der Staatlichen
Lehranstalt für Medizinisch-technische Gehilfinnen und Medizinisch-technische
Assistentinnen am Universitätskrankenhaus Erlangen schon 1949 angestellt. Allerdings bezweifelten die damals Verantwortlichen, dass männliche Interessenten für
den unterbezahlten und sozial schlecht gestellten Beruf überhaupt zu gewinnen
seien.[156]

Wie sehr die Warnung der Bayerischen Ärztekammer vor den gravierenden Folgen des MTA-Mangels auf die Erlanger Kliniken zutraf, unterstreicht der
Kampf der Kliniker um die ihnen zustehenden MTA-»Pflichtpraktikanten«, die
den Stationen nach einem bestimmten Schlüssel zugeteilt wurden.[157] Da diese
begehrte Arbeitskräfte darstellten, wurde die Praktikumsfrage in den Fakultäts-
besprechungen hitzig diskutiert, so zum Beispiel im April 1964, als die Verteilung
der vorhandenen zehn Praktikumsstellen auf die einzelnen Kliniken einziger
Tagesordnungspunkt einer eigens dafür anberaumten Besprechung war.[158] Auch
in den folgenden Jahren löste die Verteilungsfrage immer wieder lebhafte Kontroversen und Reformaktivitäten unter den Klinikern aus, sodass der »Streit-
punkt ›Praktikantinnen-Verteilung‹ keineswegs ad acta gelegt« werden konnte.[159]
Besonders kritisiert wurde die fehlende Transparenz der Zuteilung: »Es ist mir

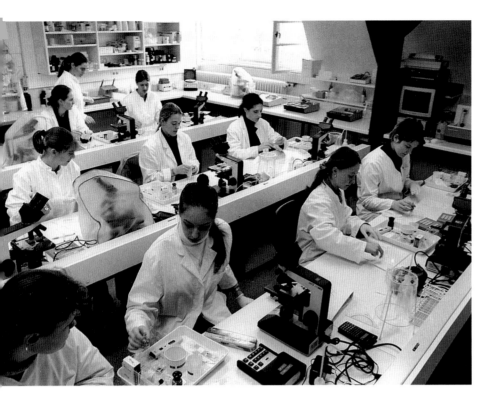

Abb. 30 MTA-Ausbildung in den 1990er Jahren.

überhaupt rätselhaft, wie ohne unsere Orientierung eine derartige Neuverteilung festgelegt wurde. Diese Angelegenheiten wurden früher immer in der Fakultätssitzung besprochen«, so der Pädiater Windorfer in einem Schreiben an den Dekan.[160]

Im Sommer 1968 setzte sich der Internist Ludwig Demling (1921–1995) für einen jährlichen statt wie bislang nur zweijährlichen Ausbildungsbeginn ein. Dies bedeute zwar eine deutliche Mehrbelastung für die beteiligten Unterrichtskräfte, bringe aber dem Universitätsklinikum einen »Zuwachs an Praktikantinnenzeit«.[161] Wie dieser zu verteilen sei, blieb allerdings strittig. So hatte Karl Günther Ober ähnlich wie Demling gefordert, die ausbildenden Kliniken, also auch die von ihm geleitete Frauenklinik, bei der Verteilung von Praktikantinnen entsprechend ihrer Investitionen zu bevorzugen.[162] Hornstein, Direktor der Hautklinik, warnte dagegen explizit vor einer Umverteilung der Praktikantinnen zugunsten der »großen« Kliniken, auch im Interesse des »guten kooperativen Einvernehmens in der Fakultät«. Aufgrund der schlechten Ausstattung sei die Hautklinik ein unattraktives Arbeitsumfeld für MTA, fiele jetzt auch noch die einzige Praktikantenstelle weg, müsse der klinische Laborbetrieb in das bereits überlastete Zentrallabor verlagert werden, so die alarmierende Einschätzung.[163]

Dass diese »Verteilungskämpfe« auch um die Praktikantinnen der 1956 unter der ärztlichen Leitung von Heinrich Beck (1928–2006) staatlich zugelassenen Berufsfachschule für Krankengymnastik geführt wurden, ist einer Beschwerde Obers zu entnehmen. Er monierte, dass die Frauenklinik trotz 1900 Geburten im Jahr und hoher OP-Auslastung keine Praktikantin zugewiesen bekam. Auch der Leiter der Kinderklinik, Adolf Windorfer (1909–1996), konnte die ihm zunächst vorenthaltene Praktikantenstelle letztlich nur unter Androhung von Sanktionen erfolgreich verteidigen: Er hatte angekündigt, Kinder mit entsprechendem Versorgungsbedarf nicht mehr in die Kinderklinik aufzunehmen, sondern in die Kliniken seiner »Kollegen« zu überweisen.[164]

Zusätzlich zur »Praktikantinnenfrage« belasteten anstehende räumliche, personelle und strukturelle Veränderungen der Lehranstalt für Medizinisch-technische Assistenten das Fakultätsklima. Bis 1968 stand die Schule unter der Leitung von Ludwig Demling. Im Zuge der Berufungsverhandlungen des zukünftigen Lehrstuhlinhabers und Direktors des Instituts für Mikrobiologie und Hygiene, Werner Knapp (1916–2000), war dieser als zukünftiger Schulleiter vorgesehen. Es hat allerdings den Anschein, dass Demling zunächst versuchte, durch enge Vorgaben weiterhin Einfluss auf die Entwicklung der Schule zu nehmen. So schlug ▸

VOM STILLEN GEDÄCHTNIS DER UNIVERSITÄT

Erst seit Kurzem nimmt die neuere Medizingeschichte die zahlreichen seit dem ausgehenden 19. Jahrhundert neu entstandenen Berufsfelder im Bereich der Therapie, Pflege, Diagnostik, Medizintechnik und Rehabilitation verstärkt in den Blick. Anders als Ärzte haben Angehörige der Gesundheits- und Pflegeberufe selten ihre Memoiren im Sinne von *Sauerbruch – Das war mein Leben* hinterlassen. Die jährlich vorzulegenden Forschungsberichte geben zumeist lediglich Auskunft über die beteiligten Wissenschaftlerinnen und Wissenschaftler, vergleichsweise wenige der im Universitätsarchiv der FAU befindlichen Akten betreffen medizinische oder technische »Hilfsberufe« wie Hausmeister, Laboranten, Techniker oder Physiotherapeuten.

Auch über die Vielzahl der Verwaltungskräfte ist wenig überliefert. Dabei fungierten gerade Sekretärinnen, zumal in Chefsekretariaten, häufig als »Multitalente«. Für Terminplanung ebenso zuständig wie für Besorgungen für den Chef oder Frühstück für die Dienstärzte, waren sie oft »Klagemauer« und »Gatekeeper« zugleich.[1] Manchmal sogar noch mehr: Eigentlich, so die Erinnerung eines Zeitzeugen, sei die Sekretärin, Fräulein (!) Elisabeth Damm, die eigentliche »Chefin« des Dekanats gewesen. Dafür spricht auch das an sie gerichtete Schreiben des Protokollanten einer Fakultätsratssitzung im Sommer 1974: »Ich hoffe, daß es [das Protokoll] Ihre Billigung findet.«[2] Als im Zuge einer Erhebung der Senatskommission für Versuchstierforschung der DFG die in Erlangen gehaltenen Primaten gemeldet werden sollen, ist wiederum Fräulein Damm erste Anlaufstelle: »Liebes Fräulein Damm! Ich benötige eine Umfrage in der Fakultät, ob [...] mit Primaten gearbeitet wird.«[3]

Mit dem Versinken der »guten Geister« im »stillen Gedächtnis der Universität«[4] verliert die kulturwissenschaftlich ausgerichtete Universitätsgeschichtsschreibung eine wesentliche Quelle. 2017 startete die Pressestelle des Klinikums Erlangen daher gemeinsam mit dem Institut für Geschichte und Ethik der Medizin und dem Universitätsarchiv eine Initiative zum Aufbau einer entsprechenden Sammlung, die bislang allerdings ohne Resonanz blieb.[5] Susanne Ude-Koeller

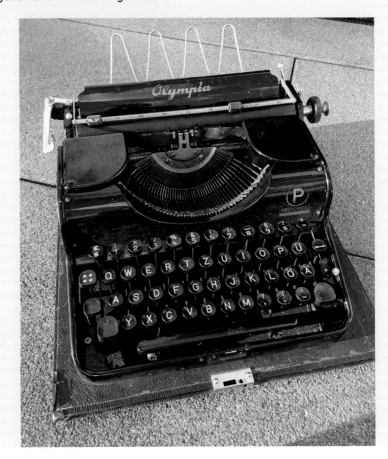

Abb. 1   Schreibmaschine, 1920er Jahre.

er die Bildung eines Beirats vor, dem er persönlich angehören wolle, und der mit erheblichen Mitspracherechten auszustatten sei. Knapp reagierte auf das Ansinnen höflich, aber abwartend: »Die mit der Besetzung des Kuratoriums und der verantwortlichen, eventuell rotierenden Leitung der Lehranstalt zusammenhängenden Fragen müssten Gegenstand einer weiteren Besprechung sein.«[165] Demling hielt offensichtlich dennoch an der Idee eines Beirats fest, in dem diejenigen Personen vertreten sein sollten, »welche die hauptsächlichen Unterrichtskräfte stellen […]. Wer etwas für die Schule tut, soll auch etwas davon bekommen, und umgekehrt«.[166] Nachdem Knapp Anfang 1969 die Leitung der Schule beim Kultusministerium offiziell beantragt hatte, konkretisierte Demling seine Vorstellung dahingehend, dass bei einschneidenden Änderungen Schulleiter und Beirat übereinstimmend zu entscheiden hätten.[167] Die Antwort aus München fiel für ihn ernüchternd aus: Aufgaben und Verantwortlichkeiten des neuen Leiters der Staatlichen Lehranstalt könnten grundsätzlich nicht durch einen Beirat eingeschränkt werden. Diesem käme lediglich beratende Funktion zu.[168]

Nahezu zeitgleich musste die offene Standortfrage der Schule geklärt werden. Die Lehranstalt sollte langfristig in der Wasserturmstraße 5 untergebracht werden, dem Sitz des Instituts für Mikrobiologie. Da die angedachten Räumlichkeiten jedoch erst nach Auszug des Physiologisch-Chemischen Instituts zur Verfügung stehen würden, hatte Ober als Interimslösung die Unterbringung der Schule im 1878 errichteten Schroeder-Zweifel-Bau der Frauenklinik vorgeschlagen. Sein Interesse galt dabei insbesondere einem dort neu einzurichtenden, von der Medizinischen Klinik und der Frauenklinik gemeinsam zu nutzenden Labortrakt. Vom Bauamt um »grünes Licht« für die notwendigen Umbaumaßnahmen in der Frauenklinik gebeten, stimmte Ober im Herbst 1968 unter der Bedingung zu, dass die Räume bis auf Weiteres »der Verfügung der Frauenklinik unterstehen«.[169] Wenige Monate später ließ er auch den Dekan wissen, dass er »in einer Klinik, in der schwerkranke Menschen liegen, ein Mitbestimmungsrecht darüber haben muß, in welcher Form dort Unterricht erteilt wird. Wenn Sie bei Gelegenheit daran denken würden, würden Sie vielen Frauen einen Dienst erweisen.«[170]

Als externer Impulsgeber wirkte das 1971 erlassene und für die Erlanger Lehranstalt zum 1. April 1973 wirksam werdende »MTA-Gesetz« auf die weitere Entwicklung der Schule ein. Das Gesetz schrieb nicht nur eine Erhöhung des theoretischen und praktischen Unterrichts vor, sondern verlangte eine getrennte Ausbildung von Laboratoriums- und Radiologieassistenten.[171] Damit sollte die Ausbildung – wie von Fachverbänden schon länger gefordert – internationalen Standards angepasst werden. Die in der ärztlichen Standespresse geführte Diskussion um die neue Berufs- und Ausbildungsordnung für MTA spiegelt die unterschiedlichen Interessen der Berufsgruppen wider: Während die Berufsvertretung der MTA die im Reformentwurf vorgesehene Absenkung des Ausbildungsniveaus kritisierte, sahen Ärztevertreter vor allem in der Möglichkeit der Freiberuflichkeit der Assistenten eine unbillige Abwertung ihrer laborärztlichen Tätigkeit. Im *Deutschen Ärzteblatt* warnten sie vor der Etablierung eines neuen »Heilbehandlerstands« zulasten der Patienten.[172]

Die Radiologen wiederum fürchteten, dass viele Schulen trotz des Nachwuchsmangels an Radiologieassistenten ihre Ausbildungsplätze weiterhin nur im

Laborbetrieb anbieten würden. Die am medizinischen Strahleninstitut der Universität Tübingen angesiedelte Deutsche Röntgengesellschaft wandte sich daher im Februar 1972 an das Kultusministerium. Nur durch ausreichende Fachkenntnisse könne die Strahlenbelastung, »die zum überwiegenden Anteil aus der medizinischen Anwendung stammt, auf den allseits geforderten Mindestwerten gehalten werden«. Darüber hinaus schlug die Gesellschaft vor, speziell die abgelehnten Bewerber für das Medizinstudium verstärkt in die »paramedizinischen« Berufe aufzunehmen; dabei sei »besonders auf geeignete männliche Bewerber Wert zu legen«.[173] Vom Ministerium um Auskunft gebeten, wie man in Erlangen angesichts der Gesetzes-

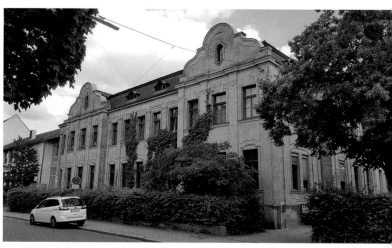

änderungen zu verfahren gedenke, einigte sich die Fakultät auf Antrag von Knapp darauf, die Ausbildungskapazitäten auf 45 Plätze zu erhöhen, um künftig zusätzlich zu 30 Laboratoriumsassistenten 15 Radiologieassistenten ausbilden zu können. Zudem sollte der Lehrstuhlinhaber für Medizinische Strahlenkunde Helmut Pauly (1925–1989) zum Stellvertreter Knapps gewählt werden, um den fachlichen Belangen der Radiologie-Ausbildung nach Maßgabe des neuen Gesetzes Rechnung zu tragen.[174] Auch der Leiter der diagnostischen Röntgenabteilung an der Medizinischen Klinik H.-F. Fuchs machte sich für die radiologische Ausbildung vor Ort stark, unter anderem durch Hinweis auf die Firma Siemens, die den Unterricht in physikalisch-technischer Hinsicht bestens unterstützen könne. Darüber hinaus lobte er die seit jeher patientennah praktizierte Ausbildung der Schule sowie die Qualität der lehrbuchmäßig und strahlensparend durchgeführten Röntgenuntersuchungen mit hoher diagnostischer Trefferquote. Die Erlanger MTA-Lehranstalt sei nicht nur eine der ältesten, sondern auch eine der berühmtesten Schulen, deren Absolventen »sofort nach dem Examen auf jeden Posten voll verantwortlich eingesetzt werden können«. Die am Rande handschriftlich vermerkten Fragezeichen sowie ein mit einem Ausrufezeichen versehenes »nein!« lassen allerdings vermuten, dass nicht jeder seinen Ausführungen folgen mochte.[175]

Die Frage, was die Universität neben Forschung und Lehre leiste, war Leitthema des Jahresberichts der Universität 1976/77. Im Bericht des Fachbereichs Medizin verwies Dekan Rügheimer explizit auf die Ausbildungsfunktion der Kliniken: »Mediziner haben den Vorzug, ständig unter den Augen der breitesten Öffentlichkeit zu arbeiten. [...] Weniger bekannt, aber zunehmend bedeutungsvoller ist die Rolle des Fachbereichs für die Ausbildung all jener Menschen, die nichtärztlich in der Medizin wirken.« Überschrieben war der Bericht Rügheimers mit dem Hinweis auf die bevorzugte Rolle Münchens: »Trotz herausragender Leistungen bleibt die ernste Sorge, daß der Fachbereich zunehmend im kalten Schatten der Landeshauptstadt bleibt«.[176]

▶ **Kapitel** Technologietransfer und Drittmittel – Wissenschaftspolitik im Zeichen der Wirtschaftspolitik, S. 379.

Gutes tun und (nicht) darüber reden?
Stiftungen als Instrumente der Forschungsförderung

Aktuell erfolgt die Finanzierung der medizinischen Forschung primär über die Zuführungsbeträge der Länder. Ein Teil der Mittel wird nach umstrittenen Vergabemodi leistungsorientiert vergeben (LOM = Leistungsorientierte Mittelvergabe). Hinzu kommen als weitere Instanzen der (öffentlichen) Förderung unter anderem die Deutsche Forschungsgemeinschaft (DFG), der Bund, die gewerbliche Wirtschaft sowie diverse Stiftungen.[177] Sollte es die Zeiten einer ausreichenden Grundausstattung der medizinischen Forschung je gegeben haben, waren sie in den »langen 1960er Jahren« mit Sicherheit vorbei. Zunehmend waren die Universitäten auf zusätzliche Mittel Dritter angewiesen (»Drittmittel«). Über die damit verbundene Problematik war sich auch der für die Profilbildung der Forschungslandschaft maßgebliche Wissenschaftsrat im Klaren: »Die Tatsache, daß die vom Staat zur Verfügung gestellten Mittel zur Finanzierung des Grundbedarfs vielfach nicht ausreichen, wird z. T. dadurch verdeckt, daß für die Finanzierung Mittel Dritter in einem meist nicht eindeutig feststellbaren Ausmaß herangezogen werden.«[178]

Der Abwärtstrend der reinen Eigenfinanzierung zeigte sich in den zunächst nur universitätsintern, seit Inkrafttreten des neuen Hochschulgesetzes (1974) auch öffentlich verbreiteten Forschungsberichten der Universität Erlangen-Nürnberg. Diese Berichtspflicht, wonach für jede Fakultät gesondert Laufzeit, Finanzierungsart und aus den jeweiligen Projekten hervorgegangene Publikationen aufzulisten waren, stieß zunächst auf wenig Gegenliebe der Universitätsleitung, da die Notwendigkeit des damit verbundenen Mehraufwandes nicht gesehen wurde. Zum einen, so die Kritiker, sei die Fachwelt längst durch wissenschaftliche Kanäle informiert, zum anderen sei die zwangsläufig komprimierte Form der Darstellung nicht geeignet, einer breiteren Öffentlichkeit einzelne Forschungsvorhaben konkret nahezubringen; allenfalls könne sich der Leser ein Bild von den Möglichkeiten der Forschung verschaffen, Antworten auf die zahlreichen Fragen der Gesellschaft zu finden. Zudem warnte man vor einer Quantifizierungseuphorie, die Anzahl der Titel und Seiten zum Ausweis der Leistungsfähigkeit erhebe. Eine dadurch begünstigte »vergleichende Pseudoleistungsbewertung von einzelnen Forschern, von Fachbereichen oder von Universitäten« liege nicht im Interesse der Universität.[179] Ähnliche Kritikpunkte äußerte auch der Dekan der Medizinischen Fakultät, Erich Rügheimer: Eine Leistungsbilanz, die nur Zählbares erfasse, Patienten und Publikationen also, treffe keine Aussage über Qualität.[180] Möglicherweise hatte man aber auch kein gesteigertes Interesse an der Offenlegung der Finanzierungswege. Dagegen spräche allerdings der Umstand, dass der *Uni-Kurier* bereits im Juni 1970 die Sparte »Dokumentation aus Wissenschaft und Forschung« eingeführt hatte, um damit zur Transparenz der Öffentlichkeitsarbeit beizutragen.[181]

Auch die seit 1972 gedruckt vorliegenden Jahresbibliographien der Universität Erlangen-Nürnberg, die sämtliche Publikationen der Fakultäten verzeichnen, belegen die kontinuierlich ansteigende Forschungsleistung der Medizinischen Fakultät, die es zu finanzieren galt. Als »Führer durch die wissenschaftliche Landschaft unserer Zeit« sollte das Verzeichnis die Produktivität der wissenschaft-

lichen Institutionen illustrieren.[182] Hatte der erste Band der
Sammelbibliographie 1972 noch einen Gesamtumfang von
170 Seiten, darunter 40 Seiten der Medizinischen Fakultät, umfassten allein die Publikationen der Medizinischen
Fakultät im letzten Band der 1989 eingestellten Bibliographie
140 Seiten.

Die Drittmittelzuweisungen konnten die rückläufige
Grundfinanzierung bei steigenden Hochschulausgaben
weder in Erlangen noch andernorts kompensieren. Uni-
versitätsgebundenen Fördergemeinschaften wie dem
Universitätsbund Erlangen-Nürnberg, aber auch Stiftungen,[183] Schenkungen und den zumeist an Kliniken oder
Instituten angebundenen, gemeinnützigen Fördervereinen
wurde daher gerade in Krisenzeiten eine wichtige »Feuer-
wehrfunktion« zugeschrieben.[184] Manchmal verlief die
Sponsorensuche allerdings wenig erfolgreich. So erbrachte
eine von dem Chirurgen Gerd Hegemann unter den regionalen Großfirmen 1970 initiierte Spendenaktion einen Betrag,
der weit hinter den Erwartungen zurückblieb. Hegemann
hatte beabsichtigt, auf Spendenbasis eine Großrechneranlage
zur statistischen Auswertung von Krebsbehandlungen anzuschaffen. Da die eingenommene Summe nicht ausreichte,
sollte zur weiteren Unterstützung ein Förderkreis aus Industrie, Handel und Gewerbe ins Leben gerufen und dadurch
zusätzliche Sponsoren gewonnen werden.[185]

Im Untersuchungszeitraum entstanden unter anderem die Johannes und
Frieda Marohn-Stiftung, die Sofie-Wallner-Stiftung sowie die Wilhelm Sander-
Stiftung, auf die im Folgenden näher eingegangen werden soll. Bereits vor der
Gründung dieser explizit der Medizinischen Fakultät zugeordneten Stiftungen
wurden der Fakultät zu Beginn der 1960er Jahre aus den »Vereinigten Stiftungen
für wissenschaftliche Zwecke aller Art« seitens der Universität Mittel zugewiesen,
die sie nach eigenem Ermessen verwenden konnte. Die 1963 zur Verfügung stehende Summe vom 1200 DM sollte das Seminar für Geschichte der Medizin
erhalten: Dieses stiefmütterlich behandelte Institut sei unter »derart katastrophalen Verhältnissen untergebracht, dass es am allerdringlichsten Geldzuwendungen
benötigt«.[186] Auch 1978 wurde dem Institut noch einmal ein höherer Betrag aus
diesen Stiftungsmitteln zugebilligt. Angesichts des knappen Bücheretats zeigte sich
der Lehrstuhlinhaber Hans H. Simmer (1926–2006) über die »Spritze, die uns für
einige Zeit über Wasser hält und […] gut schwimmen läßt«, sehr erfreut.[187]

Wesentlich mehr Geld in die Kassen der Fakultät sollte die **Johannes und Frieda
Marohn-Stiftung** spülen. Sie zählt zu den wichtigsten und kapitalkräftigsten
Stiftungen der Universität Erlangen-Nürnberg. Stiftungszweck ist laut dem Willen der Stifter, die die Universität zur Alleinerbin einsetzten, die Förderung der
innovativen wissenschaftlichen Forschung an der Medizinischen Fakultät.[188] Da
der Lebenslauf des Stifterehepaares Johannes (1903–1967) und Frieda Marohn,

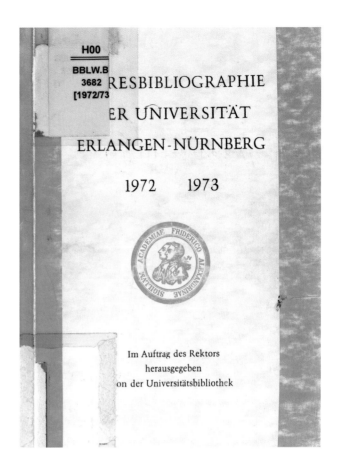

Abb. 32 Stark in Anspruch
genommene Jahresbibliographie
1972/73.

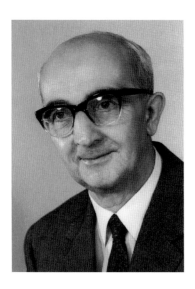

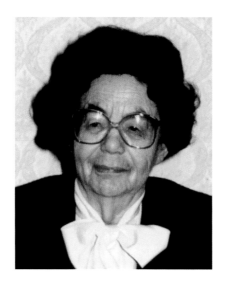

Abb. 33 Das Stifterehepaar
Johannes und Frieda Marohn.

geb. Kleinert (1905–1983), eng mit den Zeitläuften deutsch-deutscher Geschichte verbunden ist, soll er hier Erwähnung finden.[189]

An die Anfangszeit ihrer 1929 geschlossenen Ehe[190] erinnerte sich Frieda Marohn noch im hohen Alter als »sehr glückliche Jahre«, insgesamt hätten die Kriegs- und Nachkriegswirren zweier Weltkriege ihre berufliche Laufbahn wesentlich beeinflusst. Frieda Marohn, die nach ihrer dreijährigen Banklehre bei der Deutschen Bank (1922–1925) zunächst als Sekretärin bei den Stahlwerken Röchlin, Zweigstelle Berlin, gearbeitet hatte, verlor im Zuge des nationalsozialistischen Arbeitsbeschaffungsprogrammes und der damit verbundenen massiven Verdrängung von Frauen aus dem Berufsleben 1934 ihre Stelle. Johannes Marohn, studierter Maschinenbauer, arbeitete zunächst bei der AEG in Berlin, ab Anfang 1933 in der Entwicklungsabteilung der Deutschen Reichspost an der Grundlagenentwicklung des Fernsehens. Nach der Zerstörung des Fernsehsenders durch einen Bombenangriff im Jahre 1944 war Johannes Marohn an einem Entwicklungsprogramm für Oszillographen beteiligt. Zunächst vom Wehrdienst als »uk« (»unabkömmlich«) befreit, wurde Marohn noch im Februar 1945 eingezogen und geriet in sowjetische Gefangenschaft. In der Nachkriegszeit waren die Marohns zunächst auf Gelegenheitsarbeiten angewiesen: »Qualifizierte Arbeit gab es nur für Mitglieder der kommunistischen Partei oder für Verfolgte des NS-Regimes«, so die retrospektive, vergangenheitspolitisch durchaus problematische Einschätzung Frieda Marohns.[191] Während sie in einer russischen Offiziersküche bediente, arbeitete ihr Mann als Vorarbeiter an der geplanten, letztlich nicht realisierten Demontage der in Berlin-Lichtenberg angesiedelten Siemens-Plania AG.[192] Da er fürchtete, im Zuge der Verlegungsarbeiten in die Sowjetunion abkommandiert zu werden, verließ Johannes Marohn Ost-Berlin. Gemeinsam mit Edmund Sielaff, einem nach Franken übergesiedelten Kollegen aus den Anfangsjahren bei der AEG und Enkel des Firmengründers Max Sielaff (1860–1929), baute er in Herrieden die Automatenfabrik Sielaff auf.[193] Ende 1948 erhielt auch seine in Berlin verbliebene Frau die erforderliche Zuzugserlaubnis. Zunächst für den Schriftwechsel der Firma verantwortlich, wurde sie nach dem Tod ihres Mannes am 17. Januar 1967 Gesellschafterin des Unternehmens.

Ihr Mann habe schon immer die Absicht gehabt, so Frieda Marohn, die Erträge seines Lebenswerks der Allgemeinheit zur Verfügung zu stellen. Im Sommer 1966 schloss das kinderlose Ehepaar einen Erbvertrag, wonach die Medizinische Fakultät der Universität Erlangen im Todesfall den Großteil ihres Vermögens erhalten würde. Als Stiftungszweck benannte der schwer krebskranke Unternehmer die Krebsforschung. Vorausgegangen waren entsprechende Beratungen mit dem Oberarzt am Städtischen Krankenhaus Bamberg, Hermann Theobald, der die Bildung des Stiftungswillens persönlich mitverfolgte und auf Nachfrage der Universität später noch einmal erläuterte. Theobald, behandelnder Arzt des Ehepaares, habe den Marohns geraten, die Krebsforschung, einen der damals vom Wissenschaftsrat empfohlenen Schwerpunkte in der Medizin, als Stifterwille zu nennen. Als Zusatz habe er die Erwähnung »innovativer Projekte« vorgeschlagen, da die Marohns auf eine weitgehende Offenhaltung für neue Forschungszwecke Wert gelegt hätten.[194] Theobald bekundete, »daß die Umgrenzung des Stifterzweckes mehr exemplarisch und nicht streng definierend gemeint war und daß die [im Vertrag genannten] Beispiele aus den damals aktuellen und den Stiftern persönlich nahe gebrachten Forschungsdesideraten entnommen waren«.[195]

Obwohl die Universität auf Antrag des Senats den Unternehmer Johannes Marohn noch kurz vor seinem Tod 1967 zum »Ehrenbürger der Universität« ernannt hatte, schien sein großzügiges Erbe danach etwas in Vergessenheit geraten zu sein. So stellte der Dekan der Medizinischen Fakultät Walter Kersten (1926–2011) Anfang 1980, also 13 Jahre nach dem Tod des Stifters, der Witwe einen »Antrittsbesuch« in Aussicht, um sie persönlich kennenzulernen: »Seit einiger Zeit bin ich im Verwaltungsrat einer Stiftung, von deren Stifter wir nahezu nichts wissen. Das ist dann sehr unangenehm, wenn Mittel aus der Stiftung verteilt werden und man keine Information geben kann über den Willen und das Leben der Stifter.«[196]

Auf Vorschlag des Universitätspräsidenten Nikolaus Fiebiger erhielt Frieda Marohn Anfang 1981 in Anerkennung ihres hohen Gemeinsinns »in Zeiten der Anspruchsmentalität« das Bundesverdienstkreuz, die »vornehmste Form öffentlicher Anerkennung«.[197] Ein Jahr später besuchte Dekan Volker Becker (1922–2008) die Erblasserin und charakterisierte sie als »energische Preußin«, die ihren schweren Diabetes mit eiserner Disziplin beherrsche.[198] Nochmals ein Jahr später regte er an, ihr die Ehrenbürgerschaft der Universität zu verleihen, um ihr schon jetzt »eine Anerkennung und Ehre für ihr Vorhaben« zukommen zu lassen und sich auf diese Weise noch zu Lebzeiten für eine Schenkung nach dem Tod zu bedanken. Durch die testamentarische Überlassung ihrer Anteile der Firma Sielaff seien Zuwendungen in Höhe von etwa einer Million DM im Jahr zu erwarten, da sich Frieda Marohn an den Willen ihres Mannes gebunden sehe.[199] Jahre zuvor waren allerdings im Concilium decanale einige Bedenken laut geworden, da die Firma unter anderem Zigarettenautomaten produziere und zudem nicht jede größere Spende mit einer Ehrenbürgerwürde honoriert werde dürfe. Der Vizepräsident zeigte sich laut Protokoll »etwas verwundert über die hier vorgetragenen Gedanken«.[200] Nachdem die schwer erkrankte Frieda Marohn von der ihr zugedachten Ehrung noch Kenntnis nehmen konnte, erlebte sie die feierliche Auszeichnung im Rahmen des Dies academicus nicht mehr. Sie starb am 8. Juli 1983, drei Tage nach der Beschlussfassung der Universität.

Wenige Tage später, am 13. August 1983, ernannte die Fakultät einen Stiftungsbevollmächtigten. Das langwierige Verfahren zur Regelung der Hinterlassenschaft, in dem unter den Firmeninhabern, Universität und Fakultät sowie dem Land Bayern Bedingungen und Umfang des Erbes im Detail zu klären waren, machte zahlreiche gutachterliche Stellungnahmen von Wirtschaftsprüfern und anderen Sachverständigen notwendig.[201] Zum 1. September 1984 traten die Verwaltungsrichtlinien für die Marohn-Stiftung in Kraft, nochmalige Änderungen erfolgten am 9. Juni 1988.[202] Bis zum 100. Geburtstag des Mäzens am 20. September 2003 belief sich das Fördervolumen auf rund neun Millionen Euro.[203] Im Jahre 2016 wurden 13 Vorhaben bewilligt, insgesamt standen über 403.000 Euro zur Verfügung.[204]

Die **Sofie-Wallner-Stiftung** an der Universität Erlangen-Nürnberg fördert wissenschaftliche Projekte von Studierenden der Medizin und Zahnmedizin mit Bezug zur Krebsforschung.[205] Anders als über das Stifterpaar Marohn ist über die Stifterin Sofie Wallner (1900–1964), eine Nürnberger Arztwitwe, kaum etwas bekannt. Die gut dokumentierte Gründungsgeschichte der Stiftung ist insofern von Interesse, als sie für den Untersuchungszeitraum exemplarisch die Komplexität der nicht immer störungsfrei verlaufenden Kommunikations- und Abstimmungsprozesse zwischen Universität und Fakultät erhellt. Im August 1964 teilte das Rektorat der Medizinischen Fakultät mit, dass die Universität zur Miterbin an dem Nachlass von Frau Sofie Wallner, geb. Wölfel, zu drei Achteln eingesetzt worden sei. Entsprechend dem Testament seien die mit Stand Oktober 1964 zur Verfügung stehenden Mittel in Höhe von 180.000 DM für die Krebsforschung auszugeben. Die von Rektor Gerhard Friedrich (1908–1986) vom Dekanat erbetene »Vorschlagsliste« für die Verwendung ließ allerdings etwas auf sich warten, da ein verwaltungsrechtlich wichtiges Detail noch nicht geklärt war: die Frage, ob es sich bei dem Nachlass um eine Stiftung (mit Anfall von Zinsen) oder eine Schenkung (ohne Zinsen) handele. Nach Klärung der Rechtslage, wonach es sich um eine Stiftung handele, lagen dann zur Fakultätssitzung im Januar 1965 erste Vorschläge vor. Karl Günther Ober, Direktor der Frauenklinik, zuvor zum »Sachbearbeiter« der Stiftung ernannt, bündelte nicht nur die eingehenden Vorstellungen, sondern brachte seinen eigenen Plan ein. Dieser sah vor, das Stiftungsgeld rentabel in den Kauf eines Hauses mit Forschungsflächen anzulegen, in dem mit Drittmitteln Krebsforschung betrieben werden könne, »bis der Plan des Forschungszentrums auf dem Gelände der Heil- und Pflegeanstalt realisiert ist«.[206]

Offensichtlich konnte sich die Fakultät auch in der folgenden Zeit nicht auf einen klaren Verwendungszweck einigen und legte das Geld zunächst in Pfandbriefen an. Zum Jahresende 1969 hatte das angelegte Vermögen einen Nennwert von 240.000 DM erreicht. Anfang 1971 legte eine eigens zu diesem Zweck gewählte Kommission den ersten Entwurf einer Satzung vor. Dieser wurde – zumindest laut dem umfangreichen Bericht des Vorsitzenden der Ende 1971 gewählten fünfköpfigen Vergabekommission, Walter Kersten – von der Rechtsabteilung der Universität geprüft und sowohl dem Rektor als auch dem Kanzler der Universität vorgelegt. Daraufhin seien Änderungswünsche zwar angemeldet, aber nie konkretisiert worden.[207] Eine Besprechung der Kommissionsmitglieder am 24. November 1977 ergab, dass die Satzung bislang weder von der Universität noch dem Ministerium genehmigt worden war, da sie sich allein auf die Fakultät beziehe, die Mittel jedoch der Universität vermacht worden seien. Da die Universität bisher alle Abrechnungen ohne Schwierigkeiten erledigt habe, bestehe kein akuter Anlass, eine Veränderung vorzunehmen.[208] Zwei Jahre später lag schließlich ein Entwurf der Universität über die Richtlinien der Stiftung vor. Als Grund für die verzögerte Genehmigung wurde angeführt, dass auch die Naturwissenschaftliche Fakultät Krebsforschung betreibe und daher in den Kreis der begünstigten Einrichtungen aufzunehmen sei.[209]

Die zum 1. Juli 1980 wirksam werdenden Richtlinien sahen vor, dass die Vergabekommission zukünftig aus vier Vertretern der Medizinischen und einem Mitglied der Naturwissenschaftlichen Fakultät bestehen sollte. Da man mit den Mitteln sparsam umgegangen war, betrug das Vermögen noch 400.000 DM.[210] 1981 wurde die Stiftung allerdings nochmals zur »Unruhestifterin«. Die Auffassung, dass die Universität der Medizinischen Fakultät für die Verwaltung der Stiftung einen unangemessen hohen Betrag in Rechnung stelle, führte zu heftigem Protest und wurde unter anderem in der Senatssitzung vom 27. Juli 1982 ausführlich diskutiert. Der anwesende Kommissionsvorsitzende erklärte, dass im Zeitraum von vier Jahren (1978–1981) lediglich eine Buchung von der Zentralen Universitätsverwaltung vorgenommen wurde: »Die Tatsache, daß eine einzige Buchung mit über DM 9.000,– Verwaltungskosten belastet wurde, hat auch im Senat Eindruck gemacht.«[211] Auch Dekan Becker zeigte sich beeindruckt von der Höhe der Verwaltungskosten: »Wissen Sie, wie man so leicht sein Geld verdienen kann? Wenn Sie es wissen, sagen Sie es mir!«[212] Um den sich anbahnenden Streit zwischen Universität und Fakultät nicht eskalieren zu lassen, einigte man sich auf einen Kompromiss, wonach der Fakultät aus anderen Mitteln 10.000 DM für die Krebsforschung zur Verfügung zu stellen seien.[213]

Heute vergibt die Sofie-Wallner-Stiftung für hervorragende Studienleistungen in Vorklinik und Grundstudium den Sofie-Wallner-Preis für Krebsforschung. Das Preisgeld ist für einen mehrwöchigen Forschungsaufenthalt an einem biomedizinischen Forschungslabor im Ausland vorgesehen.

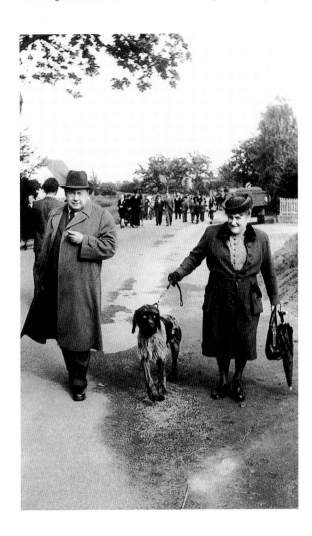

Abb. 34 Wilhelm Sander bei einem Spaziergang mit seiner Mitarbeiterin Karoline Burkhardt.

Die 1973 gegründete **Wilhelm Sander-Stiftung** gehört zu den größten gemeinwohlorientierten Stiftungen.[214] Anders als die Marohn- oder auch die Wallner-Stiftung blieb ihre Wissenschaftsförderung nicht auf die Universität Erlangen-Nürnberg beschränkt. Aus ihren Mitteln werden ausschließlich die medizinische Forschung, insbesondere die Krankheits- und Krebsbekämpfung, durch Vergabe finanzieller Mittel an Hochschulen, wissenschaftliche Einrichtungen und Krankenhäuser sowie einzelne Wissenschaftler gefördert. Der Namensgeber Wilhelm Sander (1897–1973), Sohn eines Arztes, hatte 1923 eine Firma für medizinisches Nahtmaterial gegründet. In den 1950er Jahren wechselte er mit großem Erfolg in das Immobiliengeschäft. Sein umfangreiches Vermögen hinterließ der 1973 verstorbene Geschäftsmann mit wenigen Ausnahmen der Anfang 1964 von ihm durch letztwillige Verfügung errichteten Wilhelm Sander-Stiftung. Es wird vermutet, dass die Bestimmung des Stiftungszwecks »Krebsforschung« mit dem Krebstod seiner Mitarbeiterin Karoline Burkhardt eng zusammenhängt.[215] Testamentsvollstrecker wurde der Erlanger Notar und spätere Ehrenvorsitzende der Stiftung Christian Schelter (1926–2018).

Dem Stiftungsrat gehörten bzw. gehören seitens der Erlanger Fakultät bislang unter anderem Ludwig Demling, Joachim R. Kalden und Andreas Mackensen, ▸

»GIVING BACK« – FORSCHUNGSSTIFTUNG MEDIZIN AM UNIVERSITÄTSKLINIKUM ERLANGEN

Zu den jüngsten Stiftungen in der Erlanger Förderlandschaft gehört die 2007 von 36 Gründungsstiftern eingerichtete Forschungsstiftung Medizin. Der 2017 erschienene Band zum zehnten Jubiläum zeichnet ein beeindruckendes Bild dessen, was Stiftungen bewirken können.[1] Mit der Forschungsstiftung sei die US-amerikanische »Giving Back«-Idee auch in Erlangen angekommen, so der bayerische Innenminister Joachim Herrmann (*1956) auf der Jubiläumsfeier zum zehnjährigen Bestehen der Stiftung am 30. November 2017. Die im Dezember 2007 unter der Federführung des jetzigen Vorstandsvorsitzenden und ehemaligen Lehrstuhlinhabers für Kardiologie und Angiologie, Werner G. Daniel (*1947), entstandene Initiative von Professorinnen und Professoren der Medizinischen Fakultät hatte sich maßgeblich durch das amerikanische Vorbild inspirieren lassen. Das Grundstockkapital, das die Gründungsstifter, zu denen auch Oberbürgermeister Siegfried Balleis (*1953) gehörte, aus ihren Privatvermögen zusammentrugen, belief sich auf fast 150.000 Euro. Bis 2017 erhöhte sich der Grundstock auf mehr als 2,8 Millionen Euro.

Im Rahmen des 2010 begonnenen »Matching Funds«-Programms wurde in den Anfangsjahren jede Spende an die Forschungsstiftung, die für einen der Spendenzwecke ausgegeben wurde, vom Universitätsklinikum aus seinen steuerpflichtigen Einnahmen von gewerblichen Betrieben um 100 % aufgestockt. Die Zustiftung von 1000 Euro schlug also mit 2000 Euro zu Buche. Inzwischen beträgt die Aufstockung immerhin noch beachtliche 50 %. Dieses Modell hat die Spendenmotivation nachhaltig positiv beeinflusst. Überzeugt davon, dass neben der staatlichen Finanzierung ein privates Spendenaufkommen benötigt werde, hatten die Initiatoren 2007 auf das finanzielle Engagement Erlanger Bürgerinnen und Bürger zugunsten »ihrer« Klinik gehofft. Ihre Erwartungen wurden nicht enttäuscht: Die seit Gründung 2007 eingegangenen Spenden, Zustiftungen und Namensstiftungen belegen die hohe öffentliche Akzeptanz der Forschungsstiftung ebenso wie das Medienecho. Großspenden sind genauso willkommen wie die alten DM-Scheine, die 2012 im Rahmen der DM-Sammelaktion gespendet wurden, oder »Parkgroschen«. Die Ticketgebühren des Patientenparkhauses fließen als Variante

Abb. 1 Jubiläumsfeier zum zehnjährigen Bestehen der Forschungsstiftung Medizin, 2017. Von links: Bernhard Fleckenstein (Vorsitzender des Stiftungsrates), Mizzi Wöhrl (Stifterin), Werner G. Daniel (Vorstandsvorsitzender).

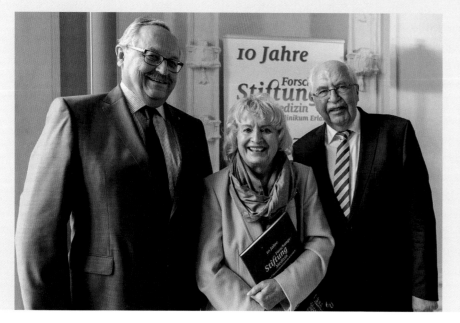

des 2015 aufgelegten »Private Research Partnership«-Programms zu 10 % in die Forschungsstiftung.

Seit 2007 wurden knapp vier Millionen Euro für die Förderung von Einzelprojekten ausgegeben. Die Stiftung verfolgt vier Zwecke: die Förderung von Wissenschaft und Forschung in allen medizinischen Fachgebieten, die Aus- und Weiterbildung von Studierenden und des ärztlich-wissenschaftlichen Personals, Belange des öffentlichen Gesundheitswesens und Aspekte der Mildtätigkeit. Gefördert wird neben vielen Projekten zur klinischen und grundlagenorientierten Forschung auch die langjährig erfolgreiche »Bürgervorlesung«, die sich seit dem Wintersemester 2007/08 an alle interessierten Bürgerinnen und Bürger Erlangens wendet und regelmäßig hohe Besucherzahlen aufweist. Bis 2018 wurden fast 300 Vorlesungen abgehalten, die von jeweils 200 bis 300 Hörerinnen und Hörern besucht wurden. Die Forschungsstiftung finanziert auch einige Wissenschaftspreise, so den seit 2009 vergebenen Jakob-Herz-Preis der Medizinischen Fakultät, den Cord-Michael-Becker-Preis und zwei Promotionspreise. Susanne Ude-Koeller

▶ **Extrablatt** Ein Eponym und seine Geschichte: Der Jakob-Herz-Preis der Medizinischen Fakultät, S. 34.

Abb. 2 »Bürgervorlesung« von Professor Stephan Achenbach (Kardiologie) im Rudolf-Wöhrl-Hörsaal, 2018.

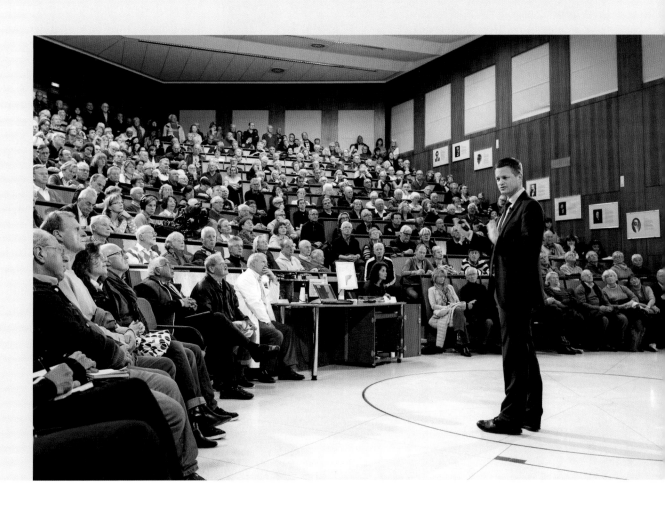

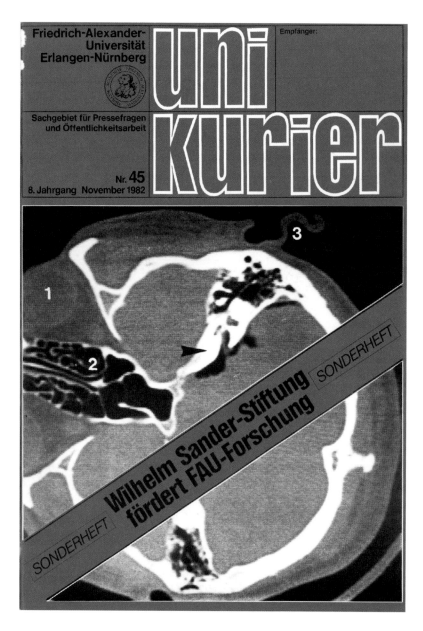

Friedrich-Alexander-
Universität
Erlangen-Nürnberg

Empfänger:

Sachgebiet für Pressefragen
und Öffentlichkeitsarbeit

uni
kurier

Nr. 45
8. Jahrgang November 1982

Wilhelm Sander-Stiftung
fördert FAU-Forschung

SONDERHEFT

SONDERHEFT

Abb. 35 Sonderheft des *Uni-Kuriers*
zur Wilhelm Sander-Stiftung, 1982.

dem wissenschaftlichen Beirat Harald zur
Hausen, Karl Günther Ober, Erich Rügheimer, Bernhard Fleckenstein und Cord-
Michael Becker an.[216] Mit einer Gesamt-
fördersumme von 1,6 Millionen DM lag die
Medizinische Fakultät Erlangen im Zeitraum von 1977 bis 1981 noch vor der Dauer-
konkurrentin aus München, der Ludwig-
Maximilians-Universität. Angesichts der
beachtlichen Zuweisungshöhe zeigte sich 1981
der Vorsitzende des Stiftungsrates gegenüber Dekan Kersten etwas verwundert: Der
Erlanger *Uni-Kurier* berichte zwar sehr viel
über die Förderung durch die DFG, aber doch
wenig über die Wilhelm Sander-Stiftung. »Ich
weiß, daß unsere Stiftung so gut wie keine
Öffentlichkeitsarbeit leistet und eher nach
dem Motto verfährt: ›Gutes tun und nicht
darüber reden‹, doch meine ich, daß der Uni-
Kurier ein angemessenes Medium wäre, über
das Wirken und die Bedeutung der Wilhelm-
Sander-Stiftung einer zwar begrenzten, aber
interessierten Öffentlichkeit zu berichten.«[217]
Die Botschaft wurde verstanden. Auf
Kerstens Initiative erschien die Ausgabe des
Uni-Kuriers im November 1982 als Sonderheft zur Wilhelm Sander-Stiftung, in dem
18 stiftungsgeförderte Projekte ausführlich
vorgestellt und die Leistungen der Stiftung
für die Universität gewürdigt wurden. Man
hoffte, dass die Stiftungsverantwortlichen die
Ausgabe als ausgeglichen und angemessen
empfänden, denn: »Öffentlichkeitarbeit ja,
Protzen nein«.[218]

Die Überlieferung des Schriftwechsels verdankt sich nicht zuletzt der sorg-
fältigen Aktenablage im Dekanat (und im Universitätsarchiv der Friedrich-
Alexander-Universität): Als Dekan Becker 1982 Kersten schriftlich für das
Zustandekommen des Sonderheftes dankte, insbesondere für die freundliche
Überlassung der Korrespondenz, betonte er: »Das Medizinische Dekanat hat, wie
Sie wissen, eine vorzügliche Aktenablage mit der Möglichkeit (die ja selten ist,
soweit ich sehe), alles auch wiederzufinden.«[219]

»… um hier Experimente zu machen« – Tierversuche an der Medizinischen Fakultät

Wissenserwerb erfordert von jeder Disziplin ein spezifisches Reglement von Techniken, Apparaten, Praktiken und Verhandlungen. Als eine signifikante, von materiellen und ideellen Bedingungen gleichermaßen bestimmte Methode der Wissenserzeugung gilt das Experiment.[220] Seit Mitte des 19. Jahrhunderts beruhen medizinische Forschungskonzepte daher im Wesentlichen auf Tierversuchen, Selbstversuchen oder Versuchen an (un-)freiwilligen Probanden.[221] Das Tierexperiment als wesentliche Forschungsmethode ist für Erlangen unter anderem durch die 1855 erschienene Arbeit von Carl Thiersch (1822–1895)[222] über Infektionsversuche an Tieren belegt sowie speziell für die operative Medizin durch eine an der Erlanger Chirurgie angesiedelte Arbeit über die Entwicklung der Herztransplantationen.[223] Aber auch in der Physiologie und Bakteriologie galt der quantitative, messende Tierversuch als unabdingbare Voraussetzung eines exakt-naturwissenschaftlichen Verständnisses.[224]

Mit steigendem Anspruch an die Wissenschaftlichkeit des Experiments stiegen allerdings auch die Anforderungen an Auswahl und Haltung der Versuchstiere. Ungeeignete Tierställe zum Beispiel konnten zu beträchtlichen Einbußen der Forschungskapazitäten führen; so fehlte dem 1898 in Erlangen eröffneten Hygienisch-Bakteriologischen Institut ein Seuchenstall zur Unterbringung experimentell infizierter Tiere und damit eine wesentliche Bedingung für die wichtige Infektionsforschung. Erst der daraufhin 1900 bewilligte Neubau mit einem Pestlaboratorium garantierte die aus damaliger Sicht sichere Unterbringung infizierter Kleintiere in staubdicht verschließbaren Käfigen.[225]

Entschiedene Tierversuchsgegner wie die sogenannten Antivivisektionisten, die um 1900 die »experimentelle Tierquälerei« kategorisch ablehnten, waren in der universitären Medizin nicht nur in Erlangen in der Minderheit. Bezeichnenderweise waren unter den Unterzeichnern der 1905 beim Reichstag eingereichten Petition gegen Tierversuche keine Hochschulmediziner vertreten,[226] ihnen galt der Antivivisektionist als »zur Kritik medizinischer Forschung ganz unberufener Feuilletonschreiber«.[227] Der hier aufscheinende, über gegenseitige Diffamierung ausgetragene Streit zwischen apodiktischen Anhängern der Antivivisektionsbewegung und der tierexperimentellen Forschung entzündete sich damals wie heute unter anderem an der grundsätzlichen Frage, ob die Einmischung von »Laien« in Expertendiskurse zulässig sei.

Ungeachtet dessen sah man sich auch in Erlangen mit den Vorwürfen dieser »Feuilletonschreiber« konfrontiert, die eine umfangreiche »Datenbank« zu Tierversuchen zwischen 1900 und 1909 an bayerischen Universitäten angelegt hatten. Mit ihren tierexperimentellen Arbeiten stand die Erlanger Universität zwar nicht im Zentrum der Kritik, die vor allem auf das Würzburger Hygienische Institut als Hochburg »ganz schablonenhaft zu Dissertationszwecken verübte[r] Quälereien« zielte, fand aber dennoch häufiger als erwünscht Erwähnung. So wurde beispielsweise die von Adolf von Strümpell angeregte Habilitationsschrift des Ordinarius für Medizinische Poliklinik, Pharmakologie und Kinderheilkunde, Friedrich Jamin, vorgestellt.[228] Seine ausführlichen Beschreibungen der experimentellen Eingriffe

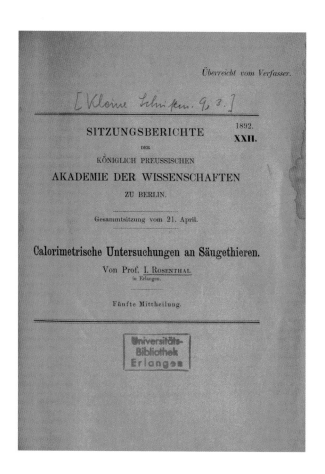

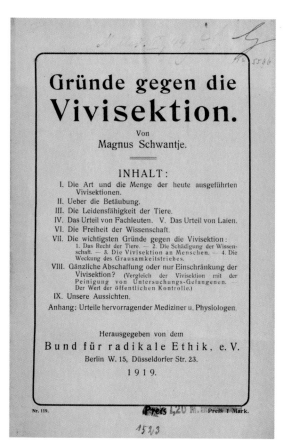

Abb. 36 Tierexperimentelle Studie
von Isidor Rosenthal, 1892.
Abb. 37 Publikation der Antivivisektionisten um Magnus
Schwantje, 1919.

und detaillierten, über Wochen geführten Verlaufsprotokolle über Störungen der
Harn- und Kotentleerung, Bewegungs(-un-)fähigkeit, Streckhaltung und (fehlen-
de) Reflexierbarkeit der Extremitäten bei Hunden vermitteln einen anschaulichen
Eindruck damaliger Versuchsanordnungen. Jamin, der an den Hunden die Folgen
experimentell gesetzter Nervendurchtrennungen untersuchte, hatte als wichtigstes
»Einschlusskriterium« seiner Untersuchungen die Robustheit der verwendeten
Tiere genannt; so wurden nur solche verwendet, von denen zu erwarten war, dass
sie die totale Rückenmarksdurchtrennung »am besten überdauern würden«.[229]

Mit einer an den Bayerischen Landtag gerichteten Petition aus dem Jahre 1905
versuchte der federführend agierende Münchener »Verein gegen Vivisektion und
sonstige Tierquälerei« auch auf politischem Weg gegen das tierexperimentelle Vorgehen der Universitäten bei wissenschaftlichen Experimenten vorzugehen.[230] Auf
Erlangen bezogen, griff man vor allem die Versuchspraxis am Physiologischen Institut an. Der dortige Leiter, Isidor Rosenthal (1836–1915), würde für seine Versuche
curarisierte Tiere verwenden, so der Vorwurf.[231] Der Einsatz des neurotoxischen
Giftes galt unter Tierschützern als besonders verwerflich, da es nicht die Schmerz-
empfindung des Versuchstieres, sondern lediglich seine Bewegungsfähigkeit aus-
schaltete.[232] Auch würden am Institut grausame Erstickungsversuche durchgeführt
sowie Chemikalieninjektionen verabreicht.[233] Vom zuständigen Staatsministerium
des Innern gebeten, sich zur »anruhenden Petition des Vereins […] binnen längs-
tens drei Wochen« zu äußern, beauftragte die Medizinische Fakultät Rosenthal

mit der Erstellung eines umfangreichen Gutachtens über die Notwendigkeit von
Tierversuchen.[234]

Im Folgenden stehen weniger die konkreten Tierversuchsvorhaben der
Medizinischen Fakultät im Vordergrund – für die 1960er und 1970er Jahre wären
hier vor allem die langjährige Glaukomforschung in der Anatomie, die Forschung
zur chirurgischen Therapie von Adipositas und Hyperlipidaemie, die Epilepsie-
forschung, Untersuchungen zu Wirkmechanismen des Alkohols sowie zum Einfluss von Stimulantien auf die körperliche Leistungsfähigkeit von Versuchstieren zu
nennen –, als die in diesen Jahrzehnten notwendig werdenden Anpassungsprozesse
der Fakultät an die sukzessive Verrechtlichung und Institutionalisierung des Tierschutzes. Wissenschaftliche Forschung am Tier war seit jeher mehr oder weniger
stark in »Güterabwägungsprozesse« zwischen tierlichen und menschlichen Interessen eingebunden.[235] In den 1960er bis 1980er Jahren setzten nicht nur Wissen-
schaftsorganisationen und Gesetzgeber neue Maßstäbe im Tierschutz, sondern
auch gesellschaftliche Gruppierungen beeinflussten die öffentliche Diskussion um
Tierversuche, zu deren Kritikern nicht mehr nur die Tierschützer zählten, sondern
zunehmend auch Tierethiker und Tierrechtler.[236]

Eine Neubewertung der wissenschaftlichen Verantwortung im Tierversuch nahmen 1959 zwei britische Wissenschaftler, der Zoologe William Russel
(1925–2006) und der Mikrobiologe Rex Burch (1926–1996), vor, als sie erstmalig
die bis heute geltenden »3-R-Prinzipien« formulierten, wonach Tierversuche
zu ersetzen, zu reduzieren oder zumindest zu verbessern seien (Replacement,
Reduction, Refinement).[237] Fünf Jahre später schrieb die revidierte und am
10. Oktober 1975 vom Weltärztebund beschlossene Deklaration von Helsinki die
Vorrangigkeit des Tierexperiments fest, wonach die biomedizinische Forschung auf
ausreichenden Laboratoriums- und Tierversuchen aufgebaut sein solle. Allerdings
sei dabei auf das Wohl der Versuchstiere Rücksicht zu nehmen. Während diese
internationalen Vorgaben in der Praxis zunächst wenig Beachtung fanden, zeigten
die gestiegenen Anforderungen der forschungsfördernden Instanzen mehr Wirkung. So hatte die Senatskommission für Versuchstierforschung der DFG im Oktober 1967 gemeinsam mit der Gesellschaft für Versuchstierkunde eine Verlautbarung
zur Veröffentlichung tierexperimenteller Arbeiten verfasst, in der die häufig zu
ungenauen Angaben hinsichtlich des verwendeten »Tiermaterials« bemängelt
wurden. Ein Tierexperiment könne nur dann reproduziert werden, »wenn stan-
dardisiertes Tiermaterial bei standardisierter Fütterung und standardisierten
Haltungsbedingungen Verwendung findet«.[238] Daher bat man Fachzeitschriften
darum, bei eingereichten Publikationen stärker als bisher auf die Vollständigkeit
und Vergleichbarkeit der Angaben zu Tierstämmen und Haltungsbedingungen
zu achten. Ihre Einflussnahme auf universitäre Forschungen ausbauend, bat die
Senatskommission die Universitäten um Benennung von Vertrauensleuten für die
Versuchstierforschung. Für Erlangen übernahm dieses Amt, das laut DFG dem
besseren Informationsaustausch dienen sollte, bis 1979 der Pharmakologe und
Toxikologe Claus-Jürgen Estler (* 1930). Als die DFG Estler in dieser Funktion
1975 um Auskunft über die Affenhaltung in Erlangen bat, da seitens der DFG die
Einrichtung einer Tauschbörse für Primaten geplant war, um einer Verknappung
bzw. Kontingentierung von Primaten entgegenzuwirken, musste der Ansprech-

▸ **Extrablatt** Der gekreuzigte
Frosch – Der Physiologe Isidor
Rosenthal und ein antisemitischer
Vorfall in Erlangen, S. 38.

partner allerdings zunächst passen. Um sich einen Überblick zu verschaffen, wer in Erlangen wo und zu welchem Zwecke mit Primaten forschte, initiierte er eine entsprechende Umfrage unter seinen Kollegen. Eine Antwort ist nicht überliefert.[239]

Eine ähnliche Signalgeberfunktion wie die DFG übernahm die 1964 in Wiesbaden gegründete Gesellschaft für Versuchstierkunde, die europaweit erste Vereinigung ihrer Art. Im April 1969 veröffentlichte ihr Ausschuss für Standardisierung von Methoden in der Versuchstierhaltung Empfehlungen zur Errichtung von Versuchstierbereichen in tierexperimentellen Institutionen. Die Verfasser der Schrift, die jetzt den Begriff »Tierversuchslaboratorium« bevorzugten, um nicht länger vom unzeitgemäßen »Tierstall« sprechen zu müssen, wollten durch ihre Bauplanungshilfe zur Standardisierung, Rationalisierung und Kosteneffizienz von Tierversuchen beitragen. Um Tierschutzbelange ging es dabei allenfalls indirekt.[240]

Wie stark äußere Sachzwänge, aber auch kompetitive Erwägungen die Erlanger Tierversuchspraxis beeinflussten, soll im Folgenden an der umstrittenen, bereits 1966 diskutierten Zentralen Versuchstieranlage gezeigt werden. Zwar hatte sich die Baukommission der Fakultät seit ihrer Gründung 1967 wiederholt mit der Problematik der schlecht ausgestatteten Tierställe beschäftigt, konkrete Neubaupläne waren bis dato aber stets an der Standortfrage gescheitert. Auch in diesem Fall waren es die bereits erwähnten externen Wissenschaftsakteure, die DFG und die Gesellschaft für Versuchstierkunde, die Bewegung in die festgefahrenen Diskussionen brachten. Die Anfang der 1970er Jahre ausgesprochene Empfehlung der DFG, an medizinischen Forschungs- und Ausbildungsstätten zentrale Versuchstierlaboratorien zu errichten, verknüpft mit der Ankündigung, die Verwendung von klar definiertem »Tiermaterial« zu einer der wesentlichen Förderungsbedingungen zu machen, löste in der Zentralverwaltung der Universität und an der Fakultät angesichts der real herrschenden Haltungsbedingungen berechtigte Unruhe aus. Zwar bestätigte die Empfehlung – ganz im Sinne der Hochschulmedizin – das Tierexperiment als unverzichtbare Methode der medizinischen und naturwissenschaftlichen Forschung, verknüpfte sie aber mit Haltungsbedingungen, von denen man nicht nur in Erlangen weit entfernt war. Auch der DFG war klar, »dass an einer großen Zahl von Hochschulinstituten und -kliniken die baulichen und personellen Voraussetzungen für die Zucht und Haltung von Versuchstieren noch gänzlich ungenügend sind«. Sie verstand ihre Empfehlungen daher als Appell an die verantwortlichen Kultusverwaltungen der Länder, die dringend notwendigen Voraussetzungen zu schaffen.[241]

In Erlangen fürchtete man, dass ohne den Neubau eines dringend erforderlichen zentralen Tierlabors die Erlanger Situation als provinziell angesehen werden müsse.[242] Im Zuge einer 1972 durchgeführten Informationsreise durch die USA und Westdeutschland ermittelte der Human- und Veterinärmediziner Paul Otto Schwille, Assistent in der Chirurgie und Mitglied der Gesellschaft für Versuchstierkunde, einen erheblichen Innovationsbedarf. Bereits zwei Jahre zuvor hatte er anhand eines Vergleichs der Erlanger Ausstattung mit der anderer Universitäten ein zentrales Tierlabor in der Nähe der Kliniken gefordert, das für rund 200 Hunde und Großtiere (Schafe, Schweine, Affen) sowie 2000 Kleintiere (Ratten, Mäuse, Hamster) Platz böte. Hinzu kämen diagnostische Labore und Räume für die experimentelle Chirurgie: »Jeder interessierte Mediziner muß die Gelegenheit

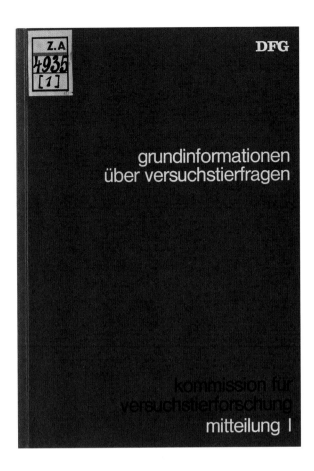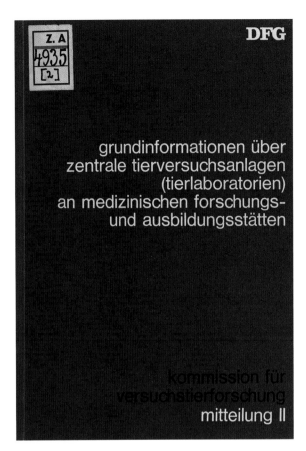

bekommen, zu experimenteller Arbeit [sic].«[243] Eine noch im Frühjahr 1972 von der Zentralen Universitätsverwaltung über das Dekanat an alle Kliniken verschickte Bedarfsumfrage ergab eine breite Zustimmung aller Verantwortlichen zum Bau einer Zentralen Versuchstieranlage. Allerdings wurde diese von fast allen als zusätzliche Ausstattung für tierexperimentelle Grundlagenforschung verstanden, keineswegs als Ersatz für die dezentrale Tierhaltung im eigenen Haus, an der man mit großer Selbstverständlichkeit weiter festhalten wollte. So meldete zum Beispiel die Klinik und Poliklinik für Zahn-, Mund- und Kieferkranke ihr Interesse an einer zentralen OP-Ausstattung für Hunde und Affen an, bestand aber weiterhin auf der internen Kleintierhaltung für die ständig laufende Kariesforschung.[244] Auch für die HNO-Klinik blieb die Tierhaltung vor Ort unverzichtbar, da die Tiere mehrmals täglich in die speziellen Apparaturen für die Hypoxie- und Hyperbarie-Versuche eingebracht werden müssten.[245] Das Pathologische Institut verfügte über zwei Tierställe, von denen einer zum Zeitpunkt der Umfrage aus »seuchenbekämpferischen und Tierschutzgründen« allerdings nicht nutzbar war. Der verfügbare, unter dem Dach befindliche Stall diente als Operationsraum und zur Unterbringung der über Monate im Versuch stehenden Tiere. Hier benötige man eine Klimaanlage, »da unmittelbar unter dem Dach eine für die Tierhaltung unglückliche Klimatisierung« bestünde.[246] Der Neurologe Hans Heinrich Wieck schließlich teilte dem Dekanat mit, dass man im projektierten Neubau gerne einen Auslauf für Affen in Anspruch nähme. Alle laufenden Versuche würden dagegen weiterhin in den

Abb. 38 Mitteilungen der DFG-Kommission für Versuchstierforschung, 1971/76.

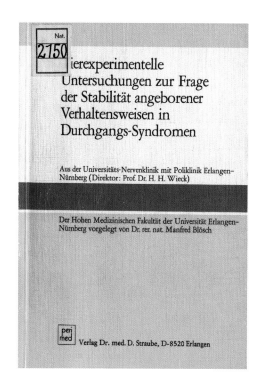

Nat.

2750 ierexperimentelle
Untersuchungen zur Frage
der Stabilität angeborener
Verhaltensweisen in
Durchgangs-Syndromen

Aus der Universitäts-Nervenklinik mit Poliklinik Erlangen-
Nürnberg (Direktor: Prof. Dr. H. H. Wieck)

Der Hohen Medizinischen Fakultät der Universität Erlangen-
Nürnberg vorgelegt von Dr. rer. nat. Manfred Blösch

peri
med Verlag Dr. med. D. Straube, D-8520 Erlangen

Abb. 39 Studie zur Stabilität angeborener Verhaltensweisen in Durchgangssyndromen von Manfred Blösch, 1976. Der Autor untersucht das Verhalten von Tieren unter Gabe von Psychopharmaka.

bereits vorhandenen Forschungslaboratorien der Nervenklinik unternommen werden.[247]

Als beispielhaft für die an der Nervenklinik in den 1970er Jahren getätigte tierexperimentelle Forschung kann die Dissertation von Manfred Blösch zur Frage der Stabilität angeborener Verhaltensweisen in dem von Wieck erstmalig beschriebenen Durchgangssyndrom gelten. Blösch untersuchte an verschiedenen Tierarten (Katzen, Ratten, Freilandmöwen), wie sich das instinktgebundene Verhalten der Tiere (Beutefang, Körperpflege, Fortpflanzung und Sozialverhalten) unter experimentellen Bedingungen (Gabe von Psychopharmaka, elektrische Hirnreizungen, Hypoxie) veränderte und inwieweit sich die bei den Tieren im Labor und Freilandversuch beobachteten Verhaltensänderungen mit den Symptomen der von Wieck beim Menschen beschriebenen Funktionspsychosen vergleichen ließen.[248] Mitte der 1970er Jahre konzentrierte sich Blösch in einem weiteren Freilandversuch auf die Erforschung der Wirkung speziell von Psychopharmaka auf Tiere, konkret auf das Brutverhalten von Vögeln. Blösch hatte für seinen Versuch bewusst freilebende Silbermöwen ausgesucht, da diese an der Nordseeküste als Plage aufträten und das Verlassen von Gelegen unter Versuchseinwirkung daher keinen Eingriff in das Ökosystem darstelle. Aus der Beobachtung der Tiere im Freilandversuch könne eventuell – so die klinische Hypothese – auf die pharmakologische Wirkung von Medikamenten am Tier geschlossen werden, die dann wiederum Rückschlüsse auf psychotische Verhaltensweisen des Menschen ermöglichten. Blöschs Untersuchung ergab, dass die Tiere unter Einfluss diverser Medikamente den Bruttrieb verloren oder die Gelege aufgrund »motorischer Unruhe«, unter »Anzeichen des Unwohlseins« oder »stundenlang anhaltender ängstlicher Gespanntheit« schließlich aufgaben. Die Erprobung psychopharmakologischer Substanzen im Freilandversuch war unter Fachleuten umstritten. Zum einen hielt man Versuche unter Laborbedingungen für statistisch relevanter, zum anderen fürchtete man einen möglichen Dauereinfluss auf die freilebende Population.[249]

Gerd Hegemann, seit Jahren durch die experimentelle Chirurgie besonders eng in die Tierversuchsthematik eingebunden und von der Fakultät gebeten, auf Basis der Umfrage »zweckdienliche Vorschläge« für die Planung und Realisierung einer Zentralen Versuchstieranlage zu erarbeiten, drängte auf rasche Vorlage im Bauausschuss der Universität sowie Aufnahme in den Haushaltsentwurf für 1973. Die Standortfrage sollte gemeinsam mit dem Universitätsbauamt entschieden werden.[250] Gegenüber der Universitätsverwaltung machte die Fakultät daraufhin deutlich, dass es sich bei der Versuchstieranlage um ein vordringlich wichtiges Großprojekt handele, das nur im Rahmen der Gesamtplanung der Fakultät verwirklicht werden könne und sich in Größe und Struktur an andernorts bereits vorhandenen Anlagen zu orientieren habe.[251] »Je später mit dem Neubau einer ZVA [Zentralen Versuchsanstalt] begonnen wird, umso stärker muß die problemorientierte Forschung behindert werden. Besonders sind die jüngeren Forscher davon betroffen[...]. Schließlich muß betont werden, daß die Unterbringung von Tieren tunlichst nach den modernen Erkenntnissen der Verhaltensforschung geschehen sollte, wie sie sich auch im neuen Tierschutzgesetz vom 24. 7. 1972 niederschlagen.«[252]

Offensichtlich blieb die drängende Frage der Versuchstierhaltung trotz intensiver Bemühungen der Fakultät für die nächsten Jahre ungelöst. Zu Beginn des Jahres 1977 versuchte Hegemann daher erneut, das dringliche Thema auf die Agenda zu setzen. In den räumlich und personell unzureichend ausgestatteten Tierställen der Chirurgie, beklagte er, drängten sich immer mehr Forscher aus anderen Kliniken und Instituten, »um hier Experimente zu machen [...]. Ich sehe mich gezwungen, die Forscher aus den Nachbarkliniken und -instituten in zunehmendem Maße zurückzuweisen«.[253]

Im Kontext der Anfang der 1970er Jahre geführten Diskussionen um die Umsetzung der Qualitätsvorgaben der maßgeblichen Forschungsinstanz DFG und die Einrichtung einer Versuchstieranlage nahm die Fakultät auch die anstehenden Änderungen im staatlichen Tierschutz in den Blick. Die unter der sozial-liberalen Regierung von Willy Brandt (1913–1992) vom zuständigen Bundesministerium für Ernährung, Landwirtschaft und Forsten auf den Weg gebrachten Diskussions- und Gesetzesentwürfe für ein neues Tierschutzgesetz hatten bereits im Vorfeld im Bundestag,[254] aber auch an den Hochschulen heftige Debatten ausgelöst. So war man Ende 1970 in Erlangen insbesondere darüber verwundert, dass die tierexperimentell arbeitenden Mediziner – bedingt durch mangelnde Absprachen der involvierten staatlichen Stellen – nur über das *Deutsche Tierarztblatt* von den für sie gravierenden Änderungen hinsichtlich einer geplanten Anzeige- und Genehmigungspflicht für Tierversuche erfuhren. Bemängelt wurden insbesondere die vermeintlich überbordende Bürokratisierung, die fehlende Präzisierung der Ausführungen sowie die Praxisferne des neuen Gesetzes. So musste man angesichts der Forderung nach ausgebildeten Tierpflegern zugeben: »leider sind die uns zur Verfügung stehenden Pfleger keine ›Fachkräfte‹, sondern das Gegenteil davon«. Wenn die vermeintlich beabsichtigte »Perfektion im Melde- und Überwachungswesen« sowie die »Einengung der Freiheit der Forschung« beklagt und die Kritik von Mitbürgern als »Denunziation« zurückgewiesen wurde, liegt die Vermutung nahe, dass es in der universitären Tierschutzdebatte auch um die Verteidigung von Privilegien und »Besitzstandswahrung« ging.[255] Auf den allzeitigen, ungehinderten Zugriff auf das in Vorratshaltung bereitgestellte Versuchstier wollte man nicht verzichten, Notwendigkeit und Angemessenheit der nur von den fachlich kompetenten Forschern zu beurteilenden Versuche nicht mit »Externen« diskutieren. Schwille, als Human- und Veterinärmediziner stets um eine Vermittlung der Positionen bemüht, schlug vor, gegenüber der kritischen Öffentlichkeit die positive Rolle der tierexperimentell arbeitenden Sonderbereiche an den Universitäten zu betonen, da gerade sie es doch seien, die Tierversuche der von »wissenschaftsfeindlichen Kreisen« unterstellten Anrüchigkeit entheben würden.[256] Auch nach Inkrafttreten des Gesetzes am 24. Juli 1972 bestand an der Fakultät zunächst noch Klärungsbedarf, da keine Ausführungsbestimmungen vorlagen.

Ende der 1970er Jahre wurde die (hochschul-)politische Agenda zum Tierschutz an den Universitäten zunehmend vom Bayerischen Ministerium für Unterricht und Kultus mitbestimmt. Dieses forderte unter anderem die Universitäten zu strengeren Kontrollen ihrer Tierhändler auf und riet dazu, Besitzer von ▸

STREIT UM DAS TIERSCHUTZGESETZ

Seit der Durchsetzung erster Tierversuche als »Goldstandard« in der Medizin spätestens im 19. Jahrhundert hatten Vertreter der Medizinischen Fakultäten deren Notwendigkeit im Interesse des medizinischen Fortschritts kaum in Frage gestellt. Der von Kritikern immer wieder herangezogenen Aussage Schopenhauers, wonach Tierversuche lediglich dazu dienten, Probleme zu lösen, »deren Lösung längst in Büchern steht, in welche seine Nase zu stecken er [der Mediziner] zu faul und unwissend ist«,[1] stellten die Medizinischen Fakultäten Deutschlands, Österreichs und der Schweiz Ende der 1870er Jahre in seltener Einigkeit ihre *Öffentliche Erklärung* entgegen. Allein die Staatlichkeit der Institute sei Garant des Tierschutzes. Laut einem Umfrageergebnis gebe es an keiner Fakultät Missbrauch, alle Tiere seien bis auf Ausnahmen, bei denen es dem Versuchszweck entgegengestanden hätte, betäubt worden.[2]

Auf diese Binnensicht mochten sich die Befürworter strengerer Tierschutzregularien im 20. Jahrhundert nicht länger verlassen. Sukzessive zielten sie auf eine rechtliche Beschränkung bzw. Regulierung der tierexperimentellen Forschung. Das deutschlandweit erste Regulativ, der »Grimme-Erlass« von 1930, erlaubte den Hochschullehrern die Durchführung von Versuchen am lebenden Tier nur zu ernsten Forschungs- oder Untersuchungszwecken. Das im November 1933 erlassene, antisemitisch und rassistisch motivierte NS-Reichstierschutzgesetz sah ein generelles Verbot – wenngleich mit Erlaubnisvorbehalt – für schmerzhafte oder schädigende Tierversuche vor. Zuwiderhandlungen, auch von Hochschulangehörigen, waren formal mit hohen Strafen belegt. De facto ließ sich die vom NS-Staat angestrebte wissenschaftliche Förderung allerdings nicht ohne den Ausbau tierexperimenteller Studien umsetzen.[3]

Die unter der sozial-liberalen Regierung von Willy Brandt (1913–1992) zu Beginn der 1970er in Gang gesetzte Tierschutznovellierung sah erstmalig eine grundsätzliche Meldepflicht (»Wer zu Versuchszwecken

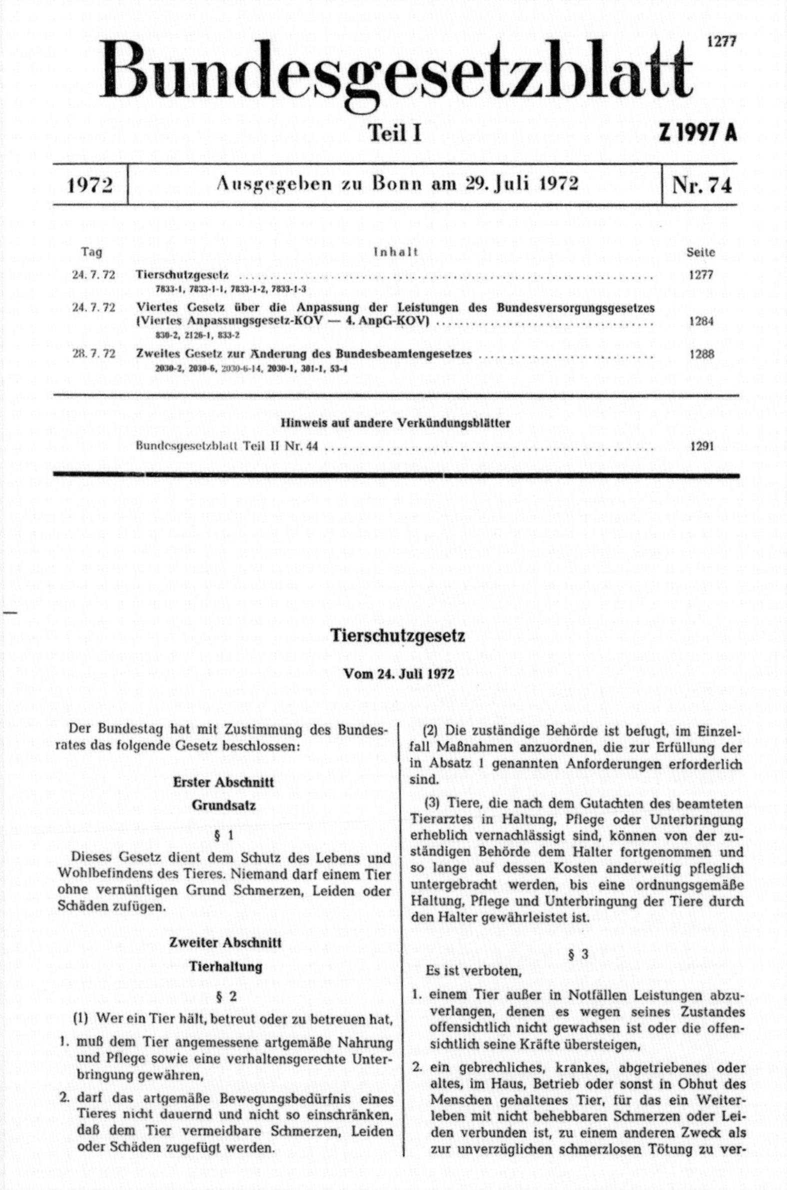

Abb. 1 Das Tierschutzgesetz im *Bundesgesetzblatt* vom 29. Juli 1972.

Bundesgesetzblatt 1277

Teil I Z 1997 A

| 1972 | Ausgegeben zu Bonn am 29. Juli 1972 | Nr. 74 |

Tag	Inhalt	Seite
24. 7. 72	Tierschutzgesetz	1277
	7833-1, 7833-1-1, 7833-1-2, 7833-1-3	
24. 7. 72	Viertes Gesetz über die Anpassung der Leistungen des Bundesversorgungsgesetzes (Viertes Anpassungsgesetz-KOV — 4. AnpG-KOV)	1284
	830-2, 2126-1, 833-2	
28. 7. 72	Zweites Gesetz zur Änderung des Bundesbeamtengesetzes	1288
	2030-2, 2030-6, 2030-6-14, 2030-1, 381-1, 53-4	

Hinweis auf andere Verkündungsblätter

Bundesgesetzblatt Teil II Nr. 44 1291

Tierschutzgesetz

Vom 24. Juli 1972

Der Bundestag hat mit Zustimmung des Bundesrates das folgende Gesetz beschlossen:

Erster Abschnitt

Grundsatz

§ 1

Dieses Gesetz dient dem Schutz des Lebens und Wohlbefindens des Tieres. Niemand darf einem Tier ohne vernünftigen Grund Schmerzen, Leiden oder Schäden zufügen.

Zweiter Abschnitt

Tierhaltung

§ 2

(1) Wer ein Tier hält, betreut oder zu betreuen hat,

1. muß dem Tier angemessene artgemäße Nahrung und Pflege sowie eine verhaltensgerechte Unterbringung gewähren,

2. darf das artgemäße Bewegungsbedürfnis eines Tieres nicht dauernd und nicht so einschränken, daß dem Tier vermeidbare Schmerzen, Leiden oder Schäden zugefügt werden.

(2) Die zuständige Behörde ist befugt, im Einzelfall Maßnahmen anzuordnen, die zur Erfüllung der in Absatz 1 genannten Anforderungen erforderlich sind.

(3) Tiere, die nach dem Gutachten des beamteten Tierarztes in Haltung, Pflege oder Unterbringung erheblich vernachlässigt sind, können von der zuständigen Behörde dem Halter fortgenommen und so lange auf dessen Kosten anderweitig pfleglich untergebracht werden, bis eine ordnungsgemäße Haltung, Pflege und Unterbringung der Tiere durch den Halter gewährleistet ist.

§ 3

Es ist verboten,

1. einem Tier außer in Notfällen Leistungen abzuverlangen, denen es wegen seines Zustandes offensichtlich nicht gewachsen ist oder die offensichtlich seine Kräfte übersteigen,

2. ein gebrechliches, krankes, abgetriebenes oder altes, im Haus, Betrieb oder sonst in Obhut des Menschen gehaltenes Tier, für das ein Weiterleben mit nicht behebbaren Schmerzen oder Leiden verbunden ist, zu einem anderen Zweck als zur unverzüglichen schmerzlosen Tötung zu ver-

Tiere [...] verwenden will, hat dies [...] anzuzeigen«) sowie eine Genehmigungspflicht für schmerzhafte oder schädigende Verfahren an Wirbeltieren vor. Die am 10. November 1970 der Zentralen Universitätsverwaltung der Universität Erlangen-Nürnberg vorgelegte Gesamtstellungnahme der Fakultät, basierend auf den ausführlichen schriftlichen Meinungsäußerungen der zum Bundesgesetzesentwurf befragten Instituts- und Klinikdirektoren, zeigt die ausgeprägte Skepsis der Fakultät: Zwar wurde eine Verbesserung des Tierschutzes im Grundsatz begrüßt, mehrheitlich überwogen jedoch Sorge, Zweifel und Ablehnung. Entsprechend galt der Entwurf als forschungs- bzw. wissenschaftsfeindlich, fachlich inkompetent, tendenziös, emotional voreingenommen und bürokratielastig. So sei die geforderte Dokumentationspflicht (»über Versuche an Tieren sind Aufzeichnungen zu machen«) nicht leistbar und gefährde zudem die Geheimhaltung von Forschungsergebnissen. Der in Hochschulfragen überaus engagierte und für pointierte Äußerungen bekannte Direktor der Frauenklinik Karl Günther Ober (1915–1999) hielt den Entwurf, soweit er die Medizin betraf, für unsinnig und undurchführbar, mehr noch: »Der frühere Reichsmarschall und engste Weggenosse Hitlers, Hermann Göring, hat als eine seiner ersten Amtshandlungen 1933 als preußischer Ministerpräsident ein Tierschutzgesetz erlassen. Die SPD-Vorlage versucht jetzt noch die Nazis zu übertreffen.«[4] Susanne Ude-Koeller

»Die SPD-Vorlage versucht jetzt noch die Nazis zu übertreffen«

vermissten Katzen und Hunden in den Versuchstierbeständen der Institute nach ihren verschwundenen Haustieren suchen zu lassen.[257] Wie schon zuvor die DFG bat nun auch das Staatsministerium die Universitäten um Benennung eines Tierschutzbeauftragten als Kontaktperson zu den aufsichtführenden Behörden. Die Universität Erlangen-Nürnberg verständigte sich im November 1980 auf den seit Jahren als Mitglied der Gesellschaft für Versuchstierkunde und der Sektion Experimentelle Chirurgie in Sachen Tierschutz ausgewiesenen Human- und Veterinärmediziner Schwille, der bereits das Amt des Vertrauensmanns der Fakultät bei der Senatskommission für Versuchstierforschung der DFG innehatte.[258]

Ende 1981 wurde das Ministerium erneut aktiv und verschickte an die bayerischen Universitäten eine Eilanfrage zu Alternativen zum Tierversuch. Zu diesem Zeitpunkt konnte der Dekan, der Pathologe Volker Becker, auf die »erheblichen Anstrengungen« bis hin zu einer »völligen Umdenkung« bezüglich der Forschung an schmerzfreier Materie verweisen. Vor allem seit der 1981 erfolgten Berufung Kay Brunes (* 1941) auf den Lehrstuhl für Pharmakologie und Toxikologie würden Arzneimittel in einem eigenen Laboratoriumstrakt an Zellkulturen überprüft. Der als Experte für einen konstruktiven Tierschutz geltende Brune setzte seine bereits in den 1970er Jahren begonnenen Bemühungen um Alternativmethoden kontinuierlich fort: Laut Brune waren 1983 und 1984 an seinem Lehrstuhl etwa 50.000 DM für Zellkulturen und »nur« noch 20.000 DM für klassische Tierversuche ausgegeben worden.[259] Im Jahr 2003 übernahm Brune, 2002 mit dem Felix-Wankel-Tierschutz-Forschungspreis ausgezeichnet, den am Institut für Experimentelle und Klinische Pharmakologie und Toxikologie angesiedelten Doerenkamp-Stiftungslehrstuhl für Innovationen im Tier- und Verbraucherschutz. Die Einrichtung des deutschlandweit ersten Lehrstuhls dieser Art war durch eine private Spende möglich geworden, er verfügte allerdings über keine staatliche Grundausstattung. Da es Brune nach eigenen Aussagen um eine Reduktion bzw. stärkere Effizienz von Tierversuchen, nicht aber um deren grundsätzliche Abschaffung ging, hielt die Vereinigung Ärzte gegen Tierversuche e. V. den »Wolf im Schafspelz« für eine Fehlbesetzung.[260]

Auch das Bundesministerium für Jugend, Familie und Gesundheit wurde unter der Führung von Antje Huber (1924–2015) in Sachen Tierschutz aktiv und erbat – angesichts des gestiegenen öffentlichen Interesses – Anfang 1981 von den Universitäten Auskunft über das Ausmaß von Tierversuchen in der ärztlichen bzw. zahnärztlichen Ausbildung. An der Erlanger Fakultät hielten viele Hochschullehrer Tierversuche in der ärztlichen Ausbildung für unverzichtbar, handhaben sie aber offenbar unterschiedlich. Während die für das Erlernen medizinischer Grundlagenverrichtungen von Studierenden »verbrauchten« Frösche im Rahmen des physiologischen Praktikums zum Versuch dekapitiert wurden, erfolgten in der Lehre vorgeführte Tieroperationen an Kleintieren ausschließlich durch wissenschaftliche Assistenten und nur am narkotisierten Tier.[261]

Die Arbeitsgemeinschaft Deutscher Tierschutz e. V. hatte ebenfalls 1981 – da die Notwendigkeit von Tierversuchen selbst von Studierenden verstärkt in Zweifel gezogen wurde – die Einrichtung eines Zentralregisters für Tierversuche vorgeschlagen. Angesichts der namhaften Mitglieder des Vereins hielt Schwille in diesem Fall »einen Minimalkontakt zu dieser Einrichtung […] im Interesse der

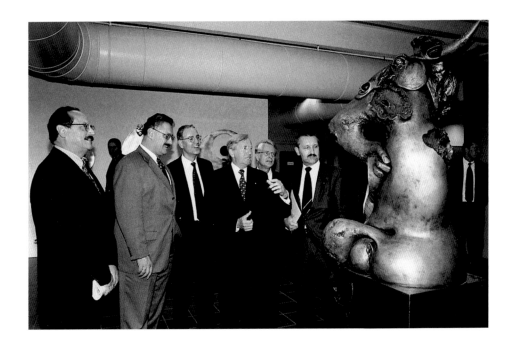

Abb. 40 Künstlerische Ausein-
andersetzung mit Tierversuchen
in der Eingangshalle des Instituts
für Experimentelle und Klinische
Pharmakologie und Toxikologie,
1999. Die Betrachter sind Dekan
Bernhard Fleckenstein, Landtags-
abgeordneter Joachim Herrmann,
Oberbürgermeister Siegfried Balleis,
Kultusminister Hans Zehetmair,
Lehrstuhlinhaber Kay Brune und
Kanzler Thomas A. H. Schöck.

Universität Erlangen für geboten«.[262] Zwei Jahre später, 1983, beschäftigte Medizinstudierende, Öffentlichkeit und Justiz die bundesweit brisante Frage, ob Studierende das Recht hätten, die Teilnahme an Tierversuchen zu verweigern. Einem
Studenten, der unter Berufung auf Gewissensgründe nicht an den obligatorischen
Tierversuchen im Physiologie-Praktikum teilnehmen wollte, war die von ihm
beantragte Freistellung verweigert worden. Laut Verwaltungsgerichtsurteil (Baden-
Württemberg) vom 15. November 1983 wurde die von Studenten daraufhin ein-
gereichte Klage als unzulässig abgelehnt und der Eingriff in die Gewissensfreiheit
durch die Lehrfreiheit gerechtfertigt. Die Erlanger Fakultät legte das Urteil nebst
ausführlicher Begründung und Kommentaren zu den Akten,[263] erledigt war das
Thema damit allerdings noch lange nicht. Auch in den folgenden Jahren musste
sich die Hochschulöffentlichkeit bundesweit immer wieder mit der unbequemen
Frage auseinandersetzen, ob man tatsächlich nur »über Leichen zum Examen«
gelangen könne. Insbesondere die 1988 in München gegründete Vereinigung »Studentische Arbeitsgruppen gegen Tiermißbrauch im Studium« (SATIS) protestierte
auf breiter Ebene gegen den »Tiermissbrauch« in den Studiengängen Biologie,
Human- und Veterinärmedizin, Zahnmedizin und Pharmazie. Die studentische
Initiative richtete bundesweit zahlreiche Anfragen an Universitätsleitungen, Dekane sowie den Medizinischen Fakultätentag und forderte, wiederum unter Berufung
auf die Gewissensfreiheit, ohne Tierversuche studieren zu können.[264]

Im Herbst 1987 einlaufende Anfragen des Kultusministeriums zu Tierver-
suchsalternativen im Unterricht wurden in Erlangen eher skeptisch gesehen, da
sie von tierexperimentell arbeitenden Professoren zu beantworten waren, die
doch besser lehren und forschen sollten als Umfragen zu beantworten, so eine
Rückmeldung aus Fakultätskreisen. Vier Jahre später, 1991, wurde die Fakultät um
Stellungnahme zu einem Antrag der SPD gebeten, mit dem die Staatsregierung
aufgefordert werden sollte, Tierversuche in der Lehre abzuschaffen. Die beteiligten

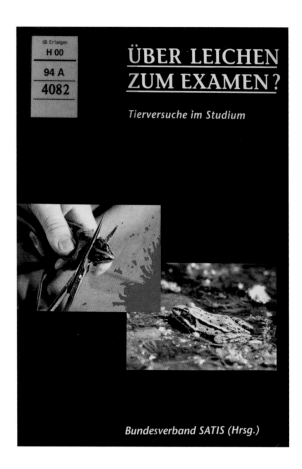

ÜBER LEICHEN
ZUM EXAMEN?

Tierversuche im Studium

Bundesverband SATIS (Hrsg.)

Abb. 41   Über Leichen zum Examen?
Tierversuchskritische Publikation aus
den 1990er Jahren.

SPD-Abgeordneten hatten unter anderem angeregt, für experimentell arbeitende Doktoranden eine Pflichtveranstaltung zum Tierschutzgedanken einzurichten. In Erlangen hielten manche Fakultätsmitglieder den Vorstoß lediglich für eine »Sommerloch-Aktion«. Tierversuche seien nötig und zudem streng geregelt, ihre geforderte Abschaffung sei ein unstatthafter Eingriff in die Freiheit von Forschung und Lehre und könne daher vom Landtag ebenso wenig beschlossen werden, wie dieser beschließen könne, »daß Skalpelle aus der chirurgischen Technik zu entfernen sind«. Außerdem sei niemand gezwungen, Medizin oder Zahnmedizin zu studieren.[265] Andere stimmten dem Antrag zumindest in Teilen zu. Der abschließenden, offiziellen Antwort des Dekans lag dann die weitgehend sachliche und ausgewogene Stellungnahme des damaligen Tierschutzbeauftragten Dirk Labahn zugrunde.[266]

Welche den Hochschulen höchst unerwünschte Eigendynamik das Thema Tierversuch entwickeln konnte, zeigt der Skandal um die Ausstrahlung der Sendung *Report* am 21. Februar 1984. Der tierversuchskritische Beitrag, der auf Dreharbeiten an der Medizinischen Hochschule Hannover (MHH) basierte, löste einen erbitterten, hoch emotionalisierten Streit zwischen Tierschützern und Tierexperimentatoren aus, der schließlich auch Erlangen erreichte. Nach der Ausstrahlung war dem verantwortlichen Redakteur Franz Alt (*1938) seitens der MHH vorgeworfen worden, seine journalistische Sorgfaltspflicht durch unzulässige Bildmontage und aus dem Zusammenhang gerissene Interviewaussagen von Mitarbeitern verletzt zu haben. Insbesondere der verantwortliche Leiter des Zentralen Tierlaboratoriums, Klaus Gärtner, stand als vermeintlich sadistischer Tiermisshandler in der öffentlichen Kritik. Um eine Wiederholung solcher tendenziösen und rufschädigenden Berichte künftig zu vermeiden, hatte der Heidelberger Dekan Hans-Günther Sonntag (*1938) seinen Kollegen bundesweit vorgeschlagen, eine gemeinsam von allen Medizinischen Fakultäten verfasste Protestnote gegen das mediale Verhalten zu versenden. Vom Erlanger Dekan um Stellungnahme gebeten, riet Schwille von einer Beteiligung an der konzertierten Aktion gegen die Presse ab. Tierschützer seien zwar nicht immer ganz ernst zu nehmen, aber nun einmal in großer Zahl vorhanden. Die Grundidee eines soliden Tierschutzes müsse auch von den Experimentatoren ernst genommen werden. Man solle daher Tierversuche streng nach Vorschriften planen und dabei die wichtigsten Neuerungen der anstehenden Novellierung des Tierschutzgesetzes einbeziehen.[267]

Die von Schwille als Referenzpunkt argumentativ herangezogene Änderung des Tierschutzgesetzes sah neben einer Ausweitung der bereits 1972 stark kritisierten Erlaubnispflicht die Einführung von Tierschutzbeauftragten und Tierversuchskommissionen vor.[268] Wie skeptisch viele Erlanger Lehrstuhlinhaber auch dieser Neufassung des schließlich am 1. Januar 1987 in Kraft getretenen Tierschutzgesetzes gegenüberstanden, zeigt ihre positive Resonanz auf den Protestaufruf der Gesellschaft zur Förderung der Biomedizinischen Forschung im Herbst 1984. Unter der Überschrift *Biomedizinische Forschung in Gefahr* warnte man vor den

Folgen der forschungsfeindlichen Tendenzen des neuen Tierschutzgesetzes und forderte Gesellschaft und Politik auf, sich gegen eine Einengung der auf Tierversuchen basierenden medizinischen Forschung zu wehren: »Bei aller Anerkennung des Tierschutzes darf dieser nicht über den Schutz des kranken Menschen gestellt werden.«[269] Der Vorsitzende der Gesellschaft, der Münchner Chirurg und Präsident der Europäischen Gesellschaft für Experimentelle Chirurgie Walter Brendel (1922–1989), bat den Erlanger Dekan, den Direktor der Nuklearmedizinischen Klinik Friedrich Wolf (1930–2003), den in den großen Tageszeitungen gedruckten Aufruf zu unterschreiben. Zudem solle er möglichst viele Kollegen zur Unterzeichnung veranlassen, um so die Wirkung der Resolution zu erhöhen. In der irrigen Annahme, »in der emotionalen und von Sachkunde wenig getrübten Diskussion eine gewisse Beruhigung« zu erreichen, schickte Wolf die von ihm persönlich und zahlreichen Erlanger Universitätsmedizinern unterschriebene Resolution zurück.[270]

Vor allem die geplante Einrichtung von fachübergreifend besetzten Kommissionen zur Unterstützung der übergeordneten Genehmigungsbehörden für Tierversuche sorgte weiterhin für massive Unruhe unter den tierexperimentell arbeitenden Medizinern: »Für alle Wissenschaftler, die tierexperimentell tätig sind, ziehen dunkle Wolken auf […]. Die geplanten Kommissionen zur Beratung in Tierschutzfragen sollen auch mit Vertretern von Tierschutzorganisationen ohne einschlägige wissenschaftliche Qualifikation besetzt werden können […]. Die SPD schlägt sogar vor, eine Abgabe auf Tierversuche zu erheben, mit der ein Forschungsfonds für Ersatzverfahren geschaffen werden soll.«[271] Die hier angesprochene personelle Mitbeteiligung von Tierschutzorganisationen war insbesondere der übergeordneten Arbeitsgemeinschaft der Wissenschaftlichen Medizinischen Fachgesellschaften (AWMF) suspekt. Der 1962 gegründete Dachverband von 177 Fachgesellschaften aus allen Fachbereichen der Medizin schlug dem Erlanger Arbeitsmediziner Helmut Valentin in seiner damaligen Funktion als Vorsitzender des Medizinischen Fakultätentages vor, die anstehende Novellierung zum Thema des Gremiums zu machen und sich dabei vornehmlich gegen die erzwungene Aufnahme von »Fachfremden« auszusprechen. Stattdessen schlug man unter Hinweis auf die positiven Erfahrungen mit den in den 1980er Jahren eingerichteten Ethik-Kommissionen die proaktive Etablierung vergleichbarer Kommissionen für Tierversuche vor, »so dass auf die Einbeziehung von nicht-sachkundigen Personen (Laien, fanatische Tierschützer, Behörden) verzichtet werden könnte«.[272] In Erlangen brachte der Psychiater Eberhard Lungershausen (1931–2011) den Vorschlag der »Ethik-Kommissionen« für Tierversuche in die Fakultät ein. Auf Rat von Schwille sah man allerdings davon ab und setzte stattdessen nach längerem Vorlauf eine dreiköpfige Arbeitsgruppe mit klar umrissenem Aufgabenprofil ein: Sicherung des Rechtsstands und Versuch der Einflussnahme auf die anstehenden gesetzgeberischen Entscheidungen sowie beratende und begutachtende Tätigkeit und Kontaktpflege zu den Behörden.[273]

Die gefürchteten »Laien, fanatischen Tierschützer und Behörden« waren es dann allerdings, die im Herbst 1987 Fakultät und Universität mit einem Skandal konfrontierten, der selbst die Justiz über Monate beschäftigte. Bei einem unangemeldeten Kontrollbesuch von Tierschützern und Polizei waren Ende Oktober

1987 acht Hunde in einem baufälligen, unbeleuchteten und unbeheizten Zwinger auf einem Gelände in Eckental in gesundheitlich schlechtem Zustand aufgefunden worden; ein Hund wurde vom hinzugezogenen Amtstierarzt in eine Tierklinik des Nürnberger Tierheims eingewiesen. Als Eigentümer der Hunde stellte sich die Chirurgische Klinik Erlangen heraus. Die Universität ließ den Zwinger sofort nach Bekanntwerden des Vorfalls schließen. Die aus Ungarn stammenden Versuchshunde wurden aus dem Versuch genommen, drei Tiere eingeschläfert. Darüber hinaus wollte man seitens der Universität trotz intensiver Pressenachfragen aufgrund noch laufender behördlicher Untersuchungen keine Erklärungen abgeben. Wie sich später herausstellte, wurde die Zwingeranlage, in der die »auf Abruf« bereitgestellten Tiere untergebracht waren, von einem 74-jährigen Rentner betrieben. Dieser hatte die Versuchshunde für die Klinik für 10 DM pro Hund und Tag in Pflege genommen, verfügte allerdings nicht über die erforderliche Genehmigung zur Tierhaltung. Die spärliche Informationspolitik der Universität stieß in der (Stadt-)Öffentlichkeit auf Unverständnis und provozierte die kritische Nachfrage, ob man denn seitens der Universität »auf hohem Roß« säße. Der Bundesverband der Tierversuchsgegner reichte bei der Staatsanwaltschaft Nürnberg-Fürth am 2. November 1987 Strafanzeige wegen Verstoßes gegen das Tierschutzgesetz ein. Von Grünen und SPD in den Landtag eingebracht, wurde der Skandal um die Erlanger Hunde »zur Staatsaffäre«, so die Schlagzeilen in der Presse.[274] In zahllosen Leserbriefen prangerten Erlanger Bürger das »Martyrium für Hunde« an, verwiesen auf die trotz aller »Sonntagsreden« zu Tage getretene »Verantwortungslosigkeit mit dem Geschöpf Tier«, bezweifelten die Sinnhaftigkeit von Versuchen an »wehrlosen Tieren« und hinterfragten angesichts eines derartigen Umgangs die »Eignung für die Humanmedizin« derjenigen, die verantwortlich seien.[275] Im Frühjahr 1988 teilte der auf Initiative der SPD mit den »Erlanger Versuchshunden« befasste Innenminister August Lang (1929–2004) mit, dass man – ungeachtet des Ausgangs des noch offenen Strafverfahrens – die zuständigen Behörden angewiesen habe, für tierschutzgerechte Zustände an der Universität zu sorgen.[276]

Dazu gehörte auch die möglichst rasche dauerhafte Besetzung der Position des im neuen Tierschutzgesetz vorgeschriebenen Tierschutzbeauftragten der Universität. Wie sich erst anlässlich des Skandals herausstellte, besaß die Universität zu diesem Zeitpunkt – anders als gesetzlich vorgeschrieben – keinen hauptamtlichen Tierschutzbeauftragten. Angesichts der Tatsache, dass ohne Gutachten Anträge auf Tierversuche von den zuständigen Behörden nicht weiterbearbeitet wurden, hatte die Stellenvakanz an der Fakultät bereits für deutliche Unmutsäußerungen gesorgt. So ließ man Kanzler Kurt Köhler (*1926) wissen, dass laufende Projekte gefährdet seien und Forschungsgelder nicht zweckmäßig verwendet werden könnten. Man bat um Rechtsauskunft, ob man denn Tiere, für die es keine offizielle Haltungsgenehmigung gebe, töten und die wissenschaftlichen Mitarbeiter entlassen solle.[277]

Auf Vorschlag der Fakultät übernahm der Veterinärmediziner und ehemalige Direktor des Erlanger Schlachthauses Heinrich Schmenger die Aufgabe zum 1. Januar 1988 kommissarisch für ein Jahr. Zugleich setzte die Fakultät eine Kommission ein, die Vorschläge für die Ausgestaltung des dann dauerhaft zu besetzenden Amtes entwickeln sollte.[278] Viele Fakultätsmitglieder sahen die Imple-

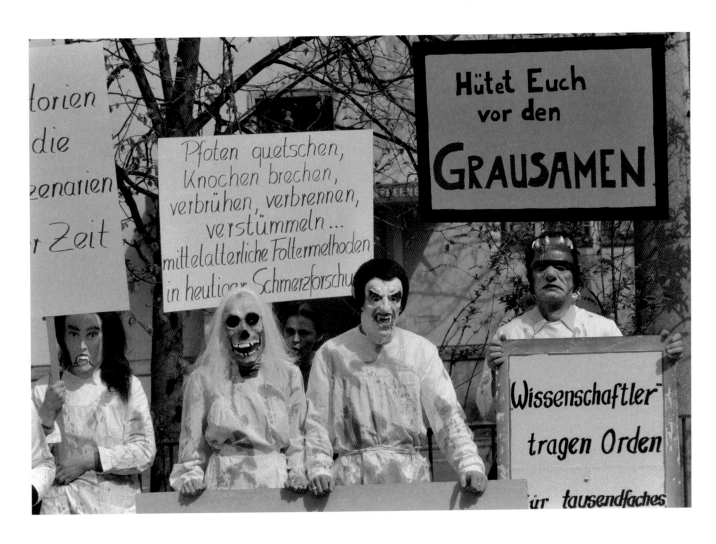

Auf den Plakaten:

torien / die / zenarien / r Zeit

Pfoten quetschen, Knochen brechen, verbrühen, verbrennen, verstümmeln ... mittelalterliche Foltermethoden in heutiger Schmerzforschu...

Hütet Euch vor den GRAUSAMEN

Wissenschaftler tragen Orden ür tausendfaches

Abb. 42 Demonstration gegen Tierversuche in Erlangen, 1992.

mentierung des hauptamtlichen Tierschutzbeauftragten kritisch, insbesondere die als eine der größten tierexperimentell tätigen Einrichtungen stark von etwaigen Änderungen betroffene experimentelle Chirurgie. So warnte man schon im Vorfeld vor möglichen Kompetenzüberschreitungen, eventuell zu weitgehende Forderungen seien auf jeden Fall abzulehnen. Laut der im Tierschutzgesetz geregelten Befugnisse sei es nicht Aufgabe des zukünftigen Amtsinhabers, einen zentralen Laborbetrieb zu entwickeln, im Versuch stehende Tier zu überwachen oder Methodenforschung bezüglich der Entwicklung von Alternativen zu betreiben. Dies sei ausschließlich Aufgabe der Grundlagenforschung, so die proaktive Direktive seitens der Chirurgie.[279]

In der Skepsis gegenüber den strengeren Auflagen des Tierschutzgesetzes wusste man sich mit dem Medizinischen Fakultätentag einig, der insbesondere die verlängerten Genehmigungsverfahren für bedenklich hielt, gefährdeten sie doch den wissenschaftlichen Output und die internationale Anschlussfähigkeit in Verbundprojekten. Die kritische Haltung des Fakultätentages war insbesondere durch ein Redemanuskript eines Vertreters des Max-Planck-Instituts für Experimentelle Medizin Göttingen geprägt, das unter den Fakultäten zirkulierte. Neben Vorbehalten gegenüber der Einrichtung eines mit (zu) hohen Handlungsmöglichkeiten

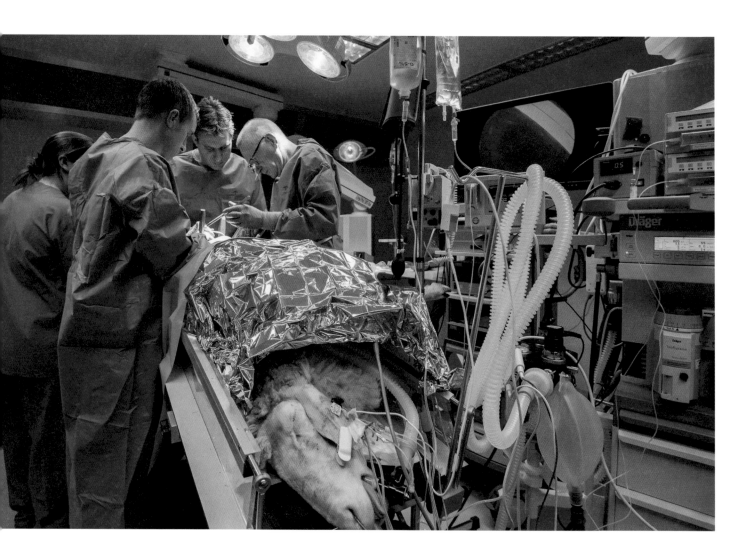

Abb. 43 Experimentelle Uterustransplantation an einem
narkotisierten Schaf in Erlangen,
2018.

ausgestatteten, weisungsfreien Tierschutzbeauftragten befürchtete der Verfasser
Rückfragen, die aus einer »ethischen und weltanschaulichen Grundeinstellung«
heraus die flexible Regelung und schnelles Reagieren auf wissenschaftliche Fragen möglicherweise erschwerten. Darüber hinaus sah man auch ganz praktische
Probleme auf die experimentell arbeitenden Einrichtungen zukommen: Angesichts
der erweiterten Beobachtungspflicht, wonach ein im letalen Versuch stehendes Tier
zeitnah schmerzlos zu töten sei, sobald man erkenne, dass es infolge des Versuches
sterben würde, fragte man einigermaßen erstaunt, ob man jetzt auch einen Nacht-
und Wochenenddienst einzurichten habe.[280]

Eine konstante tierärztliche Überwachung leistet erstmals das 2005 und
damit nahezu 40 Jahre nach der ersten Planungsoffensive einer Zentralen Versuchstieranlage eingeweihte Franz-Penzoldt-Zentrum. Auch hier hatte im Vorfeld,
wie schon mehrfach, die DFG als Signalgeber gewirkt und immer deutlicher eine
Verbesserung der Haltungsbedingungen für Versuchstiere angemahnt. Grußworte, Ansprachen und die wissenschaftlichen Einführungen während des Festaktes zur Einweihung am 20. Juni 2005 vermitteln einen guten Überblick über
den Stand der Erlanger tierexperimentellen Arbeit in der Tumor- und Schmerz-

forschung, aber auch in der Erforschung der Herz-Kreislauf-Krankheiten oder der immunologischen Erforschung von Transplantaten in der Augenheilkunde und Mund-, Kiefer- und Gesichtschirurgie. Mit dem Neubau war sich die Universitätsleitung sicher, »den Gutachtern der DFG nun belegen zu können, dass wir ihre Forderungen ernst genommen haben, d. h. ein modernes medizinisch-experimentelles Zentrum zur Verfügung steht«. Der Dekan der Medizinischen Fakultät glaubte feststellen zu dürfen, »dass Erlangen mit diesem zentral organisierten tierexperimentellen Funktionsgebäude heute in die Lage versetzt wird, biomedizinische Experimentalforschung auf Spitzenniveau durchzuführen«. Außerdem war man überzeugt, dass die Tiere bei Weitem artgerechter gehalten würden »als so mancher Goldhamster im Kinderzimmer«.[281] Zu vermuten ist, dass diese und ähnliche, explizit oder eher indirekt angebrachten Hinweise auf die strikte Einhaltung tierschutzrechtlicher Vorgaben auch als Antwort auf die zahlreichen, zum Teil massiven Proteste von Tierschützern im Vorfeld der Eröffnung zu verstehen waren.[282] Für Thomas Goppel (* 1947), Bayerischer Staatsminister für Wissenschaft, Forschung und Kunst, stand daher die Frage im Raum, ob »wir auch Grund haben, ungetrübt zu feiern«. Er stellte klar, dass mit seinem Besuch nicht die Absicht verbunden sei, »Begeisterung für Tierversuche auszudrücken«. Allerdings wolle er sie auch nicht verdammen, da sie noch unverzichtbar seien, vielmehr zu konstruktiver und sachlicher Diskussion einladen: »Für die Auffassung, dass Experimente an Tieren ein Übel darstellen, habe ich Verständnis.«[283]

Erlanger Professor »sagte Mißbildung voraus« – Der Contergan-Skandal

Aufgrund der in den tierexperimentellen Studien nicht entdeckten gesundheitsschädigenden teratogenen Eigenschaften des Inhaltsstoffes Thalidomid, seit 1957 in Deutschland unter dem Namen Contergan offensiv vermarktet, wurden in Deutschland zwischen 1958 und 1962 ca. 5000 Kinder (weltweit ca. 10.000) mit schweren innerlichen und äußerlichen Fehlbildungen geboren; die Sterblichkeitsrate lag bei etwa 45 %. Bei Erwachsenen führte das rezeptfreie Schlaf- und Beruhigungsmittel Contergan zu teils irreversiblen Nervenschädigungen. Der »Fall Contergan« gilt als einer der größten Arzneimittelskandale der deutschen Geschichte. Kaum ein Ereignis hat, von der Presse als »nationales Unglück« bezeichnet, die Ärzteschaft und die bundesdeutsche Öffentlichkeit so sehr beschäftigt wie die »Contergan-Katastrophe« als Folge »einer einzigen Tablette«.[284] Vor 50 Jahren, am 27. Mai 1968, wurde das Hauptverfahren gegen acht leitende Mitarbeiter der Herstellerfirma Chemie Grünenthal GmbH eröffnet. Hatte man noch Mitte der 1960er Jahre eine unmittelbare zivilrechtliche oder strafrechtliche Inanspruchnahme des verschreibenden Arztes aufgrund fehlender Beweisführung für nicht möglich gehalten,[285] wurden den Firmenmitarbeitern nunmehr vorsätzliche und fahrlässige Körperverletzung, fahrlässige Tötung und schwere Verstöße gegen das Arzneimittelgesetz vorgeworfen. Da der Hersteller in Stolberg bei Aachen saß, fiel das Präparat in die Zuständigkeit der nordrhein-westfälischen Landesbehörden. Auch die strafrechtliche Verfolgung des Falles oblag somit der Justiz in Nordrhein-Westfalen. Der Rechtsstreit endete nach 283 Verhandlungstagen am 10. April 1970 mit einer Verfahrenseinstellung nach einem zuvor erfolgten Vergleich, bei dem sich die Chemie Grünenthal GmbH zur Zahlung von 100 Millionen DM in die von der Bundesregierung gegründete Stiftung »Hilfswerk für behinderte Kinder«, die spätere »Conterganstiftung«, verpflichtete. Weitere 100 Millionen DM flossen aus Bundesmitteln. Der Prozess ist bis dato einer der umfangreichsten der neueren Geschichte.[286] Formal mit dem schriftlichen Einstellungsbeschluss der Ersten Großen Strafkammer des Landgerichts Aachen abgeschlossen, da ein öffentliches Interesse an einer Weiterverfolgung fehle, bestimmt der Fall Contergan das Leben der Betroffenen und ihrer Familien bis auf den heutigen Tag. Darüber hinaus beschäftigt das Thema noch heute – zwischen Nivellierungs- und Skandalisierungstendenzen oszillierend – Medien, Öffentlichkeit und wissenschaftliche Forschung. Im Folgenden sollen zunächst die zeitgenössischen Reaktionen auf den Arzneimittelskandal skizziert werden. Anschließend wird konkret auf die Rolle der Erlanger Universitätsmedizin eingegangen.

Die Zeit Ende der 1950er bis Anfang der 1960er Jahre war eine Übergangsphase von der »Mangelgesellschaft« zur »Konsumgesellschaft«; vor diesem Hintergrund verweist der Skandal auf die Befindlichkeiten einer bundesrepublikanischen Gesellschaft, die mit Selbstbewusstsein und Stolz (»Wir sind wieder wer«), aber auch mit zunehmender Skepsis auf das breite, zumeist industriell hergestellte Konsumangebot der Wirtschaftswunderepoche reagierte. Zugleich markierte er einen wichtigen Wendepunkt im Risikodiskurs. Hatte man vor dem Hintergrund der Atombombenversuche und des Kalten Krieges bislang insbesondere die atomare »Strahlung« als wesentliche Gefahrenquelle ausgemacht, kam nun als Bedrohungspotential die »Chemie« hinzu. Nicht zuletzt förderte die durch Contergan ausgelöste »Missbildungswelle« eine Bereitschaft, die Frage nach der Zulässigkeit von »Euthanasie« und Schwangerschaftsabbrüchen erneut zu diskutieren.[287] Eine Gesellschaft, die sich an den Anblick von »Kriegskrüppeln« mühsam »gewöhnt« hatte, sah sich mit einer Vielzahl schwer- und schwerstbehinderter Neugeborener konfrontiert.

▶ Kapitel   Medizinische Diskurse der 1950er Jahre, S. 222.

Chronologie eines Skandals

Während heute nicht vital indizierte Medikamente streng nach Nutzen-Risiko-Abwägung verschrieben werden, sollte Contergan für Schwangere besonders geeignet sein. Risiken und Nebenwirkungen schienen weder die verschreibenden Ärzte noch die Frauen befürchtet zu haben. Dieser allgemeine, über den Fall Contergan hinausreichende Trend zum »Arzneimittelmissbrauch des modernen Menschen« wurde zwar von einigen Ärzten beklagt, konnte aber der hohen Akzeptanz nichts anhaben, zumal die Arzneimittelhersteller ständig mit neuen Medikamenten auf den lukrativen Markt drängten.[288] Die ab 1958 beobachtete Zunahme von Fehlbildungen bei Neugeborenen löste unter den Ärzten, bald auch unter den Behörden allerdings eine hektische Ursachenforschung aus.[289] Bevor der Verdacht zu Beginn der 1960er Jahre schließlich auf das Medikament Contergan fiel, wurden zunächst noch völlig andere Gründe vermutet. Als

Abb. 44   *Spiegel*-Titel zum Contergan-Skandal, 1962.

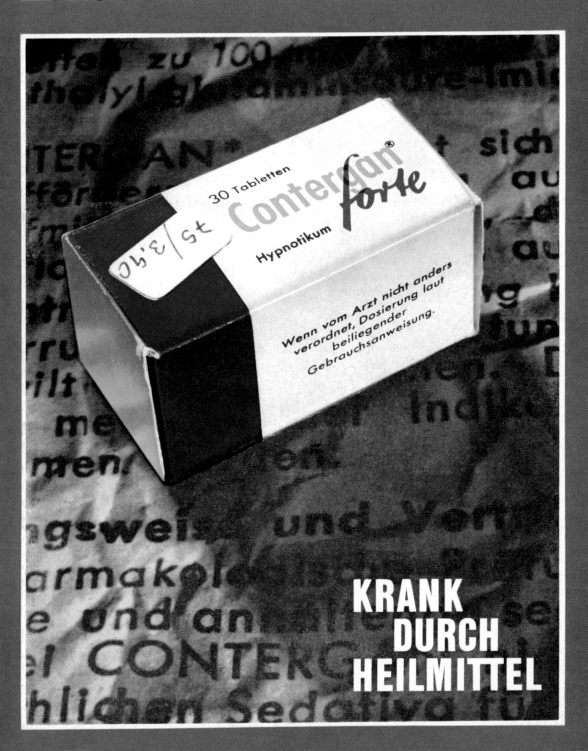

Karl F. A. Beck (1889–1960), Chefarzt der Städtischen Kinderklinik Bayreuth, eine Zunahme von Neugeborenen mit angeborenen Missbildungen in der Bayreuther Kinderklinik zwischen Mai und November 1957 feststellte, schien ihm als Ursache die infolge einer Serie von Atombombenversuchen im Jahr 1956 erhöhte Radioaktivität wahrscheinlich. Die Art der Missbildungen ließ ihn glauben, dass diese zu einem frühen Zeitpunkt der Fetalentwicklung entstanden seien.[290]

Im September 1961 erschien die erste Publikation über eine Zunahme von Gliedmaßenfehlbildungen. Der Autor, Hans-Rudolf Wiedemann (1915–2006), Direktor der Städtischen Kinderklinik in Krefeld, berichtete von 13 Fällen an seiner Klinik allein in den letzten zehn Monaten.[291] Auch andere Kliniken berichteten über eine gravierende »Missbildungsepidemie«. Als klinisches Bild machten sie neben den häufigen Dysmelien auch Anomalien am äußeren Ohr sowie innere Fehlbildungen an Herz und Niere sowie im Magen-Darm- und Urogenitaltrakt aus. Die frühesten Hinweise auf einen ursächlichen Zusammenhang der Missbildungen mit der Einnahme von Contergan in der Frühschwangerschaft stammen von dem Hamburger Kinderarzt und Humangenetiker Widukind Lenz (1919–1995). Auf der Rheinisch-Westfälischen Kinderärztetagung im November 1961 machte Lenz seinen Verdacht öffentlich. Er hielt einen ätiologischen Zusammenhang insofern für möglich, als viele der von ihm retrospektiv befragten Mütter von Neugeborenen mit Missbildungen angaben, in der Schwangerschaft den Inhaltsstoff Thalidomid eingenommen zu haben. Angesichts der unübersehbaren menschlichen, psychologischen, juristischen und finanziellen Konsequenzen forderte Lenz trotz noch unsicherer Beweislage die sofortige Zurückziehung des Mittels. Nahezu gleichzeitig mit Lenz hatte der australische Geburtshelfer William McBride (1927–2018) die gehäuften Phokomelien auf die Einnahme von Thalidomid während der Schwangerschaft zurückgeführt. Am 15. November 1961 äußerte Lenz schließlich seinen Verdacht gegenüber dem Forschungsleiter von Grünenthal, Heinrich Mückter (1914–1987), telefonisch. Nur wenig später gab dieser firmenintern zu, dass aus dem Verkaufsbereich der britischen Lizenzfirma gleichlautende Hinweise auf einen neuen Typ von Extremitätenschädigung nach Einnahme von Contergan eingetroffen seien.[292]

Heinrich Mückter war während des Zweiten Weltkrieges Stellvertretender Direktor des Instituts für Fleckfieber- und Virusforschung des Oberkommandos des Heeres in Krakau unter Hermann Eyer (1906–1997) gewesen. Der Chemiker und Hygieniker Eyer wiederum war von 1933 bis 1937 am Hygienisch-Bakteriologischen Institut der Universität Erlangen tätig, wo er sich 1936 habilitierte. Im März 1937 wurde ihm die Dozentur für Hygiene und Bakteriologie verliehen, im selben Jahr wechselte er nach Berlin.[293] Gemeinsam arbeiteten Eyer und Mückter am Krakauer Institut an der Entwicklung eines neuen Impfstoffes gegen Fleckfieber, der auch an KZ-Häftlingen in Buchenwald getestet wurde.[294] Die Tatsache, dass Mückters frühere Position in Polen im Contergan-Prozess nie zur Sprache kam, stieß schon in den 1960er Jahren auf Verwunderung und ist bis heute Gegenstand einer Kontroverse um die Kontinuität der Karriere des damaligen Forschungsleiters.[295]

Noch vor den Pädiatern und Gynäkologen hatten allerdings Neurologen die Unschädlichkeit von Contergan in Zweifel gezogen. Bereits 1959 erkundigte sich der Düsseldorfer Neurologe Ralf Voss beim Hersteller nach möglichen

Nervenschädigungen durch Thalidomid. Voss, der Jahre später als Gutachter für Thalidomid-Polyneuritiden im Contergan-Prozess auftrat, wandte sich im Folgenden über den *Spiegel* an die Öffentlichkeit, nachdem die Tatsache, dass in Aussicht gestellte kritische Berichte offensichtlich von den Redaktionen zurückgehalten wurden, sein Misstrauen gegenüber den Fachzeitschriften geweckt hatte. 1960 und 1961 berichteten Neurologen und Internisten öffentlich über die steigende Anzahl von Patienten mit zum Teil irreversiblen Nervenschädigungen nach Thalidomid-Einnahme. Die Frage der Polyneuropathien durch Contergan beschäftigte schließlich auch die Kassenärztliche Bundesvereinigung in Köln, die Arzneimittelkommission der Deutschen Ärzteschaft in Göttingen sowie die Apothekerschaft.[296]

Mißgeburten durch Tabletten?

Alarmierender Verdacht eines Arztes gegen ein weitverbreitetes Medikament

Von unserem Berichterstatter

Dr. G. P. Düsseldorf, 25. November

Eine erschreckende Warnung wurde von dem Arzt und Dozenten an der Hamburger Universitätsklinik Dr. W. Lenz auf einer Tagung der Rheinisch-Westfälischen Kinderärztevereinigung ausgesprochen. Dr. Lenz warnte vor einem Medikament, dessen Namen er nicht nannte. Doch soll es sich um ein weitverbreitetes Schlafmittel handeln. Auf Grund der von ihm gemachten Beobachtungen sei es denkbar, sagte der Arzt, daß zwischen diesem Medikament und der in letzter Zeit sich häufenden Zahl von Mißgeburten ein Zusammenhang besteht. Das Mittel müsse sofort zurückgezogen werden.

Dr. Lenz sprach die Warnung im Laufe einer Diskussion aus, die sich an einen Vortrag über die Entstehung schwerer Extremitätenmißbildungen anschloß. In erschreckender Weise haben während der letzten Jahre solche Mißbildungen zugenommen. Immer häufiger kamen Kinder zur Welt, denen ein Arm, eine Hand, ein Fuß fehlt oder bei denen

„14 Mütter von Kindern mit schweren Extremitätenmißbildungen hatten in der Frühschwangerschaft eine bestimmte Substanz genommen. Drei weitere Mütter hatten wahrscheinlich zu dieser Zeit, jedenfalls aber zu anderer Zeit, dieselbe Substanz genommen. Eine Mutter hatte eine chemisch ähnliche Substanz mit ähnlicher Indi-

nicht bewiesen, sagte Dr. Lenz; er fuhr jedoch fort:

„Ein Zusammenhang ist aber denkbar! Als Mensch und Staatsbürger kann ich es daher nicht verantworten, meine Beobachtungen zu verschweigen. Angesichts der unübersehbaren menschlichen psychologischen, juristischen und finanziellen Konsequenzen habe ich der Herstellerfirma meine Beobachtungen mitgeteilt und meine persönliche Meinung zum Ausdruck gebracht, daß die sofortige Zurückziehung des Mittels erforderlich sei, bis seine Unschädlichkeit sicher nachgewiesen sei ... Jeder Monat Verzögerung in der Aufklärung bedeutet die Geburt von 50 bis 100 entsetzlich verstümmelten Kindern!"

Die sofortige Zurückziehung des Mittels! Bisher wurde es aber noch nicht zurückgezogen! Sollte diese Warnung, die aus ärztlichem Verant-

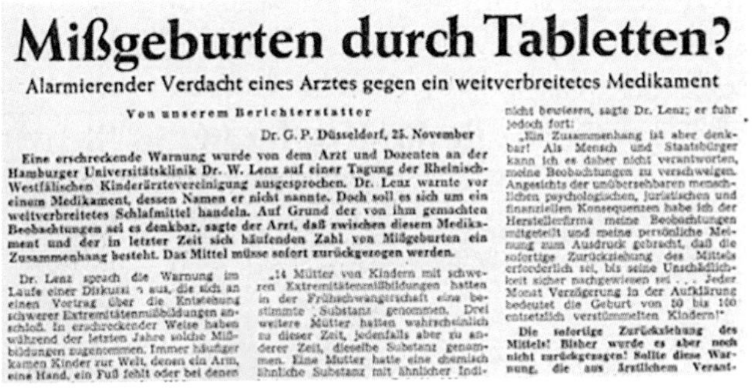

Abb. 45 *Mißgeburten durch Tabletten?*, Artikel in der *Welt am Sonntag*, 26. November 1961.

Am 27. November 1961 kündigte Grünenthal die sofortige Rücknahme aller thalidomidhaltigen Medikamente im In- und Ausland an, nachdem zuvor die *Welt am Sonntag* über »Mißgeburten durch Tabletten« berichtet hatte. Der groß aufgemachte Artikel war der Beginn einer Medienkampagne, die dem Fall Contergan mehr Interesse entgegenbrachte als außenpolitischen Ereignissen und innenpolitischen Skandälchen der Zeit, so das *Berliner Ärzteblatt*.[297] Entsprechend begründete Grünenthal die Marktrücknahme auch nicht mit der Teratogenität des Stoffes, die nicht zureichend bewiesen sei, sondern mit der Pressekampagne in Deutschland. Auch das 1961 gegründete Gesundheitsministerium sah unter Ministerin Elisabeth Schwarzhaupt (1901–1986) noch keinen wissenschaftlichen Nachweis für die teratogene Wirkung und hielt sich daher in der Frage der Schadensersatzpflicht stark zurück. Finanzielle Hilfe sei, so die Gesundheitsministerin, eventuell über das Bundessozialhilfegesetz möglich.[298]

Nur kurze Zeit später war der Zusammenhang zwischen dem Symptomkomplex und der Einnahme thalidomidhaltiger Präparate der Fachwelt so offensichtlich, dass sich neben den Diagnosen »Phokomelie« (»Robbengliedrigkeit«) oder »Dysmelie«, die sich beide auf das morphologische Erscheinungsbild bezogen, zunehmend die Bezeichnung »Thalidomid-Embryopathie« durchsetzte: »Mit der Einschränkung, dass in sehr seltenen Fällen auch vor der Contergan-Ära dieses Syndrom bereits gesehen wurde, zielt die Bezeichnung zu recht auf die entscheidende Rolle des Thalidomids in diesem Zusammenhang ab. [...] In gleicher Weise ist der unmittelbare Rückgang dieser Mißbildungen [...] zu deuten, nachdem alle thalidomidhaltigen Präparate aus dem Handel gezogen waren.«[299] Umso erstaunlicher erscheint, dass der Trend zur unkritischen Medikamenteneinnahme, von einer kurzen Unterbrechung abgesehen, auch nach der »Contergan-Katastrophe« unvermittelt anhielt. Dieses Phänomen erschien schon 1966 manchen Beobachtern fragwürdig: »Eine ständig wachsende Zahl unserer Mitmenschen hat das Tablettenröhrchen in der Handtasche. [...] Die Beschaffung der Mittel macht kaum noch Schwierigkeiten«, so Elisabeth Trube-Becker (1919–2012), erste Ordinaria für Gerichtsmedizin in Deutschland.[300] Auch die Erlanger Presse griff die Kritik der Ärzte am hohen Verbrauch von Pillen auf, die trotz des Contergan-Prozesses weiterhin als »Volksnahrung« gelten würden. Krankheit werde als technischer

Maschinenschaden gesehen, der durch Medikamente unverzüglich behoben werden solle.[301]

Anlaufstellen für die Behandlung der Kinder waren in erster Linie die Universitäts-Kinderkliniken bzw. ihre orthopädischen Fachabteilungen. Die Universitäts-Kinderklinik München beispielsweise baute als Reaktion auf das Auftreten des »nicht geläufigen Mißbildungs-Syndroms an den Extremitäten« unter der Federführung ihrer chirurgisch-orthopädischen Abteilung ein interprofessionell geführtes ambulantes Dysmeliezentrum auf. Um den Kindern kein Krankheitsgefühl zu vermitteln, lag dieses räumlich von der Kinderklinik getrennt.[302] Die Universitäts-Kinderklinik Tübingen führte in Kooperation mit der Pädagogischen Hochschule Reutlingen eine Längsschnittstudie mit dysmelen Kindern durch, die zum Teil erhebliche Versorgungsmängel im schulischen Bereich aufdeckte.[303] Parallel zu den klinisch-praktischen Ansätzen suchten Kliniker weiter nach Erklärungsmustern für die unterschiedlich ausgeprägte Symptomatik. So wurde unter der Federführung der Kinderklinik Düsseldorf in einer statistisch-sozialwissenschaftlich orientierten Studie der mögliche Zusammenhang zwischen dem Auftreten der Schädigung und dem Umfeld der Mutter erforscht, um am Beispiel des Contergans einen Zusammenhang von genetisch verankerten und exogenen Teratogenen zu untersuchen. Die Befragung verwies nach Meinung der Verantwortlichen auf einen Unterschied zwischen der gesund-robusten, »pharmakostabilen« Frau mit physiologischer Generationsfähigkeit und der anfälligen, prämorbiden, sensiblen Frau mit leicht störbaren generativen Funktionen. »Die Gruppe der Mütter mit Kindern, die an Hemmungsmißbildungen der Extremitäten litten (›Thalidomid-Embryopathie‹), war etwas krankheitsanfälliger, psychisch und endokrin differenzierter und labiler als die Kontrollgruppe. Dieses ›praemorbide‹ Stadium kann als praeteratogene Phase gedeutet werden.«[304]

Etwa zeitgleich zu den Bemühungen der Ärzte um Ursachenforschung sowie Rehabilitation und Integration der Kinder stieß der Kinderarzt Werner Catel (1894–1981) eine »Euthanasie«-Debatte an, die für den Theologen Julius Jensen (1900–1984), Leiter der Alsterdorfer Anstalten ab 1955, »in der BRD eine ›Unterströmung‹ der breiten Befürwortung der Tötung sogenannten lebensunwerten Lebens zu Tage« brachte, die tendenziell auch in Alsterdorf spürbar gewesen sei.[305] Insbesondere der Umstand, dass der Freispruch einer belgischen Mutter, die 1962 ihr vermutlich contergangeschädigtes Kind getötet hatte, auch in Deutschland auf Zustimmung gestoßen war, erfüllte ihn mit Sorgen. In dem 1962 erschienenen Buch *Grenzsituationen des Lebens* plädierte Catel für die »Auslöschung« frühkindlicher »Idioten«, »Monstren« und erwachsener Geisteskranker. Catel war während der NS-Zeit als Gutachter im Rahmen der »Kindereuthanasie« federführend an der gezielten Tötung von ca. 5000 Kindern beteiligt gewesen. Nach dem Zweiten Weltkrieg war er bis 1960 Ordinarius für Kinderheilkunde der Universitäts-Kinderklinik Kiel und bis 1967 Mitglied der Deutschen Gesellschaft für Kinderheilkunde.[306] In einem *Spiegel*-Interview wiederholte er 1964 seinen Vorschlag, im Rahmen einer begrenzten »Euthanasie« dem Arzt in genau definiertem Umfang die Tötung einer bestimmten Gruppe von Kindern zu erlauben.[307] Damit löste er in Öffentlichkeit, Fachgesellschaft und Ärzteschaft eine rege Debatte aus, die sich auch in den *Ärztlichen Mitteilungen* niederschlug: Sich explizit auf die NS-

»Euthanasie« beziehend, lehnte Theodor Hellbrügge (1919–2014), der spätere erste Lehrstuhlinhaber für Sozialpädiatrie in Deutschland, eine »begrenzte Euthanasie« strikt ab. Darüber hinaus warf er der Standesorganisation die mangelnde Aufarbeitung bzw. Verharmlosung des Themas vor. Das Beispiel der NS-»Euthanasie« lehre, so sein Fazit, dass eine Medizin, die den Menschen mehr als Objekt statt als Subjekt und Medizin mehr als interessante Grundlagenforschung statt als Dienst am Kranken sehe, den Keim des Unmenschlichen in sich trage. Mit seiner Beteiligung am »Kindereuthanasie«-Programm und seiner Forderung nach einer »begrenzten Euthanasie« bei »vollidiotischen« Kindern war Catel für die Deutsche Gesellschaft für Kinderheilkunde schließlich untragbar geworden; er wurde 1967 ausgeschlossen.[308]

Contergan-Opfer in Erlangen

Patientenakten, in denen die durch Contergan verursachten Schäden untersucht und dokumentiert wurden, sollten laut Aufforderung der Conterganstiftung nicht vernichtet werden, wenn die Aufbewahrungsfrist der Patientenunterlagen überschritten ist.[309] Tatsächlich konnten zwei im Bestand der Universitäts-Kinderklinik Erlangen verbliebene Akten von »Contergan-Kindern« gefunden werden.[310] Bei einem 1959 geborenen Kind wurde als Hauptdiagnose »Phokomelie« angegeben, die von dem bei der Entbindung anwesenden Arzt sofort festgestellt worden war. Da das Kind im Alter von ca. vier Wochen häufiger erbrach und ohne ersichtlichen Grund »blau« wurde, wurde es mit Verdacht auf einen Herzfehler in die Kinderklinik Erlangen eingewiesen. Der Verdacht bestätigte sich nicht. Nach sechs Wochen wurde das Kind mit der Bitte um spätere Wiedervorstellung in der Poliklinik entlassen. In dem Bericht an den einweisenden Arzt findet sich eine ausführliche Beschreibung der äußeren Missbildung an den vier Extremitäten sowie der im Röntgenbild ersichtlichen inneren Missbildungen. »Abgesehen von den Mißbildungen« war das Kind bei der Entlassung »erscheinungsfrei« und in gutem Allgemeinzustand. Ein Hinweis auf die Einnahme von Contergan findet sich in der Akte nicht, stattdessen enthält die erhobene Familienanamnese den Hinweis auf eine vermeintliche »Geistesstörung« sowie Lippen-Kiefer-Gaumenspalten in der entfernten Familie des Kindes.[311] Diese Art von Akteneinträgen scheint noch stark dem Konstrukt der familiären »Erblichkeit« von Fehlbildungen verhaftet. Über das weitere Schicksal des Kindes ist nichts bekannt.

Für das zweite, 1962 geborene Kind wurde als Hauptdiagnose gleichfalls »Phocomelie« angegeben, allerdings jetzt mit dem Zusatz »Contergan i. 1. Schwangerschaftsmonat«. Die Mutter hatte in der Frühschwangerschaft eine Flasche des Medikaments eingenommen, ihr Kind wurde in der Frauenklinik Erlangen geboren. Der wenige Tage alte Säugling wurde zur Verdachtsabklärung eines angeborenen Herzfehlers in die Kinderklinik überwiesen. Mit drei Wochen wurde das Kind dem orthopädischen Konsiliarius vorgestellt; seiner Meinung nach käme eine orthopädische Intervention zum jetzigen Zeitpunkt zu früh, sie sei – wenn überhaupt – erst später sinnvoll. Mit vier Wochen wurde das Kind in gutem Ernährungszustand in häusliche Pflege entlassen. Der Verdacht auf einen Herzfehler hatte sich zunächst nicht bestätigt. Anders als bei dem 1959 geborenen ▸

DER KINDERARZT ADOLF WINDORFER[1]

Als Adolf Windorfer (1909–1996) im Jahr 1957 auf den Erlanger Lehrstuhl für Kinderheil-kunde berufen wurde, verfügte die Kinderklinik zwar über ein 1954 neu errichtetes Bettenhaus, viele Altbauten waren aber in überaus schlechtem Zustand. In der Folgezeit passte Windorfer die Universitäts-Kinderklinik baulich, fachlich und strukturell den Erfordernissen einer modernen Pädiatrie an. So entstand 1966 ein neuer Behandlungsraum und 1971 ein neues Infektionsgebäude. Windorfer er-innerte sich noch 1985, knapp zehn Jahre nach seiner Emeritierung daran, dass sich die Kliniker in jenen Jahren jeden »Fußbreit Boden und jede kleine Ver-besserung« hart erkämpfen mussten.[2]

»Niemals darf man den Eltern die Hoffnung nehmen«

In Windorfers über 20-jährige Amtszeit fiel auch die Schärfung des For-schungsprofils der Kinderklinik durch die Förderung klinikbezogener Forschung. Windorfer befasste sich in seinen Arbeiten vor allem mit der Mukoviszidose, einer der häufigsten angeborenen Stoffwechselkrankheiten. Sein zentrales Anliegen war die Verbesserung der Lebensqualität der betroffenen Kinder sowie der kontinuier-liche Austausch mit den ratsuchenden Eltern, denen man nie – so sein unumstöß-licher ärztlicher Grundsatz – in einer »aufklärungsbesessenen Zeit« die Hoffnung nehmen dürfe.[3] Windorfer war 1966 Mitbegründer und Erster Vorsitzender der Deutschen Gesellschaft zur Bekämpfung der Mukoviszidose e.V. Seit 1987 vergibt die Vereinigung, die Patienten, Angehörige, Ärzte, Therapeuten und Forscher ver-netzen möchte, für herausragende Arbeiten auf dem Gebiet der Erforschung und der Therapie der Mukoviszidose den Adolf-Windorfer-Preis.

1972 mit dem Bayerischen Verdienstorden ausgezeichnet, wurde Windorfer 1984 mit dem Bundesverdienstkreuz geehrt. Er war Präsident der 1883 gegründe-ten Deutschen Gesellschaft für Kinderheilkunde, der späteren Deutschen Gesell-schaft für Kinder- und Jugendmedizin e.V. Als Vorsitzender warnte er 1973 auf der 70. Tagung der Fachgesellschaft vor den Folgen des starken Geburtenrückgangs, als dessen maßgebliche Ursachen er »Ovulationshemmer und Frauenarbeit« aus-machte.[4] Gemeinsam mit Rudolf Schlenk veröffentlichte Windorfer anlässlich der 75. Tagung der Deutschen Gesellschaft für Kinderheilkunde 1978 einen chronolo-gischen Abriss ihrer Verbandsgeschichte.[5] Die Ermordung von etwa 5000 Kindern im Rahmen der NS-»Kindereuthanasie« wurde von den Autoren mit keinem Wort erwähnt. Susanne Ude-Koeller

Abb. 1 Adolf Windorfer (1909–1996).

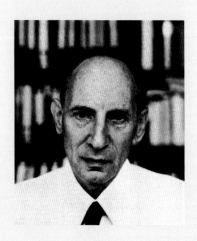

Kind äußerten die Ärzte der Kinderklinik gegenüber ihren gynäkologischen Kollegen einen klaren Verdacht: »Als Ursache für diese schwere Mißbildung käme die Einnahme von Contergansaft im 1. Schwangerschaftsmonat in Frage, worauf sie bereits hinwiesen. Wie weit eine prothetische Versorgung möglich sein wird, muß einem späteren Zeitpunkt vorbehalten werden.« 1964 wurde das zweieinhalbjährige Kind in einer Spezialabteilung für »Cerebralbewegungsgestörte und Dymelien« einer orthopädischen Klinik aufgenommen, um eventuelle Möglichkeiten einer weiteren prothetischen Versorgung zu klären. Während der Untersuchung kam der Verdacht auf eine Hörschädigung auf. Zur Abklärung des Verdachts und um zu prüfen, »ob noch weitere cerebrale Schäden bestehen«, wurde das Kleinkind erneut in die Kinderklinik nach Erlangen überwiesen. Hier stellte sich heraus, dass es taub war. Man riet zu einer frühzeitigen Unterbringung in einer Gehörlosenschule. Da das Kind über eine gute Intelligenz verfügte, war man geneigt, trotz der Taubheit eine spätere Versorgung mit Prothesen zu befürworten. »Man sollte weitere Maßnahmen von der Entwicklung des Kindes abhängig machen.«

Die beiden Akten verweisen auf die eingangs skizzierten Veränderungen im diskursiven und klinisch-praktischen Umgang mit »Contergan-Kindern«. Während die behandelnden Ärzte 1959 noch keinen Bezug zur Medikamenteneinnahme herstellten oder diesen zumindest nicht dokumentierten, scheint der Akteneintrag »Contergan« 1962 kaum noch erklärungsbedürftig. Mehr noch: Für den Erlanger Privatdozenten Johannes Thomas (1920–1976) schien die Fehlbildung des Kindes offensichtlich sogar vorhersehbar. Thomas war seit 1947 an der Universitäts-Frauenklinik tätig, zunächst als wissenschaftlicher Assistent, ab 1963 schließlich als außerplanmäßiger Professor. Ab 1. Oktober 1963 war er gynäkologischer Chefarzt am St.-Marien-Hospital in Mülheim an der Ruhr.[312] Thomas, der sich schon in seiner Habilitationsschrift unter anderem mit embryonalen Missbildungen beschäftigt hatte, galt als Experte für die Physiologie und Pathologie des Embryos. Als solcher wurde er als Sachverständiger und Gutachter an zwei Verhandlungstagen im Contergan-Prozess geladen. Vor Gericht sagte Thomas aus, dass Kollegen seit 1959 im inoffiziellen Erfahrungsaustausch von einer Zunahme von Extremitätenmissbildungen berichtet hätten. Er selbst habe auf der in Erlangen stattfindenden Tagung der Gesellschaft für Geburtshilfe und Gynäkologie 1960 diese Zunahme noch unerwähnt gelassen, um keinem Fehlurteil zu unterliegen. Stattdessen habe er der DFG einen Vorschlag zur besseren Erfassung von Anomalien vorgelegt, der in das vordringliche Forschungsprogramm der DFG aufgenommen worden sei. Fälle, in denen die Einnahme des Thalidomids aus der Anamnese bekannt war, seien in Erlangen gesondert registriert und als »unfreiwillig durchgeführtes Thalidomid-Experiment« gewertet worden. Mediales Aufsehen erregte vor allem seine Aussage, er habe allein aufgrund der präzisen Angaben einer Mutter, die Contergan während der Schwangerschaft eingenommen und sich, durch alarmierende Medienberichte beunruhigt, schon vor der Entbindung in der Frauenklinik vorgestellt hatte, noch im Erlanger Kreißsaal die zu erwartenden Missbildungen vorhergesagt. Bei den von Thomas in Erlangen beobachteten sieben Fällen war in vier Fällen die Einnahme von Thalidomid in der Frühschwangerschaft bekannt. »Ich habe diese Fälle für meine teratologischen Studien als unfreiwillig durchgeführtes Experiment am Menschen aufgefasst und gewertet. Aufgrund dessen war ich in der Lage,

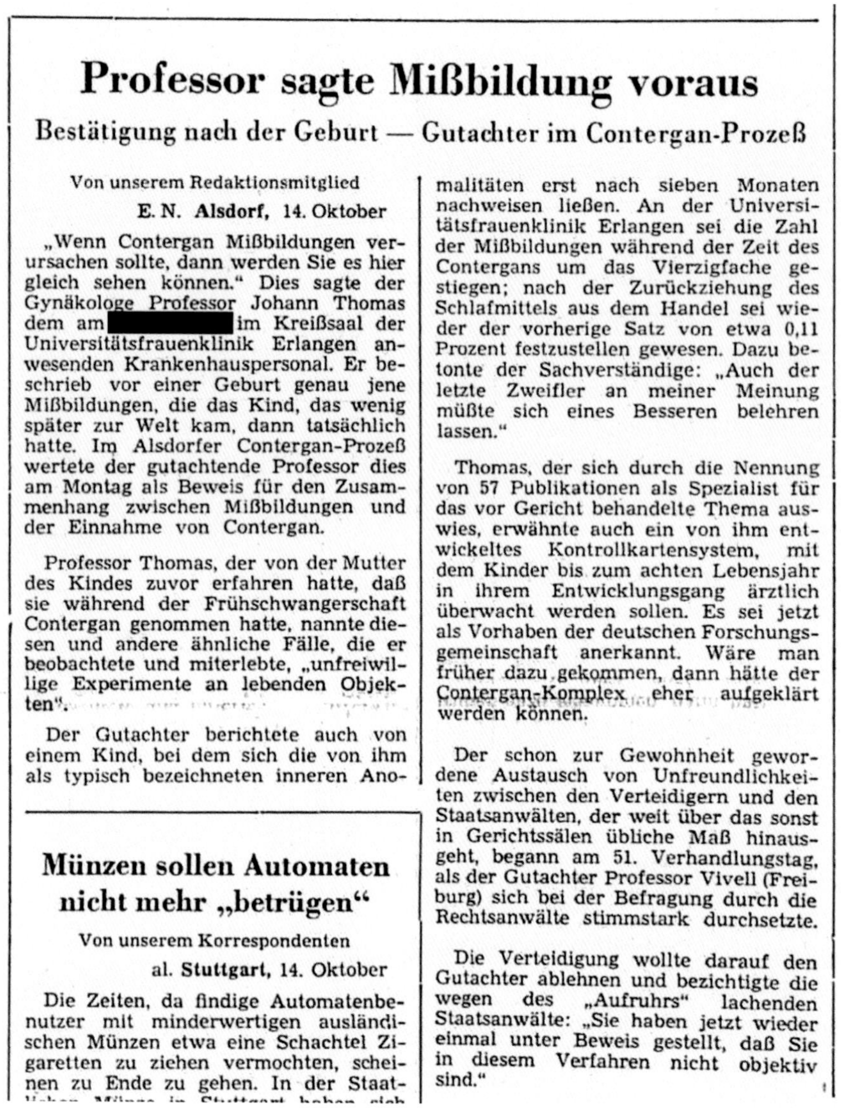

Professor sagte Mißbildung voraus

Bestätigung nach der Geburt — Gutachter im Contergan-Prozeß

Von unserem Redaktionsmitglied
E. N. Alsdorf, 14. Oktober

„Wenn Contergan Mißbildungen verursachen sollte, dann werden Sie es hier gleich sehen können." Dies sagte der Gynäkologe Professor Johann Thomas dem am ████████ im Kreißsaal der Universitätsfrauenklinik Erlangen anwesenden Krankenhauspersonal. Er beschrieb vor einer Geburt genau jene Mißbildungen, die das Kind, das wenig später zur Welt kam, dann tatsächlich hatte. Im Alsdorfer Contergan-Prozeß wertete der gutachtende Professor dies am Montag als Beweis für den Zusammenhang zwischen Mißbildungen und der Einnahme von Contergan.

Professor Thomas, der von der Mutter des Kindes zuvor erfahren hatte, daß sie während der Frühschwangerschaft Contergan genommen hatte, nannte diesen und andere ähnliche Fälle, die er beobachtete und miterlebte, „unfreiwillige Experimente an lebenden Objekten".

Der Gutachter berichtete auch von einem Kind, bei dem sich die von ihm als typisch bezeichneten inneren Ano

malitäten erst nach sieben Monaten nachweisen ließen. An der Universitätsfrauenklinik Erlangen sei die Zahl der Mißbildungen während der Zeit des Contergans um das Vierzigfache gestiegen; nach der Zurückziehung des Schlafmittels aus dem Handel sei wieder der vorherige Satz von etwa 0,11 Prozent festzustellen gewesen. Dazu betonte der Sachverständige: „Auch der letzte Zweifler an meiner Meinung müßte sich eines Besseren belehren lassen."

Thomas, der sich durch die Nennung von 57 Publikationen als Spezialist für das vor Gericht behandelte Thema auswies, erwähnte auch ein von ihm entwickeltes Kontrollkartensystem, mit dem Kinder bis zum achten Lebensjahr in ihrem Entwicklungsgang ärztlich überwacht werden sollen. Es sei jetzt als Vorhaben der deutschen Forschungsgemeinschaft anerkannt. Wäre man früher dazu gekommen, dann hätte der Contergan-Komplex eher aufgeklärt werden können.

Der schon zur Gewohnheit gewordene Austausch von Unfreundlichkeiten zwischen den Verteidigern und den Staatsanwälten, der weit über das sonst in Gerichtssälen übliche Maß hinausgeht, begann am 51. Verhandlungstag, als der Gutachter Professor Vivell (Freiburg) sich bei der Befragung durch die Rechtsanwälte stimmstark durchsetzte.

Die Verteidigung wollte darauf den Gutachter ablehnen und bezichtigte die wegen des „Aufruhrs" lachenden Staatsanwälte: „Sie haben jetzt wieder einmal unter Beweis gestellt, daß Sie in diesem Verfahren nicht objektiv sind."

Münzen sollen Automaten nicht mehr „betrügen"

Von unserem Korrespondenten
al. Stuttgart, 14. Oktober

Die Zeiten, da findige Automatenbenutzer mit minderwertigen ausländischen Münzen etwa eine Schachtel Zigaretten zu ziehen vermochten, scheinen zu Ende zu gehen. In der Staat-

Abb. 46 *Professor sagte Mißbildung voraus*, Artikel in der Tageszeitung *Die Welt*, 15. Oktober 1968.

bereits vor der Geburt des Kindes den Mb-Typ vorauszusagen. Bis auf einen Fall bestätigten sich meine Voraussagen in Einzelheiten. […] So hat in diesen Fällen ein Geschehnisablauf vorgelegen, der in seinem wissenschaftlichen Aussagewert einem Menschenexperiment vollkommen gleichzusetzen ist.« Insgesamt war die Missbildungsrate in Erlangen nach der Markteinführung von Contergan laut Thomas um das 40-fache angestiegen, um nach der Einstellung des Vertriebs wieder auf den früheren Wert von 0,11 % zurückzufallen.[313] Während seiner Befragung wurde Thomas von der Verteidigung der Chemie Grünenthal GmbH mit seiner 1960 im *Zentralblatt für Gynäkologie* publizierten Schätzung konfrontiert, wonach bis zu 10 % aller »Schwangerschaftsprodukte« Missbildungen und Anomalien aufwiesen. Ob er, Thomas, denn nun mit Sicherheit ausschließen könne, dass unter den 20.000 bis 40.000 Aborten pro Jahr Missbildungen des jetzt beobachteten Typs gewesen seien, so der Versuch der Verteidigung, seine Aussagen zu entkräften.[314] Auch laut Prozessbeobachtern hatte die Verteidigung die prospektiven Schilderungen stark angezweifelt, zumal Thomas einer späteren Aufforderung, noch einmal vor Gericht zu erscheinen, nicht gefolgt sei.[315] Die *Welt*, deren Aufmacher *Mißgeburten durch Tabletten?* im November 1961 den Beginn der Medialisierung der »Contergan-Katastrophe« markierte, berichtete ausführlich über die Aussagen von Thomas (*Professor sagte Mißbildung voraus*), insbesondere über sein Kontrollsystem zur ärztlichen Überwachung der Kinder.[316]

Am 10. Juli 1968 wurde der Direktor der Erlanger Universitäts-Nervenklinik, Hans Heinrich Wieck, als 20. Sachverständiger für die durch Thalidomid verursachten Nervenschäden gehört. »Das Ergebnis sei vorweggenommen. Die Existenz der humanen Thalidomid-Polyneuritis ist eine wissenschaftlich erwiesene Tatsache«, so eine seiner Aussagen. In seinen folgenden Ausführungen bezog sich Wieck auf seine Erfahrungen im »Kölner Arbeitskreis« 1960/61. Es seien zwar nicht mehr Polyneuritis-Fälle aufgenommen worden als sonst, aber der Anteil der auf Contergan zurückzuführenden Nervenschäden sei angestiegen und habe sich erst wieder verringert, als das Medikament aus dem Handel genommen worden war. Laut Wieck sei eine durchgehende Contergan-Einnahme nötig gewesen, um die Symptome wie Reiz- und Ausfallerscheinungen sowie Lähmungen hervorzurufen.[317] Einen Tag zuvor hatte sich Wieck bei Dekan Erik Wetterer (1909–1990) vorsorglich für seine eventuelle Verspätung bzw. Abwesenheit bei der anstehenden Sitzung des Fakultätsrats entschuldigt: »Dürfte ich höflichst mitteilen, daß ich zum Contergan-Prozess nach Alsdorf (Rheinland) geladen bin und nicht sicher sagen kann, ob ich rechtzeitig zur Sitzung der engeren Fakultät am Donnerstag, den 11.7.68, 18¹⁵ zurücksein werde.«[318]

Über die Anzahl der in Erlangen geborenen oder behandelten »Contergan-Kinder« gibt es keine genauen Angaben. Laut *Erlanger Tagblatt* waren dem Sozialamt Erlangen 1969 vier Kinder gemeldet.[319] In Deutschland leben heute ca. 2400 contergangeschädigte Menschen, die in verschiedenen Contergan-Interessensverbänden organisiert sind. Da das Prozessergebnis alle weiteren Ansprüche an die Chemie Grünenthal GmbH ausgeschlossen hatte, beschloss der Deutsche Bundestag 2008 eine Verdopplung der monatlichen Contergan-Renten, außerdem stellte die Firma Grünenthal 2009 noch einmal 50 Millionen Euro zur Verfügung.[320] Laut einer aktuellen Studie zur psychischen Komorbidität leiden viele Betroffene nicht nur an den körperlichen Folgeschäden, sondern auch unter Depressionen und anderen psychischen Störungen; trotzdem nehmen sie psychosoziale Versorgungsangebote deutlich seltener wahr als die Allgemeinbevölkerung.

Offensichtlich gibt es 60 Jahre nach der Markteinführung von Contergan eine deutliche Unterversorgung.[321] Seit Kurzem wird der Einsatz des Wirkstoffes Thalidomid für die Behandlung von Lepra sowie verschiedener Krebsarten und Autoimmunerkrankungen überprüft.

Kaserne für Mediziner? Das Erlanger Internatsprojekt und die neue Approbationsordnung

Zu Beginn der 1960er Jahre setzte sich zunehmend die Erkenntnis durch, dass auf Basis der alten Bestallungsordnung von 1953 die gewünschte Intensivierung und vor allem praktische Ausrichtung der Medizinerausbildung nicht zu erreichen war. Als der Wissenschaftsrat 1960 daher die Erhöhung der klinischen Ausbildungskapazitäten vorschlug, löste dies eine heftige, ideologisch aufgeladene standespolitische Diskussion über die Perspektiven der ärztlichen Ausbildung aus. Einem Alarmruf im *Vorwärts*, der Parteizeitung der SPD, wonach Ärzte an allen Ecken fehlten, widersprechend, verwies ein Vertreter der Landesärztekammer im *Bayerischen Ärzteblatt* auf die Notwendigkeit, angesichts der Masse an Medizinstudenten die wirtschaftliche Absicherung der späteren Ärzte zu gewährleisten. Das Beispiel Kuba zeige, wie schnell akademisches Massenproletariat, zu dem er auch Ärzte zählte, einen Nährboden für den Kommunismus bereiten könnte.[322] Das Schlagwort der Studenten- oder Ärzteschwemme zählte fortan zu den feststehenden Topoi in den Debattenbeiträgen der Standesorganisationen. So gab die Bayerische Ärztekammer auch nach Einführung der neuen Approbationsordnung

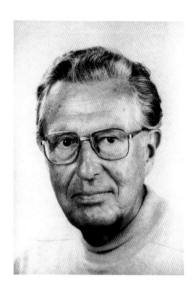

Abb. 47   Karl Günther Ober
(1915–1999), Initiator des
Internatsprojekts.

1970 zu bedenken, dass diese nicht für die Masse von Studenten geeignet sei, »die sich wie eine Lawine durch unsere Fakultäten wälzt«.[323]

In Erlangen löste die Forderung nach mehr Praxisnähe in der Ausbildung 1963 eine bundesweit einmalige Initiative aus. Zu dieser Zeit war Unterricht am Krankenbett an allen Universitäten die Ausnahme, unkonventionelle Lehrveranstaltungen suchte man in den meisten Vorlesungsverzeichnissen vergeblich. Studentische Kritik an einer medizinischen Lehre, die sich zu wenig an den Patientinnen und Patienten orientiere, und Forderungen nach grundlegenden Studienreformen sowie einer materiellen Besserstellung der (Jung-)Ärzte sollten erst einige Jahre später wirksam werden.[324] Angeregt durch Diskussionen des Medizinischen Fakultätentags über die universitäre Verankerung der ärztlichen Ausbildung sowie einen informellen Meinungsaustausch mit der Medizinischen Fakultät der Freien Universität Berlin, beschloss die Erlanger Fakultät im Juli 1963, ein Internat für Studierende der klinischen Medizin einzurichten. Allerdings waren sich die Mitglieder der Planungsgruppe (Fritz Heim, Gerd Hegemann, Karl Günther Ober und Dekan Adolf Windorfer) zu Beginn noch uneinig darüber, wie stark der Praxisanteil des Medizinstudiums zu erhöhen sei.[325] So hielt der Pharmakologe Heim (1910–1979) die universitäre Vermittlung medizinisch-theoretischer Kenntnisse für eine ureigene Aufgabe der Universität. Praktische Fähigkeiten könnten nach dem Hochschulabschluss erlangt werden, zumal eine Zunahme des klinischen Unterrichts zu einer Überlastung der Studierenden führe.[326] Ober hingegen hielt das Primat der theoretischen Ausbildung für obsolet: »Die Universität der Zukunft kann sich der Aufgabe einfach nicht entziehen, dem Studenten auch genügend verwertbare praktische Kenntnisse in einem Beruf zu vermitteln, in dem die handwerkliche Seite nun einmal eine besondere Rolle spielt.«[327] Er schlug daher als »Experiment« die Einrichtung eines Internats für Studierende vor, dessen Bewohnerinnen und Bewohner quasi »auf Abruf« und unabhängig von Vorlesungsplänen zu Akutfällen auf Station hinzugezogen werden könnten. Das Internat sollte im Drei-Wochen-Rhythmus jeweils 44 Studierende im letzten klinischen Jahr sowie sechs betreuende Ärzte aufnehmen. Die großen Vorlesungen sollten zugunsten des Unterrichts am Krankenbett reduziert werden. Dieses Vorgehen hätte nicht nur Vorteile für die Studierenden, denen unter Realbedingungen die Arztrolle vermittelt werde, sondern auch für die Dozenten und Assistenten der Kliniken. Zudem würden die kleineren Unterrichtsgruppen den veränderten Erwartungen der Patientinnen und Patienten entgegenkommen, die immer weniger bereit seien, sich aus rein ideellen Beweggründen einem großen Studentenkreis als Untersuchungsobjekte auszusetzen.[328]

Die Fakultät folgte Obers Vorschlag und beantragte im Sommer 1964 bei der Volkswagenstiftung die Baukosten für das geplante Modellvorhaben, mit dem »am ehesten eine Verbindung zwischen der Tradition einer gewachsenen Universität und den Aufgaben der Zukunft hergestellt werden« könne.[329] Nach positivem Förderbescheid erklärte sich das Kultusministerium bereit, die anfallenden Bewirtschaftungskosten des nahe der Ecke Universitätsstraße/Östliche Stadtmauerstraße geplanten Gebäudes zu übernehmen, da es einen »echten Beitrag zur Studienreform« darstelle.[330] Wie sehr Ober, dem Initiator des Internatsprojekts, auch am guten Ruf der deutschen Medizinerausbildung im Ausland gelegen war, zeigt seine Kritik an der US-amerikanischen Ärztevertretung, der es gelungen sei, die Ausbildung an deutschen Universitäten als zweitklassig darzustellen.[331] Die hier zum Ausdruck kommenden Ressentiments gegenüber amerikanischen Reformvorstellungen im Bereich des öffentlichen Gesundheitswesens erinnern an die ablehnende, struktur-konservative Haltung westdeutscher Universitätsmediziner gegenüber Plänen der Rockefeller Foundation, in Deutschland nach 1945 zu einer Neu-orientierung und Demokratisierung der medizinischen Ausbildung beizutragen.[332]

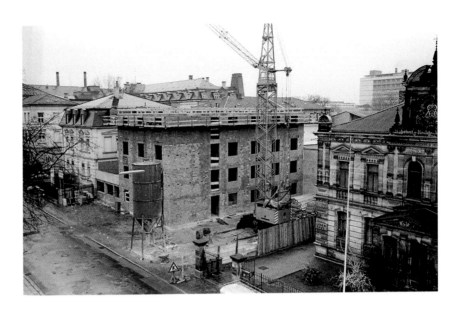

Abb. 48 Die Baustelle des Medizinerinternats an der Universitätsstraße, 1968.

Nach Baubeginn im August 1967 war der Erstbezug des Internats für 1969 vorgesehen. Anlässlich des Richtfestes 1968 wurde zum einen der wegweisende Modellcharakter des Internats, zum anderen die Traditionsverbundenheit der Fakultät betont. In Anspielung auf den 1968 spürbaren, aber längst nicht von allen geteilten »Reformeifer« stellte man klar, dass positive Veränderungen nicht schon dadurch zu erwarten seien, dass man gewachsene Ordnungen und bewährte Lehr-methoden zum alten Eisen werfe und überkommenes Gut aufgabe. Zwar seien manche Reformen der Verwaltung, der Hochschulen und des Studiums sinnvoll, andere würden jedoch abrupt und ohne ausreichende Sachkenntnis vorgeschlagen, »ganz zu schweigen von jenen[,] die aus ideologischen Motiven unter dem Schlag-wort der Reform auf einen Umsturz hinzuarbeiten bemüht sind«.[333]

Durch Bauverzögerungen, Unklarheiten in Fragen des Personalbedarfs und der Bewirtschaftung, aber auch wegen zahlreicher Unstimmigkeiten unter den vier beteiligten Einrichtungen, der Medizinischen Klinik, der Frauenklinik, der Chir-urgischen Klinik und der Kinderklinik, musste die geplante Inbetriebnahme des Internats mehrmals verschoben werden.

Trotz des für Juni 1969 anvisierten Bezugstermins gab es noch Ende Mai keine Benutzungsordnung, dafür aber viele offene Fragen zur Zimmerreinigung (männlichen Bewohnern sei es nicht zuzumuten, ihre Zimmer selbst zu putzen), zur Besetzung des Pförtnerpostens (Pförtner seien wegen der Nähe zu Hebammen-schule und Schwesternheimen dringend erforderlich) oder zur Essensausgabe an die Studierenden (Jungärzte und Studenten waren im Ärztekasino unerwünscht).[334]

Die Bilanz der ersten Monate nach der Eröffnung fiel ernüchternd aus: Bis-herige Erfahrungen hätten gezeigt, dass die auf einer 24-stündigen Abrufbereit-schaft basierende Organisationsform »Internat« – anders als in der Chirurgie und der Geburtshilfe – für die Medizinische Klinik und die Kinderklinik nicht zweckmäßig sei, da hier krankenbettnaher Unterricht im normalen Tagesdienst praktiziert werden könne. Selbst für die Intensivstationen sei es ausreichend, wenn man Studenten zu Nachtdiensten einteile. Angesichts der kritischen Stimmen gab Dekan Valentin zu bedenken, »ob sich die Internisten vielleicht nicht doch noch etwas einfallen lassen könnten, was zu einer Berechtigung des Internats führen würde«. Auch die Studierenden schienen von dem Mehrgewinn für die praktische Ausbildung, den das Internat angeblich bot, nicht restlos überzeugt zu sein. Ihre Reaktionen, so Ober, entsprächen dem Erfahrungswert, wonach ein Drittel interessiert sei, ein weiteres Drittel sich mit gutem Willen motivieren lasse und der Rest versuche, so billig wie möglich davonzukommen.[335]

Der *erlanger medizin student*, ein speziell für Studierende und Lehrende der Erlanger Fakultät geschriebener Ableger des seit 1965 erscheinenden *Deutschen Medizinstudenten*, hatte das Internatsmodell schon im Vorfeld als »Sackgasse« bezeichnet und der »Kaserne für Mediziner« wenig Erfolgschancen eingeräumt: »Die gesamte Ausbildung soll auf die Universität, auf ein altersschwaches und überholungsbedürftiges System konzentriert werden, während die Krankenhäuser in der Peripherie weitgehend ungenützt bleiben und noch weiter isoliert werden.«[336] Die Zeitschrift warb für einen offenen Meinungsaustausch zwischen Lehrenden und Lernenden und berichtete bis zu ihrer Einstellung im Oktober 1969 regelmäßig über Neuerungen an der Fakultät, das »kümmerliche, mit Hoffnung gedüngte Reformpflänzchen«.[337]

Offensichtlich plante die Universität schon zum Zeitpunkt der offiziellen Übergabe des Internats am 30. Juni 1970, nicht genutzte Internatswohnplätze für Schwestern zur Verfügung zu stellen. Diese vom Kanzler angeregte Umnutzung stieß in der Fakultät als »Zweckentfremdung« auf Ablehnung. Man ging davon aus, dass das Internatsmodell durch die neue Approbationsordnung aufgewertet und seitens der Studenten stärker frequentiert werden würde.[338] Nachdem die Lokalpresse das Erlanger Vorhaben eines ersten deutschen »Mediziner-Internats« anfänglich wohlwollend kommentiert hatte,[339] geriet das Internat Anfang 1971 aufgrund von Baumängeln, die eine Sperrung zweier Stockwerke notwendig machten, mehrfach in die Negativschlagzeilen. Im Oktober 1970 hatte die Hausleiterin über »eigenartige Geräusche« im Haus berichtet. Die während einer Ortsbegehung festgestellten Deckenschäden führten zu einer heftigen internen Auseinandersetzung mit dem Universitätsbauamt, das Risse am Mauerwerk mancherorts für unvermeidbar hielt. Diese würden zweckmäßigerweise erst dann repariert, wenn die Bewegung im Bauwerk abgeklungen sei. Als die örtliche Presse das Thema nunmehr unter den Überschriften *Experiment mit Internat findet wenig Resonanz* und *Bauamt und Fakultät liegen im Widerstreit* aufgriff, geriet nicht nur das Mauerwerk, sondern auch die Medizinische Fakultät angesichts eines derartigen »Kleinstadtjournalismus« in anhaltende Bewegung. Das bayerische Kultusministerium ersuchte die Universität »um Bericht über die Angelegenheit«.[340] Die nach längerer Bearbeitungszeit formulierte Stellungnahme bündelte noch einmal die Kernaussagen der Fakultät, die der Konzeption des Erlanger Internats zugrunde lagen: Zur Ausbildung von Ärzten benötige man Kranke. Krankheiten hielten sich aber weder an Stundenpläne noch ließen sie sich als »Ausbildungsplatz« erstellen. An einer Unterrichtung »rund um die Uhr« komme man daher nicht vorbei.[341]

Angesichts der neuen Approbationsordnung von 1970 stand die Fortführung des Erlanger Internatskonzepts auf dem (politischen) Prüfstand. Die erforderlichen Übergangsregelungen – so waren der Beginn des ersten vollständigen Studiengangs nach neuer Ordnung für das Wintersemester 1972/73 und die ersten schriftlichen Prüfungen für 1974 vorgesehen – führten auch in Erlangen zu einer von starker Unsicherheit geprägten »Interimsphase«. Die Universität warb gegenüber dem zuständigen Kultusministerium für eine Fortführung ihres Internatsmodells, bis »größere Erfahrungen erwiesen haben, ob entweder das Internat aufgegeben oder die Bestallungsordnung von 1970 gründlich überarbeitet werden muss. Die Frau Bundesminister hat im Vorwort zur neuen Bestallungsordnung den Begriff Internat nur noch in Anführungsstrichen gebraucht. Sollte sie das mit Bedacht getan haben, stünden wir wohl wieder dort, wo Anfang der sechziger Jahre alle Überlegungen begannen. Um […] Spekulationen durch Erfahrungen ersetzen zu können, ist die Weiterführung des Erlanger Internats wichtig.«[342]

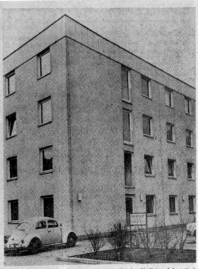

Angehende Mediziner wohnen in Rufweite der Klinik

Experiment mit Internat findet wenig Resonanz

In dem für 48 Studenten errichteten Gebäude wohnen gegenwärtig nur acht — Auch bauliche Mängel sind aufgetreten Insgesamt werden bisherige Erfahrungen positiv beurteilt

Erst im Mai 1969 wurde das Internatsgebäude für die Medizinische Fakultät in Betrieb gestellt, heute bereits weist der Neubau in der Östlichen Stadtmauerstraße derart schwere Baumängel auf, daß das geplante Ausbildungsmodell für Medizinstudenten zu scheitern droht, noch ehe es richtig begonnen hat.

Dicke Risse in den Betonwänden des Hauses, die erst provisorisch zugemörtelt wurden, als der Wind durchpfiff, führten zur teilweisen Stillegung von zwei Stockwerken. Für 48 Studenten war der Bau geplant, gegenwärtig wird er von nur acht bewohnt. Finanziert wurde das Modell aus Mitteln der Stiftung Volkswagenwerk (850 000 Mark); die Nachfolgekosten trägt das Kultusministerium.

Modell zu Testzwecken

Mit dem Modell sollen die Anforderungen der neuen Approbationsordnung, die im vergangenen

obligatorisch wird, ist eine mehr praxisbezogene Ausbildung.

Die Studenten sollen für eine gewisse Zeit einmal von der Theorie weg direkt an das Krankenbett geführt werden. Die Studenten, die – übrigens kostenlos – in dem Heim untergebracht sind, können Tag und Nacht über eine Rufanlage von der Klinik angefordert werden.

Geeignete Fächer herausfinden

Eine besondere Aufgabe des Experiments ist es, geeignete Fächer für diese Ausbildungszeit herauszufinden. Ursprünglich richtete man sechswöchige Kurse ein für Innere Medizin und Kinderheilkunde. Es stellte sich aber schnell heraus, daß diese Kurse für Studenten wenig attraktiv sind und den erforderlichen Aufwand nicht rechtfertigen.

Dagegen machte man mit den Kursen für Chirurgie und Frauenheilkunde durchaus gute Erfahrungen. Hier kann man den Studenten ein weites Betätigungs-

Wegen baulicher Mängel sind zwei Stockwerke des Mediziner-Internats in der Östlichen Stadtmauerstraße gesperrt. 48 Studenten könnten hier wohnen, gegenwärtig sind es nur ganze acht.

Abb. 49 Das Internat macht Schlagzeilen, *Erlanger Nachrichten*, 30./31. Januar 1971.

Die neue Approbationsordnung, nach jahrelangen Vorarbeiten der 1966 gebildeten Kleinen Kommission zur Neuordnung der ärztlichen Ausbildung gegen zahlreiche Widerstände verabschiedet, sah vor, das letzte Ausbildungsjahr durchgehend als praktische Ausbildung in Krankenanstalten durchzuführen. Fehlende Ausbildungskapazitäten der Universitätskliniken sollten durch die Hinzuziehung geeigneter Krankenanstalten kompensiert werden. Zudem wurde ein stärkerer Praxisbezug auch bei allen anderen Lehrveranstaltungen gefordert. In Erlangen ging man davon aus, dass das Internatsmodell durch die von einer Gruppe von Romantikern aus Vorstellungen des 19. Jahrhunderts zusammengeflickte Approbationsordnung schnell an Bedeutung verlieren und der zukunftsträchtige Begriff »Internat« somit an der Realität scheitern werde.[343] Tatsächlich konnte sich das Innovationsmodell des Internats unter den Bedingungen des durch die Approbationsordnung vorgeschriebenen Praktischen Jahrs ab 1976 nicht durchsetzen.

Die neue Approbationsordnung von 1970

Am 28. Oktober 1970 wurde auf Grundlage des § 4 der Bundesärzteordnung (BÄO) vom 4. Februar 1970 und des Artikels 2 des Gesetzes zur Änderung der BÄO vom 28. Januar 1969 mit Zustimmung des Bundesrates die neue Approbationsordnung (AO) erlassen. Sie brachte für alle Beteiligten die gravierendsten Änderungen seit Einführung der reichseinheitlichen Prüfungsordnung für Medizin von 1894.[344] Vor allem die konkrete Umsetzung des abstrakten und in den Bestimmungen der AO nicht näher definierten »Ausbildungsziels Arzt« war für alle Statusgruppen der Medizinischen Fakultäten noch unklar.[345] Deren veränderte Rolle unter den neuen Rahmenbedingungen hatte der Mitbegründer ▸

DER ERLANGER MAGNETRING

Als »bahnbrechende Erlanger Erfindung« präsentierte der *Uni-Kurier* im Juni 1975 gewohnt zurückhaltend einen neuen Magnetring zum Verschluss eines künstlichen Darmausgangs (Anus praeter). Das Objekt, von dem sich drei Exemplare in der Medizinischen Sammlung erhalten haben, wirkt geradezu aufreizend unspektakulär – gleichwohl verweist es auf zentrale Aporien der modernen Medizin.[1]

Darmkrebs ist seit geraumer Zeit heilbar. Die chirurgische Methode besteht in der Rektumamputation, schafft aber neue Probleme, die mit der Anlage eines künstlichen Darmausgangs (Stoma) behoben werden können. Damit aber gilt es, eine ebenso alltägliche wie zentrale Fähigkeit neu zu erlernen und möglich zu machen: die willkürliche Kontrolle der Darmentleerung. Bis Ende der 1960er Jahre wagte sich ein erheblicher Teil der betroffenen Stomaträger kaum mehr aus dem Haus, ein Drittel etwa wurde schwer depressiv.

Der Erlanger Magnetverschluss beruht auf einem an den Ausgang des Stomas an der Bauchwand implantierten Magnetring, der einen von außen aufsetz- und abnehmbaren, ebenfalls magnetischen Deckel hielt. Zugrunde lag die Entwicklung des Samarium-Cobalt-Magneten 1969, der den Energiewert bis dahin gängiger Hartferritmagneten vervielfachte und so dauerhafte Magnete mit hoher Anziehungskraft auch in vergleichsweise kleinen Bauformen ermöglichte. Aus einer Kooperation des Erlanger Darmchirurgen Herbert Feustel (1939–2006) und des Münchener Ingenieurs und Magnetspezialisten Gerhard Hennig (1920?–2002) entstand der Erlanger Magnetring, der in den 1980er Jahren als Gegenstand mehrerer Dissertationen ein Forschungsthema der Erlanger Universitätsmedizin war. Seit November 1974 wurde in Erlangen vorerst kein bleibender Anus praeter ohne den Magnetverschluss mehr angelegt. Die längerfristigen Ergebnisse jedoch waren enttäuschend: Von 240 innerhalb eines Jahrzehnts implantierten Magnetringen musste fast ein Fünftel wieder explantiert werden – eine große Zahl der Betroffenen benutzte den Deckel nicht mehr, nachdem sie die Klinik verlassen hatten.

Den entscheidenden Wandel bewirkten die Betroffenen – der Umgang mit dem künstlichen Darmausgang ist kein in erster Linie chirurgisch oder technisch lösbares Problem, sondern zielt auf eine alltäglich handhabbare Lebenspraxis. Nicht zuletzt aus der Gruppe der Betroffenen wurde das Berufsbild der Stomatherapeutin (bzw. des Stomatherapeuten) initiiert – deren erste in Deutschland 1976 die noch in Cleveland (USA) ausgebildete Anneliese Eidner aus Erlangen wurde. Im Mittelpunkt steht die Befähigung der Stomaträgerinnen und -träger zur selbstständigen Darmentleerung – etwa durch regelmäßige Darmspülungen – und das Selbst- und Körperbewusstsein, die dazwischenliegenden entleerungsfreien Zeiten zuverlässig einschätzen zu können.

Der »Erlanger Magnetring« und seine Geschichte von der Etablierung bis zu seinem Scheitern illustriert eine entscheidende Weichenstellung der Stomatherapie – insofern kann wohl tatsächlich von einer »bahnbrechenden Erlanger Erfindung« gesprochen werden. Fritz Dross

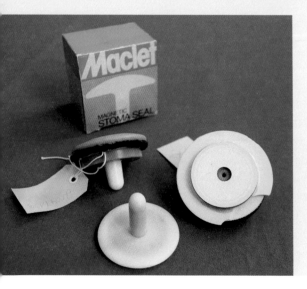

Abb. 1 Drei Magnetverschlüsse in der Medizinischen Sammlung der FAU.

der Psychosomatik Thure von Uexküll (1908–2004) bereits
drei Jahre vor Einführung der AO klar benannt: »Das bedeutet
für die Fakultäten einerseits Freiheit, den Studiengang selbst
zu gestalten, andererseits Verantwortung für die Aufstellung,
Durchführung und Weiterentwicklung ihrer Studienpläne. […]
Mit einem Wort: der Unterricht muß von den Fakultäten
als Ganzes geplant und in seinen einzelnen Unterrichtsveranstaltungen am Erfolg kontrolliert werden.«[346] Die »Ausbildung zum Arzt von morgen« war daher auch zentrales
Thema einer Klausurtagung von ärztlichen Standesvertretern,
Klinikern, Didaktikern und Medizinhistorikern wenige Monate nach Einführung der AO im Herbst 1970. Angesichts der
gesellschaftlichen Entwicklung warfen die Tagungsteilnehmer
die (aktuelle) Frage auf, ob man sich eine volle Ausbildung zum
ärztlichen Beruf noch leisten könne oder ob sich bereits eine
»Auffaserung des Standes in gestaffelte Dienste reiner ›medical
workers‹« abzeichne.[347]

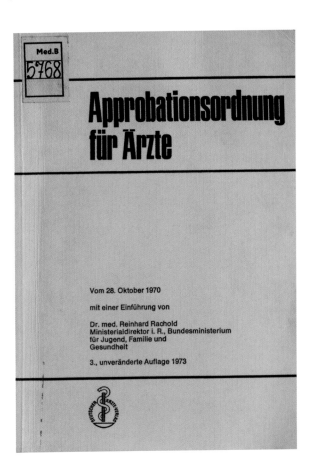

**Approbationsordnung
für Ärzte**

Vom 28. Oktober 1970

mit einer Einführung von

Dr. med. Reinhard Rachold
Ministerialdirektor i. R., Bundesministerium
für Jugend, Familie und
Gesundheit

3., unveränderte Auflage 1973

Abb. 50 Die umstrittene
Approbationsordnung von 1970,
3. Auflage 1973.

Die fraglichen Auswirkungen der Reform waren daher
auch an der Erlanger Fakultät über Jahre ein Dauerthema mit
regem Diskussions- und Handlungsbedarf. Bereits vor Einführung der neuen AO hatte die Fakultät auf Initiative Obers
einen »Ausschuß zur Intensivierung des Studiums und der
Wissenschaft« gebildet. Aus je drei Professoren, Assistenten
und Studenten bestehend, sollte er Vorschläge zur optimalen
Nutzung der begrenzten Ausbildungskapazitäten unter den Bedingungen der noch
geltenden, aber schon lange nicht mehr als zeitgemäß empfundenen Bestallungsordnung aus den 1950er Jahren entwickeln – aus Sicht kritischer Studenten ein eher
kosmetischer Versuch: Mit einem Pflaster hier und einem Pflaster dort könnten
die drängenden Probleme der Universität nicht gelöst werden. Um dem Vorwurf entgegenzutreten, die Studierenden würden nur kritisieren statt konstruktiv
mitzuarbeiten, empfahlen sie aber letztlich die Mitarbeit in dem »Trostpflaster-
ausschuß«.[348] Offensichtlich verlief die Arbeit im Intensivierungsausschuss schleppend. Das vorgelegte Programm zur Reform des vorklinischen Studiums stieß nur
bedingt auf Zustimmung, woraufhin Ober sowie die studentischen Mitglieder ihre
Ämter niederlegten. Nach seinen Rücktrittsgründen gefragt, gab Ober an, er sei in
der Fakultät ähnlich isoliert wie die Studentenvertreter in der Vollversammlung, da
die Vorkliniker von Klinikern eingebrachte Vorschläge zur Neuordnung des vorklinischen Studiums häufig ablehnten.[349]

Nach Einführung der AO war zunächst unklar, wie ein Unterricht im ersten Studienabschnitt ohne verbindliche Lernziele konkret aussehen[350] und wie
der erhöhte Bedarf an Lehrenden gedeckt werden könne. Für die Fächer, die als
erstes von der AO betroffen waren, wurden 1973 nach längeren Verhandlungen
mit dem Kultusministerium Finanzmittel für 16 zusätzliche Stellen außerhalb des
Kontingents bewilligt.[351] Ein Jahr zuvor hatte das Ministerium der Universität
noch exakt vorgerechnet, dass an der Erlanger Medizinerausbildung mehr Lehrpersonen beteiligt seien als nach Richtwerten des Wissenschaftsrates nötig und

dass man in Erlangen allenfalls ein »Umschichtungsproblem« zu lösen habe.[352] Die Rekrutierung von geeigneten Lehrkrankenhäusern für den letzten Studienabschnitt, das Praktische Jahr, wurde von der am 10. Dezember 1970 gebildeten »Kommission Lehrkrankenhäuser« unter dem Vorsitz Demlings intensiv vorbereitet. Als potentielle Lehrkrankenhäuser galten vor allem Einrichtungen in Nürnberg, Fürth, Bamberg, Bayreuth, Hof und Amberg. Ihre Eignung sollte durch einen Vorab-Fragebogenversand und gemeinsame Begehungen mit Vertretern der jeweiligen Krankenhausträger und Städte sowie Vertretern des Kultus-, Innen- und Finanzministeriums, der Zentralen Universitätsverwaltung und der Medizinischen Fakultät geprüft werden.[353]

Verärgerung löste unter den Erlanger Ordinarien vor allem die Tatsache aus, dass die im August 1974 erstmalig nach § 14 der neuen AO im Multiple-Choice-Verfahren gestellten Prüfungsfragen den Fachvertretern – anders als früher – nicht bekannt waren. Auf Initiative von Ober protestierte die Fakultät beim Kultusministerium gegen diese als Rückschritt empfundene »Geheimhaltung«. Früher seien alle Prüfungen für die Ärzte und Hochschullehrer öffentlich gewesen, im Gegensatz dazu sollten jetzt Fragen und Antworten offensichtlich anonym bleiben. Infolgedessen verlören die Lehrenden die (Erfolgs-)Kontrolle über den Unterricht, für unsinnige Fragen und falsche Antworten gäbe es keine Rechenschaftspflicht mehr. »Unter ungünstigen politischen Konstellationen« sei durch die Art der Fragen und der für richtig befundenen Antworten sogar die zukünftig praktizierte Medizin weitgehend manipulierbar, so die überzogene Sorge der Fakultät.[354] Tatsächlich wurde insbesondere die Einführung des MC-Verfahrens in ein Staatsexamen und die damit verbundene Aufwertung dieser bis dato unbekannten Prüfungsmethode häufig als Bruch mit der bisherigen Tradition empfunden.[355]

Schon im Vorfeld der Reform hatten die Fachschaften der Medizinstudierenden zum organisierten Widerstand gegen die neue AO aufgerufen. So berichtete der *Erlanger Uni Anzeiger* im Sommer 1969 unter der Überschrift *Käte wir kommen* über einen geplanten Sternmarsch zu dem von Käte Strobel geführten Gesundheitsministerium in Bonn. Mit dem Approbationsordnungsvorschlag würden die Handlanger des Gesundheitsministeriums unter dem Druck der Hartmannbund-Lobby und unter Umgehung der Betroffenen, der Studenten und Professoren, »zum tödlichen Schlag gegen das schwache medizinstudentische Rückgrat« ausholen. Die Reform ziele auf die Totalverschulung, die Einführung eines schleichenden Numerus clausus sowie die Institutionalisierung der Prüfungsangst, die infantile Abhängigkeit erzeuge. Unter dem Druck der Ärzte-Lobby werde die Utopie eines allseitig gebildeten Medizinmannes entworfen, die dazu führe, dass die Studierenden in immer mehr Fächern immer weniger wüssten. Daher hätten sich alle Fachschaften in der Forderung nach organisierten Protestveranstaltungen solidarisiert; ob die Erlanger Mediziner sich an dem Sternmarsch beteiligen würden, war zu dem Zeitpunkt allerdings noch nicht entschieden.[356] Die Studienbedingungen unter der 1970 eingeführten AO stießen noch Jahre später auf Widerstand. Als die Studierenden im Frühjahr 1977 zu einer Streikaktion aufriefen, um öffentlich auf die unhaltbaren Bedingungen im Praktischen Jahr aufmerksam zu machen, teilte die Fakultät zwar die inhaltliche Kritik am PJ, missbilligte aber den Streik als Protestform.[357]

Zu diesem Zeitpunkt hatten Universität und Fakultät allerdings schon zahlreiche Erfahrungen im Umgang mit streikwilligen Studierenden sammeln können. Das nahezu zeitgleich zur AO geplante Bayerische Hochschulgesetz hatte ab 1970 für erhebliche Spannungen und Unruhe unter Professoren und Studierenden gesorgt, deren erhebliches Störpotential im Folgenden deutlich werden soll.

»1968« in Erlangen

Im Juli 1967 veröffentlichte *Die Welt* eine Artikelserie über das Unbehagen der Studierenden an den deutschen Hochschulen. Gründe hierfür gab es laut der Tageszeitung genug: die Große Koalition ebenso wie den Vietnamkrieg, die verfehlte Bildungspolitik ebenso wie die Unzufriedenheit der Studenten mit ihrer »inferioren« gesellschaftlichen Stellung. Die

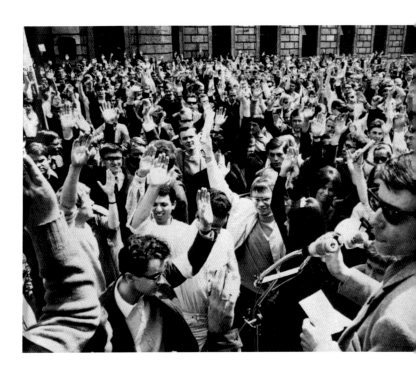

Politisierung der Studenten sei die zwangsläufige Folge der Entpolitisierung der offiziellen Politik, so ein weitverbreitetes Erklärungsmuster. Traf das auch für Erlangen zu, im Artikel beschrieben als Stadt der Markgrafen und Siemens-Hochhäuser, der berühmten Kathedertheologen und der vielleicht großzügigsten physikalischen Industrieforschung der Bundesrepublik? Wurde hier wirklich, wie in der *Welt* behauptet, ruhiger demonstriert als anderswo?[358] Und wie reagierten die Universitätsmediziner auf studentische »Störaktionen«? Hatten sie Verständnis für die Forderungen oder stimmten sie mehr oder weniger offen ihrem US-amerikanischen Historikerkollegen K. Ross Roole zu, dessen wütender Artikel *Ich habe die jugendlichen Rebellen satt* Eingang in die Erlanger Fakultätsüberlieferung fand? »Ich habe die Nase voll von dem widerwärtigen Gehabe der studentischen ›Rebellen‹. […] Sie wollen nicht zuhören und diskutieren; sie wollen nur niederbrüllen und Steine schleudern. […] Als Professor komme ich mit den Aktivisten und Revolutionären tagtäglich in Berührung. Sie sind von einer beispiellosen Ignoranz.« Als wirkungsvolle Gegenmaßnahme bliebe nur die Relegation der »Krawallmacher«, das Relegationsrecht gehöre schließlich zu den ältesten Rechten und Bedürfnissen der Universitätsgemeinschaft, so Rooles Fazit.[359] Ein anderes, gleichfalls in den Akten der Medizinischen Fakultät archiviertes Bedrohungsszenario der Zeit stammt von der »Notgemeinschaft für eine freie Universität Berlin« (NOFU), das als Schriftstück im März 1970 bei der Fakultät einging. Die Arbeit der kommunistischen Hochschulgruppen, insbesondere der »Roten Zellen«, ziele auf die »Zerschlagung des Staatsapparates: »Die Wände zahlreicher Gebäude der Freien Universität Berlin sind übersät mit kommunistischen Symbolen und Parolen: Hammer und Sichel, roter Stern […;] am weitesten ist die rote Unterwanderung wohl im Psychologischen Institut fortgeschritten.«[360]

In Bayern hatte eine 1969 auf Anregung von Franz Josef Strauß (1915–1988) eingesetzte Parteikommission unter dem Vorsitz des CSU-Generalsekretärs Max ▸

IM DIENSTE ÄSKULAPS – RENÉ SCHUBERT

Der Vergleich eines Erlanger Medizinprofessors mit einem internationalen Top-agenten, der die Lizenz zum Töten besitzt, ist selbst in der 275-jährigen Geschichte der Medizinischen Fakultät ein seltenes Ereignis. Dem Nachrichtenmagazin *Der Spiegel*, um kühne Vergleiche nie verlegen, erschien die Gleichsetzung in wenigs-tens einem Fall angemessen: »Was James Bond im Dienst des Secret Service, ist Professor René Schubert, 55, im Dienste Äskulaps«, erklärte ein Journalist im März 1966.[1] Tatsächlich führte der äußerlich unauffällige Schubert (1910–1976) eine »Doppelexistenz«: Im Hauptberuf Direktor der II. Medizinischen Klinik der Nürn-berger Krankenanstalten und ab 1973 Professor für Geriatrie in Erlangen, war er zugleich ständiger Begleiter des Bundespräsidenten Heinrich Lübke (1894–1972) auf dessen Auslandsreisen. Im Auftrag des Staatsoberhaupts führte er im Smoking ein beeindruckendes Sortiment medizinischer »gadgets« mit sich, um jederzeit für Notfälle gewappnet zu sein. Das Fassungsvermögen der Schubert'schen »Anzugs-apotheke« versetzte die mitreisenden *Spiegel*-Journalisten mehr als einmal in Staunen: 1967 berichtete das Magazin, der »Prominenten-Arzt« habe den während einer Asienreise erkrankten Bundeskanzler Kurt Georg Kiesinger (1904–1988) »unter Drogen gesetzt«, sodass dieser sein diplomatisches Pflichtprogramm trotz Grippe erfolgreich absolvieren konnte.[2]

In die Annalen der Erlanger Universitätsgeschichte ist Schubert wegen anderer Verdienste eingegangen: Als Initiator eines Zentrums für Altersforschung an den Städtischen Krankenanstalten in Nürnberg wurde er 1973 auf den bun-desweit ersten Lehrstuhl für Allgemeine Geriatrie an der Universität Erlangen-Nürnberg berufen. Die Einrichtung dieses Lehrstuhls war vonseiten der Politik gefordert worden; vom Kuratorium Deutsche Altershilfe – 1962 von Schuberts früherem Patienten, Alt-Bundespräsident Lübke, und dessen Frau Wilhelmine Lübke (1885–1981) ins Leben gerufen – wurden zu diesem Zweck 450.000 DM zur Verfügung gestellt; die Medizinische Fakultät hatte vorab darauf gedrängt, dass die Folgekosten des Lehrstuhls bis Ende 1978 ausschließlich zulasten Dritter, das heißt der Stadt Nürnberg und des Kuratoriums fallen sollten.[3] Bis 2012 waren die Inhaber des Erlanger Lehrstuhls zugleich Leiter der II. Medizinischen Klinik der Städtischen Krankenanstalten Nürnberg.

Schubert, dessen Rolle bei der Etablierung der Gerontologie und Geriatrie seit 2008 durch die Verleihung des René-Schubert-Preises der Deutschen Gesell-schaft für Alternsforschung gewürdigt wird,[4] machte sich in vielerlei Hinsicht um die Institutionalisierung und Popularisierung des jungen Faches verdient: 1966/67 zählte er zu den Initiatoren der in Nürnberg gegründeten Deutschen Gesellschaft für Gerontologie, der er bis zu seinem Tod für zehn Jahre vorstand. Der interdis-ziplinäre Austausch, von Anfang an ein Kernanliegen der einflussreichen Fach-gesellschaft, bestimmte Schuberts Verständnis von einer zeitgemäßen, praxis-orientierten Gerontologie, deren Aufgabe es sei, »kalendarisch alte Menschen biologisch jünger [zu] erhalten«.[5] Internisten, Physiologen und Orthopäden seien hierbei ebenso gefragt wie Soziologen, Psychologen, Seelsorger und Stadtplaner,

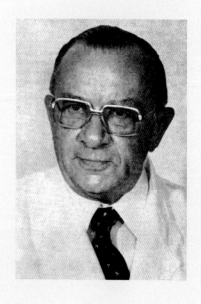

Abb. 1   René Schubert (1910–1976).

nicht zuletzt die Politik, die etwa angesichts der steigenden Lebenserwartung über eine Flexibilisierung der Altersgrenze für die Berufsausübung nachdenken müsse.[6] Und auch der »Mensch im mittleren Lebensalter« selbst sei vor die Aufgabe gestellt, »bewußt älter [zu] werden«, »einverstanden mit sich selbst« zu sein und den Lebensabend sinnvoll und mit Blick auf nachfolgende Generationen zu gestalten: »[I]m Alter pflanzt man die Bäume nicht für sich selbst. Aber Alte sind oft gute Pflanzer nach erfolgreichem Leben«.[7]   Andreas Thum

Abb. 2   Der *Uni-Kurier* stellte 1974 den neu eingerichteten Lehrstuhl für Allgemeine Geriatrie vor.

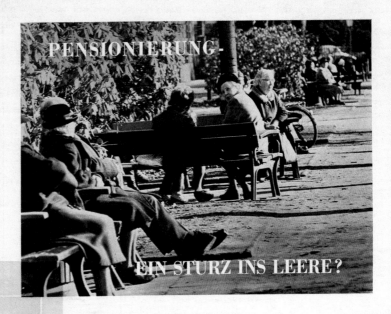
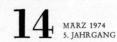
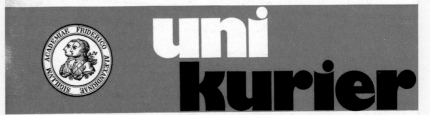

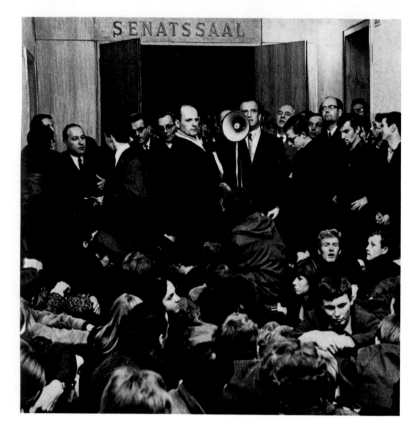

das neue Erlangen Heft 11 1968

SENATSSAAL

Abb. 52 Auch eine Facette des »neuen Erlangen«: Die Besetzung des Senatssaals, 1968.

Streibl (1932–1998) einen Maßnahmenkatalog zur Sicherung der öffentlichen Ordnung inner- und außerhalb der Hochschulen erarbeitet. Danach sollten »Unruhestifter« rascher als bisher vom Hochschulbesuch ausgeschlossen und »radikale« ausländische Studierende sofort abgeschoben werden können. Parallel dazu sollte das Personal der Polizei aufgestockt und mit erweiterten Befugnissen versehen werden. Besonders weitreichend waren die Vorschläge der Kommission, die den Justizbereich betrafen. Neben einer »Vorbeugehaft« planten Hardliner der CSU-Führungsspitze eine bundesweit koordinierte Strafverfolgung von SDS- und APO-Funktionären. Als Vorbild sollte die Aufklärung nationalsozialistischer Verbrechen durch eine Zentralstelle der Landesjustizverwaltung gelten. Auch wenn diese Pläne nicht umgesetzt wurden, führte das bayerische Innenministerium bis in die 1970er Jahre Namenslisten linker Funktionsträger. Das Innenministerium hatte zeitgleich zur Kommission ein eigenes »Aktionsprogramm gegen die Radikalisierung der studentischen Jugend« aufgestellt, das unter anderem eine Begrenzung des Grundrechts auf freie Berufswahl vorsah. Erst nach der Wahlniederlage der CSU im Jahr 1969 setzten sich innerhalb der Partei die Kritiker der »Law-and-Order-Politik« durch, die bislang für ihre zu »tolerante« Einstellung abgemahnt worden waren.[361]

Zwar stand die Erlanger Universität »1968«[362] nicht »unter Hammer und Sichel«, aber antiamerikanische Wandzeitungen, mit Parolen besprühte Wände und Latrinenschmiererei erzeugten auch in den Erlanger Universitätsräumen ein »unakademisches Bild«, so der Historiker Alfred Wendehorst. Die Streik- und Protestaktionen der »Marx- und Mao-Exegeten« unter den linken Studierenden dürften bei der Erlanger Bevölkerung auf wenig Sympathie gestoßen sein.[363] Demonstrationen, Sit-ins und Teach-ins der »Provokationseliten« gegen die »Invasionen der US-Truppen in Kambodscha« (1970)[364] waren für tolerante Erlanger bestenfalls Unsinn, für viele aber war der langhaarige »Bürgerschreck« Vorbote des insbesondere von der Springer-Presse prophezeiten kommunistischen Umsturzes.[365]

Eine Art »Auftaktveranstaltung« der Studentenproteste in Erlangen stellte die »Senatssaalbesetzung« am 7. Februar 1968 dar, bei der Studierende die Mitglieder des Großen Senats gewaltsam am Verlassen des Senatssaals im Kollegienhaus hinderten. Gegenstand der Sitzung und des Protests war die geplante Reform der Universitätssatzung, insbesondere die von Teilen der Studentenvertreter geforderte, von der Universität abgelehnte Drittelparität in den Gremien sowie das politische Mandat. Der Rektor und Rechtshistoriker Johannes Herrmann (1918–1987) verurteilte das Vorgehen einer kleinen radikalen Minderheit entschieden und schloss für zwei Tage den Hochschulbetrieb. Die Medizinische Fakultät reagierte besonders empört auf einen von Dekan Erik Wetterer (1909–1990) bezeugten Zwischenfall, bei dem der zu einem Notfall gerufene Vorstand der Augenklinik, Eugen Schreck (1911–1993), bei seinem Versuch, den Saal zu verlassen, im Gesicht verletzt worden war. Auch der AStA-Vorsitzende Dieter Szap lehnte laut Zeitungsbericht in einer Resolution die Demonstration ab; in der Aktion der »Unruhestifter« sah er den gefürchteten Übergang von der Theorie zur Praxis der Revolution an den Hochschulen. Am 14. Februar wurde die Novellierung der Satzung nahezu einstimmig angenommen.[366] Sie sprach der Studentenschaft als nicht rechtsfähiger Teilkörperschaft der Universität zwar das Recht auf Selbstverwaltung nach Maßgabe der Satzung zu, nicht aber das vom Verband Deutscher Studentenschaften (VDS), dem Sozialistischen Deutschen Studentenbund (SDS) und dem AStA geforderte, vom Ring Christlich-Demokratischer Studenten (RCDS) strikt abgelehnte volle politische Mandat der Studentenvertretung. Dieses hätte die Organe der Studentenschaft berechtigt, offiziell zu beliebigen politischen Fragen Stellung zu beziehen.[367]

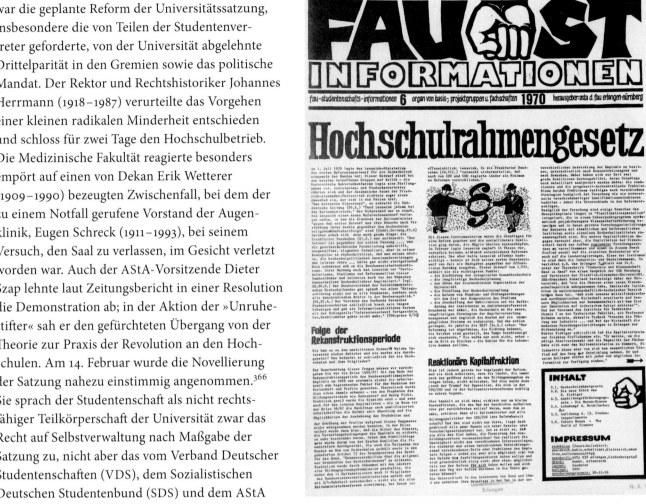

Abb. 53 Die *FAUST-Informationen*, das »Organ von AStA und Fachschaften«, 1970.

Das »kleine 68« an der Medizinischen Fakultät

Im Folgenden soll das »kleine 68«[368] der Erlanger Medizinstudierenden skizziert werden, das in der bisherigen Erlanger Universitätsgeschichtsschreibung nur am Rande erwähnt wurde. Fokussiert wird dabei auf zwei Aspekte: 1. die bislang wenig beachtete Wechselwirkung von (Hochschul-)Reform und »Revolte«[369], 2. die Binnenkritik der Studierenden am Medizinsystem. Quellenkritisch ist anzumerken, dass hiesige studentische Zeitschriften, wie die *FAUST-Informationen* und Flugblätter der »Basisgruppe Medizin« oder der »Roten Zelle Medizin«, unterschiedlich stark ideologisierte Dokumente darstellen,[370] deren Provenienz zudem aufgrund unzureichender Datierung und fehlender namentlicher Kennzeichnung zum Teil schwer auszumachen ist.[371] Eine weitere Einschränkung ergibt sich aus der Heterogenität der studentischen Protestbewegung, die generalisierende Aussagen nicht zulässt. Mit einiger Sicherheit lässt sich nur festhalten, dass die Zeiten des traditionell guten Einvernehmens zwischen der politisch mehrheitlich konservativen Studentenvertretung und der Professorenschaft sich Mitte der 1960er Jahre ihrem Ende näherten. Noch wenige Jahre zuvor hatte die medizinische Fachschaft die »Obrigkeiten« äußerst höflich und mit dem Ausdruck vorzüglicher Hochachtung zur Teestunde gebeten (»würden uns aufrichtig freuen, Sie, sehr verehrter Herr Professor, bei der geplanten Veranstaltung begrüßen zu können«).[372] Mit der Wahl zum 11. Studentenparlament im Dezember 1967 saßen erstmalig in der Geschichte des 1919 gegründeten AStA mehrheitlich der politischen Linken angehörende Vertreter im Studentenparlament, die sich ungefragt zu Themen der Lokal-, Hochschul- und Außenpolitik äußerten und zudem näher an das politisch engagiertere Nürnberg heranrückten.[373] Während der AStA darüber hinaus enge Arbeitskontakte zur LMU München unterhielt, orientierte sich die »Rote Zelle Medizin«, auf die noch ausführlicher eingegangen wird, eng am Berliner Kommunistischen Studentenverband (KSV). Trotz der linken Mehrheit sprach die aus etwa 20 hochschulpolitisch aktiven Gruppierungen zusammengesetzte studentische Protestlandschaft keineswegs mit einer Stimme. Empfanden beispielsweise die reformkritischen Erlanger Korporationen oder der RCDS, der noch 1967 den AStA-Vorsitz gestellt hatte, den aufflammenden studentischen Protest mehrheitlich als unentschuldbar und provokativ, klagten »linke« Gruppierungen über die geringe Streikmotivation unter den Medizinstudierenden. Während in Münster Studierende und Professoren gemeinsam gegen die neue Approbationsordnung protestiert hätten, habe sich im »weiß-blauen« Erlangen gezeigt, dass die »Mediziner wirklich kritiklose, unpolitische Konsumenten sind […,] die sich der gesellschaftspolitischen Aufgabe ihres späteren Berufes nicht bewusst sind«.[374] Die geringe Beteiligung von Medizinstudierenden am Vorlesungsstreik anlässlich der Notstandsgesetze im Mai 1968 hatte zu ähnlichen Vorwürfen gegenüber den »unkritischen« und »lethargischen« Studenten geführt. Ein Recht auf politische Abstinenz sei politisch Desinteressierten generell nicht zuzusprechen, da dies die Demokratie ad absurdum führe, so die »Lehrmeinung«. Offenbar sei es aber unter den Medizinern besonders schwer, politisches Verantwortungsbewusstsein zu erwecken. So hätten Studenten den Pharmakologen Fritz Heim (1910–1979) dafür kritisiert, dass dieser seine Vorlesung hatte ausfallen lassen, da er den Streik – wohl anders als die Mehrheit seiner Studenten – für eine notwendige Protestform gehalten habe.[375]

Bereits die erste Vollversammlung der Erlanger Fachschaft Medizin am 21. Mai 1968 war zumindest aus Sicht der berichtenden Medizinstudentin eine »Leerversammlung«: »Wer jedoch glaubte, die Jünger Äskulaps hätten sich hinter Bierkrug oder Lehrbuch hervorreißen lassen, wurde bitter enttäuscht. Brechende Leere zierte den Frauenhörsaal«. Der Wahlmodus für die Wahl der Studentenvertreter wurde als Farce beschrieben: »Daß diese Prachtleistung für die Geschichte der Medizin (vielleicht ein Doktorarbeitsthema?) auf dem Tonband festgehalten wurde, versteht sich von selbst.«[376]

Ein weiteres Indiz für die zunehmende Politisierung des AStA und die Verlagerung seiner Aktionen an die »Basis« stellt sein Rücktritt 1968 dar. Da die Ordinarienuniversität eine wirkliche Mitbestimmung nicht vorsehe und die

Professorenschaft in ihrem Elfenbeinturm nie gelernt habe, den eminent politischen Stellenwert von Wissenschaft zu begreifen, sehe man keine Möglichkeit, »eine auf Demokratisierung der bestehenden Hochschule abzielende Politik voranzutreiben«. Stattdessen müsse die Arbeit auf die Fachschaften und Institute verlagert werden, um »an der Basis Konfliktbewußtsein zu schaffen«.[377] Um einen Rechts-Links-Ausgleich zumindest formal bemüht war zum Beispiel die konservativ ausgerichtete »aktionsgemeinschaft demokratische mitte« (adm), die im Wintersemester 1969/70 mit dem »Wahlversprechen« antrat, im Studentenparlament für eine konstruktive alternative studentische Politik einzutreten, die hierarchische Strukturen ebenso bekämpfe wie den Verbalradikalismus »pervertierter« Linksgruppen. Die fünf Mediziner unter den Kandidaten waren bis auf ein RCDS-Mitglied allesamt Korpsstudenten. Für die Wiederwahl zum Studentenparlament im Sommer 1971 verschärfte die »adm« ihren Ton gegenüber der »Linken« allerdings erheblich. Eine von allen Personengruppen mitgestaltete pluralistische Hochschule befürwortend, warf sie der zersplitterten »Linken« vor, eine gleichgeschaltete marxistische Universität errichten zu wollen. Außerdem rief die Aktionsgemeinschaft zu einem Boykott der AStA-Beiträge auf, da der Ausschuss in unzulässiger Weise nicht länger hochschulpolitische, sondern gesamtgesellschaftliche Belange verfolge. Damit vertrat die »adm« die offizielle Linie der Universitätsleitung zum politischen Mandat. In einer Stellungnahme hatte die Universitätsspitze auf Antrag der »adm« offiziell klarzustellen, dass der politische Bildungsauftrag in Übereinstimmung mit geltender Rechtsauffassung zwar die politische Bewusstseinsbildung beinhalte, nicht aber polemisierte »Lösungen zu Tagesfragen«. Auch die Zwangsbeiträge an den AStA seien daher ausschließlich in diesem Sinne zu verwenden. Da der AStA nur manipulativ informiere und seine eigentlichen Aufgaben zugunsten von politischen Erklärungen und Demonstrationsaufrufen vernachlässige, sei er selbst es, der die Institution der verfassten Studentenschaft durch ständige Unterstellungen unterminiere, nicht aber der Senat. An der geplanten Protestaktion des AStA gegen diese Auffassung sollten sich die Studierenden nicht beteiligen: »Bleiben Sie am Mittwochabend zu Hause«.[378] Der AStA widersprach den von der »adm« erhobenen Vorwürfen gegenüber den Organen der Studentenschaft massiv.

»Die große Offensive gegen die studentische Linke ...« – Das Bayerische Hochschulgesetz

Neben (außen-)politischen Themen, auf die hier nicht näher eingegangen werden kann,[379] war es vor allem die bayerische Hochschulpolitik, insbesondere das geplante, nach mehrjährigen, zähen und kontroversen Verhandlungen 1974 in Kraft tretende Bayerische Hochschulgesetz (BayHSchG), das die Studierenden »auf die Barrikaden« trieb.[380] Die ab Anfang der 1970er Jahre einsetzende Hochschulgesetzgebung der Länder führte – trotz landesspezifischer Unterschiede – im Ergebnis zu weitreichenden Veränderungen im Hochschulgefüge, dessen Strukturen bis dato auf dem Gewohnheitsrecht, diversen Einzelregelungen und den jeweiligen Satzungsrechten der Universitäten basierten. Zudem wurden die Fakultäten, klassische Organisationseinheiten der Ordinarienuniversitäten, durch Fachbereiche ersetzt. In den Gremien der Selbstverwaltung erhielten mit der Einführung von Drittel- oder Viertelparitäten bislang nicht beteiligte Statusgruppen Stimmrechte.

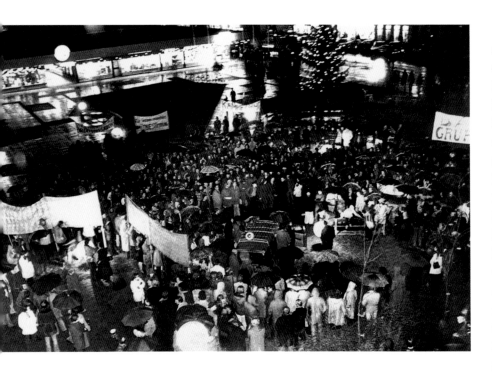

Im Gegensatz zu den Hochschulreformen anderer Bundesländer enthielt
der vom bayerischen Kultusminister
Ludwig Huber (1928–2003) 1968 zur
Diskussion gestellte Vorentwurf aus
Sicht des Erlanger AStA eine derartige
»Fülle von Rechtsanmaßungen«, die auf
eine unzumutbare Disziplinierung der
Hochschulen zielten, dass von einem
Reformwerk nicht gesprochen werden
könne.[381] Hubers Auftreten galt den
Studierenden als »arrogant und selbst-
herrlich«, sein untragbarer Entwurf
wolle eine technokratische Universität,
die keine kritischen Wissenschaftler
mehr ausbilde. Der Besuch des Minis-
ters in Erlangen im Januar 1969 verlief entsprechend: Laut Medienbericht
flogen im völlig überfüllten Audimax

Abb. 54 Demonstration gegen
das Bayerische Hochschulgesetz
in Erlangen, 1973.

Knallfrösche, Eier und Papierflieger, auch um die Mikrofonhoheit wurde gerangelt.
In einem Leserbrief zeigte man sich erleichtert darüber, dass es über »Einpeitscher«
hinaus noch Studierende gebe, die sich gegen den immer aggressiveren »Links-
faschismus« stellten, der in seinem Meinungsterror schon fast »Goebbels'sche
Taschenspielerfertigkeit« erreiche.[382]

Der Widerstand gegen »Hubaris Machtwerk« wurde im Sommer 1969
»hochschulpolitische Marschrichtung« des AStA. »Hubers Giftküche«, auf die
Medizinstudierende unter anderem Anfang Juli mit einem achttägigen Warnstreik
reagierten, sah unter anderem vor, den in Bayern seit 1922 anerkannten AStA abzuschaffen und ein universitätsinternes Ordnungsrecht einzuführen, das die Inanspruchnahme der Polizei bei gravierenden Störungen festschreiben sollte. Zudem
sollten Ordnungsstörungen und eingeleitete Gegenmaßnahmen gegenüber dem
Ministerium berichtspflichtig werden. In den lokalen Medien wurden die Protestaktionen gegen das BayHSchG allerdings als vergleichsweise gewaltfrei gelobt.[383]

Protestierende Professoren unerwünscht

Wie zentral die Forderung nach studentischer Mitbestimmung für den AStA
war, zeigt auch sein massiver Protest gegen eine Initiative Erlanger Hochschullehrer, darunter zahlreiche Mediziner. Diese richtete sich vor dem Hintergrund
des geplanten BayHSchG gegen die »liberale« Hochschulreform in Niedersachsen
unter sozialdemokratischer Alleinregierung. Das auf Initiative des linken Vor-
denkers und niedersächsischen Kultusministers Peter von Oertzen (1924–2008;
SPD) 1971 verabschiedete Vorschaltgesetz zur Mitbestimmung in der Wissenschaft sah vor, Studenten und Assistenten deutlich stärker als bisher an Willens-
bildungsprozessen zu beteiligen. Die Landesregierung hielt den Zuwachs an Mit-
wirkungsrechten für zeitgemäß, zumal er die Professorenfreiheit nicht unstatthaft
einschränke.[384]

Abb. 55 Erlanger »Solidaritäts-
bekundung« mit Göttingen, *Göttinger
Tageblatt*, 24. November 1971.

In Erlangen sah man das offensichtlich anders. In einer öffentlichen Anzeige in der Göttinger Lokalpresse waren »Professoren, Dozenten, Assistenten, Studenten sowie Freunde und Förderer der Friedrich-Alexander-Universität Erlangen-Nürnberg [...], wie die Mitglieder der Göttinger Universität, der Ansicht«, dass durch das »unheilvolle« niedersächsische Vorschaltgesetz die Entmachtung der Professoren und somit »Berliner Zustände« drohten. Von dieser radikalsten Umstrukturierung der Hochschullandschaft in der gesamten Bundesrepublik seien besonders die Medizinischen Fakultäten und die ärztliche Versorgung betroffen: »Wir können es uns nicht leisten, auf den maßgeblichen Einfluß der Erfahrensten zu verzichten. [...] Planung und Entscheidungen in der medizinischen Fakultät bestimmen die Qualität jener Ärzte, die Sie in wenigen Jahren aufsuchen müssen.« Durch die Verdrängung der Hochschullehrer in den Selbstverwaltungsgremien zugunsten von »vorwiegend linksradikalen Studenten- und Assistentenvertretern« werde man auch in Niedersachsen letztlich »den bitteren Weg der Westberliner Fakultät gehen«.[385] Zu den 45 Unterzeichnern zählten auch die Erlanger Fakultätsvertreter F. Böcker, A. Sigel, J. Vieth, E. Wetterer, H. H. Wieck und A. Windorfer. Da der Aufruf als Nachweis der reaktionären Grundhaltung der Unterzeichner gelten könne, solle man sich diese Namen gut merken, so die Leseanleitung in den *FAUST-Informationen*, die ausführlich über die aus ihrer Sicht fehlgeschlagene Solidaritätsadresse berichteten.[386] Viele Göttinger Wissenschaftler verwahrten sich energisch gegen die als einseitig und tendenziös bewertete Einmischung in eine laufende Diskussion. Speziell den drohenden Qualitätsverlust der ärztlichen Versorgung hielt man in Göttingen für eine Hysterie erzeugende Irreführung. Insgesamt beschwöre Inhalt und Ton der Anzeige eine nicht sachdienliche Politisierung herauf.[387]

Anders als die äußere Aufmachung vermuten ließ, handelte es sich bei der Anzeige auch nicht um eine offizielle Stellungnahme der Universität, sondern um eine Verlautbarung der Erlanger Sektion des »Bundes Freiheit der Wissenschaft« (BFW). Ein entsprechender Antrag der Studentenvertretung, die eine Richtigstellung der Urheberschaft und ein darüber hinausreichendes Hochschulbekenntnis zur kritischen Funktion von Wissenschaft gefordert hatte, wurde von einer »aufgebrachte[n] Ordinarienschar [...] in weniger als 10 Minuten vom Tisch gebügelt«.[388] Die Solidaritätsaktion der Erlanger Sektion des BFW war Teil eines sich bundesweit formierenden Widerstandes gegen das nach Meinung des niedersächsischen CDU-Vorsitzenden Wilfried Hasselmann (1924–2003) »linkeste aller linken Gesetze«, das den Professoren ihre angestammte Mehrheit in den Beschlussgremien zukünftig vorenthalten wolle. Die »entmachteten« Professoren gingen juristisch gegen das Vorschaltgesetz vor und konnten zwei Jahre nach Inkrafttreten zumindest einen Teilerfolg verbuchen: Am 29. Mai 1973 erklärte das Bundesverfassungsgericht das Gesetz in drei Punkten für nicht verfassungskonform. Stattdessen bestätigte es die »herausgehobene« Stellung der Hochschullehrer und ihren maßgebenden bzw. sogar »ausschlaggebenden« Einfluss in den Hochschulgremien. Anders als von den Klageführenden erhofft – geklagt hatten 398 Hochschullehrerinnen und -lehrer –, erklärte es allerdings paritätisch besetzte Gremien nicht per se für verfassungswidrig.[389]

05 51 / 5 53 34   Mittwoch, den 24. November 1971

ERLANGEN NÜRNBERG
solidarisch mit
GÖTTINGEN

Hochschulvorschaltgesetz für Niedersachsen unheilvoll

Berliner Zustände drohen

Professoren, Dozenten, Assistenten, Studenten sowie Freunde und Förderer der Friedrich-Alexander-Universität Erlangen-Nürnberg sind, wie die Mitglieder der Göttinger Universität, der Ansicht:

Der Niedersächsische Landtag hat mit dem Vorschaltgesetz zu einem künftigen Hochschulgesetz eine Entwicklung eingeleitet, die, verglichen mit Hamburg, Hessen und auch Berlin, die radikalste Veränderung der Universitätsstruktur in der Bundesrepublik mit sich bringt: Das Vorschaltgesetz drängt die Hochschullehrer in die Minderheit und gibt damit den vorwiegend linksradikalen Studenten- und Assistentenvertretern einen entscheidenden Einfluß auf Lehre und Forschung, der nicht der politischen Überzeugung der Mehrheit der Bevölkerung entspricht.

Ärztliche Versorgung bedroht

Besonders folgenreich werden die Veränderungen an den medizinischen Fakultäten sein. Dort, wo die personellen Entscheidungen fallen, die den Ausbildungsstand des ärztlichen Nachwuchses bestimmen und garantieren, werden von neun Mitgliedern des Fakultätsrates nur noch vier in Forschung und Lehre ausgewiesene Hochschullehrer sein.
Wir können es uns nicht leisten, auf den maßgeblichen Einfluß der Erfahrensten zu verzichten. In der Medizin nicht und auch in keinem anderen Fach. Planung und Entscheidung in der medizinischen Fakultät bestimmen die Qualität jener Ärzte, die Sie in wenigen Jahren aufsuchen müssen. In der philosophischen Fakultät wird heute darüber entschieden, wie die Lehrer Ihrer Kinder ausgebildet sein werden.

Der bittere Berliner Weg beginnt

Mit den Mitgliedern der niedersächsischen Hochschulen teilen wir die Sorge, daß das Vorschaltgesetz statt zu einer Befriedung zu einer massiven Politisierung führen muß. Statt sich der Forschung und Lehre widmen zu können, werden sich die Universitätslehrer in Gruppenkämpfen aufreiben. Auch in Niedersachsen wird man jetzt den bitteren Weg der Westberliner Fakultät gehen.

Das Parlament vergab seine Macht

Der Paragraph 7 des Vorschaltgesetzes ermächtigt den Kultusminister, nach Gutdünken in den niedersächsischen Hochschulen zu schalten und zu walten, ohne das Parlament fragen zu müssen. Das Parlament hat sich damit seiner vornehmsten Pflicht entledigt, nämlich die ihm unterstehenden Einrichtungen zu kontrollieren.

Mehr Selbstverwaltung an den Hochschulen darf niemals bedeuten, daß die Gesellschaft, vertreten durch ihr Parlament, ihr Kontrollrecht aufgibt.

Professoren, Dozenten, Assistenten, Studenten sowie Freunde und Förderer der Friedrich-Alexander-Universität Erlangen-Nürnberg:

M. Becker, H. T. Beyer, F. Böcker, P. Broschier, H. Degel, H. Düfel, E. Dürr, A. Fischer, H.-O. Fritsche, P. Funk, Ch. Gaab, Ch. Gaerthe, L. Göllner, W. Gottwald, O. Hahn, B. Heerklotz, H. Haun, L. Heinhold, W. Henke, J. Höß, R. Kamlah, W. Kienzel, P. Klopsch, K. Kluxen, F. Krautwurst, O. Kubin, M. Köhner, L. Münch, H. Pfleiderer, H. Sauter, A. Sigel, W. Scharff, E. R. Schneider, H.-J. Schoeps, H.-P. Stahl, R. Stucken, K. Töpner, K. Torges, J. Vieth, E. Wetterer, H. H. Wieck, A. Windorfer, E. Wolff, R. Werner, H. Wille.

Der BFW war 1970 als Sammelbecken konservativer, aber auch liberaler und sozialdemokratischer Hochschulrepräsentanten gegründet worden. Die Mitglieder der Vereinigung sahen durch die »linken« Ideologien der Studentenbewegung die Freiheit von Forschung und Lehre bedroht. Zu den wichtigsten Szenarien des BFW gehörte der kommunistische Umsturz. Aus der Sorge heraus, dass Hochschulreformen Vehikel für radikale gesellschaftliche Umsturzpläne sein könnten, die anfänglich nur die Universitäten, dann aber den ganzen Staat bedrohten, lehnte der BFW jegliche Forderung nach mehr Mitbestimmung ab: »Wo Ideologien die Oberhand gewinnen, welche die Zerstörung des Bestehenden als Verwirklichung utopischer Ziele betrachten, dient der Ruf nach Reformen nicht mehr einer Modernisierung […] der Institution, sondern ihrer Lähmung und Vernichtung. Vor einer solchen Gefahr stehen heute die Hochschulen in der Bundesrepublik. Vor der gleichen Gefahr könnte morgen der Staat stehen.«[390]

Der bayerische Kultusminister Hans Maier, Nachfolger Hubers, sah seinen Kurs in Sachen Hochschulgesetzgebung durch das Urteil des Bundesverfassungsgerichtes klar bestätigt, die Entscheidungshoheit läge jetzt wieder bei denen, die über entsprechende Qualifikationen verfügten. Der BFW, zu dessen Vorstandsmitgliedern Maier zählte, hielt vor allem das Grundrecht der Freiheit der Lehre für gesichert.[391] Als Maier einen weiteren Reformentwurf vorlegte, galt dieser dem AStA als die übelste Version »der Methoden zur Effektierung der Hochschulen«. In den *FAUST-Informationen* rief der AStA daher erneut zum Kampf gegen das bayerische »Law-and-Order-Konzept« auf, nur so sei »die Möglichkeit sozialistischer Politik an der Hochschule und der Interessenvertretung durch studentische Organe zu erhalten«. In einer für Mai 1972 anberaumten Aktionswoche sollte landesweit über die kapitalistische Reform informiert werden, mittels derer »die große Offensive gegen die studentische Linke gestartet werden« solle. Der Maier-Entwurf übertreffe alle bisherigen Entwürfe noch insofern, als er die kritische politische Betätigung von Studierenden schon im Ansatz durch Sanktionen bis hin zur Relegation unterbinden wolle.[392]

»Ich bin nicht gewillt, in Zukunft derartige Gewaltmethoden hinzunehmen«

Streikaktionen, die den Widerstand gegen das geplante BayHSchG zum Thema der Lehre machen wollten, stießen in Erlangen wie eingangs erwähnt auf wenig Verständnis. So verwahrte sich der Pathologe Volker Becker im Dezember 1972 strikt gegen einen an der Tafel im Hörsaal angebrachten Demonstrationsaufruf gegen das BayHSchG, da Studierende forschen und lehren sollten, statt sich um Gesetze zu kümmern. Als er für den Wiederholungsfall mit Anzeige drohte, sahen die streikwilligen Studierenden den Beweis für die Disziplinierungsfunktion des geplanten Ordnungsrechts schon jetzt erbracht. Wenn, so ihre Argumentation, bereits ein Tafelbild mit der Drohung einer Anzeige belegt werde, zeige sich der repressive Charakter des Ordnungsrechts überdeutlich.[393] Auch der Psychiater Hans H. Wieck war von einer »Störung der Hauptvorlesung« betroffen. Im Zuge der vom 22. bis zum 27. Januar 1973 dauernden 1. Streikwoche des AStA gegen das BayHSchG war der unter den Studierenden als »Rechtsaußen« firmierende Psychiater Wieck zu einer Diskussion über die Hochschulreform aufgefordert worden.[394] Wieck lehnte das Ansinnen als »widerrechtliches Vorgehen« ab, unter anderem

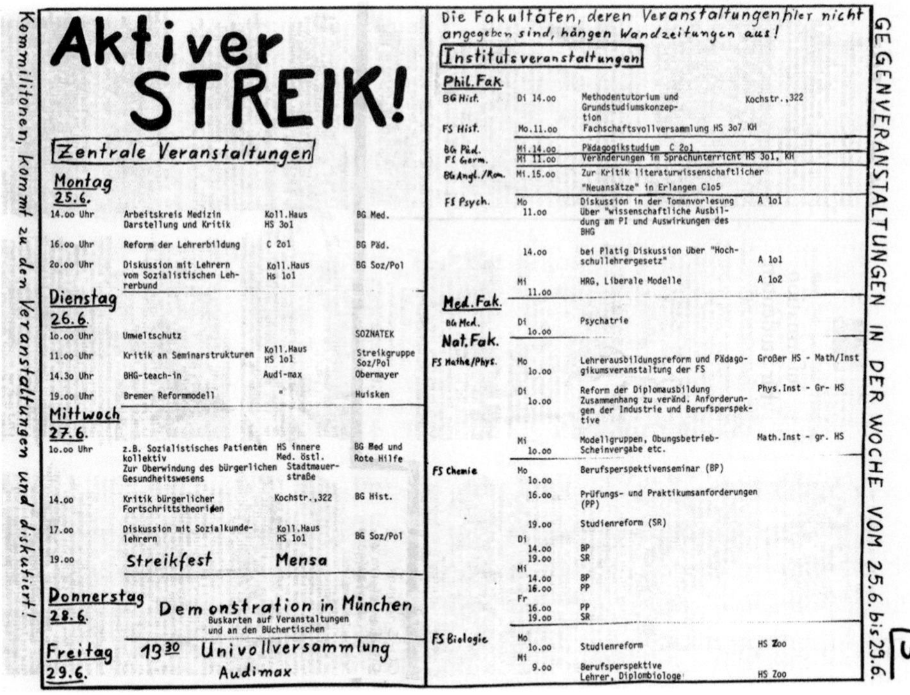

Kommilitonen, kommt zu den Veranstaltungen und diskutiert!

Aktiver STREIK!

Zentrale Veranstaltungen

Montag 25.6.
14.00 Uhr Arbeitskreis Medizin Darstellung und Kritik — Koll.Haus HS 3o1 — BG Med.
16.00 Uhr Reform der Lehrerbildung — C 2o1 — BG Päd.
2o.00 Uhr Diskussion mit Lehrern vom Sozialistischen Lehrerbund — Koll.Haus HS 1o1 — BG Soz/Pol

Dienstag 26.6.
1o.oo Uhr Umweltschutz — SOZNATEK
11.oo Uhr Kritik an Seminarstrukturen — Koll.Haus HS 1o1 — Streikgruppe Soz/Pol
14.3o Uhr BHG-teach-in — Audi-max — Obermayer
19.oo Uhr Bremer Reformmodell — " — Huisken

Mittwoch 27.6.
1o.oo Uhr z.B. Sozialistisches Patienten kollektiv / Zur Überwindung des bürgerlichen Gesundheitswesens — HS Innere Med. östl. Stadtmauerstraße — BG Med und Rote Hilfe
14.00 Kritik bürgerlicher Fortschrittstheorien — Kochstr.,322 — BG Hist.
17.00 Diskussion mit Sozialkundelehrern — Koll.Haus HS 1o1 — BG Soz/Pol
19.00 Streikfest — Mensa

Donnerstag 28.6. Demonstration in München — Buskarten auf Veranstaltungen und an den Büchertischen

Freitag 29.6. 13³⁰ Univollversammlung — Audimax

Die Fakultäten, deren Veranstaltungen hier nicht angegeben sind, hängen Wandzeitungen aus!

Institutsveranstaltungen

Phil.Fak.
BG Hist. — Di 14.00 — Methodentutorium und Grundstudiumskonzeption — Kochstr.,322
FS Hist. — Mo.11.00 — Fachschaftsvollversammlung HS 3o7 KH
BG Päd. — Mi.14.00 — Pädagogikstudium C 2o1
FS Germ. — Mi.11.00 — Veränderungen im Sprachunterricht HS 3o1, KH
BG Angl./Rom. — Mi.15.00 — Zur Kritik literaturwissenschaftlicher "Neuansätze" in Erlangen C1o5
FS Psych. — Mo 11.00 — Diskussion in der Tonamvorlesung Über "wissenschaftliche Ausbildung am PI und Auswirkungen des BHG — A 1o1
— 14.00 — bei Platig Diskussion über "Hochschullehrergesetz" — A 1o1
— Mi 11.00 — HRG, Liberale Modelle — A 1o2

Med.Fak.
BG Med. — Di 10.00 — Psychiatrie

Nat.Fak.
FS Mathe/Phys. — Mo 1o.oo — Lehrerausbildungsreform und Pädagogikumsveranstaltung der FS — Großer HS - Math/Inst
— Di 1o.oo — Reform der Diplomausbildung Zusammenhang zu veränd. Anforderungen der Industrie und Berufsperspektive — Phys.Inst - Gr- HS
— Mi 1o.oo — Modellgruppen, Übungsbetrieb-Scheinvergabe etc. — Math.Inst - gr. HS

FS Chemie — Mo 1o.oo — Berufsperspektivenseminar (BP)
— 16.00 — Prüfungs- und Praktikumsanforderungen (PP)
— 19.00 — Studienreform (SR)
— Di 14.00 BP / 19.00 SR
— Mi 14.00 BP / 16.00 PP
— Fr 16.00 PP / 19.00 SR

FS Biologie — Mo 9.00 — Studienreform — HS Zoo
— Mi 9.00 — Berufsperspektive Lehrer, Diplombiologe — HS Zoo

GEGENVERANSTALTUNGEN IN DER WOCHE VOM 25.6. bis 29.6.

Abb. 56 Volles Programm: Streikwoche des AStA, 1973.

weil das studentische Vorgehen das Wohl des anwesenden Demonstrationspatienten gefährde, der – durch die Unruhe im Hörsaal stark angegriffen – von Wieck akut »psychotherapiert werden« musste. Nachdem die Mehrheit der anwesenden Studierenden die »sachfremde Diskussion« ablehnte, verließ die Störgruppe den Raum, allerdings nicht ohne eine »Gegenvorlesung gegen den Wieck« anzukündigen. Am Nachmittag verhinderte eine »Streikkette« eine weitere im Hörsaal der Kinderklinik stattfindende Lehrveranstaltung der Neurologie, die daraufhin verlegt werden musste. In welcher Form in dieser Situation die Lehrfreiheit sichergestellt werden könne, so die Frage Wiecks an Adolf Windorfer.[395] Dieser war von dem Vorfall insofern betroffen, als er Direktor und Hausherr der Erlanger Kinderklinik war. Zwei Tage später bestätigte Windorfer gegenüber dem Dekan noch einmal die »eklatante Behinderung der lernwilligen Studenten«: »Ich bin nicht gewillt, in Zukunft derartige Gewaltmethoden hinzunehmen.«[396]

Mit der Einführung des BayHSchG 1974 war die erklärte Absicht des Gesetzgebers verbunden, den AStA aufzulösen und durch neue Organe zu ersetzen. Im Jahresrückblick der Studentenschaft wurde der Zeitraum 1972/73 daher als »Jahr der politischen Konfrontation« gewertet. Der »Blick zurück im hoffnungsvollen Zorn« des amtierenden AStA-Vorsitzenden, des Medizinstudenten Hermann Huben, fiel entsprechend düster aus: Die vom AStA sorgfältig erarbeitete Stellungnahme zum BayHSchG sei vom Senat nicht berücksichtigt, die in Lehrveranstaltungen initiierten Diskussionen seien als »Hausfriedensbruch« mit (angedrohten) Sanktionen belegt und die in Bayern traditionell gepflegte Entpolitisierung der Hochschule sei in dem Augenblick, wo sozialistische Politik drohe, fortgeführt worden.[397] Wie angespannt die Lage blieb, zeigt der Kampf um Büchertische in der Mensa, deren Aufstellung aus feuerpolizeilichen und Gründen der Allgemeinen Dienstordnung untersagt war. Dieses Verbot sei aber, so die

Sicht des Studentenwerkes, von linken Gruppierungen in Form parteipolitischer Büchertisch-Aktionen immer wieder unterlaufen worden, sodass mehrfach die Polizei zur Wahrung des Hausrechts in Anspruch genommen werden musste. Der Sprecherrat der Studenten hielt die Gründe dagegen für vorgeschoben und wertete das »Büchertischverbot« als Strangulation der politischen Arbeit.[398]

»Auch wir bemühen uns um eine sachgerechte Behandlung …«

Das BayHSchG war nicht nur vielen Studierenden suspekt, auch innerhalb der Erlanger Universität und ihrer Fakultäten waren die ab 1969 kursierenden Entwürfe keineswegs unumstritten. So äußerte die Universität »ihr Befremden über die Kürze der Zeit, in der ihr eine Stellungnahme abverlangt« werde, und bedauerte die dem BayHSchG zugrunde liegende Tendenz, »die Entscheidungsbefugnis der Universität einzuschränken«.[399] Auch der Senat hatte sich insbesondere zum Vorentwurf öffentlich skeptisch geäußert, die Philosophische Fakultät sah die Eigenentwicklung der Wissenschaft bedroht und die Universitätsspitze hoffte vergeblich auf eine Resonanz auf die Anregungen aus Erlangen.[400] Allerdings unterschieden sich die Protestformen erheblich: Kämpften die Studenten auf der Straße lautstark gegen die Entmachtung des bayerischen AStA, ging die Medizinische Fakultät hinter verschlossener Tür und diplomatisch verpackt gegen mögliche Kompetenzverluste durch die geplante Umwandlung der Fakultäten in Fachbereiche an: »Auch wir bemühen uns um eine sachgerechte Behandlung des Faches Medizin im Rahmen des bevorstehenden neuen Hochschulgesetzes«.[401] In Übereinstimmung mit dem Westdeutschen Fakultätentag, dessen Verlautbarungen vom Dezember 1968 unter den Fakultätsmitgliedern zirkulierten, und nach zahlreichen Treffen auf Dekanatsebene hielt man die vom BayHSchG vorgesehene weitere Untergliederung der Medizinischen Fakultät in einzelne Fachbereiche aufgrund ihrer Sonderstellung (Krankenversorgung, krankenbettnahe Ausbildung, ärztliche Fortbildung über das Studium hinaus) sowie der damit verbundenen Diffusion von Entscheidungskompetenzen für nicht umsetzbar. Die Medizin bilde, so die Stellungnahme des Fakultätentags, eine Einheit, deren Struktur für Forschung, Lehre und Ausbildung nicht mit anderen Fakultäten verglichen werden könne. Auch die ärztliche Verantwortung für den Menschen müsse ungeteilt bleiben und könne nicht durch kollektive Mitbestimmung aufgelöst werden. Die geplanten Strukturen stünden daher einer sachgerechten Erfüllung der Aufgaben entgegen, dieser Einsicht müsse auch das BayHSchG Rechnung tragen, so der unter den bayerischen Dekanen in bemerkenswerter Einmütigkeit vorgetragene Protest.[402] Auch die durch Artikel 29 und 39 des Gesetzes vorgesehene Neustrukturierung der Kliniken und Institute in »Betriebseinheiten«, die unmittelbar der Krankenversorgung dienen sollten, sowie damit verbundene Leitungsfragen nahmen in den Fakultätssitzungen breiten Raum ein. Der wiederholten Zusicherung, dass die künftig vorzunehmenden Unterscheidungen keinerlei Wertung enthielten, mochten zunächst nicht alle Klinikchefs glauben.[403]

Nach langen Verhandlungen konnte die Fakultät gegenüber dem Kultusministerium ihre Vorstellung durchsetzen, zumindest was die Fachbereichsgliederung betraf. Anders als andere Fakultäten, die in zwei oder drei Fachbereiche aufgegliedert wurden, gab es nur einen medizinischen Fachbereich mit 37 Lehr-

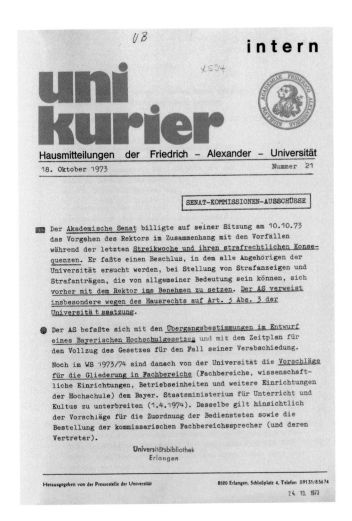

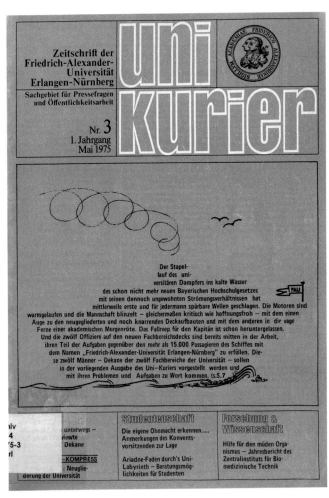

Abb. 57 Das BayHSchG – und die Kritik daran – prägten zu Beginn der 1970er Jahre die internen und öffentlichen Ausgaben des *Uni-Kuriers*.

stühlen. Der neu gewählte Dekan Erich Rügheimer hielt eine weitere politische Polarisierung für unwahrscheinlich, da es den Medizinern stets gelungen sei, »aus ihrer inneren Grundhaltung in Sorge um die Patienten […] die Sachfragen in den Vordergrund zu stellen«.[404] Rektor Bernhard Ilschner (1928–2006) sah die Universität Ende 1973, kurz vor der Einführung des BayHSchG, »an der Schwelle zum Umbruch«. In seinem Jahresbericht wertete er das Gesetz als Kulminationspunkt all dessen, was an Konfliktstoffen zwischen den »Chaoten« und den »Mausgrauen« in der Luft lag. Auf beiden Seiten habe Kompromisslosigkeit und Aggression geherrscht: »wer nicht als ›links‹ gelten will, hat konsequent ›rechts‹ zu sein (möglichst mit lückenlosem Alibi ab 1960), und umgekehrt«.[405] Eindeutig um Rückkehr zur Normalität bemüht, schlug er ein Jahr später vor, nach dem langen Streit über »vom Kern des Wesens wissenschaftlicher Hochschulen weit entfernte Organisationsprobleme« wieder »zur Sache« zu kommen.[406]

»Keine Menschenwürde für Kranke« – Psychiatriekritik und Kritik an der »kapitalistischen Medizin«

Im Folgenden soll denjenigen Protestinhalten der studentischen Linken nachgegangen werden, die sich speziell an den Bedingungen der »kapitalistischen« Medizin entzündeten und in unterschiedlicher Schärfe und Radikalität formuliert ▷

ZUM UMGANG MIT DEM RADIKALENERLASS AN DER FAU

Am 28. Januar 1972 wurden unter Bundeskanzler Willy Brandt (1913–1992) *Grundsätze zur Frage der verfassungsfeindlichen Kräfte im öffentlichen Dienst* vereinbart. Die von Befürwortern als »Extremistenbeschluss« gelobte, von Gegnern als »Radikalenerlass« massiv kritisierte Bestimmung sah die Einzelfallprüfung jedes Bewerbers für den öffentlichen Dienst vor, um »linksradikale«, der »Außerparlamentarischen Opposition« nahestehende Professoren und Lehrer an ihrem »Marsch durch die Institutionen« zu hindern. Die Länder setzten den Beschluss mit zeitlicher Verzögerung und in unterschiedlicher Strenge um. Die Bayerische Staatsregierung übernahm den Erlass am 18. April 1972. Zwei Jahre später band sie den Verfassungsschutz in die Überprüfung der Bewerber ein.[1]

In Erlangen wurde der Erlass den Dekanen im Sommer 1974 zur Kenntnis vorgelegt. Auf die Vorgaben des Bayerischen Staatsministeriums des Inneren hinsichtlich der Überprüfung der Einstellungsvoraussetzungen von Bewerbern reagierte die Universitätsleitung zumindest nach außen verhalten: Man verkenne keineswegs die Gefahr einer marxistischen Indoktrination von Lehre und Forschung, man begegne dieser Gefahr allerdings besser durch geistige Waffen als durch politisch motivierte Personalpolitik.[2]

Ein Jahr später zog die Universitätsleitung ein kritisches Zwischenfazit: Es bliebe das ungute Gefühl, einem ideologischen Angriff auf die Gesellschaftsordnung nicht argumentativ begegnet zu sein, sondern mit »Dossiers«, Erkenntnissen und vertraulichen Auskünften. Für die Universität gäbe es aber nur einen zuverlässigen Verfassungsschutz, und dies seien »nicht die Herren in grauen Anzügen und mit schwarzen Aktenkoffern«, sondern die Mitglieder der Hochschule, die sich bewusst und aktiv für die Demokratie einsetzen.[3] Susanne Ude-Koeller

»die Herren in grauen Anzügen und mit schwarzen Aktenkoffern«

Abb. 1 Der AStA protestierte 1972 gegen »Berufsverbot«, »Kriminalisierung« und »politische Unterdrückung«.

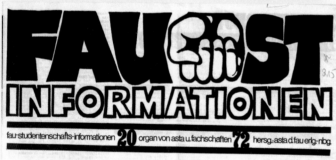

wurden. Ab 1966 standen zunächst gesund-
heitspolitische Fragen zu den Tabuthemen
Sexualität und Empfängnisverhütung auf der
Agenda der Erlanger (Medizin-)Studierenden.
So erschienen in der Studentenzeitschrift *Informationen* zahlreiche Artikel, die unter anderem
über die »Geburtenregelung auf natürlichem
Weg«[407] des österreichischen Gynäkologen
Hermann Knaus (1892–1970) informierten, die
»Pille« für Studentinnen forderten oder für eine
Liberalisierung des § 218 plädierten.[408] Laut
einer Statistik, die von der Münchener »Basisgruppe Medizin« vorgestellt wurde, waren
1963 noch ca. 300 Abtreibungsfälle juristisch
belangt worden. Die Gruppe schlug eine
»Abtreibungskampagne« sowie das Erstellen
einer entsprechenden Info-Broschüre und eine
verbesserte Sexualaufklärung von Schülern
und Lehrlingen vor.[409] Die Abgabe der 1961 auf
den bundesdeutschen Markt gebrachten »Pille«

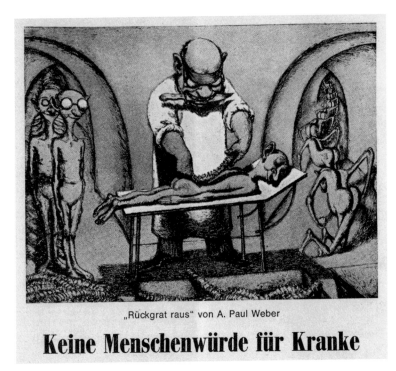

„Rückgrat raus" von A. Paul Weber

Keine Menschenwürde für Kranke

an unverheiratete Frauen wurde anfänglich äußerst restriktiv gehandhabt. Einer
der ersten Gynäkologen, der das »heiße Eisen Anti-Baby-Pille« aufgriff, war der
Göttinger Ordinarius für Frauenheilkunde Heinz Kirchhoff (1905–1997). Kirchhoff plädierte für eine zurückhaltende Anwendung der »Pille« bei jungen, unverheirateten Frauen, allerdings weniger aus rein moralischen Gründen, sondern
unter Hinweis auf mögliche medizinische Risiken.[410] Auch der Erlanger Ordinarius
für Frauenheilkunde, Karl Günther Ober, galt unter den Studierenden als liberal
und Ideen einer »Pille zum Frühstück« nach amerikanischem Vorbild nicht gänzlich abgeneigt.[411]

Abb. 58 Psychiatriekritischer
Artikel in den *Informationen* des AStA,
1966.

Deutlich politischer unterlegt war die studentische (Dauer-)Kritik an der
Ausrichtung des Studiums. Dieses produziere lediglich Organmediziner, die sich
an einem »somatisch-technischen« Krankheitsbegriff orientierten: »Die meisten
Studenten merken noch nicht einmal, daß damit die medizinische Wissenschaft im
Grunde ihrem formalen Anspruch nicht gerecht wird.«[412]

Als besonders kritikwürdig und reformbedürftig galten die Bedingungen in
der Psychiatrie. Den wohl radikalsten Versuch der »langen 1960er Jahre«, das herrschende (Psychiatrie-)System zu überwinden, stellte das 1970 durch den Arzt Wolfgang Huber (* 1935) und 40 ehemalige Patienten der Psychiatrischen Klinik Heidelberg gegründete Sozialistische Patientenkollektiv (SPK) dar. Huber verfolgte einen
psychiatriekritischen und politischen Ansatz, wonach nicht der einzelne Patient,
sondern die Gesellschaft krank sei. Nach seiner Entlassung durch die Klinikleitung protestierten seine Patientinnen und Patienten in einer Resolution gegen
den »Rausschmiss« des beliebten Arztes, einige traten in Hungerstreik. Krankheit als Reaktion auf gesellschaftliche Widersprüche im Kapitalismus begreifend,
zielte die »Therapie« des anfänglich von der Universität Heidelberg in Räumen der
Universität geduldeten Provisoriums auf die Bewusstmachung und Abänderung

krankmachender Bedingungen und ihrer gesellschaftlichen Ursachen. Nach einer längeren Kontroverse wurde das sich zunehmend radikalisierende SPK im Herbst 1970 geschlossen. Einige ehemalige Patienten setzten ihr Credo »Aus Krankheit eine Waffe machen« in die Tat um und schlossen sich der RAF an.[413]

Unter dem Titel *Keine Menschenwürde für Kranke* machte die Erlanger Fachschaft schon 1966 auf den Erfahrungsbericht des Physikers Karl Kromphardt (1924–1996) aufmerksam. Kromphardt, ehemaliger Patient der Kieler Universitätspsychiatrie, hatte die Behandlung der Patienten nach der »3-P-Formel« – Pillen, Paral (Schlafmittel) und Prügel – gegenüber der Kieler Hochschulleitung sowie Gerichten, Ministerien und Abgeordneten scharf kritisiert, allerdings ohne Resonanz. Postzensur und hermetische Abtrennung der Geisteskranken isolierten diese von der Außenwelt. Die Allgemeinheit sei die lästigen Kranken los und könne weiterhin in ihrer christlichen Wohlanständigkeit, in ihren geordneten bürgerlichen Verhältnissen leben, so die Schlussfolgerung der *Informationen*.[414]

Als »Opfer« der örtlichen Psychiatrie, konkret der Erlanger Heil- und Pflegeanstalt, wurde Abraham B. vorgestellt. Der aus Eritrea geflohene Werkzeugmacher wurde im Frühjahr 1972 wegen des Verdachts auf Brandstiftung eingewiesen. Nach einem Jahr sollte für den als »geschäftsunfähig« erklärten und nach eigenen Angaben mit Kontakt- und Besuchsverbot belegten Patienten ein juristischer Pfleger bestellt werden. B., der 1970 Antrag auf politisches Asyl gestellt hatte, wurde laut Angaben seines Rechtsanwaltes von Ärzten in der Heil- und Pflegeanstalt mehrfach aufgefordert, seinen Asylantrag zurückzuziehen. Dies hätte allerdings seine sofortige Abschiebung nach Äthiopien ermöglicht, wo ihm Haft und Folter drohten, da er mit dem Freiheitskampf Eritreas gegen Äthiopien sympathisiert habe. Das Erlanger Solidaritätskomitee unter der Federführung der »Sozialistischen Zelle Naturwissenschaft und Technik« (SOZNATEK) ging von einer ungerechtfertigten bzw. politisch motivierten Zwangsunterbringung B.s aus und organisierte mehrere Demonstrationen vor der Heil- und Pflegeanstalt. Die »Basisgruppe Medizin«[415] nahm den Fall darüber hinaus zum Anlass, auf die Bedingungen in der »Aufbewahrungs- und Sterbemaschinerie« aufmerksam zu machen: Personalmangel, eklatante Hygiene- und Pflegemängel, »Stillegung« der Patienten durch Psychopharmaka (»Die meisten sitzen da und dösen ganztägig«) und »Beschäftigungstherapie« in Form von Putzarbeit und Handlangerdiensten. Hier träfen zwei Symptome der kapitalistischen Gesellschaft zusammen: 1. die Finanzknappheit in »unproduktiven Sektoren«, 2. die Unfähigkeit der bürgerlichen Medizin, auf gesellschaftlich verursachte Krankheiten adäquat zu reagieren, sodass die Behandlung psychisch Kranker mit Pharmaka der Weisheit letzter Schluss sei. SOZNATEK und die »Basisgruppe Medizin« nutzten ihre schonungslose Psychiatriekritik auch, um auf die Verschärfung des Ausländergesetzes hinzuweisen, die eine Ausweisung »unliebsamer« Ausländer erleichtern solle: »Unser Kampf für die ›Freiheit für Abraham B[.]‹, für die ›Gewährung des politischen Asyls‹ ist daher eingebettet in die Aufklärungsarbeit über diese beiden Aspekte«.[416] Die geschilderten Vorgänge lassen sich nachträglich nicht überprüfen, sind aber vor dem allgemeinen Hintergrund der psychiatriekritischen Strömungen der 1970er Jahre zu sehen. Die Aktionen sind darüber hinaus der Strategie radikaler politischer Hochschulgruppen zuzuordnen, durch Solidarisierungseffekte auch eher unpolitische Studierende zu erreichen. Allerdings waren die unzureichenden räumlichen und personellen Bedingungen in der Heil- und Pflegeanstalt zuvor auch von gänzlich »ideologieunverdächtigen« Kritikern angesprochen und unter anderem als Gründe für den notwendigen Neubau des Bezirkskrankenhauses ins Feld geführt worden. Auch die Existenz von Vorurteilen selbst unter Fachleuten gegenüber psychisch Kranken ist belegt; so wurden zum Beispiel in einer Untersuchung zu Einstellungen des Krankenpflegepersonals eines psychiatrischen Großkrankenhauses, des Nervenkrankenhauses Bayreuth, vom Pflegepersonal als Ursache von Erkrankungen noch Ende der 1970er Jahre von fast 50 % Willensschwäche, von etwa einem Drittel ein ausschweifendes Leben genannt.[417]

Vor dem Hintergrund der unpopulären Sparmaßnahmen im Gesundheitswesen zu Beginn der 1970er Jahre nutzten linke Hochschulgruppen oder einzelne Vertreter die medial

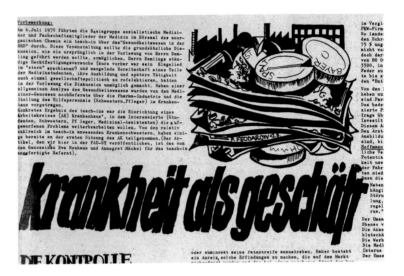

verbreitete medizinkritische Stimmung zu einer Kampfansage an das kapitalistische Gesundheitswesen der Bundesrepublik, das Krankheit als Geschäft betreibe.[418] Da der AStA der FAU eng mit dem AStA der LMU München zusammenarbeitete, wurde auch dessen Sichtweise auf das Problem von »Krankenhaus und Kapitalismus« vor Ort rezipiert. Angefochten wurde vom Münchener AStA aber nicht nur die zu gute Bezahlung der Chefärzte bei gleichzeitig schlechter Bezahlung der Krankenschwestern, sondern insgesamt das Hierarchiegefälle in den Kliniken sowie die ärztliche Ausbildung, die zur unkritischen Flucht in die Ideologie der naturwissenschaftlichen Sachlichkeit erzöge.[419]

Als sich Ludwig Demling im *Stern* vom 14. Juni 1970 über die weitverbreitete, seiner Meinung nach aber ungerechtfertigte Kritik an den Chefärzten beklagte und sich in diesem Zusammenhang als »modernen Judensternträger der Nation« bezeichnete, verknüpfte die Erlanger »Basisgruppe Medizin« ihre Kritik an dieser »geschmacklosen« Äußerung und am autoritären Führungsstil Demlings mit weitreichenden Forderungen nach der Abschaffung von Sonderrechten für Chefärzte und Privatpatienten. Demlings öffentlicher Verteidigung der Privilegien von Privatpatienten (Chefarztbehandlung und Einzelzimmer) hielten die Studierenden ihr Vorbild einer Gleichbehandlung durch Abschaffung der Klasseneinteilung in den Kliniken entgegen: »Wir warten auf Ärzte die einsehen, daß 12-Betten-Säle vielleicht auch der Genesung von Arbeitern nicht zuträglich sind.«[420] Der von Demling im *Stern* beklagte Prestigeverlust von Ärzten, insbesondere Chefärzten, denen man vorwarf, »Krankheit als Geschäft« zu betreiben, war unter anderem durch die umstrittene mehrteilige *Spiegel*-Serie *Das Geschäft mit der Krankheit* und die sich anschließende »Spiegel-Hetze« in die bundesrepublikanische Öffentlichkeit gebracht worden.[421]

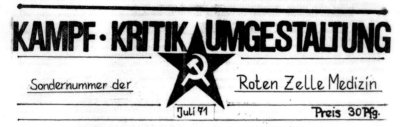

KAMPF · KRITIK · UMGESTALTUNG

Sondernummer der   Roten Zelle Medizin

Juli 71   Preis 30 Pfg.

Das sozialistische Studium der Medizin aufbauen!

Kommilitonen, Genossen!

Die Rote Zelle Medizin war seit ihrem Bestehen bemüht die Grundsätze ihrer Politik immer wieder zu verdeutlichen. Sie hat nicht nur in ihrer Gründungserklärung dargestellt welche politische Stoßrichtung sie verfolgt, sondern auch in der Kampagnie für die Med. Poliklinik in Erlangen hat sie ihr konkretes Einsetzen für eine bessere med. Versorgung der arbeitenden Bevölkerung verbunden mit dem Kampf für eine Ausbildung im Dienste des Volkes und in eine Einheit gebracht mit den langfristigen Zielen der kommunistischen Bewegung. In unseren Flugblättern, in unseren Referaten, Diskussionsbeiträgen etc. haben wir nie vergessen ganz klar zu sagen, daß ein Kampf um Reformen nur einen Sinn hat, wenn er mit dem Kampf der Arbeiterklasse für die revolutionäre sozialistische Umwälzung dieser Gesellschaft verbunden wird. Unser heutiges Teach-in ist als eine Möglichkeit gedacht, die Grundsätze unserer Politik nochmals umfassend darzustellen und einen Arbeitskreis anzukündigen, der im Rahmen des Sozialistischen Studiums in Angriff genommen wird.

Kommilitonen, Genossen! Wir sind zusammengekommen, um genau nachzuweisen, daß die eben angedeutete Politik und der Aufbau des Soz. Stud., als ein Bestandteil dieser Politik, die einzige Möglichkeit darstellt, unseren humanistischen Anspruch als Medizinstudenten und zukünftige Ärzte gerecht zu werden. Wir sind zusammengekommen, um der Wahrheit, der gesellschaftlichen Wirklichkeit näher zu kommen und daraus die praktische Schlüsse zu ziehen, wie man diese Wirklichkeit verändern kann.

Beginnen wir mit der ersten Situation, die die Medizinier in ihrem berufsbezogenen Kontakt mit der Gesellschaft erleben: Die Ausbildungssituation. Haben die Oberschüler die Schranke ihres Abiturs endlich hinter sich, stehen sie dann, nicht nur in der Medizin, vor der Mauer des Numerus Clausus. Viele von Ihnen meinen, daß der

Numerus Clausus eine Auswahl der Besten darstellt. Da täuschen Sie sich aber gewaltig. Diese Mauer stellt keineswegs eine Auswahl der fähigsten dar, sondern sie soll die Zahl der Ärzte niedrig halten. Es ist eindeutig nachgewiesen, daß die Auslese nach den Abiturnoten ein vollkommen unwissenschaftliches Verfahren darstellt. Warum soll nun also die Zahl der Ärzte, ob nun mit wissenschaftlichen oder mit unwissenschaftlichen Methoden, möglichst niedrig gehalten werden? Wer klammert sich an dieses nicht mal technokratischvertretbares Ausleseprinzip? Wohl nicht der Großteil der Bevölkerung, die an einer ausreichenden Zahl von Ärzten zur Befriedigung ihres Gesundheitsbedürfnisses interessiert ist. Für die niedrige Arztzahl treten Regierung, Ärzte und ihre Standesorganisationen ein. Und da sie über mehr Macht verfügen als die Mehrheit des Volkes, können sie auch ihre Interessen durchsetzen. Die Kassenärztliche Vereinigung als Bestandteil der Standesorganisation der Ärzte verteilt die von den Arbeitnehmern aufgebrachten Versicherungsbeiträge an die Kassenärzte. Diese Ärzte werden nach der Anzahl ihrer Krankenscheine bezahlt. Daraus ergibt sich ganz klar, daß ein Arzt um seinen "standesgemäßen" Lebensstandard zu halten, bemüht ist, eine maximal mögliche Kassenzahl zu erreichen. Das hat zwei Folgen: 1. Der Kassenarzt beschränkt seine Behandlungsdauer so weit als möglich (5 Minuten-Diagnose) und 2. Seine Standesorganisation bekämpft jede Tendenz, die Arztzahl zu vergrößern, weil dies Konkurrenz und Verminderung der Einkünfte für den Arzt bedeutet. Somit hat die Anzahl der frei praktizierenden Ärzte von 1961-69 nur um 1,2% zugenommen, die der Wohnbevölkerung im gleichen Zeitraum jedoch um 8,1%. Die Zahl der frei praktizierenden Ärzte ohne Facharzttätigkeit hat sich sogar um 7,3% verringert. Noch katastrophaler ist die Situation bei den Zahnärzten. Ihre Zahl sank von 1961-69 um rund 4%."Das derzeit praktizierte NC-System wird diese Entwicklung aller Voraussicht nach noch verstärken." Heißt es kühl und nüchtern in der Märznummer der Selekta.

Die Politik der Standesorganisation, die den Gesamtwillen der Kassenärzte wiederspiegelt, läuft den Inter-

-1-

Statt wie die Ärzteschaft von einer Treibjagd auf Mediziner, wollten die Studierenden lieber von einer Treibjagd auf die Kritiker des bundesdeutschen Gesundheitswesens sprechen. Als Beispiel einer solchen Treibjagd wurde in den *FAUST-Informationen* unter der Überschrift *Die Halbgötter in Weiß schlagen zurück* der »Fall Mausbach« vorgestellt. Der Frankfurter Assistenzarzt Hans Mausbach war Mitglied einer linken Basisgruppe junger Ärzte und hatte sich im Herbst 1970 als eine Art Whistleblower in der ARD kritisch über das Chefarztsystem, das Konkurrenzdenken zulasten der Patientinnen und Patienten und die Gefälligkeitspublizistik für die Pharmaindustrie, mit der man eine ganze pseudowissenschaftliche Bibliothek füllen könne, geäußert. »Die weißen Mandarine der Landesärztekammer« hätten prompt reagiert und Mausbach, der das für die Gesundung unerlässliche Vertrauen in die behandelnden Ärzte massiv untergraben und Patienten in unverantwortlicher Weise verunsichert habe, scharf verurteilt. Mausbach wurde nach seinen »Enthüllungen« wegen Störung des Arbeitsfriedens entlassen, die Deutsche Gesellschaft für Chirurgie schloss ihn im April 1971 aus, da sie seine »Demokratisierungstendenzen in der Medizin« ablehnte.[422]

Politisch deutlich aggressiver als andere linke Gruppierungen agierte die linksradikale, in Anlehnung an die kommunistischen »Betriebszellen« organisierte »Rote Zelle Medizin« (ROTZMED).[423] Sie sah ihre Aufgabe in der »Aufhebung der kapitalistischen Herrschaft« als Voraussetzung für die »Errichtung der Diktatur des Proletariats«. Auf dem Weg zur klassenlosen Gesellschaft könnten Studierende zwar keine Führungsrolle übernehmen, aber »durch eine konsequente kommunistische Politik zu zuverlässigen Bündnispartnern des Proletariats erzogen werden«. Da sämtliche Probleme im Gesundheitswesen allein auf das kapitalistische Profitinteresse zurückzuführen seien, verlangte die ROTZMED eine ärztliche Ausbildung im Dienste des Volkes und den Aufbau eines sozialistischen Medizinstudiums. In einer entsprechenden Sondernummer beklagte der Arbeitskreis anlässlich seiner Gründung im Juli 1971 die »idiotische Trennung« von Klinik und Vorklinik. Über die Irrelevanz vorklinischer Studien an Ringelwürmern könne auch der beflissenste Professor nicht hinwegtäuschen, auch das »Werkeln an der Leiche« ändere nichts am fehlenden Praxisbezug. Diese Trennung zwischen Theorie und Praxis sei für die gesamte kapitalistische Gesellschaft kennzeichnend, käme aber unter den überalterten Strukturen des Medizinstudiums besonders krass zum Ausdruck. Auch nach dem Staatsexamen richte sich die weitere Ausbildung, die oft in Krankenhäusern aus »Kaisers Zeiten« stattfinde, nicht an den Bedürfnissen der Mehrheit der Patienten aus, sondern an »interessanten« Fällen, der Zahlungsfähigkeit der Patienten, den Spezialgebieten der Chefärzte und den Forschungsinteressen der Pharmaindustrie. Die Behandlungsdauer werde vom Wirtschaftlichkeitsprinzip des kapitalistischen Staates festgelegt. Insbesondere das Pflegepersonal sei unzumutbar überlastet: »Auch der modernste Wachsaal Deutschlands in der Erlanger Chir. Klinik musste in diesem Jahr wegen Schwesternmangels für eine Zeitlang teilweise geschlossen werden.« Entspricht Letzteres den Tatsachen und scheinen manche Kritikpunkte jenseits ihres ideologischen Überbaus noch nachvollziehbar, weist die daraus abgeleitete Programmatik sie doch klar als integralen Bestand kommunistischer Propaganda aus. Man werde im Zusammenhang mit der Restauration des Monopolkapitalismus in den Westzonen und dem Aufbau des Sozialismus in der Ostzone nachweisen, »daß trotz der ersten Betrugsmanöver der bürgerlichen Parteien [...,] trotz ihrer großen Versprechen, das Gesundheitssystem wieder, wie in der Weimarer Republik und unter der Herrschaft des Faschismus ganz in den Dienst des Monopolkapitalismus gestellt wurde«.[424]

In Erlangen war die ROTZMED zur Wahl des 15. Studentenparlaments 1972 mit sieben Kandidaten angetreten, zwei Studierende aus der Medizin und fünf aus der Psychologie. Laut Wahlplakat galt auch für die Erlanger Gruppe das Kampfprogramm des Kommunistischen Studentenverbandes.[425] Für Erlangen richteten sich die Aktivitäten der ROTZMED in Form von Flugblättern, Resolutionen, Teach-ins sowie einer Vollversammlung am 15. Juni 1971 vor allem gegen die geplante Umstrukturierung der Medizinischen Poliklinik. Die bevorstehende Emeritierung des bisherigen Lehrstuhlinhabers für Innere Medizin und Kardiologie, Carl Korth (1903–1972), hatte unter den Fakultätsmitgliedern eine intensive Debatte über die Eigenständigkeit und Funktion der Poliklinik im Rahmen der Medizinischen Klinik ausgelöst. Einig war man sich darüber, dass die Medizinische Poliklinik eigenständig erhalten bleiben sollte. Aufgrund von Raum- und Personalschwierigkeiten wurde aber diskutiert, ob sie sich als poliklinische Einrichtung an die Medizinische Klinik anlehnen oder aber Spezialfunktionen übernehmen sollte. Die Berufungskommission, zu der unter anderem der Internist Demling und der Chirurg Hegemann zählten, erhielt den Auftrag: »Besetzung des Lehrstuhls der medizinischen Poliklinik und Erweiterung sowie evtl. Besetzung des kardiologischen Zweiges der medizinischen Klinik«.[426] Für die Zeit der Vakanz des Lehrstuhls wurde Korth mit der kommissarischen Vertretung betraut und die »Sicherstellung der bisherigen Arbeitsmöglichkeiten des jetzigen Leitenden Oberarztes der medizinischen Poliklinik«, Josef Schmidt, als Anliegen der Fakultät formuliert. In der engeren Wahl zum Nachfolger stand der Kardiologe Kurt Bachmann (* 1929).[427]

Im vermeintlichen Interesse einer ausreichenden medizinischen Versorgung der arbeitenden Bevölkerung rief die ROTZMED – den anstehenden Leitungswechsel politisch instrumentalisierend – in der bereits erwähnten Sondernummer der *Roten Zelle Medizin* vom Juli 1971 zum »Kampf dem Abbau der Medizinischen Poliklinik« auf. Diese solle, so die Version der ROTZMED, nach dem Ausscheiden des bisherigen Lehrstuhlinhabers Korth auf Vorschlag von Hegemann und Demling im September 1971 unter der Leitung des Herzspezialisten Bachmann zu einem Zentrum präoperativer Diagnostik ausgebaut werden. Da dies zulasten ihrer eigentlichen sozialmedizinischen Aufgaben ginge, forderte die ROTZMED, den Oberarzt Schmidt zum Nachfolger zu bestimmen. Dieser stünde für die erwünschte Beibehaltung der ursprünglichen Ausrichtung an der ambulanten Versorgung sowie der von Korth vertretenen präkurativen Medizin. Das Vorgehen in Erlangen sei kein Einzelfall, sondern entspräche der schon seit Längerem in der Bundesrepublik vorherrschenden Tendenz zum Abbau der Polikliniken, die der Versorgung vorwiegend ärmerer Schichten dienten. An dieser sozialmedizinischen Aufgabenstellung seien aber weder prestige- und einkommensorientierte Professoren noch die Pharma- und medizinische Geräteindustrie interessiert. Auch diese profitiere vom Abbau der Polikliniken, da sie ihre Produkte in hochspezialisierten Kliniken besser absetzen könne. Die von Demling und Hegemann befürworteten reaktionären Umbaupläne sollten den Studenten als konkretes Beispiel für die Realität der Klassenmedizin im Kapitalismus vor Augen geführt werden, um sie »planvoll und organisiert an die einzig klare und konsequent fortschrittliche Alternative […] heranzuführen, und sie somit einzureihen in den Kampf für das Sozialistische Studium«.[428] Die eingetretene Verzögerung in der Neubesetzung wertete die ROTZMED als Erfolg der Protestaktionen des gebildeten »Initiativkomitees Poliklinik«, da sich die »Demling-Hegemann-Fraktion« nicht sofort habe durchsetzen können. »Diese Rangeleien zwischen den beiden Fraktionen sind kein bloßer Professorenstreit, der uns weiter nichts anginge. Es handelt sich hier um zeitweise sehr harte und den üblichen professoralen Kommunikationsstil weit unterschreitende Auseinandersetzungen«,[429] so die Sichtweise der ROTZMED auf die laufende Neubesetzung.

Die Nachfolge von Korth übernahm schließlich Kurt Bachmann. Er leitete die Einrichtung bis 1997, von 1988 an war er auch Leiter der Medizinischen Klinik II, Kardiologie und Angiologie. Schmidt wechselte als Ordinarius für Sportmedizin an die Universität Münster. Korth gilt als einer der Wegbereiter der präventiven Medizin des 21. Jahrhunderts, der für eine umfassende arbeits- und sportmedizinische Betreuung der Bevölkerung sowie eine Stärkung der präklinischen Medizin eintrat.[430] In diesem Sinne hatte er gemeinsam mit seinem Oberarzt bereits 1967 in der *Deutschen Medizinischen Wochenschrift* einen Zukunftsentwurf veröffentlicht, der auf die Unterschiede zwischen klinischer Medizin und poliklinischer Medizin abhob und die berechtigte Eigenständigkeit der Polikliniken betonte: »Pläne zur Neugestaltung medizinischer Fakultäten werden in großer Zahl entworfen. Aber nirgends sind die Aufgaben einer Poliklinik im Sinne einer ›Stadtklinik‹ bedacht […]. Wenn das Wort ›Poliklinik‹ auftaucht, so herrscht im Grunde Verlegenheit.«[431]

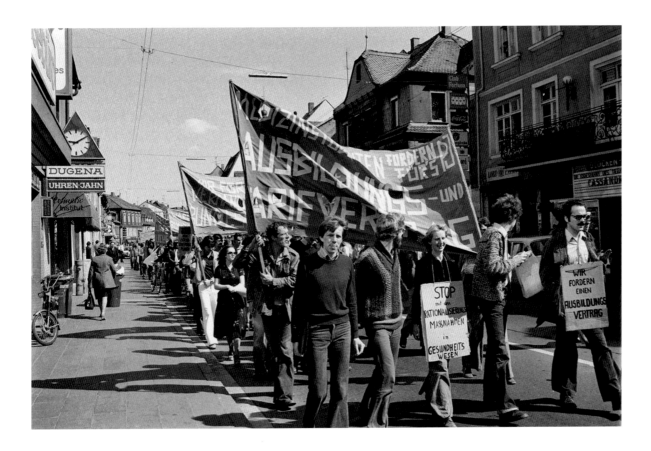

Medizinerstreik 1977

Am 5. Mai 1977 beschloss die Vollversammlung der Erlanger Medizinstudenten eine Urabstimmung über die Beteiligung am bundesweiten Streik zur
Durchsetzung der Forderung der Vereinigten Deutschen Studentenschaften für
das Praktische Jahr (PJ).[432] Nachdem sich die erforderliche Mehrheit für den Streik
ausgesprochen hatte, begann am 16. Mai ein zunächst unbefristeter, dann auf eine
Woche begrenzter Vorlesungsstreik. Der Erlanger Universitätspräsident Fiebiger
äußerte im Vorfeld Verständnis für die Sorge des ärztlichen Nachwuchses, die
auch die Medizinische Fakultät umtreibe. Da der Staat bei der Festsetzung der
Zulassungszahlen keine Rücksicht auf die neue Approbationsordnung genommen
habe, die einen intensiven Unterricht am Krankenbett vorsah, sei eine PJ-Aus-
bildung in der vorgesehenen Weise nicht durchführbar. Allerdings befürchtete
er, dass der Streik angesichts der hohen Kosten eines Medizin-Studienplatzes auf
Unverständnis in der Bevölkerung stoßen und damit dem Ansehen der Universität
schaden würde. Wohl in unguter Erinnerung an die radikalen Streikaktionen gegen
das BayHSchG wollte er einen Polizeieinsatz bei gewaltsamem Vorgehen der Streikenden nicht ausschließen.

Anders als von Fiebiger befürchtet, stießen die »bürgernahen« Protestaktionen wie Blutdruckmessungen auf dem Marktplatz, aber auch der abschließende Demonstrationszug mit 400 Teilnehmerinnen und Teilnehmern durch
die Innenstadt auf deutlich mehr Sympathie bei den Erlanger Bürgerinnen und
Bürgern als die Proteste von »1968«. Dass virulente Rationalisierungsmaß- ▷

ECHO VOM KAP. DIE ERSTE HERZTRANS-
PLANTATION 1967 UND DIE ERLANGER
CHIRURGIE

»Die Atmosphäre war phantastisch«, so ein Augenzeuge, »und dann wußten wir, daß alles in Ordnung ist. Es war der Augenblick, in dem Professor Barnard um eine Tasse Tee bat«.[1] Am 3. Dezember 1967 transplantierte Christiaan Barnard (1922–2001) in Kapstadt erstmals ein menschliches Herz. Es stammte von der Südafrikanerin Denise Darvall (1942–1967), die – bei einem Verkehrsunfall schwerstverletzt – im Groote-Schur-Krankenhaus für tot erklärt worden war; der Empfänger, der Gemüsehändler Louis Washkansky (1913–1967), war nach zahlreichen Herzinfarkten, zudem belastet mit Diabetes, Übergewicht und Infektionen, »in many respects [...] a poor candidate«.[2] Die spektakuläre Operation gelang gleichwohl, zumindest technisch; allerdings überlebte Washkansky nur 18 Tage und starb an einer Sepsis. Zu diesem Zeitpunkt wartete bereits Barnards nächster Patient, Philip Blaiberg (1909–1969); transplantiert am 2. Januar 1968 sollte er 18 Monate überleben.[3] Der Weg zur Herztransplantation, dieser »ultimativen Operation«,[4] war ein bizarres Wettrennen gewesen zwischen den (durchweg langlebigen) US-amerikanischen Chirurgen Adrian Kantrowitz (1918–2008), Norman Shumway (1923–2006), Denton Cooley (1920–2016) und Michael DeBakey (1908–2008). Barnard hatte durch eine Assistenzzeit bei Clarence Walton Lillehei (1918–1999), einem Pionier der amerikanischen Herzchirurgie, die Technik der Herztransplantation inklusive des Einsatzes der Herz-Lungen-Maschine erlernt und überholte die amerikanische Konkurrenz auf der Zielgeraden.[5] Hilfreich für ihn war, dass in Südafrika die Bestimmungen zur Todesfeststellung nicht so restriktiv waren wie in den USA, wo es an geeigneten Spendern für die ersehnte Operation mangelte. Den Vorwurf, die amerikanischen Kollegen »beklaut« zu haben, wies Barnard selbstbewusst und mit gutem Recht zurück, da alle experimentellen Vorstudien in internationalen Fachjournalen publiziert wurden.

Die meist nur kurzfristig erfolgreichen Herztransplantationen waren buchstäblich blutig erkämpft; bei seiner ersten Operation verbrauchte Norman Shumway 288 Blutkonserven, der Patient überlebte 15 Tage. In Europa wurde erstmals – durch Christian Cabrol (1925–2017), Paris – im April 1968 ein Herz transplantiert; die erste deutsche Herztransplantation führten Werner Klinner (1923–2013), Fritz Sebening (1930–2015) und Rudolf Zenker (1903–1984) am 13. Februar 1969 in München durch. Der Patient überlebte einen Tag. Die nächste Transplantation fand in Deutschland erst 1981 statt.

Der Erlanger Chirurg Gerd Hegemann (1912–1999), deutschlandweit eine prägende Gestalt des Faches in diesen Jahren, förderte die Ausdifferenzierung der Chirurgie in Spezialdisziplinen, insbesondere die Herzchirurgie. Seinen Assistenten Jürgen von der Emde (*1933) entsandte er Anfang der 1970er Jahre zur Fortbildung bei Denton Cooley; in den Folgejahren entwickelte sich die Erlanger Herzchirurgie mit exponentiellen Steigerungsraten und statistisch belegten Erfolgen auf den Gebieten des Klappenersatzes und (seit 1969) der Bypass-Chirurgie.[6] Die Herztransplantation spielte hierbei allerdings keine Rolle, mit einer Ausnahme. Im Dezember 1968 hatte Hegemann schon, mit den Worten des *Spiegel*, »das Skalpell angesetzt«; nach Öffnen des Brustkorbs jedoch wurde die Operation abgebrochen. Der Patient lebte, so berichten Zeitzeugen, noch jahrelang mit seinem eigenen Herzen.[7] Die erste Herztransplantation in Erlangen erfolgte im April 2000 durch Michael Weyand (*1957), der 1999 die Leitung des neu geschaffenen Herzzentrums Erlangen-Nürnberg übernommen hatte. Weyand, der zuvor in Kiel und Münster tätig gewesen war, hatte an diesen Orten bereits rund 300 Transplantationen ausgeführt.[8] Bis 2005 wurden 50 Herzen in Erlangen verpflanzt, 2008 erstmals auf ein Kind. In den letzten Jahren hat die Zahl der Kunstherzimplantationen (erstmals 2006) ständig zugenommen und übersteigt unterdessen die Zahl der Herztransplantationen. Karl-Heinz Leven

Abb. 1 Titelblatt der medizinischen Dissertation von Eva Sperk aus der Erlanger Chirurgie, 1970 die beispielhaft akribische Arbeit erörtert die Technik der zahllosen Tierversuche, die seit den 1950er Jahren weltweit zur Vorbereitung einer Herztransplantation am Menschen ausgeführt wurden.

Aus der Chirurgischen Klinik mit Poliklinik
der Universität Erlangen-Nürnberg
Direktor: Prof. Dr. med. G. Hegemann

Bisherige Untersuchungen und Erfolge der Herztransplantation

Literarische Übersicht über experimentelle Grundlagen
und Erfahrungen im Tierversuch 1905 - 1967/68

Inaugural - Dissertation
zur Erlangung der Doktorwürde
der Hohen Medizinischen Fakultät
der Friedrich-Alexander-Universität
Erlangen-Nürnberg

vorgelegt
von
Eva Sperk
aus
Fürth/Bay.

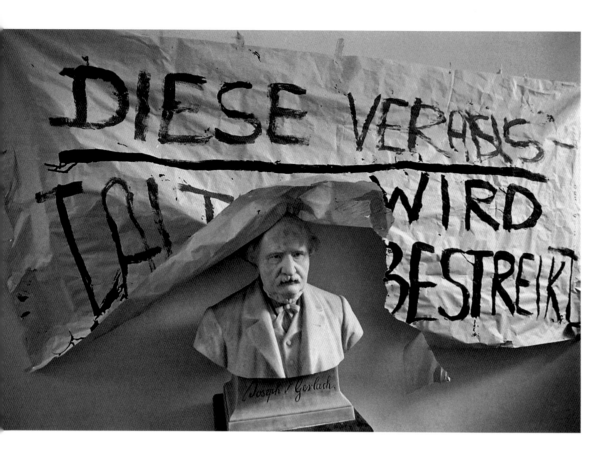

Abb. 62   »Diese Veranstaltung
wird bestreikt«, 1976.

nahmen im öffentlichen Gesundheitswesen, gepaart mit einem »Ausbildungs-
notstand« im PJ, langfristig ihrer medizinischen Versorgung nicht zuträglich sein
würden, leuchtete offensichtlich all denen ein, die sich zahlreich in die ausgelegten
Solidaritätslisten eintrugen. Auch eine Diskussionsrunde zwischen Gesundheitspolitikern, der Universitätsleitung, Vertretern der Fakultät sowie eingeladenen
Studenten verlief konstruktiv. Über die Ausbildungsmisere bestand Konsens,
der Einbezug von mehr Lehrkrankenhäusern erschien als probate »Soforthilfe«.
Zudem konnte Dekan Rügheimer für das Erlanger PJ zusichern, dass ab sofort
zumindest die Kleidungs- und Essensfrage der »PJler« geregelt sei.[433]

»1968« an der Medizinischen Fakultät – ein Fazit

Nachdem Universität und Studentenvertretungen lange Zeit »in guter Nachbarschaft« gelebt hatten, verhärteten sich die Fronten ab 1967/68 in Erlangen
massiv. Zwischen dem (linken) Ruf nach »Systemüberwindung« und der (rechten)
Innovationsabwehr konnte es nicht gelingen, die Hochschul- und Studienreform
als gemeinsames Anliegen zu begreifen. Der vom Erlanger Politikwissenschaftler
Herbert Ganslandt erhobene Befund, dass bei diesen zum Teil gesuchten »Feind-
berührungen« beide Seiten häufig emotional und verbal überreagierten, zudem
aggressiver und intoleranter auftraten als der Sache angemessen, trifft auch auf das
»kleine 68« der Erlanger Medizin zu. Inhaltliche Akzente und Sachfragen in den
Vordergrund zu stellen, gelang auch da nur selten, wo Dekan Rügheimer auf eine
gemeinsame »innere Grundhaltung« der Mediziner hoffte. Versuche der Studie-

renden, Veranstaltungen zu Teach-ins umzufunktionieren oder gar vollständig zu boykottieren, wurden als unrechtmäßiges Verhalten sanktioniert, Kritik an hierarchischen Strukturen in der Medizin als »Vatermord« nicht zugelassen. Auch die bis heute immer wieder geäußerte Kritik an der Praxisferne des Medizinstudiums, des weißen (Alb-)Traums (»Da hatte er nun, ach, Anatomie, Pathologie und Chirurgie durchaus studiert mit heißem Bemühen«[434]), stand unter Ideologieverdacht. Mitte der 1970er Jahre schienen die größten Umsturzgefahren und damit überschießende Abwehrreaktionen gebannt. Dies zeigen auch die moderaten bis zustimmenden Reaktionen auf den Erlanger Medizinerstreik 1977 in der Bevölkerung. Die ihm zugrunde liegende Kritik schien einigermaßen plausibel und konsensfähig, kam sie doch ohne staatsfeindliche Umtriebe aus.

Während der Rektoratsfeier am 5. November 1968 war Rektor Herrmann in seiner Festansprache durch Studierende massiv gestört worden, erst nachdem Polizei und Universitätsangestellte die Störer herausgetragen hatten, kehrte (trügerische) Ruhe ein.[435] Auch zehn Jahre später, 1978, nötigte der Dies academicus dem Vizepräsidenten Henning Kößler (1926–2014) noch eine Klarstellung in Richtung besorgter Öffentlichkeit ab: »Die Universität Erlangen-Nürnberg ist keine Stätte des Terrorismus«.[436] Es steht nicht zu erwarten, dass der Festakt im Jubiläumsjahr 2018 mit ähnlichen Problemen konfrontiert sein wird wie die Rektoratsfeiern der »langen 1960er Jahre«. Susanne Ude-Koeller

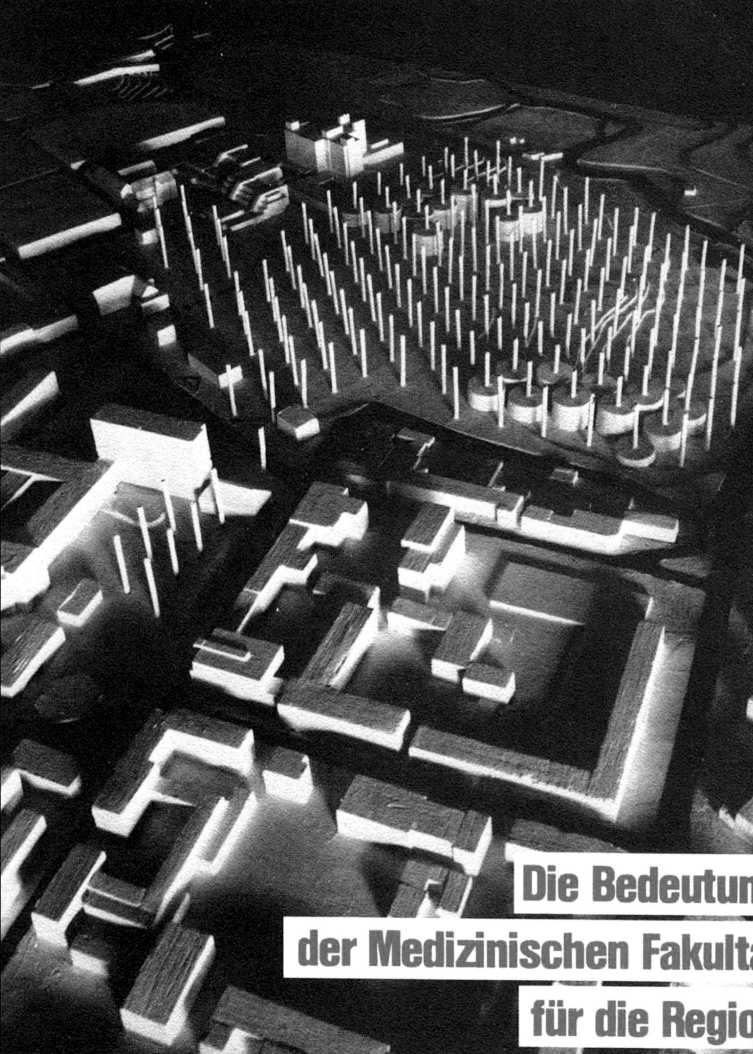

Die Bedeutun

der Medizinischen Fakult

für die Regio

Die »Belle Époque« der Medizinischen Fakultät? – Die Jahre 1980 bis 2000

Die 1980er und mehr noch die 1990er Jahre werden gemeinhin als »goldenes Zeitalter« der Medizinischen Fakultät Erlangen bezeichnet. Nicht nur Sonderforschungsbereiche, sondern auch Graduiertenkollegs, DFG-Forschergruppen und sogar Max-Planck-Arbeitsgruppen siedelten sich in einer Vielzahl an; zudem verfügte man mit der Immunologie über einen Leuchtturm der Spitzenforschung. Ein kritischer medizinhistorischer Blick auf jene Jahre entdeckt zwar in Bezug auf Bau- und Studentengeschichte auch Grautöne bzw. Schattenseiten, gleichwohl besteht kein Zweifel, dass sich die Medizinische Fakultät am Ende des 20. Jahrhunderts als ungemein forschungsstark und behände im Einwerben von Drittmitteln präsentierte. Die Frage, ob dies per se als unbestrittenes Qualitätsmerkmal gelten kann, ist bis heute Gegenstand von Diskussionen und wird auch in diesem Beitrag thematisiert. Davon abgesehen war die Hinwendung zu mehr Wettbewerb keine originäre Idee der Universität Erlangen bzw. ihrer Medizinischen Fakultät, sondern entsprach einem sich abzeichnenden wissenschaftspolitischen Paradigmenwechsel, hinter dem sich ein neuer wirtschaftsliberaler Zeitgeist verbarg. Im folgenden Kapitel geht es weder darum, eine »neoliberale Erfolgsgeschichte« zu erzählen, noch darum, aus kapitalismuskritischer Perspektive diese Entwicklung zu monieren. Zentral ist vielmehr die Frage, weshalb es der Medizinischen Fakultät so schnell gelang, sich auf den neuen Pfaden zurechtzufinden. Dafür ist ein Blick über den genuin medizinhistorischen Tellerrand nötig. Globale zeithistorische Entwicklungen gilt es ebenso zu beachten wie wirtschafts-, wissenschafts- und universitätsgeschichtliche Fragestellungen.

Darüber hinaus ist bei dem Versuch, die Jahre 1980 bis 2000 zu rekonstruieren, eine methodische Akzentverschiebung vonnöten. Basiert die hier vorliegende Erlanger Fakultätsgeschichte bis in die 1970er Jahre hinein vornehmlich auf Archivquellen verschiedener Provenienz, so war diese Herangehensweise für die »neueste Zeitgeschichte« nur noch eingeschränkt möglich. Personen- bzw. datenschutzrechtliche Bestimmungen standen dem genauso entgegen wie die Tatsache, dass eine Vielzahl der neuen Quellen archivalisch noch nicht erschlossen ist. Den Blick auf die 1980er und 1990er Jahre ermöglichen stattdessen Zeitzeugengespräche, die die Herausgeber mit aktuellen und früheren Mitgliedern der Medizinischen Fakultät führen konnten. Werden daraus im Text konkrete Zitate übernommen, so sind diese in den Endnoten der jeweiligen Person zugeordnet.

▸ Kapitel »Die Alma mater!« Innenansichten der Medizinischen Fakultät der FAU Erlangen-Nürnberg, S. 465.

Abb. 1 Im Jahresbericht 1983/84 hob Universitätspräsident Nikolaus Fiebiger die Bedeutung der Medizinischen Fakultät für die Region hervor und nahm die (insbesondere baulichen) Herausforderungen der Zukunft in den Blick.

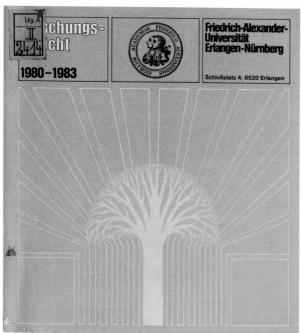

Abb. 2 Forschungsbericht der Universität für die Jahre 1980–1983.

Andere – allgemeinere, zuspitzende und vereinzelt auch polemische – Aussagen werden hingegen als Hintergrundinformationen behandelt oder fließen anonymisiert in den Beitrag ein. Weiterhin konnte für die 1990er Jahre auf die überlieferten Fakultätssitzungsprotokolle zurückgegriffen werden. Darüber hinaus wurde noch Primär- bzw. Sekundärliteratur, wie zum Beispiel die wissenschaftlichen Publikationen einiger Protagonisten, die Forschungs- bzw. Jahresberichte der FAU oder die einschlägigen Ausgaben des *Uni-Kuriers*, wie auch die ergiebigen, von Karl-Heinz Plattig (*1931) umsichtig herausgegebenen *Sitzungsberichte der Physikalisch-Medizinischen Sozietät zu Erlangen* kritisch ausgewertet. Schließlich war es möglich, in der Klinik für Anästhesiologie den Nachlass des langjährigen Klinikleiters und Ordinarius Erich Rügheimer (»Rügheimer-Archiv«) einzusehen.

»Starfighter« vs. »junge Wilde« – Kontroversen und Generationswechsel an der Medizinischen Fakultät

Einer der Gründe für die zügige Anpassung an die neuen wirtschafts- und wissenschaftspolitischen Voraussetzungen war mit Sicherheit der Generationswechsel, der sich Ende der 1970er bzw. Anfang der 1980er Jahre innerhalb der Medizinischen Fakultät vollzog. Mit den neu berufenen Professoren Bernhard Fleckenstein (*1944; Klinische Virologie), Joachim R. Kalden (*1937; Klinische Immunologie und Rheumatologie), Martin Röllinghoff (*1941; Mikrobiologie), Kay Brune (*1941; Pharmakologie und Toxikologie) und Rolf Sauer (*1939; Klinische Strahlentherapie) betrat eine ganze Reihe junger Wissenschaftler mit eigenen Ideen und Vorstellungen die Bühne der Medizinischen Fakultät. Allen voran das Trio Fleckenstein, Kalden und Röllinghoff – von den Kollegen nach einiger Zeit als »junge Wilde« bezeichnet – sollte die Ausrichtung und das hierarchische Gefüge der Erlanger Universitätsmedizin gehörig durcheinanderwirbeln. Zunächst fanden sie jedoch eine hierarchisch strikt gegliederte Fakultät vor, in der die – durchaus ehrfurchtsvoll – als »Starfighter« bezeichneten mächtigen Klinikdirektoren Ludwig Demling (1921–1995), Karl Günther Ober (1915–1999) und Gerd Hegemann (1912–1999) den Ton angaben. Diese seien allesamt, so der Tenor der Zeitzeugenaussagen, herausragende Kliniker und faszinierende Persönlichkeiten gewesen, ihrem Selbstverständnis nach waren sie allerdings Könige in ihrem eigenen Reich, die sich fachlich nicht einmal für benachbarte Hoheitsgebiete sonderlich interessiert hätten. Veranlassung für Neuerungen hätten sie wenig bis gar keine gesehen.

Dabei lag die Notwendigkeit einer Neuausrichtung auf der Hand. Ein Besuch des Wissenschaftsrates in den 1970er Jahren endete in einem »Desaster«, da an der Medizinischen Fakultät nahezu keine Forschungsaktivitäten stattfanden.[1] Die wenigen Forschungsprojekte, die es gab, wurden vornehmlich aus Haushaltsmitteln finanziert. Zwar gab es mit dem 1978 eingerichteten Sonderforschungsbereich über die »Grundlagen der Früherkennung und der Verlaufsbeobachtung des Krebses« (SFB 118) ein von der DFG finanziertes, prestigereiches Großprojekt, doch sollte sich dadurch nichts Grundsätzliches an der reservierten Haltung gegenüber neuen Wegen der Forschungsförderung ändern. Aus ihrer Skepsis machte die Fakultät auch öffentlich keinen Hehl. Im Jahresbericht der FAU, einem Medium also, das die Öffentlichkeit über die Forschungspotenz der Universität unterrichten sollte, erklärte Dekan Volker Becker (1922–2008) für die Jahre 1982 und 1983, er empfinde die Drittmittelakquise als »Fessel« für die Forschung, gebe die Universität doch dadurch »im Innersten den Effekt einer wissenschaftlichen Forschung aus der Hand«, denn »wer anschafft, hat das Sagen«.[2]

Mit seinem Unbehagen gegenüber der Drittmittelforschung stand Dekan Becker unter den Wissenschaftlern der FAU nicht allein. Im *Uni-Kurier* äußerte sich 1985 der Geographie-Professor Eugen Wirth (1925–2012) ausgesprochen kritisch. Die Schattenseiten dieser Forschungsförderung lägen für ihn klar auf der Hand. Man müsse sich stets einem zeitintensiven und ungewissen Antragsverfahren unterziehen. Aufgrund der fehlenden Planungssicherheit lebten viele Wissenschaftler »gewissermaßen von der Hand in den Mund«. Zudem werde die Forschung kurzatmig, wobei Wirth in diesem Kontext darauf hinwies, dass seine 20 Jahre andauernde Feldforschung im syrischen Aleppo unter derartigen Rahmenbedingungen nicht mehr möglich wäre. Dass hohe Drittmittelzuwendungen vermehrt als »äußeres Rangabzeichen wissenschaftlichen Prestiges« gälten, besorgte den Erlanger Geographen ebenfalls, verstärke sich somit doch bei den Wissenschaftlern die Tendenz, »nicht die Forschung zu betreiben, die besonders interessant ist, sondern diejenige, für die man am leichtesten Drittmittel mobilisieren« könne.[3]

Die hier vorgetragenen Zweifel an der Drittmittelforschung werden seither unentwegt diskutiert und haben demnach nichts von ihrer Aktualität verloren, gleichwohl standen »Bedenkenträger« wie Becker und Wirth im Laufe der 1980er Jahre zunehmend auf verlorenem Posten. Denn nicht zuletzt aufgrund dieser damals noch verbreiteten Haltung hatte die Erlanger Medizin deutschlandweit einen eher schlechten Ruf.[4] Man drohte im Hinblick auf die auch von den Medizinischen Fakultäten geforderte Wettbewerbsfähigkeit und Wirtschaftlichkeit den Anschluss zu verpassen.

Die »jungen Wilden« wiederum begriffen den sich abzeichnenden Strategiewechsel als Chance zur beruflichen Selbstverwirklichung. Für sie hatte das Einwerben von Drittmitteln in erster Linie mit Freiheit, Selbstständigkeit und Eigenverantwortung zu tun.[5] Ihrem Drängen, verstärkt drittmittelbasierte, interdisziplinäre und interfakultäre Forschungsanstrengungen zu unternehmen und dabei auch Kooperationen mit der Industrie einzugehen, begegneten die Altvorderen der Medizinischen Fakultät mehrheitlich ablehnend. Unisono erinnerten sich die Gesprächspartner, die freilich zum (erweiterten) Kreis der damaligen »jungen Wilden« zu zählen sind, an einen spießigen, restriktiven und restaurativen Geist, der innerhalb der Fakultät vorherrschend gewesen sei. Unter vier Augen seien die »Starfighter« zwar auf ihre Art durchaus hilfsbereit gewesen; so pflegte Demling im Umgang mit neuen Fakultätsmitgliedern bei ihrer Vorstellungsrunde einen deut-

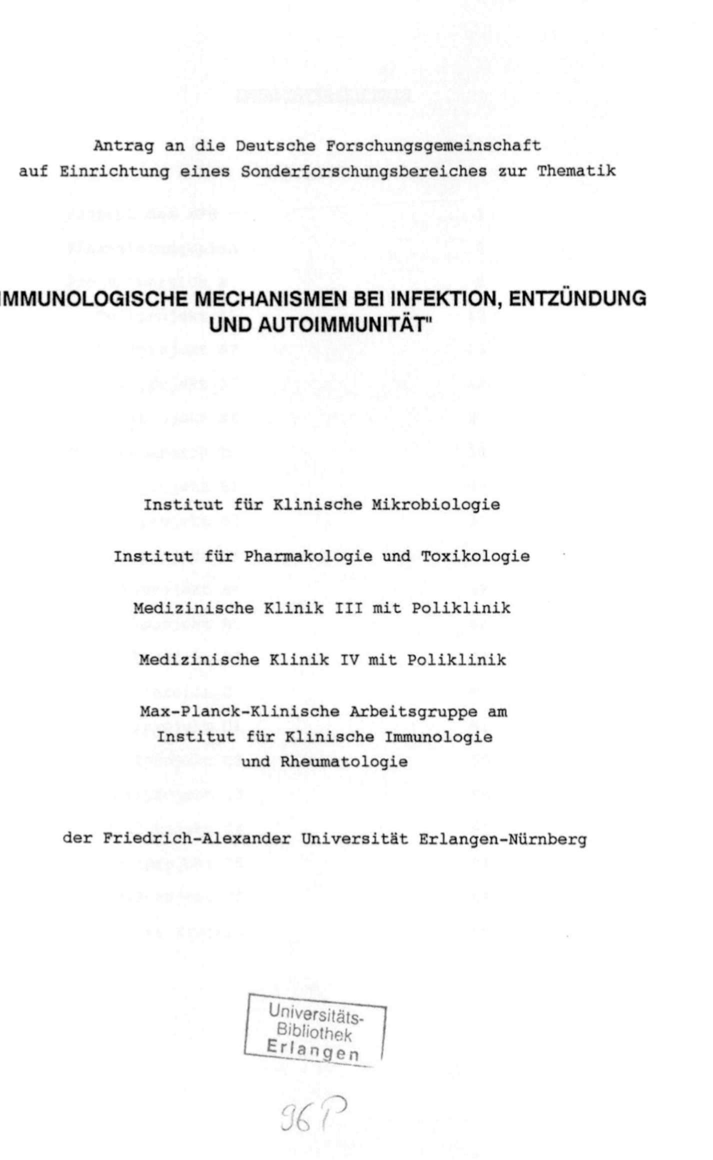

Antrag an die Deutsche Forschungsgemeinschaft
auf Einrichtung eines Sonderforschungsbereiches zur Thematik

**"IMMUNOLOGISCHE MECHANISMEN BEI INFEKTION, ENTZÜNDUNG
UND AUTOIMMUNITÄT"**

Institut für Klinische Mikrobiologie

Institut für Pharmakologie und Toxikologie

Medizinische Klinik III mit Poliklinik

Medizinische Klinik IV mit Poliklinik

Max-Planck-Klinische Arbeitsgruppe am
Institut für Klinische Immunologie
und Rheumatologie

der Friedrich-Alexander Universität Erlangen-Nürnberg

Abb. 3 DFG-Antrag auf Einrichtung des Sonderforschungsbereichs »Immunologische Mechanismen bei Infektion, Entzündung und Autoimmunität«, um 1990.

▸ **Extrablatt** Ralf Bernd Sterzel – Aufstieg der Nephrologie, S. 392.

lichen Ton anzuschlagen, erwies sich aber auch als zugänglich.[6] Die Fakultätssitzungen jedoch seien ein »Horror« gewesen. Die Neuankömmlinge hätten nichts zu sagen gehabt. Meldeten sie sich doch zu Wort, wurde es schnell kontrovers. Als gewichtige Stimme der Alteingesessenen sei lediglich der Anästhesist Erich Rügheimer (1926–2007), der von 1974 bis 1979 auch Dekan war, von der Notwendigkeit einer Neuausrichtung der Medizinischen Fakultät überzeugt gewesen.[7] Er befürchtete, die Erlanger Universitätsmedizin könnte der Provinzialität anheimfallen, wenn sie sich nicht bald für neue Impulse öffne.[8]

Die teilweise auch nach außen getragene Zerstrittenheit der Medizinischen Fakultät hatte, so zumindest die Einschätzung des ehemaligen Ordinarius für Chirurgie Werner Hohenberger (*1948), ihren Preis, wurde ihre Uneinigkeit über die zukünftige Ausrichtung von der Staatsregierung in München doch dazu genutzt, Bauvorhaben der Erlanger Universitätsmedizin bis (weit) in die 1980er Jahre hinauszuschieben.[9] Laut Martin Röllinghoff habe das Ringen um neue Strukturen über die gesamten 1980er Jahre hinweg angedauert. Insbesondere bei Neuberufungen sei es in der Frage, ob man sich für einen Kliniker bzw. Diagnostiker oder einen Forscher zu entscheiden habe, mitunter zu heftigen Debatten gekommen.[10]

Röllinghoff mag hier auch an die eigene Berufung nach Erlangen 1983 gedacht haben, bei der im Vorfeld genau über diesen Punkt erbittert gestritten wurde.[11] Im Laufe der Jahre scheinen dann doch die Forscherprofile der Kandidaten zunehmend den Ausschlag gegeben zu haben. So wurden beispielsweise 1986 und 1988 mit dem Physiologen Hermann O. Handwerker (*1940) und dem Nephrologen Ralf Bernd Sterzel (1940–2001) zwei ausgewiesene und international agierende Forscherpersönlichkeiten nach Erlangen berufen. Der Richtungsstreit innerhalb der Medizinischen Fakultät schwelte indes auch auf diesem Feld noch einige Zeit weiter. Wie Hermann Handwerker sich erinnert, kamen Diskussionen über Berufungslisten des Öfteren regelrechten »Kampfabstimmungen« gleich.[12]

Erst die beiden Anfang der 1990er Jahre bewilligten Sonderforschungsbereiche »Immunologische Mechanismen bei Infektion, Entzündung und Autoimmunität« (SFB 263) und »Pathobiologie der Schmerzentstehung und

Schmerzverarbeitung« (SFB 353) verhalfen dem Anliegen der »jungen Wilden«
zum Durchbruch.[13] Der Paradigmenwechsel hin zu einer vor allem in der biomedizinischen Grundlagenwissenschaft forschungsstarken Medizinischen Fakultät
war vollzogen. Fragt man nach den Gründen, warum sich Fleckenstein, Kalden,
Röllinghoff und Co. mit ihren Modernisierungsbestrebungen schließlich durchsetzen konnten, so spielte der Faktor Zeit sicherlich eine wichtige Rolle. Der
Generationswechsel innerhalb der Medizinischen Fakultät schritt voran. Mit
Ludwig Demling wurde 1986 der letzte »Starfighter« emeritiert. Darüber hinaus
lagen die »jungen Wilden« mit ihren Vorhaben genau im wissenschaftspolitischen
Trend jener Jahre.

Technologietransfer und Drittmittel – Wissenschafts-
politik im Zeichen der Wirtschaftspolitik

»Wettbewerb« und »Konkurrenz« sind spätestens seit den 1990er Jahren
fester Bestandteil jedweder hochschulpolitischen Debatte. Seit dem Ende des Jahrzehnts nahmen Bundes- und Landesregierungen Reformen im Hochschulrecht
vor, die einen verstärkten Wettbewerb zwischen den Universitäten zum Ziel hatten.
Deregulierung und eine stärkere Autonomie der Hochschulleitungen vor allem in
Finanzfragen sollten es den Universitäten ermöglichen, sich als Konkurrenten zu
positionieren.[14] Konkurrenz wurde als Mittel zur Steigerung der Qualität vor allem
in der Forschung, aber auch in der Lehre angesehen und sollte darüber hinaus
zu einer Differenzierung im deutschen Hochschulsystem und zur Herausbildung
international wettbewerbsfähiger Spitzenuniversitäten führen.[15]

Letztlich symbolisieren die hochschulpolitischen Beschlüsse am Vorabend
der Jahrtausendwende lediglich den (vorläufigen) Endpunkt einer Entwicklung, die
bereits zwei Jahrzehnte früher begonnen hatte. Der verstärkte universitäre Wettbewerb um Finanzmittel angesichts knapper werdender monetärer Ressourcen
korrespondierte mit einem globalen Trend. In Zeiten wirtschaftlicher Rezession
und fortschreitender Geldentwertung, von denen nahezu sämtliche Volkswirt-
schaften der westlichen Industrienationen betroffen waren, wurden im Laufe der
1970er Jahre die Rufe nach umfassenden Reformen laut.[16] Die wirtschaftsliberalen
Forderungen nach einem schlanken Staat, nach weniger Schulden und Bürokratie,
nach einer Flexibilisierung des Arbeitsmarktes, nach mehr Wettbewerb und Konkurrenz bzw. Eigeninitiative und Unternehmertum wie generell nach einer Ökonomisierung der Lebenswelten machten auch vor der deutschen Wissenschaftspolitik nicht halt. Allen voran die Universitäten gerieten unter einen erhöhten
Ökonomisierungs-, Spar- und Effizienzdruck.[17]

Eine erste Trendwende hin zu einer Ökonomisierung des Hochschulwesens
lässt sich bereits in der Zeit der sozial-liberalen Koalition ausmachen. Der Kon-
junktureinbruch der deutschen Wirtschaft in den Jahren 1973/74 fiel – wenn auch
eher zufällig – mit einem Kanzlerwechsel zusammen. Mit dem Regierungsantritt
Helmut Schmidts (1918 – 2015) im Mai 1974 wurden auch die forschungspolitischen
Weichen neu gestellt. Stand unter Willy Brandt (1913 – 1992) noch die allgemeine ▸

▸ **Extrablatt** Nach dem Boom,
S. 382.

MENSCHLICHES UND ANIMALISCHES IM ZUGE DER LEHRSTUHLNEUBESETZUNG DER ERLANGER ANÄSTHESIOLOGIE

Objektiv betrachtet fokussieren sich die Vorgänge rund um die Wiederbesetzung von Lehrstühlen auf das Ziel, das Ordinariat mit einem geeigneten Wissenschaftler neu zu besetzen. Doch ganz so stringent geht es längst nicht immer zu. Die Universitätsgeschichte im Allgemeinen und die Medizingeschichte im Besonderen sind reich an Fällen, bei denen es im Zuge von Lehrstuhlneubesetzungen gehörig »menschelte«. Keinesfalls außer Acht gelassen werden dürfen dabei die Befindlichkeiten des scheidenden Ordinarius. Schließlich geht es um nichts weniger als das wissenschaftliche Erbe. Ob der Nachfolger vom Vorgänger als ebenbürtig (sicherlich eher selten), zumindest würdig (etwas öfter) oder unwürdig (wer weiß?) angesehen wird, ist eine Frage, deren Beantwortung die zu verbleibende Lebensqualität des Emeritus und im Mindesten die Einstiegsphase des Neuen nachhaltig beeinflussen kann.

Erich Rügheimer (1926–2007) ging es um nichts dergleichen. Gleichwohl verfolgte er 1993/94 die Geschehnisse rund um die Suche nach seinem Nachfolger für den Lehrstuhl für Anästhesiologie sehr interessiert. Gesteigerten Wert legte er auf die Frage, wer sich alles um seine Nachfolge bewarb. Unschwer zu erkennen ist, dass es ihm hierbei ums Prestige ging; Rügheimer wollte wissen, für wie bedeutend das von ihm über 35 Jahre geleitete Erlanger Ordinariat von seinen Fachkollegen eingestuft wurde. Offenkundig war er mit dem quantitativen Eingang der Bewerbungen nicht gänzlich zufrieden. Dass sich vom Lehrstuhl eines Kollegen aus Nordrhein-Westfalen niemand um seine Nachfolge beworben hatte, wollte Rügheimer nicht auf sich sitzen lassen und beschwerte sich darüber brieflich. In seinem Antwortschreiben vom 6. Dezember 1993 entschuldigte sich der Ordinarius vielmals. Es sei ihm äußerst peinlich, aber er könne nichts dafür. Einer seiner Oberärzte habe sich, entgegen der Absprache und ohne ihn in Kenntnis zu setzen, gegen eine Bewerbung entschieden. Ein Vorgang, der Konsequenzen nach sich gezogen habe, wie er Rügheimer mitteilte: »Trotz meines Alters war ich noch in der Lage, einen außerordentlichen Tobsuchtsanfall zu praktizieren. Meine Mitarbeiter erlebten wieder einmal, daß ich zur rasenden achtmotorigen Wildsau wurde mit den entsprechenden unversöhnlichen Konsequenzen für den Betroffenen.«[1]

Rügheimer konnte die Entscheidung des Oberarztes wohl verschmerzen. Der junge Mediziner scheint sich durch den Bewerbungsverzicht allerdings in eine missliche berufliche Situation hineinmanövriert zu haben. Cholerische und nachtragende Ordinarien und Klinikdirektoren wiederum mag es immer gegeben haben. Dass sie jedoch derart unverblümt und nicht ohne Stolz dem Kollegen von der eigenen Raserei berichten – wohlgemerkt um diesen dadurch zu besänftigen –, scheint dann doch aus der Zeit gefallen. Philipp Rauh

»Zur rasenden achtmotorigen Wildsau« geworden

▶ **Extrablatt** Erich Rügheimer – Anästhesiologie auf dem Weg vom »Hilfsfach« zur eigenständigen Klinik, S. 276.

gesellschaftliche Relevanz der Forschungsförderung im Vordergrund, richtete das
Kabinett Schmidt Bundesforschungs-
programme zunehmend auf einen
volkswirtschaftlichen Nutzen hin aus.[18]
»Technologietransfer« war das Zauberwort und die Prämisse, nach der sich
Forschungsprojekte zukünftig zu richten
hatten.

Diesem neuen Akzent bei der
Forschungsförderung folgten bald schon
weitere Ökonomisierungsansätze. Insbesondere der Wissenschaftsrat, der
traditionell die Bundessicht gegenüber
dem föderalistischen Wissenschaftssystem
vertrat, verfolgte mit Beginn der 1980er
Jahre eine zunehmend ordnungspolitisch
motivierte Reformagenda. Entsprechende
Arbeitsgruppen berieten beispielsweise
darüber, wie Leistungsfähigkeit in Forschung und Lehre belohnt werden könne,
etwa durch eine leistungsbezogene Mittelvergabe. Weiterhin trieb man Pläne zur
Evaluation der Universitäten voran. Als
Richtlinien kristallisierten sich hierbei
Fragen nach dem Erfolg bei der Dritt-
mitteleinwerbung oder der organisatorischen Flexibilität heraus. Zum Standard-
repertoire des Wissenschaftsrates gehörten
ab 1982 die Monita über den zu großen
Anteil an wissenschaftlichen Dauerstellen.
Um eine neue Konkurrenzsituation für den
wissenschaftlichen Nachwuchs zu schaf-
fen, sollten diese vor allem im akademischen Mittelbau deutlich abgeschmolzen
werden. Auch bei den Hochschulausbauplanungen setzte das Gremium verstärkt
auf das freie Spiel der marktwirtschaftlichen Kräfte und darauf, den universitären
Wettbewerb zu stimulieren. Die Forderungen des Wissenschaftsrates waren in den
1980er Jahren noch durchaus umstritten und wurden auch nicht sogleich flächendeckend in die Tat umgesetzt, gleichwohl wurde hier ein deutlicher Trend gesetzt.[19]

Für die deutschen Hochschulen stellte sich zu Beginn der 1980er Jahre die
Situation somit wie folgt dar: Aufgrund der konjunkturellen Lage sahen sich
Bund und Länder außerstande, die Ausgaben für Forschung und Lehre adäquat
zu erhöhen. In Anbetracht eines stagnierenden Wissenschaftsetats waren neue
Lösungsansätze gefragt. Einen Weg aus der Krise versprachen die Empfehlun-
gen des Wissenschaftsrates zu mehr Wettbewerb und flexibleren Strukturen. Um
Spitzenforschung zu bewerkstelligen, aber auch die Förderung des akademischen ▸

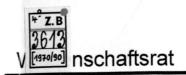
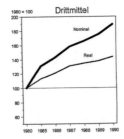
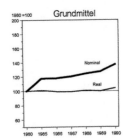

Drittmittel der Hochschulen 1970 bis 1990

Abb. 4　Aufstieg der Drittmittel:
Bilanz des Wissenschaftsrates, 1993.

NACH DEM BOOM

Spätestens mit der zweiten Ölkrise 1979 und einer anhaltenden wirtschaftlichen Rezession 1980/81 machte sich in den westlichen Industrienationen die schmerzliche Gewissheit breit, dass die Phase eines im ersten Nachkriegsjahrzehnt beginnenden und lange anhaltenden Wirtschaftswachstums der Vergangenheit angehörte. Auch im Land des vormaligen »Wirtschaftswunders« herrschte Ernüchterung. Arbeitslosigkeit und Haushaltsdefizite stiegen deutlich an. In den deutschen Großbetrieben der Stahl- und Eisenindustrie, den Werften und Textilfabriken sah es für die Arbeiterschaft längst nicht mehr nach einer stabilen Zukunft aus und auch Studierende, die nach der »Bildungsoffensive« der 1970er Jahre in Scharen die Universitäten und Fachhochschulen bevölkerten, fanden nicht mehr selbstverständlich eine Anstellung in dem Beruf, für den sie sich qualifiziert hatten. Der Boom lief aus.[1]

Die wohl gravierendste Änderung der Phase »nach dem Boom«, die spätestens Ende der 1970er Jahre einsetzte und bis mindestens zur Jahrtausendwende reichte, ist in wirtschaftshistorischer Hinsicht zu konstatieren. Das vielerorts vorherrschende keynesianische Wirtschaftskonzept einer nachfrageorientierten und verschuldungstoleranten Globalsteuerung hatte ausgedient. Es wich einer restriktiven Geld- und Kreditpolitik der Zentralbanken, Privatisierung öffentlicher Unternehmen, Deregulierung der internationalen Finanzmärkte und steuerlichen Entlastung von Unternehmen und Kapitalanlegern. Kurzum: Weniger Staat und Schulden, dafür mehr Markt und unternehmerische Freiheit waren fortan die Devise. Diese keineswegs neuen ökonomischen Richtlinien verdichteten sich Ende der 1970er Jahre zu einem internationalen Expertenkonsens, der durch die fortschreitende Digitalisierung und Globalisierung zusätzliche Strahlkraft gewann. Der damit einhergehende Begriff des »Neoliberalismus«, der ursprünglich auf die ordo- bzw. neoliberale Freiburger Schule um den Ökonomen Walter Eucken (1891–1950) und damit auf das erste Drittel des 20. Jahrhunderts zurückgeht, ist heute stark mit Emotionen behaftet und zu einem diffusen Schlagwort bzw. politischen Kampfbegriff verkommen.[2]

Die wirtschaftsliberale Wende vollzog sich längst nicht in allen Nationen in gleicher Geschwindigkeit, genauso wenig wie sie alle gesellschaftlichen Bereiche der einzelnen Länder gleich stark beeinflussen sollte. Gleichwohl lässt sich auch in der Bundesrepublik trotz aller Beharrungskräfte des Sozialstaates seit Beginn der 1980er eine verstärkte Ökonomisierung insbesondere der Arbeitswelt nachvollziehen. Die geschichtswissenschaftliche Forschung der letzten Jahre hat herausgearbeitet, dass einzelne Einrichtungen und Institutionen mit ganz unterschiedlichem Erfolg auf die neuen Anforderungen reagierten. Wenig erforscht ist bisher, wie die Universitäten und mit ihnen die Medizinischen Fakultäten mit dem Strukturwandel zurechtkamen.[3] Philipp Rauh

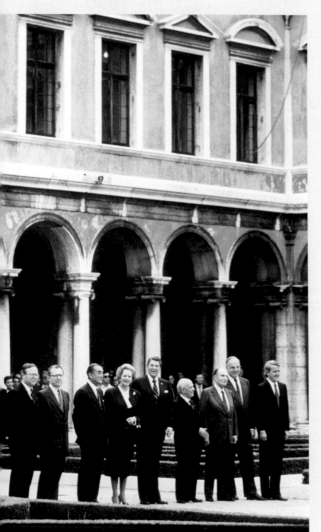

Abb. 1   Weltwirtschaftsgipfel in Venedig, 1987.

Nachwuchses zu sichern, galt es fortan, externe Finanzmittel einzuwerben. Forschungsgelder wurden jedoch zuvorderst für solche Projekte bewilligt, die einen umgehenden Technologietransfer und volkswirtschaftlichen Nutzen versprachen. Das Einwerben von Drittmitteln bedeutete für die Universitäten schon recht bald sehr viel mehr, als den Alltag in Forschung und Lehre am Laufen zu halten. Die Höhe der Drittmittelkonten avancierte zunehmend zu einem Gradmesser der (wissenschaftlichen) Leistungsfähigkeit einzelner Hochschulen, ihrer Fakultäten und Institute.

Die Friedrich-Alexander-Universität im Wettbewerb

An der Universität Erlangen registrierte man die neue ökonomische Hegemonie in der Wissenschaftspolitik, die Gelder verstärkt unter volkswirtschaftlichen Prämissen im Sinne eines Primats wohlstandserhaltender Forschung an die Hochschulen verteilen wollte, sehr aufmerksam.[20] Bereits im Vorwort zum dritten Forschungsbericht der FAU, der die Jahre 1980 bis 1983 umschloss, nahm Präsident Nikolaus Fiebiger (1922–2014) zu den neuen Anforderungen an die Universitäten, »die unter dem Schlagwort ›Technologietransfer‹ nahezu täglich in den Medien genannt werden«, Stellung. Zwar gab er zu bedenken, ein Technologietransfer sei vor allem bei der Grundlagenforschung kurzfristig nicht immer möglich, langfristig würden jedoch auch deren Ergebnisse »wirtschaftliche Entwicklungen entscheidend beeinflussen« und mithelfen, »den derzeitigen Wohlstand zu sichern«.[21]

Fiebiger war früh klar, dass in Zeiten leerer öffentlicher Kassen die drittmittelbasierte Forschung nahezu die einzige Möglichkeit war, für sich als Präsidenten wie auch für die Wissenschaftler an den einzelnen Fakultäten wieder Handlungsfreiheit und Gestaltungsmacht zu erlangen. Rasch legte er sein Augenmerk darauf, Strukturen für exzellente Forschung zu schaffen, um dadurch den Standort der Universität Erlangen nachhaltig zu stärken. Bereits in der ersten Hälfte der 1980er Jahre und damit vergleichsweise früh begann man in Erlangen, Anschubfinanzierungen für die Phase der Antragsvorbereitung zur Verfügung zu stellen. »Mit vergleichsweise sehr geringem Einsatz eigener Mittel« gelinge es auf diese Weise häufig, »die Acquisition bedeutender Drittmittel zu stimulieren«.[22]

Blickt man aus heutiger Sicht auf die Entwicklung der Friedrich-Alexander-Universität in den 1980er Jahren, so könnte der damals eingeschlagene Weg als zwangsläufig oder gar alternativlos erscheinen. Letztlich verschloss sich keine deutsche Universität der »Vermarktlichung«. Doch machte Fiebiger mehr, als nur aus der Not eine Tugend. Vielmehr handelte es sich bei ihm um einen »Überzeugungstäter«, der sich von den angedachten wirtschaftsliberalen Reformen vor allem einen Ausweg aus »dem Übermaß der Reglementierung an unseren heutigen Universitäten« versprach. Seine Aufgabe als Rektor (1969–1972), später auch als Präsident (1975–1990) der FAU versah er dem eigenen Selbstverständnis nach als »Wissenschaftsmanager«, wobei er stets versuchte, flexibel und pragmatisch, »manchmal auch am Rande der Legalität« zu agieren.[23]

Als besonders wichtig erachtete Fiebiger während seiner Amtszeit stets die Zusammenarbeit mit der Wirtschaft, denn nur wenn es dieser gut gehe, »geht es (vielleicht) auch den Universitäten gut, wenn es der Wirtschaft schlecht geht, geht

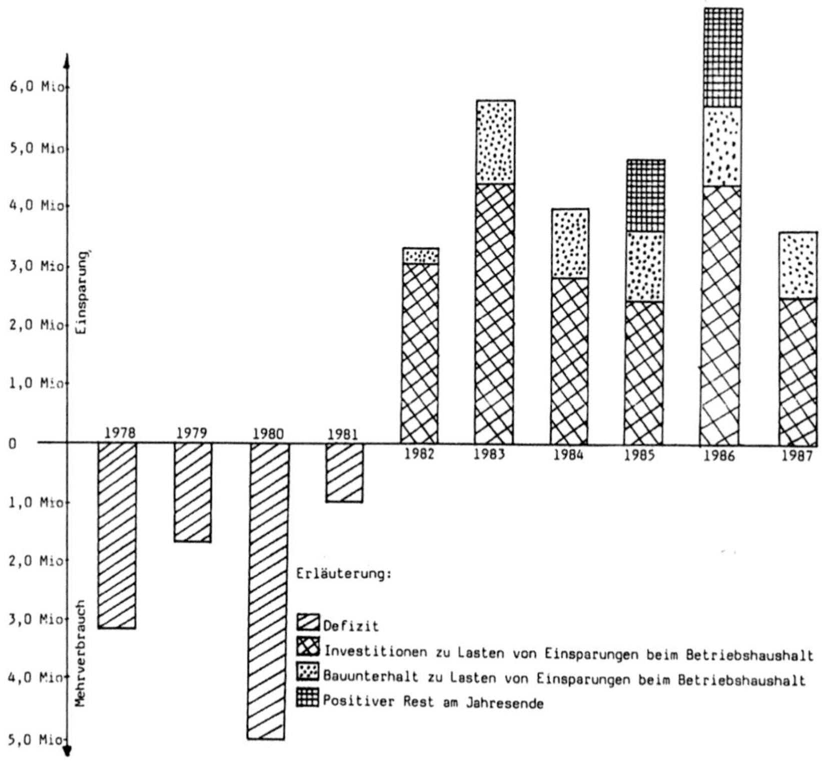
6,0 Mio
5,0 Mio
4,0 Mio
3,0 Mio
2,0 Mio
1,0 Mio
0
1,0 Mio
2,0 Mio
3,0 Mio
4,0 Mio
5,0 Mio
Einsparung
Mehrverbrauch
1978
1979
1980
1981
1982
1983
1984
1985
1986
1987
Erläuterung:
Defizit
Investitionen zu Lasten von Einsparungen beim Betriebshaushalt
Bauunterhalt zu Lasten von Einsparungen beim Betriebshaushalt
Positiver Rest am Jahresende

Abb. 5 Das Diagramm veranschaulicht die positiven Auswirkungen des »Erlanger Modells« auf die Klinikhaushalte.

es den Universitäten ganz bestimmt schlecht«. Anfangs habe er mit dieser Einstellung, so Fiebiger im März 1990 bei einem Rückblick auf seine Amtszeit als Rektor, alleine auf weiter Flur gestanden, beäugte der damalige 68er-Zeitgeist die Wirtschaft noch »voller Misstrauen und wollte von den ›Kapitalisten‹ nichts wissen«. Als wirtschaftsnaher Universitätsleiter war es dann nur folgerichtig, dass er auch in Bezug auf die Hochschulen einem forcierten Wettbewerb um Forschungsgelder aufgeschlossen gegenüberstand. In diesem Kontext sprach sich Fiebiger 1983 dezidiert gegen eine »schematische Gleichbehandlung« aus. »Um der Forschung an den deutschen Universitäten neue Impulse zu verleihen«, brauche es mehr Wettbewerb, ginge es nach ihm, so sollte eine »gezielte Ungleichbehandlung praktiziert werden, die durchaus mit den Regeln der Demokratie vereinbar ist«.[24] Dass er mit dieser reformorientierten Attitüde bei den jungen Universitätsmedizinern offene Türen eintrat, liegt auf der Hand. Doch der langjährige Rektor und Präsident erfreute sich auch bei den älteren Mitgliedern der Fakultät einer ungemein großen Wertschätzung.

Die für den vorliegenden Band befragten Zeitzeugen bezeichneten Nikolaus Fiebiger übereinstimmend als »großen Weichensteller« oder gar als denjenigen, der die FAU »aus dem Dornröschenschlaf geweckt« habe.[25] Fiebigers Affinität zur Medizinischen Fakultät war derart hoch, dass er vielen ihrer Mitglieder (fast) als einer der ihren galt. Als nach seiner Amtsniederlegung 1990 ihm zu Ehren eine Sonderausgabe des *Uni-Kuriers* erschien, meldeten sich hierin der Pathologe Volker Becker und der Rechtsmediziner Hans-Bernhard Wuermeling (* 1927) in einem gemeinsamen Beitrag zu Wort.[26] Auch bei quellenkritischer Berücksichtigung der Tatsache, dass aus gegebenem Anlass wohl kaum eine Schmähschrift über den scheidenden Hochschulleiter zu erwarten war, beeindruckt das Ausmaß der Würdigung. Zu Beginn ihrer launigen Eloge blickten die beiden Ordinarien zurück auf das Jahr 1982. Anlässlich seines 60. Geburtstages hatte die Medizinische Fakultät – und dies wohl nur halb im Spaß – Fiebiger aufgrund seines tiefen Verständnisses für die Belange der Universitätsmedizin vom »ungelernten Mediziner«, wie es der eigenen Selbsteinschätzung entsprach, zum »angelernten Mediziner« ernannt. Der scheidende Präsident habe sich diese Auszeichnung damals nicht nur verdient, sondern sich ihrer in den darauffolgenden Jahren auch als würdig erwiesen, denn »ob es darum ging, Bettenabbau abzuwehren, die Altersforschung zu institutionalisieren, die Medizinische Grundlagenforschung durch Herbeiziehung von

Max-Planck-Instituten zu fördern, ob Fiebiger von
Sanierung von Instituten sprach, wobei er nicht nur
die bauliche, sondern auch die geistige Sanierung
verstand, immer schlug das Herz – vor allem in dem
Zweigestirn Fiebiger–Köhler – für die Medizin«.

Wie angeklungen, wurde auch Fiebigers lang-
jähriger Kanzler Kurt Köhler (1926–2008) als ein
»Segen für die Medizinische Fakultät« empfunden.[27]
Ebenso wie sein Präsident hatte er stets ein offenes
Ohr für die Belange und Anliegen der Medizi-
ner. Köhler unterstützte nicht nur die vielfältigen
Forschungsvorhaben der Universitätsmedizin nach
Kräften, sondern engagierte sich auch nachdrück-
lich für die Realisierung ihrer diversen Bauvor-
haben. Das in dieser Hinsicht ambitionierteste
Projekt der Ära Fiebiger/Köhler war sicherlich die
1985 fertiggestellte Psychiatrische Universitätsklinik.

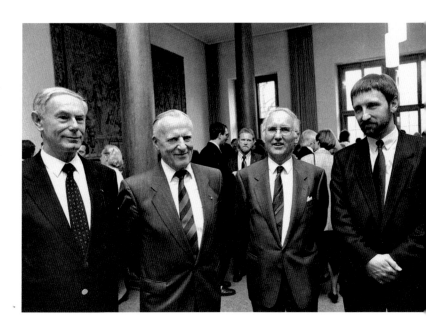

Abb. 6   Führungswechsel an der
Universitätsspitze zu Beginn der
1990er Jahre. Von links: Kurt Köhler,
Kanzler von 1968 bis 1988, Nikolaus
Fiebiger, Präsident von 1975 bis 1990,
Gotthard Jasper, Rektor von 1990 bis
2002 und Thomas Schöck, Kanzler
von 1988 bis 2014.

Zur Konsolidierung der unter erheblichen finanziellen Problemen leidenden Universitätskliniken führte Köhler 1981 sein landesweit beachtetes und vielgerühmtes
Rezirkulationsmodell ein. Erwirtschaftete Überschüsse konnten die Klinikleiter
von nun an in das neue Haushaltsjahr überführen und frei darüber verfügen. Die
Folge war, dass viele Klinikvorstände ihr Haushaltsbudget umsichtiger einsetzten,
um sich mehr Spielraum für anhaltende Finanzierungsengpässe wie auch für
Investitionen zu sichern. Mit der Implementierung des »Erlanger Modells« gelang
der schwierige Spagat zwischen erhöhten Investitionsspielräumen und gleich-
zeitiger Kostendämpfung. Dies war für die Medizinische Fakultät Anlass genug,
Köhler bei seinem Abschied aus dem Amt des Kanzlers 1988 die Ehrendoktor-
würde zu verleihen.[28] Fiebiger wiederum wurde noch zu Lebzeiten die Ehre zuteil,
Namensgeber des Erlanger Zentrums für Molekulare Medizin zu werden. Das
Nikolaus-Fiebiger-Zentrum in der Glückstraße 6 wurde im Oktober 2000 eröffnet.

Der Führungswechsel an der Universitätsspitze vom Duo Fiebiger/Köhler hin
zu Gotthard Jasper (*1934) als Rektor (1990–2002) und Thomas Schöck (*1948)
als Kanzler (1988–2014) bürgte in vielerlei Hinsicht für Kontinuität auf dem eingeschlagenen Reformweg. Gegen Ende seiner Ägide legte Jasper in Zeiten der
»Globalisierung der Märkte« noch verstärktes Augenmerk auf die immer weiter
voranschreitende Internationalisierung und Digitalisierung der FAU.[29] Für die
Universitätsmedizin sollte sich im Verhältnis zur Hochschulleitung nichts Gravierendes ändern. Denn auch Jasper, der die Geschicke der FAU bis 2002 leiten sollte,
habe sich »als Universitätsrektor sehr um die Medizinische Fakultät bemüht«, so
beispielsweise die Einschätzung von Jürgen Schüttler (*1953), der 1995 Rügheimer
als Ordinarius für Anästhesiologie folgte.[30] Analog zum Wirken seines Vorgängers
sah Jasper in weniger Bürokratie und mehr Eigeninitiative den Schlüssel zu einer
florierenden Universität.[31] Auch für den neuen Rektor stand außer Frage, in »Zeiten des Nullwachstums bzw. gar der Stellenschrumpfung« in zunehmendem Maße
auf den Erwerb von Drittmitteln angewiesen zu sein.[32] Mit Zufriedenheit registrierte er die Steigerungsraten an der FAU. Wurden im Jahre 1990 noch 68 Millio-

nen DM Forschungsgelder eingeworben, waren es zwei Jahre später bereits ca. 90 Millionen, wobei mit 26,6 Millionen knapp ein Drittel von der Medizinischen Fakultät erwirtschaftet wurde.[33]

Weiteres Steigerungspotential bei den Drittmitteln sah Jasper – auch hier waren seine Ansichten deckungsgleich mit den Bestrebungen von Fleckenstein, Kalden und Röllinghoff – vor allem in der verstärkten Beantragung groß angelegter, interdisziplinärer Forschungsprojekte. Zwar bleibe selbstverständlich »jede Einzelforschung legitim«, so der Universitätsrektor beinahe pflichtschuldig, »doch die Komplexität der Objekte erfordert in der Regel Interdisziplinarität, und in koordinierten Forschungskonzepten liegen mehr Chancen, sich zusätzliche Ressourcen nicht nur vom bayerischen Staat, sondern auch von außen zu erschließen«.[34] In diesem Zusammenhang machte er sich dafür stark, bei den Berufungen vermehrt auf dieses Forscherprofil zu achten. Es müsse in Zukunft sorgfältiger als bisher hinterfragt werden, ob »die Wiederbesetzung eines Lehrstuhles nur einer weiteren Spezialisierung und Ausdifferenzierung des Faches dient, oder ob nicht ein anderer Kandidat, eine andere Kandidatin sich an laufenden kooperativen Forschungsprojekten, wie beispielsweise interdisziplinären Graduiertenkollegs oder Sonderforschungsbereichen, beteiligen könnte und so vorhandene Schwerpunkte stärkt. Meines Erachtens können wir nur auf diese Weise unser Profil schärfen.«[35]

Offensichtlich ist, dass über den gesamten in diesem Kapitel untersuchten Zeitraum Medizinische Fakultät und Universitätsleitung eng und vertrauensvoll zusammenarbeiteten. Hierin liegt wohl auch einer der Gründe für die schnelle und erfolgreiche Modernisierung der Universitätsmedizin, konnten sich doch insbesondere die »jungen Wilden« bei ihren Plänen von Beginn an auf die Unterstützung von Kanzler und Rektor bzw. Präsident verlassen.

Die Medizinische Fakultät als Forscherhochburg in den 1990er Jahren

Für den 1995 nach Erlangen gekommenen Dermatologen Gerold Schuler (* 1951) stellte sich die Medizinische Fakultät in jenen Jahren als eine Ansammlung von Wissenschaftlern dar, »die eine Aufbruchsstimmung verbreitete«. Dabei »wurden die kreativen Köpfe vernetzt, um eine Schubkraft zu entwickeln«.[36] Und in der Tat sollten die Forschungsanstrengungen an der Medizinischen Fakultät im letzten Jahrzehnt des vergangenen Jahrtausends beträchtlich an Fahrt aufnehmen. Noch 1990 hatte der Wissenschaftsrat die Forschungsaktivitäten der Medizinischen Fakultät zurückhaltend bis kritisch als »nicht herausragend« eingestuft. Doch war zu diesem Zeitpunkt bereits eine Entwicklung in Gang gesetzt, die in den Folgejahren in einen steilen Anstieg wissenschaftlicher Initiativen und Drittmitteleinwerbungen mündete.[37] Am Ende des Jahrzehnts trug die Medizinische Fakultät fünf Sonderforschungsbereiche, an zwei weiteren der Technischen Fakultät war sie maßgeblich beteiligt. Flankiert wurden die SFB von drei Graduiertenkollegs, einer klinischen Forschergruppe sowie seit 1996 einem Interdisziplinären Zentrum für Klinische Forschung. Im nationalen Vergleich lag die Erlanger Universitätsmedizin damit – bezogen auf die Zahl ihrer Forschungsverbünde und in Relation zur Anzahl ihrer Lehrstühle und Planstellen – auf dem zweiten Platz.[38] Diese

Leistung sei, darauf wurde insbesondere Bernhard Fleckenstein nicht müde hinzuweisen, auch deshalb sehr hoch einzuschätzen, da es am Hochschulstandort Erlangen über den gesamten Zeitraum hinweg keine außeruniversitären biomedizinischen Forschungseinrichtungen gab, weder ein Max-Planck-Institut noch eine Institution der Helmholtz-Gesellschaft oder ein Leibniz-Institut. Hierdurch befinde sich die Medizinische Fakultät im Vergleich zu anderen Fakultäten bei der Schaffung multidisziplinärer Forschungsprogramme in einer denkbar schlechten Ausgangsposition.

Welche Akteure, Konzepte und konkreten Forschungsaktivitäten hinter der Forschungsstärke der Erlanger Universitätsmedizin standen, soll im Folgenden – ohne jeglichen Anspruch auf Vollständigkeit – zumindest auszugsweise dargestellt werden.[39]

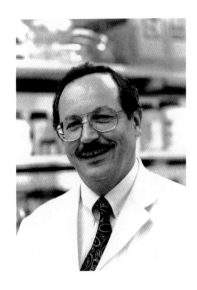

Abb. 7 Bernhard Fleckenstein, von 1978 bis 2012 Leiter des Instituts für Klinische und Molekulare Virologie, Foto von 1993.

»Die klinische Medizin von morgen ist die Wissenschaft von heute« – Die Agenda von Bernhard Fleckenstein am Vorabend des »biomedizinischen Jahrhunderts«

Winfried Neuhuber (* 1951), ab 1992 Ordinarius für Anatomie, hatte von seinem Arbeitsplatz einen guten Blick auf den Erlanger Schlossgarten. Über einige Jahre hinweg spielte sich vor seinen Augen ein beinahe tägliches Prozedere ab. So konnte er beobachten, wie Bernhard Fleckenstein – stets mit Aktenkoffer und, bei Wind und Wetter und gleich welcher Jahreszeit, nur mit Jackett bekleidet – im Eiltempo den Schlossgarten durchschritt, des Öfteren wohl, um von seinem Institut zur Ärztlichen Direktion zu gelangen.[40] Man kann diesem Bild durchaus Symbolcharakter beimessen. Denn auch im übertragenen Sinn war Bernhard Fleckenstein wohl immer unter Strom stehend, permanent mit hoher Schlagzahl agierend und diese auch von anderen einfordernd; kaum einmal zufrieden mit dem Erreichten, sondern den Blick stets in die Zukunft gerichtet und ständig davor warnend, die Erlanger Universitätsmedizin könne in ihren Anstrengungen nachlassen bzw. den Anschluss verpassen. Auch wenn dem keineswegs konfliktscheuen Virologen nicht alle Mitglieder der Fakultät und sonstige Universitätsangehörige derart wohlgesinnt waren, dass sie ihn in ihre Abendgebete einschlossen, so herrscht doch weitgehende Einigkeit darüber, dass Fleckenstein ein bemerkenswert strukturierter und strategischer Kopf sei, der entscheidenden Anteil an der positiven Entwicklung der 1980er und vor allem der 1990er Jahre genommen habe. Nach Ansicht Winfried Neuhubers gelang es dem »Visionär« Fleckenstein sogar, dem »Erlanger Selbstverständnis als provinzielles Mauerblümchen durch ganz viel Eigeninitiative wirkungsvoll entgegenzutreten«.

Vor allem als Dekan arbeitete Fleckenstein ab 1997 mit Hochdruck daran, die Fakultät fit für das kommende – so seine Überzeugung – »biomedizinische Jahrhundert« zu machen.[41] Zwei Entwicklungen erachtete er dabei als herausragend in ihrer Bedeutung. Wenn die heutige medizinische Forschung – so Fleckenstein in einem programmatischen Vortrag, den er 1997 im Rahmen der Promotionsfeier der Medizinischen Fakultät hielt – »im Zeichen einer Wissensexplosion« unvorstellbaren Ausmaßes stehe, dann liege dies hauptsächlich an der »genetischen Revolution«. In den beiden zurückliegenden Jahrzehnten hätten unter anderem die

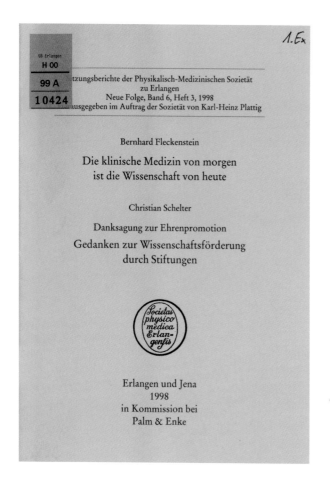

...tzungsberichte der Physikalisch-Medizinischen Sozietät
zu Erlangen
Neue Folge, Band 6, Heft 3, 1998
...ausgegeben im Auftrag der Sozietät von Karl-Heinz Plattig

Bernhard Fleckenstein

Die klinische Medizin von morgen
ist die Wissenschaft von heute

Christian Schelter

Danksagung zur Ehrenpromotion

Gedanken zur Wissenschaftsförderung
durch Stiftungen

Societas physico medica Erlangensis

Erlangen und Jena
1998
in Kommission bei
Palm & Enke

Abb. 8 Bernhard Fleckensteins
programmatischer Vortrag in
der Druckfassung, 1998.

▶ Kapitel »... um hier Experimente
zu machen« – Tierversuche an der
Medizinischen Fakultät, S. 315.

Entdeckung der Restriktionsenzyme, neue Nachweismethoden für definierte DNA-Fragmente, Blotverfahren zum RNA- und Proteinnachweis, Klonierungs- bzw. Sequenzierungstechniken wie auch moderne Verfahren zum Gentransfer die Medizin grundlegend verändert. Voller Fortschrittsoptimismus gab sich Fleckenstein davon überzeugt, dass man aufgrund dieser »Explosion biomedizinischen Wissens« bald schon »den Beginn einer unvorstellbaren Ausweitung« molekularer Diagnostik und somatischer Gentherapie erleben werde. Denn auch in der mikroelektronischen Medizintechnik vollzögen sich gerade regelrechte Quantensprünge. Als Beispiele führte Fleckenstein moderne bildgebende Verfahren, Operationen mit Lasertechnologien und das elektronische Innenohr an. Alles in allem führe kein Weg daran vorbei, dass »sämtliche Sparten der Medizin […] von beiden Polen her durchdrungen« werden, »von der Molekulargenetik und von der physikalisch-technischen Medizin mit ihren elektronischen Geräten«. Den Medizinstandort Erlangen sah er grundsätzlich gut aufgestellt, sei dieser doch »geprägt von den kurzen und direkten Wegen zwischen biomedizinischer Forschung, Technischer Fakultät und bedeutender Medizintechnik«. Die zahlreichen interdisziplinären und stets an klinischen Fragestellungen orientierten Forschungsverbünde zeigten, dass sich die Medizinische Fakultät auf dem richtigen Weg befinde.

Unsicher war sich Fleckenstein allerdings darüber, ob dieser Pfad in angemessenem Tempo beschritten werden könne. In diesem Zusammenhang beklagte er die Nachteile des Standortfaktors Deutschland. Zum einen habe die Politik immer noch keine überzeugende Antwort auf die volkswirtschaftlich bedeutende Frage nach der Bewältigung der Kostenexplosion in der Hightech-Medizin gefunden. Darüber hinaus sei die finanzielle Unterstützung des Staates für Bildung und Forschung unzureichend. In Deutschland schreite der Verfall der universitären Infrastruktur weiter voran, gleichzeitig werde der Anteil für Forschungsförderung am Bruttoinlandsprodukt von 3 auf 2,3 % reduziert. Immerhin investiere der Freistaat Bayern noch über 3 %. Des Weiteren schwebten über der medizinischen Forschung die Damoklesschwerter eines strengen Gentechnikgesetzes und »eines Rahmens für Tierversuche, der von der Bürokratie erdrückt wird«. Finde hier kein Umdenken statt, werde man vor allem im Vergleich mit den auf dem Forschungssektor führenden USA in naher Zukunft kaum mehr mithalten können.

Bernhard Fleckenstein gab sich in seiner Rede vor Erlanger Medizinstudenten davon überzeugt, dass die (Gen-)Technisierung der Medizin in keinem Fall aufzuhalten sei, denn »die diagnostischen und therapeutischen Weiterungen der Medizin sind unaufhaltsam«; und sie fänden auf einem globalisierten Gesundheitsmarkt statt. Die internationale Scientific Community kümmere es dabei nicht, wenn die medizinische Forschung in Deutschland nicht vorankomme, den deutschen Patienten hingegen interessiere es sehr wohl. Früher oder später verlange dieser nämlich nach einer optimalen, auf internationalem Spitzenlevel angesiedelten Behandlung. Um diese von vornherein zu gewährleisten, seien interdisziplinäre Forschungsprogramme nötig, denn »die klinische Medizin von morgen ist die Wissenschaft von heute«.

Welche Forschungsschwerpunkte es im Erlangen der 1990er Jahre konkret gab, darüber geben die Forschungsberichte der Medizinischen Fakultät Auskunft.[42] Im 1999 von Dekan Fleckenstein veröffentlichten Bericht über die Jahre 1996 bis 1998 wurden neben der Medizintechnik – von Fleckenstein konsequenterweise als Biomedizintechnologie bezeichnet – zunächst noch Immunologie, Infektionsforschung und Transplantationsmedizin genannt. Weiterhin aufgeführt waren Tumorforschung, Herz-Kreislauf-Forschung und Nephrologie, Neurobiologie und Schmerzforschung, Geriatrie, Genetik und Genomik sowie schließlich noch Epidemiologie, klinisch-wissenschaftliche Studien und Outcome-Research.[43] Gewissermaßen als Primus inter Pares unter den Schwerpunkten hatte sich bereits früh die Immunologie herauskristallisiert.

Das Flaggschiff: Die Immunologie

Obwohl der Immunologie aufgrund ihrer Fortschritte in der Aufklärung von Abwehrprozessen des Körpers und der damit verbundenen Hoffnung auf die Entwicklung neuer Krankheitstherapien in den 1960er Jahren eine bislang nicht gekannte, auch öffentliche Aufmerksamkeit zuteilwurde, musste sie rund 20 weitere Jahre darum kämpfen, als eigenständige, institutionell fest verankerte Fachdisziplin wahrgenommen zu werden.[44] Noch 1986 beantwortete die Deutsche Forschungsgemeinschaft das Anliegen der immunologischen Fachgesellschaft, bei der DFG eigene Fachgutachter für Immunologie zu implementieren, abschlägig. Man vertrat dort die Ansicht, dies sei nicht nötig, da in Bezug auf immunologische Fragestellungen »genügend Fachkompetenz aus anderen Fachgesellschaften vorhanden sei«.[45] Nicht nur von den Entscheidern der DFG wurde die Immunologie lange als medizinisch-naturwissenschaftliches Querschnittsfach angesehen – auf dessen Gebiet von Biochemikern und Mikrobiologen über Virologen, Serologen, Dermatologen, Nephrologen und Pathologen bis hin zu Internisten, experimentellen Chirurgen und Pharmakologen die unterschiedlichsten Fachvertreter arbeiteten – und eben nicht als einheitlich-eigenständiges Fach. Ungleich mehr Erfolg sowohl bei der DFG als auch beim Bundesministerium für Forschung und Technologie waren der Beantragung immunologischer Forschungsprojekte beschieden. Sie hatten große Chancen, gefördert zu werden.[46]

Wenn die Immunologie als junges, noch um Etablierung ringendes Fach ab den 1980er Jahren eine derart große Forschungsdynamik entwickeln konnte, dann lag dies in besonderem Maße gerade an jenen Faktoren, die ihrer fachpolitischen Anerkennung lange Zeit im Weg standen. Vergegenwärtigt man sich nochmals den bereits ausführlich beschriebenen interdisziplinären Forschungstrend, dann muss die Immunologie nachgerade als dessen medizinischer Prototyp gelten. Die ab Mitte der 1990er Jahre aufkommenden, wirkungsmächtigen Forderungen nach einer »translationalen« Medizin, bei der interdisziplinäre Aktivitäten der Idee nach für die effiziente Umsetzung biomedizinischer Grundlagenforschung in die

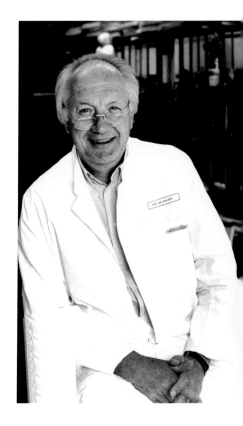

Abb. 9 Joachim R. Kalden, von 1977 bis 2006 Lehrstuhlinhaber für Klinische Immunologie und Rheumatologie, Foto von 1996.

klinische Anwendung sorgen würden, konnte potentiell wohl keine medizinische Fachrichtung besser erfüllen als die Immunologie. Das translationale Motto »From bench to bedside« – also Forschungsergebnisse, die vom Labor direkt zum Krankenbett gelangen – entsprach in diesem Kontext dem von der Wissenschaftspolitik bei Forschungsvorhaben geforderten umgehenden Technologietransfer. Die Voraussetzungen für einen Aufschwung der Immunologie waren demnach auch in Erlangen gegeben. Doch würden wissenschaftspolitische Strukturen und Forschungstrends ins Leere laufen, gäbe es vor Ort keine Personen, die diese Entwicklungen aufnehmen und nachhaltig voranbringen würden.

Joachim R. Kalden folgte 1977 einem Ruf auf den Lehrstuhl für Klinische Immunologie und Rheumatologie in Erlangen und wurde gleichzeitig zum Direktor des damaligen Instituts und der Poliklinik für Klinische Immunologie, der heutigen Medizinischen Klinik 3, ernannt. Seine wissenschaftlichen Interessen konzentrierten sich bereits früh auf die Ursachenforschung von immunologischen Erkrankungen, besonders Krankheiten des rheumatischen Formenkreises sowie auf die Entwicklung neuer Therapieprinzipien für diese Krankheitsbilder. Die moderne Rheumatologie entwickelte er zur führenden, immunologisch zielgerichteten »Entzündungsmedizin«. Als Wissenschaftler war Kalden stets von der Notwendigkeit einer engen Verzahnung zwischen immunologischer Grundlagenforschung und internationalen klinischen Studien sowie einer raschen Umsetzung in den klinischen Alltag überzeugt. Genau diese Vorgehensweise spiegelte sich bei der Konzeption seiner Arbeitsbereiche in Erlangen wider. Kalden achtete darauf, dass in seinem Institut Kliniker und Wissenschaftler eng zusammenarbeiteten und schuf in seiner Klinik Freiräume für Ärzte, um zu forschen. Auf diese Weise gelang es, schnelle therapeutische Fortschritte zu erzielen.[47]

Joachim R. Kalden gestaltete auf rheumatologischem Gebiet das Prinzip der Immunbiologika, das die Behandlung jeglicher klinisch-immunologischer Erkrankungen revolutionierte, entscheidend mit. Unter seiner Ägide wurde das erste Biologikum zur Therapie der rheumatoiden Arthritis in großen Studien erfolgreich in die Klinik eingeführt. Er trug somit entscheidend dazu bei, dass Patientinnen und Patienten mit entzündlich rheumatischen Erkrankungen bessere Langzeittherapieerfolge erwarten können. Darüber hinaus gilt er als der meistzitierte deutschsprachige Forscher auf dem Gebiet der Rheumatologie. In zahllosen Würdigungen zu runden Geburtstagen bzw. zu seiner Emeritierung wurde Kalden beispielsweise als »europäischer Leuchtturm« seines Fachgebiets bezeichnet, der nicht zuletzt dadurch ganz wesentlich die Entwicklung der Medizinischen Fakultät Erlangen »zu einer der herausragenden in Deutschland intensiv mitgestaltet« habe. Andere Laudatoren würdigten ihn als Begründer der »Erlanger Schule« für Immunologie, deren Absolventen heute vielfach in einflussreichen Positionen an Universitäten, Kliniken und in der Industrie tätig sind.[48]

In Erlangen konnte sich Kalden bei seinen immunologischen Forschungsanstrengungen bereits früh auf die Unterstützung Bernhard Fleckensteins, der 1978 das Ordinariat für Virologie übernahm, verlassen. Bedeutende zusätzliche Schubkraft entwickelte sich 1983 durch die Berufung Martin Röllinghoffs auf den Lehrstuhl für Klinische Mikrobiologie und Hygiene. Röllinghoff kam als ausgewiesener Zellularimmunologe an die FAU. Dort fokussierte er sich auf Konzepte der Immunität gegen Infektionskrankheiten, wobei er sich unter anderem mit der Frage beschäftigte, welche immunologischen Bausteine bei der Infektabwehr eine Rolle spielen.[49] Bernhard Fleckenstein, Martin Röllinghoff und Joachim R. Kalden waren nicht nur exzellente Wissenschaftler, sondern auch umtriebige Netzwerker innerhalb der internationalen Scientific Community und darüber hinaus mit guten Drähten zur Politik ausgestattet. In den 1990er Jahren sollten sie zahllose Forschungsprojekte und -verbünde initiieren.

Nachdem es Kalden bereits 1988 gelungen war, erstmals zwei klinische Max-Planck-Arbeitsgruppen für Rheumatologie an der Medizinischen Klinik III zu etablieren, stellte der 1991 gestartete Sonderforschungsbereich 263 »Immunologische Mechanismen bei Infektion, Entzündung und Autoimmunität« mitsamt einem gleichnamigen Graduiertenkolleg einen wichtigen Markstein für die Immunologie in Erlangen dar. Während sich beim SFB 263 Kalden und Röllinghoff in der Leitung abwechselten, fungierte für den fünf Jahre später bewilligten SFB 466 über »Lymphoproliferation und virale Immundefizienz« Bernhard Fleckenstein als Sprecher. Ebenfalls 1996 wurde unter der Prämisse »Genese, Diagnostik und Therapie von Entzündungsprozessen« das anfangs von Kalden geleitete Interdisziplinäre Zentrum für Klinische Forschung gegründet.[50] Neben Mitstreitern der ersten Stunde, wie dem Pharmakologen Kay Brune, konnten mit dem Nephrologen Ralf Bernd Sterzel und dem Dermatologen Gerold Schuler weitere immunologisch orientierte Forscher nach Mittelfranken gelockt werden. Diese Konzentration von Expertise mitsamt den daraus resultierenden mannigfachen Forschungsaktivitäten sorgte dafür, dass man in den 1990er Jahren innerhalb der Wissenschaftsgemeinde die deutsche Immunologie zuvorderst mit dem Standort Erlangen verband.

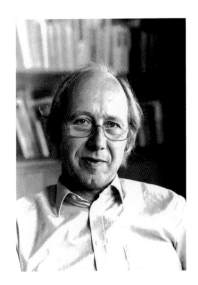

Abb. 10   Martin Röllinghoff, von 1983 bis 2007 Lehrstuhlinhaber für Klinische Mikrobiologie und Hygiene, Foto von 1990.

Die »Großgrundbesitzer«

Innerhalb einer Medizinischen Fakultät entwickelt sich nolens volens immer eine Hierarchie. Dies hat zunächst einmal mit der exponierten Stellung des Dekans zu tun, der der Fakultät vorsteht und sie repräsentiert. Doch ist dies nicht der einzige Faktor. Beinahe über sämtliche Jahrhunderte der Erlanger Medizingeschichte hinweg waren es konstant drei bis fünf Mediziner einer jeden Epoche, die – ob nun Dekan oder nicht – innerhalb der Fakultät den Ton angaben. Die Voraussetzungen hierfür variierten. Sicherlich liegt es am Naturell des Einzelnen, das wissenschaftliche Renommee und die Bedeutung des jeweils vertretenen Faches spielte gewiss ebenso eine wichtige Rolle wie der individuell ausgeprägte Macht- bzw. Gestaltungswille. Selbstverständlich sind im historischen Längsschnitt auch Mischformen jeglicher Art zu verzeichnen. Bei der Hierarchiebildung der 1990er Jahre kam ein weiterer Faktor hinzu. Sie entwickelte sich – nicht nur, aber eben auch – entlang der eingeworbenen Drittmittel. Als stabilste Währung galten dabei die Sonderforschungsbereiche. Die SFB-Sprecher waren innerhalb der Fakultät, so die prägnante Bezeichnung von Winfried Neuhuber, die »Großgrundbesitzer«.[51] Dies galt primär für Fleckenstein, Kalden und Röllinghoff. Darüber hinaus besaßen jedoch auch – der Logik Neuhubers folgend – der Pharmakologe Kay Brune und der Physiologe Hermann Handwerker seit 1992 zusammen einen Großgrund.

RALF BERND STERZEL – AUFSTIEG DER NEPHROLOGIE[1]

»Make no little plans« war das Lebensmotto des Erlanger Lehrstuhlinhabers für Innere Medizin und Nephrologie Ralf Bernd Sterzel (1940–2001). Viele Jahre an führenden Universitäten im Ausland arbeitend und forschend, baute der Nephrologe die Medizinische Klinik IV in Erlangen zu einem internationalen Forschungszentrum für Nierenerkrankungen aus. Nach seinem von 1960 bis 1966 in Berlin, Zürich und Freiburg absolvierten Medizinstudium wurde Sterzel 1966 in Berlin promoviert und arbeitete zunächst als Assistenzarzt in Freiburg und Hamburg, von 1968 bis 1971 als Resident in Medicine und als Nephrology Fellow in New York. Von 1971 bis 1978 war er Assistenzarzt, nach seiner Habilitation 1976 Oberarzt an der Medizinischen Hochschule Hannover. 1978 wurde er zum Assistant Professor of Medicine an der Yale University, School of Medicine, berufen und dort 1982 zum Associate Professor ernannt.[2]

Als Nachfolger von Ulrich Gessler (1922–1990) übernahm Sterzel 1988 den Lehrstuhl für Innere Medizin/Nephrologie an der Universität Erlangen-Nürnberg und die Leitung der Nephrologie im Klinikum Nürnberg. Gessler, Direktor der 4. Medizinischen Klinik der Städtischen Krankenanstalten Nürnberg von 1965 bis 1987 und Direktor des von ihm 1975 in Nürnberg gegründeten Instituts für Nephrologie, war 1980 auf den Erlanger Lehrstuhl für Nephrologie berufen worden. Zur Bewältigung der überaus komplexen Aufgaben an dem auf die Standorte Nürnberg und Erlangen verteilten Lehrstuhl – die Erlanger Nephrologische Klinik wurde am 1. Januar 1989 eröffnet – setzte Sterzel auf ein internationales Team hochkarätiger Mitarbeiter. Gleichermaßen forschungsorientiert wie klinisch versiert, trug er sowohl zur internationalen Schärfung des Forschungsprofils als auch zu den Erfolgen der Transplantationsmedizin bei. 1996 hatte das Transplantationsteam die 1500. Transplantation durchgeführt.

Unter Sterzels Ägide erlebte die Nephrologie in Erlangen einen enormen Aufschwung. In kurzer Zeit entstand ein international anerkanntes Forschungszentrum mit eigenen klinischen Forschergruppen, die auch Nachwuchsforscher aus dem In- und Ausland zunehmend nach Erlangen zogen. Aufgrund der von ihm ins Leben gerufenen Forschungsverbünde entwickelte sich die Nieren- und Hochdruckforschung zu einem anerkannten Forschungsschwerpunkt der Medizinischen Fakultät. 1993 initiierte Sterzel eine DFG-Forschergruppe zu molekularen Mechanismen in der Niere und entwickelte hieraus 1999 den Sonderforschungsbereich der Deutschen Forschungsgemeinschaft 423, »Nierenschäden. Pathogenese und Regenerative Mechanismen«. Zur Vernetzung der verschiedenen europäischen Zweige der Nierenforschung begründete Sterzel, Mitglied zahlreicher Fachgesellschaften, 1994 das European Kidney Research Forum (EKRF), an dessen erstem Treffen im April 1994 in Erlangen über 250 Forscher aus ganz Europa teilnahmen.[3]

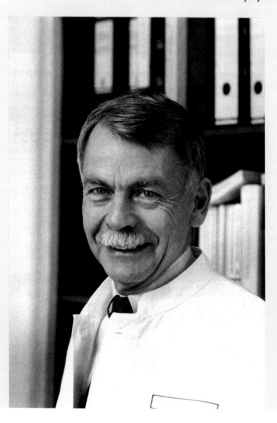

Abb. 1   Ralf Bernd Sterzel (1940–2001), Foto von 1996.

Der Wissenschaftler war Autor und Mitautor von über 130 wissenschaftlichen Aufsätzen, die in international führenden Publikationsorganen erschienen. Schon 1971 publizierte er während seiner Tätigkeit am New York Medical College Hospital in den amerikanischen Fachzeitschriften *The New England Journal of Medicine* und *Journal of Clinical Investigation* über die Ursache der urämischen Neuropathie. Der Spezialist für entzündliche Erkrankungen der Niere ist Namensgeber des Bernd-Sterzel-Preises. Die Auszeichnung wird seit 2013 von der Deutschen Gesellschaft für Nephrologie zur Förderung hervorragender Wissenschaftler auf dem Gebiet der nephrologischen (translationalen) Grundlagenforschung vergeben. Selbst wissenschaftlich hoch aktiv und international forschend, setzte sich der Hochschullehrer stets für eine strukturierte und forschungsbetonte Aus- und Weiterbildung der Medizinstudierenden und Assistentinnen und Assistenten ein. So plädierte er für Freistellung vom Klinikbetrieb zur Durchführung von Forschungsprojekten und regte bei den Ärztekammern und Fachgesellschaften an, Forschungszeiten für die Facharztqualifikation anzuerkennen. Für seine Verdienste wurde Sterzel 1998 mit dem Bundesverdienstkreuz 1. Klasse ausgezeichnet.

Die von Gessler begonnene und von Sterzel international erfolgreich fortgeführte Personalunion von Lehrstuhl und Klinikleitung in Erlangen und Nürnberg blieb bestehen. Nach dem frühen Tod von Sterzel 2001 übernahm zunächst Roland E. Schmieder kommissarisch den Lehrstuhl. Unter dem Lehrstuhlinhaber Kai-Uwe Eckardt (*1960) blieben die beiden Schwerpunktkliniken, die Medizinische Klinik 4, Schwerpunkt Nephrologie/Hypertensiologie, am Klinikum Nürnberg und die Medizinische Klinik 4 am Universitätsklinikum Erlangen in Personalunion vereint und bildeten bis 2017 das größte Kompetenzzentrum für Nieren- und Hochdruckkrankheiten in Deutschland. Susanne Ude-Koeller

Forschungsarbeiten darüber, wie Schmerzen erregt und empfunden werden und auf welche Weise sie gelindert werden können, wurden an der Medizinischen Fakultät seit Beginn der 1980er Jahre erheblich forciert. Mit den Berufungen von Kay Brune (Institut für Pharmakologie und Toxikologie) 1981 und Hermann Handwerker (Institut für Physiologie und Biokybernetik) 1986 waren zwei Wissenschaftler nach Mittelfranken gekommen, die bereits einschlägig zu diesem Forschungsfeld gearbeitet hatten und den Themenbereich an der FAU weiterentwickeln sollten. Bereits vor dem »Schmerz-SFB« war es zu interdisziplinären Forschungskooperationen beispielsweise mit der Anästhesiologie, der Neurologie und der Organischen Chemie gekommen.[52]

Der SFB 353 über die »Pathobiologie der Schmerzentstehung und Schmerzverarbeitung« verfolgte das Ziel, die pathophysiologischen Mechanismen klinisch relevanter Schmerzzustände auf verschiedenen Ebenen zu untersuchen. Die Forschungsgegenstände reichten von zell- und molekularbiologischen Untersuchungen über plastische Veränderungen der – für das Aufnehmen des Schmerzsignals verantwortlichen – sogenannten nozizeptiven Nervenzellen bis hin zu klinisch-physiologischen Untersuchungen an Patientinnen und Patienten mit Schmerz- und Juckzuständen. Inhaltlich gliederte sich der SFB in drei Teile. Während es im ersten Bereich um die zellulären Mechanismen der Schmerzentstehung ging, fokussierte sich der zweite Teil auf Struktur und Funktion der den Schmerz wahrnehmenden neuronalen Systeme. Hier wurden unter anderem die für die Auslösung des Kopfschmerzes verantwortlichen meningealen Strukturen untersucht. Der dritte Schwerpunkt hatte die humanphysiologische und klinische Schmerzforschung zum Gegenstand, wobei sich auch mit der genetischen Voraussetzung der Schmerzempfindlichkeit befasst wurde. Auch wenn der SFB in erster Linie neurobiologisch ausgerichtet war, so gab es doch auch hier Querverbindungen zum Forschungsschwerpunkt »Immunologie, Infektionsforschung und Transplantationsmedizin«, da der Schmerz als ein Kardinalsymptom der Entzündung aufgefasst wurde. Unter anderem trug der »Schmerz-SFB« wesentlich dazu bei, die peripheren Mechanismen des Juckens beim Menschen aufgeklärt zu haben.[53]

Dem 1997 gestarteten Sonderforschungsbereich 539 über »Glaukome einschließlich Pseudoexfoliations-Syndrom« unmittelbar voraus ging die Arbeit einer klinischen Forschergruppe der Augenklinik zur gleichen Thematik. Schwerpunkte des zunächst vom Ordinarius für Ophthalmologie Gottfried Naumann (* 1935) geleiteten SFB lagen auf der Erforschung von Ätiologie, Frühdiagnose, Pathogenese und Verlaufskontrolle chronischer Glaukome. Bei dieser im Volksmund mit »Grüner Star« bezeichneten Augenerkrankung handelte es sich um eine der weltweit häufigsten irreversiblen Erblindungsursachen. Im Hinblick auf mögliche pathogenetische Faktoren wurden die Mechanismen der Erhöhung des intraokularen Drucks und der Störung der Blutzirkulation mithilfe histologischer Methoden erforscht. Genetische Einflüsse wurden zudem durch molekulargenetische Untersuchungen und durch Modellbildungen anhand des Erlanger Glaukomregisters überprüft.[54] Ein bedeutendes Resultat konnte bei der Entwicklung klinischer Methoden zur Früherkennung erzielt werden. Durch die Biometrie des Sehnervenkopfes sowie psychophysische und elektrophysiologische Untersuchungen der Sehfunktion kam es zu einer Verbesserung der Frühdiagnose bei Glaukomen.[55]

Neben dem Lehrstuhl für Augenheilkunde hatte sich auch die Erlanger
Anatomie bereits seit geraumer Zeit
mit der Glaukom-Thematik befasst.
Der wissenschaftliche Schwerpunkt
von Johannes W. Rohen (* 1921) – insbesondere als Autor der *Anatomie des
Menschen* bekannt, jenem 1982 erstmals
erschienen Anatomie-Atlas, der wegen
seiner exzellenten Fotografien von
hochwertig hergestellten und detail-
reichen Präparaten zum weltweiten
Standardwerk wurde – war die funktionelle Morphologie verschiedener
Organsysteme des menschlichen Körpers.[56] Besonders interessierte ihn die
Morphologie des Sehsystems. Bereits
vor seiner Zeit an der FAU, wo er von
1974 bis 1991 das Ordinariat für Ana-

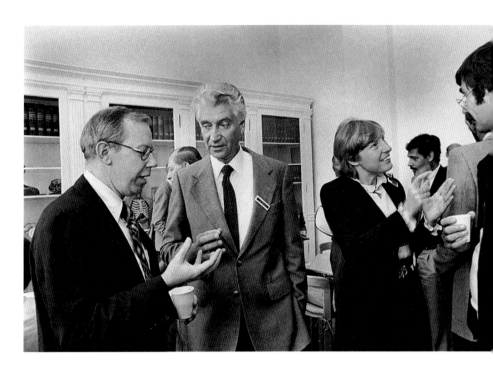

Abb. 11 Johannes W. Rohen (2. v. l.)
und Elke Lütjen-Drecoll, 1984.

tomie innehatte, setzte er neue Methoden der Gewebezüchtung zur Erforschung
der Genese verschiedener Formen des Grünen Stars ein. 1972 entdeckte Rohen
mit den sogenannten Plaquebildungen charakteristische Verdichtungen im Filter-
gewebe des Augenkammerwinkels, die als wesentliche Ursache für das Simplex-
glaukom gelten.[57] Als einer der wenigen Wissenschaftler überhaupt gewann er
den US-amerikanischen Alcon-Research-Preis, den international höchstdotierten
Preis für Augenheilkunde, in den Jahren 1985 und 1990 zweimal. Das erste Mal
erhielt er ihn zusammen mit seiner akademischen Schülerin Elke Lütjen-Drecoll
(* 1944).[58] Diese war im Jahr zuvor auf den in Erlangen neu eingerichteten Lehrstuhl für Anatomie II berufen worden, wo sie umgehend die Glaukomforschung
als Forschungsschwerpunkt etablierte. Auch an der Entstehung und Durchführung
des Sonderforschungsbereiches war sie maßgeblich beteiligt. Im Zuge der bevorstehenden Emeritierung Naumanns wurde Lütjen-Drecoll 2002 Sprecherin des
»Glaukom-SFB«.[59]

Dass man als Erlanger Universitätsmediziner in jenen Jahren auch ohne
Sonderforschungsbereiche und ausgefeilte Drittmittelakquise reüssieren konnte, dafür ist der Pädiater Klemens Stehr (* 1930) ein gutes Beispiel. Mit der Frage
konfrontiert, wie er denn auf die damalige Drittmittel-Wende reagiert habe,
schaute Stehr, von 1977 bis 1997 Ordinarius für Kinderheilkunde in Erlangen,
seine Gesprächspartner zunächst freundlich-irritiert an, überlegte kurz und antwortete dann: »Gar nicht, die Leute bzw. die Drittmittel kamen zu mir.«[60]

Klemens Stehrs Credo war, man müsse zunächst einmal »ein solide aus-
gebildeter Kinderarzt sein«. Darauf basierend entwickelte er als Pädiater und
Jugendmediziner mit der Infektiologie, der Onkologie und der Neuropädiatrie
drei Themenschwerpunkte, denen er sich auch in Erlangen widmen sollte. Noch
in seiner Zeit als Leitender Oberarzt der Kinderklinik der Technischen Universität
München hatte Stehr 1975 die deutschlandweit erste Knochenmarktransplantation

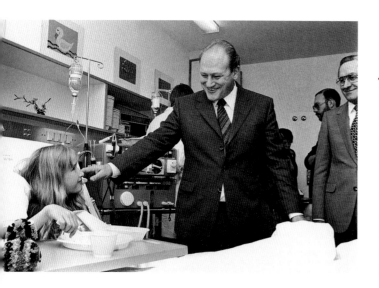

bei einem Kind durchgeführt. Auch in Erlangen baute er die Onkologie mitsamt Knochenmarktransplantation weiter aus. So war Stehr Initiator einer Einheit für Diagnostik und Therapie von Hochrisiko-Leukämien. 1995 wurde mit den Mitteln der McDonald's-Stiftung in der Turnstraße ein Haus für Eltern gebaut, deren Kinder sich in der Kinderklinik in onkologischer Behandlung befinden. Klemens Stehr war Gründungsmitglied der Deutschen Gesellschaft für Infektiologie und ein gefragter Impfexperte. An der Kinderklinik durchgeführte Studien konnten nachweisen, dass die Impfung gegen Keuchhusten keine ernsthaften gesundheitlichen Schäden verursacht. 1990 begann Stehr mit einer Pilotstudie zur Einführung des ersten zellfreien Keuchhusten-Impfstoffes in Deutschland und den USA; dieser wurde in den darauffolgenden Jahren schrittweise zugelassen.[61]

Sicherlich gereichte es Stehr bei der Realisierung seiner Projekte nicht zum Nachteil, dass er seit seiner Zeit in München über persönliche Kontakte zur Bayerischen Staatsregierung verfügte. So stand der von ihm 1982 ins Leben gerufene »Freundeskreis der Klinik mit Poliklinik für Kinder und Jugendliche der Universität Erlangen-Nürnberg« die ersten Jahre unter der Schirmherrschaft von Marianne Strauß (1930–1984), der Ehefrau des damaligen bayerischen Ministerpräsidenten Franz Josef Strauß (1915–1988). Der Hauptgrund für seine »Weigerung«, proaktiv Drittmittel einzuwerben, ist damit allerdings nicht geliefert. Vielmehr scheint sich Stehr einfach nicht auf jeden Wissenschaftstrend eingelassen zu haben. »Dass ich überhaupt einen Impact-Faktor hatte«, versicherte er im Gespräch glaubhaft, »haben mir meine Söhne erzählt«.[62]

Grundsätzlich war die Medizinische Fakultät in den 1990er Jahren mitnichten ein monolithischer Block, in dem sich alle Mitglieder einer drittmittelbasierten, translationalen und biomedizinischen Ausrichtung unterordnen mussten – auch wenn diese Forschungsagenda ohne Zweifel den Mainstream innerhalb der Erlanger Universitätsmedizin abbildete. Es wurden vielmehr durch eine im Vergleich zu den anderen Bundesländern überdurchschnittliche Forschungsförderung des Freistaats Bayern – was nicht zuletzt höheres Gehalt und besseres Ausstattungskapital implizierte – wie auch durch eine weitgehend reibungslose Zusammenarbeit zwischen Fakultät und Universitätsleitung forschungsfreundliche Rahmenbedingungen geschaffen, die dennoch genügend Freiräume für solitäre Unternehmungen ließen. Dergestalt übte die Medizinische Fakultät Erlangen am Ende des 20. Jahrhunderts auf junge, aufstrebende Wissenschaftler durchaus eine gewisse Anziehungskraft aus.[63]

Im Schatten der Forschung – Krankenversorgung und Lehre

Renate Wittern-Sterzel (* 1943), langjährige Lehrstuhlinhaberin für Geschichte der Medizin, brachte es in einem Gespräch auf den Punkt: Die Historie der Medizinischen Fakultät in den Jahren 1980 bis 2000 sei »geprägt durch bedeutende Forschungsaktivitäten, aber auch wenig Komfort für die Patienten«.[64] Bereits im Dezember 1979 ging im Bayerischen Landtag ein Dringlichkeitsantrag für die Gewährleistung »menschenwürdige[r] und ausreichende[r] Versorgung« an den Universitätskliniken Würzburg und Erlangen ein.[65] Zumindest in Bezug auf Erlangen war der Eingabe kein Erfolg beschieden. Im Gegenteil, kam doch

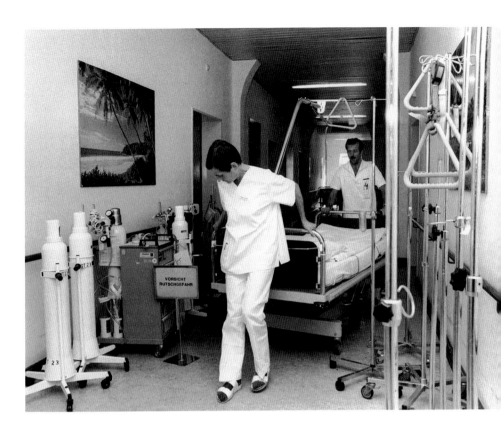

Abb. 13 Platzmangel in den Kliniken, 1991 für den Fotografen wirksam in Szene gesetzt.

im folgenden Jahr die zweite Baustufe des geplanten Universitätsklinikums bis auf Weiteres zum Erliegen.[66] Klagen über die unwürdigen Zustände in den Erlanger Universitätskliniken waren in den folgenden zwei Dekaden allgegenwärtig. Wiederholt berichteten die *Erlanger Nachrichten* etwa »von vollbelegten 4-Bett-Zimmern ohne ausreichende Sanitäreinrichtungen«.[67] In Anbetracht der teilweise katastrophalen Unterbringungsmöglichkeiten warnte Präsident Fiebiger 1985 davor, dass die Universitätskliniken von der Bevölkerung in Zukunft »nur noch für spezielle Diagnose- und Therapiemethoden aufgesucht würden, die Patienten sich jedoch nicht in den veralteten Krankenzimmern unterbringen lassen wollten, sondern hinsichtlich der Ausstattung und der Pflegesätze deutlich günstigere kommunale Krankenhäuser bevorzugten«.[68] Dies dürfe keinesfalls passieren, so Fiebiger weiter, wäre dies doch der Anfang vom Ende der Medizinischen Fakultät.

Auch für die Erlanger Mediziner waren die unhaltbaren Zustände in ihren Kliniken steter Quell von Kritik und Frustration. Doch trotz massiver Anstrengungen vonseiten der Fakultät und der Universität konnte die Entwicklung auf dem Bausektor nicht mit den Fortschritten auf dem Feld der Forschung mithalten. Zwar gab es auch Erfolgserlebnisse, wie beispielsweise die Inbetriebnahme der Psychiatrischen Klinik 1985, die Fertigstellung des Verbindungsbaus zwischen Innerer Medizin und Chirurgischer Klinik 1990, die aufwendige Renovierung des Instituts für Virologie 1995 oder auch die Einweihung des ersten Bauabschnitts des Versorgungszentrums 1997. Doch können diese realisierten Baumaßnahmen nicht darüber hinwegtäuschen, dass die Baugeschichte auch jener 20 Jahre von zähen Verhandlungen um Bettenzahlen, enervierenden Kostendebatten und langwierigen Hängepartien bei der Realisierung diverser Bauvorhaben geprägt war. ▸

OTTO P. HORNSTEIN WARTET AUF GODOT

Als Otto P. Hornstein (1926–2018) 1967 den Lehrstuhl für Dermatologie übernahm, war damit auch die Leitung der Hautklinik verbunden. Als er seine neue Wirkungsstätte erstmals ausgiebig inspizierte, fand er sie in einem verheerenden Zustand vor. In den Krankensälen befanden sich bis zu 24 Betten pro Raum, es gab lediglich ein Waschbecken für 48 Patienten und gerade einmal zwei Toiletten für 60 Männer. Das äußere, aber vor allem das innere Aussehen der Klinik war »denkbar heruntergekommen, düster abweisend, nachts nur schwach beleuchtet«. Die aus einem Werkmeister und zwei weiteren Arbeitern bestehende Betriebswerkstatt sei aufgrund von Rohrbrüchen, Stromausfällen und Deckenrissen im permanenten Noteinsatz gewesen. Vollends entsetzte Hornstein jedoch der Stall für die Versuchstiere, der ohne jegliche Kanalisation auskommen musste. Immerhin beendete eine Intervention des Tierschutzbundes diesen Zustand.

Hornstein war Pragmatiker. Als er im Sommer 1968 seine ersten bescheidenen Renovierungsversuche der Klinik unternahm, wollte er aus Kostengründen unbedingt verhindern, dass hierfür die Männer-Abteilung geschlossen werden müsse. Da ihm aus dem medizinisch-akademischen Umfeld niemand helfen konnte oder wollte, unternahm er »den heute abenteuerlich anmutenden Versuch, die Bundeswehr um die kostenlose Entleihung eines wetterfesten Großzeltes zu bitten, das während des Umbaus wenigstens einen Teil der Patienten aufnehmen sollte«. Für die Sanitätsinspektion der Bundeswehr schien der Bündnisfall eingetreten und man sagte umgehend zu, zwei »nagelneue Operationszelte im Rahmen einer Sanitätsübung ›manövermäßig getarnt‹ im Garten der Klinik aufzustellen«. Das Biwak für die männlichen Patienten sollte zehn Wochen dauern.

Die infrastrukturellen Probleme der Hautklinik waren durch dieses dermatologische 68er-Erlebnis jedoch nicht gelöst. Trotz zahlloser Eingaben des Klinikleiters sollten sich substanzielle Verbesserungen in der Patientenversorgung über viele Jahre hinweg nicht realisieren lassen. Hornstein fühlte sich beim Verharren auf die baulichen Fortschritte seiner Klinik an Samuel Becketts (1906–1989) *Warten auf Godot* erinnert. Zusagen, die Situation zu verbessern, waren zwar angekündigt, allein sie kamen nicht. Zu Beginn der 1980er Jahre machten die Patientinnen und Patienten mobil gegen die unhaltbaren Zustände. Zwar gab es mittlerweile in jedem Zimmer ein Waschbecken, aber bei fünf Betten auf 20 Quadratmetern ging es »sehr unfreiwillig hautnah« zu. Da es keine Kleiderschränke gab, blieben die Utensilien der Patienten zumeist im Koffer unter dem Bett verstaut. Klebestreifen und Abdichtungspolster sollten im Winter stets aufs Neue die zugigen Fenster abdichten. 1983 schlossen sich einige Patientinnen und Patienten der Erlanger Dermatologie zusammen, schrieben ihren Landtagsabgeordneten über die Missstände und drohten mit einer offiziellen Petition. Von da an nahm sich die Landespolitik der Erlanger Hautklinik an. Im Frühjahr 1985 konnte tatsächlich mit einer umfassenden Renovierung begonnen werden. Sieben Jahre später präsentierte sich die Hautklinik dann in einem neuen Antlitz.[1] Philipp Rauh

Abb. 1 Bundeswehrzelt zur zeitweisen Unterbringung der männlichen Patienten der Hautklinik im Sommer 1968.

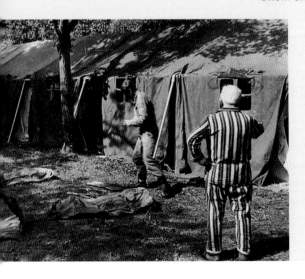

Mehr als einmal fühlten sich die Universitätsmediziner von der Landes- und Bundespolitik wie auch vom Wissenschaftsrat im Stich gelassen.[69]

Das Poltern der Universitätsmediziner über die Politik darf jedoch nicht darüber hinwegtäuschen, dass die fehlenden Fortschritte ein Stück weit hausgemacht waren. Anfang 1992 mahnte Rektor Jasper, es werde in Zukunft »nötig sein, daß Fakultäten und Institute rechtzeitig und wohlbegründet ihre Bauwünsche in ausformulierten und gut strukturierten Bauanträgen vorlegen und in den universitären Gremien verabschieden lassen«. Jasper ließ durchblicken, dass der Erlanger Baustau auch etwas damit zu tun habe, dass die Koordination unterschied-

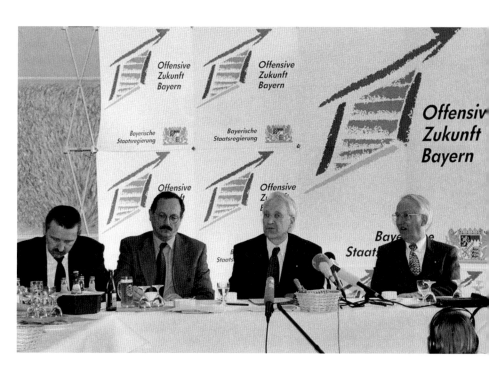

licher, nicht aufeinander abgestimmter und noch dazu unprofessionell beantragter Bauprojekte zu wünschen übrig ließ. »Wir werden nur dann eine Chance haben, an den staatlichen Baumitteln zu partizipieren und von immer wieder möglichen Umschichtungen an Geldern zu profitieren«, gab sich der Rektor überzeugt, »wenn wir genehmigte Bauanträge in der Schublade liegen haben. Hier droht uns – vor allem auch im Bereich der Medizin – eine Lücke, die es zu füllen gilt.«[70]

Die von Jasper angemahnte Professionalisierung nahm 1991 erste Formen an, als Martin Röllinghoff Baubeauftragter der Medizinischen Fakultät wurde. Röllinghoff wollte sich mit dem Stillstand nicht abfinden, schrieb zahllose Anträge, Memoranden und Broschüren. Seine Idee war es auch, eine Beratungsfirma mit einer stringenten Zielplanung des Universitätsklinikums zu beauftragen.[71] Für das Bettenhaus sah das Consulting-Unternehmen keine Sanierung, sondern einen Abriss und Neubau vor.[72] Richtig in Schwung kamen die Bauvorhaben der Universitätsmedizin dann durch die Privatisierungserlöse des im März 1998 von der Bayerischen Staatsregierung aufgelegten Innovationsprogramms »Offensive Zukunft Bayern«. So kam es zur Jahrtausendwende recht unverhofft zur Fertigstellung des Fiebiger-Zentrums wie auch des Nichtoperativen Zentrums.[73]

Neben stagnierenden Bauvorhaben war es vor allem der massenhafte Anstieg der Studentenzahlen, der die Erlanger Universitätsmedizin vor große Probleme stellte. War es in der vorangegangenen Expansionsphase der 1960er und 1970er Jahre den Wissenschaftsakteuren nicht gelungen, ein mit der Massenuniversität kompatibles Leitbild zu entwickeln, verweigerte nun die politische Seite, die Hochschulbildung breiter Bevölkerungsschichten adäquat zu finanzieren.[74] Die »Bildungsoffensive« der 1970er Jahre hatte Ende des darauffolgenden Jahrzehntes auch in Erlangen voll durchgeschlagen. Waren es 1970 noch knapp 9000 Studenten gewesen, hatten sich 1988 über 27.000 Studenten an der FAU immatrikuliert, wovon rund 3700 Medizin studierten. Dieser Anstieg ging bei »einem Ausbauziel von 15.600

Abb. 14 Ministerpräsident Edmund Stoiber (2. v. r.) präsentiert 1998 in Erlangen die »Offensive Zukunft Bayern« der Bayerischen Staatsregierung. Mit am Tisch: Kanzler Schöck, Dekan Fleckenstein und Rektor Jasper.

▸ **Kapitel** Die Bauten der Erlanger Medizinischen Fakultät, S. 569.

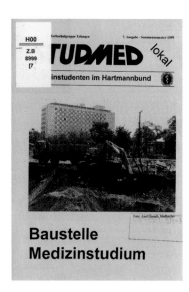

**Baustelle
Medizinstudium**

Abb. 15 Im Jahr 1999 nahm der
Hartmannbund das Medizinstudium
in mehr als einer Hinsicht als
Baustelle wahr.

Studienplätzen« vonstatten, »von denen aber nur etwa 80 % errichtet sind«, wie
Präsident Fiebiger anmerkte.[75] Auch wenn er wiederholt auf die bizarre Unverein-
barkeit von hohen Studentenzahlen und höchstens gleichbleibenden universitären
Planstellen hinwies und beständig vor den negativen Folgen für das Niveau der akademischen Ausbildung warnte, verharrte Fiebiger nicht im Lamento. Sein »Fiebiger-
Plan«, wie er bald genannt wurde, bot einen Ausweg aus dem Dilemma von rapide
wachsenden Studentenzahlen, aber keinem Geld für neue Professorenstellen, einer
Situation, die sich im Übrigen nach dem Fall der Mauer 1989 noch zusätzlich verschärfen sollte. Fiebiger empfahl, einen Stellenpool von C3-Professuren einzurichten,
die besten Privatdozenten in einem strengen Auswahlverfahren sofort zu berufen
und ihre Stellen nach Freiwerden wieder einzuziehen.[76]

Der »Fiebiger-Plan« wurde 1994 vom Wissenschaftsrat angenommen und nach
und nach in allen Bundesländern praktiziert – zu einer Zeit also, als in Erlangen
Gotthard Jasper das Rektorat innehatte. Wenn dieser Anfang 1992 darauf hinwies,
dass »in der Anonymität des Massenbetriebes die Universität zu einer kaum überschaubaren Ausbildungsfabrik zu werden droht, in der Studierwillige als ›Über-
last‹ angesehen und abgefertigt werden«, dann zeugte dies zweifelsohne von einem
richtigen Problembewusstsein.[77] Die passenden Antworten und Maßnahmen darauf
zu finden, erwies sich als ungleich schwieriger. Auch die Medizinische Fakultät
hatte in den 1990er Jahren offensichtliche Probleme, die berechtigten Ansprüche
ihrer Studenten auf eine adäquate Ausbildung zu erfüllen. Innerhalb der Erlanger
Universitätsmedizin sorgte ein vom Nachrichtenmagazin *Focus* 1997 veröffentlichtes,
mehrteiliges Universitätsranking für Aufsehen.[78] Die Zufriedenheit der Erlanger
Medizinstudenten mit der Organisation des Lehrbetriebes und der Intensität der
Betreuung ließ darin sehr zu wünschen übrig. Offenbar vermittelten einige Dozenten bei ihren Lehrveranstaltungen den Eindruck, es handle sich für sie dabei um
eine lästige Pflichtübung. Bernhard Fleckenstein mahnte in diesem Zusammenhang
an, offen für Kritik zu sein. Er sah die schlechten Werte jedoch primär in der fehlenden Verbundenheit der Studierenden mit ihrer Alma mater begründet.[79]

Schließlich sei noch erwähnt, dass beim gemeinsamen Blick auf Krankenversorgung und Lehre auffällt, dass in den 1980er Jahren eine Entwicklung begann, die
an den deutschen Hochschulen bis heute anhält. Ursprünglich für die Forschung
eingeworbene Drittmittel wurden bereits damals in zunehmendem Maße dazu
verwandt, Klinik- und Lehralltag am Laufen zu halten. Studentenschwemme und
Baustau waren indes keineswegs die einzigen Probleme, mit denen sich die Medizinische Fakultät und ihre Mitglieder in den beiden Dekaden vor der Jahrtausendwende konfrontiert sahen. Auch atomare Katastrophen, epidemische Infektionskrankheiten und das »Erlanger Baby« sollten sie beschäftigen. Erlanger Mediziner
waren in jenen Jahren als Katastrophenmediziner gefordert, sie wurden jedoch
auch selbst Zielscheibe der Kritik.

WEGEN IVF UNABKÖMMLICH – DER REPRO-DUKTIONSMEDIZINER SIEGFRIED TROTNOW

Am 25. Juli 1978 kam im englischen Oldham weltweit das erste durch In-vitro-Fertilisation gezeugte Kind zur Welt. Louise Joy Brown war in den Augen ihrer Co-Eltern, des Physiologen Robert Edwards (1925–2013) und des Gynäkologen Patrick Steptoe (1913–1988), »ein prächtiges Baby«, das seine 30-jährige Mutter Lesley zur »Gallionsfigur« der modernen Reproduktionsmedizin machen sollte.[1] Die »Erfolgsstory« der Reproduktionsmedizin in Erlangen begann Ende der 1960er Jahre. Auf Anregung des Gynäkologen Karl Günther Ober (1915–1999) hatte sich eine kleine IVF-Gruppe gebildet, die Kontakte zur Tierärztlichen Hochschule und der Landesbesamungsanstalt in Neustadt/Aisch aufgenommen und Tierversuche zur künstlichen Befruchtung durchgeführt hatte. 1978 übernahm der seit 1970 an der Frauenklinik tätige Siegfried Trotnow (1941–2004) die zu einem Großteil von Ober privat finanzierte Forschergruppe, zu der jetzt Ärzte, Tierärzte, Laborassistentinnen und die Biologin Tatjana Kniewald gehörten.[2]

Unter der Ägide Trotnows, eines ausgewiesenen Vertreters einer sozialmedizinisch orientierten Gynäkologie,[3] begann das Team 1981 mit der IVF-Behandlung von Frauen mit Fertilitätsstörungen. Am 16. April 1982 wurde das erste deutsche »IVF-Baby«, »ein gesunder fränkischer Bub«, geboren und als »wahrer Prachtkerl« in den Medien enthusiastisch gefeiert.[4] Die Geburt des weltweit sechsten »Retortenbabys« rief allerdings auch Kritiker auf den Plan: In Erlangen sei die Lust der Zeugung nun durch die Funktionslust der medizinischen Techniker ersetzt worden, so der Philosoph Robert Spaemann (*1927) im November 1982 in der *Süddeutschen Zeitung*.[5] Größeres und wohl gewichtigeres Unbill drohte der Erlanger Reproduktionsmedizin aber von ganz anderer Seite. 1984 erinnerte sich das zuständige Kreiswehrersatzamt an den Reservisten Trotnow und berief ihn zu einer Mobilisierungsübung ein. Ober reagierte intern äußerst ungehalten. Die Bundeswehr möge doch bitte darüber nachdenken, welche Rolle ein Gynäkologe sinnvollerweise bei der Truppenversorgung im Kriegsfalle spielen könne. In Erlangen dagegen sei Trotnow tatsächlich »unabkömmlich«. Die Universitätsleitung schloss sich Obers Argumenten an und bat über das Bayerische Staatsministerium erfolgreich um Trotnows uk-Stellung.[6] Um diese Zeit waren Schwangerschaften nach IVF unter Trotnow schon fast Routine geworden, inzwischen gilt das Verfahren als medizinische Standardtherapie. Das reproduktionsmedizinische Bemühen zielt in Erlangen aktuell auf die Uterustransplantation (UTx). Susanne Ude-Koeller

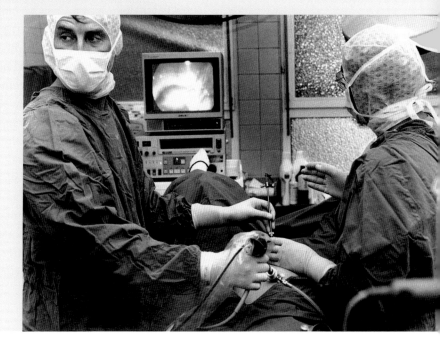

Abb. 1 In-vitro-Fertilisation in Erlangen, 1992.

Tschernobyl, AIDS und das »Erlanger Baby« – Die Medizinische Fakultät im gesellschaftspolitischen Spannungsfeld

Die letzten beiden Dekaden des 20. Jahrhunderts waren eine Epoche des beschleunigten Wandels. Gleichzeitig waren sie eine Zeit großer ökonomischer, militärischer, aber auch ökologischer und gesundheitlicher Bedrohungen. Insbesondere in den 1980er Jahren machte sich in Teilen der Bevölkerung ein latentes Angstgefühl, mitunter sogar Endzeitstimmung breit. Viele Menschen hatten das Gefühl, in einer »Risikogesellschaft« (Ulrich Beck) zu leben. Eine der Folgen war die zunehmende Rezeption modernitätskritischer Positionen.[80] Aus medizinhistorischer Sicht spiegelte sich diese Haltung in dem wachsenden Unbehagen gegenüber einer als unpersönlich und beängstigend empfundenen Hightech- bzw. Apparatemedizin wider. Ein Kulminationspunkt waren hierbei mit Sicherheit die Diskussionen um das »Erlanger Baby«. Auf diese wird im weiteren Verlauf noch einzugehen sein. Begonnen werden soll das vorliegende Kapitel jedoch mit den Reaktionen und Maßnahmen der Universitätsmedizin in Erlangen auf die Reaktorkatastrophe von Tschernobyl und die Immunschwächeerkrankung AIDS.

Wie verstrahlt ist Mittelfranken?
Die Erlanger Universitätsmedizin und Tschernobyl

Die Reaktorkatastrophe von Tschernobyl am 26. April 1986 muss als tiefe historische Zäsur wahrgenommen werden.[81] Es handelte sich dabei um ein Ereignis, das die Menschen länderübergreifend bewegte und emotionalisierte. Mit den Auswirkungen des Unglücks hatte nicht nur die Bevölkerung in der Ukraine, in Weißrussland und Russland zu kämpfen – auch wenn diese Länder mit Abstand am härtesten betroffen waren; Tschernobyl hatte vielmehr Einfluss auf den Alltag zahlreicher Menschen in ganz Europa, teilweise sogar in den USA und in China. Allenthalben waren Unsicherheit und Angst vor den Folgen des atomaren GAUs vorherrschend. Besonders heftig und erbittert fielen die Reaktionen in Deutschland aus. Die hiesigen politischen Entschlussbildungen und gesellschaftlichen Debatten unmittelbar nach Tschernobyl bleiben indes unverständlich, wenn man den grundlegenden Diskurs um Gefahr und Nutzen der Atomenergie außer Acht lässt.[82]

Bei Diskussionen um die Nutzung der Atomkraft sind seit den 1970er Jahren die Rollen klar verteilt: Während die Kritiker der Kernenergie eindeutig der politischen Linken zuzuordnen sind, gehören die Verteidiger dieser Technologie vor allem dem (wirtschafts-)liberalen, konservativen Lager an. Dass diese dichotome Zuteilung nicht immer ohne Weiteres möglich war, zeigt ein Blick in die 1950er und 1960er Jahre.

Als Ende 1951 im US-Bundesstaat Idaho der erste Kernreaktor ans Netz ging, verband sich damit eine Fülle von Hoffnungen. Die friedliche Nutzung der Atomenergie wurde auch in Deutschland von den Eliten aus Politik und Wirtschaft sowie vielen Intellektuellen als »Integrationstechnologie« wahrgenommen. Die – aus heutiger Sicht völlig utopischen – Erwartungen an das Atom gingen über

Abb. 16 Fünf Tage nach der Katastrophe von Tschernobyl veröffentlichten die *Erlanger Nachrichten* das erste Foto des zerstörten Reaktorblocks.

ERLANGER Nachrichten
ERLANGER TAGBLATT

128. Jahrgang

J 2696 A

Universitäts-Bibliothek Erlangen

Einzelpreis: 1,— DM

Donnerstag/Freitag, 1./2. Mai 1986

Nummer 100

Parteienstreit um Reaktorunfall

Uneins über die Konsequenzen

SPD fordert Verzicht auf den Brüter Union warnt Opposition vor Polemik

BONN — Das Reaktorunglück in der Sowjetunion hat in der Bundesrepublik zwischen den Parteien zu einem Streit über mögliche Folgen und ihre Bewertung geführt.

Während die Sozialdemokraten ihre Forderung erneuerten, als Konsequenz aus der Katastrophe auf den Schnellen Brüter und die Wiederaufarbeitung abgebrannter Brennelemente zu verzichten, und die Grünen die sofortige Stillegung aller Atomanlagen verlangten, warf der Bundesregierung den Oppositionsparteien vor, aus dem Unglück „politisches Kapital schlagen" zu wollen. Einig waren sich die Vertreter aller Parteien lediglich in der Aufforderung an die Sowjetunion, umfassend über den Vorfall zu informieren.

Der nordrhein-westfälische Ministerpräsident und SPD-Kanzlerkandidat, Johannes Rau, kritisierte insbesondere die Reaktionen von Bonner Regierungspolitikern. Es habe ihn „bedrückt gemacht", sagte Rau, „wie schnell, wie perfekt und wie glatt da gesagt worden ist: Alles kein Problem, das ist bei uns undenkbar". Das Unglück in der Ukraine lasse ihn jedenfalls auch im Hinblick auf den Brüter „nicht unbeeinflußt".

Der stellvertretende Vorsitzende der SPD-Fraktion im Bundestag, Wolfgang Roth, forderte die Bonner Koalition und die bayerische Landesregierung auf, ihre Entscheidung für die Wiederaufarbeitungsanlage in Wackersdorf noch einmal zu überprüfen.

Dagegen erklärten die Grünen, die Abschaltung aller Kernkraftwerke in der Bundesrepublik sei die „Voraussetzung zur Abwendung der nuklearen Bedrohung". Das Vorstandsmitglied der Öko-Partei Jutta Ditfurth sagte, wer auf Atomenergie setze, „führt einen latenten Krieg gegen die eigene Bevölkerung". Der Bundesregierung hielten die Grünen vor, die Bürger zu belügen, um ihr Atomprogramm zu retten.

Demgegenüber wies der innenpolitische Sprecher der CDU/CSU-Fraktion, Paul Laufs, die Forderungen von SPD und Grünen als „sachlich völlig unbegründet" zurück. Die Oppositionsparteien mißbrauchten das Unglück lediglich dazu, „um ihre Ideologie des Ausstiegs aus der modernen Industriegesellschaft Auftrieb zu geben". Die FDP-Bundestagsabgeordneten Baum und Hirsch meinten indes, angesichts des Umfangs des Unfalles seien „weder Hysterie noch bloße Beschwichtigung angemessen".

DGB-Vorsitzender Ernst Breit zum 1. Mai

»Spaltung verhindern«

CSU-Chef warnt vor unbedachten Aktionen

BERLIN — Am Vorabend der traditionellen Kundgebungen der Gewerkschaften zum 1. Mai hat der Vorsitzende des DGB, Ernst Breit, alle gesellschaftlichen Kräfte aufgerufen, gemeinsam die Spaltung der Bevölkerung in Arbeitslose und in Arbeit Stehende zu verhindern.

Breit sagte, der Riß, der heute durch die Gesellschaft gehe, könne geschlossen werden, „wenn wir alle, Arbeitgeber und Politiker eingeschlossen, uns dafür einsetzen". Die Gewerkschaften seien überzeugt, daß die günstige Wirtschaftslage allein nicht ausreiche, die Arbeitslosigkeit aus der Welt zu schaffen. Bei rund 2,5 Millionen Menschen ohne Stellung und den vielen zusätzlich auf den Arbeitsmarkt drängenden Jugendlichen seien 200 000 bis 300 000 neue Arbeitsplätze pro Jahr völlig unzureichend.

Im Mittelpunkt der heutigen Veranstaltungen unter dem Motto „Mitmachen — Stark sein — Die Zukunft gestalten" stehen die beschlossene Änderung des Paragraphen 116 Arbeitsförderungsgesetz und die geplante Änderung des Betriebsverfassungsgesetzes.

Der CSU-Vorsitzende Franz Josef Strauß hat die Gewerkschaftsführer und die Arbeitnehmer zum „Tag der Arbeit" gemahnt, den sozialen Frieden und den demokratischen Grundkonsens „nicht durch unbedachte Aktionen zu gefährden". Sozialer Friede und soziale Gerechtigkeit sind Früchte der Partnerschaft — nicht des Klassenkampfes. Nur im partnerschaftlichen Zusammenwirken von Arbeitgebern und Gewerkschaften, von Wirtschaft und Staat meinten die Probleme des Arbeitsmarktes zu lösen seien", meinte er.   *Fortsetzung Seite 2*

Radioaktive Niederschläge wurden nun auch in der Bundesrepublik, Österreich und der Schweiz gemessen

Strahlung von Tschernobyl fällt auf Europa

Ministeriumssprecher: Keine Gefährdung von Leben und Gesundheit — Vorzeitige Jod-Einnahme wäre gefährlich — Die Lage in Skandinavien und Polen ist ernster — Moskau: 197 Verletzte in Behandlung

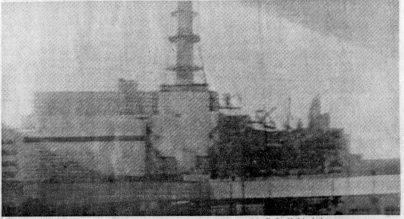

Das erste vom sowjetischen Fernsehen veröffentlichte Bild vom zerstörten Reaktorblock (rechts).

BONN — Unterschiedlich werden die Folgen der radioaktiven Wolke eingeschätzt, die im ukrainischen Unglücksreaktor Tschernobyl ihren Ursprung hatte und die gestern auf dem Zug von Skandinavien nach Süden die Bundesrepublik streifte.

In Bonn wie in München versicherten die Sprecher der zuständigen Ministerien, daß nach allen vorliegenden Erkenntnissen für die Bundesrepublik keine Gefährdung von Leben und Gesundheit bestehe oder drohe. Die gestern in Westberlin und in Bayern gemessenen Werte der Radioaktivität lägen bei der Hälfte dessen, was in Schweden registriert worden sei. Eine Gesundheitsgefährdung beginne erst bei etwa 50mal höheren Werten.

Dagegen warf der Kernphysiker Jens Scheer von der Universität Bremen auf einer Pressekonferenz der Grünen der Bundesregierung vor, die mögliche Gefährdung zu unterschätzen. Auch geringe Mengen radioaktiver Strahlung könnten schädlich sein, selbst wenn sie die amtlichen Grenzwerte nicht überschritten.

Nach Angaben des bayerischen Umweltministeriums und des Deutschen Wetterdienstes zeigten die Meßstationen in Landshut, Gundremmingen, Schweinfurt und Kahl eine leicht angestiegene Radioaktivität. In Regensburg seien gestern vormittag etwa 40mal höhere Werte gemessen worden als am Vorabend. In München seien die Werte um das Zwölffache übertroffen worden. Die von der Landesgewerbeanstalt in Nürnberg ermittelten Werte lagen gestern ebenfalls „signifikant höher" als am Vortag.

Das bayerische Innenministerium, das hessische Sozialministerium und der Wirtschaftliche Beirat der Bundesapothekerkammer warnten übereinstimmend besorgte Bürger davor, in eigener Initiative Jodid-Tabletten gegen eine radioaktive Schilddrüsenbelastung zu verwenden. Eine unkontrollierte Einnahme könne zum gegenwärtigen Zeitpunkt vielmehr zu akuten Gesundheitsstörungen führen.

Entwarnung konnte im Laufe des Nachmittags in Kärnten gegeben werden. Dort hatte die Landesregierung in den Morgenstunden die Eltern aufgerufen, Kleinkinder möglichst nicht ins Freie zu lassen. Auch schwangere Frauen sollten daheim bleiben. Obsthändler wurden aufgerufen, Früchte und Gemüse nicht im Freien aufzustellen. Dafür wurde im Laufe des Tages in der Zentralschweiz erhöhte Radioaktivität gemessen.

Gefährlicher ist die Lage offenbar nach wie vor in Skandinavien. So wurden in verschiedenen Teilen Schwedens in der Milch bereits erhöhte Jodwerte gemessen. Im Osten des Landes zwischen Uppsala und Umea erging an die Bevölkerung der dringende Rat, kein Wasser aus stehenden Gewässern zu trinken. In der finnischen Hafenstadt Vaasa ergaben Messungen eine um das 80- bis 100fache über den normalen Werten liegende Radioaktivität.

In Polen bildeten sich Menschenschlangen vor Geschäften, die Milchpulver verkaufen,

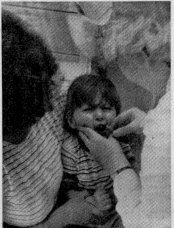

Polnische Kinder werden vorsorglich mit Jodtabletten versorgt, um zu verhindern, daß die mit den Niederschlägen befürchteten radioaktiven Isotope des Elements die Schilddrüse besetzen.

nachdem die Regierung den Vertrieb von Frischmilch eingeschränkt hat. Die Behörden warnten vor dem Genuß von ungewaschenem Obst und Gemüse und rieten ebenfalls schwangeren Frauen und Kindern, in den Häusern zu bleiben. Kindergärten, Schulen und Krankenhäuser wurden angewiesen, an Kinder bis zu 16 Jahren Jodpräparate auszugeben.

Nachdem über die Lage in Tschernobyl selbst zunächst im Westen völliges Rätselraten herrschte, hat die sowjetische Regierung am Abend erstmals offiziell erklärt, daß als Folge der Katastrophe 197 Verletzte in Krankenhäuser eingeliefert worden seien. In der Mitteilung wurde ausdrücklich wiederholt, daß „faktisch" zwei Menschen umgekommen seien. Gerüchte westlicher Agenturen über angeblich Tausende von Toten seien falsch. Das UdSSR-Fernsehen zeigte der Bevölkerung unterdessen ein Foto des bavarischen Kernkraftwerks. Auf dem Bild ist zu erkennen, daß das Dach des Reaktorgebäudes zerstört wurde. Ein Kommentator ergänzte jedoch, es beweise auch, daß Berichte über „massive Zerstörungen oder ein Feuer" falsch seien. Die Radioaktivitätswerte in der Anlage seien inzwischen wieder gesunken.

Eine amerikanische Professorin, die sich gegenwärtig mit einer Studentengruppe in Kiew aufhält, sagte jedoch in einem Telefoninterview mit einer US-Fernsehanstalt, ihr Reiseführer habe von 300 Todesopfern gesprochen.

Kiew selbst ist „aus Gründen vorübergehender Natur", wie das sowjetische Außenministerium wissen ließ, für Korrespondenten geschlossen. Überdies haben die Moskauer Behörden gestern westlichen Fernsehkorrespondenten für den 1. Mai und die drei darauffolgenden Tage untersagt, Filmberichte an ihre Heimatsender zu überspielen. Selbst bereits reservierte Leitungen für die Übertragung der traditionellen Maiparade auf dem Roten Platz wurden wieder gesperrt. Auch diese Entscheidung wird mit dem Reaktorunglück in Verbindung gebracht.

Obwohl nach Angaben des Auswärtigen Amtes eine Evakuierung der mehr als 200 in und um Kiew lebenden Bundesbürger gegenwärtig nicht vorgesehen ist, bestätigte der Dortmunder Anlagenbauer Uhde GmbH gegenüber Radio F, die 40 Frauen und Kinder ihrer 80 Mitarbeiter seien bereits auf einem Charterflug in die Heimat, wo sie gleich nach ihrer Rückkehr einer Gesundheitskontrolle unterzogen würden. Die restlichen Firmenangehörigen sollen mit einer zweiten Chartermaschine heimgeholt werden. Der österreichische Stahlkonzern VOEST Alpine hat ebenfalls seine Mitarbeiter evakuiert. Die britische Botschaft in Moskau ruft an die hundert Studenten aus Kiew und Minsk zurück, die finnische empfahl ihren etwa 100 Landsleuten in der Ukraine, ebenfalls das Gefahrengebiet zu verlassen.

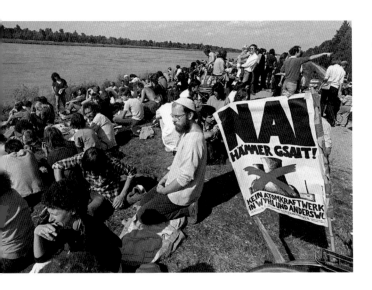

die bloße effiziente Stromerzeugung weit hinaus.[83] Deutlich wird dies an manchen Passagen in Ernst Blochs (1885–1977) 1959 erschienenem zweiten Band über das *Prinzip Hoffnung*. Der Philosoph sah in diesem »Kultbuch der linken Intelligenz« (Joachim Radkau) die Atomkraft als eine Energieform an, »die in der blauen Atmosphäre des Friedens aus Wüste Fruchtland, aus Eis Frühling machen kann. Einige 100 Pfund Uranium und Thorium reichen aus, die Sahara und die Wüste Gobi verschwinden zu lassen, Sibirien und Nordkanada, Grönland und die Antarktis zur Riviera zu verwandeln«.[84] Anders als Bloch war Franz Josef Strauß dezidiert kein Neomarxist. In ihrer Begeisterung für die Kernenergie waren der linke Philosoph und der rechtskonservative CSU-Politiker allerdings Brüder im Geiste. Strauß sah durch die Nutzung der neuen Technologie eine wissenschaftliche und wirtschaftliche Wende zum Guten gekommen. Folgerichtig fungierte er als erster Minister in dem 1955 gegründeten Ministerium für Atomfragen.[85]

Bei genauem Hinsehen entpuppt sich die damalige Atom-Euphorie als Elitenphänomen; weite Teile der Bevölkerung assoziierten mit »Atom« vor allem die desaströse Wirkung, die der Atombombenabwurf auf Hiroshima und Nagasaki am Ende des Zweiten Weltkrieges entfacht hatte. Die Strahlenangst blieb jedoch nicht auf die Atombombe beschränkt, sondern übertrug sich mit der Zeit auch auf die friedliche Nutzung der Kernenergie. Die Geburtsstunde der Anti-Atomkraft-Bewegung als einer der größten Massen- und Protestbewegungen der Bundesrepublik schlug 1975 in Wyhl am Kaiserstuhl, wo auf Wunsch der baden-württembergischen Regierung ein Kernkraftwerk entstehen sollte. War der Anti-AKW-Protest bis dato lokal begrenzt gewesen und auf offiziellen, zumeist kommunalpolitischen Wegen vorgetragen worden, kam es im südbadischen Wyhl erstmals zum Zusammenschluss wirkmächtiger überregionaler Bündnisse. So solidarisierten sich politische Linke und Wissenschaftler der benachbarten Universität Freiburg mit den ortsansässigen Winzern, deren Protest sich in erster Linie gegen die Zerstörung der Agrar- und Weinlandschaft richtete. Der in Wyhl geschmiedeten Allianz gelang es auch in der Folgezeit, Öffentlichkeit herzustellen. Ein zentraler Bestandteil der Argumentationskette war die Warnung vor einem möglichen Störfall in einem Kernkraftwerk.[86] Wurde die Debatte über die Sicherheit der Atomenergie zunächst abstrakt geführt, erreichte sie nach der Havarie in Tschernobyl eine neue Dimension.

Der Wind dreht sich – Das Krisenmanagement der Bundespolitik

Nach der Reaktorkatastrophe von Tschernobyl ließ die sowjetische Regierung nicht nur die eigene Bevölkerung über den Unfall im Unklaren, auch die Regierungen anderer Länder wurden nicht informiert. Lange ließ sich der GAU vor der Weltöffentlichkeit allerdings nicht geheim halten. Durch die Explosion des Reaktors gelangten große Mengen an Radionukliden in die Atmosphäre; eine radioaktive Wolke entstand. Sie zog in den nächsten Tagen über Europa hinweg und entlud sich bei jedem Niederschlag. Am 28. April 1986 – die Wolke trieb ▸

DAS REAKTORUNGLÜCK VON TSCHERNOBYL

Das Kernkraftwerk Tschernobyl befand sich in der Nähe der Stadt Prypjat im Norden der Ukraine, unweit der weißrussischen Grenze. In der Nacht vom 25. auf den 26. April 1986 wurde im Atomreaktor ein planmäßiger Sicherheitstest durchgeführt. Es sollte ein Stromausfall simuliert werden, um zu testen, ob im Notfall aus Dieselaggregaten genügend Ersatzstrom generiert werden könne, um den Reaktor zu kühlen. Durch eine Mischung aus menschlichem Versagen und veralteter Gerätschaft kam es zu einem Graphitbrand und einer vollständigen Kernschmelze, radioaktives Material wurde in die Luft gestoßen.

Die sowjetische Regierung versuchte, die Ausmaße des Reaktorunglücks unter Verschluss zu halten.[1] Die eigene Bevölkerung wurde nur vollkommen unzureichend informiert; auch im rund 100 Kilometer entfernten Kiew wussten die Menschen nicht Bescheid: »Ich war damals 14. Unser Vater, Offizier der Luftwaffe, hatte Dienst. Er sagte, dass er für einen Notfall-Einsatz ein paar Tage wegmüsse. Wir haben nicht gefragt, wohin. Nach zwei Tagen aber informierte er uns, dass eine große Tragödie passiert sei. Das Atomkraftwerk in Tschernobyl sei explodiert, wir sollten zu Hause bleiben, die Wohnung nicht verlassen. Diese Information hatten nur wir, der Rest der Bevölkerung hörte nur Gerüchte.«[2]

Wladimir Rodionowitsch Klitschko (1947–2011), Vater der beiden früheren Boxweltmeister Vitali (*1971) – von dem das obige Zitat stammt – und Wladimir Klitschko (*1976), wurde nach der Reaktorkatastrophe zu Aufräumarbeiten abkommandiert. Bis 1989 wurden über 600.000 sogenannter Liquidatoren in Tschernobyl eingesetzt, wo sie – ohne genaue Informationen über die Gefahrenlage zu erhalten – immenser Strahlenintensität ausgesetzt waren. Nach ihrem Einsatz reisten sie unverrichteter Dinge wieder zurück in ihre Heimat. Wladimir Rodionowitsch erkrankte einige Jahre nach Tschernobyl an Lymphdrüsenkrebs. Er verstarb 2011 im Alter von 64 Jahren. Die ihn behandelnden deutschen Ärzte gingen davon aus, die Erkrankung sei direkte Folge der radioaktiven Strahlung, der er damals in Tschernobyl ausgesetzt war.

Um die Frage der Todesopfer gibt es bis heute anhaltende, nach wie vor ideologisch aufgeladene Diskussionen, genauso umstritten ist die Frage nach den direkten gesundheitlichen Auswirkungen des atomaren GAUs. Unstrittig ist hingegen, dass die Reaktorexplosion von Tschernobyl eine extreme radioaktive Verstrahlung weiter Teile von Belarus, der Ukraine und Russlands zur Folge hatte. Eine 4300 Quadratkilometer große Sperrzone – was in etwa der Fläche des Saarlandes entspricht – wurde um das Kernkraftwerk errichtet. Über 200.000 Menschen mussten aufgrund der radioaktiven Verseuchung ihre Heimat verlassen und umsiedeln.[3] Ende April hatte die radioaktive Wolke auch Bayern erreicht. Philipp Rauh

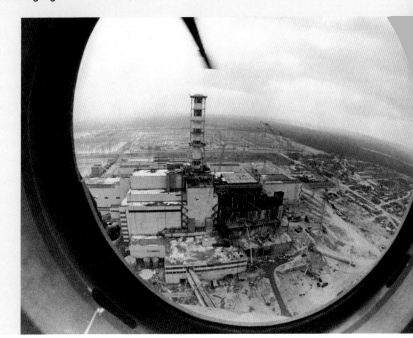

Abb. 1 Der Reaktor des Kernkraftwerks Tschernobyl nach der Katastrophe, 1986.

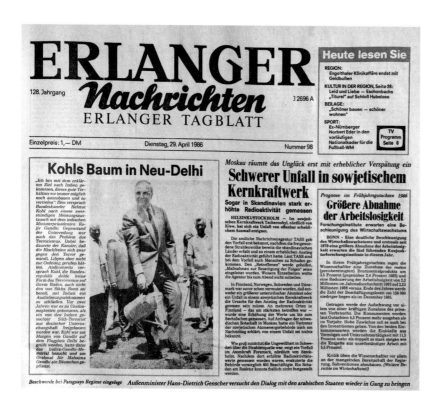

ERLANGER Nachrichten
ERLANGER TAGBLATT

128. Jahrgang

J 2696 A

Einzelpreis: 1,— DM   Dienstag, 29. April 1986   Nummer 98

Heute lesen Sie

REGION:
Engelthaler Klinikaffäre endet mit Geldbußen

KULTUR IN DER REGION, Seite 28:
Leid und Liebe – Eschenbachs „Titurel" auf Schloß Habelsee

BEILAGE:
„Schöner bauen – schöner wohnen"

SPORT:
Ex-Nürnberger Norbert Eder in den vorläufigen Nationalkader für die Fußball-WM

TV Programm Seite 6

Kohls Baum in Neu-Delhi

„Ich bin mit dem erklärten Ziel nach Indien gekommen, dieses gute Verhältnis wo immer möglich noch auszubauen und zu vertiefen." Dies versprach Bundeskanzler Helmut Kohl nach einem zweistündigen Meinungsaustausch mit dem indischen Ministerpräsidenten Rajiv Gandhi. Gegenstand der Unterredung war auch das Problem des Terrorismus. Dabei bedauerte der Kanzler, daß die Blockfreien sich zwar gegen den Terror gewandt, Libyen aber nicht zur Ordnung gerufen hätten. Andererseits versprach Kohl, die Bundesrepublik dulde keine Form des Terrorismus auf ihrem Boden, auch nicht den von Sikhs. Bonn sei bereit, mit Indien ein Auslieferungsabkommen zu schließen. Vor zwei Jahren war es zu Unstimmigkeiten gekommen, als ein von den Indern gesuchter Sikh-Terrorist aus deutscher Untersuchungshaft freigelassen worden war. Kohl war am Morgen von Gandhi auf dem Flugplatz Delhi begrüßt worden, hatte dann das Indira-Gandhi-Memorial besucht und am Grabmal für Mahatma Gandhi ein Bäumchen gepflanzt.

Beschwerde bei Paraguays Regime eingelegt

Schwerer Unfall in sowjetischem Kernkraftwerk

Sogar in Skandinavien stark erhöhte Radioaktivität gemessen

HELSINKI/STOCKHOLM — Im sowjetischen Kernkraftwerk Tschernobyl, nördlich von Kiew, hat sich ein Unfall von offenbar erheblichem Ausmaß ereignet.

Die amtliche Nachrichtenagentur TASS gab den Vorfall erst bekannt, nachdem die freigewordene Strahlenwolke bereits die skandinavischen Länder erfaßt und zu einem erheblichen Anstieg der Radioaktivität geführt hatte. Laut TASS sind bei dem Vorfall auch Menschen zu Schaden gekommen. Den „Betroffenen" werde geholfen, „Maßnahmen zur Beseitigung der Folgen" seien eingeleitet worden. Weitere Einzelheiten wollte die Agentur bis nach Redaktionsschluß nicht nennen.

In Finnland, Norwegen, Schweden und Dänemark war zuvor schon vermutet worden, daß entweder ein größerer unterirdischer Atomtest oder ein Unfall in einem sowjetischen Kernkraftwerk die Ursache für den Anstieg der Radioaktivität gewesen sein müsse. An mehreren Orten in Finnland – dar am stärksten betroffen war – wurde eine Erhöhung der Werte um bis zum Sechsfachen gemessen. Auf der schwedischen Botschaft in Moskau hatte ein Vertreter der sowjetischen Atomenergiebehörde noch am Nachmittag erklärt, es sei vom Unfall nichts bekannt.

Wie groß zunächst die Ungewißheit in Schweden über die Strahlenquelle war, zeigt ein Vorfall um Atomkraft Forsmark, nördlich von Stockholm. Nachdem dort erhöhte Radioaktivitätswerte gemessen wurden, evakuierte die Behörde vorsorglich 600 Beschäftigte. Ein Schaden am Reaktor konnte freilich nicht festgestellt werden.

Außenminister Hans-Dietrich Genscher versucht den Dialog mit den arabischen Staaten wieder in Gang zu bringen

Prognose im Frühjahrsgutachten 1986

Größere Abnahme der Arbeitslosigkeit

Forschungsinstitute erwarten eine Beschleunigung des Wirtschaftswachstums

BONN - Eine deutliche Beschleunigung des Wirtschaftswachstums und erstmals seit 1979 eine größere Abnahme der Arbeitslosigkeit erwarten die fünf führenden Konjunkturforschungsinstitute in diesem Jahr.

In ihrem Frühjahrsgutachten sagen die Wissenschaftler eine Zunahme des realen (preisbereinigten) Bruttosozialprodukts um 3,5 Prozent (gegenüber 2,4 Prozent 1985) eine Reduzierung der Arbeitslosigkeit von 2,23 Millionen im Jahresdurchschnitt 1985 auf 2,23 Millionen 1986 voraus. Ende des Jahres werde die Zahl der Beschäftigungslosen um 150 000 niedriger liegen als im Dezember 1985.

Getragen werde die Aufschwung vor allem von einer kräftigen Zunahme des privaten Verbrauchs. Die Konsumenten werden laut Gutachten 4,5 Prozent mehr ausgeben als im Vorjahr. Hohe Zuwächse soll es auch bei den Investitionen geben. Von den beiden Einkommensarten werden die Einkünfte aus Vermögen und Unternehmertätigkeit mit 11,5 Prozent mehr als doppelt so stark steigen wie die Entgelte aus unselbständiger Arbeit mit 5,5 Prozent.

Kritik üben die Wissenschaftler vor allem an der mangelnden Bereitschaft der Regierung, Subventionen abzubauen. (Weitere Berichte im Wirtschaftsteil)

Abb. 18   Am 29. April 1986, drei Tage nach der Katastrophe, stand Tschernobyl – mangels näherer Informationen – noch im Schatten einer Baumpflanzung.

zunächst nach Norden – registrierten Mitarbeiter des schwedischen Atomkraftwerkes in Forsmark eine erhöhte Strahlenbelastung. Als sie ausschließen konnten, dass die Werte mit dem eigenen Kraftwerk zu tun hatten, führte ihre Spur rasch in die Ukraine. Schließlich blieb dem sowjetischen Staatsoberhaupt Michail Gorbatschow (* 1931) nichts anderes übrig, als den GAU einzugestehen. Detaillierte Informationen wurden jedoch nach wie vor unter Verschluss gehalten. Am darauffolgenden Tag, dem 29. April 1986, berichtete auch die westdeutsche *Tagesschau* über das Reaktorunglück: »Guten Abend, meine Damen und Herren. In dem sowjetischen Kernkraftwerk Tschernobyl ist es offenbar zu dem gefürchteten GAU gekommen, dem größten anzunehmenden Unfall.«[87]

Doch bereits kurz darauf gab es Entwarnung, der Deutsche Wetterdienst prognostizierte, die Wolke werde über Deutschland hinwegziehen. Diese wollte sich indes nicht an die amtliche Wettervorhersage halten: Der Wind drehte und noch in den Abendstunden des 29. April kam es in Deutschland zu anhaltenden Niederschlägen.[88] Am stärksten betroffen war der südliche Teil der Bundesrepublik, allen voran Bayern. In der Spitze war die bayerische Strahlenbelastung mit der in Osteuropa durchaus vergleichbar. Eine solch exorbitante Erhöhung der Bodenbelastung stellte ein Risiko dar, auf das die Politik reagieren musste. Allein auf eine solche Situation war man weder bundes- noch landespolitisch vorbereitet.[89]

Die Tage nach dem Niederschlag waren von hilflosen politischen Beschwichtigungsversuchen, behördlichem Chaos und einer großen Angst in der Bevölkerung vor den Folgen Tschernobyls geprägt. Kinder durften nicht im Freien spielen, Fußballspiele wurden abgesagt, Freibäder und Spielplätze gesperrt, Sandkästen geleert, Gemüse untergepflügt. In den Supermärkten feierten Dosennahrung und Tiefkühlkost ein unerwartetes Comeback; Obst, Gemüse und frische Milchprodukte verkamen hingegen zu Ladenhütern. Wer die eigene Wohnung betrat, zog die Schuhe aus und duschte, um keinen verseuchten Staub hereinzutragen. Geigerzähler und vergleichbare Messgeräte waren bereits nach kurzer Zeit ausverkauft. Bei Regen rannten die Menschen panisch bis zum nächsten Unterstand.[90] Bislang nur in Fachkreisen bekannte Begrifflichkeiten wie »Jod-131« oder »Cäsium-137« – die beiden Radionuklide waren Hauptbestandteil der radioaktiven Wolke – und nie gehörte Maßeinheiten wie Becquerel, Sievert, Curie, Millirem oder Rad beherrschten die Nachrichtenlage.[91] Alles dies geschah wegen des Fallouts, dessen Gefahrenpotential niemand recht einzuschätzen vermochte.

Da sich Bundeskanzler Helmut Kohl (1930–2017) zum Zeitpunkt der Reaktorkatastrophe auf einer Asienreise befand, musste der für das Umwelt- und Atom-

ressort zuständige Bundesinnenminister Friedrich Zimmermann (1915–2012; CSU)
als Krisenmanager fungieren – und Zimmermann reagierte schnell. Noch am
29. April schloss er eine Gefahr für die deutsche Bevölkerung aus und verwies im
Zuge dessen auf die große Distanz zwischen Tschernobyl und Deutschland, die er
auf 2000 Kilometer taxierte. Gesundheitsrisiken bestünden jedoch nur in einem
Umkreis von 30 bis 50 Kilometern um den explodierten Reaktor.[92] Noch am selben
Tag entlud sich die radioaktive Wolke über Deutschland, die sogleich einsetzenden
Berichte über eine deutlich erhöhte Strahlenbelastung führten Zimmermanns
Behauptung rasch ad absurdum. Auch Zimmermanns Überzeugung, ein vergleich-
barer Unfall sei bei den ungleich moderneren deutschen Kernkraftwerken – in
Westdeutschland waren 1986 über 20 AKW am Netz, die insgesamt rund ein Drittel
des gesamten Strombedarfes abdeckten – unmöglich, wurde längst nicht von allen
geteilt. Seine Behauptung, »bei uns kann ein Jumbo auf ein Kernkraftwerk auf-
platzen, und es wird dem Reaktor nichts passieren«, löste selbst bei Herstellern von
Atomkraftwerken Unbehagen aus.[93]

Die politisch Verantwortlichen zeigten in den Tagen und Wochen nach
Tschernobyl mitunter einen frappierenden »Mut zur Lücke«. Rita Süssmuth (* 1937;
CDU), in jenen Jahren Bundesgesundheitsministerin, äußerte sich 2011 bestürzt
über das damalige Vorgehen einiger ihrer Kabinettskollegen: »Ich habe nicht verstanden, dass Teile unserer Regierung nicht einsehen wollten, wie beträchtlich das
Ausmaß dieses GAUs war. Es ist so viel heruntergespielt worden, und das möchte
ich auch jetzt nicht nur auf die verheerende Informationspolitik der Sowjetunion
zurückführen, wir wollten auch lieber die beruhigenden Nachrichten als die nicht
beruhigenden. […] Wir kamen fast in der Gefahr um und meinten, wir hätten die
Gefahr im Griff.«[94]

Bei aller Kritik an Friedrich Zimmermanns Krisenmanagement, ein Stück
weit waren die harschen Vorwürfe in seine Richtung wohlfeil, befand er sich doch
in einer Situation, in der es nahezu unmöglich war, Kompetenz auszustrahlen. Der
Politik fehlte im Frühjahr 1986 jegliches Instrumentarium, um adäquat auf den
Fallout reagieren zu können. In der Bundesrepublik existierten weder einheitliche
Richtlinien für radioaktive Grenzwerte, beispielsweise bei Lebensmitteln, noch
ausreichend Messstationen, von einer effizienten Kommunikationsstruktur ganz
zu schweigen. Als unmittelbare Folge des Informations- und Kommunikationsdesasters wurde am 6. Juni 1986 das Bundesministerium für Umwelt, Naturschutz
und Reaktorsicherheit gegründet.

In den ersten Tagen nach dem GAU strömte eine Flut an widersprüchlichen
Informationen und unterschiedlich gehaltvollen Ratschlägen insbesondere auf
den Innenminister ein. Schließlich entschied sich Zimmermann Anfang Mai
für eine Strategie, die nicht frei von Widersprüchen war. Auf Empfehlung der
Strahlenschutzkommission wurden für den Verzehr von Frischmilch und Blattgemüse Grenzwerte festgesetzt. Weiterhin begann man, importierte Lebensmittel
aus Osteuropa auf ihren radioaktiven Gehalt zu überprüfen. Gleichzeitig betonte
der Bundesinnenminister jedoch, die Lage sei unter Kontrolle und bei den verordneten Maßnahmen handele es sich lediglich um Prophylaxe. Zur Wiedererlangung der Deutungshoheit trug dies freilich nicht bei. Die Diskussionen um
die gesundheitlichen Schäden ebbten nicht ab, im Gegenteil: Zwischen Politik und

Öffentlichkeit entwickelte sich ein unheilvolles »psychodynamisches Wechselspiel«: Je mehr die Gefahrenlage nach Tschernobyl durch Bundesregierung und einzelne Landesregierungen heruntergespielt wurde, desto stärker wuchsen die Sorgen und Ängste in der Bevölkerung. Auf die zunehmende Panik reagierte die Politik wiederum mit einer immer kompromissloseren Verteidigung des deutschen Atomprogrammes – was die Ängste der Menschen nur noch weiter schürte.[95] Für zusätzliche Verunsicherung sorgte der Umstand, dass Bund, Länder und Kommunen die Gefahrenlage unterschiedlich einschätzten und teilweise vollkommen konträre Maßnahmen trafen.[96]

Insbesondere bei der Frage nach der Festsetzung von Grenzwerten für verseuchte Lebensmittel blieben Bund und Länder weit von einer einheitlichen Regelung entfernt. Während die Strahlenschutzkommission der Bundesregierung beispielsweise einen Höchstwert von 500 Becquerel radioaktiven Jods pro Liter Milch zuließ, legten einzelne Bundesländer weitaus strengere Maßstäbe an. Der Senat von West-Berlin und die Landesregierung von Schleswig-Holstein sahen lediglich 50 Becquerel als unproblematisch an. Hessen wiederum unterbot selbst diese Grenze; der grüne Umweltminister Joschka Fischer (*1948) empfahl einen Grenzwert von 20 Becquerel. Bayern schließlich, als das von der radioaktiven Strahlung am stärksten betroffene Bundesland, folgte weitgehend den Empfehlungen des Bundes. Wie die einzelnen Länder mit den Richtlinien der Strahlenschutzkommission umgingen, hing davon ab, ob sie Zugang zu Forschungseinrichtungen hatten, von denen sie zuverlässige Messdaten erhalten konnten. Darüber hinaus waren die Entscheidungen der Landesregierungen durch die jeweiligen politischen Machtverhältnisse determiniert. Die meisten unionsgeführten Länder hielten sich an die Verlautbarungen der Strahlenschutzkommission.[97]

Sicherlich einte alle politischen Verantwortungsträger das Bestreben, den Schutz der Bevölkerung zu gewährleisten; doch stellte Tschernobyl einen Präzedenzfall dar, bei dem man sich innerhalb einer erkenntnistheoretischen Grauzone bewegte. Manche wissenschaftlichen Expertisen legten große Gesundheitsgefahren nahe, andere schlossen diese weitgehend aus und warnten stattdessen vor unangemessener Hysterie. Welcher Studie welcher Politiker mehr vertraute, hatte oftmals mit der vorempirischen Prägung, das heißt mit seiner tradierten Haltung hinsichtlich der Atomkraft zu tun. Besonders deutlich wird dies an den Reaktionen der Bayerischen Staatsregierung auf Tschernobyl.

Tschernobyl und das »nukleare Neuschwanstein« – Die Bayerische Staatsregierung unter Druck

Die CSU als staatstragende Partei förderte konsequent die Nutzung der Atomkraft in Bayern. Insbesondere Ministerpräsident Franz Josef Strauß war zutiefst von der segensreichen Wirkung dieser Technologie überzeugt. Als zu Beginn der 1980er Jahre um den Standort für eine geplante nukleare Wiederaufbereitungsanlage verhandelt wurde, warf Strauß erfolgreich sein gesamtes politisches Gewicht in die Waagschale, damit der Freistaat den Zuschlag für das Bauvorhaben erhielt.[98] Als Standort der Anlage, in der abgebrannte Brennelemente derart wiederaufbereitet werden sollten, dass sie zumindest teilweise erneut in Kernkraftwerken zum Einsatz kommen konnten, war die Ortschaft Wackersdorf in der Oberpfalz vorgesehen.

In der Region regte sich jedoch von Beginn an Widerstand gegen das Bauprojekt. Die Bewohner der unmittelbaren Umgebung befürchteten, dass durch die Entsorgung radioaktiver Abwässer das örtliche Trinkwasserreservoir in Mitleidenschaft gezogen werden könnte.

Ungeachtet aller Bedenken und Kritik schritten die Planungen voran. Der über fünf Milliarden DM schwere Auftrag zur technischen Errichtung der Anlage wurde im Übrigen der Siemens-Tochter Kraftwerk Union AG erteilt, deren Firmensitz in Erlangen war. Als 1982 das »Raumordnungsverfahren zur Bauplatzbestimmung« beantragt wurde, kam es in Wackersdorf zu ersten Massendemonstrationen

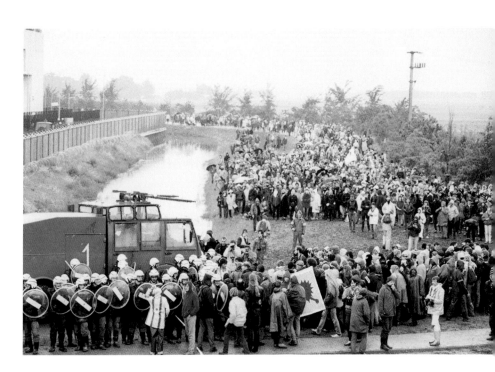

Abb. 19 Demonstration gegen den Bau der geplanten Wiederaufbereitungsanlage in Wackersdorf, 7. Juni 1986.

mit rund 15.000 Teilnehmern. In den folgenden Jahren sollte der Protest gegen die Wiederaufbereitungsanlage weiter anwachsen. Der Freistaat reagierte auf den zunehmenden Widerstand mit einem massiven Polizeiaufgebot. An der Osterdemonstration, die am 31. März 1986 – und damit knapp vier Wochen vor der Reaktorkatastrophe in Tschernobyl – stattfand, nahmen über 100.000 Menschen teil. Hierbei kam es stellenweise zu Ausschreitungen zwischen Teilen der Demonstranten und der Polizei, die erstmals Tränengas einsetzte. An Pfingsten 1986 eskalierte die Lage in Wackersdorf. Zwischen dem 18. und 20. Mai 1986 entlud sich die Gewaltbereitschaft auf beiden Seiten. Die Folge waren bürgerkriegsähnliche Zustände und 400 Verletzte.

Das Reaktorunglück in Tschernobyl und die Proteste gegen die Wiederaufbereitungsanlage in der Oberpfalz übten wechselseitig enormen Einfluss aufeinander aus. Einerseits wird nur vor dem Hintergrund der Geschehnisse in Wackersdorf die starre Reaktion der Bayerischen Staatsregierung auf Tschernobyl hinreichend verständlich. War die gesamte Bundes- und Landespolitik von dem GAU vollkommen überrascht worden, so hätte die Havarie des Atomkraftwerkes für die Staatsregierung zu keinem schlechteren Zeitpunkt kommen können. Bevor die CSU sich dem Reigen der unionsgeführten Länder anschloss, die Vorgaben der Strahlenschutzkommission umsetzte, Gesundheitsgefahren abstritt und die Atomkraft konsequent verteidigte, hatte sie sich einige Zeit auf Tauchstation begeben. Weder besorgten Bürgerinnen und Bürgern noch kommunalen Politikern und Amtsleitern war es in den ersten Tagen nach dem nuklearen Fallout über Bayern möglich gewesen, konzise Informationen von den staatlichen Ministerien und Behörden zu erlangen.

Andererseits ließ die Hilflosigkeit der bayerischen Politik die Zweifel darüber wachsen, ob die Behörden bei unerwarteten Störfällen in einer neuen, weitgehend ungetesteten nuklearen Wiederaufbereitungsanlage, wie sie in der Opferpfalz geplant war, die Sicherheit der Bevölkerung garantieren könnten. Viele zuvor Unbeteiligte schlossen sich nach Tschernobyl den Protesten in Wackersdorf an. Auch an der Universität Erlangen herrschte nun erhöhter Redebedarf. Auf Initiative von Studierenden der Technischen und der Naturwissenschaftlichen Fakultät wurden im Juni 1986 sowohl ein Seminar als auch eine Informationswoche über »die Wiederaufbereitung abgebrannter Kernbrennstoffe« angeboten. Am 15. Juli fand eine wiederum von Studenten organisierte Podiumsdiskussion zum Thema *Wackersdorf – Meilenstein auf dem Weg zur Demokratie? Atomenergie als Bewährungsprobe für den Rechtstaat* statt.[99] Das Bauvorhaben in der Oberpfalz wurde nicht zuletzt deshalb äußerst kritisch betrachtet, weil die Eisenbahntransporte des stark radioaktiven Brennmaterials auch durch Erlangen verlaufen sollten.

Als das Baukonsortium Ende April 1989 verkündete, die Arbeiten in Wackersdorf einzustellen, hatten die Ereignisse in Tschernobyl sicherlich großen Einfluss auf diese Entscheidung. Die Bayerische Staatsregierung nahm den Beschluss offiziell zwar mit Empörung, insgeheim wohl doch auch mit Erleichterung zur Kenntnis. Mit Franz Josef Strauß sollte der entschiedenste Befürworter des Projekts dessen Ende nicht mehr erleben. Er war im Oktober 1988 verstorben. Bis zuletzt hatte er eisern an seinem – wie es Kritiker spöttisch nannten – »nuklearen Neuschwanstein« in der Oberpfalz festgehalten.

Auf eigene Faust – Die Stadt Erlangen und die Folgen von Tschernobyl

Auf dem Firmengelände der FAG Kugelfischer in Erlangen war Anfang April 1986 ein neu entwickeltes Kontaminationsmessgerät aufgestellt worden, das zu Testzwecken über einen längeren Zeitraum die vorhandene natürliche Radioaktivität in der Umgebung messen sollte. Nachdem es am späten Nachmittag des 29. April 1986 zu heftigen Niederschlägen gekommen war, »spielte das Gerät verrückt«.[100] Da die Firma sofort die Stadtverwaltung informierte, wusste man dort früh über die hohe Strahlenbelastung Bescheid.[101] Weitere Strahlenwerte mussten eingeholt werden. Zwar gab es in ganz Mittelfranken keine amtliche Messstation, Erlangen konnte jedoch neben den Messungen der FAG Kugelfischer auf die Daten der Kraftwerk Union AG, vor allem aber auf die Kapazitäten dreier universitärer Forschungseinrichtungen zurückgreifen.

Noch am Abend des 29. April hatte der Diplomphysiker Dieter Weltle vom Institut für Arbeitsmedizin Proben von radioaktivem Staub eingefangen, die er dem Physikalischen Institut zur Verfügung stellte. Dort untersuchten die Physiker unter Leitung von Wolfgang Witthuhn (* 1942) den Anteil radioaktiver Isotope. Darüber hinaus führten sie Messungen an Salat, Gemüse, Pilzen, Wildfleisch, Milchprodukten und Muttermilch durch. In dem von Helmut Pauly (1925–1988) geleiteten Institut für Radiologie ermittelte man am 30. April eine deutlich erhöhte Luftradioaktivität. Während am 1. Mai im Rundfunk ein bundesweites Nachlassen der Strahlenbelastung verkündet wurde, ergaben weitere Messungen für Erlangen genau das Gegenteil, nämlich eine um den Faktor 20 erhöhte Radioaktivität. Helmut Pfister (1936–2014), wissenschaftlicher Angestellter am Radiologischen Institut, begann daraufhin mit kontinuierlichen Messreihen an Boden, Gras und Nahrungsmitteln. Die *Erlanger Nachrichten* wurden über die – im Vergleich zu den beschwichtigenden Verlautbarungen von Bundes- und Staatsregierung – stark abweichenden Messwerte in Kenntnis gesetzt. Zudem reichte man die vor Ort ermittelten Messergebnisse sofort an das Erlanger Umweltamt weiter.[102]

Im städtischen Umwelt- wie auch im Gesundheitsamt wurden rasch Informationstelefone eingerichtet. Diese klingelten in den ersten Mai-tagen pausenlos. Ursula Mann, dama-lige Mitarbeiterin im Umweltamt, wurde immerzu mit ähnlichen Fragen konfrontiert: »Dürfen meine Kinder ins Freie? – Kann ich meine Wäsche draußen aufhängen? – Ich habe in mei-nem Garten bereits Gemüse und Salat angepflanzt, was soll ich tun? – Was mache ich mit dem Rasenschnitt?«[103]

Die Sorgen der Erlanger Bevölkerung dürften sich nicht wesent-lich von denen in anderen Städten unterschieden haben. Und dennoch war die Situation in Erlangen speziell: Eine engagierte Umwelt- und Anti-AKW-Bewegung, als deren Speerspitze sich der unmittelbar nach der Reaktorkatastrophe gegründete Ortsverband der »Mütter gegen Atomkraft« herauskristallisierte, traf hier mit der Firma Kraftwerk Union AG auf den deutschlandweit führenden und global ope-rierenden Hersteller von Kernkraftwerken. Für politische Sprengkraft war durch diese Konstellation demnach gesorgt. Dass trotz aller bestehenden und sicher auch bestehen bleibenden Meinungsverschiedenheiten in der »Atomfrage« die Debatte nicht eskalierte und zudem weder Panik noch Hysterie die Oberhand gewannen, lag zu einem gewichtigen Teil an einer Arbeitsgruppe, die sich bereits am 6. Mai 1986 zusammenschloss.

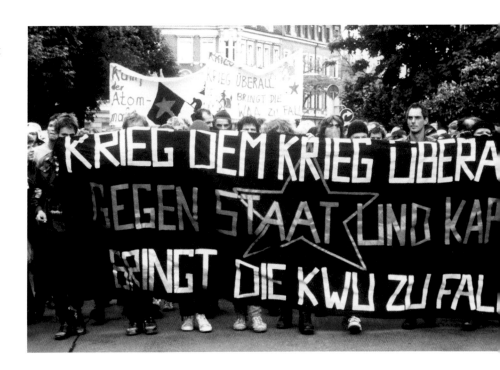

Abb. 20　Demonstration in Erlangen, unter anderem gegen die Kraftwerk Union AG, 17. Mai 1986.

Die »Arbeitsgruppe Strahlenbelastung«

Unter den politisch Verantwortlichen in Erlangen machte sich in den Tagen nach Tschernobyl zusehends die Gewissheit breit, dass weder vonseiten der Bundes-noch vonseiten der Landesregierung mit detaillierten Messergebnissen oder fun-dierten Grenzwerten zu rechnen war. In dieser Situation nahm die »Arbeitsgruppe Strahlenbelastung« ihre Arbeit auf, deren Ziel es war, durch eine konzertierte Aktion von Städten, Kommunen, Universität und Wirtschaft auf eigenständige und unabhängige Weise Messergebnisse zu ermitteln, um sich auf dieser Basis über Grenzwerte für Mittelfranken zu verständigen. Die Idee für dieses Bünd-nis ging auf den Erlanger SPD-Politiker und Wissenschaftler am Radiologischen Institut Helmut Pfister zurück. Am 6. Mai 1986 fand ein erstes Koordinations-gespräch zwischen den Städten Erlangen, Nürnberg, Fürth und Schwabach statt. Bei dem Treffen ebenfalls anwesend waren Vertreter des Instituts für Radiologie, des Physikalischen Instituts, des Staatlichen Gesundheitsamts und der Firma FAG Kugelfischer – allesamt Erlanger Institutionen, die von Beginn an in die ▶

HELMUT PFISTER, INOFFIZIELLER STRAHLENSCHUTZBEAUFTRAGTER DER STADT ERLANGEN

Kurz nach der Reaktorkatastrophe in Tschernobyl konstituierte sich Anfang Mai 1986 die viel beachtete mittelfränkische »Arbeitsgruppe Strahlenbelastung«. Initiiert wurde der Zusammenschluss von einem Wissenschaftler der Medizinischen Fakultät Erlangen. Der promovierte Physiker Helmut Pfister (1936–2014) gehörte von 1966 bis zu seiner Pensionierung 1999 als wissenschaftlicher Angestellter dem Institut für Radiologie (bis 1974 Lehrstuhl für Medizinische Strahlenkunde, ab 1995 Institut für Medizinische Physik) an. Sein Forschungsschwerpunkt war dabei stets die Wirkung der Strahlenexposition auf den Menschen.[1] Von 1974 bis 1994 war Pfister zudem als Personalrat an der Friedrich-Alexander-Universität aktiv. Mit dieser Tätigkeit nähern wir uns dem Kern seiner wahren Bestimmung. Denn Helmut Pfister führte ein »Doppelleben«. Den meisten Erlangern war er weniger als Teil der Medizinischen Fakultät denn als überaus engagiertes Mitglied der hiesigen Sozialdemokratie bekannt.[2]

Ab den frühen 1970er Jahren begann Helmut Pfister, sich politisch zu engagieren. Als langjähriger Vorsitzender des Kreisverbandes wie auch stellvertretender Fraktionsvorsitzender im Stadtrat sollte er über drei Jahrzehnte hinweg die Geschicke der Erlanger SPD maßgeblich prägen. Darüber hinaus gehörte er zeitweise dem SPD-Bezirks- wie auch dem Landesvorstand an. Sein politisches Leitthema korrespondierte eng mit seinem Forschungsschwerpunkt als Wissenschaftler. Pfister trat für eine nachhaltige kommunale Energie- und Umweltpolitik ein. Die Nutzung der Kernkraft wie auch fossiler Brennstoffe sollte durch erneuerbare Energiequellen, vor allem Sonne und Wind, ersetzt werden.

Angesichts der Frage nach möglichen Folgen des GAUs von Tschernobyl auf Erlangen vereinte Helmut Pfister drei wichtige Voraussetzungen auf sich. Erstens war er als einschlägig zum Thema Strahlenbelastung forschender Wissenschaftler fachlich über jeden Zweifel erhaben. Zweitens verfügte er über lokal- und kommunalpolitischen Einfluss. Drittens gehörte Pfister dem linken Flügel der Sozialdemokratie an und galt als früher Befürworter rot-grüner Koalitionsbündnisse. In der Summe sorgten diese Eigenschaften dafür, dass Pfister nicht nur bei dem atomkritischen Teil der Erlanger Bevölkerung großes Ansehen genoss und als wichtiger Ansprechpartner fungierte, sondern insbesondere in umwelt- und energiepolitischen Fragen über alle Parteigrenzen hinweg als sachkundig und integer geschätzt wurde. »Pfister hatte Format« – diese Einschätzung des langjährigen CSU-Oberbürgermeisters Siegfried Balleis (*1953) dürften viele politische Weggefährten trotz teilweise völlig konträrer Ansichten geteilt haben.[3] Als eine Art inoffizieller »Strahlenschutzbeauftragter« stellte Helmut Pfister somit eine Idealbesetzung dar und hatte großen Anteil daran, dass nach Tschernobyl das Krisenmanagement in Erlangen alles in allem außerordentlich gut funktionierte.   Philipp Rauh

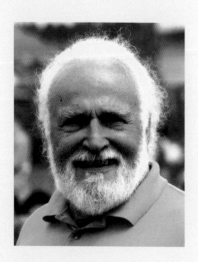

Abb. 1   Helmut Pfister (1936–2014).

Strahlenmessungen involviert waren. Später schlossen sich
noch die Städte bzw. Landkreise Ansbach, Erlangen-Höchstadt,
Forchheim, Neustadt an der Aisch, Bad Windsheim, Nürnberger Land und Roth an. Weiterhin stellten das Umweltamt
Erlangen und das Landwirtschaftsamt Fürth ihr Know-how zur
Verfügung. Mit von der Partie war schließlich auch die Kraftwerk Union AG, die einen Teil der Messungen für Nahrungsmittel und landwirtschaftliche Futterpflanzen übernahm.[104]

Erlangen als Zentrale der Arbeitsgruppe verfügte dank
der ortsansässigen Industriefirmen, vor allem jedoch aufgrund
seiner Universität, als einzige Stadt in Mittelfranken über
adäquate Strahlenmessgeräte. Von Mai bis August 1986 nahmen
die Mitarbeiter der Arbeitsgruppe über 1000 Proben, um die
radioaktive Belastung von Luft, Boden, Gewässer, Klärschlamm
wie auch von Trinkwasser, Nahrungsmitteln und Tierfutter zu

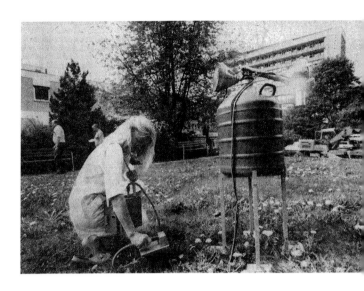

analysieren. Auf Grundlage dieser Daten verständigte man sich intern auf Grenzwerte und veröffentlichte in regelmäßigen Abständen Empfehlungen, etwa zum
Verzehr bestimmter Nahrungsmittel, zur Nutzung von Sandkästen, Schwimm-
bädern und Sportanlagen oder zur Frage des Umgangs mit frisch gemähtem Rasen.
Zwei Grundsätze waren für die Tätigkeit der Arbeitsgruppe handlungsleitend: Zum
einen wollte man bei den Empfehlungen das Risiko der Strahlenbelastungen für
die Bevölkerung so gering wie möglich halten. Zum anderen hatten sich die Vertreter der Arbeitsgruppe größtmögliche Transparenz auf die Fahnen geschrieben.
Grundsätzlich wurden alle Messwerte an die Presse und interessierte Bürger
weitergegeben. Unschwer zu erkennen ist dabei das Bemühen, sich entschieden
von dem Vorgehen der Bundes- und der Landesregierung abzugrenzen. In dieses Bild fügt sich ein, dass alle Daten, Analysen und Empfehlungen der Arbeitsgruppe im August 1986 zu einem umfassenden Bericht über die *Auswirkungen von
»Tschernobyl« auf Mittelfranken* zusammengestellt wurden.[105]

Die über 80 Seiten lange Darstellung bietet einen konzisen Einblick in die
Ereignisse des Frühjahrs und Sommers 1986. In den Vorworten des damaligen
Oberbürgermeisters Dietmar Hahlweg (* 1934; SPD), der die Aktivitäten der
Arbeitsgruppe konsequent unterstützte, sowie der beiden Institutsdirektoren
Helmut Pauly und Wolfgang Witthuhn wird bereits eingangs noch einmal deutlich,
wie sehr man sich von der Bundes- und Landespolitik allein gelassen fühlte und
wie kritisch man den von der Strahlenschutzkommission empfohlenen Grenzwerten gegenüberstand. Wiederholt weisen die Verfasser darauf hin, dass die
offiziellen Verlautbarungen für Erlangen bzw. Mittelfranken in den seltensten Fällen zuträfen. Bei genauerer Betrachtung ist dies kein Wunder. Gerade die von der
Arbeitsgruppe engmaschig vorgenommenen Messungen verdeutlichen eindrücklich, wie sehr die Strahlenexposition bereits innerhalb einer Stadt wie Erlangen
divergieren konnte. Innerhalb des Stadtgebiets waren die südlichen und westlichen
Gebiete tendenziell stärker belastet, »jedoch zeigten sich auch innerhalb der einzelnen Stadtteile erhebliche lokale Schwankungen«. Mit anderen Worten: Um adäquat
Auskunft über die lokale Entwicklung der Strahlenbelastung nach Tschernobyl zu
geben, war eine überaus feingliedrige Messreihe vonnöten – ein Anspruch, den

```
AUSWIRKUNGEN VON "TSCHERNOBYL" AUF MITTELFRANKEN

      Bewertung am Beispiel Erlangen und Umgebung


Herausgeber:   Gemeinsame Arbeitsgruppe der Städte und Landkreise in
               der Industrieregion Mittelfranken und Nachbargebieten
               in Zusammenarbeit mit dem


Physikalischen Institut der  Universität Erlangen-Nürnberg
(S. Deubler,  M. Iwatschenko-Borho,  S. Malzer,  H. Plank,
 R. Schmitzer)
und dem
Institut für Radiologie der Universität Erlangen-Nürnberg
(E. Giesse, A. Baurichter, G. Heer, B. Kleffner, H. Pfister,
 C. Swoboda)


              August  1986


             UER028002917446
```

Abb. 22   Bericht der Arbeitsgruppe über die Auswirkungen der Reaktorkatastrophe von Tschernobyl auf Mittelfranken, 1986.

zentralisierte Institutionen wie die Strahlenschutzkommission schlichtweg nicht erfüllen konnten. Die »Arbeitsgruppe Strahlenbelastung« musste einen nicht unerheblichen Teil ihrer Öffentlichkeitsarbeit darein investieren, den holzschnittartigen, tendenziell zur Untertreibung neigenden offiziellen Stellungnahmen aktuelle lokale Messergebnisse zur Strahlenbelastung entgegenzustellen. Während etwa der am 8. Mai veröffentlichte amtliche Lagebericht des bayerischen Umweltministeriums aufgrund der dort vorliegenden Messergebnisse Milch und Blattgemüse bayernweit als unbedenklich einstufte, warnte die am darauffolgenden Tag veröffentlichte Empfehlung der mittelfränkischen Arbeitsgruppe explizit vor dem Verzehr von Freilandgemüse.

Auch mit konkreten Anliegen fand die Arbeitsgruppe bei den zentralen Behörden in Bayern kaum Gehör. Als in den Filtern der Klimaanlage des Physikalischen Instituts eine hohe radioaktive Belastung festgestellt wurde – hatten sich hier doch die radioaktiven Staubteilchen von »vielen Kubikmetern Luft angesammelt« –, meldete man dies, verbunden mit der Warnung vor dem Ausbau der Filter ohne Schutzmaßnahmen, an das Bayerische Umweltamt nach München. Dort passierte zunächst einmal nichts. Erst mehrere Tage nachdem die Arbeitsgruppe in ihren Empfehlungen auf diese Gefahrenquelle hingewiesen hatte, reagierte man in München mit einer ähnlichen Verlautbarung. Der Rat aus der Landeshauptstadt, die ausgebauten Filter nach rund zwei Monaten auf den normalen Müll zu werfen, löste bei Helmut Pfister und Co. ungläubiges Erstaunen aus, stellte dieser Vorschlag doch »alle üblichen Verhaltensmaßregeln im Umgang mit radioaktiven Abfällen auf den Kopf und sollte von den kommunalen Verwaltungen nicht befolgt werden!«.

Das Auffinden der sogenannten heißen Teilchen in Luftfiltern ist ein gutes Beispiel dafür, wie kenntnisreich, detailliert und gewissenhaft die »Arbeitsgruppe Strahlenbelastung« ihre Aufgaben wahrnahm. Dabei wurden auch lokale Besonderheiten mit ins Kalkül gezogen. Die Frage, wie gesundheitsschädigend großflächiger Hautkontakt mit kontaminiertem Boden bzw. Gras sei, weitete man mit Blick auf die stets im Mai stattfindende Erlanger Bergkirchweih auf den Kontakt mit Holzbänken aus – wobei aus ganz anderen gesundheitlichen Erwägungen zu hoffen ist, dass die im Bericht für die Berechnung der Strahlenbelastung zugrunde gelegte Formel von »10 Tagen Bergkirchweih á 10 Stunden« einen Maximalwert darstellte und nicht den Erlanger Durchschnittsbesucher abbildete.

Die Studie über die *Auswirkungen von »Tschernobyl« auf Mittelfranken* nimmt auch Bezug auf konkrete gesundheitliche Schädigungen der deutschen Bevölkerung. Der Bericht ging hierbei von »240 bis 2.400 Fälle[n] mit genetischen Schäden pro Generation in der BRD« aus. Weiterhin rechneten die Verfasser für die nächsten 50 Jahre mit »600 bis 6.000 Krebstoten«. Das natürliche Krebsrisiko in der Bevölkerung von 20 % werde dadurch zwar nicht statistisch nachweisbar erhöht, »den tatsächlich Betroffenen wird dies allerdings ein schwacher Trost sein«. Die von der Arbeitsgruppe errechneten Zahlen waren in Anbetracht der teilweise kursierenden Schätzungen, die von weitaus höheren Krankheits- und Todesfällen ausgingen, alles andere als effekthascherisch. 1997 veröffentlichte Helmut Pfister mit zwei Institutskollegen eine Folgestudie, die erneut nach den *Auswirkungen des Reaktorunfalls in Tschernobyl im Stadtgebiet Erlangen* fragte.[106] Im Vergleich zu dem Bericht von 1986 wurden die Schätzungen bezüglich der bestehen bleibenden Strahlenbelastung für Erlangen und die Bundesrepublik noch ein wenig nach unten korrigiert.[107]

Die Aktivitäten der »Arbeitsgruppe Strahlenbelastung« riefen nicht überall positive Resonanz hervor. Insbesondere von der Bayerischen Staatsregierung wurde das Zweckbündnis argwöhnisch beobachtet, unterstellte man ihm doch eine »Überdramatisierung« der Gefahrenlage.[108] Nach allem, was man über die Sitzungen der Arbeitsgruppe weiß, widerstand man dort jedoch der Versuchung, aus dem Desaster von Tschernobyl politisches Kapital zu schlagen. Bei den Diskussionen um die Festlegung von Grenzwerten nahm gerade Helmut Pfister eine differenzierte Haltung ein, die streng wissenschaftlichen Maßstäben folgte. So konnte er in Einzelfragen Grenzwerte, die vom Gros der Arbeitsgruppe befürwortet wurden, durchaus als übertrieben niedrig einstufen.[109] Eine derart strikte Trennung von wissenschaftlichem Anspruch und politischer Überzeugung war in den ideologisch ungemein aufgeladenen Tagen nach Tschernobyl keineswegs alltäglich.

Auch Teile der Universitätsleitung in Erlangen hatten offenbar ihre Probleme mit der Arbeitsgruppe.[110] Dass sich mit dem Institut für Radiologie und dem Physikalischen Institut zwei universitäre Einrichtungen derart exponierten, stieß aufseiten der Universität nicht gerade auf Wohlgefallen, hatte man sich dort nach Tschernobyl doch Zurückhaltung auferlegt. Präsident Nikolaus Fiebiger hätte als Kernphysiker sicherlich einiges zur Debatte um die Gefahren der Kernenergie beitragen können, er vermied dies jedoch tunlichst. Fiebiger gab sich überzeugt, dass die Stimme der Universität sich »auf dem geschäftigen Markt der sich täglich überbietenden Neuigkeiten« verlieren würde.[111] Gegen diese passive, wenig aus-

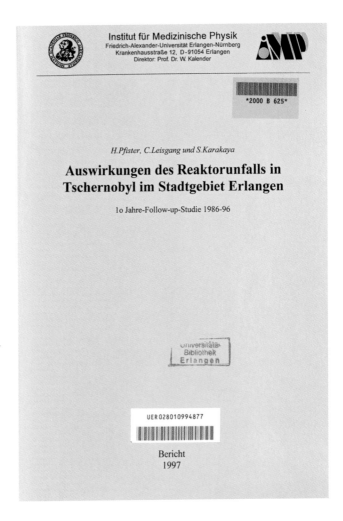

Abb. 23 Follow-up-Studie aus dem Jahr 1997.

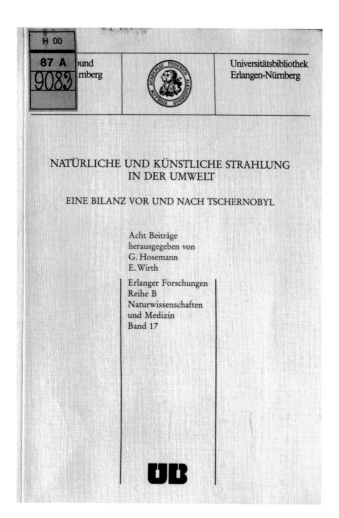

und
nberg

Universitätsbibliothek
Erlangen-Nürnberg

NATÜRLICHE UND KÜNSTLICHE STRAHLUNG
IN DER UMWELT

EINE BILANZ VOR UND NACH TSCHERNOBYL

Acht Beiträge
herausgegeben von
G. Hosemann
E. Wirth

Erlanger Forschungen
Reihe B
Naturwissenschaften
und Medizin
Band 17

UB

Abb. 24 Eine Bilanz aus dem Jahr 1987, erschienen in der Reihe *Erlanger Forschungen*.

kunftsfreudige Haltung regte sich mit der Zeit Widerspruch. Immer wieder kam die kritische Frage auf, ob denn »die Universität unseres mittelfränkischen Ballungsraums nichts zu Tschernobyl zu sagen« habe.[112]

Immerhin meldeten sich Ende Juli mit Eberhard Finck (Professor für Experimentalphysik), Siegfried Peter (Ordinarius für Technische Chemie), Rolf Sauer (Direktor der Strahlenklinik), Manfred Seitz (Lehrstuhlinhaber für Praktische Theologie) und Eugen Wirth (Leiter des Instituts für Geographie) einige renommierte Wissenschaftler der Friedrich-Alexander-Universität in einer Artikelserie über *Tschernobyl und die Folgen* in den *Nürnberger Nachrichten* zu Wort. Erweiterte Versionen ihrer Zeitungsbeiträge bildeten dann den Grundstock für einen Sammelband über *Natürliche und künstliche Strahlung in der Umwelt. Eine Bilanz vor und nach Tschernobyl*, der 1987 in der Reihe *Erlanger Forschungen* erschien.[113] Bei den Beiträgen handelt es sich durchweg um fundierte wissenschaftliche Darstellungen, die einer ausgewogenen Standortbestimmung entsprachen und einen differenzierten Problemaufriss zur Strahlenkunde boten; konkrete Aussagen, etwa zu gesundheitlichen Schäden durch Tschernobyl oder Grenzwerten für den Verzehr von Lebensmitteln, wurden hingegen nicht getroffen.

Jakob Rauschenbach kommt in seiner hervorragenden Studie über *Tschernobyl in Erlangen* zu dem Fazit, dass der schnelle Zusammenschluss der »Arbeitsgruppe Strahlenbelastung« ein »Musterbeispiel für kommunale Kooperation und schnelle Reaktion auf eine bisher unbekannte Katastrophe« gewesen sei. Ihre »unabhängigen Empfehlungen« hätten wesentlich zur Beruhigung »von Teilen der Bevölkerung beigetragen«.[114] Diesem Befund ist zuzustimmen, insbesondere in Erlangen muss das Krisenmanagement der Stadt als vorbildlich eingestuft werden. Das Zusammenspiel von Politik, Behörden, Universität und Wirtschaft funktionierte weitgehend reibungslos. Sicherlich wird es auch in Erlangen den einen oder anderen Bürger gegeben haben, der sich nicht umfassend informiert fühlte oder – dem fränkischen Wesen nicht vollkommen untypisch – ob der Warteschleifen der Infotelefone zu »granteln« begann. Hierbei dürfte es sich jedoch um Ausnahmen gehandelt haben. Wie effektiv, geräuschlos und kompetent es im Allgemeinen zuging, soll abschließend durch einen – für Erlanger grundsätzlich nicht unwichtigen – Vergleich mit den Geschehnissen in Nürnberg verdeutlicht werden.

Nicht zuletzt da viele der politischen Verantwortungsträger das verlängerte erste Maiwochenende für einen Kurzurlaub genutzt hatten, brauchte die Stadt Nürnberg nach Tschernobyl ungleich länger, um ein funktionierendes Informationsnetzwerk zu installieren. Ein Mangel »an rechtzeitiger durchgreifender Koordination und die eine oder andere Panne« habe zu großer Enttäuschung und Verbitterung vieler Einwohner über die Nürnberger Stadtverwaltung geführt, so die Erkenntnis des damaligen SPD-Fraktionsvorsitzenden im Nürnberger Stadtrat und späteren Oberbürgermeisters Peter Schönlein (1939–2016).[115] Zwar war beim Amt für Katastrophenschutz ein Infotelefon eingerichtet worden, dieses war jedoch in den ersten Tagen derart überlastet, dass es für viele besorgte Bürgerinnen und Bürger kein Durchkommen gab.[116] Andere relevante Behörden wähnten sich für Fragen nach Strahlenbelastung oder Grenzwerten für Lebensmittel nicht zuständig. Das städtische Umweltamt Nürnberg etwa ließ auf diesbezügliche Nachfragen noch längere Zeit ausrichten: Tschernobyl? – »Wir haben mit dieser Sache nichts zu tun«.[117]

Erlanger Universitätsmedizin und bayerische AIDS-Politik

Martin Tröbs besuchte am Abend des 10. Februar 1987 den schwulen »Sauna-Club 67« in Nürnberg.[118] Plötzlich betraten zwei Zivilpolizisten den Vorraum, reichten Bilder eines Mannes herum und ließen die verdutzten Saunabesucher wissen, dieser habe AIDS, sei eine »uneinsichtige Virenschleuder« und jeder, der mit ihm »etwas gehabt hat, könne davon ausgehen, daß er jetzt auch AIDS« habe.[119] Wer Sex mit ihm gehabt habe, solle sich sofort melden. Obwohl der Mann in der homosexuellen Szene bekannt war, meldete sich – aus Sorge vor persönlichen Konsequenzen – niemand. Stattdessen fragte Tröbs die Polizisten, ob sie »die Bilder jetzt überall herumzeigen« würden, woraufhin diese antworteten, sie beschränkten ihre Suche auf Orte, »wo der Betroffene sich aufgehalten, bzw. Leute getroffen haben könnte, die sich eventuell bei ihm angesteckt« hätten. Es ginge bei dem Vorgehen der beiden Beamten, so Tröbs in seinem Beschwerdebrief, den er wenige Tage später an den Nürnberger Polizeipräsidenten verfasste, »folglich nicht um die Aufklärung einer Straftat, die dieser Mann womöglich begangen hat, sondern einzig und allein um die Verbreitung der Information, daß derjenige AIDS hätte (Wobei ich bemerken möchte, daß die unqualifizierte Aussage: wer mit wem etwas ›gehabt hat‹, könne davon ausgehen, auch AIDS zu haben, die Möglichkeit nicht ausschließt, daß der betreffende Mann zunächst einmal auch nur HIV-positiv ist. Von Polizisten mit derartigen Aufgaben sollte man zumindest erwarten können, daß sie ein Mindestmaß an medizinischen Kenntnissen besitzen.)«.

In seinem Brief protestierte Tröbs, später bei der AIDS-Hilfe in Nürnberg aktiv, auf das »Schärfste gegen die Verbreitung von zu schützenden Personendaten« und fragte irritiert, wie »das positive Ergebnis eines anonymen HIV-Tests den Polizisten überhaupt bekannt werden konnte«. Seine Kritik zielte auf Grundsätzliches im Umgang mit AIDS: »Ich betrachte mit großer Sorge nicht nur die Ausbreitung der Krankheit AIDS, sondern auch die Entwicklung, die eine solche angeblich ›gutgemeinte‹ Polizeiaktion andeutet. Die Folgen einer solchen ›Informationskampagne‹ wirken genau dem entgegen, was die AIDS-Hilfe und auch das Bundesministerium für Gesundheit erreichen wollen: eine umfassende Aufklärung über die Krankheit, die Bereitschaft, sich einem solchen Test zu unterziehen und die Einstellung unsicherer Sexualpraktiken (Safer Sex).«

Dem Mann, dessen Foto die Polizei im Sauna-Club herumgezeigt hatte, wurde vorgeworfen, trotz HIV-Infektion weiterhin ungeschützten Geschlechtsverkehr mit wechselnden Partnern zu praktizieren, wobei er diese über seine Infektion

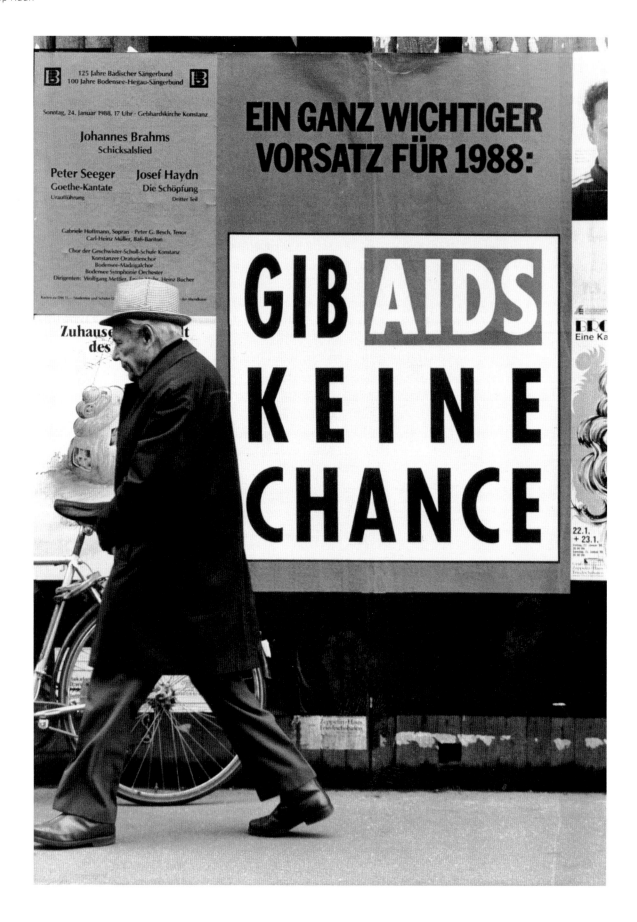

angeblich wissentlich im Unklaren ließ. Aus diesem Grunde erließ die Staatsanwaltschaft Nürnberg Haftbefehl gegen ihn. Es war der erste gegen einen HIV-
Positiven in Bayern.[120] Da es sich bei dem Mann um einen ehemaligen Mitarbeiter
der US Army handelte, musste er nach abgesessener Haftstrafe Deutschland in
Richtung USA verlassen.[121]

Wie unter einem Brennglas zeigen das Vorgehen der Nürnberger Staatsanwaltschaft mitsamt der Polizeiaktion im Sauna-Club auf der einen und der Brief von
Martin Tröbs auf der anderen Seite die Diskussionen um den richtigen Umgang
mit AIDS und den von der Erkrankung betroffenen Menschen – eine Debatte,
die zu dieser Zeit insbesondere in Bayern erbittert geführt wurde. Polizeiliche
(Zwangs-)Maßnahmen bis hin zur Inhaftierung, wie sie vor allem der Staatssekretär
im bayerischen Innenministerium Peter Gauweiler (* 1949) einforderte, bildeten
das eine Ende des Maßnahmenspektrums; dem stand eine Aufklärungskampagne
der Bundesregierung gegenüber, die für Toleranz im Umgang mit AIDS-Kranken
warb und an die Vernunft der Betroffenen appellierte, ihren Mitmenschen gegenüber verantwortungsbewusst mit der Erkrankung umzugehen. Die unterschiedlichen Herangehensweisen von Bund und Freistaat werden im vorliegenden Beitrag
zunächst eingehend konturiert, um das Spannungsfeld auszuloten, in dem die
Universitätsmediziner in Erlangen bei ihrem Kampf gegen AIDS agieren mussten.
Begonnen wird indes mit einem Stimmungsbild aus den 1980er Jahren.

»Das wird noch schlimmer als Tschernobyl« – Die Angst vor AIDS

Die ersten Jahre nach Bekanntwerden der neuen Immunschwächekrankheit
waren in Deutschland geprägt durch eine weitverbreitete Angst.[122] Der damalige
Bundeskanzler Helmut Kohl fühlte sich beim Thema AIDS an die Panik und Hysterie erinnert, die sich nach der Reaktorkatastrophe in Tschernobyl im April 1986
in der Bevölkerung breit gemacht hatte. Genau genommen stufte er die Ängste
vor AIDS sogar als noch größer ein. »Das wird noch schlimmer als Tschernobyl«,
so soll sich Kohl 1987 gegenüber Vertrauten geäußert haben.[123] Befeuert wurde
die Verunsicherung der Menschen durch eine zumindest in Teilen reißerische,
unseriöse und sensationsheischende mediale Berichterstattung. Allen voran der
Spiegel gefiel sich in der Rolle, immer weitere Horrorszenarien zu entwerfen. In
einem Artikel aus dem Jahr 1987 wurde dem Leser nichts weniger als der nahende
Weltuntergang prophezeit: »Zur Jahrtausendwende wird jedwede Untergangs-
stimmung Konjunktur haben, diese ganz besonders. Sie hat im Aids-Virus ihr
Substrat. HIV muß nur noch fliegen lernen. Noch wird das Todesvirus vor allem
durch Blut und Körperflüssigkeiten übertragen. So muß es nicht bleiben. HIV
dreht ein großes Rad. In Millionen Menschen wird es tagtäglich billiardenfach
reproduziert. Dabei wandelt es permanent seine Gestalt und, will es das Unglück,
auch seine Eigenschaften. Retroviren fliegen schon durch die Luft. Noch töten sie
nur Pferde. Wenn der Aids-Erreger wie ein Schnupfen- oder Grippevirus ohne
Hautkontakt von Mensch zu Mensch gelangen könnte, wäre es mit uns allen über
kurz oder lang vorbei. Nur auf ganz fernen Inseln oder in den Weiten Sibiriens
könnten ein paar einsame Menschen überleben.«[124]

Die meisten *Spiegel*-Artikel aus dieser Zeit waren in einem ähnlichen Duktus
verfasst. Um die These von der epochalen Gefahr durch die Immunschwäche- ▶

Abb. 25 Aufklärungskampagne
gegen AIDS, 1988.

»SCHRECK VON DRÜBEN« – DIE KRANKHEIT AIDS TAUCHT AUF

»Im Sommer 1981 arbeitete ich in der Klinik [...], als ich den ersten Bericht der Seuchenschutzbehörde las: Fünf schwule Männer in Los Angeles hatten eine seltsame Lungenentzündung entwickelt. Sie litten an einer Pilzinfektion [...], die ich damals häufiger in Patienten mit einem geschwächten Immunsystem fand. Warum aber sollten fünf schwule Männer daran erkranken? Ich fand das seltsam, habe aber zunächst nicht weiter darüber nachgedacht. Bis ein paar Wochen später der zweite Bericht kam, am 3. Juli 1981. Diesmal waren es 26 homosexuelle Männer, die an so einer Lungenentzündung oder anderen Krankheiten litten, die normalerweise immungeschwächte Menschen befallen. Da habe ich eine Gänsehaut bekommen. Mir war plötzlich klar: Wir haben es mit einer völlig neuen Krankheit zu tun.«[1]

Um welche Erkrankung es sich genau handelte, das wusste auch der hier zitierte US-Immunologe Anthony Fauci (*1940), der in den darauffolgenden Jahren zu einem renommierten AIDS-Forscher avancieren sollte, zunächst noch nicht. In der Presse geisterte bald die Bezeichnung »Gay-Related Immune Deficiency« umher. Doch waren, wenngleich weniger stark, auch heterosexuelle Menschen betroffen. 1982 schlugen Ärzte schließlich den Namen vor, unter dem die Krankheit dann auch berühmt und berüchtigt werden sollte: »AIDS« – als Abkürzung für »Acquired Immune Deficiency Syndrome«, was sich mit »erworbener Immunschwäche« übersetzen lässt.[2]

Unter der Überschrift *Schreck von drüben* berichtete das Nachrichtenmagazin *Der Spiegel* erstmals im Mai 1982 über eine »Reihe geheimnisvoller, nicht selten tödlicher Krankheiten«, die Amerikas Homosexuelle heimsuchten. Erste Fälle würden nun auch in Deutschland beobachtet.[3] Der Artikel stellte nur den ersten Anstoß zu einer wahren Flut an Medienberichten dar, in denen AIDS als Seuche apokalyptischen Ausmaßes beschrieben wurde, die auch in Deutschland Millionen Menschen dahinraffen werde.[4]

Nicht zuletzt aufgrund einer Aufklärungskampagne der Bundesregierung nahm die Angst vor AIDS in der Bevölkerung in dem Maße ab, in dem das Wissen über die Krankheit und ihre Ansteckungsrisiken zunahm. So drang mit den Jahren die Unterscheidung zwischen der Infektion mit dem »Humane Immundefizienz-Virus« und dem Ausbruch der Erkrankung, also zwischen »HIV-positiv sein«

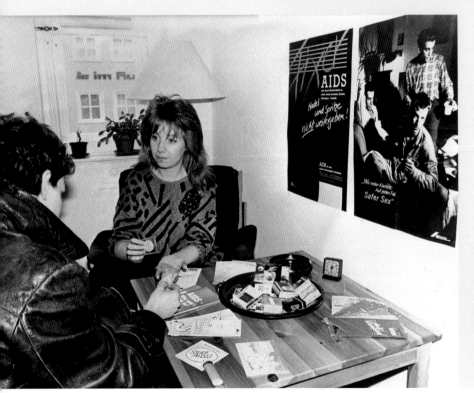

Abb. 1 AIDS-Beratung in den 1980er Jahren.

und »AIDS haben«, in das öffentliche Bewusstsein, ebenso wie die Bedeutung von »Safer Sex«-Praktiken zur Infektionsvermeidung. Dass die Zahl der AIDS-Toten in Deutschland weit hinter den Kassandra-Rufen von Journalisten und Medizinern der frühen 1980er Jahre zurückblieb, lag indes auch an den erzielten wissenschaftlichen Fortschritten. 1996 gelang mit der hochaktiven antiretroviralen Therapie ein entscheidender Durchbruch. Rechtzeitig angewandt, verhindert die Behandlung den Ausbruch der AIDS-Erkrankung und sorgt bei HIV-infizierten Menschen für eine annähernd normale Lebenserwartung.

Wesentlich dramatischer als in Deutschland stellt sich die Situation in anderen Teilen der Erde dar. Weltweit sind heute mehr als 35 Millionen Personen mit HIV infiziert, jedes Jahr stirbt eine Million von ihnen an AIDS. Besonders betroffen sind nach wie vor Menschen in Afrika, zunehmend jedoch auch in Osteuropa und Zentralasien. Allein im Jahr 2017 haben sich 1,8 Millionen Menschen neu mit dem HI-Virus infiziert.[5] *Philipp Rauh*

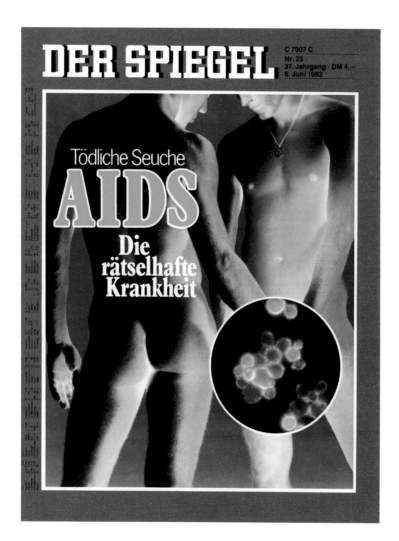

DER SPIEGEL

C 7007 C
Nr. 23
37. Jahrgang · DM 4,–
6. Juni 1983

Tödliche Seuche
AIDS
Die rätselhafte Krankheit

Abb. 26 »Tödliche Seuche«, »Das große Sterben«, »Die Deutschen lieben gefährlich« – AIDS im *Spiegel*, hier 1983 erstmals auf dem Titel.

krankheit zu verdeutlichen, kamen von Beginn an ausgewählte Experten aus Medizin und Kirche zu Wort. Diese überboten sich nicht nur im Schwarzmalen, viele ihrer Stellungnahmen waren schlichtweg homophob. Bereits im ersten *Spiegel*-Beitrag zu AIDS mutmaßte der Berliner Bakteriologe Franz Fehrenbach, vielleicht sei dies »die Lustseuche des 20. Jahrhunderts, nur nicht so harmlos«, denn »für die Homosexuellen hat der Herr immer eine Peitsche bereit«.[125] Dem widersprach in gewisser Weise der damalige Kurienkardinal Joseph Ratzinger (*1927). Auch er durfte in dem Hamburger Nachrichtenmagazin seine Sichtweise darlegen. Bei AIDS, gab er sich überzeugt, müsse man »nicht von einer Strafe Gottes sprechen«, es sei »die Natur, die sich wehrt«.[126] Schwule oder Heroinabhängige wurden medial vielfach als »selbstverschuldete Kranke« bezeichnet; Erstere bezichtigte man pauschal der Promiskuität, die für eine rasche Verbreitung von AIDS sorgen würde.[127]

Ein weiterer roter Faden, der sich zunächst durch die frühen *Spiegel*-Reportagen zog, war die beißende Kritik an der Vorgehensweise von Bundesgesundheitsministerin Rita Süssmuth, die im Kampf gegen AIDS einen vollkommen anderen Standpunkt vertrat als die Autoren und Experten des Nachrichtenmagazins.

»Gib AIDS keine Chance« – Die Aufklärungsstrategie der Bundesregierung

Als im Sommer 1983 im Bundestag erstmals ausführlich über das Thema AIDS debattiert wurde, gab man sich vonseiten der liberal-konservativen Regierung vom bisher eingeschlagenen Weg überzeugt. Dieser habe, so die Staatssekretärin im Gesundheitsministerium Irmgard Karwatzki (1940–2007; CDU) vornehmlich in der wissenschaftlichen Suche nach dem Krankheitserreger, Gesundheitsprävention durch Information der Bevölkerung und Unterstützung homosexueller Selbsthilfegruppen bestanden. Die von vielen Experten geforderte Meldepflicht AIDS-Kranker im Rahmen des Bundesseuchengesetzes wurde hingegen als (noch) nicht erforderlich erachtet.

Insbesondere die Kooperation mit nichtstaatlichen Stellen war neu. Eine hervorgehobene Stellung kam dem AIDS-Hilfe e. V. zu, einer von Aktivisten der Schwulenszene initiierten Graswurzelbewegung, die sich von Beginn an aktiv um HIV-positive Menschen kümmerte.[128] Diese wurden beraten, gepflegt oder bei der Suche nach Ärzten unterstützt. Oftmals engagierten sich Familienmitglieder und Freunde von Betroffenen ehrenamtlich. Nachdem der Dachverein 1983 gegründet worden war, konstituierten sich auch in Bayern umgehend lokale Gruppen. 1984 nahm die AIDS-Hilfe in München ihre Tätigkeit auf, ein Jahr später in Nürnberg.[129] Neben der tatkräftigen Unterstützung der Betroffenen focht der Verein auch gegen die Diskriminierung erkrankter Homosexueller und betrieb eine durchaus spezifische Aufklärungs- kampagne. Im Gegensatz zu manch anderem forderte die AIDS-Hilfe von niemandem sexuelle Enthaltsam- keit, sondern informierte – in recht plastischer Art und Weise – über den aktuellen Wissensstand und die Risiken bei unterschiedlichen Sexualpraktiken. Von Experten wurde ihr deshalb nicht selten Verharmlosung vorgeworfen.[130]

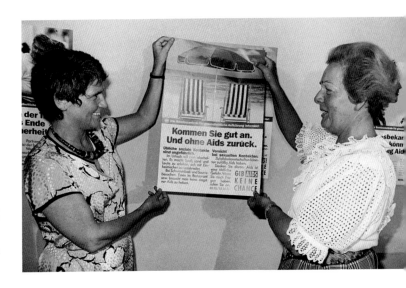

Die bisherige Ausrichtung der Bundesregierung im Umgang mit AIDS sollte durch die Ernennung von Rita Süssmuth zur Bundesgesundheitsministerin 1985 weiter intensiviert werden. Für sie stellte AIDS »vielleicht […] die größte moralische, medizinische und gesellschaftspolitische Herausforderung unserer Zeit« dar.[131] Allen Horrorszenarien und radikaler werdenden Forderungen zum Trotz hielt Süssmuth an der Präventionsstrategie fest. Der AIDS-Kranke wurde dabei als ein Mensch angesehen, der von der Gesellschaft Hilfe und Zuspruch erwarten durfte. Dezidiert wurde gegen jede Form der Diskriminierung aufgerufen.

Abb. 27 Bundesgesundheits- ministerin Rita Süssmuth (links) präsentiert eine Plakatserie zur AIDS-Aufklärung, Juni 1987.

Als Kulminationspunkt im Ringen um die richtigen Maßnahmen muss das Jahr 1987 angesehen werden. In diesem Jahr verständigte sich die Bundesregierung auf ein liberales und finanziell aufwendiges Sofortprogramm zur Bekämpfung der Immunschwächekrankheit. Die daraus hervorgehende, berühmte Auf- klärungskampagne »Gib AIDS keine Chance« zielte zum einen auf die Eigenver- antwortung ab, sich vor der Erkrankung zu schützen, zum anderen aber auch auf Solidarität mit den Betroffenen.[132] Bis auf eine Ausnahme schlossen sich alle Landesregierungen dem vom Bundesgesundheitsministerium eingeschlagenen Weg einer gesellschaftlichen Lernstrategie zur Eindämmung von HIV an. Einzig in Bayern verfolgte die CSU eine andere Strategie. Am 25. Februar 1987 beschloss die Bayerische Staatsregierung einen maßgeblich von Innenstaatssekretär Peter Gauweiler ausgearbeiteten *Maßnahmenkatalog zur Verhütung und Bekämpfung der Immunschwäche AIDS*, der neben Aufklärung auch dezidiert Zwangsmaßnahmen für HIV-Infizierte vorsah. Die bayerische AIDS-Politik sorgte von Anfang an für harsche Kritik und große Empörung. Manchen Mitgliedern der Regierungspartei ging sie allerdings noch immer nicht weit genug.

Der »bayerische Sonderweg« im Kampf gegen AIDS

Heute ist es doch fast schon so, daß Amoralität, Randgruppen und Perverse schon eher als normal angesehen werden als die Normalen, daß sich ein anständiger Bürger, der arbeitet und Steuern zahlt, fragt, bin ich eigentlich noch normal. Das wollen diese linken Volksverderber erreichen. ›In‹ ist doch heute zum Beispiel ein Schwuler, der einige Trips hinter sich gebracht hat, arbeitslos und psychisch auffällig ist, selbstverständlich Sozialhilfe bezieht, seine Weisheiten aus dem *Spiegel* hat und natürlich intellektuell ist. Wenn er dann noch einem Polizisten eine verpaßt hat und außer- dem die Streichung des Kontaktsperregesetzes lautstark fordert, kann er fast sicher sein, daß ihn

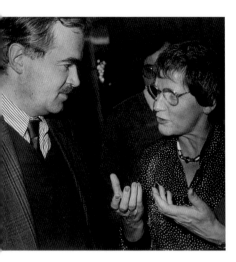

Abb. 28   Peter Gauweiler im Gespräch mit Bundesgesundheitsministerin Rita Süssmuth, 1987.

der Bundesinnenminister empfängt und mit ihm ein Buch schreibt, etwa über die Hintergründe des Untergrundes. Aufgrund dieses Buches bekommt er dann einen Bundesforschungsauftrag, um zum Beispiel eine Untersuchung anzustellen über die letztlich doch vorhandene Heterogenität homosexueller revolutionärer Kräfte bei den Schwusos [Arbeitsgemeinschaft der Schwulen und Lesben in der SPD].[133]

Homosexualität, psychische Erkrankung, Drogenabhängigkeit, Gewaltbereitschaft, Intellektualität und Arbeitslosigkeit stellten für den Münchener Internisten und dezidierten Kulturpessimisten Hartwig Holzgartner (1927–2007) ein Sammelsurium an Perversionen dar, die er hauptsächlich in »linksradikalen Randgruppen« verortete. Seine gesellschaftspolitischen Beobachtungen trug Holzgartner in seiner Funktion als Landesvorsitzender des Gesundheitspolitischen Arbeitskreises der CSU auf dem Gesundheitspolitischen Kongress seiner Partei im Juli 1980 vor. Mit dem hier gezeichneten Menschenbild dürfte er auch in seiner Partei als Hardliner gegolten haben; allerdings stießen mit dem Auftreten der ersten AIDS-Erkrankungen derartig polemische und stereotype Milieu-Auslassungen nicht nur innerhalb der CSU, sondern auch in der Bevölkerung auf einen beträchtlichen Resonanzboden. Wohl in dem Bewusstsein, das »gesunde Volksempfinden« widerzuspiegeln, waren es vor allem CSU-Politiker, die AIDS-kranke Homosexuelle und Drogenabhängige stigmatisierten. Für den bayerischen Kultusminister Hans Zehetmair (*1936) war Homosexualität ein »naturwidriger« Zustand, der »im Grunde in krankhaftes Verhalten hineingeht«. Die Schwulenszene verunglimpfte er als »Randbereich der Entartung«, der »ausgedünnt werden« müsse.[134] Der CSU-Bundestagsabgeordnete Horst Seehofer (*1949) wiederum wollte AIDS-Kranke konsequent vom Rest der Gesellschaft separieren und nicht zuletzt aus Kostengründen in »speziellen Heimen konzentrieren«. Und auch der bayerische Ministerpräsident Franz Josef Strauß mischte sich lebhaft in die Diskussion mit ein; ihm lag besonders an HIV-Zwangstests für Ausländer, die nach Bayern einreisen wollten. Vor allem jene, die nicht dem – wie er es nannte – »europäischen Hygienekreis« angehörten, sollten unbedingt getestet werden.[135]

Peter Gauweiler sorgte Mitte der 1980er Jahre als CSU-Kreisverwaltungsreferent der Stadt München mit drastischen Vorschlägen zur Bekämpfung von AIDS für Aufsehen. So forderte er Reihenuntersuchungen für Angehörige von Risikogruppen, Zwangstestungen bei HIV-Infektionsverdacht und Meldepflicht für Infizierte. Dabei machte Gauweiler keinen Hehl daraus, dass es ihm bei seinen Initiativen nicht nur um die Bekämpfung von HIV ging. Er wollte eine kulturell-gesellschaftliche Veränderung im Freistaat herbeiführen. So teilte er dem Münchener Schwulenaktivisten Guido Val unverblümt mit, er verstehe seine Anti-AIDS-Maßnahmen eben auch als einen gezielten Schlag gegen die homosexuelle Subkultur in der Landeshauptstadt.[136] Ohne diesen kultur- bzw. gesellschaftshistorischen Kontext wird die AIDS-Prävention im Freistaat nicht verständlich. Hierzu gehört auch, dass deutschlandweit »homosexuelle Handlungen« nach wie vor gegen das Gesetz verstießen, der berühmt-berüchtigte »Schwulenparagraph 175« trat erst 1994 außer Kraft.

Vokabular und geforderte Maßnahmen riefen bei vielen Kritikern der christsozialen AIDS-Politik Assoziationen zur Homosexuellenverfolgung im »Dritten

Reich« hervor, als Lesben und vor allem Schwule verfolgt und in Konzentrationslager deportiert worden waren.[137] Dies lag Gauweiler und seinen Parteifreunden
sicherlich fern, gleichwohl machten sie sich – und dies wohl auch durchaus mit
Kalkül – der einen oder anderen rhetorischen Grenzüberschreitung schuldig. Es
wäre jedoch eine unbotmäßige Verkürzung, würde man sich lediglich auf die
repressiven Forderungen und sprachlichen Verunglimpfungen von Randgruppen
fokussieren, so verstörend dieses Gebaren auch gewesen sein mag. »Vormittags
machen wir Propaganda und nachmittags Politik« – diese Maxime von Franz Josef
Strauß, der sich aller krachledernen Rhetorik zum Trotz immer auch einer pragmatischen politischen Herangehensweise verpflichtet fühlte,[138] trifft letztlich auch auf
die bayerische AIDS-Politik zu. In der aufgeheizten Debatte gingen die moderaten
und modernen Aspekte allerdings weitgehend unter. Ein genauer Blick auf Gauweilers Maßnahmenkatalog und dessen Durchsetzung macht indes deutlich, dass
es sie durchaus gegeben hatte.

Der Maßnahmenkatalog vom Februar 1987 und die Reaktionen

Peter Gauweiler wechselte 1986 als Staatssekretär in das bayerische Innenministerium, wo er federführend für die AIDS-Prävention zuständig war. Seine
diesbezüglichen Überlegungen mündeten in einen *Maßnahmenkatalog zur Verhütung und Bekämpfung der Immunschwäche AIDS*, der am 25. Februar 1987 von
der Bayerischen Staatsregierung beschlossen wurde.[139] Er sah vor, »Ansteckungs-
verdächtige« zur Durchführung eines AIDS-Tests in ein Gesundheitsamt vor-
zuladen. Werde dieser Aufforderung nicht Folge geleistet, habe die Vorführung
durch einen Polizeieinsatz zu erfolgen. Kranke oder infizierte Personen, »bei denen
erkennbar ist, daß sie fahrlässig oder vorsätzlich die Infektion weiterverbreiten«,
sollten namentlich gemeldet und polizeilich bzw. staatsanwaltlich verfolgt werden.
Für alle anderen HIV-positiven Personen war eine anonyme, codierte Meldepflicht
vorgesehen.

Gauweilers Katalog beinhaltete zudem ein Tätigkeitsverbot für infizierte
bzw. erkrankte Prostituierte. Sämtliche Personen, die unter der Immunschwächekrankheit litten, waren verpflichtet, ihre Erkrankung »Ärzten und Intimpartnern«
mitzuteilen. Darüber hinaus war es ihnen verboten, »Blut, Samen und Organe« zu
spenden. Verstöße gegen diese Anordnungen würden fortan nach dem Bundes-
seuchengesetz »unter voller Ausschöpfung des Rahmens geahndet«. Einrichtungen,
wie etwa Schwulensaunas, -clubs oder -kinos, die »eine Weiterverbreitung des
Virus begünstigen«, drohten Auflagen oder gar die Schließung. Ein weiterer Aspekt
drehte sich um den Umgang mit Ausländern, wobei HIV- bzw. AIDS-kranken Personen keine Aufenthaltserlaubnis erteilt werden durfte. Von Ausländern aus Nicht-
EG-Staaten wurde vor ihrer Einreise eine Gesundheitsuntersuchung inklusive
eines AIDS-Tests verlangt. Auch Strafgefangene sollten vor und nach ihrer Haft
auf HIV-Antikörper untersucht werden. Schließlich wurden auch die Einstellungs-
untersuchungen bei Beamten auf AIDS ausgeweitet.

Der Beschluss der Bayerischen Staatsregierung vom 25. Februar sah im
Kampf gegen HIV noch einen anderen Schwerpunkt vor. Bereits zu Beginn des
Maßnahmenkatalogs wurde auf eine vom Staatsministerium für Arbeit und
Soziales initiierte Aufklärungsoffensive hingewiesen. Dazu gehörten der Einsatz

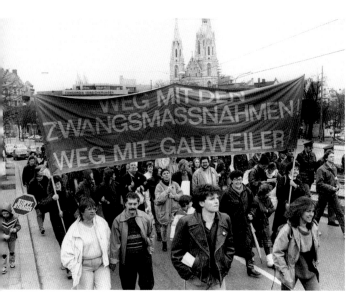
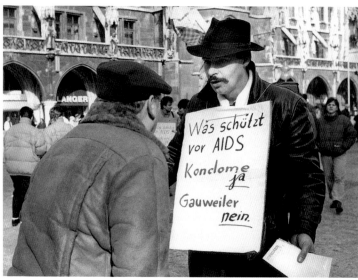

Abb. 29   Protest gegen Zwangsmaßnahmen – Aktionstag der Deutschen
AIDS-Hilfe in München, 1987.

von Massenmedien und modernen Informationsmitteln, die Einrichtung (tele-
fonischer) Beratungsstellen, die pädagogische Auseinandersetzung mit AIDS
im Schulunterricht, die Konzeption von Aufklärungs-, Erziehungs- und Fort-
bildungsmaterialien für Eltern, Ärzte, Psychologen und Sozialarbeiter, weiterhin
die Errichtung eines flächendeckenden Netzes von Beratungsstellen sowie die
Förderung von AIDS-Selbsthilfegruppen bzw. Modellwohnprogrammen. Davon
abgesehen wurde die finanzielle Unterstützung der AIDS-Forschung an den bayerischen Universitäten erheblich ausgeweitet. Dass diese Aspekte öffentlich kaum
thematisiert bzw. diskutiert wurden, lag zum einen an der überbordenden Empörung über die repressiven Teile des Maßnahmenkatalogs, zum anderen aber auch
daran, dass der aufklärerische Impetus von den Protagonisten der bayerischen
AIDS-Politik eher pflichtschuldig erwähnt wurde.

In einer Sondersitzung der Gesundheitsministerkonferenz am 27. März 1987
in Bonn wurden die bayerischen Initiativen beinahe einhellig abgelehnt. Gegen die
Stimmen des Freistaates kamen die übrigen Gesundheitsminister darin überein,
dass Aufklärung und psychosoziale Beratung wichtiger seien als seuchenrechtliche
Maßnahmen, AIDS-Infizierte nicht ausgegrenzt werden dürften und HIV-Test-
Angebote auch freiwillig und anonym genutzt werden könnten. Der bayerische
Maßnahmenkatalog isolierte die Staatsregierung nicht nur politisch, sondern rief
auch in der Bevölkerung harsche Kritik hervor. Im April 1987 kam es in München zu
einer Großdemonstration gegen Gauweilers Maßnahmenkatalog mit bundesweiter
Unterstützung und großem Medienecho.[140] Und auch der *Spiegel* hatte mittlerweile
erkennbar das Lager gewechselt. Nicht zuletzt da die vormals prognostizierten jährlichen Verdopplungsraten von HIV-Infektionen nicht eingetroffen waren, schwenkte
man zusehends auf den Kurs Rita Süssmuths um. Hatte das Hamburger Nachrichtenmagazin in den ersten Jahren nach dem Aufkommen von AIDS noch den
einen oder anderen medialen Doppelpass mit Gauweiler gespielt, wurde dieser nun
wegen der von ihm propagierten rigiden Maßnahmen zur Zielscheibe heftiger Kritik.

Doch Peter Gauweiler hatte auch treue Wegbegleiter. Eine CSU-nahe medizinische Expertenrunde, allen voran Universitätsmediziner aus München, sprang für

ihn in die Bresche. Einer von ihnen war der Münchener Internist Nepomuk Zöllner (1923–2017), der mit dem Innenstaatssekretär auf eine Art Werbetour für den bayerischen Maßnahmenkatalog ging und dabei ein beständiges Horrorszenario hinsichtlich der Verbreitung von AIDS an die Wand malte. Dieser Einhalt zu gebieten, gelänge nicht nur, aber eben auch durch Zwangsmaßnahmen, so Zöllner. Seine Prämisse war, dass »in unserem Rechtsstaat […] sich das Interesse des einzelnen dem Interesse der Gesamtheit unterzuordnen« habe.[141]

Unmittelbar von den bayerischen Beschlüssen waren die Ärzte in den öffentlichen Gesundheitsämtern betroffen, sollten hier doch die zwangsweisen AIDS-Tests durchgeführt werden. Sie standen den Ideen Gauweilers mehrheitlich ablehnend gegenüber. Der Erlanger Leiter des Staatlichen Gesundheitsamtes und Vorsitzende des Bundesverbandes der Ärzte des Öffentlichen Gesundheitsdienstes (ÖGD), Peter Schuch, bezog im Mai 1987 mit deutlichen Worten Stellung. Der Öffentliche Gesundheitsdienst, so Schuch in einer Stellungnahme, dürfe nicht darunter leiden, dass er von nun an »als drohend erhobener Knüppel, als Machtinstrument des Staates, als medizinal-polizeiliches Menetekel gegen jene einschüchternd und drohend mißbraucht wird, die vor einer Infektionskrankheit Angst haben, die vielleicht infiziert sind oder die an dieser Krankheit leiden«.[142] Schuch war auch maßgeblich an einer offiziellen Entschließung des ÖGD-Bundesverbandes beteiligt:

Der Bundesverband der Ärzte des Öffentlichen Gesundheitsdienstes hat mit Betroffenheit und Befremden von den Maßnahmen der Bayerischen Staatsregierung zur Bekämpfung der Immunschwäche AIDS Kenntnis erhalten. […] Nach Ansicht des Bundesverbandes […] und der überwiegenden Sachverständigen in der Bundesrepublik, insbesondere jener, die mit Erkrankten, Infizierten und Gefährdeten auch direkten Kontakt haben, ist der Maßnahmenkatalog der Bayerischen Staatsregierung derzeit ungeeignet und schädlich, da die klassischen seuchenhygienischen Maßnahmen im Augenblick nicht wirksam sind. Die bayrische Regelung führt zur Ausgrenzung, verleitet Infizierte noch mehr als bislang abzutauchen und schreckt Beratungs- und Untersuchungswillige ab. Die erfolgreiche Beratungstätigkeit der Gesundheitsämter wird nachhaltig gestört, vermutlich zerstört. Maßnahmen der Aufklärung und Einleitung von Verhaltensänderungen werden behindert oder unmöglich gemacht. Die Ärzte des ÖGD in Bayern werden damit zu augenblicklich nicht sinnvollen gesundheitspolizeilichen Maßnahmen veranlasst, die sie vielfach in Gewissenskonflikte in Hinblick auf ihr ärztliches Ethos und in Loyalitätskonflikte zu ihren Dienstherren bringen können. Die Bundesländer werden dringend gebeten, dem verfehlten Maßnahmenkatalog der Bayerischen Staatsregierung nicht zu folgen.[143]

Zweifelsohne handelte es sich hierbei um eine für beamtete (bayerische) Ärzte bemerkenswerte Kritik am eigenen Dienstherrn. Allein es half zunächst nichts. Der bayerische Maßnahmenkatalog trat im Mai 1987 in Kraft. In den beiden darauffolgenden Jahren wurden 4481 Personen »zur Klärung eines Ansteckungsverdachtes« in ein Gesundheitsamt vorgeladen, in 111 Fällen musste die Anordnung unter Zwang durchgeführt werden. Unter den Vorgeladenen wurden bei 1773 Personen Blutentnahmen durchgeführt, 15-mal gegen den Willen der Betroffenen – 63-mal stellte man eine HIV-Infektion fest. Dagegen ließen sich im Jahr 1988 rund 75.000 Personen bei den bayerischen Gesundheitsämtern freiwillig testen; dabei wurden in rund 0,3 % der Fälle eine Infektion festgestellt. Ein Jahr davor waren bei knapp 65.000 Tests noch 0,55 % positiv ausgefallen. Deutschlandweit waren für die Zeit vom 1. Januar 1982 bis Ende Januar 1991 954 Menschen mit AIDS-Erkrankung gemeldet; 408 Patienten waren bereits verstorben. Diese Zahlen, die allesamt weit hinter den effektheischenden Prognosen der Anfangsjahre zurückgeblieben waren, setzten auch bei den Protagonisten der bayerischen AIDS-Politik einen Umdenkprozess in Gang. Mitte der 1990er Jahre endete der »bayerische Sonderweg«. Detailliertes Wissen über den Krankheitsverlauf, bessere Therapiemöglichkeiten und die Erkenntnis, dass das Sexualverhalten als wichtigster Übertragungsweg für HIV staatlich nicht kontrollierbar war, ließ die Staatsregierung einlenken und schließlich den Weg der Bundesregierung und der anderen Bundesländer einschlagen.[144]

Nachdem bisher aus einem allgemeinen medizingeschichtlichen Blickwinkel, mehr jedoch noch aus kultur- und gesellschaftshistorischer Perspektive die Eckpfeiler im Umgang mit AIDS untersucht worden sind, richtet sich der Fokus nun auf die Erlanger Universitätsmedizin. Wie positionierte man sich fachpolitisch und welche therapeutisch-wissenschaftlichen Anstrengungen wurden gegen die Immunschwächekrankheit unternommen?

Erlanger Universitätsmediziner als AIDS-Experten für die Politik

Im Angesicht der Immunschwächekrankheit AIDS waren insbesondere Immunologen und Virologen als wissenschaftliche Politikberater gefragt. An der Universität Erlangen, wo sich in den 1980er Jahren ein vielbeachteter immunologischer Forschungsschwerpunkt entwickelte, waren dies die Ordinarien Martin Röllinghoff (Mikrobiologie und Hygiene), Joachim R. Kalden (Immunologie und Rheumatologie) und Bernhard Fleckenstein (Virologie). Während Kalden und Röllinghoff dem wissenschaftlichen AIDS-Gremium der Bayerischen Staatsregierung angehörten,[145] wurde Fleckenstein 1987 in den Nationalen AIDS-Beirat der Bundesgesundheitsministerin berufen.[146] Der Erlanger Virologe war es auch, der sich wiederholt in die Diskussionen um die richtigen politischen Maßnahmen im Umgang mit HIV einmischte.

In einem Editorial für das *Deutsche Ärzteblatt* äußerte sich Fleckenstein im August 1988 zu der Frage *AIDS – wo stehen wir heute?*.[147] In seinem Artikel zeichnete er ein recht düsteres Bild, was die Verbreitung des Virus wie auch seine zukünftigen Therapiemöglichkeiten betraf. So bemerkte Fleckenstein eingangs, dass die Hoffnung, in nächster Zeit einen wirksamen Impfstoff gegen HIV zu entwickeln, innerhalb der Scientific Community mehr und mehr schwinde. Im Anschluss referierte er über Studien, die sich mit der Frage der raschen Verbreitung des Virus beschäftigten. Alarmierend seien hier vor allem Berichte aus Afrika, die von »erschreckend hohen Durchseuchungsziffern« ausgingen. Bedrohlich daran sei, dass als »Transmissionsweg [...] dort überwiegend nur der heterosexuelle Geschlechtsverkehr in Frage« komme. Werden wir – so die Frage des Autors – »in Mitteleuropa eine ähnliche Katastrophe erleben?« Fleckenstein sah einige Indizien, die dafürsprächen. Zumindest aber bestehe seiner Ansicht nach kein Grund zur Entwarnung: »Bald werden 3000 Fälle mit dem vollen Erkrankungsbild von AIDS beim Bundesgesundheitsamt gemeldet sein. Die Zahl verdoppelte sich inner-

halb von elf Monaten. […] Die Zahl
der virusinfizierten Menschen in der
Bundesrepublik könnte derzeit bei etwa
200.000 liegen. Es bleibt zu befürchten,
dass der Anteil an AIDS-Fällen, die
auf heterosexuelle Übertragung
zurückgehen, weiterhin kontinuierlich
ansteigt.«

Diese im Konjunktiv formulierten
Prognosen sollten sich als deutlich zu
hoch erweisen, galten Ende der 1980er
Jahre jedoch als realistisch. Wie bereits
weiter oben erwähnt, sollten bis zum
Jahr 1991 etwas über 900 AIDS-Kranke
gemeldet sein; die Zahl von 200.000
HIV-Infektionen, die Fleckenstein
bereits für das Jahr 1988 annahm, ist
auch 2018 noch nicht erreicht worden.
Man geht davon aus, dass aktuell knapp
100.000 Menschen in Deutschland HIV-positiv sind.[148]

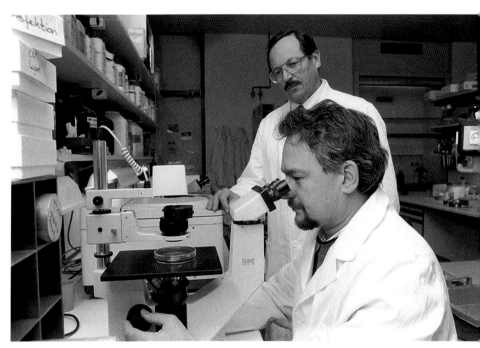

Abb. 30 Bernhard Fleckenstein
und ein Mitarbeiter im Labor der
Virologie, 1993.

Da Bernhard Fleckenstein Zweifel daran hatte, dass es durch AIDS zu einem
grundlegenden Wandel im Sexualverhalten von breiten Schichten der Bevölkerung
kommen würde, sah er die Politik gefordert. Diese habe allerdings die Gefahr von
AIDS lange unterschätzt. Auch wenn er direkte Kritik vermied, wird in Fleckensteins Artikel deutlich, dass ihm die Maßnahmen der – von ihm beratenen –
Bundesregierung nicht weit genug gingen. Sicherlich, auch Fleckenstein betonte
die Bedeutung von Aufklärungsarbeit und Prävention, diese allein würden jedoch
»die Seuche allenfalls verlangsamen, aber nicht stoppen können«. In diesem Kontext sah er auch den wachsenden Einfluss und das selbstbewusste Auftreten der
AIDS-Hilfe skeptisch. Er mahnte an, die finanzielle Förderung dieser und anderer
Selbsthilfegruppen besser zu kontrollieren.

Ohne ihn explizit zu nennen, nahm Fleckenstein auch auf einige Forderungen des bayerischen Maßnahmenkatalogs Bezug. Dabei war er sich bewusst, welch
dünnes Eis er hier betrat, gelinge es doch kaum, »Ideologien, Emotionen und die
Subjektivität ethisch-religiöser Ansichten« aus der Debatte um AIDS herauszu-
halten. Nichtsdestoweniger sprach er sich für die Einführung einer eingeschränkten
namentlichen Meldepflicht aus. Als ärgerlich empfand Fleckenstein die vor-
geschriebene Anonymisierung bei der Durchführung von Prävalenzstudien, die
es unmöglich mache, den HIV-Infizierten »zu verantwortlichem Sexualverhalten
anzuleiten«. Darüber hinaus stellte er sich entschieden gegen Forderungen, vor
allem aus dem Umfeld der AIDS-Hilfe, nach einem obligatorischen und umfangreichen Aufklärungsgespräch vor jedem HIV-Test. Dies hieße, so Fleckenstein,
elementare Prinzipien ärztlichen Handelns aufzugeben. Der Arzt könne einen
Patienten nicht mit allen denkbaren Verdachtsdiagnosen verunsichern. Wie bei
jeder anderen schweren bzw. unheilbaren Krankheit »würde es zu unzumutbarer
Belastung führen, wollte man vor jeder einzelnen diagnostischen Maßnahme das

gesamte differentialdiagnostische Spektrum mit dem Patienten erörtern«. Fleckenstein gab zu bedenken, dass eine »serologische Routineuntersuchung« für den
Patienten weniger diskriminierend sei, als wenn der Test »individuell bei klini-
schem Verdacht angeordnet« werde. Er warnte in diesem Kontext davor, die Rechte
des potentiell AIDS-Kranken höher einzustufen als die Sicherheit der Gesamtheit,
insbesondere des behandelnden Arztes und des ihm anvertrauten medizinischen
Personals. Generell weist der Text Bernhard Fleckenstein – zumindest in Teilen –
als gemäßigten Befürworter des bayerischen Maßnahmenkatalogs aus.

Die für Fleckenstein bedeutendste Maßnahme im Kampf gegen AIDS kam in
seinem kurzen Artikel für das *Ärzteblatt* hingegen gar nicht zur Sprache. Als er im
Herbst 1985 anlässlich der Pläne des bayerischen Kultusministeriums zur Bildung
»einer interministeriellen Arbeitsgruppe im Freistaat Bayern zur Verhütung und
Bekämpfung des erworbenen Immunmangelsyndroms (AIDS)« um eine Stellungnahme gebeten wurde, befürwortete er dieses Vorhaben in seinem Antwortschreiben vom 28. Oktober 1985 ausdrücklich. Der Erlanger Virologe gab sich
hierin überzeugt, dass eine »weltweite verheerende Epidemie« wie AIDS sich »auf
Dauer nicht durch gesundheitspolitische Maßnahmen verhindern lassen« werde,
»sondern nur durch intensive Forschungsanstrengung«.[149]

»Wenn das Immunsystem Selbstmord begeht« – Erlanger AIDS-Forschung

Bund, Land und auch (Pharma-)Industrie förderten ab Mitte der 1980er
Jahre zumindest für eine Zeit lang großzügig die AIDS-Forschung in Deutschland.
Epidemiologische Forschung, Pathogenese, Diagnostik und Therapie, konkret die
Suche nach einem wirkungsvollen Impfstoff zur Verhütung der Virusinfektion,
standen dabei im Vordergrund des wissenschaftlichen Erkenntnisinteresses.[150]
Auch an der Medizinischen Fakultät Erlangen entfalteten sich vor allem an den
Instituten für Klinische und Molekulare Virologie bzw. für Klinische Immunologie
rege Forschungsaktivitäten.[151]

Am Virologischen Institut wurden Anstrengungen unternommen, die
Struktur des HI-Virus besser zu entschlüsseln. Eine Arbeitsgruppe untersuchte
die sogenannten Regulatorproteine des Virus, die dessen Vermehrung in den
infizierten Zellen steuern. Man maß ihnen entscheidende Bedeutung bei, sowohl
für den Krankheitsverlauf wie auch für den mitunter stark divergierenden Zeitraum, der zwischen HIV-Infektion und Ausbruch der AIDS-Erkrankung liegen kann. Die Bedeutung von Regulatorproteinen für die Pathogenese des
Immundefizienz-Syndroms spielte auch bei den Arbeiten an der Vorstufe eines
neuen Impfverfahrens gegen AIDS eine wichtige Rolle. Bei diesem Unterfangen kam es zu einer Kooperation mit Forschern der US-amerikanischen
Universität Harvard. Dort waren im Rahmen von Vorarbeiten Rhesusaffen mit
abgeschwächten Viren infiziert worden, um deren Persistenzverhalten und genetische Stabilität zu testen.

Weiterhin bemühten sich die Erlanger Virologen um ein verbessertes
Diagnoseverfahren. Zwar war ein herkömmlicher AIDS-Test mit dem sogenannten
ELISA-(Enzyme-linked Immunosorbent Assay)-Verfahren, das Antikörper auf
das HI-Virus nachwies, schon bald kostengünstig und unkompliziert möglich.
Da die Fehlerquote jedoch recht hoch war, musste ein positiver Test mit einem

Abb. 31 AIDS-Forschung im Fokus,
1990.

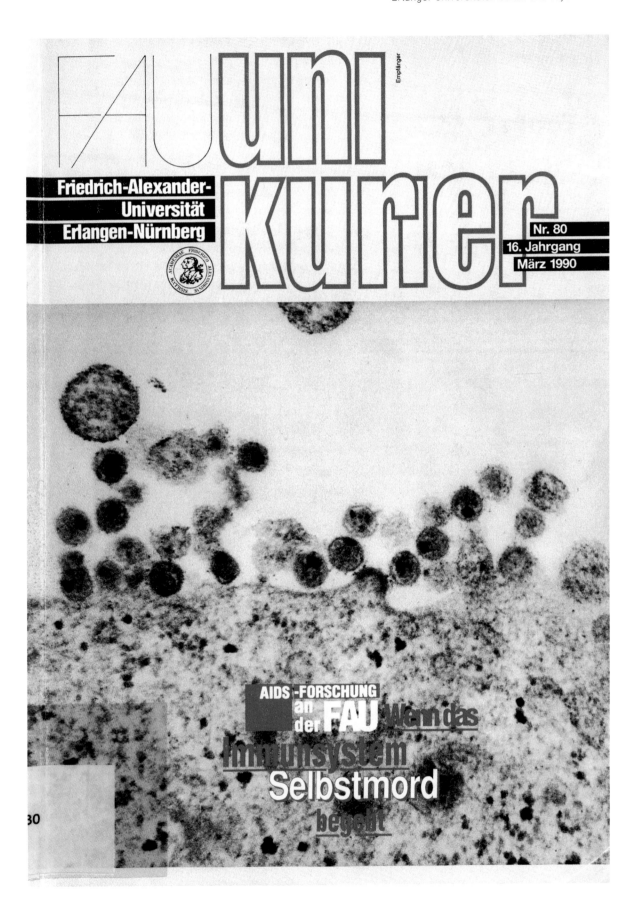

FAUuni-kurier

Friedrich-Alexander-
Universität
Erlangen-Nürnberg

Nr. 80
16. Jahrgang
März 1990

AIDS -FORSCHUNG
an der FAU Wenn das
Immunsystem
Selbstmord
begeht

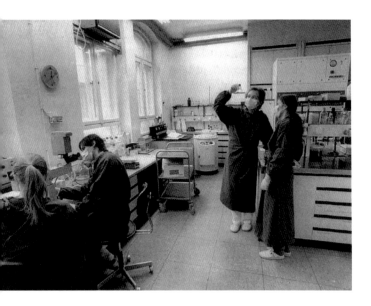

Abb. 32   Das »AIDS-Labor« des Instituts für Klinische und Molekulare Virologie, 1990.

ungleich langwierigeren, komplizierteren und teureren Verfahren bestätigt werden. Beim Western-Blot-Test wird zur Überprüfung ein bislang infektiöses Virus gereinigt und angereichert. Diese Herangehensweise wollte eine Forschergruppe um den Erlanger Virologen Gerhard Jahn (* 1952) modifizieren und simplifizieren. Sie priesen ein Verfahren an, bei dem infektiösen Virus-Bruchstücken Bakterien eingepflanzt werden, um auf diese Weise sicherere und schnellere Bestätigungstests durchzuführen. Die Etablierung dieser neuen Absicherungsdiagnostik hätte auch das hiesige Virologische Institut entlastet, gehörte es doch Mitte der 1980er Jahre zu den lediglich vier bayerischen Forschungseinrichtungen, in denen das aufwendige Western-Blotting überhaupt durchgeführt werden konnte.[152] Letztlich konnte die in Erlangen entwickelte, alternative Überprüfungsvariante das Western-Blot-Verfahren jedoch nicht ersetzen.

Auch am Institut für Klinische Immunologie und Rheumatologie von Joachim R. Kalden wurde intensiv AIDS-Forschung betrieben. Für Kalden war AIDS »in letzter Konsequenz ein Selbstmord des Systems«.[153] Im Zentrum des Interesses der Erlanger Immunologen stand somit die Frage, wie das AIDS-Virus in der befallenen Zelle wirkt, wie es diese und andere Helferzellen zerstört bzw. ausschaltet. Bereits 1982 begann ein Kooperationsprojekt mit dem Berliner Landesinstitut für Tropenmedizin. Das Institut war unter seinem Leiter Ulrich Bienzle (1939–2008) eine der ersten Einrichtungen gewesen, an die sich AIDS-Kranke aus Berlin wenden konnten.[154] Berliner Tropenmediziner und Erlanger Immunologen erforschten gemeinsam den Verlauf der Krankheit bei HIV-Patienten mit einer dauerhaften Lymphknotenschwellung. Das Lymphadenopathie-Syndrom (LAS) trat bei einer Reihe von HIV-infizierten Personen auf, wobei über den Zusammenhang zwischen dieser Krankheitserscheinung und dem Auftreten der Immunschwächekrankheit gerätselt wurde. Ziel des Berlin-Erlanger Forschungsverbundes war es, Aufschlüsse im Hinblick auf den Übergang einer HIV-Infektion in ein LAS bzw. eine manifeste AIDS-Erkrankung zu liefern. An der Studie arbeitete auch ein junger Doktorand mit, der dem Thema AIDS bis zum heutigen Tage eng verbunden geblieben ist.

In seiner Dissertation von 1988 ging es Thomas Harrer darum, weitere immunologische Parameter im Verhältnis zwischen HIV und LAS zu überprüfen, um die Immunschwächekrankheit weiter eingrenzen zu können. So fand er beispielsweise heraus, dass die Werte des – von speziellen körpereigenen Zellen des Immunsystems gebildeten – Signalbotenstoffes Neopterin im Blutserum bei HIV-positiven Männern mit einem LAS deutlich erhöht waren. Auch bei der Bestimmung des Proteins Beta-2-Mikroglobulin fanden sich signifikant erhöhte Spiegel bei den HIV-Infizierten mit LAS.[155]

In Kooperation mit dem Lehrstuhl für Psychologie III und der Medizinischen Klinik I erforschten Kalden und seine Mitarbeiter auch die Abhängigkeiten zwischen Psyche und Immunsystem, wobei Kalden von einer engen Verbindung zwischen Immun- und Zentralem Nervensystem ausging. Dies wirke sich sowohl im Vorfeld auf die Infektionsgefahr als auch nach der Infektion auf die Behandlungschancen aus. Weiterhin beteiligte man sich Anfang 1985 an einer vom Bundesministerium für Forschung und Technik in Auftrag gegebenen Kohortenstudie zur Feststellung von HIV-Risikofaktoren.[156] Das Institut für Klinische Mikrobiologie und Infektionshygiene wiederum war zwar an der unmittelbaren AIDS-Diagnostik nicht beteiligt, gleichwohl wurde dort die »gesamte mittelbare bakteriologische, mykologische und soweit möglich auch parasitologische Diagnostik für die betreffenden AIDS-begleitenden Infektionserkrankungen durchgeführt«.[157]

Fleckenstein, Kalden und Röllinghoff war innerhalb der Medizinischen Fakultät an einer möglichst breiten Rezeption neuester Kenntnisse der AIDS-Forschung gelegen. Insbesondere maßen sie einem regen Austausch zwischen Klinik und theoretischer Medizin große Bedeutung bei. Aus diesem Grund initiierten sie 1987 ein internes »AIDS-Forum«.[158] Von da an wurden zwei- bis dreimal im Semester alle interessierten Universitätsmediziner mit, wie Martin Röllinghoff es ausdrückte, »aktuelle[n] Informationen von der Erlanger Aidsfront in Klinik und Forschung« versorgt.[159]

Das Thema AIDS blieb an der Medizinischen Fakultät Erlangen auch dann noch aktuell, als sich der anfängliche »Hype« mit Beginn der 1990er Jahre mehr und mehr legte. Beredtes Zeugnis darüber gibt ein von der DFG geförderter Sonderforschungsbereich über »Lymphoproliferation und virale Immundefizienz«. Von 1996 bis 2007 untersuchten Erlanger Universitätsmediziner – beteiligt waren neben den bekannten Immunologen und Virologen auch Pathologen, Dermatologen sowie Pädiater und Genetiker – molekulare, strukturelle und zellbiologische Zusammenhänge und Mechanismen bei der Entstehung von AIDS.[160] Es handelte sich dabei um den deutschlandweit ersten SFB, der AIDS als eines der Hauptthemen auswies. Die Forscher arbeiteten unter anderem die Rolle des Nef-Proteins heraus, eines Eiweißstoffes, den HI-Viren produzieren. Das Protein blockiere die Apoptose, das heißt das natürliche Zelltod-Programm, das abläuft, wenn Krankheitserreger in eine menschliche Zelle eingedrungen sind. Durch verschiedenartige Wechselwirkungen, die das Nef-Protein eingehe, könne das Immunschwäche-Virus in einer Umwelt überleben, die eigentlich auf seine Elimination ausgerichtet sei. Die für AIDS analysierten Vorgänge konnten auch auf einige Krebsarten übertragen werden, da hier ebenfalls der programmierte Zelltod außer Kraft gesetzt wird.[161]

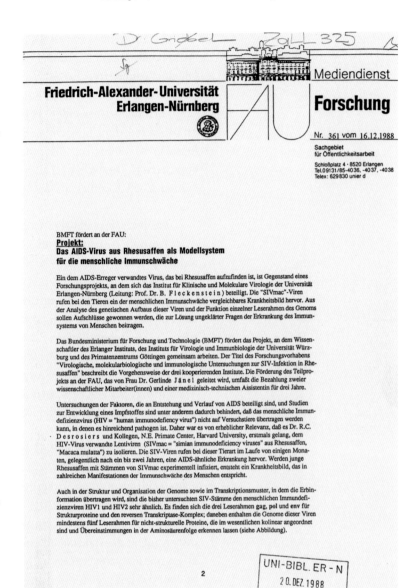

Abb. 33 Projekte im Rahmen der AIDS-Forschung wurden von Bundesministerien und der DFG gefördert.

Zusammenfassend lässt sich sagen, dass die Erlanger AIDS-Forschung keine spektakulären und bahnbrechenden neuen Erkenntnisse ans Tageslicht förderte. Die dort generierten Forschungsergebnisse lieferten jedoch wichtige neue Anhaltspunkte und trugen somit zu einem besseren Verständnis der Immunschwächekrankheit bei. Insbesondere bei der Arzneimittelentwicklung für HIV-Kranke gelangen in Erlangen wichtige Fortschritte. Mit Thomas Harrer zählt zudem ein Erlanger AIDS-Experte der ersten Stunde heute zu den renommiertesten AIDS-Forschern in Deutschland. Harrer spielte auch bei der Therapie und Versorgung der frühen AIDS-Kranken an der Universitätsklinik Erlangen eine wichtige Rolle.

Die Behandlung von AIDS-Patienten in der Erlanger Universitätsklinik

Zentrale Anlaufstelle für die Behandlung von AIDS war die von Joachim R. Kalden geleitete Medizinische Klinik III mit Poliklinik. Die ersten AIDS-Patienten kamen bereits 1982. Sie wurden aus dem Berliner Tropeninstitut nach Erlangen verlegt. Kurze Zeit später wurden auch die ersten Kranken aus der Umgebung hospitalisiert. In den ersten Jahren nahm die Zahl der ambulanten und stationären AIDS-Behandlungen rapide zu. »Die Ressourcen, die zur Verfügung stehen«, so Kalden in einem Brief vom Oktober 1985, »sind als nicht ausreichend zu bezeichnen. Besonders die Hospitalisierung von Patienten mit einem Full Blown AIDS bringt erhebliche Schwierigkeiten mit sich«. Derzeit würden drei Patienten mit einer ausgewachsenen AIDS-Erkrankung stationär versorgt, weitere drei stünden in ambulanter Behandlung. Ferner gebe es wöchentlich im Durchschnitt fünf bis sechs Angehörige »der bekannten Risikogruppen, die zur Untersuchung die immunologische Ambulanz aufsuchen«. In diesem Kontext betreue man noch drei »Drogenkliniken in der Umgebung von Erlangen-Nürnberg«. Schließlich sei noch eine Kooperation mit der AIDS-Hilfe in Nürnberg angelaufen. Kalden entwarf in seiner Stellungnahme vom Herbst 1985 ein sich anbahnendes Krisenszenario, denn insbesondere die stationäre Betreuung von AIDS-Kranken sei »sehr intensiv und kaum mit dem zur Verfügung stehenden Arzt- und Pflegepersonal durchzuführen«. In der Poliklinik sei der personelle Engpass besonders eklatant, »wobei absehbar ist, daß ohne weitere Assistentenstelle die steigenden Zahlen von Patienten mit möglichen [HIV-]Infektionen nicht mehr sachgemäß betreut werden können«.[162] Die Befürchtungen Kaldens bewahrheiteten sich indes nicht.

Im Oktober 1987 setzte der Bayerische Landtag eine Enquete-Kommission »zur Vorbereitung von Entscheidungen des Landtags im Zusammenhang mit der Immunschwächekrankheit AIDS« ein. Der Kommissionsvorsitzende Gerhard Merkl (1940–2016; CSU) wandte sich im Oktober 1988 mit einer schriftlichen Anfrage an die Staatsregierung. Er verlangte Auskunft über die zahlenmäßige Ausbreitung von AIDS; dabei interessierten ihn vor allem die daraus resultierenden Konsequenzen für die Bettenbedarfsplanung in bayerischen Krankenhäusern. Das mit der Antwort betraute Ministerium für Arbeit und Soziales leitete die Anfrage auch an die Medizinischen Fakultäten weiter. Neben aktuellen Zahlen wollte Merkl wissen, ob die Bettenkapazität auch dann ausreichen würde, »wenn – rein vorsorglich unterstellt – die tatsächliche Zahl der Erkrankten um 100 % höher ist als die der beim Bundesgesundheitsamt gemeldeten, also rund 400 Erkrankte gleichzeitig in den bayerischen Krankenhäusern zu versorgen wären«.[163] Die

Stoßrichtung der Anfrage war klar ersichtlich. Merkl wollte über ein Worst-Case-Szenario spekulieren. Auch die Haltung dieses CSU-Politikers in Bezug auf AIDS war von Vorbehalten Homosexuellen und Drogenabhängigen gegenüber ein Stück weit determiniert. So wehrte er sich als Mitglied des Medienrates 1987 erfolglos dagegen, dass Radio Z aus Nürnberg als erstes Freies Radio in Bayern eine Sendegenehmigung erhielt. Merkl nahm vor allem daran Anstoß, dass der Sender eine wöchentliche Schwulensendung in sein Programm aufnehmen wollte. In diesem Zusammenhang gab er zu bedenken, dass »wenn wir heute sagen, die Zielgruppe Schwule darf senden, dann kommen morgen die Lesben und übermorgen die Fixer«.[164]

Über den Dekan der Medizinischen Fakultät Erlangen, Johannes W. Rohen, landete die Anfrage von Merkl Ende 1988 auf dem Schreibtisch von Joachim R. Kalden. In seiner Stellungnahme vom Januar 1989 bezeichnete dieser die Bettensituation – entgegen seiner pessimistischen Prognose knapp vier Jahre vorher – als gut:

> »Die Statistik aus unserer Klinik zeigt, daß sich seit 1982 zwar die Zahl der stationär behandelten AIDS-Patienten ständig im Anstieg befindet, in diesem Jahr waren es 18 mit insgesamt 405 Behandlungstagen bei einer mittleren Dauer der stationären Behandlung pro Patient von 22,5 Tagen. Selbst wenn jedoch diese Zahl auch weiterhin noch progredient verlaufen wird, wird für die kommenden zwei bis drei Jahre der stationäre Bereich ausreichen[...]. Zur Komplettierung sei erwähnt, daß in diesem Jahr 86 ambulante Patienten betreut wurden, davon 47 Neukontakte mit insgesamt 258 Untersuchungen. Diese Ergebnisse lassen vermuten, daß auch weiterhin ein großer Teil der Patienten ambulant betreut werden kann, und nicht unbedingt stationär aufgenommen werden muß.«[165]

Der Immunologe gab sich darüber hinaus überzeugt, dass die für Erlangen skizzierte Situation prinzipiell für den Bettenbedarf in ganz Bayern gelte. Auch hier würden die »zur Verfügung stehenden Betten bei voller Ausnutzung sicher ausreichen«. Merkls »Unterstellung, daß die tatsächliche Zahl 100 % höher ist«, erschien Kalden als höchst spekulativ und »nicht gerechtfertigt«. Es sei doch offensichtlich, »daß die auch in der Bundesrepublik propagierten Schutzmaßnahmen zu greifen scheinen«.

Ganz ähnlich argumentierte der Erlanger Ordinarius für Kinderheilkunde und Direktor der Universitätsklinik für Kinder und Jugendliche, Klemens Stehr, der vom Dekan ebenfalls um eine Stellungnahme gebeten wurde. Der Erlanger Pädiater gab in seinem Schreiben vom Dezember 1988 an, aktuell würden in seiner Klinik 20 AIDS-kranke Kinder und Jugendliche betreut. Zwei von ihnen hätten sich im Zuge ihrer Hämophilie-Erkrankung durch verunreinigte Blutkonserven mit HIV infiziert. Die übrigen Kinder seien Kinder von HIV-positiven Müttern. Generell konstatierte Stehr, dass auch bei ihm die »Kurve der Zugänge in den letzten zwei Jahren eher eine Abflachung« zeige, weshalb er der zahlenmäßigen Prognose des »Abgeordneten Herrn Dr. Merkl für Erlangen einen sehr hypothetischen Charakter« beimesse.[166]

Abschließend soll noch ein Blick auf den Behandlungsalltag von AIDS-Kranken in Erlangen geworfen werden. In dieser Hinsicht fällt das Fazit des eingangs

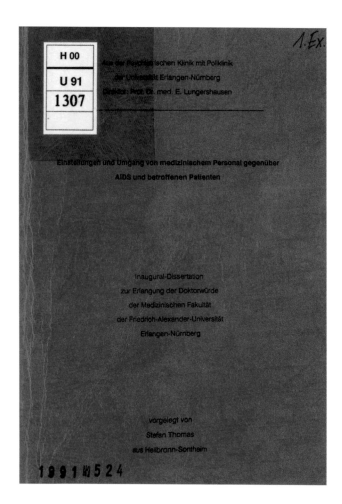

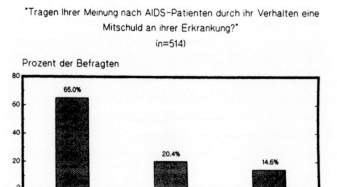

"Tragen Ihrer Meinung nach AIDS-Patienten durch ihr Verhalten eine
Mitschuld an ihrer Erkrankung?"
(n=514)

Prozent der Befragten

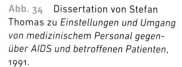

Abb. 34   Dissertation von Stefan
Thomas zu *Einstellungen und Umgang
von medizinischem Personal gegenüber AIDS und betroffenen Patienten,*
1991.
Abb. 35   Zwei Drittel der Befragten
sahen eine Mitschuld der AIDS-
Patienten an ihrer Erkrankung.

erwähnten Martin Tröbs von der Nürnberger AIDS-Hilfe
positiv aus. Seiner Erinnerung nach waren Ärzte- und
Pflegepersonal der Medizinischen Klinik III und Poliklinik
den AIDS-Patienten auf freundlich-sachliche Art und
Weise zugewandt gewesen. Man brauche sich die Erlanger
Ärzte und Pfleger zwar nicht eben als »schwulenfreund-
liche Aktivisten« vorzustellen, so Tröbs weiter, es herrschte
jedoch ein im besten Sinne professioneller Umgang zwischen medizinischem Personal und Patienten vor. Insbesondere Thomas Harrer war (und ist) für die AIDS-Hilfe
ein wichtiger Ansprechpartner. Offenkundige Vorurteile,
Diskriminierungen und Berührungsängste, wie sie bei
anderen Einrichtungen gerade in den 1980er Jahren durch-
aus an der Tagesordnung gewesen seien, habe Tröbs in Erlangen nicht erlebt und
seien ihm auch von anderer Seite nicht zu Ohren gekommen.[167] Dass es hinter der
professionellen Fassade auch hier Vorbehalte und Stereotype den eigenen AIDS-
Patienten gegenüber gab, darauf weist eine Dissertation aus dem Jahr 1991 hin.

Für seine am Erlanger Lehrstuhl für Psychiatrie angefertigte Doktorarbeit
hatte Stefan Thomas Fragebogen konzipiert, auf denen über 500 Pfleger und Ärzte
in anonymisierter Form über Einstellung und Umgang mit AIDS-Patienten befragt
wurden.[168] Das Gros der Fragebogen (60 %) wurde in den Erlanger Universitätskliniken (Psychiatrie bzw. Neurologie, Chirurgie und Medizinische Klinik) ausgefüllt; die übrigen in Kliniken und Fachkrankenhäusern einer nicht genannten
Großstadt (28 %) und einer ebenfalls namentlich nicht erwähnten Kleinstadt (12 %).
Rund 73 % der befragten Personen waren Pflegekräfte, die restlichen 27 % Ärzte.
Bemerkenswert an der Methodik der Studie ist, dass 200 Personen (knapp 40 %)
angaben, noch nie direkten beruflichen Kontakt mit AIDS-kranken bzw. HIV-
infizierten Menschen gehabt zu haben.[169]

Zentral bei der Auswertung der Fragebogen war für Thomas das hohe Maß an
Angst und Unsicherheit im Umgang mit AIDS-Patienten, das vor allem bei Pflegekräften (und deutlich weniger bei Ärzten) ausgeprägt war. Viele Pfleger fürchteten,
sich bei ihrer Tätigkeit mit HIV zu infizieren. Mehrheitlich stuften sie sich selbst
und ihre Kollegen als Risikogruppe ein.[170] Mit dieser Verunsicherung verstärkt ein-

her gingen Vorbehalte gegenüber AIDS-Kranken. Etwa zwei Drittel der Befragten schrieben den AIDS-Patienten eine Mitschuld an ihrer Erkrankung zu. Besonders groß waren die Aversionen gegenüber homosexuellen AIDS-Kranken. So fanden sich auf einem Fragebogen zwei recht aussagekräftige Bibelzitate: »Denn der Lohn für die Sünde ist der Tod«. Nachdem hier zunächst der Römerbrief 6, Vers 23 zitiert wurde, ging es mit dem Römerbrief 1, Vers 27 weiter: »indem Männer mit Männern Schande trieben und den gebührenden Lohn ihrer Verirrung an sich selbst empfingen«.[171] Thomas gab sich überzeugt davon, dass gerade diese Gemengelage aus Angst und Aversion den Boden für eine große Akzeptanz von Zwangsmaßnahmen bereite. Auf Grundlage der erhobenen Daten stellte er einen engen Zusammenhang her zwischen einem Gefühl von Unsicherheit und vermehrten Forderungen des medizinischen Personals nach Isolation von HIV-Patienten oder umfassenden AIDS-Tests – auch gegen den expliziten Willen des Patienten.[172]

Bei Beginn seiner Studie ging der Promovend noch von der Annahme aus, dass konkrete Erfahrungen im Behandlungsalltag den Umgang mit AIDS-Patienten normalisieren und Ängste und Vorurteile abbauen würden. Die Hypothese konnte er jedoch anhand seines zur Verfügung stehenden Datenmaterials nicht verifizieren. Eine wachsende Unvoreingenommenheit im Verhältnis zwischen Ärzten und Pflegern auf der einen und Patienten auf der anderen Seite sei nur sehr mittelbar das Resultat alltäglicher Kontakte. Entscheidend sei vielmehr, so die Quintessenz dieser Erlanger Dissertation, durch gezielte Informations- und Ausbildungsprogramme vor allem bei den Pflegekräften einen profunden Kenntnisstand über die Immunschwächekrankheit und ihre Gefahren und Risiken zu implementieren. Nur auf diese Weise gelänge es, die im Pflegealltag durchaus verständlichen, aber an sich unbegründeten Ängste – das Ansteckungsrisiko tendierte auch bei Pflegekräften gegen Null – vor einer Infektion zu minimieren.

Um seine zentrale These zu untermauern, verwies Thomas abschließend noch auf die unterschiedlichen Resultate zwischen den an seiner Erhebung beteiligten Kliniken hin. Die Angst vor AIDS war unter dem medizinischen Personal des kleinstädtischen Krankenhauses am weitesten verbreitet. Dieses Angstgefühl korrespondierte mit einer großen Unkenntnis, gaben doch »doppelt so viele« wie in den anderen Einrichtungen an, »im Bereich ihrer beruflichen Tätigkeit nicht ausreichend über AIDS informiert zu sein«.[173] Die Folgen waren eine restriktive Grundhaltung in Bezug auf mögliche Zwangsmaßnahmen und erhebliche Schuldzuweisungen an die Adresse der eigenen Patientinnen und Patienten. Wie bereits erwähnt, wurden die hier beschriebenen Folgen der AIDS-Angst, wenngleich weniger ausgeprägt, für alle beteiligten Kliniken erhoben. Allem Anschein nach gelang es jedoch den Erlanger Universitätskliniken recht gut, die Befürchtungen des medizinischen Personals zu zerstreuen bzw. dafür zu sorgen, dass die bestehenden Vorbehalte sich nicht negativ auf die Versorgung von Patienten auswirkten.

Nach den Anfangsjahren der Behandlung von AIDS-Patienten in Erlangen befragt, betont auch Thomas Harrer, in jenen Jahren Assistenzarzt in der Medizinischen Klinik III, eine rationale Herangehensweise. Die Erlanger Ärzte waren sich der politisch-ideologisch aufgeheizten Stimmung in der Öffentlichkeit durchaus bewusst. Doch vermied man es tunlichst, sich davon anstecken zu lassen.

Gauweilers Maßnahmenkatalog nahm man differenziert wahr. Daran sei zwar nicht alles falsch gewesen, ein zentraler Fehler wurde jedoch schnell ausfindig gemacht: Vor allem durch die zugespitzte Art der Präsentation der bayerischen Maßnahmen wurden die potentiell betroffenen Personengruppen im Freistaat regelrecht aufgeschreckt und extrem verunsichert. Eine wirkungsvolle Eindämmung der Epidemie konnte jedoch nur in Kooperation mit den Betroffenen erreicht werden. Wollte man auf dem Feld von Therapie und Forschung reüssieren, war es jedoch unabdingbar, dass die AIDS-Patienten den Ärzten und den medizinischen Institutionen vertrauten. Aus diesem Grund sollte im Klinikalltag jedwede Form von Diskriminierung unbedingt verhindert werden.[174] Zumindest die eingangs erwähnte Ausführung von Martin Tröbs legt nahe, dass dies in der Erlanger Medizinischen Klinik III und Poliklinik, wo die allermeisten HIV-infizierten und AIDS-kranken Patienten behandelt wurden, auch gelang.

Als idealen Ort kann man sich die Universitätsklinik in jener Zeit gleichwohl nicht vorstellen. Dafür waren in den ersten knapp 15 Jahren die therapeutischen Möglichkeiten im Kampf gegen AIDS viel zu begrenzt. Die Ärzte mussten weitgehend ohnmächtig dabei zusehen, wie viele ihrer Patienten einen qualvollen Tod starben. Zwar gaben sich die Mediziner bereits nach einigen Jahren intensiver Forschung überzeugt, in absehbarer Zeit auf wirkungsvolle Therapiemethoden zurückgreifen zu können, es war indes für die AIDS-Kranken ein dramatischer Wettlauf mit der Zeit. Die Trendwende erfolgte mit der hochaktiven antiretroviralen Therapie im Jahr 1996. Auch für einige Erlanger Patienten bedeutete sie Rettung in letzter Minute. Von einem besonders eindrücklichen Fall wusste wiederum Thomas Harrer zu berichten. Ein schwerkranker Patient der Universitätsklinik hatte sich mit seinem nahenden Tod bereits abgefunden. Einen Sarg hatte er sich schon ausgesucht, als mitten in seine weiteren Beerdigungsvorbereitungen hinein plötzlich die neue Behandlungsmöglichkeit aufschien. Zwar bedeutete die antiretrovirale Therapie in der Anfangszeit eine umständliche Prozedur mit Dutzenden von Tabletten am Tag und vor allem eine immense Tortur, da sie oftmals mit gewaltigen Nebenwirkungen einherging, aber sie bot den HIV-Kranken eine realistische Überlebenschance. So auch dem todgeweihten Erlanger Patienten. Thomas Harrer berichtet, dieser führe heute ein ganz normales Leben.[175]   Philipp Rauh

»Schneewittchen erwartet ein Kind« –
Das »Erlanger Baby« (1992) im öffentlichen Diskurs

Mehrheit der Deutschen: Laßt die schwangere Marion würdig sterben – so titelte das Boulevardblatt *Abendzeitung (8-Uhr-Blatt)* am 16. Oktober 1992. Was war geschehen? War in Deutschland über Nacht das Plebiszit über aktive Sterbehilfe eingeführt worden? Der sensationelle Aufmacher bezog sich auf den Fall einer hirntoten Frau, die mit einer intakten Schwangerschaft in der Erlanger Chirurgischen Universitätsklinik lag. Die Zeitung schien schon nach wenigen Tagen zu wissen, was die »Mehrheit der Deutschen« wünschte.

Die folgenden Seiten versuchen, den spektakulären Fall in seiner medialen Präsenz – mit einem speziellen Blick auf die verwendeten Bilder, die Sprache und die Kampagne insgesamt – darzustellen und einige Deutungen vorzubringen.

Voran geht eine Skizze der Chronologie, der zeitgenössischen medizinischen und medizinethischen Erwägungen.

Der Fall der hirntoten Schwangeren ist ein Stück emotionalisierender Zeitgeschichte, das viele, auch der Autor dieses Textes, (medial) miterlebt haben; die Ausgangslage ist daher etwas anders, als wenn man sich mit der Entdeckung des Tuberkelbazillus im späten 19. Jahrhundert befasst. Zur Emotionalität passt auch die Tragik, denn der Erlanger Fall beginnt mit einem Todesfall und endet mit einem zweiten.

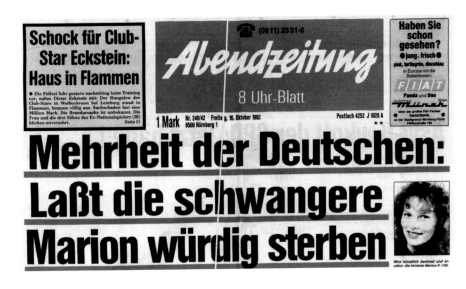

Abb. 36   Schlagzeile der *Abendzeitung*, 16. Oktober 1992.

Quellenlage und Problematik

Als Quellen dienten umfangreiche Sammlungen von Zeitungsberichten zum Thema »Erlanger Baby«, die im Universitätsarchiv Erlangen-Nürnberg aufbewahrt werden.[176] Aus der Forschungsliteratur ragt der 1993 herausgegebene Band *Hirntod und Schwangerschaft* hervor, der die Beiträge einer von Eduard Seidler (*1929) initiierten Tagung dokumentiert, die im Dezember 1993, einen Monat nach dem Ende des Erlanger Falls, stattfand und die wichtigsten Protagonisten auf ärztlicher Seite, darunter den verantwortlichen Chirurgen Johannes Scheele (*1948), zu Wort kommen ließ.[177] Geplant wurde diese Tagung, als die Schwangerschaft in Erlangen noch intakt war. Kurzfassungen der Tagungsbeiträge sind auch anderweitig veröffentlicht worden.[178] Eduard Seidler hat anschließend die historischen Dimensionen des Phänomens »hirntote Schwangere« herausgearbeitet.[179] Medizinethische Publikationen haben epikritisch das Für und Wider des Vorgehens der Erlanger Ärzte erörtert und das »Erlanger Baby« mit anderen Fällen hirntoter Schwangerer verglichen.[180] Medizinrechtliche Perspektiven wurden von juristischer Seite ausgelotet.[181] In der jüngeren Vergangenheit wurde das Geschehen von 1992 mit dem medizinisch grundsätzlich anders gelagerten Fall einer komatösen Schwangeren, die 2007 in der Erlanger Frauenklinik ein Kind zur Welt brachte, in Beziehung gesetzt.[182] Zeitzeugen, die befragt wurden, erinnerten sich an Einzelheiten der Pflege der hirntoten Schwangeren, an medizinische Details und die seinerzeitige Mobilisierung der Presse.[183]

Der Fall des »Erlanger Babys« adressierte eine Vielzahl von Akteuren und Themenfeldern. Zentralperson, allerdings von Beginn an »tot«, das heißt hirntot, war die Schwangere Marion P.; ebenso zentral, aber zugleich entrückt, namenlos und (noch) kein Mensch war der in ihrem Uterus befindliche lebendige Fetus – »ein Kaspar Hauser der Intensivmedizin«.[184] Als reale Personen begegnen die Ärzte, namentlich der Chirurg Scheele, die Pflegekräfte, Angehörigen, Politikerinnen und Politiker, schließlich eine »Öffentlichkeit« aus Experten und Laien, die sich vielfach und kontrovers zu Wort melden. Die Themenfelder, die im Diskurs um das »Erlanger Baby« berührt wurden, waren vielfältig. Es ging um Medizin und

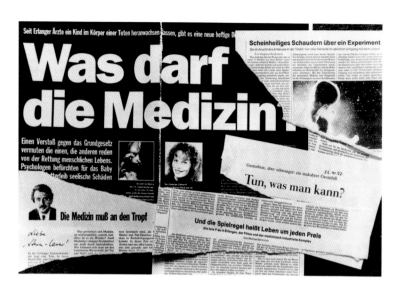

Abb. 37 Collage von Presse-
berichten, 3. November 1992.

Technik, die Problematik des Fortschritts und des Humanexperiments, die Konfliktfelder von Fortpflanzungsmedizin und Abtreibung, von Hirntod und Tod, Fragen der Organtransplantation und schließlich um die Kosten bzw. Ressourcen des Gesundheitswesens.

Chronologie

Hauptquellen für die folgende Skizze sind die Aussagen des verantwortlichen Oberarztes der Chirurgischen Klinik, Johannes Scheele, die er auf der erwähnten Tagung im Dezember 1992 geäußert hat, und die *Abschließende Pressemitteilung* der Chirurgischen Klinik vom 16. November 1992.[185] Am 5. Oktober 1992 verunglückte die 18-jährige Marion P. aus Altdorf mit ihrem Auto auf der Landstraße; ihr Kleinwagen prallte gegen einen Baum. Sie wurde mit dem Rettungshubschrauber in das 25 Kilometer entfernte Erlangen gebracht, wo sie um 15:25 Uhr ankam. Marion P. war intubiert und beatmet; sie wies schwere Schädel-Hirnverletzungen auf und kam auf die Intensivstation der Chirurgie. Eine Stunde später erfolgte in der Neurochirurgie ein CT des Schädels, das eine massive maligne Hirnschwellung zeigte und auf eine infauste Prognose hinwies. Um 18:00 Uhr gelangte die Patientin zurück auf die chirurgische Intensivstation; zu diesem Zeitpunkt wurde per Ultraschall eine intakte Schwangerschaft, mutmaßlich in der 14. Woche, festgestellt. Scheele erläuterte dies wie folgt: »Bei dieser Rückverlegung wurde mitgeteilt, daß Marion schwanger sei. Weiter wurde den Ärzten mitgeteilt, daß sie der Idee von Organtransplantationen negativ, oder sagen wir, ablehnend gegenüberstehe. Diese Information ist an mich erst einige Tage später gelangt, aber zumindest in unserer Ärzteschaft war sie vorhanden, so daß das Thema Organspende keine Rolle gespielt hat.«[186] Nicht zufällig war hier von der theoretischen Möglichkeit einer Organspende die Rede, da die Patientin potentiell geeignet schien und Scheele ein international anerkannter Transplanteur war. Allerdings lässt Scheeles Einlassung Widersprüche und Misstöne erkennen, die den Fall weiter begleiten sollten.

Am selben Abend traf Scheele die Eltern. Er fügte für die Teilnehmer des Symposiums im Dezember 1992 erläuternd hinzu: »Sie kennen sicherlich die Eltern […] in der Zwischenzeit aus dem Fernsehen und mögen mir nachfühlen, daß diese Gespräche nicht ganz einfach waren.« Der Vater habe ihn mit den Worten empfangen: »Ihr wollt sie ja gar nicht behandeln, ihr wollt ja nur an ihre Innereien.« Der Vater habe auch behauptet, selbst einmal hirntot gewesen zu sein und sich gut davon erholt zu haben. Daher habe er darauf gedrungen, die Hirntodfrage sofort zu klären. Die Untersuchung am 5. Oktober 1992 ergab, dass Marion P. nicht hirntot war, weshalb, so Scheele, eine »ganz normale intensivmedizinische Behandlung« weitergeführt wurde.

Drei Tage später, am Donnerstag, den 8. Oktober 1992, wurde unter intensivmedizinischen Bedingungen der Hirntod von Marion P. diagnostiziert. Franz Paul Gall (*1926), Direktor der Chirurgischen Klinik (1977–1994), und der

Anästhesist Erich Rügheimer, so berichtete Scheele im Dezember 1992, seien unterwegs gewesen und er »mußte auch selbst zu einer Tagung fahren«. Spontan sei ihm der Gedanke, die Schwangerschaft der Hirntoten zu erhalten, als »völlig aussichtslos« erschienen; »wir bräuchten drei Monate und wir werden maximal fünf Tage schaffen«, so seine erste Vermutung.[187] Eine Literaturrecherche auf die Schnelle habe zwei erfolgreiche Fälle in der Weltliteratur ergeben. Da die Situation stabil geblieben sei, habe man in Erlangen die Intensivtherapie fortgesetzt, die im Wesentlichen aus Beatmung bestand; »im Vergleich dessen, was sonst auf Intensivstationen geschieht, ist dies minimale Intensivtherapie«, so Scheele rückschauend.[188] Am 11. Oktober 1992, einem Sonntag, sei er abends von der *Bild-Zeitung* angerufen worden und, so Scheele lapidar, »von da an nahm die Pressekampagne ihren Lauf«. Dies habe »für unseren Entscheidungsprozeß einen gewissen Nachteil« bedeutet. Die Klinik sei »gezwungen« gewesen, »ein definitives Statement konkret abzugeben«.[189] Es wurde ein Ad-hoc-Gremium gebildet, so Scheele: »Aus diesem Grunde haben wir uns zusammengesetzt«; maßgeblich beteiligt war Hans-Bernhard Wuermeling, Lehrstuhlinhaber für Rechtsmedizin, der die Zuständigkeit der bei Humanexperimenten stets zu konsultierenden Ethik-Kommission verneinte, da es sich nicht um ein Humanexperiment handele. Alle Erörterungen fanden daher auch in den nächsten Tagen und Wochen in einer nicht formalisierten »Gruppe« statt, die Wuermeling ein »Konsilium« nannte.[190] Beteiligt waren die Fächer Gynäkologie, Pädiatrie, Chirurgie, Intensivmedizin und das (Medizin-)Recht. Dieses »Konsilium« entschied, eine begrenzte Intensivtherapie fortzusetzen, keine eingreifenden Maßnahmen wie Dialyse oder Herz-Lungen-Maschine einzusetzen, weiterhin keinerlei Forschung an der hirntoten Schwangeren vorzunehmen, also etwa Gewebe für derartige Zwecke zu entnehmen – »und wir haben das auch – ich darf mich dafür verbürgen – so durchgehalten«, versicherte Scheele.[191] Außerdem sollte eine Pflegschaft für das »ungeborene Kind« beantragt werden. Für den Umgang mit der Öffentlichkeit wurde die »pragmatisch wichtigste Entscheidung im Hinblick auf die Meinungspolitik« getroffen: »4–5 Tage lang offene Informationspolitik, anschließend Rückzug auf ein wöchentliches Statement.«[192] Scheeles Darstellung der »Meinungspolitik«, wie er es nannte, zwei Monate nach den Ereignissen in einem mündlichen Kontext formuliert, sollte semantisch nicht überinterpretiert werden, aber der Begriff »Rückzug« ließ erkennen, dass das Management der Informationspolitik vonseiten der Erlanger Klinik desolat und bereits frühzeitig aus dem Ruder gelaufen war. Es ging in der »Meinungspolitik« nicht nur um die Wissbegierde der Medien und der Öffentlichkeit, sondern als weiterer Faktor waren die Eltern der hirntoten Schwangeren involviert, die ihrerseits die Zeitungen erst beigezogen hatten. In diesen Tagen, noch vor dem ersten Zeitungsbericht, führten die Ärzte, so wieder Scheele, »ein längeres Gespräch mit den Eheleuten P[.]«. Wie schwierig die Gesprächssituation war, erkennt man auch an der Einschätzung durch Scheele: »Wir haben Einvernehmen erzielt, zumindest etwas, was Herr Wuermeling und ich als Einvernehmen interpretiert haben; auch alle späteren Gespräche schienen einvernehmlich.«[193]

Die Therapie während der folgenden fünf Wochen war »bis auf die letzten 1 ½ Tage völlig stabil«; die hirntote Schwangere wurde auf einem Luftkissenbett gelagert und von einer eigens abgestellten Pflegekraft versorgt. An Medikamenten wurden Schilddrüsenhormon und Nebennierenrindenhormon gegeben. Ein hinzugezogener Endokrinologe bestätigte, dass der Fetus »eine völlig autarke hormonale Regulation« habe und »sogar in der Lage sei, über die Plazenta die Mutter quasi mitzuversorgen«. Gelegentlich wurden Antibiotika verabreicht, einige kleinere operative Eingriffe wurden ausgeführt; so wurde eine Tracheotomie zur Beatmung angelegt, das linke Auge wurde entfernt und ein Oberarmbruch reponiert. Außerdem wurde ein Katheter für die parenterale Ernährung gelegt. Wöchentlich fand eine Ultraschalluntersuchung des Fetus statt; eine Amniozentese (»Fruchtwasseruntersuchung«) wurde bewusst unterlassen, denn, so Scheele, eine Trisomie wäre keine Indikation zum Abbruch gewesen. Der Rechtsmediziner Wuermeling habe in dieser Frage »aus ethischer Sicht« eine andere Meinung vertreten, aber Scheele betonte seinen Standpunkt, »weil wir uns sonst in gefährliche Nähe zu dem Euthanasieproblem begeben würden«.[194] In der Nacht vom 15. auf den 16. November 1992 traten Komplikationen auf, ein Röntgenbild zeigte Verschattungen im Lungenbereich, der Fetus war laut Ultraschall noch lebendig und unauffällig. Am 16. November 1992 um 0:10 Uhr kam es zum Spontanabort, der Fetus war tot. Am Morgen dieses Tages »wurde mit den Angehörigen gesprochen und die Behandlung beendet«. Es gab keine Obduktion, weil die Eltern der verstorbenen Frau dies verweigerten.[195] Am 21. November 1992 wurde Marion P. mit dem Fetus bestattet.

Stefan Lang (* 1966), Krankenpfleger in der Chirurgischen Klinik, gehörte zu den Pflegekräften, die sich 1992 freiwillig meldeten, um die hirntote Schwangere zu pflegen. Lang nahm auch an dem Symposium im Dezember 1992 teil und berichtete dort über die Erfahrung mit der Pflege.[196] Als Zeitzeuge erinnert er sich auch 26 Jahre später, wie er und die anderen Pflegekräfte sich ausschließlich um die eine Patientin in einem abgeschirmten Bereich der Intensivstation kümmerten.[197] Es handelte sich, so Lang, um eine »befriedigende Arbeit«. Die Pflegenden hätten zwar den Hirntod der Marion P. akzeptiert, aber zugleich das »Leben in ihr« gesehen, das habe alle motiviert und erfüllt. Es sei, so Lang rückschauend, »fantastisch« und, verglichen mit dem normalen Arbeitsalltag auf der Intensivstation, »weniger belastend« gewesen. Mit der Totgeburt sei schlagartig »alles vorbei« gewesen. Lang erwähnt auch den »Presserummel«, der den Fall umgeben habe. Robert Cesnjevar (* 1965), 1992 als Arzt im Praktikum im Umfeld der hirntoten Schwangeren eingesetzt, heute Professor und Leiter der Abteilung für Kinderherzchirurgie am Universitätsklinikum Erlangen, erinnert sich an Reporter, die versuchten, in die Intensivstation vorzudringen. Einige hätten (vergeblich) Bargeldzahlungen angeboten, um ihr Ziel zu erreichen.[198]

Die medizinethische Problematik im Fall der hirntoten Schwangeren sei hier kurz skizziert.[199] Das Dilemma des Falls in wenigen Worten korrekt auszudrücken, bildete für die meisten zeitgenössischen Journalisten eine nahezu unüberwindbare Herausforderung. Die kürzeste Fassung findet sich in der *Welt* vom 17. Oktober 1992: »Johannes Scheele wird als erster deutscher Arzt versuchen, das Leben eines Babys im Leib einer klinisch toten Frau über längere Zeit zu erhalten. Im März 1993 soll das Kind zur Welt kommen.« Was ist falsch? Die *Welt* spricht vom »Baby« im Leib (statt korrekterweise von einem Fetus)[200] und sie nennt die Frau »klinisch tot« statt hirntot. Infolge des Hirntods war zwar die Spontanatmung ausgefallen und musste maschinell durch Beatmung ersetzt werden, aber die Herz-Kreislauf-Funktion war intakt.

Der Sachverhalt war, dass eine hirntote Schwangere in der Intensivmedizin lag, in einem Zustand nach schwerstem Trauma. Die (Früh-)Schwangerschaft in der 14. Woche war intakt. Ohne Schwangerschaft hätte man die Behandlung beendet und eventuell eine Organspende erfragt (in Erlangen Anlass eines ersten Kommunikationsdesasters, wie oben erwähnt). Die Frage war nun, ob man versuchen sollte, die Schwangerschaft zu erhalten oder die Behandlung zu beenden. Da erst die 14. Woche erreicht war, musste man mit weiteren 16 bis 20 Wochen rechnen. Eine derart lange Intensivtherapie einer Hirntoten, die üblicherweise bis zu fünf Tagen ausgedehnt werden konnte, erschien utopisch. Es wäre die längste Spanne einer Schwangerschaft bei Hirntod gewesen, ein Zeitraum, der auch bis heute in keinem Fall erreicht wurde. In der Erlanger Situation des Oktober 1992 hatte man nur wenige Erfahrungswerte; eine sofortige »Literaturrecherche« ergab gerade zwei Fälle, ein weiterer, der 1991 in Stuttgart erfolgreich geendet hatte, blieb in Erlangen zunächst unbekannt. Damit war das Lebensrecht des Fetus gegen die Würde der Hirntoten abzuwägen, ein Fall, der juristisch bislang nicht erfasst und im Gesetz nicht vorgesehen war. Die Erlanger Ärzte entschieden sich, das Lebensrecht des Fetus voranzustellen. Scheele wurde wiederholt mit der Bemerkung zitiert, unter dem Gesichtspunkt der Verhältnismäßigkeit sei »der verstorbenen Mutter die Benutzung ihres Körpers zugunsten des Kindes sicherlich zumutbar«.[201] Dies war gewiss keine sehr geschickte Äußerung und öffnete eine weite Flanke für öffentliche Polemik, aber gemeint war: Bei der Abwägung zwischen dem Lebensrecht des – isoliert betrachteten – Fetus und der Würde einer Toten habe das Lebensrecht den Vorzug. Fraglich war (und ist), ob die Symbiose der Schwangeren mit dem Fetus gedanklich und real überhaupt aufzutrennen ist. Oder leben und sterben beide gemeinsam, zumindest in der Frühschwangerschaft? In der Spätschwangerschaft war es schon in der Vormoderne üblich, im Sinne eines terminalen Rettungsversuchs des Ungeborenen eine Sectio in mortua an der toten Schwangeren vorzunehmen.[202] Beim Fall der hirntoten Schwangeren kamen weitere medizinische Fragen auf: Würde sich der Fetus normal entwickeln oder geschädigt sein, sei es durch den Unfall der Schwangeren oder durch deren Hirntod? Und was würde aus dem Erkennen einer Fehlbildung oder Störung folgen? Ein Schwangerschaftsabbruch? Mit welcher Indikation? Dieser Fall war im (Straf-)Recht nicht vorgesehen. Wie erwähnt, hatte der Rechtsmediziner Wuermeling gelegentlich geäußert, dass im Fall einer (schweren) Behinderung ein Abbruch zu erwägen sei, worin Scheele ihm widersprochen hatte, der eine Nähe zur »Euthanasie« vermeiden wollte, zumal einige Stimmen in der Öffentlichkeit Assoziationen zur Medizin im Nationalsozialismus sehen wollten. Schließlich gab es das Argument der Kosten: Der »Fall« war auf Kosten von ca. 100.000 DM hochgerechnet worden, und diese Kosten waren gedeckt, weil die Schwangere einen Wegeunfall erlitten hatte. Allerdings band die Intensivversorgung der Schwangeren erhebliche Ressourcen der Intensivstation. Permanent, aussichtsweise für Monate, war ein Bett belegt und eine Pflegekraft in drei Schichten war allein für diese eine Patientin eingeteilt; das Argument der Ressourcen wurde passenderweise von der seinerzeit noch existierenden Gewerkschaft ÖTV öffentlich eingebracht.

Auf die angeschnittenen Fragen gab und gibt es keine »richtigen« oder »falschen« Antworten, weil medizinethische Erwägungen jeweils verschiedene Optionen bieten. Festzuhalten ist, dass in Erlangen im Oktober 1992 die Entscheidung getroffen wurde, die Schwangerschaft weiterzuführen, den Fetus damit am Leben zu erhalten und auf die Geburt eines Kindes hinzuarbeiten. Nach dem Abort am 16. November 1992 wurde nicht mehr prospektiv, sondern nur noch epikritisch über den Erlanger Fall (und mögliche künftige) debattiert. Entscheidend war die Position des Medizinrechts, das anders als die Medizinethik rote Linien ziehen kann. Der Erlanger Fall war jedoch so geartet, dass selbst bei mancher Juristin die Emotionen Überhand über die sachlichen Erwägungen gewannen. Die Kieler Kriminologin Monika Frommel (* 1946) sah in dem Erlanger Fall ein »Experiment« und in der Handlungsweise der Ärzte »eine für die bayerische Provinz nicht untypische Mischung aus technischer Moderne und weltanschaulichem Atavismus«.[203] Wesentlich nüchterner stellte der Freiburger Medizinrechtler Hans-Georg Koch (* 1948) fest, es habe im Erlanger Fall weder ein Behandlungsverbot noch eine Behandlungspflicht gegeben, damit »bleibt offenbar Raum für ein Behandlungsrecht«.[204] Er sah daher keine »Strafwürdigkeit des künstlichen Aufrechterhaltens einer Schwangerschaft«. Allerdings kritisierte Koch eine »atomisierende, die Schwangere gleichsam von ihrem Kind verselbständigende Betrachtungsweise«. Für zukünftige Fälle empfahl er »eine Ausrichtung am Charakter der Schwangerschaft als Mutter-Kind-Symbiose«. Die Aufrechterhaltung der Schwangerschaft war demnach rechtlich nicht geboten, aber zulässig, so der Tenor der juristischen Experten. Eine Grundsatzentscheidung für zukünftige Fälle schien 1992 nicht möglich und auch nicht wünschenswert, und daran hat sich bis heute wenig geändert.

Das »Erlanger Baby« in der Zeitung

Die Frage, welche Zeitung bzw. welcher Redakteur erstmals über den Fall berichtete, lässt sich nicht exakt beantworten. Fest steht nur der Termin: Es war Mittwoch, der 14. Oktober 1992.

Lothar Hoja (* 1956), an der FAU Erlangen-Nürnberg promovierter Biologe und seinerzeit Hochschulredakteur der *Nürnberger Nachrichten* mit Sitz in der Erlanger Lokalredaktion, berichtet als Zeitzeuge,[205] dass der Vater von Marion P. zunächst die *Bild-Zeitung* angerufen habe, um in der Rubrik »Bild hilft« Beistand zu finden. *Bild* habe aber nicht geholfen, woraufhin der Vater bei den *Nürnberger Nachrichten* angerufen und ihm, Lothar Hoja, den Fall geschildert habe. Hoja informierte sich daraufhin, kontaktierte die Erlanger Chirurgie, telefonierte mit Johannes Scheele und veröffentlichte am 14. Oktober 1992 in den *Nürnberger Nachrichten* zwei vorzüglich recherchierte, sachliche Artikel, einen kürzeren im Erlanger Teil mit der Überschrift *Medizinisches Wagnis*, einen längeren im Hauptteil der Zeitung mit dem Titel *Embryo soll in hirntoter Mutter weiterleben*. Ebenfalls am 14. Oktober 1992 machte die *Bild-Zeitung* mit der Titelschlagzeile *Tote muß Baby austragen* auf und fügte ergänzend den Artikel *Nach der Geburt darf die Mutter sterben* hinzu. Ob die *Bild-Zeitung*, die bekanntlich einen späten Drucktermin am Abend hat, von dem Bericht Hojas in den *Nürnberger Nachrichten* bereits am Vorabend des Erscheinens Kenntnis hatte oder unabhängig von Hoja ihren Artikel zusammenstellte, mag hier offenbleiben. Am Abend desselben 14. Oktober 1992 erschien die Nürnberger *Abendzeitung* mit der Titelschlagzeile *Sensation in Erlangen: Tote Mutter bringt Baby zur Welt*. Die Spannbreite der journalistischen

Kann hirntote Frau Embryo in der 14. Woche austragen?

Medizinisches Wagnis

Beatmung der Mutter soll Kind bis zur Geburtsreife bringen

Einen weltweit außergewöhnlichen Versuch unternehmen gegenwärtig Mediziner an der Chirurgischen Klinik der Universität.

Eine hirntote junge Frau soll über Monate hinweg künstlich beatmet

und ernährt werden, damit der noch lebende Embryo in ihrem Körper möglicherweise eine Chance hat, das Licht der Welt zu erblicken.

Nach tagelangen Beratungen kamen gestern die verantwortlichen Ärzte zu der Entscheidung, das Wagnis einzugehen. Es soll versucht werden, den Embryo, der erst 14 Wochen alt ist, bis zum errechneten Geburtstermin am Leben zu erhalten. Falls es vorher zu Komplikationen kommt, könnte der Embryo als Frühgeburt per Kaiserschnitt geholt werden.

„Wir sehen keine ethische Handhabe, den Embryo einfach sterben zu lassen", so Prof. Johannes Scheele, stellvertretender Klinikleiter und verantwortlicher Chirurg auf der Intensivstation.

Die junge Frau war bereits am Montag vergangener Woche mit dem Auto verunglückt und mit schweren Kopfverletzungen in die Erlanger Universitätsklinik gebracht worden.

Am letzten Donnerstag wurde der klinische Tod der schwangeren Frau festgestellt. Ihrem Embryo geht es je doch bisher nach den Untersuchungsergebnissen zu urteilen „zeitgerecht" gut. *(Ausführlicher Bericht im Hauptteil der heutigen EN).* hlc

Der verantwortliche Arzt für das Unternehmen: Prof. Johannes Scheele von der Chirurgischen Uniklinik. Foto: Stümpel

Abb. 38 *Medizinisches Wagnis*, der erste Bericht von Lothar Hoja über die hirntote Schwangere, *Erlanger Nachrichten*, 14. Oktober 1992.
Abb. 39 *Tote muß Baby austragen*, die *Bild-Zeitung* desselben Tages.

Berichterstattung über die hirntote Schwangere ist mit diesen Polen schlaglichtartig erhellt und wird im Folgenden weiter ausgeleuchtet.

Betrachtet werden sollen die in der Presse verwendeten **Bilder**, die **Sprache** der Artikel und die **Kampagne** insgesamt.

In den Artikeln über die hirntote Schwangere finden sich vergleichsweise wenige **Bilder** bzw. einige Bilder, die sich ständig wiederholen. Chronologisch an erster Stelle sind dies Bilder des zerschmetterten Unfallwagens. Die Zahnarzthelferin fuhr einen Kleinwagen der Marke Seat (in einigen Artikeln auch als Fiat bezeichnet). Der Anblick der Trümmer zeigt, dass die Fahrerin mit diesem Auto keine Chance hatte, den Unfall zu überleben. Ebenfalls häufig findet sich ein Foto von Marion P.; es ist fast immer dasselbe Bild, das eine fröhlich lachende, vielleicht 17-Jährige zeigt. Ein anderes Bild, das Foto ihres Führerscheins, wurde erst Ende November 1992 erstmals veröffentlicht.

Häufiger abgebildet als die Schwangere findet sich der verantwortliche Arzt, der Erlanger Chirurg Johannes Scheele. Andere Akteure, die gelegentlich abgebildet werden, sind der Rechtsmediziner Wuermeling, der Direktor der Chirurgischen Klinik Gall, ferner die Eltern der Marion P., »Experten« und Passanten bei Befragungen. Von der realen Situation der hirntoten Schwangeren, der Intensivstation oder dem Fetus als Ultraschallbild gibt es in der gesamten Berichterstattung keine einzige Abbildung; einmal findet sich eine gezeichnete Skizze, die fiktiv die Hirntote auf der Intensivstation zeigen soll.[206] Zahlreiche Fotos von fetalen Ultraschallbildern, Intensiveinrichtungen und Ähnlichem sind anderen Zusammenhängen entnommen und dienen nur zur Illustration in der Berichterstattung. Die Erlanger Klinik hatte es verstanden, alle Versuche von Reportern, Fotos zu machen, abzuschlagen bzw. zu verhindern. Ob ein angeblich authentisches Ultraschallbild des Fetus, das in der *Abendzeitung* am 23. Oktober 1992 veröffentlicht wurde, »echt« war, ist umstritten. Die Zeitung behauptete »ein Fernsehteam aus dem Studio Franken des Bayerischen Rundfunks« habe die Ultraschallbilder filmen dürfen. Scheele hat rückschauend betont, dass die Klinik niemals ein authentisches Foto herausgegeben habe.[207] Bezüglich der Bilder blieb

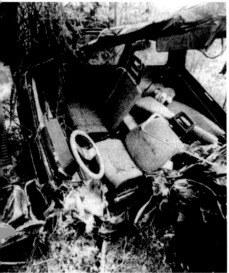

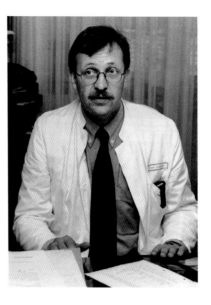

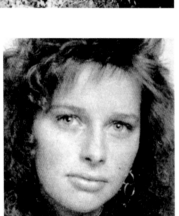

Abb. 40 Der völlig zerstörte Unfallwagen von Marion P., *Abendzeitung*, 14. Oktober 1992.
Abb. 41 Marion P., am 22. November 1992 im *Stern* veröffentlichtes Führerscheinfoto.
Abb. 42 Johannes Scheele, November 1993.

der Fall der hirntoten Schwangeren damit eigentümlich abstrakt in einer Medienwelt, die sonst auf Bilder setzt.

Fehlten Bilder, so war eine bildgewaltige **Sprache** umso wichtiger; die »Pressesprache« bzw. »Zeitungssprache« ist eine besondere Form des schriftlichen öffentlichen Sprechens im Kontext der Massenkommunikation.[208] Die Pressesprache ist kein einheitliches Idiom, sondern höchst vielgestaltig; ihre Ausprägung unterliegt verschiedenen Faktoren, so dem Adressatenkreis (Boulevard oder politisches Magazin), der Erscheinungsweise (täglich, wöchentlich), der Verbreitung (regional, überregional) und der inhaltlichen Rubrik (Sport, Wirtschaft, Feuilleton, »Aus aller Welt«). Die Pressesprache ist unter den Aspekten Sprachstatistik und Inhaltsanalyse zu betrachten.[209] Kennzeichnend sind Nominalstil, Schlag- und Modewörter. Die Pressesprache ist einerseits Spiegel der Sprachentwicklung und verändert andererseits sprachliche Normen, etwa durch Neologismen.

Betrachtet man die Artikel über die hirntote Schwangere, so werden die verschiedenen Ausprägungen der Pressesprache erkennbar. Die *Frankfurter Allgemeine Zeitung* brachte am 15. Oktober 1992 als Überschrift eines (kleinen) sachlichen Artikels die Zeile *Kind einer schwangeren hirntoten Frau soll gerettet werden.* Die *FAZ* sprach von einem »Kind«, korrekter wäre Fetus, aber prospektiv, wenn er gerettet würde, wäre er ein »Kind«. Außerdem wäre es medizinisch wenig sinnvoll, einen Fetus zu retten. Wie berichtete der Boulevard?

Die *Abendzeitung* meldete: *Sensation in Erlangen: Tote Mutter bringt Baby zur Welt.* Sprachwissenschaftlich betrachtet befinden wir uns im Reich der rhetorischen Figuren.[210] »Sensation in Erlangen« – hier handelt es sich um ein Oxymoron, wörtlich eine »scharfsinnig-dumme« Bemerkung, eine »Fehlkopplung«, denn Sensation passt nicht nach Erlangen. Der ganze Satz – »Tote Mutter bringt Baby zur Welt« – ist als Antithese bzw. Antinomie aufzufassen, als »Gegensatz« bzw. »Widerspruch«. Außerdem ist der Satz im Indikativ formuliert, als wenn das Ereignis schon stattgefunden hätte. Die *Bild-Zeitung* hatte am selben 14. Oktober 1992 getitelt: *Tote muß Baby austragen*; die Dramatik wird hier gesteigert durch das Wort »müssen«. Es liegt ein Zwang vor, der zweifellos von außen aufgegeben ist, aber wer zwingt und wer wird gezwungen? Kann man eine »Tote« zu etwas »zwingen«? Auch hier herrscht die Antinomie. Hinzu kommt die Hyperbel, die »Übertreibung«, alle Phänomene sind grotesk übersteigert. Die hirntote Schwangere ist nicht nur eine »tote Mutter«, sondern sie ist »jung, schön und zierlich, braune Haare, Marion ist 18. Sie spürt keine Liebe, keine Schmerzen mehr. Ihr Gehirn ist tot … Aber die Ärzte schalten die Herz-Lungen-Maschine nicht ab.«[211] Die junge Frau, manchmal nicht nur als »hübsch«, sondern als »bildhübsch« bezeichnet, wird, so der Eindruck, von Maschinen beherrscht, mit deren Hilfe Ärzte Macht über ihren Körper ausüben.

Das Kind in der toten Mutter

Ethische und rechtliche Überlegungen zu dem Fall an der Universitätsklinik Erlangen / Von Hans-Bernhard Wuermeling und Johannes Scheele

Hinsichtlich der rhetorischen Figuren lässt sich festhalten: Antithese und Antinomie beherrschen das Feld, zusammen mit der Hyperbel, der Übertreibung. Allerdings war die Situation in Erlangen, der Sachverhalt, so kompliziert, dass ohne ein gewisses Maß von Antithesen und Hyperbeln kaum eine Beschreibung möglich war.

Dies zeigt auch der *FAZ*-Artikel vom 17. Oktober 1992 mit der Überschrift *Das Kind in der toten Mutter*; dies klingt zwar sachlicher als in *Bild* und *Abendzeitung*, aber rhetorisch betrachtet handelt es sich auch hier um eine Antithese. Verfasser des Artikels sind mit Wuermeling und Scheele die ärztlichen Protagonisten des Erlanger Projekts. Der Zeitungsartikel ist das Kommuniqué der Verantwortlichen, hier exklusiv abgedruckt in einer Tageszeitung mit einem bestimmten Anspruch und einer großen Reichweite in den gebildeten Schichten. Alle anderen Medien benutzten in dieser Zeit Interviewmaterial und zuweilen ihre Fantasie für die Berichterstattung, die *FAZ* ist gleichsam das offizielle Organ der Verantwortlichen. Die *Nürnberger Nachrichten*, die mit Lothar Hoja einen fachkundigen Redakteur in Erlangen selbst hatten, haben sehr häufig, fast täglich, und sachlich berichtet. Hoja hat bereits am 22. Oktober 1992 unter der Überschrift *Ratlose Medien* in den *Erlanger Nachrichten* sowohl die Presseberichterstattung als auch die Informationspolitik der Klinik differenziert kritisiert. Die sehr nüchterne Feststellung *Erlanger Fall im Grenzbereich* am 17. Oktober 1992 war freilich nicht eine redaktionelle Äußerung, sondern das Zitat der damaligen Bundesfrauenministerin Angela Merkel (* 1954). So abgeklärt waren die wenigsten.

Auch seriöse Zeitungen ließen sich zu emotionalisierten und emotionalisierenden Äußerungen hinreißen. *Das Baby der lebenden Toten* titelte die *Süddeutsche Zeitung* am 16. Oktober 1992, zweifellos eine Antinomie; »lebende Tote« ist schon fast Boulevard-Niveau, aber noch verständlich wegen der Komplexität. Aber so sachlich geht es nicht weiter, sondern sogleich wird schweres Geschütz aufgefahren: »Das Experiment hat begonnen. Das Nein der Mutter der lebenden Toten gilt ja nicht in diesem Zeitalter der Pervertierung von Medizin und Ethik.« Auch die *SZ* benutzt die rhetorische Figur der Hyperbel. Mit dem Stichwort »Perversität« wurde eine neue Frontlinie eröffnet, um die gesamte »Apparatemedizin« zu diskreditieren. *Das Baby im toten Bauch. Frauen empört. Ihr Ärzte seid pervers* – so titelte die *Bild-Zeitung* am 16. Oktober 1992. An diesem Tag lag Perversion in der Luft der Redaktionen.

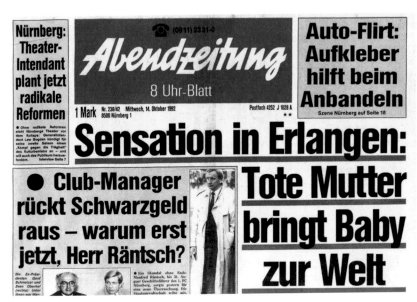

Abb. 43 *Das Kind in der toten Mutter, Frankfurter Allgemeine Zeitung* 17. Oktober 1992, eine Art halbamtlichen Kommuniqués der Erlanger Ärzte.
Abb. 44 *Sensation in Erlangen: Tote Mutter bringt Baby zur Welt, Abendzeitung,* 14. Oktober 1992.

Damit bekam die Debatte einen sexuellen Unterton, den sie zuvor nicht hatte. »Perversionen« sind seit dem frühen 20. Jahrhundert mit Sigmund Freud (1856–1939) einem weiteren Publikum als »sexuelle Abirrungen« geläufig geworden.[212] Diese Konnotation mag sich bis zum Ende des 20. Jahrhunderts, zumal in der Jugend- und Pressesprache abgeschwächt haben, ist jedoch noch erkennbar. Hierzu fügt sich auch, dass das »Baby« nun im »Bauch« geortet wird und »Frauen empört« seien. Die (nicht von *Bild*, sondern natürlich von den »empörten Frauen«) als »pervers« bezeichneten Erlanger Ärzte sind Männer. Es fällt schwer, sich eine Steigerung der Polemik vorzustellen, aber auch hier hilft die *Bild*-Zeitung. Sie fand eine *Neue Perversität der Ärzte*. *Oma muß die Tote streicheln*, rhetorisch handelt es sich um eine Klimax/Steigerung; mit der »Oma« ist die Mutter der hirntoten Schwangeren bezeichnet, rhetorisch eine Antinomie, denn Feten haben keine Großeltern.[213]

Bilder und Sprache der Berichterstattung über die hirntote Schwangere standen im Dienst einer **Kampagne**, wie hier abschließend skizziert sei. Der Begriff »Kampagne« ist nicht abwertend zu verstehen, sondern meint ein geplantes, einem begrenzten Ziel gewidmetes öffentliches, das heißt mediales Vorhaben, Beispiel: »Wahlkampagne«. Es sei jedoch betont, dass die Kampagne um das »Erlanger Baby« keine zentral gesteuerte und in eine bestimmte Richtung dirigierte Bewegung war. Der Begriff »Kampagne« dient hier vielmehr dazu, die Dynamik des multifaktoriellen und

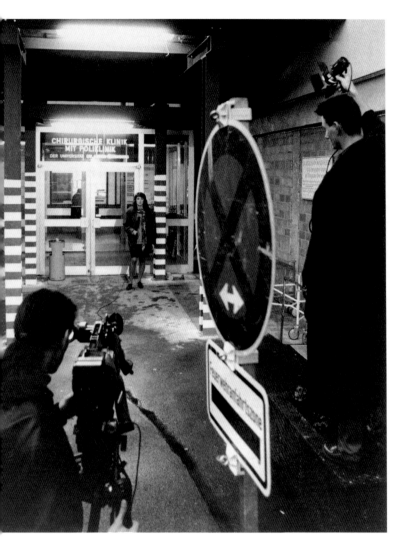

Abb. 45 Eine Reporterin des Bayerischen Rundfunks vor der Chirurgischen Klinik, 6. November 1992.

multiperspektivischen Geschehens, verbunden mit einer Radikalisierung und Ausweitung der Diskussionsfronten, zu charakterisieren.

Von Beginn an polarisierte die Berichterstattung, indem sie gegensätzliche Stimmen neben- und gegeneinanderstellte. Die *Welt* ließ unter der sachlichen Überschrift *Hirntote Frau soll Kind austragen* am 16. Oktober 1992 vier namentlich genannte Experten zu Wort kommen. »Der Theologe« sah ein »Experiment«, »der Mediziner« verneinte »ethische Probleme«, »der Rechtsexperte« plädierte »im Zweifel für das Leben« und »der Psychologe«, man erinnere sich, wir befinden uns am 16. Oktober, erklärte apodiktisch: »Das ist eine Perversität.« In den ersten Tagen der Berichterstattung wurden weitere Experten mit immer neuen Fachrichtungen befragt und zitiert; sie waren jeweils durch ihre Fachdisziplin, einen Wirkort, meistens eine Universität, charakterisiert. Doch dann vergrößerte sich die Schar der Befragten: Die ÖTV monierte Schlafstörungen bei einer mit der Pflege der Hirntoten beschäftigten Krankenschwester, der katholische Klinikgeistliche warnte vor Engpässen in der Versorgung anderer Kranker.[214]

»Nur Männer«, so kritisierte Andrea Abele-Brehm (* 1950), Inhaberin des Lehrstuhls für Sozialpsychologie und Universitätsfrauenbeauftragte der FAU

Erlangen-Nürnberg, am 26. Oktober 1992, dass im Fall der hirntoten Schwangeren ein »Gremium aus ausschließlich männlichen Medizinern und Juristen« die Entscheidungen traf; es könne nicht angehen, »daß Frauen, die allein die Erfahrung von Schwangerschaft und Geburt machen, außen vor bleiben [...] und unkommentiert die Horrorvision eines weiblichen Leichnams als ›Brutmaschine‹ Realität wird«. Nun verquickte sich der Fall der hirntoten Schwangerschaft mit der Genderproblematik, mit dem Problem männlicher Herrschaft über weibliche Körper. *Die Sterbende von Erlangen. Männermacht über Frauenkörper* titelte die Zeitschrift *Emma* im Dezemberheft 1992. Die verantwortlichen Mediziner hatten diesen Aspekt völlig übersehen. Sie schlossen nicht absichtlich Frauen aus, sondern hatten gar nicht bemerkt, dass keine Frauen dabei waren. Die Universitätsfrauenbeauftragte Abele-Brehm forderte in einer Pressemitteilung vom 22. Oktober 1992, schnell eine Ethik-Kommission zu bilden für künftige Fälle dieser Art. Diese Kommission sollte »interdisziplinär zusammengesetzt« sein und »mindestens zur Hälfte aus Frauen bestehen«.[215]

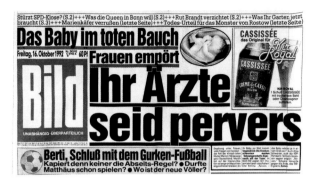

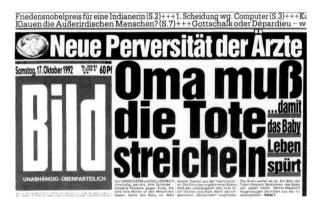

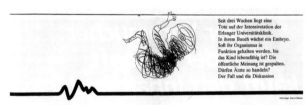

Schneewittchens Kind

Die *Nürnberger Nachrichten* achteten, anders als die Erlanger Ärzte, auf eine Genderbalance und befragten Passantinnen und Passanten in der Erlanger Fußgängerzone. »Unverständnis« herrschte am 23. Oktober 1992, etwas mehr als eine Woche nach Bekanntwerden des Falles, vor. Die Vielfalt der Kampagne wird an diesem einen Tag erkennbar. Die *Nürnberger Nachrichten* druckten Briefe von Leserinnen, die »Anteilnahme« und – überwiegend – »Entsetzen« artikulierten. Die Absenderinnen betonten häufig, selbst Kinder zu haben, um ihren Argumenten mehr Gewicht zu geben. Gleichwohl sind diese abgedruckten Briefe mit voller Namensnennung geregelte Wortmeldungen. Die erwähnte Vielfalt wird daran ersichtlich, dass in derselben Ausgabe einmal mehr Scheele ausführlich zu Wort kam und aus der Klinik »Alles völlig normal« meldete, während die Frauenbeauftragte die erwähnte »Horrorvision einer Brutmaschine« an die Wand malte.

Zur Kampagne gehörte auch, die Öffentlichkeit abstimmen zu lassen. Wo es sonst um den Namen eines neu geborenen Zootiers oder den Ersatz eines in die Jahre gekommenen Showmasters ging, durfte die Mehrheit sich nun dazu äußern, ob man »die Maschinen sofort abschalten« solle. Die *Bild-Zeitung* war mit ihrem TED-System (»zum Ortstarif von 23 Pfennig«) bereits am 15. Oktober 1992 zur Stelle. Die eingangs dieses Kapitels abgebildete Schlagzeile der *Abendzeitung* vom 16. Oktober 1992 gab ebenfalls das Ergebnis einer Umfrage triumphierend bekannt: 52 % lehnten das Vorgehen der Erlanger Ärzte ab und plädierten »für einen würdigen Tod« der Marion P.; die Grünen, so hieß es in der *Abendzeitung* am 11. November 1992, sammelten bundesweit 7000 Unterschriften für die sofortige Beendigung des »Erlanger Menschenversuchs«.

Abb. 46   *Ihr Ärzte seid pervers*, *Bild-Zeitung*, 16. Oktober 1992.
Abb. 47   *Neue Perversität der Ärzte. Oma muß die Tote streicheln*, *Bild-Zeitung*, 17. Oktober 1992.
Abb. 48   *Schneewittchens Kind, Die Zeit*, 30. Oktober 1992, im Artikel auch die Formulierung »Schneewittchen erwartet ein Kind«.

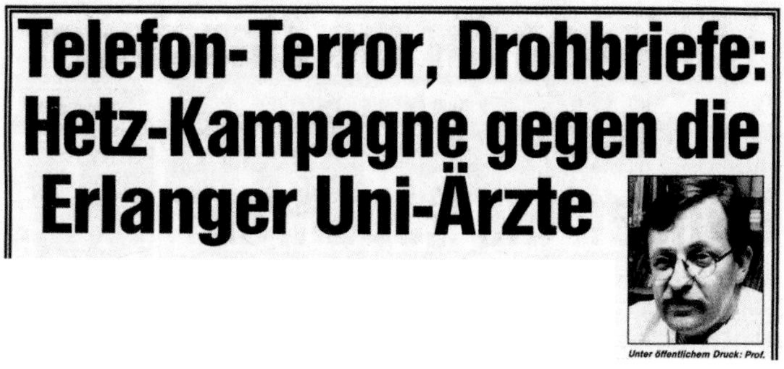

Telefon-Terror, Drohbriefe: Hetz-Kampagne gegen die Erlanger Uni-Ärzte

Unter öffentlichem Druck: Prof.

Abb. 49   Telefon-Terror, Drohbriefe: Hetz-Kampagne gegen die Erlanger Uni-Ärzte, Abendzeitung, 2. November 1992.

Die Kampagne lebte davon, dass sie nicht zu einseitig wurde; die *Abendzeitung* präsentierte zum Allerheiligenfeiertag am 31. Oktober 1992 ein Porträt Scheeles mit der Schlagzeile *Er hält Marions Baby am Leben* und ließ ihre Leser wissen, dass Scheele, dem zu Unrecht »Profilierungssucht« nachgesagt werde, ursprünglich »eigentlich Pfarrer« werden wollte, als er noch zur Schule ging.

Nachdem die *Abendzeitung* in den Wochen zuvor die Stimmung immer neu angeheizt hatte, beklagte sie nun *Telefon-Terror, Drohbriefe: Hetz-Kampagne gegen die Erlanger Uni-Ärzte*. Entsprechende Graffiti an der Klinik wie »Jetzt Menschen- statt Tierversuche« rundeten das Bild ab. Wieder gegensteuernd wurde dieselbe Zeitung wenige Tage später mit der Titelzeile vernommen: *Schwangere Tote – der Uni-Rektor warnt die Ärzte* (7./8. November 1992). Mit dem Abort des Fetus am 16. November 1992 ergab sich in der Presse eine Art großer Schlussakkord. *Erlanger Experiment gescheitert* und *Marion P. – ihr Bub starb kurz nach Mitternacht*, so bezeichnete die *Abendzeitung* am 17. November 1992 den Spontanabort eines toten Fetus. Je nach weltanschaulicher Richtung sahen die Zeitungen »die Natur« oder »den lieben Gott« im Spiel.

Die Kampagne war jedoch noch nicht völlig beendet; Marion P. und der Fetus, das »Erlanger Baby«, das nie ein Baby wurde, waren aus dem Spiel; nun regten sich Akteure, die vorher eher randständig gewesen waren, oder sie wurden in den Vordergrund gezerrt: Die Eltern der Marion P., von den Zeitungen vorher gerne als »Großeltern« bezeichnet, taten im *Stern* kund, von Scheele »erpresst« worden zu sein. Er habe gedroht, das »Experiment« auch ohne ihre Zustimmung »durchziehen zu können«.[216] Die Kampagne endete also, wie sie angefangen hatte: mit einem tiefen Misstrauen gegenüber den Ärzten.

Um die Reaktion der »Gesellschaft« zu verstehen, muss man vielleicht tief graben und stößt auf die Psychoanalyse; doch geht es nicht um etwaige Versuche, das Erlanger Geschehen psychoanalytisch zu deuten, sondern um eine Einschätzung Freuds über die öffentliche Meinung. Konfrontiert mit den massiven Widerständen seiner Zeitgenossen gegen die Psychoanalyse, die als eine Art ärgerlicher Kränkung empfunden wurde, stellte er fest: »Nun liegt es in der menschlichen Natur, daß man geneigt ist, etwas für unrichtig zu halten, wenn man es nicht mag, und dann ist es leicht, Argumente dagegen zu finden. Die Gesellschaft macht also das Unliebsame zum Unrichtigen.«[217]

Einzelfälle von Schwangerschaft bei Hirntoten gibt es weiterhin, und sie sind weiterhin eine Meldung wert. Die *Bild-Zeitung* titelte am 27. Februar 2018: *Hirntote Frau bringt gesundes Baby zur Welt* – von »Sensation« war allerdings keine Rede mehr. Der Fall des »Erlanger Babys«, der hier angerissen wurde, hatte in Erlangen insofern Auswirkungen, als verstärkt Probleme der klinischen Ethik thematisiert wurden. Mit der Berufung des Medizinethikers Jochen Vollmann (* 1963) auf die Erlanger Professur für Ethik in der Medizin 2001 wurde das Fach institutionalisiert. Vollmann war Gründungsmitglied des 2002 ins Leben gerufenen Klinischen Ethikkomitees.[218] Zwar haben sich nach 1992 keine ethischen »Lösungen« für Dilemma-Situationen nach Art der hirntoten Schwangeren ergeben, aber die Diskussionskultur, Beratungsangebote, interdisziplinäre Kommunikation unter Fachleuten und mit der Öffentlichkeit haben sich expansiv entwickelt; und nicht zuletzt: Die von Andrea Abele-Brehm seinerzeit geforderte Genderbalance gehört hierzu.[219]

Die 40 Tage im Oktober und November 1992 sind nicht »historisch«, weil das Ereignis 26 Jahre zurückliegt, sondern weil

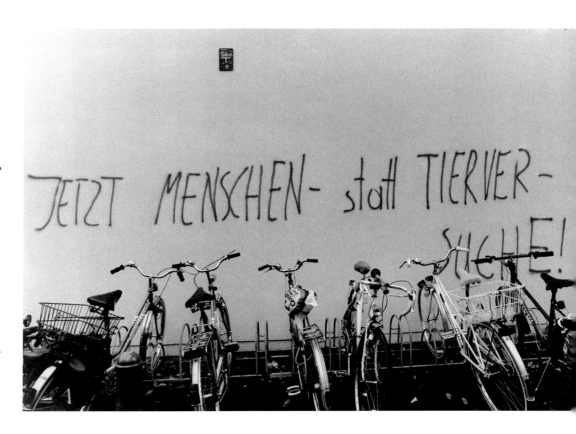

Abb. 50 Graffiti an der Chirurgischen Klinik, November 1992. Ähnliche Fotos wurden auch in der Zeitung abgebildet.

es – dies die Bedeutung von »historisch« – bis in die Gegenwart wirkende Folgen hat, etwa im Umgang der Klinik mit problematischen Grenzfällen und dem Krisenmanagement gegenüber der medialen Öffentlichkeit. Ein historisches Lehrstück ist der Fall des »Erlanger Babys« auch, weil die Kontroversen, die 1992 altmodisch in Zeitungsleserbriefen, Diskussionsforen und Straßenumfragen ausgetragen wurden, heute in vergleichbar problematischen Fällen in viel gröberer Form ablaufen. Insgesamt wurde die mediale Kampagne 1992 bei allen Übertreibungen, Diffamierungen und Beleidigungen mit vielen Sachargumenten geführt. Man mag darüber nachsinnen, wie komplizierte Streitfragen gegenwärtig ausgetragen werden. Der gegenüber 1992 gewaltige Fortschritt der Kommunikationstechnologie hat das Niveau der Diskussion in öffentlichen Foren nicht angehoben. Karl-Heinz Leven

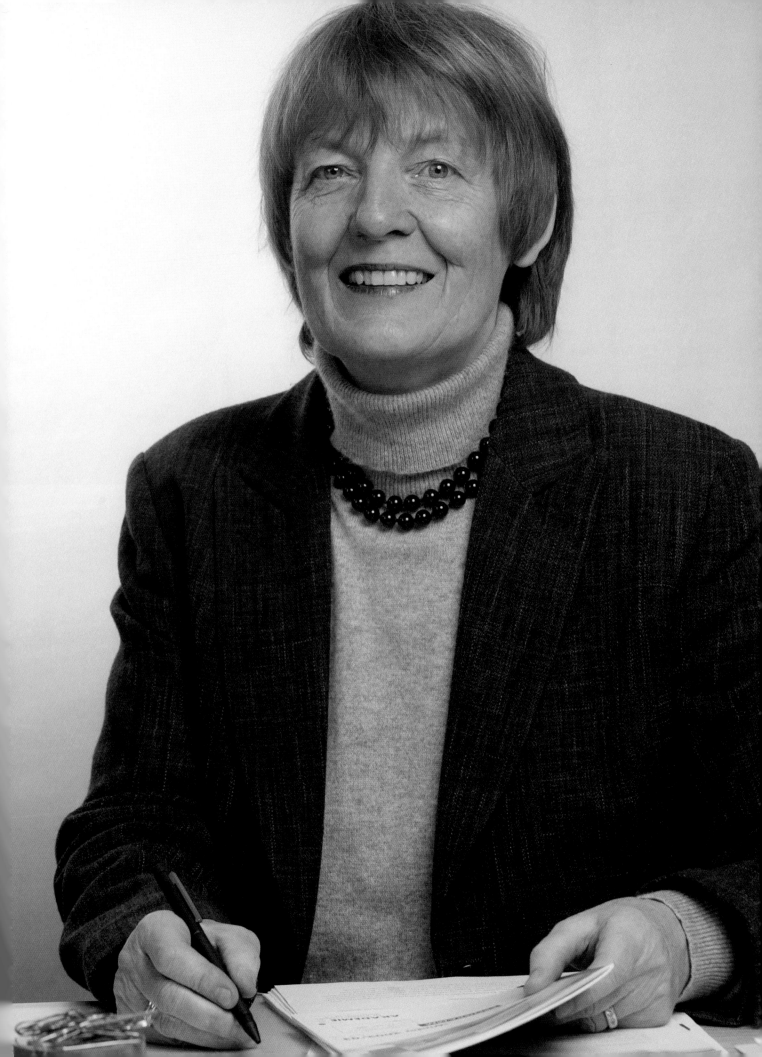

»Nur in einer Beziehung ist für mich auch die Ärztin diskutabel, nämlich als Helferin in der Krankenküche« – Geschichte und Vorgeschichte der Frauenförderung und Gleichstellungspolitik an der Universität Erlangen-Nürnberg[1]

Im Jahre 2018, der 275. Wiederkehr der Gründung der Friedrich-Alexander-Universität und der Medizinischen Fakultät, jährt sich die Einführung des Amts der Frauenbeauftragten in Bayern zum 30. Mal. Die Universität Erlangen reagierte auf die entsprechende Forderung im Bayerischen Hochschulgesetz von 1988 im darauffolgenden Jahr mit der dritten Satzung ihrer Grundordnung, in der den neu einzusetzenden Frauenbeauftragten zur Aufgabe gemacht wurde, »auf die Herstellung der verfassungsrechtlich gebotenen Chancengleichheit und auf die Vermeidung von Nachteilen für Wissenschaftlerinnen, weibliche Lehrpersonen und Studentinnen hinzuwirken«. Damit begann in Erlangen eine neue Epoche in dem langen Kampf der Frauen um die gleichberechtigte Teilhabe an der Wissenschaft.

Begonnen hatte dieser Kampf bereits in den letzten Jahrzehnten des 19. Jahrhunderts. Der im Titel zitierte Ausspruch von Walter Pagel (1898–1983), eines Mediziners und Medizinhistorikers in Berlin, ist nur eine von vielen ähnlich drastischen Äußerungen, die deutsche Universitätsprofessoren um die Wende vom 19. zum 20. Jahrhundert zur Frage, ob Frauen zum Studium zugelassen werden sollten, verlauten ließen. Doch trotz der massiven Vorbehalte gegen das Frauenstudium aufseiten der Männer war das Thema Gegenstand zahlreicher Petitionen von Frauenvereinen an Ministerien und Landtage. Nach teilweise heftigen verbalen Kämpfen war es dann im ersten Jahrzehnt des 20. Jahrhunderts endlich so weit, dass sich die Pforten der deutschen Universitäten den Frauen öffneten. Baden machte 1900 den Anfang, Bayern folgte 1903, erst 1908 erreichten auch in Preußen als einem der letzten deutschen Länder die Frauen das langersehnte Ziel. Deutschland bildete hier im internationalen Vergleich das Schlusslicht: Die USA und Russland, Frankreich, die Schweiz und England hatten diesen Schritt bereits mehrere Jahrzehnte vorher vollzogen.

Für Bayern unterzeichnete Prinzregent Luitpold (1821–1912) am 21. September 1903 ein Schreiben des Kultusministers, das der folgenden Bitte Ausdruck verlieh: »Eure Königliche Hoheit möchte allergnädigst zu genehmigen geruhen, daß vom WS 1903/04 an Damen, welche das Reifezeugnis eines deutschen humanistischen

Abb. 1 Renate Wittern-Sterzel, ab 1989 erste Frauenbeauftragte der Friedrich-Alexander-Universität Erlangen-Nürnberg.

Gymnasiums oder eines deutschen Realgymnasiums besitzen, zur Immatrikulation an den bayerischen Universitäten zugelassen werden.« In Erlangen sprachen sich die Theologische und die Medizinische Fakultät offen gegen das Immatrikulationsrecht für Frauen aus, in Würzburg nur die Theologische Fakultät, in München jedoch stimmten bis auf die Geisteswissenschaftliche Sektion der Philosophischen Fakultäten alle anderen dagegen.

Was es für die ersten Frauen bedeutete, in dieser Atmosphäre der vielfach offenen Ablehnung, Diffamierung und Diskriminierung zu studieren, wissen wir aus vielen autobiografischen Berichten. Doch die Entwicklung war, einmal begonnen, nicht mehr aufzuhalten. An den größeren Universitäten der deutschen Staaten wuchs die Zahl der weiblichen Studierenden in den nächsten Jahrzehnten kontinuierlich an, sodass sich ihr Anteil im Jahr 1932 schon auf 18,5 % belief. Anders sah es für die kleineren Universitäten aus. So schrieben sich von den 30 Studentinnen des Wintersemesters 1903/04 in Bayern 26 in München ein, aber nur drei in Würzburg und gar nur eine in Erlangen, und zwar für Medizin. 1932 waren es hier dann 203, von denen knapp 40 % in der Medizin und Zahnmedizin immatrikuliert waren. Ein wesentlicher Faktor für den geringen Zulauf an Studentinnen in den kleineren Städten war das Fehlen entsprechender Ausbildungsmöglichkeiten für Mädchen, die die Voraussetzung für die Immatrikulation bildeten.

Mit der Zulassung zum Studium war zwar der erste wichtige Schritt getan, aber der Weg zu einer weiterführenden wissenschaftlichen Karriere war den Frauen zunächst noch verschlossen. Auch hierfür bedurfte es wiederum großer Geduld und heftiger Kämpfe, bis 1919/20 mit der Weimarer Verfassung im Rücken die Zulassung zur Habilitation für Frauen erfolgen konnte. Wie sehr aber die Möglichkeit, dass Frauen in die Position einer Professorin aufsteigen könnten, das Selbstverständnis der Männer in der Institution Universität in Frage stellte und deshalb lange mit unterschiedlichsten Mitteln bekämpft wurde, haben die einschlägigen Untersuchungen der letzten Jahrzehnte deutlich gezeigt. Die Zahlen der bis 1945 in Deutschland habilitierten Frauen waren, verglichen mit den männlichen Bewerbern, verschwindend gering, und viele Frauen gaben ihr Vorhaben trotz hervorragender Promotionsleistungen aufgrund von Diskriminierungen auf oder versuchten es angesichts der Erfahrungen anderer gar nicht erst.

Die Überzeugung der deutschen Professoren, dass Frauen grundsätzlich nicht für einen akademischen Beruf geeignet seien, war um die Jahrhundertwende in der Diskussion über die Zulassung von Frauen zum Studium mit verschiedensten Argumenten, die unter anderem auf die aristotelische Theorie von der Frau als eines körperlichen und intellektuellen Mangelwesens und auf die traditionelle Rolle der Frau in der bürgerlichen Gesellschaft des 19. Jahrhunderts zurückgingen, begründet worden. Bemerkenswerterweise wurden diese geschlechtsspezifischen Stereotype ein halbes Jahrhundert später, in dem viele Studentinnen ihre wissenschaftliche Begabung und Leistungsfähigkeit bereits unter Beweis gestellt hatten, fast unverändert wieder hervorgeholt, um jetzt den Frauen die Befähigung abzusprechen, auch die höheren Weihen an der Universität zu erhalten. Dies belegt eine Befragung von 138 Professoren, die der Mediziner und Sozialpsychologe Hans Anger (1920–1998) in den Jahren 1953 bis 1955 an vier bundesrepublikanischen

▶ **Kapitel**   Anfänge und Durchsetzung des medizinischen Frauenstudiums an der Friedrich-Alexander-Universität in der ersten Hälfte des 20. Jahrhunderts, S. 47.

Universitäten durchführte. Als diese Befragung stattfand, waren von den 2016 Ordinarien in Westdeutschland und Berlin 14 weiblichen Geschlechts, das entspricht einem Anteil von weniger als 7‰. Zeitgleich betrug der Anteil an weiblichen Studierenden ca. 26 %.

Auf die Frage, worauf es zurückzuführen sei, dass es relativ wenige weibliche Hochschullehrer an den Universitäten gäbe, reagierten etliche Professoren mit Lachen, Lächeln oder anderen Anzeichen der Heiterkeit. Die Frage wurde von vielen offenkundig als eher abwegig empfunden. Die Mehrzahl der Befragten unterstellte den Frauen grundsätzlich »einen Mangel an intellektuellen oder produktiv-schöpferischen Fähigkeiten« und für viele stand fest, dass der Beruf des Hochschullehrers »dem Wesen, der biologischen Bestimmung oder den natürlichen Strebungen des Weibes« widerspräche. »Ich sage es knapp und klar«, antwortete ein Professor, »der Frau liegt das Auftreten auf dem Katheder nicht. Das ist ein sekundäres Geschlechtsmerkmal«; und ein anderer stellte fest, dass »zu einem Hochschullehrer die ganze Fülle einer männlichen Begabung« gehöre.[2]

In den frühen 1960er Jahren war es dann zunächst der Deutsche Akademikerinnenbund, der sich mit dem geringen Anteil von Frauen unter den Professoren auseinandersetzte und dieses Problem 1961 in einer Denkschrift an den Wissenschaftsrat thematisierte. Kritisiert wurde darin insbesondere die Tatsache, dass habilitierte Frauen nur ausnahmsweise ein Ordinariat erlangten; für die meisten endete die Karriere auf der Stufe der außerplanmäßigen Professorin. Diese Denkschrift blieb ebenso wie die ein Jahr später vom Akademikerinnenbund durchgeführte Tagung *Die Hochschullehrerin – Situation und Leistung* ohne nennenswerte Resonanz.

Schubkraft in Richtung auf mehr Rechte für Frauen allgemein entwickelte dann seit Ende der 1960er Jahre die Studentenrevolte zusammen mit der neuen Frauenbewegung, die neben vielen anderen Kritikpunkten besonders die patriarchalen Strukturen des deutschen Wissenschaftssystems angriffen. Der Ruf nach gezielter Frauenförderung an den Universitäten wurde allmählich lauter. In dieser Phase ging es nicht mehr um den allgemeinen Hochschulzugang von Frauen – dies war inzwischen, insbesondere nach der von Georg Picht (1913–1982) 1964 angestoßenen Debatte über die »deutsche Bildungskatastrophe«, unumstritten –, sondern um den gleichberechtigten Zugang zu einer wissenschaftlichen Karriere.

Die Kritik an der männerdominierten Institution Universität verschärfte sich in den 1980er Jahren, als immer mehr Frauen das Studium aufnahmen, sehr gute Studien- und Promotionsergebnisse erzielten, beim Versuch, in höhere Positionen aufzurücken, aber in den meisten Fällen scheiterten. Deutschlandweit formierten sich Studentinnen, um durch Vortragsreihen und andere frauenpolitische Aktivitäten auf die Missstände aufmerksam zu machen. An einzelnen Hochschulen formulierten die dort tätigen Wissenschaftlerinnen erste *Richtlinien für Frauen-*

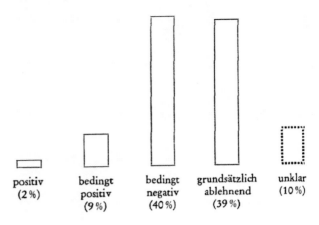

Einstellung des Lehrkörpers zu weiblichen Lehrpersonen[30]

positiv (2 %) — bedingt positiv (9 %) — bedingt negativ (40 %) — grundsätzlich ablehnend (39 %) — unklar (10 %)

Abb. 2 Ein bezeichnendes Ergebnis der von Anger in den 1950er Jahren an deutschen Hochschulen durchgeführten Umfrage.

▸ **Kapitel** »1968« in Erlangen, S. 349.

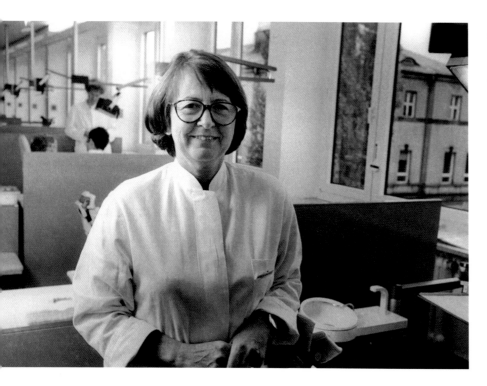

Abb. 3   Annette Fleischer-Peters, erste Lehrstuhlinhaberin der Medizin in Erlangen, Foto aus den 1990er Jahren.

förderung. Mitte der 1980er Jahre wurde dann auch die deutsche Hochschulpolitik aktiv. Schon 1979 hatten die Vereinten Nationen das Menschenrechtsabkommen *Convention on the Elimination of All Forms of Discrimination Against Women* verabschiedet. Diese Konvention erstreckt sich zwar grundsätzlich auf alle Lebensbereiche, hebt aber insbesondere den Bildungsbereich, das Berufsleben und das Gesundheitswesen hervor. Sie versteht Gleichstellung als eine Querschnittsaufgabe. Das in ihr formulierte konkrete Aktionsprogramm verpflichtete die Vertragsstaaten zur Durchführung von Maßnahmen, die nicht nur die rechtliche, sondern auch die tatsächliche Gleichberechtigung von Frau und Mann herbeiführen sollen. Die Bundesrepublik ratifizierte die Konvention 1985: Die dritte Änderung des Hochschulrahmengesetzes desselben Jahres übernahm in § 2, 2 die Forderung nach Durchsetzung der Gleichberechtigung und mahnte die Beseitigung der für Wissenschaftlerinnen bestehenden Nachteile an. Die Bundesländer folgten dieser Forderung in ihren jeweiligen Landesgesetzen, und so wurde auch im Bayerischen Hochschulgesetz 1988 erstmals das Amt der Frauenbeauftragten an den Universitäten eingerichtet, mit der Maßgabe, die Einzelheiten über die Grundordnung der jeweiligen Hochschule zu regeln.

Die Friedrich-Alexander-Universität kam dieser Aufforderung im Sommersemester 1989 nach, und am 26. Juli 1989 wählte der Senat auf Vorschlag eines inoffiziellen Gremiums, das sich im Laufe des Jahres 1987 gebildet und seitdem in regelmäßigen Sitzungen über das Problem der Unterrepräsentanz der Frauen und über andere Benachteiligungen diskutiert hatte, die Medizinhistorikerin Renate Wittern (* 1943) zur ersten Frauenbeauftragten der Universität, die zusammen mit den Frauenbeauftragten der damals noch elf Fakultäten zum Wintersemester 1989/90 ihre Arbeit aufnahm.

Damit begann in Erlangen, wie überall in Bayern, eine neue Epoche im Ringen der Frauen um die gleichberechtigte Teilhabe an der Wissenschaft. Die zahlenmäßige Situation der Frauen stellte sich damals, in Prozenten ausgedrückt, folgendermaßen dar: Der Anteil der Studentinnen an der FAU betrug 37 % und derjenige der Wissenschaftlichen Assistentinnen 17 %; es gab 10 % C2- und C3-Professorinnen und 2,1 % C4-Professorinnen, was bedeutet, dass an der gesamten Universität nur fünf weibliche Ordinarien lehrten, und zwar drei davon in der Medizinischen Fakultät. Erste Lehrstuhlinhaberin der Medizin war Annette Fleischer-Peters (* 1929), die im Jahr 1972 auf das neu gegründete Ordinariat für Kieferorthopädie berufen wurde. 1985, also noch vor Einsetzung der Frauenbeauftragten, folgten Elke Lütjen-Drecoll (* 1944) und Renate Wittern als Ordinaria für Anatomie bzw. für Geschichte der Medizin.

Die Anfänge der neuen Aufgabe waren subjektiv und objektiv schwierig, zumal da die ersten Frauenbeauftragten in einem Umfeld arbeiten mussten, in dem zahlreiche männliche Kollegen ihre Ablehnung oder gar Verachtung gegenüber dem neu geschaffenen Amt und seinen Vertreterinnen mehr oder weniger offen zum Ausdruck brachten. Dennoch beflügelte die Frauen eine optimistische Aufbruchsstimmung, die eskortiert wurde von großer Aktivität auf Landes- und Bundesebene: Die großen Wissenschaftsverbände und die bildungspolitischen Institutionen begannen in den 1990er Jahren, die Förderung von Frauen auf ihre Agenda zu setzen, und entwickelten verschiedenste Konzepte, von denen man sich die Erreichung des gemeinsamen Ziels, nämlich die verfassungsrechtlich gebotene Chancengleichheit von Frauen und Männern und die Beseitigung bestehender Nachteile für wissenschaftlich tätige Frauen, erhoffte.

Dass allein an dem eklatanten Missverhältnis von der Zahl weiblicher Studierender zu Professorinnen der Tatbestand der Diskriminierung von Frauen abzulesen sei, hatte der Verfassungsrichter Ernst Benda (1925–2009) bereits 1986 festgestellt. Der Sachverhalt war also eindeutig, die Aufgabenstellung klar. Die Frage aber lautete, wie das Problem durch die Frauenbeauftragten angegangen werden konnte, die – das sei hinzugefügt – zwar zu allen wichtigen Gremien Zutritt hatten, aber lediglich mit beratender Funktion.

Die wichtigsten Aufgaben bestanden zunächst in der Erstellung einer Defizitanalyse und in dem Versuch, die Ursachen für die Unterrepräsentanz der Frauen zu erkennen. Aus damaliger Sicht waren hier unter anderem die folgenden Punkte zu nennen:

- Die mehr oder weniger offene Ungleichbehandlung von weiblichen und männlichen Bewerbern in Auswahlprozessen ließ viele Kandidatinnen trotz hoher Qualität scheitern.
- Das stärker ausgeprägte Harmoniebedürfnis der Frauen wirkte sich in Konkurrenzsituationen mit den Männern häufig kontraproduktiv aus.
- Die unterschiedlichen Kommunikationsstrukturen von Mann und Frau schienen die Frauen in vielen Berufssituationen zu benachteiligen.
- Die Universität, die sich als männliche Institution mit steilen hierarchischen Strukturen präsentierte, wurde damals von vielen auch sehr talentierten Studentinnen noch nicht als potentielle Arbeitswelt wahrgenommen.
- Eine akademische »Karriere« von Frauen war noch vielfach – auch im persönlichen Umfeld – negativ konnotiert.
- Neben diesen eher psychologisch oder soziologisch zu erklärenden bzw. historisch gewachsenen Hemmnissen gab und gibt es aber natürlich auch objektive Gründe, unter denen das Problem der Vereinbarkeit von Familie und Beruf an oberster Stelle stand und nach wie vor steht.

Parallel zur Aufdeckung von Defiziten und Problemen galt es, eine tragfähige Organisation der Arbeit der Frauenbeauftragten aufzubauen. Hier sind vor allem das universitätsinterne, monatlich einmal tagende Gremium aller Frauenbeauftragten zu nennen und auf Landesebene die Landeskonferenz der Frauenbeauftragten der

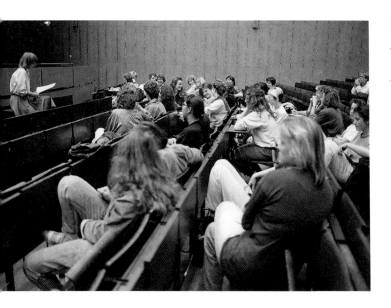

Abb. 4   Informationsveranstaltung
mit der Frauenbeauftragten im
Audimax, 1990.

Bayerischen Hochschulen mit ebenfalls regelmäßigen
Arbeitstagungen. Diese Zusammenkünfte erwiesen sich
für alle Teilnehmerinnen als außerordentlich lehrreich,
weil erst durch die gemeinsamen Besprechungen das breite Spektrum der Probleme im Alltag von wissenschaftlich arbeitenden Frauen deutlich wurde. Zugleich konnte
durch den überregionalen Zusammenschluss eher Druck
auf die Politik ausgeübt werden.

Die ersten Versuche, die Interessen der Frauen auf
dem gesamtuniversitären Parkett zu artikulieren, waren
aus heutiger Sicht kleine und kleinste Schritte. Die
Durchsetzung einer Frauenförderklausel in allen Stellen-
ausschreibungstexten war der erste Vorstoß im Senat.
Der zweite war der Antrag, die Studien- und Prüfungsordnungen genderneutral zu formulieren. Nachdem
dieser Antrag von etlichen Senatoren leidenschaftlich

bekämpft und als unzumutbar, da zu umständlich, abgelehnt worden war, schlugen
die Initiatorinnen als Minimallösung eine Vorbemerkung zum Sprachgebrauch vor.
Auch hiergegen gab es von den »Hardlinern« noch heftige Widerstände; doch sie
wurde schließlich nach mehreren Sitzungen akzeptiert. Aber es gab auch – und das
war für die Frauenbeauftragte eine schöne und ermutigende Erfahrung – manche
Senatoren, die durch die vielen, oft lebhaften Diskussionen über frauenspezifische
Probleme nachdenklich wurden, und so wurden manche von ursprünglichen Gegnern sogar zu Befürwortern der Sache.

Neben den Bemühungen um die Durchsetzung von Anliegen an vorderster
Front im Senat gab es sowohl gesamtuniversitär als auch in den Fakultäten ein
reiches Spektrum an Aufgaben, das sich in der Folgezeit kontinuierlich erweiterte.
Ein wichtiges Aktionsfeld bildete die Beratungstätigkeit, etwa für schwangere
Studentinnen oder bei Problemen mit männlichen Lehrpersonen. Weitere Aktivitäten waren die Durchführung von regelmäßigen Vollversammlungen für Wissenschaftlerinnen und für Studentinnen sowie verschiedene spezielle Kurse für Frauen,
beispielsweise in Selbstverteidigung.

Im Rückblick stellen sich diese ersten Jahre der offiziellen Frauenförderung
an der Universität Erlangen-Nürnberg folgendermaßen dar: Es war eine Pionier-
zeit mit teilweise heftigen Widerständen, mit vielfältigen Aktivitäten und Initiativen, mit sehr viel Arbeit und Einsatz vonseiten der Frauenbeauftragten und
mit, gemessen am Aufwand, zunächst kaum zählbaren Erfolgen, wenn man das
zentrale Ziel – die Erhöhung der Frauenquote in den höheren und höchsten
Positionen – zugrunde legt. Als ein großes Problem erwies sich die hohe zeitliche
Beanspruchung der Frauenbeauftragten, da das Amt ohne Deputatsermäßigung,
die im Gesetz nicht vorgesehen war, eine erhebliche Belastung bedeutete und von
allen eine große Frustrationstoleranz erforderte, die manche auch resignieren ließ.

Auf der anderen Seite gab es auch schon durchaus Positives: Dadurch, dass die
Frauenfrage öffentlich diskutiert wurde und dass in allen Gremien Frauen präsent
waren, entstand bei vielen männlichen Kollegen allmählich so etwas wie Sensibilität für das Problem und mehr Aufmerksamkeit für diskriminierendes Reden und

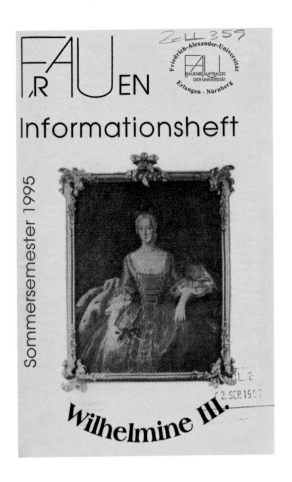

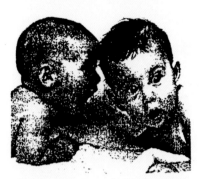

Studieren mit Kind

Hilfe, bin ich das einzige Medizinerkind?

Wohl kaum, doch wem sieht man schon an, daß es mich gibt?

Darum laden wir alle Mütter und Väter und jene, die es werden wollen, herzlich zum Erfahrungsaustausch ein. Interessierte und Fragende können über die Chancen und Probleme eines Studiums mit Kind diskutieren:

- Wo gibt es Adressen für Kindertagesstätten?
- Wohin bringe ich mein Kind während der Vorlesungszeit?
- Wie gestalte ich meinen Stundenplan?
- Gibt es staatliche Vergünstigungen?
- Wo gibt es preiswerte Babyartikel?
- Kind – Belastungsprobe für eine Beziehung?
- Was, wenn der Partner gegen die Ausbildung ist?
- Nachts lernen, wenn andere bereits schlafen?
- Welcher Zeitpunkt in der Aus- und Weiterbildung ist für eine Schwangerschaft günstig?
- Kind und PJ?

Verhalten. Dies führte dazu, dass die traditionellen Widerstände gegen Frauen nicht mehr ohne Weiteres öffentlich geäußert werden konnten, und wenn sie auf andere Weise praktiziert wurden, so wurden sie vielfach aufgedeckt und zum Diskussionsgegenstand gemacht. Das heißt, das Reden über die Benachteiligung der Frauen in der Universität und in der Gesellschaft allgemein wurde zur Normalität und verlor den Ruch des Geschlechterkampfes. Die Diskussionen in den Fakultäten und im Senat über Berufungslisten im Hinblick auf die angemahnte stärkere Berücksichtigung von Frauen führte überdies zur Reflexion über die bisher ausschließlich von Männern definierten und auf Männer zugeschnittenen Kriterien, so beispielsweise bei der Beurteilung der Publikationsleistung bezogen auf das Lebensalter, wenn Frauen neben der Karriere Kinder zu versorgen hatten.

In den folgenden 1990er Jahren bis zur Jahrtausendwende wurden die begonnenen Aktivitäten kontinuierlich erweitert, viel Neues kam hinzu, sowohl in der Universität selbst als auch vonseiten der Hochschulpolitik. Einige der wichtigeren Entwicklungen waren etwa der breite Ausbau von Weiterbildungsangeboten für Studentinnen und junge Wissenschaftlerinnen im Hinblick auf die Karriereförderung, der neue Lehrstuhl für Frauenforschung, die Hochschulsonderprogramme zur finanziellen Förderung von Frauen in den Weiterbildungsphasen und die Auslobung eines speziellen Bayerischen Habilitationspreises für Frauen durch das Wissenschaftsministerium. Besondere Erwähnung verdienen die Empfehlungen zur Gleichstellung, die 1995 vom Rektor in Zusammenarbeit mit der

Abb. 5 Das nach Markgräfin Wilhelmine benannte *Fraueninformationsheft* erschien erstmals 1994.
Abb. 6 »Studieren mit Kind«, in den 1990er Jahren ein vieldiskutiertes Thema.

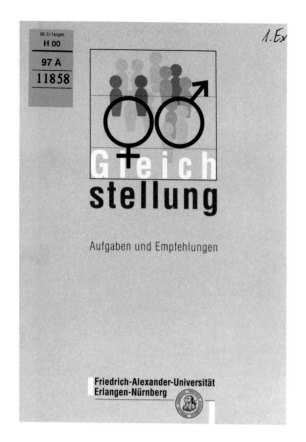

1.Ex

Abb. 7   Die Empfehlungen
zur Gleichstellung von 1995.

Universitätsfrauenbeauftragten herausgegeben wurden. In ihnen sind viele relevante Aspekte der Gleichstellungspolitik, die eine Universität berücksichtigen sollte, vorausschauend dargestellt und als Aufgaben formuliert.

Im Frühjahr 2002 begann ein qualitativ neuer Abschnitt in der Geschichte der Gleichstellungspolitik an der FAU. Zum 1. April dieses Jahres wurde mit Renate Wittern-Sterzel erstmals in der 259-jährigen Universitätsgeschichte eine Frau zur Prorektorin gewählt. Die Bemühungen um die Erhöhung des Frauenanteils auf allen Ebenen der Universität und die gendergerechte Förderung des wissenschaftlichen Nachwuchses wurden mit diesem Schritt gewissermaßen zur »Chefsache«. Zugleich schuf die Dauerpräsenz einer Frau in den wöchentlichen Sitzungen der Hochschulleitung die Möglichkeit, frauenspezifische Gesichtspunkte schon im Vorfeld von Entscheidungen ins Spiel zu bringen und die Anliegen der Frauenbeauftragten direkt in die Beratungen der kollegialen Hochschulleitung einzuspeisen.

Wie wichtig dies war, zeigte sich schon sehr bald im Verlauf der Strukturreform von 2002 bei der Einrichtung des neuen Gremiums der erweiterten Hochschulleitung, in dem praktisch alle wichtigeren Entscheidungen gefällt bzw. alle zukunftsweisenden Weichenstellungen vorab beraten werden sollten. Diesem Gremium gehörten als »geborene Mitglieder« neben der engeren Hochschulleitung alle Dekane der damals noch elf Fakultäten an. Die Universitätsfrauenbeauftragte sollte nach der Vorstellung des Rektors nicht dazugehören. Die Frauen waren anderer Meinung und konnten nach längeren und schwierigen Diskussionen in der engeren und erweiterten Hochschulleitung durchsetzen, dass die Universitätsfrauenbeauftragte in das neue Gremium aufgenommen wurde. Heute käme wohl niemand mehr auf die Idee, dies in Frage zu stellen, was ein Licht darauf wirft, dass zumindest einige Fortschritte in Sachen Gleichstellung in den letzten beiden Jahrzehnten erzielt worden sind.

Inzwischen hatte die öffentliche Debatte über die nach wie vor zu geringe Repräsentanz von Frauen in den höheren Positionen weitere Fahrt aufgenommen, und die Politik tat das ihre, um den Druck auf die Universitäten zu erhöhen. Was die tatsächlichen Erfolge in der Frauenförderung angeht, so war der Frauenanteil an den Ordinariaten in den Jahren seit der Einführung des neuen Amtes zwar gestiegen. Im Ländervergleich lag Bayern jedoch mit durchschnittlich 9,07 % auf dem letzten Platz, die Friedrich-Alexander-Universität mit 8,56 % noch unter dem bayerischen Durchschnitt. Das »Gesetz der hierarchisch zunehmenden Männerdominanz« war also in Erlangen trotz aller Bemühungen nach wie vor fast ungebrochen wirksam.

In dieser Situation galt es, die Arbeit für die Gleichstellung auf eine breitere Basis zu stellen, sie neu zu strukturieren und zu intensivieren. Unter dem Vorsitz der Prorektorin wurde deshalb die »Arbeitsgemeinschaft Chancengleichheit« gegründet, eine Initiativgruppe zur Planung, Koordinierung und Organisation aller Projekte, die der Gleichstellung der Geschlechter dienen, und mit dem übergeordneten Ziel, das Konzept des Gender Mainstreaming flächendeckend in der Universität zu verankern. Für die hochschulinterne Akzeptanz dieses Gremiums war es überaus bedeutsam, dass es gemischtgeschlechtlich besetzt war und dass auch der Kanzler Mitglied wurde. Der hiermit geschaffene Zustand des kurzen Weges von diesem Gremium zur Verwaltung erleichterte die Initiierung und rasche Umsetzung etlicher Initiativen. Auch der Name des neu geschaffenen Gremiums war Programm: Der Begriff »Frauenförderung«, dem die Konnotation der »Fürsorge für Schwache« anhaftet, sollte künftig durchgängig durch den neutralen Begriff der »Chancengleichheit« (oder auch »Gleichstellung der Geschlechter«) ersetzt werden.

Die Arbeitsgemeinschaft hat seit ihrer Gründung viele neuartige Konzepte und Instrumente entwickelt, um den Frauen den Weg in die Wissenschaft und in die höheren und höchsten Positionen zu bahnen. Zu nennen sind hier stichwortartig und beispielhaft in chronologischer Reihenfolge:

- Zielvereinbarungen zwischen der Hochschulleitung und den einzelnen Fakultäten, in denen fakultätsspezifische Maßnahmen und Anreize festgelegt sind, die zur Erhöhung des Frauenanteils auf allen Ebenen beitragen sollen
- Beteiligung am »audit familiengerechte hochschule«
- Kooperation mit der AWO für eine zeitlich flexible, arbeitsplatznahe Kinderbetreuung
- Gründung des Fördervereins Familie und Wissenschaft
- Einrichtung eines umfassenden universitätsinternen Familienservice
- Gründung des Gleichstellungspreises der FAU
- Einsatz für die Einrichtung von Teilzeit-Studiengängen
- Einrichtung des Karriereförderprogramms »Fit for Science« für junge Wissenschaftlerinnen
- Trainingsseminare für laufbahnrelevantes Handlungswissen
- Einsatz für familienfreundliche Sitzungszeiten der Gremien der FAU

Rückenwind erfuhr das Projekt »Chancengleichheit« seit der Jahrtausendwende durch Politik, Öffentlichkeit und die Institutionen der Wissenschaftsförderung. Im vorerst letzten Bayerischen Hochschulgesetz, das im Mai 2006 in Kraft trat, werden die Universitäten noch mehr darauf verpflichtet, die Gleichberechtigung von Frauen und Männern durchzusetzen, indem diese zum Leitprinzip erhoben, die Steigerung des Anteils der Frauen auf allen Ebenen der Wissenschaft als Ziel ausdrücklich genannt und die angemessene Vertretung beider Geschlechter in allen Gremien der Universität nachdrücklich gefordert wird. Die Frauenbeauftragten ihrerseits sind jetzt stimmberechtigt in allen Entscheidungsgremien der Universität und haben das Recht auf Deputatsermäßigung.

In keinem anderen Land Europas war die Vereinbarkeit von Kindern und Karriere ideologisch so besetzt wie in Deutschland. Nicht zuletzt deshalb war die Universitätslaufbahn für die Frauengenerationen bis in die 1980er und 1990er Jahre in hohem Prozentsatz mit Kinderlosigkeit verbunden. Erst die drohenden langfristigen Folgen dieser Situation, dass nämlich gerade die kreativen und leistungsstarken Frauen durch strukturelle Defizite unserer Gesellschaft von der Reproduktion ausgeschlossen wurden oder eben nicht in die Wissenschaft gingen, hatten allmählich ein Umdenken in Gang gesetzt.

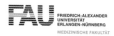

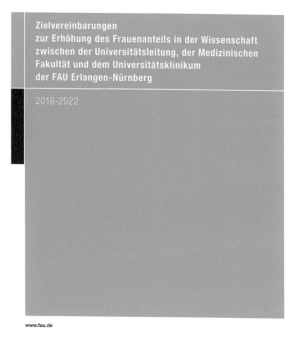

Zielvereinbarungen
zur Erhöhung des Frauenanteils in der Wissenschaft
zwischen der Universitätsleitung, der Medizinischen
Fakultät und dem Universitätsklinikum
der FAU Erlangen-Nürnberg

2018–2022

www.fau.de

Abb. 8   Zielvereinbarungen
2018–2022.

Und auch die Exzellenzinitiative des Bundes und der Länder zur Förderung von Wissenschaft und Forschung an deutschen Hochschulen, deren erste Runde 2005/06 erfolgte, hat die Bereitschaft zur Durchsetzung des Konzepts der Chancengleichheit als Querschnitts- und Leitungsaufgabe an den deutschen Hochschulen weiter erhöht. Die angemessene Berücksichtigung von Gleichstellungsaspekten und die Qualität der geplanten Maßnahmen bilden inzwischen in allen Förderlinien ein wichtiges Begutachtungskriterium.

Lässt man die letzten 30 Jahre Revue passieren, so ist zunächst festzuhalten, dass in Richtung auf die Gleichberechtigung von Frauen und Männern an der Friedrich-Alexander-Universität etliches geschehen ist. Dies gilt insbesondere für die mancherlei unterstützenden Maßnahmen für die Frauen, sei es durch Stipendien in den verschiedenen Qualifizierungsstufen, durch Mentoring-Programme, durch besondere Kurse zur Vermittlung spezifischer für die Karriere notwendiger Kenntnisse und Fähigkeiten, sei es durch die vielfältigen familienfreundlichen Maßnahmen, die – kontinuierlich erweitert – inzwischen den unterschiedlichsten familiären Bedürfnissen gerecht zu werden versuchen, sodass es hier nur noch wenige Defizite gibt.

Wie aber steht es mit dem eigentlichen Ziel, der Beseitigung der Unterrepräsentanz der Frauen in den höheren und höchsten Positionen? Hier ist das Ergebnis nach fast 30 Jahren intensiver Bemühungen um die Herstellung der grundgesetzlich verankerten Chancengleichheit – vorsichtig ausgedrückt – bescheiden, weniger vorsichtig und deutlicher: niederschmetternd! Offiziell bestätigt wurde dies der Universität durch das 2017 erschienene Hochschulranking zur Qualitätssicherung für Gleichstellung an Hochschulen, das seit 2003 alle zwei Jahre vom »Kompetenzzentrum Frauen in Wissenschaft und Forschung« herausgegeben wird. In dieser Rangfolge steht die Universität Erlangen-Nürnberg im Jahr 2017 ganz am Ende der Tabelle, auf dem 64. Platz von 64 bundesrepublikanischen Universitäten. Der Schock über dieses Ergebnis sitzt bei allen, die sich an der FAU in den letzten drei Jahrzehnten für eine geschlechtergerechte Wissenschaftswelt eingesetzt haben, tief.

An der Medizinischen Fakultät gibt es seit 1985, also seit nunmehr 33 Jahren, bei inzwischen 50 C4- bzw. W3-Professuren immer noch lediglich drei weibliche Lehrstuhlinhaberinnen, zählt man alle Professorenstellen (W1, W2 und W3) zusammen, so stehen 15 Professorinnen 127 Professoren (= 10,5 %) gegenüber, und das bei 60 % weiblichen Studienanfängerinnen.

Dass soziale und Mentalitätsveränderungen langwierige Prozesse sind und dass ein so tiefgreifender Kulturwandel, der Chancengleichheit in einer seit 800 Jahren von Männern dominierten Institution anstrebt, uralte Denkmuster und Widerstände überwinden muss, erklärt die schleppende Entwicklung an der FAU nur zu einem Teil; denn andere Universitäten der Bundesrepublik sind inzwischen schon erheblich weiter auf dem Weg, wenn auch bei Weitem noch nicht am Ziel.

Da sich die Situation offenkundig – anders als bei den Studierenden – nach den vielen Initialanstößen und Unterstützungsmaßnahmen nicht von selbst reguliert, wurde in den letzten Jahren viel über weitere mögliche Maßnahmen zur Erhöhung des Frauenanteils auf allen Qualifikationsebenen nachgedacht. Einer Quotenregelung begegnet man hierzulande überwiegend mit Ablehnung. Auch Sanktionen bei Nichterfüllung von Zielvereinbarungen fanden bisher keine Zustimmung. Stattdessen wird die FAU entsprechend ihren Zielvereinbarungen 2018–2022 in Zukunft verstärkt versuchen, die immer noch bestehenden strukturellen Hindernisse für Frauen zu beseitigen, weiterhin fortlebende traditionelle Denkschemata und Stereotype aufzulösen und das Bewusstsein und die Sensibilisierung für die Notwendigkeit von Geschlechtergerechtigkeit bei allen Akteuren auf allen Ebenen und in allen Gremien zu schärfen, um so eine größere Verbindlichkeit für alle Maßnahmen in Richtung auf eine geschlechtergerechte Wissenschaftswelt zu erreichen. Renate Wittern-Sterzel

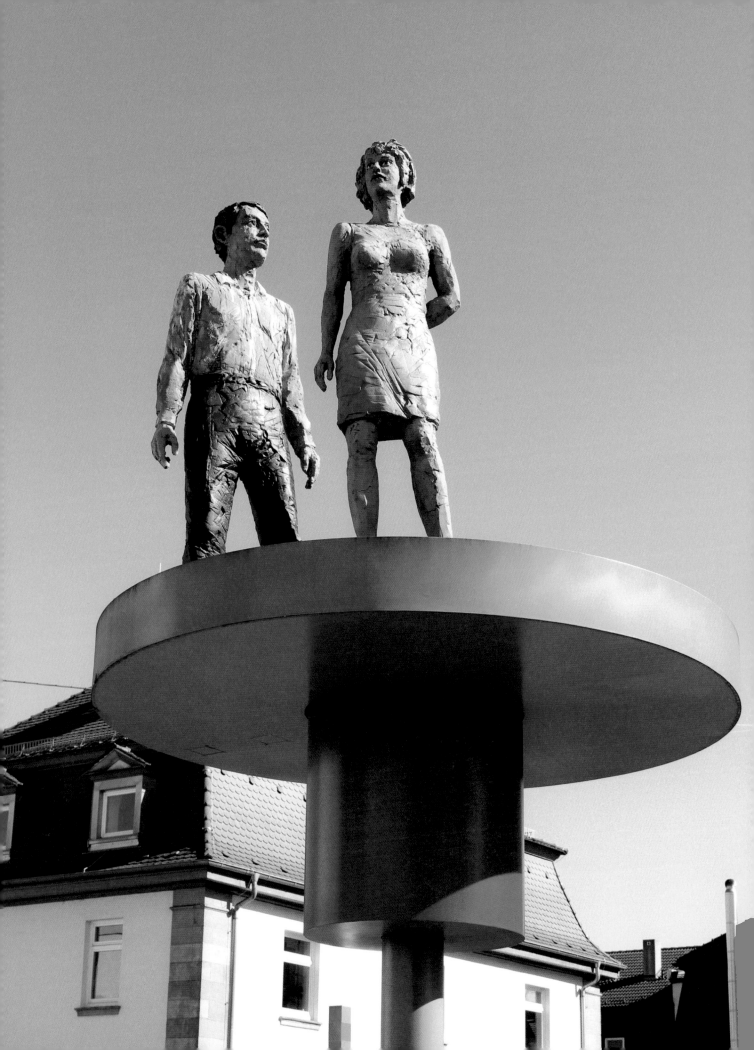

»Die Alma mater!« Innenansichten der Medizinischen Fakultät der FAU Erlangen-Nürnberg

Erkenntnisinteressen und Quellenlage

Forschung, Lehre, Krankenversorgung – zentrale Gegenstände dieses Kapitels sind die Entwicklung des Fakultätsgefüges, das Verhältnis der Medizinischen Fakultät zum Universitätsklinikum und deren Organisation und jeweiliges Selbstverständnis. Weiterhin geht es um die Forschungsinfrastrukturen der Fakultät, um Promotionen, die Sicht der Professorinnen und Professoren auf die Studierenden und den Stand der Hochleistungsmedizin in Erlangen.

Wie lässt sich der Zustand der Medizinischen Fakultät und des Universitätsklinikums in (zeit-)historischer Perspektive abbilden? Hierzu gibt es viele Möglichkeiten, die im Rahmen des vorliegenden Bandes für verschiedene Epochen ausgeschöpft oder zumindest angedeutet werden. Schriftliche, gedruckte und ungedruckte Materialien unterschiedlicher Herkunft und Aussagekraft, ferner bildliche Darstellungen, sind die Hauptquellen der Zeitgeschichte. Um Persönlichkeitsrechte zu wahren, können für die jüngste Zeitgeschichte der vergangenen zwei Jahrzehnte keine Archivalien, etwa Personal- oder Verwaltungsakten, herangezogen werden. Es stehen anderweitig allerdings reichliche Materialien zur Verfügung.

Die Medizinische Fakultät der FAU veröffentlicht seit dem Ende der 1990er Jahre in regelmäßigem Rhythmus einen ausführlichen Forschungsbericht, der die wissenschaftlichen Aktivitäten aller Einrichtungen der Fakultät darstellt.[1] Der Virologe Bernhard Fleckenstein (* 1944), Dekan der Fakultät von 1997/98 bis 2001, formulierte im Vorwort des in fantasievollem Design erschienenen Berichts für den Zeitraum 1996–1998 programmatisch, die Fakultät sei gefordert, »die Kosten der Hochschulmedizin durch ihre wissenschaftliche Leistungsfähigkeit zu rechtfertigen, ebenso wie durch die Qualität des Unterrichts und der Krankenversorgung«.[2] Der Dreiklang aus Forschung, Lehre und Krankenversorgung kennzeichnet bekanntlich die Universitätsmedizin, aber wichtig ist in der Verlautbarung Fleckensteins die Reihenfolge – Forschung und Lehre stehen voran.

Neben den regelmäßig erscheinenden Forschungsberichten ist eine materialreiche Bestandsaufnahme der Medizinischen Fakultät verfügbar; Ende 2016 wurden im Vorfeld einer Evaluation, die im Februar 2017 durch ein externes Gutachterteam stattfand, eine *Themenbezogene Potentialanalyse* mitsamt einem ▸

Abb. 1 Ein Symbol menschlichen Lebens: Skulptur des Künstlers Stephan Balkenhol vor der Erlanger Frauenklinik, 2018.

SAGENHAFTE GESCHICHTEN   Der Begriff »alternative Fakten« (engl. *alternative facts*) wurde im Januar 2018 zum »Unwort des Jahres« 2017 gewählt.[1] Gemeint sind falsche bzw. gefälschte Nachrichten, die in manipulativer Absicht verbreitet werden und insbesondere politische Wirkung entfalten sollen. Davon zu unterscheiden sind »sagenhafte Geschichten von heute« (engl. *contemporary legends*), die Gegenstand der volkskundlichen Erzählforschung sind.[2] Es handelt sich, so der Volkskundler Rolf Wilhelm Brednich (*1935), um mündlich verbreitete kurze Geschichten, die sich auf Zeugen (»Freund eines Kollegen«) berufen; eine zunächst banale Alltagssituation verwandelt sich unvermittelt in eine gruselige Katastrophe, zuweilen mit erheiternden Elementen. Moderne sagenhafte Geschichten sind nicht so »modern« wie sie scheinen: eingekleidet in gegenwärtige Erscheinungsformen spiegeln sie uralte Ängste, auch Ressentiments wider und enthalten eine moralische Botschaft.[3]

Aus Erlangen ist aus den späten 1980er Jahren die Geschichte vom »Huhn mit dem Gipsbein« überliefert.[4] Ein Doktorand der Chirurgie brachte zum Thema »Knochenheilung« einigen Hühnern (natürlich in Vollnarkose!) artifiziell Knochenbrüche bei und studierte deren Heilung nach Anlegen von Gipsverbänden. Eines der Hühner entkam über die viel befahrene Neue Straße auf das Gelände der »HuPflA« (Heil- und Pflegeanstalt); der Doktorand eilte hinterher und versuchte, das Huhn zu fangen. Hierbei wurde er von Pflegern der Psychiatrie beobachtet. Auf deren Frage, was er da suche, antwortete der Student: »Ein Huhn mit einem Gipsbein«, woraufhin er in der geschlossenen Station der Psychiatrie landete. Es handelt sich, so Brednich hinweisend auf Vergleichsmaterial, um eine beliebte Wanderlegende. Die zugrunde liegende »Moral« ist die weitverbreitete Angst »normaler« Menschen, gegen ihren Willen in eine psychiatrische Anstalt eingesperrt zu werden (wofür es ja Beispiele gibt). Die alte »HuPflA« war übrigens 1977/78 abgerissen, die Psychiatrie Ende der 1980er Jahre in das neue Kopfklinikum verlegt worden. Glaubhaft an der Geschichte wirkt allenfalls, dass das besagte Huhn zwei Tage später überfahren auf der Neuen Straße lag.[5]

Eine andere »sagenhafte Geschichte« aus Erlangen spielt ebenfalls in der Chirurgie. Dem neu berufenen Medizinhistoriker erzählten Erlanger Fakultätsangehörige 2009 gerne die Geschichte von dem Chirurgen Hackethal, der mit einer Pistole in der Hand »vor einigen Jahrzehnten« seinen Chef davon habe überzeugen wollen, ihn zum leitenden Oberarzt zu befördern. Dieses Vorhaben sei jedoch nicht gelungen, weiteres wisse man nicht. Wie so vielen sagenhaften Geschichten eignet auch dieser ein Körnchen Wahrheit, wie sich auf der Basis der

Abb. 1   Huhn mit Gipsbein, (vermutliche) Originalaufnahme.

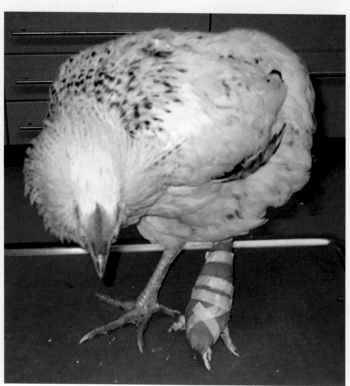

Akten des Universitätsarchivs rekonstruieren ließ.[6] Der sogenannte Erlanger Professorenstreit war nüchtern betrachtet der Putschversuch des irrlichternden Oberarztes Karl-Heinz (später: Julius) Hackethal (1921–1997) gegen seinen Klinikchef Gerd Hegemann (1912–1999). Dieser Konflikt erschütterte 1963/64 die Erlanger Medizinische Fakultät und zog weite Kreise in den Medien. Tatsache ist, dass sowohl Hegemann als auch Hackethal bei den zuständigen städtischen Behörden Waffenscheine beantragten. Dies gab der Boulevardpresse die Möglichkeit, genüsslich zu titeln: *Wollen sich die Herren Professoren jetzt duellieren?*[7] Die Waffenscheine wurden nicht erteilt. Den Angriff auf seine berufliche und wissenschaftliche Existenz konnte Hegemann, in den Folgejahren der herausragende Kopf der Erlanger Universitätsmedizin, souverän abwehren, aber in der mündlichen Tradition erscheint Hackethal, der alle seine Beschuldigungen und Angriffe zurücknehmen musste, bis heute als eine Art Robin Hood der Medizin. Karl-Heinz Leven

Abb. 2 »Waffenschein beantragt«, zweimal. *8-Uhr-Blatt* (Nürnberg), 21. Januar 1964.

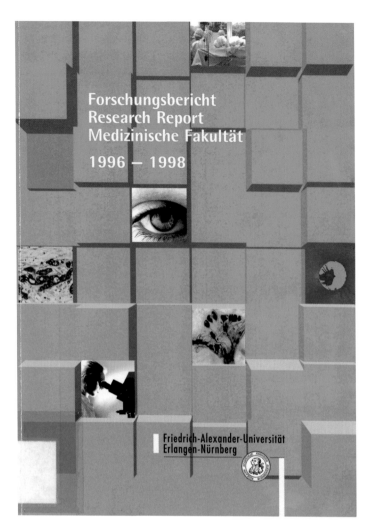

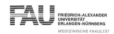

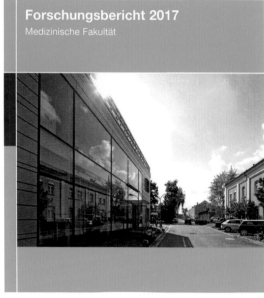

www.med.fau.de

Abb. 2   Erster Forschungsbericht
der Medizinischen Fakultät, veröffentlicht 1999, die Jahre 1996 bis 1998
betreffend.
Abb. 3   Forschungsbericht der
Medizinischen Fakultät der FAU, 2017.
Auf 231 Seiten präsentieren Institute,
Kliniken und Abteilungen,
Interdisziplinäre Zentren, ferner SFB
und andere Forschungsstrukturen
ihre Projekte und Publikationen der
Jahre 2015 und 2016. Das Design ist
an das Corporate Design der FAU
angeglichen.

Katalog der Leistungsindikatoren und Kenndaten der
Medizinischen Fakultät erstellt.[3]

Hierbei handelt es sich um eine Selbstevaluation,
auf die 2017 eine Vor-Ort-Begehung durch die
externen Gutachter folgte, die sodann auf der Grundlage des Selbstberichts und ihrer Eindrücke einen
schriftlichen Gutachterbericht vorlegten.[4] Erklärtes Ziel einer derartigen Ex-ante-
Evaluation ist »eine Strategieentwicklung für die zu evaluierende Einrichtung«.[5]
Der Selbstbericht folgt dem Prinzip der sogenannten SWOT-Analyse, bei der
Stärken (Strengths), Schwächen (Weaknesses), externe Chancen (Opportunities)
und Bedrohungen (Threats) einander gegenübergestellt werden; für die hier zu
betrachtenden Themenfelder bietet er, in der Perspektive der Gutachter, zahlreiche
Daten und Fakten.

Die gedruckten, eher konventionellen Quellen zur jüngeren Entwicklung der
Erlanger Medizinischen Fakultät werden hier – ebenso wie im vorhergehenden
Kapitel über den Zeitraum von 1980 bis 2000 – ergänzt durch das Material aus
Zeitzeugengesprächen, die von Juli 2017 bis Juni 2018 mit rund 80 Persönlichkeiten,
überwiegend Leiterinnen und Leitern von Instituten, Kliniken und selbstständigen
Abteilungen, geführt wurden. Die jeweils etwa zwei Stunden dauernden Gespräche
entwickelten sich entlang eines strukturierten Fragebogens. Die gewählte Vorgehensweise ließ bewusst Raum für individuelles Antwortverhalten. So wurden
manche Fragen nur kurz (»kann ich nichts zu sagen«), andere sehr ausführlich
beantwortet. Die Gespräche, die von einer zugleich entspannten und freimütigen
Atmosphäre gekennzeichnet waren (»wir sollten öfter miteinander reden«),

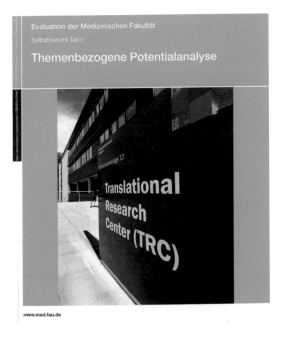

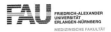

Evaluation der Medizinischen Fakultät

Selbstbericht Teil I:

Themenbezogene Potentialanalyse

www.med.fau.de

275 Jahre Medizinische Fakultät Erlangen – Leitfragen

Was (bzw. **wer**) ist die Medizinische Fakultät?

Dekan: Aufgaben und Gestaltungsmacht

Wie ist das **Verhältnis** der Medizinischen Fakultät zu:

- Universität (Rektor/Präsident, Senat)
- Bayerische Staatsregierung / Politik
- Stadt Erlangen
- Öffentlichkeit
- Ökonomie
- Krankenversorgung

Welches **Wissenschaftsverständnis** hat die Medizinische Fakultät?

- Forschungsschwerpunkte
- Lehre und Ausbildung
- Berufungen
- Internationalisierung

Blick in die **Zukunft** / Chancen & Risiken

- Welche Schlagzeile möchten Sie zur 300-Jahr-Feier 2043 (nicht) in der Zeitung lesen?

wurden nicht aufgezeichnet. Die Herausgeberin und die Herausgeber des vorliegenden Bandes führten meist zu zweit, zuweilen zu dritt die Gespräche und fertigten Mitschriften an. Die Vertraulichkeit der Gespräche ist dadurch gewahrt, dass die Aussagen, insbesondere markante Zitate, soweit sie hier verwendet werden, entweder anonymisiert oder in ausgewählten Fällen als mündliche Mitteilungen mit Namensnennung angeführt werden, nachdem das Zitat entsprechend autorisiert wurde. Für das vorliegende Kapitel war das Hauptziel der Zeitzeugengespräche weniger, historische Abläufe, das Wirken von Personen oder die Entwicklung von Strukturen aus der Erinnerung zu rekonstruieren, sondern ein Stimmungsbild der Medizinischen Fakultät, die Binnensicht gegenwärtig tätiger (und einiger emeritierter) Medizinerinnen und Mediziner auf die Erlanger Universitätsmedizin, zu erheben.

Für Dekan Fleckenstein gab es 1999 »Medizinische Fakultäten und die ihnen zugeordneten Universitätsklinika« – das mit dem Begriff »Zuordnung« umschriebene Verhältnis von Medizinischer Fakultät und Universitätsklinikum ist schon wenige Jahre später in Erlangen und ebenso an den meisten Standorten der Hochschulmedizin grundsätzlich neu geordnet worden.[6] Der Prozess der Verselbstständigung der Kliniken begann in Erlangen in den 1980er Jahren, indem eine Zentrale Klinikverwaltung geschaffen wurde, die im Kopfbau der früheren Heil- und Pflegeanstalt am Maximiliansplatz ihren Sitz nahm.

Von 1987 bis 1991 veröffentlichten die Kliniken einen Geschäftsbericht, der emblematisch das Bild des Verwaltungsgebäudes und nicht mehr das Schloss ▸

Abb. 4 Erster Teil des Selbstberichts der Medizinischen Fakultät der FAU zur Evaluation, erschienen 2016.

Abb. 5 Anhand dieses Fragebogens wurden von Juli 2017 bis Juni 2018 insgesamt rund 80 Gespräche mit ausgewählten Zeitzeuginnen und Zeitzeugen geführt.

»JE NACH GUNST ODER GEDÄCHTNIS ...« – ZEITZEUGEN UND ZEITGESCHICHTE(N)

Die »Zeitgeschichte« (*contemporary history*) wurde nach dem Zweiten Weltkrieg von dem Historiker Hans Rothfels (1891–1976) definiert als »Epoche der Mitlebenden und ihre wissenschaftliche Behandlung«.[1] Als Epochenjahr galt 1917 (Kriegseintritt der USA und Oktoberrevolution in Russland), Hauptgegenstand in Deutschland war die Geschichte der Weimarer Republik und der NS-Zeit, für die neben den überlieferten Quellen auch Aussagen und Erfahrungen von Zeitzeugen vorlagen. Im Lauf der Jahrzehnte wanderte die Grenze einer so verstandenen Zeitgeschichte verständlicherweise nach vorne; gegenwärtig sind Ereignisse der 1960er Jahre noch »zeithistorisch« zu erfassen. Methodologisch hat sich in den Nachkriegsjahrzehnten, von den USA und England ausgehend, die »Oral History« etabliert, die systematisch Aussagen von Zeitzeugen erhebt, durch Ton- und Bildaufnahmen festhält und über deren Verschriftlichung als historische Quellen nutzbar macht. Diese Methode wird auch in der Medizingeschichte genutzt.[2]

Der beträchtliche technische Aufwand spricht nicht per se gegen eine systematische »Oral History«, ist aber in Relation zum erzielbaren Ergebnis zu setzen. Die Problematik der Zeitzeugenbefragung ist in der Geschichtswissenschaft schon viele Jahrhunderte bekannt gewesen, lange bevor der Begriff »Oral History« geprägt wurde. Die Rede ist von dem griechischen Historiker Thukydides (ca. 460–ca. 400 v. Chr.), der sich ausdrücklich als Zeitgenosse des Peloponnesischen Krieges bezeichnete, dessen Verlauf er schilderte.[3] Seine Arbeitsweise umriss der Autor folgendermaßen: »Die Taten freilich [...] glaubte ich nicht nach dem Bericht des ersten Besten aufschreiben zu dürfen, auch nicht nach meinem Dafürhalten, sondern ich habe Selbsterlebtes und von anderer Seite Berichtetes mit größtmöglicher Genauigkeit in jedem einzelnen Fall erforscht.« Sorgfalt alleine reichte jedoch nicht, wie Thukydides hinzufügte, wenn es um Aussagen von Augenzeugen ging: »Schwierig war die Auffindung der Wahrheit, weil die jeweiligen Augenzeugen nicht dasselbe über dasselbe berichteten, sondern je nach Gunst oder Gedächtnis.« Thukydides sah hierfür den Faktor der »menschlichen Natur« verantwortlich und warnte vor vermeintlichen Gedächtnisleistungen der von ihm Befragten: »Die Menschen lenken ihre Erinnerung immer nach dem Erlebten.« Die Erfahrung, dass die »Erinnerungen« von Zeitzeugen durch spätere Darstellungen oder Bilder stark überlagert und verändert sind, haben nicht nur Historiker aller Zeiten und Völker gemacht; sie ist auch im Alltagsleben präsent.

Welcher Weg führt von Athen an die Schwabach? Brauchen wir einen fränkischen Thukydides? Die vorliegende Darstellung gründet auf archivalischen und gedruckten Quellen; ergänzend wurden die Aussagen von Zeitzeugen erhoben, nicht systematisch im Sinne der »Oral History«, sondern anhand eines Fragebogens in »Zeitzeugengesprächen.« Karl-Heinz Leven zeigte.[7] Die Dichotomie von medizinischer Forschung/Lehre einerseits und Krankenversorgung andererseits veranlasste den Wissenschaftsrat 1986 zu der Empfehlung, das Amt eines Ärztlichen Direktors aller Kliniken zu schaffen. Zu einer Umsetzung gelangten diese Empfehlungen in Erlangen 1991 mit der Einführung einer »Klinikordnung«, die eine Direktion des Universitätsklinikums etablierte. Erster Ärztlicher Direktor wurde der Pädiater und Direktor der Kinder- und Jugendklinik Klemens Stehr (* 1930). Der bisherige Leiter der Zentralen Klinikverwaltung Alfons Gebhard (* 1948) wurde Verwaltungsdirektor. Der Geschäftsbericht für die Jahre 1990/91 betraf gemäß dem Titel das »Klinikum der Friedrich-Alexander-Universität Erlangen-Nürnberg«.[8]

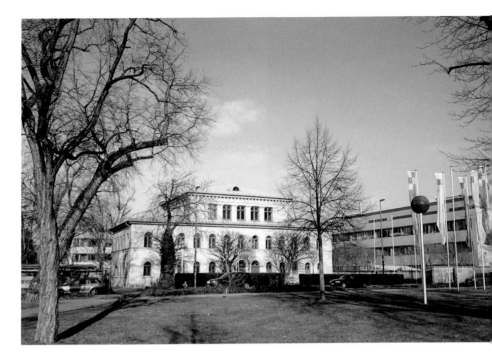

Abb. 6 Kopfbau der ehemaligen Heil- und Pflegeanstalt, Sitz der Klinikumsverwaltung, 2015.

Die nächste Stufe der Verselbstständigung wurde 1996 erreicht, indem das Bayerische Hochschulgesetz festlegte, dass das Klinikum ein »organisatorisch, finanzwirtschaftlich und verwaltungsmäßig selbständiger Teil der Hochschule« und als »kaufmännisch eingerichteter Staatsbetrieb« zu führen sei.[9] In den Folgejahren wurde eine neue Struktur geschaffen, indem dem Klinikumsvorstand ein Aufsichtsrat übergeordnet wurde, der sich 1998 konstituierte. Der neue Klinikumsvorstand trat im Oktober 1999 zusammen, womit ein weiterer Schritt zur Verselbstständigung getan war. 2000 veröffentlichte das Universitätsklinikum, nunmehr unter dem seither üblichen Namen »Universitätsklinikum Erlangen«, einen Jahresbericht für 1999, der »Krankenversorgung, Lehre und Forschung« als Leitbild propagierte.[10] Im Gegensatz zu dem eingangs erwähnten, im selben Jahr veröffentlichten Forschungsbericht der Medizinischen Fakultät war hier die Trias der Aufgaben genau umgekehrt und die Krankenversorgung an erster Stelle genannt. Die regelmäßig veröffentlichten Jahresberichte des Universitätsklinikums, die auch die wirtschaftliche Bilanz enthalten, spiegeln somit das Selbstbild dieser Institution wider, wie die Forschungsberichte dasjenige der Fakultät. Anders als die Forschungsberichte der Fakultät verwenden die Jahresberichte des Klinikums jeweils ein plakatives Motto, das ein zentrales Anliegen ausdrücken soll; 2014/15 lautete es *Medizin für morgen*, 2013/14 *Heilung. Im Fokus.*, 2012/13 *Neue Wege*, 2011/12 *Einen Schritt weiter*, 2010/11 *Im Takt des Lebens*. Seit dem Jahresbericht 2015/16 lautet das Motto *Medizin. Menschen. Momente.* und wird auch in den Folgejahren beibehalten werden. Gemeinsam ist diesen Motti, stets verbunden mit einem suggestiven Foto, dass sie sowohl die Hightech-Medizin als auch den Patienten implizit oder explizit thematisieren und damit die zentrale Aufgabe des Universitätsklinikums herausstellen.

Der Ablösungs- und Verselbstständigungsprozess des Klinikums ist auch im Corporate Design augenfällig, indem hier seit Ende 2003 das aus blauen und

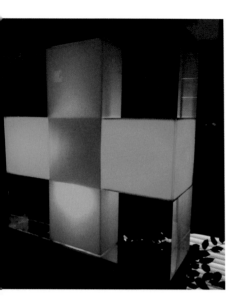

Abb. 7 Dieses Kreuz ist immer eingeschaltet, und es steht für etwas Eigenes. Logo des Universitätsklinikums, als Marke eingeführt 2003.

▶ **Kapitel** Dekane der Medizinischen Fakultät der FAU, 1743–2018, S. 583.

grünen Quadraten zusammengesetzte Kreuz verwendet wird.[11] Mit der Umsetzung des 2006 beschlossenen Bayerischen Universitätsklinikagesetzes (BayUniKlinG) gelangte der langjährige Verselbstständigungsprozess zu einem Abschluss.[12] Seither ist das »Universitätsklinikum Erlangen«, im bayerischen Gesetzestext mit vollem Namen »Klinikum der Friedrich-Alexander-Universität Erlangen-Nürnberg« genannt, eine vom Freistaat Bayern betriebene rechtsfähige Anstalt des öffentlichen Rechts, während die Universität weiterhin eine Körperschaft des öffentlichen Rechts ist.[13]

Eine Darstellung der jüngeren Geschichte der Erlanger Universitätsmedizin wird dieser Zweiheit von Fakultät und Klinikum erhöhte Aufmerksamkeit schenken. Auf vielen Ebenen interagieren die beiden Strukturen miteinander, sind also nicht immer so deutlich voneinander abgrenzbar, wie der rechtliche Rahmen und der pragmatische Geschäftsbetrieb es vermuten lassen. Außerdem sind alle Professorinnen und Professoren sowie Habilitierten, die am Universitätsklinikum tätig sind, zugleich Mitglieder der Medizinischen Fakultät, das heißt, nicht nur strukturell, sondern auch auf der Ebene des Führungspersonals ergibt sich das Bild einer komplexen Durchdringung.

1519/1520 – Die Doppelstruktur von Fakultät und Universitätsklinikum

Der Dekan der Medizinischen Fakultät der FAU ist nebenamtlich tätig, das heißt, er ist parallel zum Dekanat hauptamtlich als Direktor eines Instituts oder einer Klinik tätig. Dies ist in der Erlanger Medizinischen Fakultät während der gesamten 275 Jahre ihres Bestehens so gehandhabt worden. Der Dekan wird gemäß dem Bayerischen Hochschulgesetz (BayHSchG) und der Grundordnung der FAU Erlangen-Nürnberg vom Fakultätsrat gewählt.[14] Die Amtszeit beträgt mindestens zwei und maximal sechs Jahre, Wiederwahl ist zulässig. Betrachtet man die insgesamt 308 Dekanate und die jeweiligen Amtsinhaber – tatsächlich nur Männer seit 275 Jahren –, darunter zahlreiche Professoren, die mehrfache Amtszeiten hatten, so ist festzustellen, dass die Dekane in sämtlichen Fächern der Medizin beheimatet gewesen sind. Anfänglich dauerte das Dekanat nur ein Semester, vom frühen 19. Jahrhundert bis 1933 zwei Semester. Während der zwölf Jahre der NS-Zeit amtierten nur zwei Dekane, die seinerzeit vom Rektor nach dem »Führerprinzip« ernannt wurden. Nach 1945 kehrte man zur zweisemestrigen Amtszeit zurück. Seit der Mitte der 1970er Jahre nahm die Dauer der Amtszeiten zu und betrug nun mindestens zwei Jahre. Da die Anforderungen an das Amt an Komplexität zunahmen, wurde eine längere Einarbeitungszeit notwendig bzw. eine längere Amtszeit sinnvoll, um die Arbeit effektiv gestalten zu können.

Die Aufgaben und Befugnisse des Dekans werden von den befragten Professorinnen und Professoren, aus deren Reihen er hervorgeht, als vielschichtig und auf mehreren Ebenen angesiedelt gesehen. Der Dekan, formal ein Primus inter Pares, sei zum einen »Politiker«, er vertrete die Interessen der Fakultät wie ein »Außenminister« und sei nach innen die »akademische Leitfigur«, eine Art »Premierminister« oder – sportlich betrachtet – Trainer einer »Hochleistungsriege«. Habe der Dekan früher eher als »Verwalter« gewirkt, so habe sich das Amt unterdessen professionalisiert und durch eine Personalausstattung des Dekanatsbüros und einen hauptberuflichen Geschäftsführer eine deutliche Struktur erhalten. Insgesamt wird dem Dekan eine erhebliche Gestaltungsmacht zugeschrieben. Doch worin besteht diese »Macht«?

Die Medizinische Fakultät der FAU ist eine von fünf Fakultäten, von der Zahl der Studierenden die »kleinste«, im Hinblick auf ihre Bedeutung für die Gesamtuniversität jedoch von großer Wichtigkeit. Die Medizinische Fakultät weist gegenüber den anderen Fakultäten die strukturelle Besonderheit auf, dass durch sie hindurch der »1519/1520-Graben« verläuft; damit ist gemeint, dass ihre Finanzierung auf ministerieller Ebene in zwei Verwaltungskapiteln geregelt ist. Die »1519er« sind diejenigen Lehrstühle, die der »Vorklinik«, nicht-klinischen Fächern oder nicht in das Universitätsklinikum integrierten klinisch-theoretischen Fächern, angehören. Hierzu gehören die Anatomie und andere Grundlagenfächer wie Physiologie und Biochemie ebenso wie die Arbeitsmedizin, die Geschichte der Medizin und die Rechtsmedizin, weiterhin auch die Geriatrie und die einen Sonderfall bildende Orthopädie, die im Waldkrankenhaus St. Marien angesiedelt ist. Die genannten Lehrstühle der Medizinischen Fakultät, insgesamt 18 an der Zahl, werden von der Universitätsverwaltung, nach ihrer Lokalität, aber (meist) ohne kafkaesken Unterton kurz »Schloss« genannt, verwaltet. Hingegen gehören 31 Lehrstühle zum Haushaltskapitel 1520; sie unterstehen dem Universitätsklinikum und damit der Klinikumsverwaltung.[15] Nach der Zahl der Lehrstühle ist das Größenverhältnis des 1519- zum 1520-Bereich ein Drittel zu zwei Drittel.

Die verwaltungsmäßige Trennung der beiden Haushaltskapitel wirkt sich nicht auf den akademischen Rang der Lehrstühle aus, die in beiden Kapiteln als W3-Positionen eingestuft sind. Grundlegend unterscheidet sich jedoch die haushaltstechnische Bewirtschaftungsweise:[16] In 1519 herrscht eine kameralistische Buchführung, alle besetzten Personalstellen sind als »Stellenhülsen« auf Landesebene hinterlegt. Die Besoldung erfolgt durch das zuständige Landesamt, Lohnsteigerungen werden automatisch berücksichtigt. Wird eine Stelle frei, kann sie, so der häufigere Fall, neu besetzt oder gegebenenfalls von der Fakultät, der Universität oder dem Land eingezogen werden. Zusätzlich zu den Personalstellen erhalten die jeweiligen Institute einen bescheidenen Sachetat für sonstige Ausgaben, die in einigen Bereichen, so der aufwendigen Versuchstierhaltung, schnell dieses Budget übersteigen. Der Universität bzw. dem Freistaat obliegen auch Errichtung und Unterhalt der Baulichkeiten, in denen die 1519er untergebracht sind. Demgegenüber herrscht im Kapitel 1520 die kaufmännische Buchführung der Klinikumsverwaltung. Die einzelnen Lehrstühle, Kliniken und Abteilungen erhalten ein Globalbudget, das Personal- und Sachmittel in gegenseitiger Deckung umfasst. Es gibt, abgesehen von den festen Stellen, keine Stellenhülsen; die vorhandenen Mittel können flexibel für Personal- oder Sachausgaben verwendet werden.

Das Universitätsklinikum Erlangen ist als Anstalt des öffentlichen Rechts ökonomisch und in seiner Verwaltung, die von der Kaufmännischen Direktion wahrgenommen wird, unabhängig von der FAU Erlangen-Nürnberg; die ▸

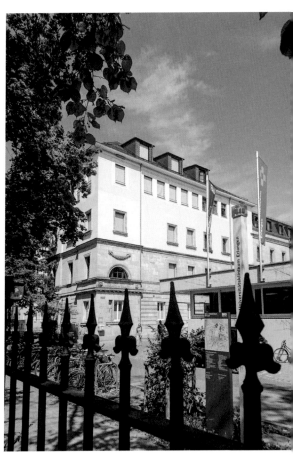

Abb. 8 Altes Universitätskrankenhaus am östlichen Rand des Schlossgartens, zurückgehend auf das Jahr 1823, später aufgestockt und modernisiert, heute Sitz des Dekanats, des Klinikumsvorstands und studentischer Lehr- und Lernräume, darunter das Simulationskrankenhaus PERLE, August 2018.

»PRAXIS ERFAHREN UND LERNEN IN ERLANGEN« – EINE ECHTE PERLE

Wie lernen Medizinstudierende Blutabnehmen, Herztöne unterscheiden, Infusionen anlegen, bevor sie dies erstmals an Patientinnen und Patienten probieren? An der Medizinischen Fakultät gibt es seit 2005 eine Einrichtung, deren unaussprechlicher Kurzname »MTPZ« (Medizinisches Trainings- und Prüfungszentrum) im Herbst 2007 in das gefällige Akronym »PERLE« (»Praxis ERfahren und Lernen in Erlangen«) überführt wurde.[1] Die PERLE ist das medizinische Trainingszentrum (SkillsLab), in dem Studierende praktische Fertigkeiten aus dem medizinischen Alltag erlernen und einüben. Viele Studierende bedauern es, dass praktische Fertigkeiten bis zum achten Semester nur wenig vermittelt werden, und nutzen deshalb die Möglichkeit, in der PERLE die erlernte Theorie anzuwenden, besser zu verstehen und sich auf Pflegepraktika, Famulaturen und das Praktische Jahr vorzubereiten.

Das Besondere am Ansatz der PERLE ist, dass die Kurse nicht von Professorinnen und Professoren oder Dozentinnen und Dozenten, sondern nach der Methode des Peer-to-Peer-Trainings direkt von Studierenden für Studierende gegeben werden. Dadurch bietet die PERLE einen geschützten Raum, in dem Studierende ohne Hemmungen Fragen stellen und wichtige praktische Fähigkeiten erlernen können. Sehr viele Medizinische Fakultäten haben unterdessen »Skills Labs« eingerichtet, aber die PERLE hebt sich durch zwei Besonderheiten hervor. Zum einen werden neue Tutorinnen und Tutoren vom bestehenden Team in einem gemeinsamen Vorstellungsgespräch ausgewählt, und der Zusammenhalt zwischen den Tutorinnen und Tutoren wird durch regelmäßige Teambuildings gestärkt. Dadurch ist die Kollegialität im Team sehr hoch, was sich nicht zuletzt in einem angenehmen und unverkrampften Lernumfeld für die Teilnehmenden ausdrückt. Zum anderen sieht die Ausbildung in der PERLE im Gegensatz zu anderen »Skills Labs« vor, dass die Tutorinnen und Tutoren in die Lage versetzt werden, die Kurse aus allen medizinischen Bereichen zu halten. Obwohl es naturgemäß einzelne Präferenzen und Spezialisierungen gibt, soll die Ausbildung sowohl für Tutorinnen und Tutoren als auch Teilnehmende eine umfassende Ergänzung ihrer im Studium erlangten Fähigkeiten sein und kontinuierlich den Blick erweitern. Höhepunkt der Arbeit der PERLE im Jahr 2017 war das 13. Internationale SkillsLab Symposium, eine Konferenz der »Skills Labs« deutscher und europäischer Universitäten in Erlangen.[2]

Abb. 1   Studierende in der PERLE.

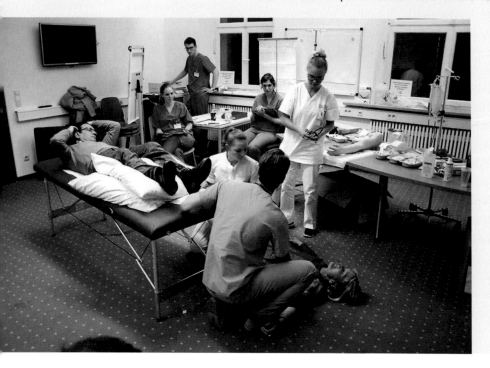

Nach der Gründung 2005 war das Trainingszentrum zunächst provisorisch in der Medizinischen Klinik 1 in einem ehemaligen Labor eingerichtet und wurde ab 2006 von Luisa Segarra geleitet. 2008 zog die PERLE übergangsweise in Räume der Arbeitsmedizin; aus einem geplanten Jahr sind dann schnell neun geworden. Die Leitung wurde von dem Anästhesisten Georg Breuer übernommen; seit 2012 wird er von seiner Kollegin Anita Schmidt tatkräftig unterstützt. Nach eher provisorischen Verbesserungen der räumlichen Situation erfolgte im Februar 2017 der vollständige Umzug in die Krankenhausstraße 12, wo nun eine Fläche von 100 Quadratmetern zur Verfügung steht. Im Lauf der Jahre wurde das Kursangebot beträchtlich ausgebaut und das anfangs größtenteils fakultative Angebot durch curriculare Kurse ergänzt. Im Wintersemester 2012/13 boten 17 Tutorinnen und Tutoren 15 fakultative Kurse an, während im Wintersemester 2017/18 von 37 Tutorinnen und Tutoren 70 fakultative und vier curriculare Kurse gehalten wurden. In Zukunft möchte die PERLE das Kursangebot weiter ausbauen, insbesondere mehr curriculare Kurse anbieten und dabei mithelfen, die Qualität der Lehre weiter zu verbessern. Abermals ist hierbei die räumliche Situation die größte Herausforderung. Die stark wachsende Nachfrage vonseiten der Studierenden zeigt die Wertschätzung der PERLE; aber angesichts der begrenzten Räumlichkeiten gibt es mittlerweile auch lange Wartezeiten für die Kurse. Luise Holzhauser

Kliniken/selbstständige Abteilungen/Institute

Allgemeinmedizinisches Institut
Prof. Dr. Thomas Kühlein
KD: Sandra Graubert

Anästhesiologische Klinik
Prof. Dr. Dr. h. c. Jürgen Schüttler
PDL: Momme Edlefsen
KD: Sandra Graubert

Augenklinik
Prof. Dr. Friedrich E. Kruse
PDL: Tanja Hofmann
KD: Katharina Weilandt

Chirurgische Klinik
Prof. Dr. Robert Grützmann
PDL: Momme Edlefsen
KD: Alfred Niedermeier

Experimentell-Therapeutische Abteilung
Prof. Dr. Stephan von Hörsten
KD: Sandra Graubert

Frauenklinik
Prof. Dr. Matthias W. Beckmann
PDL: Helga Bieberstein
KD: Sandra Graubert

Gefäßchirurgische Abteilung
Prof. Dr. Werner Lang
PDL: Momme Edlefsen
KD: Alfred Niedermeier

Hals-Nasen-Ohren-Klinik – Kopf- und Halschirurgie
Prof. Dr. Dr. h. c. Heinrich Iro
PDL: Catherine Scharf
KD: Frank Pröschold

Hautklinik
Prof. Dr. med. univ. Gerold Schuler
PDL: Peter Schäffler
KD: Ulrike Kaufmann

Herzchirurgische Klinik
Prof. Dr. Michael Weyand
PDL: Momme Edlefsen
KD: Alfred Niedermeier

Humangenetisches Institut
Prof. Dr. André Reis
KD: Katharina Weilandt

Immunmodulatorische Abteilung
Prof. Dr. Alexander Steinkasserer
PDL: Peter Schäffler
KD: Ulrike Kaufmann

Infektionsbiologische Abteilung
Prof. Dr. David Vöhringer
KD: Christoph Tonagel

Kinderchirurgische Abteilung
Prof. Dr. Robert Grützmann (komm.)
PDL: Helga Bieberstein
KD: Alfred Niedermeier

Kinderherzchirurgische Abteilung
Prof. Dr. Robert Cesnjevar
PDL: Helga Bieberstein
KD: Marion Büchler

Kinderkardiologische Abteilung
Prof. Dr. Sven Dittrich
PDL: Helga Bieberstein
KD: Marion Büchler

Kinder- und Jugendabteilung für Psychische Gesundheit
Prof. Dr. Gunther H. Moll
PDL: Tanja Hofmann
KD: Bernd Heilinger

Kinder- und Jugendklinik
Prof. Dr. Dr. h. c. Wolfgang Rascher
PDL: Helga Bieberstein
KD: Marion Büchler

Medizinische Klinik 1 – Gastroenterologie, Pneumologie und Endokrinologie
Prof. Dr. Markus F. Neurath
PDL: Peter Schäffler
KD: Gerd Nowak

Medizinische Klinik 2 – Kardiologie und Angiologie
Prof. Dr. Stephan Achenbach
PDL: Peter Schäffler
KD: Gerd Nowak

Medizinische Klinik 3 – Rheumatologie und Immunologie
Prof. Dr. med. univ. Georg Schett
PDL: Peter Schäffler
KD: Gerd Nowak

Medizinische Klinik 4 – Nephrologie und Hypertensiologie
Prof. Dr. Karl Friedrich Hilgers (komm.)
PDL: Peter Schäffler
KD: Ulrike Kaufmann

Medizinische Klinik 5 – Hämatologie und Internistische Onkologie
Prof. Dr. Andreas Mackensen
PDL: Peter Schäffler
KD: Ulrike Kaufmann

Mikrobiologisches Institut – Klinische Mikrobiologie, Immunologie und Hygiene
Prof. Dr. Christian Bogdan
KD: Christoph Tonagel

Molekular-Immunologische Abteilung
Prof. Dr. Hans-Martin Jäck
PDL: Peter Schäffler
KD: Gerd Nowak

Molekular-Neurologische Abteilung
Prof. Dr. Jürgen Winkler
PDL: Tanja Hofmann
KD: Katharina Weilandt

Molekular-Pneumologische Abteilung
Prof. Dr. Dr. Susetta Finotto
PDL: Momme Edlefsen
KD: Sandra Graubert

Mund-, Kiefer- und Gesichtschirurgische Klinik
Prof. Dr. Dr. Marco Kesting
PDL: Momme Edlefsen
KD: Christoph Tonagel

Nephropathologische Abteilung
Prof. Dr. Kerstin Amann
KD: Sandra Graubert

Neurochirurgische Klinik
Prof. Dr. Michael Buchfelder
PDL: Tanja Hofmann
KD: Bernd Heilinger

Neurologische Klinik
Prof. Dr. Dr. h. c. Stefan Schwab
PDL: Tanja Hofmann
KD: Katharina Weilandt

Neuropathologisches Institut
Prof. Dr. Ingmar Blümcke
KD: Bernd Heilinger

Neuroradiologische Abteilung
Prof. Dr. Arnd Dörfler
KD: Sandra Graubert

Nuklearmedizinische Klinik
Prof. Dr. Torsten Kuwert
PDL: Peter Schäffler
KD: Ulrike Kaufmann

Palliativmedizinische Abteilung
Prof. Dr. Christoph Ostgathe
PDL: Helga Bieberstein
KD: Sandra Graubert

Pathologisches Institut
Prof. Dr. Arndt Hartmann
KD: Sandra Graubert

Plastisch- und Handchirurgische Klinik
Prof. Dr. Dr. h. c. Raymund E. Horch
PDL: Momme Edlefsen
KD: Alfred Niedermeier

Psychiatrische und Psychotherapeutische Klinik
Prof. Dr. Johannes Kornhuber
PDL: Tanja Hofmann
KD: Bernd Heilinger

Psychosomatische und Psychotherapeutische Abteilung
Prof. Dr. (TR) Yesim Erim
PDL: Tanja Hofmann
KD: Bernd Heilinger

Radiologisches Institut
Prof. Dr. Michael Uder
KD: Sandra Graubert

Stammzellbiologische Abteilung
Prof. Dr. Beate Winner
KD: Katharina Weilandt

Strahlenklinik
Prof. Dr. Rainer Fietkau
PDL: Peter Schäffler
KD: Sandra Graubert

Thoraxchirurgische Abteilung
Prof. Dr. Dr. h. c. Horia Sirbu
PDL: Momme Edlefsen
KD: Alfred Niedermeier

Transfusionsmedizinische und Hämostaseologische Abteilung
Prof. Dr. Holger Hackstein
PDL: Momme Edlefsen
KD: Alfred Niedermeier

Unfallchirurgische Abteilung
Prof. Dr. Friedrich Hennig
PDL: Momme Edlefsen
KD: Alfred Niedermeier

Urologische und Kinderurologische Klinik
Prof. Dr. Bernd Wullich
PDL: Momme Edlefsen
KD: Alfred Niedermeier

Virologisches Institut – Klinische und Molekulare Virologie
Prof. Dr. Klaus Überla
KD: Christoph Tonagel

Zahnklinik 1 – Zahnerhaltung und Parodontologie
Prof. Dr. Anselm Petschelt
KD: Christoph Tonagel

Zahnklinik 2 – Zahnärztliche Prothetik
Prof. Dr. Manfred Wichmann
KD: Christoph Tonagel

Zahnklinik 3 – Kieferorthopädie
Prof. Dr. Lina Gölz
KD: Christoph Tonagel

Interdisziplinäre Zentren

Allergiezentrum
Dr. Nicola Wagner

Darmkrebs- und Pankreaskarzinomzentrum
Prof. Dr. Robert Grützmann

Epilepsiezentrum der Neurologischen Klinik
Prof. Dr. Hajo Hamer

Gynäkologisches Universitäts-Krebszentrum Franken
Prof. Dr. Matthias W. Beckmann

Hautkrebszentrum
Prof. Dr. med. univ. Gerold Schuler

Kinderonkologisches Zentrum
Prof. Dr. Markus Metzler

Kinderoperatives Zentrum
Prof. Dr. Robert Cesnjevar

Kontinenz- und Beckenbodenzentrum
Prof. Dr. Matthias W. Beckmann,
Prof. Dr. Klaus Matzel,
Prof. Dr. Bernd Wullich

Kopf-Hals-Tumorzentrum
Prof. Dr. Dr. h. c. Heinrich Iro,
Prof. Dr. Dr. Marco Kesting

Leberzentrum
Prof. Dr. Robert Grützmann

Lippen-Kiefer-Gaumenspalten-Zentrum
Prof. Dr. Lina Gölz,
Prof. Dr. Dr. Marco Kesting

Lungenzentrum
Prof. Dr. Dr. h. c. Horia Sirbu,
PD Dr. Florian Fuchs

Neuromuskuläres Zentrum
PD Dr. Ralf Linker

Neuroonkologisches Zentrum
Prof. Dr. Ilker Eyüpoglu

Onkologisches Zentrum
Prof. Dr. Andreas Mackensen

Präventive Medizin der Nieren-, Hochdruck- und Herzerkrankungen
Prof. Dr. Roland Schmieder

Prostatakarzinomzentrum mit Nieren- und Blasentumoren
Prof. Dr. Bernd Wullich

Psoriasis-Zentrum
Prof. Dr. Michael Sticherling

Radiochirurgie und Stereotaktische Strahlentherapie
Prof. Dr. Rainer Fietkau

Schmerzzentrum
Prof. Dr. Dr. h. c. Jürgen Schüttler,
Prof. Dr. Dr. h. c. Stefan Schwab

Sozialpädiatrisches Zentrum
Prof. Dr. Regina Trollmann

Transplantationszentrum Erlangen-Nürnberg
Prof. Dr. Michael Weyand

Tumorzentrum
Prof. Dr. Matthias W. Beckmann

Universitäts-Brustzentrum Franken
Prof. Dr. Matthias W. Beckmann

Universitäts-Endometriosezentrum Franken
Prof. Dr. Matthias W. Beckmann

Universitäts-Fortpflanzungszentrum Franken
Prof. Dr. Matthias W. Beckmann

Universitäts-Herzzentrum Erlangen
Prof. Dr. Stephan Achenbach,
Prof. Dr. Robert Cesnjevar,
Prof. Dr. Sven Dittrich,
Prof. Dr. Michael Weyand

Universitäts-Perinatalzentrum Franken
Prof. Dr. Matthias W. Beckmann,
Dr. Patrick Morhart

Zentrum für Ektodermale Dysplasien Erlangen
Prof. Dr. Holm Schneider

Zentrum für Seltene Bewegungserkrankungen
Prof. Dr. Jürgen Winkler

Zentrum für Seltene Entwicklungsstörungen
Prof. Dr. Christiane Zweier

Zentrum für Seltene Erkrankungen Erlangen
Prof. Dr. Beate Winner

Zentrum für Seltene Immunologische Erkrankungen
Prof. Dr. Bernhard Manger

Zentrum für Seltene Neuromuskuläre Erkrankungen
Prof. Dr. Dr. h. c. Stefan Schwab

Zentrum für Tuberöse Sklerose und Seltene Epilepsien
Prof. Dr. Regina Trollmann

Zentrum für Zystische Fibrose und Seltene Lungenerkrankungen
Dr. Dirk Schramm

Wirtschaftsdaten sind dem regelmäßig veröffentlichten Jahresbericht des Universitätsklinikums zu entnehmen.[17] 24 Kliniken, 19 selbstständige Abteilungen und sieben Institute beschäftigen 7586 Mitarbeiterinnen und Mitarbeiter sowie 782 Auszubildende. Die 3555 Studierenden in sechs medizinischen Studiengängen gehören nach dem Selbstverständnis des Klinikums ebenso dazu, wodurch – bei aller Selbstständigkeit – eine strukturelle Verschränkung mit der Fakultät und damit der Universität betont wird. Bei rund 1400 Betten und 150 tagesklinischen Plätzen werden jährlich fast 65.000 stationäre und 527.000 ambulante Behandlungsfälle bewältigt. Am Universitätsklinikum wirken 2371 Menschen im Medizinisch-technischen Dienst, 2284 im Pflegedienst und fast 1200 Ärztinnen und Ärzte.[18] Die Einnahmen des Universitätsklinikums stammen überwiegend aus der Patientenbehandlung (»Erlöse aus Krankenhausleistungen«) und machen pro Jahr (hier 2017) rund 490 Millionen Euro aus.[19] Die Ausgaben – Personal und Material – übersteigen diese Einnahmen um rund 130 Millionen, woraus ersichtlich ist, dass der in den letzten Jahren stets erzielte geringe Überschuss (im Sinne der sprichwörtlichen »Schwarzen Null«) auf weiteren Einnahmen beruht. Hier sind rund 100 Millionen Euro zu erwähnen, die als »Umsatzerlöse nach § 277 HGB« zu Buche schlagen. Weiterhin empfängt das Universitätsklinikum vom Freistaat Bayern jährlich einen Zuschuss »Forschung und Lehre«, der über 80 Millionen Euro ausmacht. Die Gesamtbilanz 2017 beläuft sich auf eine dreiviertel Milliarde Euro.[20]

Das Universitätsklinikum ist eine Wirtschaftsmacht in Erlangen, schreibt seit Jahren kontinuierlich schwarze Zahlen in der Bilanz, ist aber nach seinem Selbstverständnis als Anstalt des öffentlichen Rechts nicht darauf angelegt, wirtschaftliche Gewinne abzuwerfen. Bei aller strukturellen und finanziellen Eigenständigkeit sieht sich das Universitätsklinikum Erlangen als integralen Bestandteil der FAU Erlangen-Nürnberg und leitet für sich aus dem Faktor »translationale Forschung«, der direkt auf die Medizinische Fakultät verweist, selbstbewusst ein entscheidendes Alleinstellungsmerkmal ab. In der Sprache des Bayerischen Universitätsklinikagesetzes ist das Verhältnis von Fakultät und Klinikum unter der Überschrift *Zusammenarbeit mit der Universität* lakonisch und im Indikativ formuliert: Die beiden Institutionen »arbeiten eng und vertrauensvoll zusammen und unterstützen sich bei der Erfüllung ihrer gesetzlichen Aufgaben«.[21]

Fünf klinisch-theoretische Institute (Humangenetik, Pathologie, Neuropathologie, Mikrobiologie, Virologie) sind 2007 in das Universitätsklinikum eingegliedert worden, haben also den »1519/1520-Graben« übersprungen, was auch die Abrechnung ihrer Dienstleistungen für die klinischen Einrichtungen erheblich erleichterte. Die Überführung der fünf Institute wurde unterdessen vom Bayerischen Obersten Rechnungshof (ORH) überprüft und positiv bewertet, verbunden mit der Empfehlung an die Medizinischen Fakultäten der Universität Würzburg und der LMU München, dem Erlanger Vorbild zu folgen.[22]

Das in Erlangen langjährig verfolgte Projekt, alle 1519-Institute in das Klinikum zu überführen, das insbesondere die zweite Amtszeit des Dekans Bernhard Fleckenstein (2005/06 – 2008) prägte, ist nicht verwirklicht worden. Hierbei spielten sachliche Gründe, Interessengegensätze der beteiligten Verhandlungspartner und auch persönliche Motive eine Rolle. Dieses (vorläufige) Scheitern des Projekts »Überführung in das Universitätsklinikum« wird von den meisten, aber nicht allen

Abb. 9 Organigramm des Universitätsklinikums Erlangen: Kliniken, selbstständige Abteilungen, Institute (Stand Mai 2018). Alphabetisch aufgeführt sind die in der klinischen Versorgung tätigen Einrichtungen. Die fünf klinisch-theoretischen Institute, die vom Universitätsklinikum verwaltet werden, sind daher hier nicht aufgeführt. Das Organigramm gibt in den drei ersten Spalten die relativ stabile Struktur des Universitätsklinikums wieder, während in den beiden folgenden Spalten mit den Interdisziplinären Zentren spezielle Funktionseinheiten und Anlaufstellen abgebildet sind, die sich häufiger wandeln.

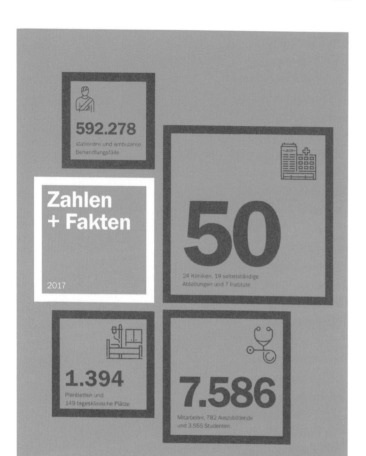

Universitätsklinikum Erlangen

592.278
stationäre und ambulante Behandlungsfälle

Zahlen + Fakten

2017

50
24 Kliniken, 19 selbstständige Abteilungen und 7 Institute

1.394
Planbetten und 149 tagesklinische Plätze

7.586
Mitarbeiter, 782 Auszubildende und 3.555 Studenten

Abb. 10 *Zahlen + Fakten* 2017. Beilage zum Jahresbericht des Universitätsklinikums Erlangen 2017/18 mit der wirtschaftlichen Bilanz. Bereits auf dem Titel sind wesentliche Kennzahlen plakativ hervorgehoben: die Zahl der stationären und ambulanten Versorgungsfälle, die Zahl der Einrichtungen, die Zahl der Mitarbeiter, Auszubildenden und Studierenden, die Zahl der Planbetten.

befragten Professorinnen und Professoren der Fakultät bedauert. Die vollständige Überführung aller Institute, so wurde kritisch angemerkt, hätte auch zur Folge, dass die Fakultät als Bindeglied zur Universität weitgehend bedeutungslos würde und die Universitätsmedizin Erlangen auf mittlere Sicht Gefahr liefe, als »Medizinschule« wahrgenommen zu werden. Dies wird gerade unter dem Aspekt aufschießender (privater) Neugründungen von Medical Schools kritisch gesehen.

So wie die Lage ist, agiert der seit 2008 amtierende gegenwärtige Dekan Jürgen Schüttler (* 1953), zugleich im Hauptamt Direktor der Anästhesiologischen Klinik, weiterhin in der Doppelstruktur von Fakultät und Klinikum. Der Dekan der Fakultät hat im Klinikumsvorstand Sitz und Stimme, wie umgekehrt der Ärztliche Direktor des Universitätsklinikums Sitz und Stimme im Fakultätsvorstand hat. Zweifellos ist die Arbeitsbelastung als Dekan solcherart, dass es sich de facto um ein Hauptamt handelt; der jeweilige Dekan benötigt nicht nur eine eiserne Konstitution, sondern auch fähige leitende Oberärztinnen und -ärzte, denen er einen erheblichen Teil seiner medizinischen Aufgaben anvertrauen kann. Dies gilt in Erlangen ebenso für das 1991 geschaffene Amt des Ärztlichen Direktors des Universitätsklinikums, dessen Inhaber gleichfalls nebenamtlich tätig ist und im Hauptamt eine der Kliniken leitet. In den Jahren seit 1991 waren dies die Leiter der Kinderklinik (Klemens Stehr), der Strahlenklinik (Rolf Sauer), des Instituts für Radiologie (Werner Bautz) und der HNO-Klinik (Heinrich Iro, seit 2008). Die meisten der befragten Zeitzeuginnen und Zeitzeugen plädierten für die Hauptamtlichkeit der Ämter von Dekan und Ärztlichem Direktor.

Der Fakultätsvorstand wurde 2006 geschaffen, um die ständig gewachsenen Anforderungen an den Dekan auf einzelne Fachressorts zu verteilen.[23] Mitglieder des Fakultätsvorstands, der vom Dekan geleitet wird, sind der Erste Prodekan, der zugleich Vorsitzender der Kommission für Lehrstuhl und Stellenplanung (LEP) ist, der Ärztliche Direktor des Universitätsklinikums, der Studiendekan, der Vorsitzender der Kommission für Lehre und Studium (LuSt) ist, weiterhin der Prodekan für Bauangelegenheiten, seinerseits auch Vorsitzender der gleichnamigen Kommission, der Prodekan für Finanzen, der Vorsitzender der Kommission für Finanzen ist, und der Prodekan für Forschung, der auch Vorsitzender der Kommission für Forschung ist.[24] Aus der gegenseitigen Durchdringung und Verflechtung der Leitungsstrukturen von Fakultät und Klinikum folgt, dass sich die »Machtausübung« des Dekans in einem komplexen Kräftefeld mit auf Gleichgewicht zielenden Komponenten vollzieht, es sich also in keiner Weise um eine »Alleinherrschaft« handelt. Wie schon erwähnt, sind die Bestellung des Dekans, seine

Rechte und Pflichten gesetzlich geregelt im Bayerischen Hochschulgesetz, weiterhin ausgeführt in der Grundordnung der FAU und in der Geschäftsordnung ihrer Medizinischen Fakultät.[25]

Hinsichtlich der »Macht« des Dekans sind die Ziele von den Mitteln der Machtausübung zu unterscheiden. Ziele sind die Steuerung von strukturellen, organisatorischen oder inhaltlichen Entwicklungen der Fakultät: Ob ein neues Fach sich so weit differenziert hat, dass eine Abteilung hierfür zu schaffen ist, eine Abteilung zu einem Institut oder einer eigenen Klinik aufzuwerten ist, ein Lehrstuhl bei einer Vakanz neu ausgeschrieben, inhaltlich umgewidmet oder nicht mehr besetzt werden soll – dies sind Fragen, über die der Dekan zwar nicht alleine entscheidet, an deren Beantwortung er jedoch maßgeblich beteiligt ist. Hinsichtlich der inhaltlichen Ausrichtung der Fakultät geht es um die Fragen, wie viele und welche Forschungsschwerpunkte die Fakultät ausweist und welche Initiativen sie in diese Richtungen unternimmt. Auch hier kommt dem Votum des Dekans entscheidende Bedeutung zu. Die meisten Entscheidungen der Fakultät fallen in Gremien wie dem Fakultätsvorstand, vor dessen Einrichtung (2006) auch im Fakultätsrat, ferner in diversen speziellen Gremien, so in den für die zukünftige Entwicklung relevanten Berufungsausschüssen. Berufungen, so ein Zeitzeuge der Fakultät, sind die »größte Stellschraube«, um die Ausrichtung der Fakultät zu beeinflussen.

Die Entscheidungen von Berufungsausschüssen sind nach Max Webers (1864–1920) *Wissenschaft als Beruf* (1919) Musterbeispiele einer »Auslese durch Kollektivwillensbildung«. Der Soziologe stellte vor einem Jahrhundert fest: »zu wundern hat man sich nicht darüber, daß da öfter Fehlgriffe erfolgen, sondern daß eben doch, verhältnismäßig angesehen, immerhin die Zahl der richtigen Besetzungen eine trotz allem sehr bedeutende ist.«[26]

In den Gesprächen mit Erlanger Professorinnen und Professoren zum Thema Berufungspolitik der Medizinischen Fakultät ergab sich ein Spektrum von Meinungen, an dem Max Weber seine Freude gehabt hätte, da seine apodiktische Feststellung im Wesentlichen bestätigt wird, ohne dass sein Name gefallen wäre. »Man kann ja fast nichts falsch machen«, so ein Zeitzeuge, womit er meinte, dass durch das Auswahlverfahren und die beteiligten Gremien eine Art Sicherung

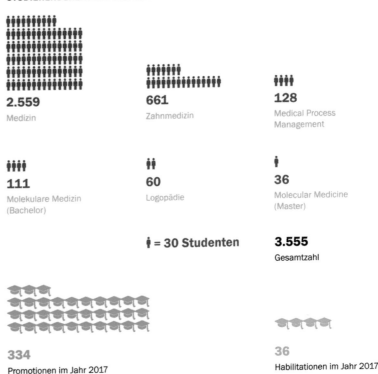

Die Medizinische Fakultät

Forschung und Lehre gehören zu den Hauptaufgaben der Medizinischen Fakultät der FAU Erlangen-Nürnberg. Leitidee ist die enge fachübergreifende Verzahnung von experimenteller und klinischer Forschung. Die Patienten des Uni-Klinikums profitieren als Erste von neuen Forschungsergebnissen und innovativen Verfahren, die andernorts noch nicht zur Verfügung stehen (translationale Forschung).

STUDIERENDENZAHLEN DES WINTERSEMESTERS 2017/2018

2.559
Medizin

661
Zahnmedizin

128
Medical Process Management

111
Molekulare Medizin (Bachelor)

60
Logopädie

36
Molecular Medicine (Master)

= 30 Studenten

3.555
Gesamtzahl

334
Promotionen im Jahr 2017

36
Habilitationen im Jahr 2017

Abb. 11 Darstellung der Verzahnung von Universitätsklinikum und Medizinischer Fakultät im Bericht des Universitätsklinikums (Stand Wintersemester 2017/18). Das programmatische Alleinstellungsmerkmal der Universitätsmedizin ist die translationale Forschung. Die von der Medizinischen Fakultät verliehenen akademischen Grade werden im Erläuterungstext zum Schaubild suggestiv – und durchaus sachlich zutreffend – mit der Patientenversorgung am Klinikum assoziiert.

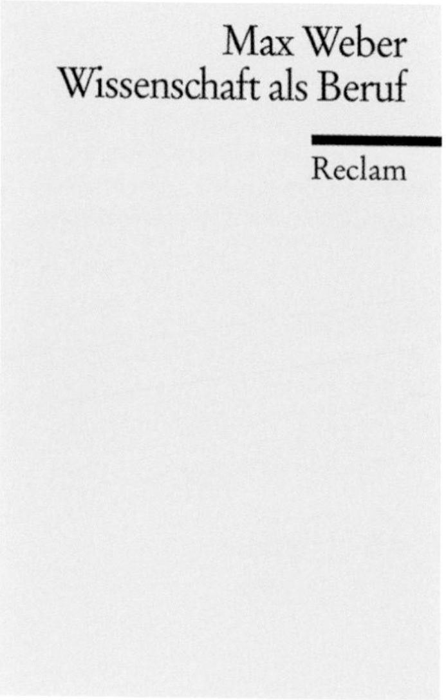

Max Weber
Wissenschaft als Beruf

Reclam

Abb. 12 Max Weber, *Wissenschaft als Beruf*, 1917 als Vortrag in München gehalten, 1919 im Druck erschienen. Der in der Reclam-Ausgabe 43 Druckseiten umfassende Text ist bis heute eine der maßgeblichen Äußerungen zum Thema.

gegen (gröbere) Fehler gegeben sei. Die Äußerung, dass die Berufungspolitik der Erlanger Fakultät »nicht unglücklich« sei, klingt in fränkischen Ohren schon nach einem großen Lob. Insbesondere spielten nach Einschätzung der Fakultätsmitglieder persönliche Interessen oder Beziehungen, die niemals ganz auszuschalten seien, durch die professionelle Technik und die Transparenz der Berufungsverfahren, einschließlich Besuchsdelegationen am Ort der Kandidatinnen und Kandidaten, praktisch keine Rolle mehr. Es komme weiterhin gelegentlich vor, dass Kandidaten, die einen Ruf nach Erlangen erhielten, diesen an ihrer Heimatuniversität oder bei einem gleichzeitigen Ruf an eine andere Hochschule benützten, um dort ertragreiche Verhandlungen zu führen und Erlangen letztlich eine Absage zu erteilen. Hier sehen Zeitzeugen Bedarf für Verhandlungsspielraum auf Erlanger Seite, um in derartigen Situationen das Angebot erhöhen zu können, was aufgrund beschränkter Mittel allerdings schnell an Grenzen stoße. Gleichwohl sei die Infrastruktur der Erlanger Medizinischen Fakultät in ihrer sächlichen und personellen Ausstattung für Berufene attraktiv. Eine gewisse Nüchternheit in der Erlanger Fakultät verhindere Gott sei Dank, dass man versuche, »verrückte Lichtgestalten« zu berufen. Aber, so ein anderslautender Rat: »Vermeide Mittelmaß!«

In den wichtigsten Gremien hat der Dekan den Vorsitz und bei einigen befindet er über die Mitgliedschaft. Insgesamt, so der Eindruck der Zeitzeugen, habe er damit auch einen höchst wichtigen »Informationsvorsprung«. Damit hat sich die Betrachtung schon von den Zielen zu den Mitteln der Machtausübung fortbewegt. Kraft seines Amtes übt der Dekan eine strukturelle Macht aus, die Entscheidungsprozesse direkt betrifft. Er führt die laufenden Amtsgeschäfte der Fakultät und verhandelt in ihrem Namen.

Ein wesentliches Element des organisierten Wissenschaftsbetriebs einer Fakultät, ohne das die besten Ideen nutzlos bleiben, ist Geld. Die Medizinische Fakultät hat einen großen Finanzbedarf: Kosten für das Personal, die Bauten, Verbrauchskosten. Soweit die Einrichtungen zum Haushaltskapitel 1519 gehören, sind die Rechnungsposten relativ fest im Haushalt geplant und lassen wenig Spielraum. Die Einrichtungen im 1520-Bereich des Universitätsklinikums sind angesichts der vieltausendköpfigen Beschäftigenzahl im ärztlichen, pflegerischen bzw. »nichtärztlichen« und technischen Dienst, der aufwendigen medizinischen Diagnostik und Versorgung sowie der Verbrauchsmittel geradezu gewaltig und werden von der Kaufmännischen Direktion verwaltet. An welcher Stelle, so ist zu fragen, hat der Dekan der Fakultät Handlungsspielräume? Wo und wie kann er Finanzmittel einsetzen, um Ziele der Fakultätspolitik anzusteuern? Betrachtet man die Finanzströme, so bestätigt sich der Eindruck, dass das Wirken des Dekans in einem austarierten Gleichgewicht stattfindet.[27] Gemäß der Geschäftsordnung der Medizinischen Fakultät »entscheidet der Dekan über die Verteilung und Verwendung der Mittel für Forschung und Lehre«, wobei auf diesbezügliche Abschnitte im Bayerischen Universitätsklinikagesetz verwiesen wird.[28] Über die Finanzierung der Hochschulmedizin heißt es dort: Die »staatlichen Aufgaben der Medizinischen Fakultät in Forschung und Lehre finanziert der Freistaat Bayern«.[29] Und unter der Überschrift *Zusammenarbeit mit der Medizinischen Fakultät* ist der Dreh- und Angelpunkt zu finden; dort heißt es:

Die Entscheidung, welcher Anteil des staatlichen Zuschusses für Forschung und Lehre und welcher Anteil für sonstige Trägeraufgaben verwendet wird, trifft der Dekan oder die Dekanin im Einvernehmen mit dem Klinikumsvorstand. Über die Verteilung und Verwendung der Mittel für Forschung und Lehre gemäß Art. 3 Abs. 2 Satz 2 entscheidet der Dekan oder die Dekanin im Benehmen mit dem Klinikumsvorstand nach Maßgabe der von der Medizinischen Fakultät aufzustellenden Grundsätze. Die Entscheidung über die Verwendung der Mittel für die sonstigen Trägeraufgaben trifft der Klinikumsvorstand im Benehmen mit dem Dekan oder der Dekanin. Die Medizinische Fakultät bedient sich bei der Wahrnehmung dieser Aufgaben der Verwaltung des Klinikums.[30]

Der erwähnte Landeszuschuss für Forschung und Lehre macht jährlich rund 80 Millionen Euro aus und geht in das Globalbudget des Klinikums ein;[31] der Dekan, so der Wortlaut des Gesetzes, entscheidet über die Aufteilung dieser Summe und zwar »im Einvernehmen mit dem Klinikumsvorstand«, dem der Dekan qua Amt angehört, der aber vom Ärztlichen Direktor geleitet wird. Festgelegt ist weiterhin, dass die Verwaltung des Klinikums, mithin der Kaufmännische Direktor als »Beauftragter für den Haushalt der Medizinischen Fakultät«, die Finanzentscheidungen des Dekans ausführt. Anhand dieser Konstellation in einem höchst wichtigen Punkt wird einmal mehr die komplexe Interaktion zwischen Fakultät und Klinikum ersichtlich. Idealerweise wird eine »Trennungsrechnung« durchgeführt, um Tätigkeiten in der Krankenversorgung von solchen in Forschung und Lehre zu unterscheiden und den Landeszuschuss entsprechend aufteilen zu können. Dies ist in der Praxis nicht vollständig möglich. Tatsache ist, dass ein erheblicher Anteil des Zuschusses für Forschung und Lehre der Medizinischen Fakultät zufließt und den dortigen Instituten und Einrichtungen zukommt; ein weiterer Teil wird vom Dekan entsprechend den Richtlinien der LOM (Leistungsorientierte Mittelvergabe) an die Lehrstühle im Klinikum verteilt. Mit namhaften Beträgen bonifiziert werden hier Forschungs- und Lehrleistungen, während die Lehrstühle im Bereich 1519 bei der LOM weitgehend leer ausgehen, da der zu verteilende Gesamtbetrag von rund 150.000 Euro pro Jahr kaum ins Gewicht fällt.[32] Dementsprechend erhalten Dozentinnen und Dozenten, die im Bereich 1519 nach studentischer Evaluation für ihre Lehrleistung ausgezeichnet werden, auch nur eine Urkunde wie bei den Bundesjugendspielen. Die Gesprächspartner aus dem 1519-Bereich empfinden die unterschiedlichen LOM-Verfahren weithin als »Ungerechtigkeit«, eine Einschätzung, die von ihren klinischen Kollegen in den Gesprächen übrigens weitgehend geteilt wurde.

Die skizzierten Einzelheiten der Finanzierung der Fakultät sind vielen Professorinnen und Professoren nur schemenhaft bekannt. Dass der Dekan »Geld verteilen kann«, gehört zwar zum Grundwissen, nicht aber die näheren Einzelheiten. Daraus ergibt sich bei vielen der Eindruck, dass eine gewisse »Intransparenz« in den finanziellen Transaktionen herrsche, obwohl die Verteilungsmechanismen regelmäßig offengelegt werden.

Für die Medizinische Fakultät sind Forschung und Lehre zentrale Felder, das heißt zwei der drei Hauptaufgaben der Universitätsmedizin. Die dritte Aufgabe – Krankenversorgung auf höchsten Niveau (»Supramaximalversorgung«[33]) – basiert zwar auf der Forschung bzw. steht mit ihr in engstem Zusammenhang und prägt auch die Lehre, allerdings ist diese Aufgabe dem Universitätsklinikum zugeordnet, nicht der Medizinischen Fakultät. Das Universitätsklinikum insgesamt trägt jedoch zur Forschung erheblich bei, da alle habilitierten Medizinerinnen und Mediziner des Universitätsklinikums zur Medizinischen Fakultät gehören.

Die unterschiedliche Gewichtung der drei Handlungsfelder Forschung, Lehre und Krankenversorgung durch Fakultät bzw. Universitätsklinikum ist nicht begründet in der erwähnten strukturellen und wirtschaftlichen Unabhängigkeit des Klinikums, sondern greift tiefer: Nominell sind in der Universitätsmedizin die drei Handlungsfelder gleichgewichtig, aber in der Praxis und im Selbstverständnis der engagierten Personen bestehen Unterschiede. Diese wurden auch in den Zeitzeugengesprächen thematisiert. Naheliegenderweise spielt der Aspekt Krankenversorgung/Klinische Medizin für die vorklinischen Institute und die Grundlagenforschung nur eine marginale Rolle, auch wenn im Zuge der translationalen Forschung zahlreiche interdisziplinäre Initiativen zwischen vorklinischen und klinischen Fragestellungen existieren. Deutlicher wird das Bild, wenn man den Blick auf klinisch tätige Professorinnen und Professoren richtet. Lehrstuhlinhaberinnen und -inhaber eines klinischen Faches sind zugleich Direktorinnen und Direktoren einer Klinik oder einer Abteilung. Die Rolle als »Patientenversorger« wird von vielen als zentrale Aufgabe gesehen. Direkt damit verknüpft ist die wirtschaftliche Bedeutung der Krankenversorgung; eine rentable Klinik kann einen Teil der erwirtschafteten Gewinne behalten und gewinnt dadurch finanzielle Bewegungsfreiheit auf mehreren Gebieten. Dezidiert klinisch ausgerichtete Professorinnen und Professoren, so das Stimmungsbild, neigen auch in der Forschung dazu, klinische Studien zu bevorzugen und weniger grundlagenorientiert zu forschen. Andere betonen, dass sie sich auch als Direktorin oder Direktor einer Klinik in erster Linie als Forscher sähen und nicht als Leiterin oder Leiter eines »Kreiskrankenhauses«. Die Krankenversorgung am Universitätsklinikum sei nicht Selbstzweck, sondern Mittel zum Zweck im Kontext von Forschung und Lehre. Der im Begriff »Universitätsmedizin« enthaltene Bestandteil »Universität« sei nicht nur ein Markenname, sondern Aufgabe und Verpflichtung.

Kurven, die nach oben zeigen oder Messbare Leistungen in Forschung und Lehre

Es liegt im Wesen der naturwissenschaftlich basierten (Universitäts-)Medizin, dass sie sowohl in der Forschung als auch am Krankenbett den messbaren Befunden vor qualitativen Eindrücken den Vorzug gibt. Die Erfolge geben ihr recht. Krankheitsbegriff, Diagnose, Prognose, Rechtfertigung von Therapien sind seit dem späten 19. Jahrhundert allesamt überwiegend an Daten geknüpft.[34] Die naturwissenschaftliche Medizin betrachtet und beurteilt sich selbst ebenfalls vornehmlich unter quantifizierenden Kriterien; hierbei geht es um die Zahl der leitenden Positionen, der Mitarbeiterinnen und Mitarbeiter, bei klinischen Einrichtungen um diejenige der Planbetten, hinsichtlich der Forschung um die Höhe und die Art der eingeworbenen Drittmittel und in der Evaluation der Leistungen um bibliometrische Kriterien wie den Impact Factor. Für die jüngste Geschichte der Medizinischen Fakultät der FAU ist die (Selbst-)Evaluation von 2016/17 auch in dieser Hinsicht eine materialreiche Quelle.

Gegenwärtig beträgt die Zahl der berufenen Professorinnen und Professoren (W3, W2, W1) an den 1519-Einrichtungen der Medizinischen Fakultät 34, diejenige an den 1520-Einrichtungen (Universitätsklinikum und fünf Institute) 105, also das dreifache.[35] Die Zahl der ärztlichen wissenschaftlichen Mitarbeiterinnen und Mitarbeiter im Bereich 1519 beträgt nur neun, während im Bereich 1520 nahezu 1200 von ihnen tätig sind, also 133-mal so viele. Bei den nicht-ärztlichen wissenschaftlichen Mitarbeiterinnen und Mitarbeitern stehen einer Zahl von knapp 200 in 1519 insgesamt rund 400 in 1520 gegenüber. Die sehr unterschiedliche Verteilung und die Zahlen erklären sich dadurch, dass in den vorklinischen und klinisch-theoretischen Fächern zahlreiche Wissenschaftlerinnen und Wissenschaftler mit naturwissenschaftlichem Abschluss und weiteren nicht-medizinischen Qualifikationen arbeiten. Die große Zahl der ärztlichen Mitarbeiterinnen und Mitarbeiter in 1520 ist naturgemäß in der Krankenversorgung tätig.

Der Forschungsoutput, genauer: die Publikationsleistung der Medizinischen Fakultät, wird regelmäßig bibliometrisch erfasst und sowohl insgesamt als auch für jede einzelne Einrichtung quantitativ messbar und transparent dargestellt.[36]

Impact Factor

In der Gesamtbetrachtung der Fakultät streben alle Linien aufwärts wie ein Börsenbarometer in Boomzeiten: Die Zahl der Publikationen ist innerhalb des betrachteten Zehnjahreszeitraums um mehr als 40 % gestiegen, der kumulative Impact Factor (IF) hat sich sogar verdoppelt, und der durchschnittliche IF pro Publikation hat um 45 % zugelegt. Das »nachhaltige Wachstum der Forschungsaktivitäten« wird durch die Daten augenscheinlich untermauert.[37] Betrachtet man die Aufstellung der entsprechenden Daten für die Jahre 2010 bis 2015 auf die einzelnen Einrichtungen (Lehrstühle, Professuren) bezogen, so stellt sich das Bild recht heterogen dar, erlaubt eine differenzierte Beurteilung und stellt neue Fragen.[38] Alles dreht sich um den Impact Factor. Der durchschnittlich pro Einrichtung und pro Jahr erworbene kumulierte IF reicht von dem bescheidenen Wert 0,94 (Lehrstuhl Geschichte der Medizin) bis zu dem fantastischen Wert von 773,39 (Medizinische Klinik 3 – Rheumatologie und Immunologie). Wäre daraus zu schließen, dass die

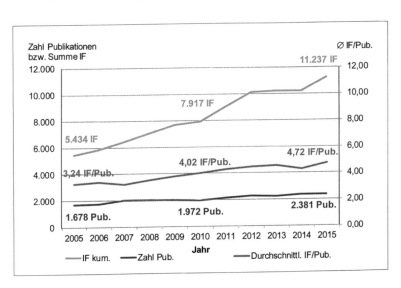

Abb. 13 Publikationsleistung der Medizinischen Fakultät 2005–2015. Die blaue Linie zeigt die Zahl der Publikationen pro Jahr, die rote den durchschnittlichen Impact Factor pro Publikation, die grüne den kumulativen Impact Factor der jeweiligen Jahre. Hervorgehoben sind die Jahre 2005, 2010 und 2015.

wissenschaftliche Leistung der Medizinischen Klinik 3 etwa 800-mal größer ist als diejenige des Lehrstuhls für Geschichte der Medizin? Hier stellt sich die Frage, ob das Messinstrument IF geeignet ist, *alle* Fächer einer Medizinischen Fakultät adäquat zu beurteilen. Betrachtet man das Fach Rheumatologie und Immunologie im Kontext anderer klinischer Fächer, so wird man die gestellte Frage für viele Fächer bejahen, und zwar für solche, die eine vergleichbare Publikationskultur in einschlägigen englischsprachigen, mit einem IF versehenen Zeitschriften haben. Einige klinische Fächer, die noch in deutschsprachigen Zeitschriften veröffentlichen bzw. keine Zeitschriften mit einem hohen IF haben, erscheinen in ihrer wissenschaftlichen Leistung automatisch kleiner. Ein mit geisteswissenschaftlicher Methodik arbeitendes Fach wie die Geschichte der Medizin hat zwar, in Abstimmung mit der Arbeitsgemeinschaft der Wissenschaftlichen Medizinischen Fachgesellschaften, eine Reihe anerkannter internationaler Zeitschriften mit Peer-Review identifiziert, aber diese Journale haben selten einen IF und wenn, dann einen minimalen. Hinzu kommt, dass in einigen Fächern auch Buchbeiträge und Monographien als wissenschaftliche Leistung hochgeschätzt werden, während diese Publikationsformen in der naturwissenschaftlich orientierten Medizin bestenfalls als Zeitvertreib gelten.

Das Messinstrument des IF ist in der Medizinischen Fakultät der FAU ebenso wie an anderen Standorten der modernen Universitätsmedizin weithin anerkannt und akzeptiert, da es für die Mehrheit der vertretenen Fächer verlässliche Ergebnisse liefert. Die Aufstellung und Verbuchung der (kumulativen) IF dient nicht nur der Selbstvergewisserung nach innen und der Darstellung nach außen, sondern hat sich im Bereich der 1520-Einrichtungen des Universitätsklinikums als wesentliches Kriterium für die Leistungsorientierte Mittelvergabe (LOM) etabliert. Die Punktzahl im IF ist eine Art Währungseinheit, wird entsprechend von der Medizinischen Fakultät bonifiziert und kommt der entsprechenden Einrichtung finanziell zugute.

Drittmittel

Einen wesentlichen und immer steigenden Rang in der finanziellen Ausstattung der Forschungsinfrastruktur der Medizinischen Fakultät nehmen die Drittmittel ein. Ähnlich wie bei den Impact-Faktoren weisen die Kurven auch hier in der Dekade von 2005 bis 2015 deutlich nach oben.[39]

Nimmt man die Gesamtmittel von 2005 in Höhe von knapp 28 Millionen Euro als Ausgangswert, so ist bis 2015 eine Steigerung um mehr als 20 Millionen Euro zu verbuchen, was einem prozentualen Zuwachs von mehr als 75 % entspricht. Interessant ist die Herkunft der Drittmittel. DFG- und Industriemittel machen über den betrachteten Zeitraum mit jeweils rund 40 % die beiden gleichgewichtigen Hauptanteile aus. Demgegenüber stellen EU-Mittel einen vergleichsweise kleinen Posten dar: 2005 betrug ihr Anteil 4,5 %, 2015 war er mit 5,3 % nur unwesentlich höher.

Ebenso wie die Impact-Faktoren sind die Drittmittel in der Selbstevaluation der Medizinischen Fakultät auch für alle Einrichtungen getrennt über den Zeitraum 2011–2015 aufgeführt.[40] Das Bild ist hier erneut recht heterogen; einzelne Einrichtungen verzeichnen minimale Summen von Drittmitteln, die im Bereich von wenigen hundert bis wenigen tausend Euro liegen. Andere Fächer haben Drittmittel, die Hunderttausende bis Millionen ausmachen. Die bereits beim IF als Paradebeispiel benannte Medizinische Klinik 3 liegt sowohl mit der Gesamt-

▶ Kapitel Technologietransfer und Drittmittel – Wissenschaftspolitik im Zeichen der Wirtschaftspolitik, S. 379.

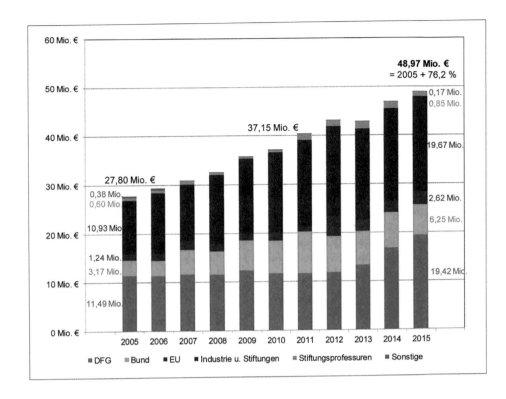

summe als auch mit der Einzelsumme von 5,39 Millionen Euro für das Jahr 2015 unangefochten an der Spitze. Zieht man hier, wie zuvor beim IF, den Lehrstuhl für Geschichte der Medizin zum Vergleich heran, so liegen die Drittmittel der Rheumatologie und Immunologie um den Faktor 29 höher als diejenigen der Medizingeschichte mit ihren 188.000 Euro für 2015; aber man erinnere sich: Der IF der Medizinischen Klinik 3 lag sogar um den Faktor 800 über demjenigen der Medizingeschichte, bei den Drittmitteln ist der Unterschied »nur« mit dem Faktor 29 zu beziffern. Die Drittmittelausstattung der 1520-Einrichtungen ist im Einzelnen und durchschnittlich deutlich höher als diejenige der 1519-Einrichtungen. Die Medizinische Klinik 3 hat mit ihren 5,39 Millionen Euro für 2015 eine Größenordnung an Drittmitteln, die nur wenig unter dem Gesamtdrittmittelaufkommen der 1519-Einrichtungen (6 Millionen Euro) liegt.

Die Kehrseite des Booms bei den Drittmitteln liegt auf der Hand und wird von den beteiligten Professorinnen und Professoren deutlich benannt: Wesentliche Anteile der Kreativität und Zeit von Forscherinnen und Forschern werden in der Formulierung von Anträgen verbraucht. Da die Kompetition auf nahezu allen Förderebenen (Bund, DFG, EU, Stiftungen) außerordentlich hoch ist, werden durchschnittlich nur ca. 20 % aller Anträge positiv beschieden. Diese Größenordnung des Scheiterns zeigt, dass hier ein riesiges Potential an Arbeitskraft verloren geht, auch wenn man gerechterweise annehmen darf, dass nicht jeder der zu 80 % abgelehnten Anträge nobelpreisverdächtig gewesen wäre. Hinzu kommt, dass die erfolgreiche Einwerbung von Drittmitteln, wie sie der Medizinischen Fakultät der FAU seit vielen Jahren gelingt, die nicht ausreichende Grundausstattung durch den Träger, den Freistaat Bayern, nur kaschiert, ein Phänomen, das für die föderale Universitätslandschaft Deutschlands fatal kennzeichnend ist. Zum Zweck der Forschung gewährte Drittmittel dürfen nach den Regeln der Drittmittelgeber (DFG, Bund, Stiftungen) nicht für Aufgaben in der Lehre oder der Krankenversorgung verwendet werden. Es ist ein offenes Geheimnis, dass diese Regeln an allen Standorten der Universitätsmedizin in Deutschland übertreten werden, da andernfalls die Grundaufgaben nicht erfüllt werden könnten.

Aufwendige Forschung ist unterdessen nur noch mit Drittmitteln möglich; den Freistaat Bayern, so eine verbreitete Sichtweise unter leitenden Medizinerinnen und Medizinern der Erlanger Fakultät, interessiere an den Medizinischen Fakultäten vornehmlich ihre Ausbildungsfunktion, der Output an examinierten Ärztinnen und Ärzten. In Zeiten vermeintlichen oder tatsächlichen Ärztemangels seien die politischen Prioritäten eindeutig. Für die Forschung verweise der Freistaat hingegen gerne auf die Möglichkeiten der kompetitiven Drittmittelbeschaffung.

Forschungsschwerpunkte der Medizinischen Fakultät

Die Forschung an der Medizinischen Fakultät baute in den hier zu betrachtenden Jahren nach 2000 auf dem solide entwickelten Fundament der 1990er Jahre auf. Die zweite Hälfte der 1990er Jahre mit dem gerade gegründeten Interdisziplinären Zentrum für Klinische Forschung (IZKF), dem neuen Nikolaus-Fiebiger-Zentrum und einigen Sonderforschungsbereichen in der Nephrologie (Ralf Bernd Sterzel) und der Immunologie (Joachim Kalden und Kollegen) gelten für ältere Angehörige der Fakultät rückschauend bereits als »Hochzeit der Medizinischen Fakultät«. »Die Aufbruchstimmung war sensationell«, erinnert man sich. Zweifellos waren einige besonders engagierte Persönlichkeiten für diese Erfolgsphase wichtig. In der jüngeren Vergangenheit ist die Kompetition um die alles entscheidenden Drittmittel unter den Fakultäten noch härter geworden. Nicht nur innovative Forschung zu betreiben, sondern Forschungsschwerpunkte der Fakultät insgesamt auszuweisen, geht auf entsprechende Anregungen des Wissenschaftsrats im Jahr 2005 zurück. Gegenwärtig handelt es sich in Erlangen um folgende Felder:

(1) Infektiologie und Immunologie
(2) Nieren- und Kreislaufforschung
(3) Neurowissenschaften
(4) Tumorforschung/Onkologie
(5) Medizin- und Gesundheitstechnologie[41]

Die Schwerpunkte (1), (2) und (4) wurden vor der Begutachtung durch den Wissenschaftsrat formuliert, (3) entwickelte sich aus dem seinerzeitigen Schwerpunkt »Glaukomforschung« unter Einbeziehung der Schmerzforschung, (5) kam 2016 hinzu, entwickelt aus dem vorherigen »Querschnittsbereich Medizintechnik«; er besteht seinerseits aus fünf Komponenten – Bildgebung, Ophthalmologische und optische Medizintechnik, Technische Therapieoptimierung (Arzneimitteldosierung, OP-Robotik), Intelligente Sensorik (Telemedizin/Digitale Medizin) und Gesundheitstechnologien – und ist strukturell und institutionell mit Industriepartnern (Siemens) und mittelständischen Betrieben im Medical Valley verbunden.

Angestrebt und zu einem größeren Teil auch verwirklicht ist, dass sich die überwiegende Zahl der medizinischen Lehrstühle einem oder mehreren Forschungsschwerpunkten zuordnet.[42] Wie bereits angedeutet, ist nicht

▶ **Kapitel** Die »Belle Époque« der Medizinischen Fakultät? – Die Jahre 1980 bis 2000, S. 375.

jeder Forschungsgegenstand als ein Forschungsschwerpunkt aufzufassen. Die Universitätsleitung der FAU fordert als Kriterium für einen »Wissenschaftsschwerpunkt«, dass sich innerhalb einer Fakultät mindestens 30 Professorinnen und Professoren daran beteiligen. Die Medizinische Fakultät hält gleichwohl eine Zahl von 20 Beteiligten für ausreichend, um von einem Forschungsschwerpunkt zu sprechen. Dies gilt für die Felder »Nieren- und Kreislaufforschung« und »Medizin- und Gesundheitstechnologie« mit jeweils 22 beteiligten Professorinnen und Professoren.[43]

In den Zeitzeugengesprächen bildeten die Forschungsschwerpunkte ein eigenes Thema. Üblicherweise

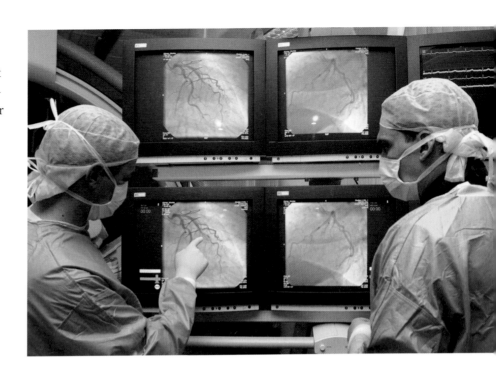

wurden die Gesprächspartnerinnen und -partner zunächst gebeten, die fünf Schwerpunkte aktiv zu benennen, was den meisten gelang. Allgemein herrscht die Meinung, dass die Zahl Fünf zu hoch sei, um noch von Forschungsschwerpunkten zu sprechen. Zwei Schwerpunkte seien genug und mehr de facto auch nicht vorhanden. Neben den wenigen eigentlichen Schwerpunkten gebe es beachtliche »Aktivitäten« oder »Profile«, die sich unter günstigen Umständen zu Schwerpunkten entwickeln könnten. Als maßgebliches Kriterium für einen Schwerpunkt wurde häufiger ein Sonderforschungsbereich genannt, den einige der Erlanger Schwerpunkte nicht vorweisen könnten. In diesem Kontext klang an, dass die Genese der Fünfzahl der gegenwärtigen Forschungsschwerpunkte ein traditionelles Argument enthalte und »etwas zu festgeschrieben« sei; die Fünfzahl »sollte nicht in Stein gemeißelt sein«. Seit den späten 1990er Jahren forschungsstarke Bereiche seien zu Schwerpunkten erklärt worden, ohne dass die notwendige Forschungsaktivität (noch) vorhanden sei. »Die Starken stärken!«, so ließe sich ein öfter geäußertes Motto formulieren. Welche zwei der fünf ausgewiesenen Schwerpunkte nun aber tatsächlich als solche zu betrachten seien, war im Meinungsbild der Befragten nicht eindeutig auszumachen, da hier persönliche Interessen und Beteiligungen überwogen.

Die Problematik der Forschungsschwerpunkte wurde auch im Gutachterbericht zur Evaluation 2017 in deutlichen Worten erörtert.[44] Sowohl die (hohe) Zahl der Schwerpunkte als auch die Kriterien für deren Festlegung werden in dem Gutachten kritisiert. Auf den Gutachterbericht von Anfang 2017 hat die Fakultät bereits reagiert und für jeden der fünf Schwerpunkte einen Sprecher ernannt, der die Arbeit organisieren und koordinieren, Strukturen stärken und weitere Forschungen anregen soll.[45] Im Sinne einer stärkeren Ausrichtung der Fakultät auf die Schwerpunkte sollen deren Sprecher an den Berufungsverfahren beteiligt werden. Dass in kurzer Zeit das Bild ins Positive umschlagen kann, zeigt das Beispiel der

Abb. 15 Das Bild aus dem Jahr 2002 zeigt die Erlanger Kardiologen Dieter Ropers und Stephan Achenbach bei der Diskussion des Befunds einer Koronarangiographie. Sichtbar ist nach einer Bypass-Operation eine hochgradige Engstelle in einem nicht bypassversorgten Gefäß. Sichtbar ist auch die inzwischen historische Ausstattung mit Röhrenbildschirmen. Die seinerzeit modernste Technik wirkt nach nur 16 Jahren museal – der Fortschritt ist manifest, und er beschleunigt sich.

▸ **Kapitel** Forschungsinfrastrukturen, S. 510.

Tumorforschung, die seit 2018 einen neuen Transregio mit Würzburg und Regensburg betreibt.

Zu den Faktoren, die für die universitäre medizinische Forschung außerordentlich wichtig sind, gehört die Kooperation mit außeruniversitären
Forschungseinrichtungen.[46] Zwar kann Erlangen hier auf die Zusammenarbeit mit
zwei Fraunhofer-Instituten, dem Max-Planck-Institut für die Physik des Lichts,
mit Siemens Healthineers und dem Konsortium des Medical Valley verweisen;
allerdings fehlen im nordbayerischen Raum außeruniversitäre Forschungseinrichtungen mit einer molekularmedizinischen Ausrichtung. Eine diesbezügliche
Kooperation wäre für nahezu alle Forschungsschwerpunkte notwendig. Der Gutachterbericht zur Evaluation sieht diesen Mangel und erkennt »politischen Handlungsbedarf«, die Ansiedlung derartiger Einrichtungen zu fördern.[47]

Studierende an der Medizinischen Fakultät

Studierende sind eines der konstituierenden Elemente einer Medizinischen
Fakultät. Seit 1743 kann man an der Medizinischen Fakultät der seinerzeitigen
Friedrichs-Universität Erlangen Medizin studieren, seit den 1880er Jahren und
kontinuierlich seit 1911 gibt es an der FAU auch den Studiengang Zahnmedizin.
Diese traditionellen medizinischen Studiengänge wurden in den letzten Jahrzehnten um weitere ergänzt, sodass nunmehr sechs Studiengänge an der Medizinischen Fakultät der FAU laufen.[48]

Abb. 16 Medizinische Studiengänge
an der Medizinischen Fakultät der
Universität Erlangen-Nürnberg;
farbig abgehoben die Zahlen
männlich/weiblich, Zahlen einzelner
Studiengänge und die Gesamtzahl
auch in Prozent angegeben.

Studiengang	seit	Abschluss	Studierende WS 1999/2000	Studierende WS 2017/2018
Medizin	1743	Staatsexamen	2254 m: 1117 = 49,6 % w: 1137 = 50,4 %	2647 m: 1080 = 40,8 % w: 1567 = 59,2 %
Zahnmedizin	1887/88–1899; Neubeginn 1911	Staatsexamen	559 m: 274 = 49 % w: 285 = 51 %	707 m: 244 = 34,5 % w: 463 = 64,5 %
Molekulare Medizin	1999/2000	Diplom bis 2007, seit 2007 BA/MA / Promotion	31 m: 9 w: 22	205 m: 53 w: 152
Medical Process Management	2008	Master	–	130 m: 26 w: 104
Logopädie	2011/2012	Bachelor, Modell-studiengang	–	60 m: 1 w: 59
Master in Health and Medical Management	2012	Master berufsbegleitender Fernstudiengang	–	127 m: 41 w: 86
Summe			**2844** m: 1400 = 49,2 % w: 1444 = 50,8 %	**3876** m: 1445 = 37,3 % w: 2431 = 62,5 %

Zum Wintersemester 1999/2000 wurde – erstmals in Deutschland – der Studiengang Molekulare Medizin an der FAU eingeführt, der naturwissenschaftlich
orientierte medizinische Wissenschaftlerinnen und Wissenschaftler ausbildet; seit

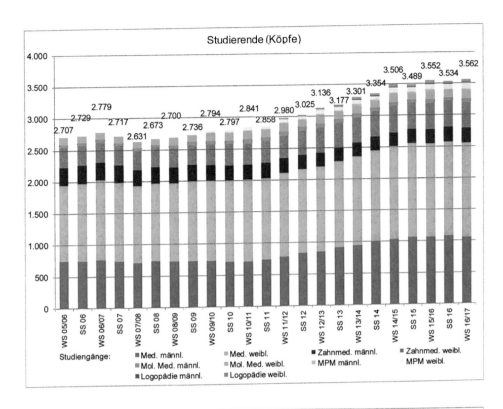

Abb. 17   Gesamtzahl der Studierenden in Studiengängen der Medizinischen Fakultät, 2005/06–2016/17.

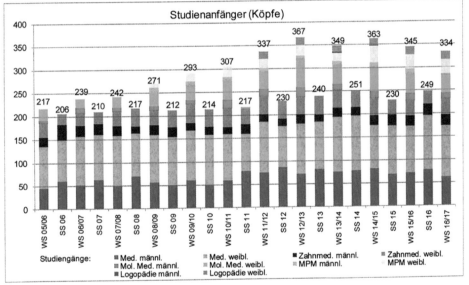

Abb. 18   Gesamtzahl der Studienanfänger in Studiengängen der Medizinischen Fakultät, 2005/06–2016/17.

2007/08 läuft der Studiengang im Bachelor-/Mastersystem, und seit 2016/17 wird der Masterstudiengang in englischer Sprache unterrichtet. Der 2008 eingeführte (Master-)Studiengang Medical Process Management (MPM), den es in dieser Form nur an der FAU Erlangen-Nürnberg gibt, vereinigt medizinische, informations-technologische und betriebswirtschaftliche Inhalte.[49] Der Bachelor-Studiengang Logopädie existiert seit dem Wintersemester 2011/12;[50] seit 2012 gibt es einen berufsbegleitenden Fernstudiengang »Master in Health and Medical Management«, der Akademikerinnen und Akademiker nicht-medizinischer Fächer im Gesund-heitsmanagement unterrichtet.[51]

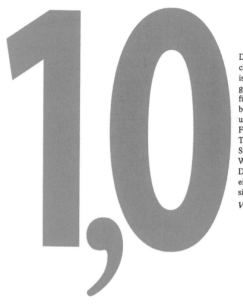

Der Numerus clausus für Medizin ist zum Symbol geworden: Er steht für ein extrem begehrtes, oft aber unerreichbares Fach. Für geplatzte Träume und die Suche nach anderen Wegen ans Ziel. Davon gibt es zwar einige – aber sie sind auch riskant.

Von Uwe Marx

Abb. 19 »1,0« – der Numerus clausus für Medizin, *Frankfurter Allgemeine Zeitung*, 13./14. Februar 2016.

Die Zahl der Studienplätze in Medizin und Zahnmedizin ist in den letzten zwei Jahrzehnten gestiegen, allerdings in vergleichsweise geringem Ausmaß. Daher ist sowohl die Gesamtzahl der Studierenden in diesen beiden Studiengängen ihrer Größenordnung nach recht konstant; dasselbe Bild bietet naturgemäß die Zahl der Studienanfängerinnen und -anfänger. Die prozentualen Zuwächse in den Studiengängen Molekularmedizin und Medical Process Management fallen hingegen deutlicher aus.

Die Kosten für einen Studienplatz in Medizin (ca. 20.000 bis 25.000 Euro pro Semester, das heißt rund 250.000 bis 300.000 Euro für das gesamte Studium) sind hoch und werden an den fünf bzw. in Kürze mit Augsburg sechs bayerischen Fakultäten über den Landeszuschuss »Forschung und Lehre« aufgebracht.[52] Dieser ist seit den frühen 2000er Jahren festgeschrieben und beträgt für die Erlanger Medizinische Fakultät rund 82 Millionen Euro, das heißt, Steigerungen von Kosten und Gehältern (im Klinikumsbereich) sind in keiner Weise berücksichtigt.[53] Erst für das Jahr 2019 ist die lange geforderte Dynamisierung des Landeszuschusses – in Höhe eines geringen prozentualen Zuschlags – in Aussicht gestellt. Abgesehen von den notwendigen (Infra-)Strukturkosten, die aufgebracht werden müssen, ist die Zahl der Studienplätze in Medizin und Zahnmedizin durch die komplexe Kapazitätsverordnung geregelt; für die Zulassungszahlen zum vorklinischen bzw. klinischen Studienabschnitt spielen verfügbare Lehrkapazitäten in vorklinischen Fächern ebenso eine Rolle wie notwendige Räumlichkeiten und Ausstattung und die Zahl der Krankenbetten im Universitätsklinikum.[54]

»Ärztetag fordert mehr Studienplätze« – diese Forderung des 120. Deutschen Ärztetags 2017 ist vor dem Hintergrund des in den letzten Jahren in Politik und Öffentlichkeit zunehmend beklagten »Ärztemangels«, insbesondere im Bereich der »Landärzte«, zu sehen.[55] Gleichzeitig geht es um eine seit Jahren diskutierte Reform des Medizinstudiums; diesbezügliche Vorschläge des Wissenschaftsrats im Juli 2014 stießen bei einigen Fachleuten auf sarkastische Kritik.[56] Ebenso umstritten ist der von Gesundheitspolitikern vorgelegte »Masterplan 2020« zur (gewünscht kostenneutralen) Reform des Medizinstudiums.[57] Die über Jahre relativ stabil bleibenden Zulassungs- und Absolventenzahlen waren ein Grund dafür, dass die Konjunktur von Medical Schools in den letzten Jahren stark zugenommen hat.

Die Nachfrage nach Studienplätzen in Medizin und Zahnmedizin ist ungebrochen. Das *Bundesgesundheitsblatt* fragte schon 2009 ratlos: »Wie kann man sinnvoll und gerecht 8454 Studienanfänger der Medizin aus 35.393 Studienbewerbern auswählen?« – zumal unter der übergeordneten Fragestellung »Wer wird ein guter Arzt?«.[58] An den Zahlenverhältnissen zwischen Bewerbungen und Zahl der Studienplätze hat sich bis heute nichts geändert, die Erfolgsquote beträgt etwa 1 : 4,5. An der Medizinischen Fakultät der FAU, die als eine der wenigen deutschen Fakultäten weiterhin die semesterweise Zulassung zum Winter- und

Sommersemester praktiziert, werden die (zahlreichen) Interessentinnen und Interessenten entsprechend mit den nicht ganz einfachen Modalitäten der Verteilung vertraut gemacht.[59] Die Verteilung erfolgt durch Kombination verschiedener Auswahlkriterien über die Abiturdurchschnittsnote (20 % der Plätze), die Wartezeit (20 %) und ein Auswahlverfahren der Hochschule selbst (60 %); bei Letzterem spielen verschiedene Faktoren, auch das Ergebnis im »Test für Medizinische Studiengänge« (TMS), eine Rolle. Mit einem Abiturschnitt von 1,0 liegt man an der FAU und bundesweit gut im Rennen, viel schlechter sollte die Note allerdings nicht sein, wenn an die baldige Aufnahme des Studiums gedacht ist. Durch ein Urteil des Bundesverfassungsgerichts ist im Dezember 2017 die Quote für die »Langwarter« (maximal 14 Semester) für verfassungswidrig erklärt worden, sodass im Rahmen eines neuen Staatsvertrages bis 2019 eine Neuregelung für alle Medizinischen Fakultäten geschaffen werden muss.[60] Die Wartezeit als Kriterium zur Erlangung eines Studienplatzes wird entfallen, der Notenschnitt im Abitur, der ländervergleichend gewichtet werden soll, wird seine Bedeutung beibehalten, die Auswahlverfahren der Hochschulen selbst sollen diversifiziert werden.

Aus der Zukunft zurück in die Gegenwart: Haben die glücklichen Eleven der Medizin ihr Studium an der FAU aufgenommen, so erweisen sie sich durchweg als ausgesprochen tüchtig und erfolgreich. Dies lässt sich wie so viele Phänomene der gegenwärtigen Universitätsmedizin, in der Ranking und Benchmarking an der Tagesordnung sind, mit Blick auf die Ergebnisse im Staatsexamen quantitativ belegen.

Nach den Ergebnissen im Ersten Abschnitt der Ärztlichen Prüfung belegen die Erlanger Medizinerinnen und Mediziner in den vergangenen zehn Jahren nahezu ständig Ränge in den Top 5, zuweilen sogar die Spitzenplätze.

Die entsprechenden Berechnungen und Schaubilder wurden vom Studiendekanat der Medizinischen Fakultät der FAU auf der Basis von Daten erstellt, die das Mainzer Institut für Medizinische und Pharmazeutische Prüfungsfragen

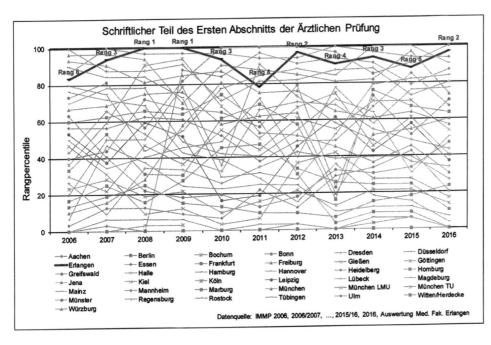

Abb. 20 Rangperzentile der durchschnittlichen Punktzahl im Ersten Abschnitt der Ärztlichen Prüfung (»Physikum«), Ergebnis für Erlangen farblich hervorgehoben.

Medizinische Fakultäten

Der Ausbildungserfolg im Vergleich (I)

Die Erfolgsraten im schriftlichen Teil der Ärztlichen Vorprüfung können ein irreführendes Bild von der Qualität eines Standortes geben.

Thomas Zimmermann[1], Karl Wegscheider[2], Hendrik van den Bussche[1]

Abb. 21 *Der Ausbildungserfolg im Vergleich* – Titel eines kritischen Artikels über das Ranking von Staatsexamensergebnissen, *Deutsches Ärzteblatt* 103 (2006).

(IMPP) lieferte. Da es sich um die »objektiven« Punkt- und Prozentwerte in Multiple-Choice-Tests handelt, scheint einer einfachen Berechnung nichts im Wege zu stehen. Der Sachverhalt ist jedoch wesentlich komplexer, als er auf den ersten Blick erscheint.[61] Das Schlüsselwort der statistischen Auswertung ist »Adjustierung«. Die Rohdaten müssen um der Vergleichbarkeit der 36 Standorte der Hochschulmedizin willen auf »Störgrößen« untersucht und diese herausgerechnet werden. Je nachdem, welche und wie viele der maßgeblichen Einflussgrößen berücksichtigt werden, ergeben sich komplett andere »Tabellen«, die man als eine Art »Bundesliga« der Medizinischen Fakultäten auffassen mag.[62] Unter den Einflussfaktoren findet sich auch die Größe der Stadt als »Surrogatparameter für das Lernmilieu«, einfacher ausgedrückt: Je größer die Stadt, desto größer auch ihr »Ablenkungspotential«, weshalb die Studienerfolge dort niedriger sind. Hier dürfte Erlangen relativ ungefährdet sein und könnte selbstbewusst auf eine diesbezügliche Tradition verweisen. Erlangen nimmt in den adjustierten »Tabellen« Ränge im oberen, zuweilen im mittleren Drittel ein. Tröstend aus Erlanger Sicht mag sein, dass die Standorte TU und LMU München in nahezu allen Tabellen hinter Erlangen, manchmal sogar auf »Abstiegsplätzen« liegen. Statistische Betrachtungen können recht reizvoll sein.

»Leuchtende Augen« und »großer Durst« – Medizinstudierende im Blick ihrer Professorinnen und Professoren

Nachdem sich im vorigen Abschnitt die statistische Auswertung der IMPP-Prüfungsergebnisse als schwieriger erwiesen hat, als es zunächst schien, sei hier als örtliches Komplementär die Evaluation des Unterrichts durch die Studierenden der Medizin erwähnt. Im Wintersemester 1999/2000 führte der seinerzeitige Studiendekan, der Physiologe Hermann O. Handwerker, dieses Bewertungsinstrument ein. Die Lehrevaluation auf der Plattform »EvaSys« gehört seit vielen Semestern zum Kernbestand der Erlanger Lehre.[63] Seit 2015 können die Studierenden zusätzlich zu in Zahlen ausgedrückten Bewertungen auch anonyme Freitextkommentare in »EvaSys« eingeben, die von allen Dozierenden mit besonderem Interesse gelesen werden. Die jeweils am besten bewerteten drei Dozentinnen und Dozenten der Fakultät erhalten auf den in jedem Semester stattfindenden Staatsexamensfeiern entsprechende Urkunden, diejenigen aus dem Universitätsklinikum (Bereich 1520) erhalten auch gut dotierte Lehrpreise.

Mit den Freitexten der Evaluation ist die Welt der Daten endgültig verlassen und das Unterholz der Meinungen und Mentalitäten betreten. In diesem Sinne versuchen die folgenden Seiten, aus den Äußerungen Erlanger Medizinprofessorinnen und -professoren ein Bild der Erlanger Medizinstudierenden zu entwerfen, das zugleich höchst subjektiv und heterogen ist, aber eine interessante Quelle für weitergehende Überlegungen sein mag. Dass bei Aussagen über »*die* Studierenden« auch (oder fast nur?) Stereotype und Klischees geäußert werden, versteht sich fast von selbst. Dies war auch den Befragten bewusst, die darauf hinwiesen, dass sie nur ihre »subjektive Meinung« bekundeten. Das Material wird hier auswahlweise prä-

sentiert und an einigen Stellen behutsam kommentiert. Ansonsten mag es für sich sprechen –
wie die studentischen Freitextkommentare in
»EvaSys«.

»Dekadenz« im Sinne von Verfall oder
Niedergang gehört zu den ältesten kulturellen
Konzepten.[64] Ihr (un-)zeitlicher Beginn liegt bei
der Vertreibung aus dem Paradies (Altes Testament, Genesis 2–3); im Mythos folgen bei Hesiod
(7. Jahrhundert v. Chr.) auf ein Goldenes Zeitalter die Epochen der weniger edlen Metalle, in
der allgemeinen Geschichte ist der Fall Roms
das Beispiel schlechthin für Dekadenz. Doch
uns geht es hier eigentlich um etwas anderes,
einen Spezialfall der Dekadenz: Ältere Menschen
neigten und neigen stets dazu, die Jugend einem
strengen Urteil zu unterwerfen. Die Vorstellung,
dass »die Jugend« nicht recht tauge im Vergleich
zu »den Alten«, ist ein Topos, der literarisch erstmals auf sumerischen Keilschrifttafeln überliefert
zu sein scheint und seither sehr beliebt ist.[65]

In paradigmatischer Weise findet sich
diese Vorstellung im klassischen Schüler-Lehrer-
Verhältnis abgebildet. Diese von einer Asym-
metrie geprägte Machtrelation ist geradezu prä-
destiniert für wechselseitige Fehleinschätzungen
und Vorurteile. Umso unbefangener sollen
im Folgenden markante Äußerungen Erlanger
Professorinnen und Professoren der Medizinischen Fakultät ein (Zeit-)Bild »der Medizinstudierenden« zeichnen. Dieses Bild ist bunt,
kritisch, mitunter ironisch und bezieht die eigene
Rolle mit ein. Bemerkenswert ist eine deutliche
Zweiteilung des Meinungsbilds: Für die einen
gehören die Studierenden zur »Generation Y«;
sie seien »verwöhnt«, auf »Entertainment« bedacht, »anspruchsvoll«, »schnell
ablenkbar« und »nachlässig gekleidet«. Den anderen erscheinen die Studierenden
als »süß« und »begeisterungsfähig«, »hochmotiviert«, »pfiffig«, als »junge interessierte Leute«, mit einem Wort als »exzellent«.

Doch lassen sich solche spezifischen/neuen/veränderten Typen tatsächlich
feststellen oder ist eigentlich alles »wie früher« und nur der Blickwinkel hat sich
verändert? Gehen wir ein bisschen näher an das Bild heran, um herauszufinden,
welche (Farb-)Facetten die heutigen Medizinstudierenden aufweisen. Die Aus-
gangsbedingungen sind vorzüglich: Die Abiturientinnen und Abiturienten, die
ein Studium der Medizin beginnen, zählen zu den besten, bessere gibt es nicht. Es
überrascht daher nicht, dass die Studierenden als »sehr fleißig«, »diszipliniert«,

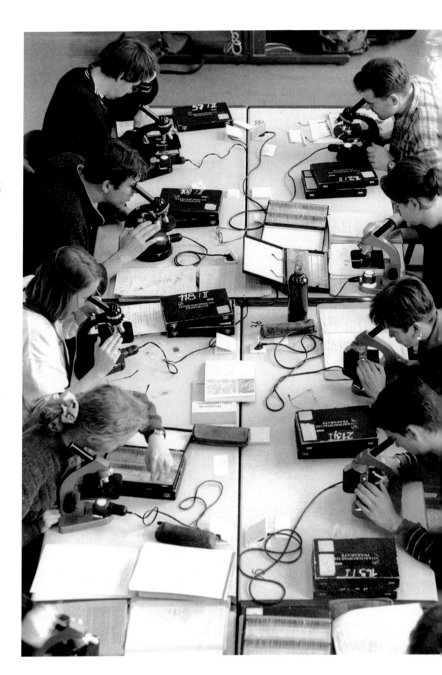

Abb. 22 Studentinnen
und Studenten, 1996.

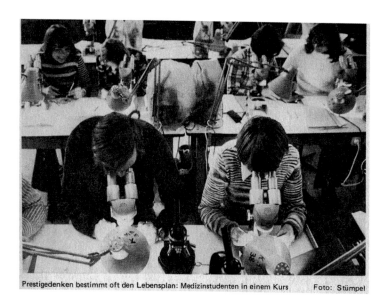

Prestigedenken bestimmt oft den Lebensplan: Medizinstudenten in einem Kurs　　　Foto: Stümpel

Abb. 23 Von Prestigedenken bestimmte Studenten, 1977.

▶ Kapitel »Nur in einer Beziehung ist für mich auch die Ärztin diskutabel, nämlich als Helferin in der Krankenküche« – Geschichte und Vorgeschichte der Frauenförderung und Gleichstellungspolitik an der Universität Erlangen-Nürnberg, S. 453.

»gutwillig« und »leistungsbewusst« imponieren; sie seien belastbarer als Studierende der Naturwissenschaftlichen Fakultät, allerdings nicht mehr so kollegial wie früher, sondern »egoistischer« geworden. Genau den gegenteiligen Eindruck haben aber Studierende, die auswahlweise befragt wurden: Sie wüssten den Service der »Altklausuren« zu schätzen, kauften gebrauchte Bücher und würden von höheren Semestern gezielt betreut im Sinne eines »Buddy-Programms«. Das Beispiel mag zeigen, dass jede pauschale Äußerung von Professorenseite mit einer (ebenso pauschalen) Entgegnung vonseiten der Studierenden kommentiert werden könnte, was hier nicht weiterverfolgt werden soll.

Dass die Auswahl der Medizinstudierenden, so wieder die Sichtweise der Professorinnen und Professoren, eine »extreme Positivauswahl« darstelle, sei auch erkennbar an den vorzüglichen Ergebnissen in den Staatsexamina. Die Abiturnote sei ein guter Marker für den Studienerfolg, insbesondere, wenn man die Ergebnisse der »Langzeitwarter« vergleiche; diese hätten nämlich durchweg schlechtere Werte.

Im ersten Semester hätten die Studierenden »leuchtende Augen«, aber im Lauf des Studiums verändere sich dieser Blick und »das schaffen wir«, so eine selbstkritische Stimme von professoraler Seite. Es gebe »tolle Leute« unter den Studierenden, aber eine »konstitutionelle Unselbstständigkeit« kennzeichne ihr Verhalten; sie seien wie »Schüler«, angepasst, schrieben aber im Unterricht nichts mit und das sei »traurig«. Die Verschulung sei unvermeidliche Folge des stets zunehmenden Lernstoffs. »Denkanstöße« seien auf studentischer Seite »nicht erwünscht«; es fehle an »Eigeninitiative«, »Begeisterung« und gelegentlich auch an »Grundanstand«, reichlich vorhanden sei jedoch ein »Elitebewusstsein«. Die Kleidung sei gelegentlich »nachlässig«, das Auftreten »burschikos«. Um 18 Uhr seien die Labors leer, dann liefen dort nur noch ein paar Emeriti herum. Die Freizeitgestaltung sei bei der »Man lebt nur einmal«-Generation minutiös geplant; Reisen nach Thailand seien auch während des Semesters sehr beliebt.

Besonders kennzeichnend für das Medizinstudium sei die »Feminisierung« der Semester, da weit mehr als die Hälfte der Studierenden Frauen seien. So sei das »schulhafte« Verhalten besonders für Frauen typisch. Weiblichen Studierenden wird eine »geringere Risikobereitschaft« unterstellt, die »epigenetisch bedingt« sei (was immer das hier bedeuten mag). Bezüglich ihrer beruflichen Zukunft handele es sich perspektivisch um ein »Dilemma«, da bei den in Erlangen (und in ganz Deutschland) gegebenen Verhältnissen die Kinderbetreuung unzureichend sei und daher die Karrieren von Frauen »nicht in Gang kommen«. Sie seien »saturiert« und strebten »Halbtagsjobs« an. Frauen mit Kindern hätten »weniger Interesse an Wissenschaft«.

Frustrationstoleranz gehöre nicht zu den Stärken der Medizinstudierenden, erkennbar im Umgang mit schlechteren Zensuren. Sie seien nicht gewohnt, in Prüfungen durchzufallen, die Note 2 statt 1 sei gelegentlich ein Grund zum Weinen. Eine »anerzogene Arroganz« sei festzustellen, auch zurückzuführen auf die Auswahl über die Abiturnote; diese sei als Kriterium »unglücklich«. »Wir bilden die falschen Leute aus«, so eine lapidare Feststellung von professoraler Seite. Der Begriff »Elite« sei daher problematisch; das Studium führe dazu, die »Gewinn-optimierer« auszuwählen bzw. bestimmte »Lerntypen« zu belohnen. Studierende zeigten eine »merkwürdige Mischung aus Statusorientiertheit und Ignoranz von Problembewusstsein«.

Die Relation von interessierten zu uninteressierten Studierenden habe sich im Lauf der Jahre nicht geändert, sondern sei »immer gleich«; ein Viertel der Semesterkohorte sei »sehr gut«, sowohl hinsichtlich der Studienerfolge als auch mit Blick auf die spätere Karriere. Allerdings seien die Medizinstudierenden durch die Verkürzung der Gymnasialzeit auf acht Jahre zu jung. Der Unterricht in Medizin solle eine Art »Bespaßung« sein, als »Bildungserlebnis« habe die Vorlesung, deren Besuch allgemein zu wünschen übrig lasse, ausgedient. Neue Medien (e-Learning) und Lernplattformen, von denen der Stoff heruntergeladen werde, würden über-schätzt, nicht nur von den Studierenden. Darüber hinaus gebe es eine »gewisse Versorgungsmentalität« hinsichtlich der Wissensaneignung, »komfortabel« solle es zugehen. Lehrinhalte seien »auf dem Silbertablett zu servieren«, am besten »vorverdaut«. Mit dieser Einstellung kämen die Studierenden an die Universität und »wir tun zu wenig dagegen«, so eine professorale Stimme. Üblicherweise schlügen sich die studentischen Erwartungshaltungen in den Lehrevaluationen nieder: Dozentinnen und Dozenten, die nicht unverzüglich (alle) ihre Folien ins Internet stellten, würden hart kritisiert. Die anonymen Freitexte innerhalb der Beurteilungen streiften nicht selten die Grenze zur Beleidigung.

Das Medizinstudium werde von vielen Studierenden als »zu theoretisch« kri-tisiert, aber praktisch ausgerichtete Zusatzkurse in klinischen Fächern, soweit sie von Professorinnen und Professoren angeboten werden, fänden kein Interesse.

Alle Lehrinhalte würden unter dem Aspekt der »Prüfungsrelevanz« betrachtet. Und ein vorwurfsvolles »Das haben wir nicht gehabt« sei in der Prüfung gelegent-lich zu hören. Die spezifischen Prüfungsformen des Medizinstudiums, meistens Multiple-Choice-Verfahren nach Art eines Fernsehquiz, prägten das Lernver-halten der Studierenden und spiegelten sich auch in anderen Bereichen wider. So werde die Frage »Welches Buch haben Sie für das Fach xy?« von Studierenden als »unpassend« empfunden; dass Studierende keine Bücher kauften, wird von Pro-fessorinnen und Professoren nicht wegen zurückgehender Tantiemen bedauert, sondern weil es die immer stärkere Verschulung des Studiums kennzeichne. Am besten, so eine einfache Erfahrungstatsache unter Studierenden, bestehe man die Prüfungen, wenn man genau auf sie lerne, das heißt, nicht versuche, Sachverhalte von Grund auf zu verstehen, sondern auswendig lerne. Bei manchen Studieren-den wundere man sich, »warum sie überhaupt Medizin studierten«, da die »Neu-gier« fehle. Die Mehrheit hingegen sei – zumindest zu Studienbeginn – als hoch-motiviert einzustufen.

Die Lehre ist der virtuelle und reale Ort, an dem sich Studierende und Pro-fessorinnen und Professoren begegnen, der Ort, der sie professionell zusammen-bringt und beide Seiten zum Nachdenken anregt. Auf professoraler Seite wird als entscheidend angesehen, dass die Dozentinnen und Dozenten »für die Lehre ▸

»EIGENSCHAFTEN, DIE EIN/E ÄRZT/IN (NICHT) HABEN SOLLTE«

Studierende der Medizin begegnen im ersten Semester der medizinischen Fachsprache im *Kurs der Medizinischen Terminologie*. Hier geht es um lateinische Grammatik, griechische Wortstämme, aber auch um den Versuch, ein generelles Verständnis von Medizin zu vermitteln. Die Medizin ist (auch) eine soziale Wissenschaft, und Kommunikation spielt darin eine wesentliche Rolle. Der Arztberuf ist seit seinen historischen Anfängen gekennzeichnet durch fachliche Expertise, Lehr- und Lernbarkeit und eine bestimmte Haltung. Antike griechische Texte, der idealisierten Arztgestalt Hippokrates (2. Hälfte 5. Jahrhundert v. Chr.) zugeschrieben, forderten ein besonnenes Auftreten, Verschwiegenheit und Selbstbeherrschung, zusammengefasst in der Formel, sich »wie ein Ehrenmann« zu verhalten.[1] Die über Fachkenntnis und Geschicklichkeit hinausgehenden Eigenschaften des Arztes waren in einer »Deontologie« (Pflichtenlehre) gleichsam kodifiziert. Emblematisch hierfür wurde der Hippokratische Eid, der zwar zeitlich und bezüglich seines Entstehungszusammenhangs nicht näher bestimmbar ist, aber der seit römischer Zeit, über Mittelalter und Renaissance bis weit in die Neuzeit den Mythos des guten Arzttums transportierte. Die Erfahrung der NS-Medizinverbrechen führte dazu, dass 1948 der Weltärztebund (World Medical Association, WMA, nicht zu verwechseln mit der WHO) ein Genfer Gelöbnis schuf, das eine zeitgemäße Version des Hippokratischen Eides sein sollte.[2]

»Ärzte sind genau wie andere Menschen: die meisten von ihnen haben keine Ehre und kein Gewissen.«

(G. B. Shaw: Arzt am Scheideweg, 1991 [1906]. S. 14)

Wie Ärztinnen und Ärzte sein sollen und wie sie sind – darüber herrscht ein reger Diskurs nicht nur in medizinethischen Fachjournalen und Monographien, sondern auch in der Belletristik ebenso wie in den Medien, so auch in Spielfilmen. Im Sinne eines Gedankenexperiments fragte an einem Novembermontag 2014 der Professor, noch unter dem Eindruck eines Stücks von George Bernhard Shaw (1856–1950), im *Kurs der Medizinischen Terminologie* die Studierenden danach, welche Eigenschaften Ärztinnen und Ärzte *nicht* haben sollten. Die Antworten kamen zahlreich, die Tafel (siehe Abbildung) reichte kaum aus, alle negativen Eigenschaften zu fassen. Der Professor begann aufzuschreiben (dritte Spalte von links), beginnend mit »Arroganz« bis zur »fachlichen Inkompetenz«, gefolgt in der nächsten Spalte von »Ignoranz« bis zur »fehlenden Empathie«. Über »Sadismus« bis zur »Unehrlichkeit« ging es zuletzt um »Alkohol/Drogen« und »Verbohrtheit« bis zur »fehlenden Vorbildfunktion«; alles in allem ein Panoptikum negativer Eigenschaften, das als ideales Gegenbild eine Persönlichkeit erkennen lässt, die zahlreiche der in der Tradition geforderten Charakterzüge eines guten Arztes/einer guten Ärztin aufweist. Der Professor war an diesem Tag nicht nur sehr zufrieden mit seinem Unterrichtserfolg, sondern auch auf eine Weise beruhigt – diese Studierenden haben verstanden, worum es in der Medizin geht bzw. gehen sollte. Und der Satiriker schweigt zur Abwechslung. Karl-Heinz Leven

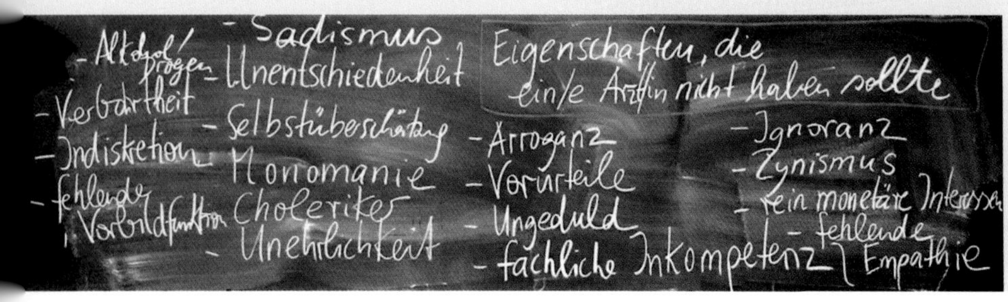

Abb. 1 Ein Panorama negativer Eigenschaften, 2014.

brennen«. In den letzten Jahren habe sich die Lehre »um Welten entwickelt«, aber die Ansprüche der Studierenden seien gleichzeitig »gigantisch gestiegen« und »extrem überzogen«; »der Schein ist alles«. Aus Sorge um das gute Abschneiden in der Evaluation trete man dieser Erwartungshaltung selten entgegen, sondern bediene sie stattdessen. Durch das Medizinstudium würden die Studierenden »dümmer«, da die Ausbildung »nicht wissenschaftlich« sei, weder in Erlangen, noch an anderen Hochschulstandorten. Letztlich verwandle das Studium der Medizin »sehr kluge Leute in doofe Ärzte«.

Damit sind wir wieder bei den Eingangsvoraussetzungen: Die Ausgangslage mit den Spitzenabiturientinnen und -abiturienten wird zwar nicht einhellig als günstig angesehen, weil viele talentierte Kräfte keine Chance erhielten, ein Medizinstudium zu beginnen. Gleichwohl bildeten die als »schlau« klassifizierten Studienanfängerinnen und -anfänger ein hohes Potential.

Es gebe zahlreiche interessierte, »eindrucksvoll gute Studierende«, insbesondere unter den Doktorandinnen und Doktoranden. Studierende wirkten zum Teil etwas ermüdet, aber nach wie vor begeisterungsfähig für die Medizin. Anders als in den übrigen universitären Fächern arbeiten Studierende der Medizin studienbegleitend an ihrer Dissertation. Dies setzt voraus, dass neben dem materialreichen Curriculum, meist in einem »Freisemester«, ein wissenschaftliches Projekt unter entsprechender Anleitung und Betreuung absolviert wird. Zu beobachten sei, dass unter den Studierenden allgemein und so auch in Erlangen das Interesse an wissenschaftlicher Arbeit sinke. Insgesamt seien die »Karriereorientierung« bzw. der »Ehrgeiz« schwächer geworden. Daher sei die Zahl der Dissertationen, zumindest relational bezogen auf die Semesterstärke, leicht rückläufig. Neben »Freizeitorientierung«, »mangelndem Interesse an Wissenschaft« und Arbeitsüberlastung durch das curriculare Studium sei ein weiterer Faktor für ein eher zurückgehendes Interesse an einer Dissertation darin zu sehen, dass die Karrierechancen für approbierte Ärztinnen und Ärzte – auch ohne Doktortitel – gegenwärtig einmalig günstig seien. Der Anreiz bestehe also nur für diejenigen, die eine wissenschaftliche Karriere in einer Universitätsklinik anstrebten.

Erlanger Professorinnen und Professoren, die meistens auch im Ausland in Forschung und Lehre tätig waren, sind in der Lage, Vergleiche zu ziehen. Die Lehre in Erlangen und in Deutschland insgesamt sei, etwa im Vergleich mit England, von einem ungünstigen Betreuungsverhältnis gekennzeichnet, das durch die mangelnde Grundausstattung der Universitäten und Fakultäten bedingt sei. Das Verhältnis zwischen Lehrenden und Studierenden sei daher in Deutschland »distanzierter«. In dieser Situation seien Förderung und Betreuung interessierter Studierender umso notwendiger. Wichtig für Studierende seien gute Mentoren und die Ausbildung der Fähigkeit zur Selbstreflexion. Studierende hätten sich nicht zum »Negativen« verändert, aber würden durch das Studium und ihre Lehrerinnen und Lehrer geprägt; sie bräuchten charismatische Vorbilder. Positiv anzumerken sei daher, dass die Lehre zunehmend auf selbstständige Formen der Präsentation abziele und die Studierenden ermuntert würden, im Vortrag »frecher«, das heißt selbstbewusster aufzutreten. Insgesamt sei bei aller (Selbst-)Kritik seitens der Professorinnen und Professoren hinsichtlich der Ausbildung festzustellen: »Wir machen hier einen guten Job für die schlechten Bedingungen, unter denen wir arbeiten.«

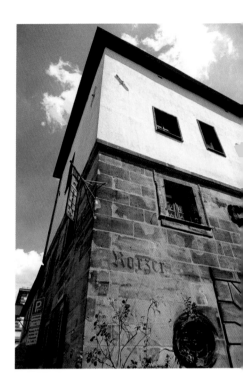

Abb. 24 Ehemaliger studentischer Karzer im zweiten Stockwerk des früheren Wasserturms in der Apfelstraße / Ecke Wasserturmstraße, 2018. In den Karzer, der mehrmals seinen Ort wechselte und von 1838 bis 1897 im Wasserturm untergebracht war, kamen Studenten zum Arrest wegen Ruhestörung, »groben Unfugs« und anderer Disziplinarvergehen. Die Strafe hatte symbolische Bedeutung und wurde kaum ernst genommen. Der Delinquent wurde zuweilen in einem parodistischen Umzug von seinen Kommilitonen dorthin geleitet.

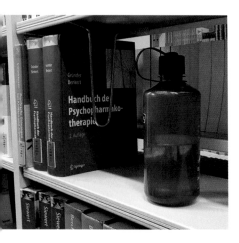

Abb. 25   Ein vertrauter Anblick in Erlangens Hörsälen und Bibliotheken: die Wasserflasche.

▸ **Extrablatt**   »Alkoholisch durchtränkter Lebensstil« – Erlanger Perspektiven, S. 32.

▸ **Kapitel**   Von Strahlung, Schwangeren und Syphilis. Dissertationen der Medizinischen Fakultät der Universität Erlangen 1918–1948, S. 143.

Das Bild der Professorinnen und Professoren von den Studierenden der Medizin ist vielfältig, durchwachsen, aber bei aller Detailkritik von einem Grundvertrauen getragen. Auch wenn die vereinzelte Aussage »Ich habe sie geliebt« wohl keine Mehrheitsmeinung über die Studierenden ausdrückt, ist doch bei vielen der Zeitzeuginnen und Zeitzeugen ein Verständnis für die studentische Sichtweise vorhanden, verbunden mit der Bereitschaft, die »Fehler« keineswegs nur bei den Studierenden zu suchen.

In summa entspricht das Erscheinungsbild der Studierenden, wie die Professorinnen und Professoren sie sehen, genau demjenigen der Gesellschaft, und zwar dem Spitzensegment einer privilegierten Gruppe, zu der die Professorinnen und Professoren selbst gehören. Alle vermeintlichen Fehler und Schwächen der Studierenden sind (auch) Projektionen der akademisch um eine Generation älteren Lehrenden.

Fragt man nach einem Merkmal, das nahezu alle Medizinstudierenden kennzeichnet, so stößt man auf ihr – seit Kindergartentagen anerzogenes – Trinkverhalten. Fest steht nämlich, so die Beobachtung: Studierende »müssen viel trinken«; die Wasserflasche sei ihr »wichtigstes Utensil«. Waren (männliche) Erlanger Studenten vor einem Jahrhundert für übermäßigen Bierkonsum berüchtigt, so führen sich die gesundheitsbewussten Adeptinnen und Adepten der Medizin heute isotone Lösungen aus kanistergroßen Behältern zu, zumindest in den Lehrveranstaltungen. Sie löschen damit nicht nur ihren großen Durst, sondern werden, vielleicht ohne es zu wissen, einer Forderung des für Ärztinnen und Ärzte maßgeblichen Genfer Gelöbnisses in der neuesten, stark überarbeiteten Fassung von 2017 gerecht. Dort heißt es in einem neu aufgenommenen Paragraphen: »Ich werde auf meine eigene Gesundheit, mein Wohlergehen und meine Fähigkeiten achten, um eine Behandlung auf höchstem Niveau leisten zu können.«[66]

Medizinische Promotionen 1743–2018 – Quantitäten und Qualitäten

Es wurde bereits erwähnt, dass Studierende der Medizin ihre Dissertationen zumeist studienbegleitend anfertigen, ein Verfahren, das in anderen Fakultäten nicht üblich ist und manche Fragen aufwirft. Die folgenden Seiten versuchen, das Phänomen von seinen historischen Wurzeln für die Gegenwart zu beschreiben. Universität und Medizinische Fakultät Erlangen wurden am 4. November 1743 gegründet; am 5. November erfolgten bereits sechs medizinische Promotionen, deren Urkunden zum Teil auf den Gründungstag zurückdatiert wurden.[67] Als erster Dr. med. der Erlanger Medizinischen Fakultät hat – gemäß seiner Spitzenposition im Promotionsbuch – Christoph Erhard Knoll zu gelten. Er ist sonst nicht bekannt, und seine Promotion erfolgte passenderweise ohne eine Dissertationsschrift.[68] Streitigkeiten über Promotionen sind keine Erfindung der Gegenwart; in Erlangen erregte eine am zweiten Tag des Bestehens der Medizinischen Fakultät angenommene Dissertation den Unwillen eines Rezensenten: Statt um eine wissenschaftliche Arbeit handele es sich um »leere Worte und Erdichtung«.[69]

Betrachtet man die Gesamtzahl der medizinischen Promotionen in den 275 Jahren des Bestehens der Medizinischen Fakultät, steht man vor einer mittleren Kleinstadt; das Fußballstadion eines Zweitligisten würde eben ausreichen,

die 23.747 Doctores der Medizin und (seit 1918) der Zahnmedizin aufzunehmen.[70] Teilt man die 275 Jahre des
Bestehens der FAU ungefähr hälftig, so ergibt sich für
die erste Phase von 1743 bis 1885 eine Zahl von knapp
2000 Promotionen, während die zweite Phase von 1885
bis 2018 mit weiteren nahezu 22.000 Promotionen, also
der mehr als zehnfachen Zahl zu Buche schlägt.[71] Auf
den Aspekt der Quantität wird noch einzugehen sein. Im
Gründungsjahr 1743, das nur die Monate November und
Dezember umfasste, wurden immerhin neun Promotionen
durchgeführt.

In den frühen Jahrzehnten der Medizinischen Fakultät war eine Promotion nicht notwendigerweise mit dem
Abfassen und Einreichen einer Dissertation verbunden.
So wurden im Zeitraum 1743–1885 insgesamt 124 Ärzte
(6,5 % der Gesamtzahl) ohne Dissertation promoviert. In
267 Fällen (13,9 % der Gesamtzahl) ist der Titel der Dissertation zwar genannt, aber kein Indiz erhalten, dass die
Arbeit selbst je vorgelegt wurde. Vielleicht überrascht es
daher auch nicht, dass in 393 Fällen (20,4 % der Gesamtzahl) die Kandidaten in absentia promoviert wurden, in
Erlangen also nicht persönlich erschienen.[72] Diese aus
heutiger Sicht fragwürdig anmutenden Umstände waren an
vielen frühneuzeitlichen Fakultäten üblich und keineswegs
typisch für Erlangen. Im April 1779 findet sich der Name
Samuel Hahnemanns (1755–1843), des späteren Begründers
der Homöopathie, im Promotionsbuch der Medizinischen Fakultät.[73] Im August desselben Jahres verteidigte
Hahnemann seine 20-seitige lateinische Dissertation, in
der es um Krampfleiden ging. Für die Abfassung der Schrift hatte sich Hahnemann
nach eigener Aussage »die kurze Spanne weniger Tage« genommen und war mit
dem Ergebnis selbst wenig zufrieden.[74] Immerhin hatte er eine mehr als homöo-
pathische Präsenz am Ort seiner Promotion erbracht.

Seit 1913 wurden auch Frauen zum Dr. med. promoviert; von den 2593
Dissertationen von 1918 bis 1948 dienten 275, also knapp 11 %, der Promotion von Frauen. Insgesamt 321 (12,4 %) der Dissertationen wurden von Zahnmedizinerinnen und Zahnmedizinern verfasst; wie bis heute üblich, ist auch in
dem besagten Zeitraum der Gegenstand einer zahnmedizinischen Dissertation
nicht unbedingt zahnheilkundlich. Zahnmedizinerinnen und Zahnmediziner
konnten und können mit Themen aus der gesamten Medizin promoviert werden.

Quantitäten

Die Zahl der Dissertationen nahm nach der Mitte des 20. Jahrhunderts, insbesondere in den 1970er Jahren, stark zu; für den Zeitraum von 1954 bis 2017 sind
16.501 Dissertationen in Medizin und Zahnmedizin zu verbuchen. In der großen
Zahl enthalten ist eine kleine Zahl von seit 1989 vergebenen Doktorgraden rer.

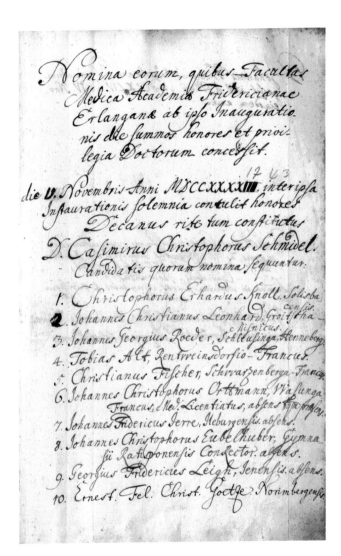

Abb. 26 Früheste Promotionen an
der Medizinischen Fakultät der FAU
unter Dekan Casimir Christoph
Schmiedel, 5. November 1743, an
erster Stelle Christoph Erhard Knoll.

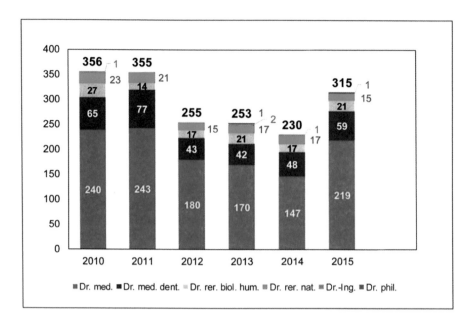

biol. hum. (rerum biologicarum humanarum), die vorzugsweise Psychologinnen und Psychologen sowie Soziologinnen und Soziologen betrifft, die als Mitglieder der Medizinischen Fakultät promoviert werden. In diachroner Perspektive sind demnach zum einen die enorme quantitative Zunahme in den Jahrzehnten der jüngeren Vergangenheit und zum anderen eine am Dr. rer. biol. hum. ablesbare Diversifizierung der Promotionen an der Medizinischen Fakultät zu konstatieren. Hinzu kommt der seit 1999/2000 bestehende Studiengang Molekulare Medizin, der bis 2007 als Diplomstudiengang, seither als Bachelor/Master-Modell geführt wird. Für Master der Molekularen Medizin besteht die Möglichkeit, den Grad eines Dr. rer. nat. zu erwerben.[75] Promotionen zum Dr. ing. und zum Dr. phil. betreffen innerhalb der Medizinischen Fakultät nur Einzelfälle.

Die erwähnte zahlenmäßige Expansion der Promotionen in den letzten Jahrzehnten ist auf den Anstieg der Studierendenzahlen im Zuge des Ausbaus der Hochschulen in den 1970er Jahren zurückzuführen.[76] Für den Zeitraum von 2010 bis 2015 liegt die Gesamtzahl der Promotionen in der Medizinischen Fakultät durchschnittlich bei 300 pro Jahr; die weit überwiegenden Anteile betreffen Promotionen zum Dr. med. und Dr. med. dent.

Der Blickpunkt liegt im Folgenden auf der Zahl der Promotionen und ihrer Verteilung unter bestimmten Gesichtspunkten. Hierbei geht es um die Genderbalance, um den Prozentsatz der Absolventinnen und Absolventen (Staatsexamen), die insgesamt promoviert werden, um die Verteilung der Dissertationen nach methodologischen und inhaltlichen Gesichtspunkten und um ihre Benotung.

	Dr. med.		Dr. med. dent.		Dr. rer. biol. hum.	gesamt	
männlich	106 45 %	196 62 %	24 38 %	43 68 %	8 (3)	138 44 %	239 63 %
weiblich	132 55 %	118 38 %	39 62 %	20 32 %	7 (3)	178 56 %	138 37 %
gesamt	238	314	63	63	15 (6)	316	377

Die Gesamtzahl der Promotionen in den beiden Jubiläumsjahren (250. bzw. 275. Gründungsjahr) liegt zwischen 316 (im Jahr 2017/2018) und 377 (im Jahr 1993); der Vergleich mit anderen Jahren zeigt eine ähnliche Schwankungsbreite der pro Jahr Promovierten. Angegeben sind jeweils die Anteile der weiblichen und männlichen Doctores bezüglich der akademischen Titel Dr. med., Dr. med. dent. und Dr. rer. biol. hum.; die kleinen Zahlen für den letzteren Grad sind nur der Vollständigkeit halber und nicht in Prozentanteilen aufgeführt. Die Entwicklung bei den Graden Dr. med. und Dr. med. dent. ist signifikant: Der Prozentsatz der weiblichen Doctores in beiden Graden zusammen betrug 1993 noch 37 %, 25 Jahre später liegt er bei 56 %. Betrachtet man die beiden Fächer Medizin und Zahnmedizin getrennt, so ist derselbe Befund zu konstatieren. Der Anteil der weiblichen Doctores betrug für den Dr. med. 1993 noch 38 %, 2017/18 liegt er bei 55 %. Für die Dr. med. dent. sind die Zahlen noch deutlicher; hier stieg der Frauenanteil bei den Promovierten von 32 % im Jahr 1993 auf 62 % im Jahr 2017/18. Die überwiegende Zahl von Promotionsleistungen wird an der Medizinischen Fakultät heute von Frauen erbracht.

Interessant ist in diesem Zusammenhang nochmals ein Blick auf die Studierenden: Die Zahl der männlichen und weiblichen Studierenden war 1999 prozentual ausgeglichen, seither ist der Anteil der weiblichen kontinuierlich gestiegen. Im Jubiläumsjahr 2017/18 betrug der Anteil der weiblichen Studierenden im Fach Medizin 59,2 %, im Fach Zahnmedizin 64,5 % der jeweiligen Gesamtzahl. Dass in dieser Ausgangslage der Anteil der weiblichen Promovierten pro Jahrgang in absoluten Zahlen deutlich höher ausfällt als derjenige der männlichen, überrascht nicht. Interessant ist unter dem Aspekt der Quantität nun die Frage, wie viele Absolventinnen und Absolventen der Medizin und der Zahnmedizin eines Jahrgangs in Prozent eine Promotion erlangen.

Wie viele der Erlanger Medizinerinnen und Mediziner können als Ärztinnen und Ärzte ihrem Namen die Buchstaben »Dr.« voranstellen und wie stellt sich hier die Geschlechterverteilung dar? Diese Frage soll hier auf zwei Wegen beantwortet werden, zunächst im Sinne eines »Eindrucks« für die gegenwärtigen Promotionszahlen, der nach den strengen Regeln der Statistik problematisch ist, aber vielleicht einen Trend erkennen lässt.

Hierzu eine Vorbemerkung: Studierende der Medizin verfassen ihre Dissertation studienbegleitend, frühestens beginnend nach dem ersten medizinischen Staatsexamen (Physikum) nach dem vierten Semester. Die Dissertation kann vor Studienabschluss (Regelstudienzeit 12 Semester) abgeschlossen und auch als Artikel in einer Fachzeitschrift publiziert sein. Das Promotionsverfahren wird erst eröffnet, wenn das Zeugnis über das bestandene dritte Staatsexamen vorgelegt wird.[77] Auf diese Weise wird sichergestellt, dass ein Kandidat einen Doktortitel erst erlangt, wenn das Studium der Medizin erfolgreich abgeschlossen ist. Wer den Titel Dr. med. einer deutschen Medizinischen Fakultät führt, ist Ärztin oder Arzt (außer in den seltenen Fällen von Ehrenpromotionen, Dr. med. h. c.). Vielfach werden die Dissertationen nicht unmittelbar nach dem Staatsexamen, sondern einige Semester später eingereicht; eine zeitliche Frist für die Eröffnung der Promotion gibt es nicht. In manchen Fällen findet eine Promotion nach vielen Jahren statt. Wie lässt sich in dieser Ausgangslage ein verlässlicher »Eindruck« gewinnen?

	Dr. med. 2017/18	Absolvent/-innen 2015		Absolvent/-innen 2016	
männlich	106	101	105 %	120	88 %
weiblich	132	162	81 %	196	67 %
gesamt	238	263	90 %	316	75 %

Die Tabelle setzt die Promotionszahlen 2017/18 (Dr. med.) in Relation zu den
Absolvent/-innenzahlen zweier Jahrgänge (2015 und 2016). Nimmt man hypothetisch an, alle 2017/18 zum Dr. med. Promovierten hätten 2015 das Staatsexamen
gemacht, so betrüge die Promotionsquote (für Männer und Frauen gemeinsam)
90 %; bei näherem Hinsehen erkennt man, dass diese »Statistik« aus dem Ruder liefe,
denn der Anteil der männlichen Promovierten betrüge 105 %, was nicht möglich ist.
Der Anteil der weiblichen hingegen läge bei 81 %. Nimmt man in einem zweiten Versuch hypothetisch an, dass die Promovierten 2017/18 alle dem Staatsexamensjahrgang 2016 entstammten, so ergäben sich folgende Zahlen: 88 % der männlichen und
67 % der weiblichen Absolventen hätten den Doktorgrad erlangt. Die Zahlen scheinen in dieselbe Richtung zu weisen. In absoluten Zahlen bilden weibliche Promovierte zwar klar die Mehrheit. Allerdings ergibt sich der »Eindruck«, dass der Anteil
der männlichen Promovierten bezogen auf die männlichen Absolventen signifikant
höher ist als derjenige der weiblichen. Vereinfacht ausgedrückt würde dies bedeuten:
Ärztinnen erwürben prozentual, bezogen auf die Gesamtzahl der Absolventinnen,
deutlich seltener einen Doktorgrad als ihre männlichen Kollegen.

Verlässlicher als ein »Eindruck«, der nur bestehende Stereotype bestätigt, ist
eine statistische Auswertung verlässlicher Zahlen, bei der eine bestimmte Kohorte
von Absolventinnen und Absolventen des medizinischen Staatsexamens betrachtet
wird. Hier sind Jahrgänge zu wählen, die hinreichend lange zurückliegen, sodass
anzunehmen ist, dass nahezu alle Promotionen aus diesen Jahrgängen mittlerweile
stattgefunden haben und nur einige wenige, statistisch kaum zu Buche schlagende
Promotionen in der Zukunft erfolgen werden. Hierfür wurden insgesamt vier Jahrgänge (1999, 2000, 2010, 2012) untersucht, und zwar nur die Promotion zum Dr.
med. betreffend. In welchem Jahr nach dem Examen die Promotionen erfolgten, ist
für diese Fragestellung nicht relevant.

	Absolvent/-innen 1999	Absolvent/-innen 2000	Absolvent/-innen 2010	Absolvent/-innen 2012
männlich	122	141	96	100
promoviert	101 (83 %)	108 (77 %)	66 (69 %)	64 (64 %)
weiblich	73	112	136	189
promoviert	43 (59 %)	69 (62 %)	91 (67 %)	110 (58 %)
gesamt	195	253	233	289
promoviert	144 (74 %)	177 (70 %)	157 (68 %)	174 (60 %)

Betrachtet man die Jahre 1999 und 2000, so bestätigt sich der oben erwähnte »Eindruck«: Die relativen Zahlen der Promovierten waren in diesen beiden Jahrgängen
bei den männlichen Absolventen deutlich höher (83 % und 77 %) als bei den weiblichen (59 % und 62 %). Ein Jahrzehnt später, im Examensjahrgang 2010, ist der vermeintliche Trend nicht vorhanden: In absoluten Zahlen hat sich das Geschlechterverhältnis bei den Promovierten umgekehrt, sodass die Frauen nun die Mehrheit

stellen. Und relativ betrachtet wurden männliche und weibliche Absolventen gleich häufig promoviert (69 % bzw. 67 %). Für den Examensjahrgang 2012 erweist sich, dass der Anteil der männlichen (64 %) um einige Prozentpunkte höher liegt als derjenige der weiblichen Promovierten (58 %).

Der eingangs für den Promotionsjahrgang 2017/18 gewonnene »Eindruck«, dass Frauen in der Medizin seltener promoviert würden als ihre männlichen Kollegen, lässt sich demnach mit statistischen Methoden für den Examensjahrgang 2010 *nicht* verifizieren. Für den Jahrgang 2012 ist ein leichtes relatives Überwiegen männlicher Promovierter zu konstatieren. Insgesamt zeigt der Vergleich der vier Examensjahrgänge 1999, 2000, 2010 und 2012, dass der Anteil der Promovierten (männlich und weiblich zusammen) an der Gesamtzahl der Absolventinnen und Absolventen rückläufig ist, von anfänglich 74 % zu 60 % im Jahr 2012. Allerdings können aus diesem Jahrgang auch gegenwärtig noch Promotionen stattfinden, weshalb die Zahl (noch) nicht feststeht.

Ob als ein Ergebnis dieses Ausflugs in die Promoviertenstatistik ein neuer Trend in der Genderproblematik zu erkennen ist? Anfang der 2000er Jahre waren die relativen Promotionszahlen für Ärztinnen noch deutlich niedriger als diejenigen ihrer männlichen Kollegen, im Jahrgang 2010 hatten die prozentualen Werte einen Gleichstand erreicht. Männer und Frauen wurden nunmehr gleich häufig zum Dr. med. promoviert. Die Werte für den Examensjahrgang 2012 scheinen wiederum in die andere Richtung zu weisen. Um verlässlichere Aussagen über einen Trend oder eine Trendumkehr machen zu können, wären allerdings weiterführende Untersuchungen notwendig, was hier nur angedeutet sei.

Scheinbare und tatsächliche Trends sind in der Zeitgeschichte nicht leicht exakt zu fassen; die Statistik liefert nur Zahlen, aber eine Gesellschaftswissenschaft ist auch in der Lage, Antworten im Kontext zu geben. Die Rede ist von der Soziologie;[78] dort wird scheinbaren und vermutlichen Zusammenhängen dieser Art mit einem Mixed-Method-Ansatz nachgegangen. Anhand eines standardisierten Fragebogens und dessen statistischer Auswertung wäre herauszuarbeiten, ob zwischen männlichen und weiblichen Ärzten bzw. Promovierenden Unterschiede in den äußeren Rahmenbedingungen bestehen, so hinsichtlich des Zeitmanagements, der Kinderbetreuung oder der Pflege von Angehörigen. Weiterhin kämen qualitative Leitfadeninterviews zum Einsatz, die Motive und Interpretationsmuster der Befragten erheben und analysieren. Zu fragen wäre in diesem Kontext, ob sich die Selbstwahrnehmung von Frauen und Männern in der Medizin unterscheidet, ob Karrierechancen in der Wissenschaft unterschiedlich eingeschätzt werden. Die solcherart aufwendig erhobenen und sorgfältig analysierten quantitativen und qualitativen Befunde über das Promotionsverhalten von Männern und Frauen ließen zuverlässige Aussagen über die erwähnten Phänomene zu.

Abgesehen von den etwas ausführlicher dargestellten Gender-Aspekten der medizinischen Promotion soll weiterhin betrachtet werden, wie sich die Dissertationen nach methodologischen und inhaltlichen Gesichtspunkten ordnen lassen und wie sich ihre Benotung darstellt.

Promotionsfeier der **Medizinischen Fakultät**
14. Juli 2018
Hörsaalzentrum Ulmenweg, Erlangen

Programm

ab 8.30
Präsentation: Poster der Promotionsarbeiten
Besichtigung & Diskussion mit Promovend/Innen, Betreuer/Innen und Jury

11.15
Musikalische Einleitung

Begrüßung
Prof. Dr. med. Dr. h.c. Jürgen Schüttler, Dekan

Verleihung von Posterpreisen
aus der klinischen, experimentellen und theoretischen Forschung
durch Prof. Dr. med. univ. Winfried Neuhuber

Verleihung der Sofie-Wallner-Preise
an *Alexander German, Felix Kögel, Ludwig Rau, Helena Schneider, Lisa Vorhauer*
durch Prof. Dr. rer. nat. Anja Bosserhoff

Verleihung des Luise Prell-Preises und
des Fritz und Maria Hofmann-Preises
an *Leonie Zeitler* und *Marc Dahlmanns*
durch Prof. Dr. med. Karl-Heinz Leven

Verleihung der Promotionspreise der Forschungsstiftung
an Dr. med. *Julia Schob, geb. Diekow* und Dr. med. *Nicolai Oetter*
durch Prof. Dr. med. Bernhard Fleckenstein

**Überreichung der Festurkunden an die Doctores
durch den Dekan der Medizinischen Fakultät**
Prof. Dr. med. Dr. h.c. Jürgen Schüttler

Musikalisches Intermezzo

Festvortrag
Prof. Dr. med. Dr. h.c. mult. Harald zur Hausen
Deutsches Krebsforschungszentrum Heidelberg
Perspektiven neuer Wege zur Vorbeugung von Dickdarm- und Brustkrebs

Schlussworte
Prof. Dr. med. univ. Winfried Neuhuber, Vorsitzender des Alumni-Vereins
Prof. Dr. med. Karl-Heinz Leven, Vorsitzender des Promotionsausschusses

Musikalischer Ausklang

ca. 13.00 Imbiss und Umtrunk

Abb. 32   Programm der jährlich am Ende des Sommersemesters stattfindenden Promotionsfeier der Medizinischen Fakultät der FAU 2018, mit Präsentation von Postern und einem Vortrag des Erlanger Nobelpreisträgers Harald zur Hausen.

Grundlagenarbeiten	39 %
Klinisch-theoretische Arbeiten	20 %
Klinische Arbeiten	31 %
Krankenblattarbeiten	9 %
Medizingeschichtlich-geisteswissenschaftliche Arbeiten	1 %

Abb. 31   Verteilung der Dissertationen 2017/18 nach methodologischen Gesichtspunkten, Angaben in Prozent.

Das Spektrum der Methodologie der insgesamt 316 Dissertationen (Dr. med., Dr. med. dent. und Dr. rer. biol. hum.) 2017/18 zeigt die Tabelle; die Zuordnungen, die vom Promotionsausschuss der Medizinischen Fakultät vorgenommen werden, berücksichtigen das Hauptmerkmal der jeweiligen Arbeit. Zahlreiche Arbeiten sind durch ein Methodenspektrum charakterisiert, das in dieser vereinfachenden Zuordnung nicht abgebildet ist. Grundlagenarbeiten machen mit 39 % die größte Gruppe aus; hier wird experimentell ein medizinisch relevantes Phänomen mit naturwissenschaftlichen Methoden untersucht. In den klinisch-theoretischen Arbeiten geht es um klinisch relevante Gegenstände, ohne dass Patientinnen und Patienten direkt eingebunden sind. Sie machen ein Fünftel der Arbeiten des Jahrgangs aus. Klinische Arbeiten thematisieren Phänomene, die Patientinnen und Patienten direkt betreffen. Sie machen rund ein Drittel der Arbeiten aus. Ausschließlich mit in früheren Jahren gesammelten Daten arbeiten retrospektive Studien (Krankenblattarbeiten), die mit 9 % zu Buche schlagen. Schließlich gibt es ein Prozent der Dissertationen, die eine medizingeschichtlich-geisteswissenschaftliche Methodologie anwenden.

Die Dissertationen lassen sich, unabhängig von der hauptsächlich angewandten Methodologie, den medizinischen Fächern zuordnen. Um einen möglichst exakten Eindruck zu vermitteln, sind alle 316 Arbeiten des Jahrgangs 2017/18 entsprechend klassifiziert.

	Dr. med.	Dr. med. dent.	Dr. rer. biol. hum.
Allgemeinmedizin	1		
Anästhesiologie	15		
Anatomie	7	1	1
Arbeits-, Sozial- und Umweltmedizin	3	1	1
Augenheilkunde	8		
Biochemie	3		
Biomedizin des Alterns	3		1
Chirurgie	17	7	
Frauenheilkunde	13		1
Gastroenterologie, Pneumologie und Endokrinologie	11		
Hämatologie und internistische Onkologie	1	1	1
Hautklinik	2	1	
Herzchirurgie	3		1
HNO, Kopf- und Halschirurgie	3	6	1
Humangenetik	3		
Kardiologie, Angiologie	4	1	
Kieferorthopädie		2	
Kinder- und Jugendmedizin	19		
Medizingeschichte	1		
Medizinethik	1		
Medizininformatik, Biometrie und Epidemiologie	1	1	
Medizinische Physik			4
Mikrobiologie	3		
Mund-, Kiefer- und Gesichtschirurgie	3	11	
Nephrologie und Hypertensiologie	8		
Neurochirurgie	7		
Neurologie	22		
Neuropathologie	2		
Nuklearmedizin	1		
Orthopädie	6		
Pathologie	10		
Pharmakologie und Toxikologie	2		
Physiologie	6	2	
Plastische und Handchirurgie	2		
Psychiatrie und Psychosomatik	13	3	4
Radiologie	9		
Rheumatologie und Immunologie	8		
Strahlenheilkunde	15	8	
Urologie	2		
Zahnärztliche Prothetik		4	
Zahnerhaltung und Parodontologie		14	
Summe	238	63	**15**

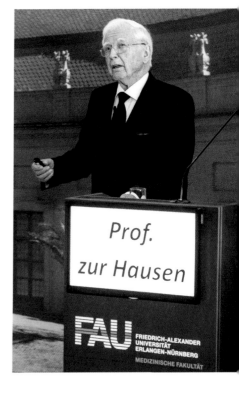

Abb. 33 Harald zur Hausen, Nobelpreisträger für Medizin 2008, bei seinem Vortrag auf der Promotionsfeier der Medizinischen Fakultät der FAU am 14. Juli 2018.

Abb. 34 Zuordnung der medizinischen, zahnmedizinischen und humanbiologischen Dissertationen zu den Fächern der Medizinischen Fakultät, 2017/18.

Das gesamte Fächerspektrum der Medizinischen Fakultät ist in den Dissertationen abgebildet; dies betrifft die Arbeiten, die von Promovierenden der Medizin für den Dr. med. angefertigt wurden. Einige Fächer wie Anästhesiologie, Chirurgie, Frauenheilkunde, Gastroenterologie, Kinder- und Jugendmedizin, Neurologie, Psychiatrie und Psychosomatik sowie Strahlenheilkunde sind mit Anteilen oberhalb von jeweils 5 % vertreten, die Neurologie alleine hat als Spitzenreiter einen Anteil von mehr als 9 %. Bei den Promotionen zum Dr. med. dent. konzentrieren sich die Arbeiten in den spezifischen Fächern Mund-, Kiefer- und Gesichtschirurgie und Zahnerhaltung mit jeweils mehr als 17 %. Es finden sich hier jedoch auch zahlreiche Fächer aus der weiteren Medizin, so die Chirurgie, die HNO/Kopf- und Halschirurgie und die Strahlenheilkunde. Die insgesamt 15 Dissertationen, die dem Erwerb des Dr. rer. biol. hum. dienten, sind mit zwei Ausnahmen sporadisch verteilt auf einige Fächer. Die Ausnahmen sind die Medizinische Physik, die innerhalb der Medizinischen Fakultät nur Promovenden dieses akademischen Abschlusses aufweist (neben den dort üblichen Dr. rer. nat.), und die Psychiatrie und Psychosomatik. Diese beiden Fächer haben einen Anteil von je einem Viertel an den Promotionen zum Dr. rer. biol. hum.

Abb. 35 Benotung der Dissertationen an der Medizinischen Fakultät, 2017/18.

	Dr. med.		Dr. med. dent.		Dr. rer. biol. hum.		gesamt	
	m	w	m	w	m	w	m	w
summa cum laude	7	10	1	1	–	1	8	12
magna cum laude	61	63	7	13	2	3	70	79
cum laude	36	50	13	22	6	3	55	75
rite	2	9	3	3	–	–	5	12
gesamt	106	132	24	39	8	7	138	178

Die statistische Betrachtung abschließend sei ein Blick auf die Notengebung geworfen.

An der Medizinischen Fakultät wird das Notenspektrum von der Bestnote »summa cum laude« (mit höchstem Lob) bis zum »rite« (ausreichend) ausgeschöpft, und zwar in einer Verteilung, die auf den ersten Blick erkennen lässt, dass von einer Noteninflation keine Rede sein kann.[79] Die Bestnote wird nach strengen Kriterien in ca. 6 % aller Fälle vergeben. Voraussetzung hierfür ist neben hohem methodologischen Standard und besonderem wissenschaftlichen Wert, dass die Promovendin bzw. der Promovend als alleiniger Erstautor eines Artikels in einer internationalen Fachzeitschrift mit einem strengen Auswahlverfahren (Peer-Review) des entsprechenden Fachgebiets hervortritt. Außerdem müssen neben den zwei internen Gutachten zwei weitere, darunter ein externes Gutachten, die Bestnote einstimmig befürworten.

Qualitäten

Das (Sozial-)Prestige von Ärzten und des (medizinischen) Doktortitels sind gerade in Deutschland stets sehr hoch gewesen, auch wenn der Nimbus des »Halbgottes in Weiß« inzwischen manche Einbuße erlitten hat.[80] Das Beispiel eines Mannes, der weder Abitur hatte, noch je ein Studium absolvierte, gleichwohl eine hohe Affinität zur Medizin besaß, mag hier genügen, um dies zu illustrieren. Die Rede ist von dem Nobelpreisträger für Literatur Thomas Mann (1875–1955). Die Auszeichnung erhielt er 1929 für seinen Erstlingsroman *Buddenbrooks* (1901), der eher beiläufig medizinisch und zahnmedizinisch einschlägige Szenen enthält. Ganz im medizinischen Milieu spielt hingegen sein 1924 erschiener Roman *Der Zauberberg*, der in der ärztlichen Fachpresse teils scharf kritisiert wurde.[81] Thomas Mann äußerte sich 1925 in einem offenen Brief *Vom Geist der Medizin* über die Reaktion von Ärzten auf seinen Roman.[82] Er bedauerte »die feindselige Haltung eines Teiles der Aerzteschaft gegen mein Buch«, äußerte jedoch die selbstverständliche

Frankfurter Allgemeine
ZEITUNG FÜR DEUTSCHLAND
Dienstag, 25. Juli 2017 · Nr. 170/30 D2
HERAUSGEGEBEN VON WERNER D'INKA, JÜRGEN KAUBE, BERTHOLD KOHLER, HOLGE

Ein Impfstoff gegen Krebs
Das Mainzer Unternehmen Biontech kommt dem Traum

Akademien kritisieren Qualität von Promotionen
Mehr Doktorgrade könnten zu sinkenden Standards führen / Forderung nach Reformen

Die Inflation der Doktorgrade
Externe Zweitgutachter und übergeordnete Bewertungskriterien sollen die Qualität von Promotionen verbessern

BERLIN, 24. Juli. Durch eine Häufung der Plagiate und eine Inflation der Bestnoten bei Dissertationen ist die Promotionspraxis längst ins Gerede gekommen. Hin- … ten auch wirklich zu promovieren, haben die Akademien nicht gefragt. Angesichts der sprunghaft steigenden Doktoranden- … ihre eigene Promotionsordnung. Allerdings sind immer mehr Universitäten … sagte der Sprecher der Arbeitsgru…

In Verruf
Es wird höchste Zeit, dass die inz… schen in Verruf geratene Prom… onspraxis der Universitäten nicht ung… bremst fortbesteht. Die Akademi… tun gut daran, die Universitäten mit i… rem berechtigten Promotionsmonop… bei ihrer Verantwortung als Institutio… zu packen. Bei allen großen Plagiatsfäl… len haben sie sich nämlich aus der Affä… re gezogen, indem sie dem plagiieren… den Kandidaten allein die Schuld in die Schuhe schoben. Das war …

Abb. 36 Collage aus der *Frankfurter Allgemeinen Zeitung* vom 25. Juli 2017 – drei Artikel am selben Tag thematisieren die »Qualität« von Promotionen, ihre »Inflation« und warnen vor ihrem »Verruf« – kein Zweifel, die Lage ist ernst.

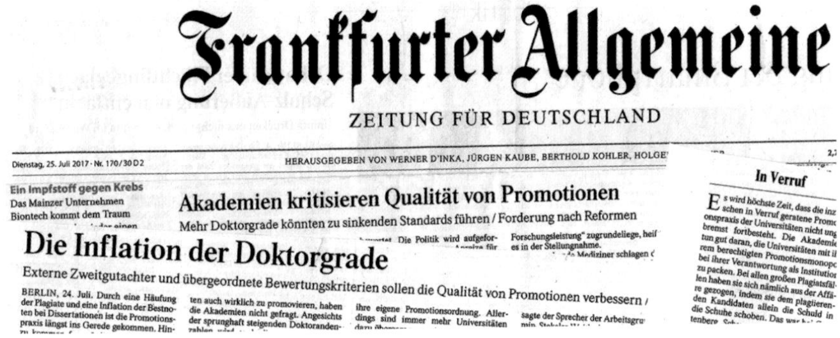

Erwartung, dass er sich als »Verehrer und Bewunderer der medizinischen Wissenschaft […] eines Tages […] den medizinischen Ehrendoktorhut in die Stirn drücken« dürfe.[83] Ungeachtet der durchscheinenden Ironie ließ Thomas Mann, der in diesen Jahren »in einem gepflegten quasi-kollegialen Umgang« mit Ärzten stand und im weißen Kittel Ärzte im Krankenhaus begleitete, eine Hochschätzung des medizinischen Doktortitels erkennen.[84] Noch im letzten Jahr des wilhelminischen Kaiserreichs (1918) war ihm die Wortfolge »General Dr. von Staat« als eine Art idealen deutschen Namens erschienen.[85] Thomas Mann war nicht der Einzige, der den medizinischen Doktorgrad, auch wenn es bei ihm nur ein solcher ehrenhalber geworden wäre, zu schätzen wusste. Allgemein erfreut(e) sich der ärztliche Beruf, ungeachtet medizinkritischer Stimmen und zahlreicher Problemfelder, stets hohen Ansehens; untrennbar mit der ärztlichen Person ist der »Doktor« verknüpft, sodass die Anrede »Frau Doktor« bzw. »Herr Doktor« durchweg die Vertreter des heilenden Berufsstands und weniger den akademischen Grad adressiert.

Der medizinische (und zahnmedizinische) Doktorgrad wird von den Medizinischen Fakultäten vergeben; notwendige (aber nicht hinreichende) Voraussetzung ist, wie erwähnt, das Bestehen der ärztlichen Prüfung, des medizinischen Staatsexamens. Der akademische Grad wird für eine selbstständige wissenschaftliche Leistung vergeben, die mit dem Bestehen des Staatsexamens nicht strukturell verbunden ist. Promovierte sind nicht automatisch bessere Ärztinnen und Ärzte, aber sie haben mit der Erlangung des Doktorgrads bewiesen, dass sie eigenständig wissenschaftlich arbeiten können.

In jüngster Zeit mehrt sich die Kritik am Promotionswesen in der Medizin. Auch in seriösen Medien erschallt der Ruf: »Hört endlich auf mit dem Promovieren!«[86] Richtet sich Polemik dieser Art gegen die hohe Zahl von Promotionen allgemein, so stehen medizinische Dissertationen zusätzlich unter besonderer Beobachtung wegen ihres oft angezweifelten wissenschaftlichen Wertes. Spektakuläre Einzelfälle wirken als Katalysatoren der öffentlichen Diskussion. Selbst das *Deutsche Ärzteblatt*, der Polemik gegen ärztliche Belange ansonsten unverdächtig, druckt ungerührt einen Beitrag mit dem Titel *Medizinische Promotionen. Seriöse Forschung oder wissenschaftlicher Müll*.[87] Initiativen zur Qualitätssicherung, die von Gremien wie dem Medizinischen Fakultätentag, der Vertretung von 37 deutschen Medizinischen Fakultäten, oder dem Wissenschaftsrat ausgehen, werden in der Presse unter die saloppe Überschrift *Kein Dr. Murks* gestellt.[88]

Die Problemlage zieht weite Kreise und wird von den direkt angesprochenen Medizinischen Fakultäten auch nicht schöngeredet. Der Doktortitel erscheint vielen Medizinerinnen und Medizinern als reizvoll, ja unverzichtbar, weshalb der größte Teil der Absolventinnen und Absolventen auch promoviert werden möchte. So stellt sich die Frage, ob diese große Gruppe durchweg das notwendige wissenschaftliche Interesse, die methodologische Schulung und die notwendigen zeit-

Kein Dr. Murks

AG Med will Promotion stärken

Die Arbeitsgemeinschaft Hochschulmedizin (AG Med) will die Qualität medizinischer Promotionen verbessern. Dissertationen sollten nur noch für Themen vergeben werden, die einen substantiellen Erkenntnisfortschritt erwarten ließen. Die Promotion müsse stärker als bisher eine klar abgegrenzte Ausbildungsphase

mit gezielter Bewerberauswahl sein. Dafür müsse der Nachwuchs Freiräume für eigenständige Forschung erhalten, die er auf die Facharztweiterbildung anrechnen lassen kann. Den „Dr. med." als Regelabschluss will die AG Med beibehalten. Eine Differenzierung zwischen wissenschaftsnahen und -fernen Doktorgraden lehnt sie ab. In der AG Med sind unter anderem der Medizinische Fakultätentag, der Marburger Bund und die Bundesärztekammer vertreten.   F.A.Z.

Abb. 37 *Frankfurter Allgemeine Zeitung* vom 22. Juni 2016 über die Initiative der AG Med zur Verbesserung der Promotionen.

lichen Freiräume hat, um die einer Promotion adäquaten Leistungen erbringen zu können. In diesem Kontext geht es um die Promovierenden, aber ebenso um die betreuenden »Doktorväter« und »Doktormütter«, das wissenschaftliche Selbstverständnis der Medizinischen Fakultät steht auf dem Prüfstand. Die immer noch häufige vereinzelte Promotion wird durchgeführt in einer individuellen, eher sporadischen Beziehung zwischen Doktorandin bzw. Doktorand und Betreuerin bzw. Betreuer; die Dissertation wird studienbegleitend erarbeitet ohne eine abgegrenzte Forschungszeit. Eine derartige Arbeit verläuft eher schleppend und führt häufig zu mittelmäßig relevanten wissenschaftlichen Erkenntnissen. Die hier anzutreffende beiläufige Beschäftigung mit einer wissenschaftlichen Fragestellung schließt komplexe Themenfelder und methodologisch anspruchsvolle Fächer eher aus. Daher sind in den letzten Jahren an zahlreichen Medizinischen Fakultäten, unterstützt vom Medizinischen Fakultätentag, Initiativen entstanden, die Promotionen in einem geordneten Rahmen und mit einem Zeitplan durchzuführen.[89]

Das Zauberwort heißt »strukturierte Promotion«, musterhaft angeboten in einem Graduiertenkolleg. Dort arbeiten Promovendinnen und Promovenden einerseits an einem abgrenzbaren Thema, sodass ihre Eigenleistung in der Promotion erkennbar ist, zugleich nehmen sie an einer anspruchsvollen Schulung teil, mit Seminaren, Präsentationen, Vorträgen, bei denen sie sich mit anderen Promovendinnen und Promovenden sowie den Betreuerinnen und Betreuern, idealerweise auch international, austauschen. Die Promovierenden erhalten ein (kleines) Stipendium und widmen sich während eines ganzen Semesters und der folgenden vorlesungsfreien Zeit, rund neun Monate lang, ausschließlich ihrer wissenschaftlichen Arbeit. Die Erfahrungen mit den strukturierten Promotionen sind durchweg gut; diese Methode ist geeignet, das wissenschaftliche Niveau medizinischer Doktorarbeiten entscheidend zu heben und die Bearbeitungszeit zu straffen. Allerdings nehmen an sämtlichen (35) staatlichen deutschen Medizinischen Fakultäten gegenwärtig nur kleinere Gruppen von Promovierenden an derartigen Graduiertenkollegs teil. Dies liegt zum einen daran, dass die Stipendienmittel und die Betreuungskapazitäten begrenzt sind. Sollte die hohe Zahl gegenwärtig promovierender Absolventinnen und Absolventen der Medizin strukturiert promoviert werden, müssten Mittel und Personalressourcen der Medizinischen Fakultäten deutlich angehoben werden.

Doch es kommt ein Weiteres hinzu. Viele Studierende der Medizin streben keine wissenschaftliche Karriere an, sondern begnügen sich mit einer wissenschaftlich fundierten Ausbildung, die sie zur Ausübung der medizinischen Praxis befähigt bzw. fortbildungsfähige Berufsanfängerinnen und -anfänger aus ihnen macht. Das materialreiche Curriculum des Medizinstudiums, auf eine Regelstudienzeit von zwölf Semestern berechnet und durch Staatsexamina nach dem vierten, dem zehnten und dem zwölften Semester gegliedert, lässt auch engagierten

Studierenden kaum zeitliche Freiräume, um aufwendige wissenschaftliche Projekte anzugehen. Daher ist hier schon immer eine weitgehende Eigeninitiative notwendig, für ein Semester mit dem Erwerben von »Scheinen« auszusetzen, um sich einer Doktorarbeit zu widmen. Viele Studierende haben verständlicherweise kein Interesse an einer vertieften wissenschaftlichen Phase, da sie mit dem anspruchsvollen Studium bereits vollends ausgelastet sind und keine Verzögerungen wünschen im Hinblick auf die Ausübung der lukrativen Praxis, die unmittelbar nach dem Staatsexamen winkt. Dieser Sachverhalt wird von dem Interessenverband Bundesvertretung der Medizinstudierenden in Deutschland e. V. (bvmd) offen anerkannt und mit weitgehenden Forderungen verbunden.[90]

Die strukturierte Promotion als Vollprogramm ist für einen größeren Teil der Promovierenden nicht sinnvoll bzw. möglich; gleichwohl ist die Qualitätssicherung der Promotionen eine entscheidende Aufgabe der Medizinischen Fakultäten; in Zukunft sollte keine Promotion mehr ohne eine Nahbetreuung und -begleitung, eine Art »strukturierte Promotion light«, vonstattengehen. Für den genuin wissenschaftlich interessierten und engagierten Teil der Promovierenden ist geplant, die Angebote strukturierter Promotionen in Graduiertenkollegs auszuweiten. Die Fakultäten werden gut beraten sein, die wissenschaftliche Reputation der Titel Dr. med. und Dr. med. dent. zu heben unter Inkaufnahme eines Rückgangs an Quantität. Anzustreben ist eine Angleichung des Niveaus der medizinischen Doktorgrade nach oben, in Richtung der Doktorgrade anderer Fakultäten.

Weiterhin gibt es an zahlreichen Medizinischen Fakultäten Initiativen für sogenannte PhD-Programme, in denen examinierte Ärztinnen und Ärzte den international geläufigen, in Deutschland jedoch noch exotisch wirkenden Titel eines PhD erwerben können. Dem Wortsinn nach ist der PhD ein »Doctor of Philosophy«, in den angelsächsischen Ländern bezeichnet er jedoch einen in einem postgradualen (Aufbau-)Studium erworbenen Titel in verschiedenen Fächern, darunter auch Medizin. Vom Rang entspricht der PhD am ehesten dem mitteleuropäischen PD (Privatdozent), dem mit der Habilitation erworbenen akademischen Grad. PhD-Programme zielen auf Medizinerinnen und Mediziner, die als »Clinician Scientists« einen Spagat von klinischer Tätigkeit und anspruchsvoller Laborforschung verwirklichen möchten. Dieser Weg ist insbesondere für international orientierte, forschungsinteressierte Ärztinnen und Ärzte attraktiv, wird jedoch die weiterhin häufige Habilitation nicht ersetzen. An der Medizinischen Fakultät der FAU ist in jüngster Zeit eine »Clinician Scientist«-Initiative im Gang, um forschungsstarken, bereits zum Dr. med. oder Dr. med. dent. Promovierten im Sinne eines PhD-Programms den Erwerb des Dr. rer. biol. hum. zu ermöglichen.

Der Exkurs zum PhD führt zurück zur Frage der medizinischen Promotionen. Die Interessenvertretung der Medizinstudierenden (bvmd) argumentiert engagiert für eine Qualitätssteigerung der Promotionen auf dem Weg der Strukturierung; forschungsorientierte Medizinerinnen und Mediziner sollten zum PhD geführt werden. Zugleich wird die Einführung eines sogenannten Berufsdoktorats gefordert, die Verleihung von Dr.-med.-Titeln mit dem Staatsexamen, ohne eine Dissertation.[91] Das Berufsdoktorat war in früheren Jahrzehnten in Österreich üblich und findet sich in einigen anderen Ländern. Diese Praxis hat sich nicht bewährt, in Österreich ist man vor einigen Jahren davon abgegangen und zu einem

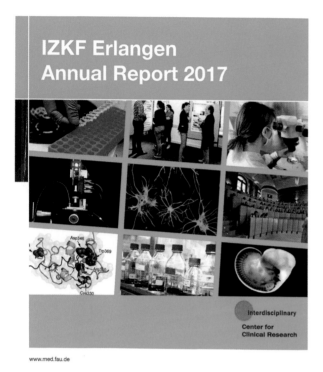

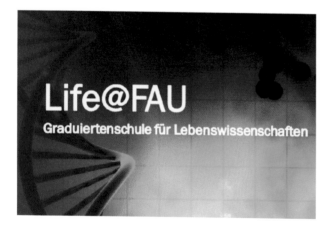

Abb. 38 Jahresbericht des Interdisziplinären Zentrums für klinische Forschung (IZKF) 2017.
Abb. 39 Logo von »Life@FAU«.

tatsächlichen Promotionsverfahren zurückgekehrt. Das Berufsdoktorat schafft Ungerechtigkeiten und entspricht nicht der akademischen Tradition der Medizin. Die Verleihung des (immer noch) prestigeträchtigen Doktortitels ohne wissenschaftliche Leistung liefe darauf hinaus, die heute als verbesserungswürdig erkannte Forschungssituation im Feld der Promotion durch eine Kulisse zu ersetzen, die Wissenschaftlichkeit nur vorspiegelt.

In Erlangen sind die bestehenden Graduiertenkollegs der Medizinischen Fakultät mit dem Interdisziplinären Zentrum für Klinische Forschung (IZKF), das seit seiner Gründung 1996 auch stark in der Graduiertenausbildung engagiert ist, 2017 unter dem Dach des Graduiertenzentrums »Life@FAU« zusammengeführt worden.[92]

Das IZKF mit seiner wissenschaftlichen Expertise, seiner finanziellen und materiellen Ausstattung und langjährigen Erfahrung in verschiedenen Feldern der Forschungsförderung hat in dem neuen Graduiertenzentrum die strukturelle Führungsrolle übernommen. Hier soll nur die Rolle des IZKF für die Promotionen kurz angerissen werden. Neben zahlreichen Projekten und Programmen im PostDoc-Bereich bietet das IZKF seit 2007 jährlich 18 Stipendien (»Scholarships«), seit April 2017 gesteigert auf 25, für Promovierende aus dem Fach Medizin an.[93] Es handelt sich um das oben erwähnte Modell des strukturierten Promovierens, durch das die Kandidatinnen und Kandidaten in einer abgegrenzten Zeit von knapp neun Monaten konzentriert, unter Anleitung und in einem anspruchsvollen Ausbildungsprogramm zur Promotion geführt werden.

Die Bilanz des IZKF ist auch auf diesem Feld überzeugend: Insgesamt wurden bzw. werden 133 medizinische Doktorarbeiten gefördert. Bereits abgeschlossen sind 46 (35 %), von denen 20 (44 % der fertigen Arbeiten) mit der Bestnote »summa cum laude« promoviert wurden. In der Gesamtheit der medizinischen Doktorarbeiten wurde diese Note, wie oben erwähnt, nur in ca. 6 % der Fälle vergeben, woraus die Qualität des Promovierens im IZKF ersichtlich wird. Die Graduiertenkollegs in dem Graduiertenzentrum »Life@FAU« zu bündeln, lässt eine dauerhafte Qualitätssteigerung der medizinischen Promotionen erwarten.

Forschungsinfrastrukturen

Die folgende Darstellung spezifischer Forschungseinrichtungen der Medizinischen Fakultät folgt dem Forschungsbericht der Medizinischen Fakultät und reicht vom Medical Valley über die vier Zentralen Einrichtungen, darunter das Interdisziplinäre Zentrum für Klinische Forschung (IZKF), das Präklinische Experimen-

telle Tierzentrum (PETZ) und elf Interdisziplinäre Zentren und
Zentralinstitute, darunter das Translational Research Center (TRC)
und das im Juli 2018 gegründete Deutsche Zentrum Immuntherapie
(DZI), bis zu den DFG-Sonderforschungsbereichen und -Schwer-
punktprogrammen, gefolgt von EU- und BMBF-Verbundprojekten,
schließlich Forschergruppen und Graduiertenkollegs.[94]

Von diesen Forschungsstrukturen zu unterscheiden sind
die insgesamt 36 Interdisziplinären Zentren des Universitätsklinikums, die an der dynamischen Grenzfläche von Grundlagenforschung, translationaler und klinischer Forschung sowie Versorgung angesiedelt sind. Sie befassen sich patientennah mit einem
bestimmten Schwerpunkt des eigenen Fachs, beispielhaft das Hautkrebszentrum der Hautklinik, oder integrieren mehrere benachbarte
Fächer, beispielhaft das Universitäts-Herzzentrum Erlangen, an dem
die Fächer Kardiologie, Kinderherzchirurgie, Kinderkardiologie
und Herzchirurgie beteiligt sind. Sie werden hier nicht im Einzelnen besprochen, sondern sind im Organigramm des Universitätsklinikums auffindbar (S. 476).

Medical Valley EMN (Europäische Metropolregion Nürnberg) e. V.

Die Idee, den Namen einer Region und deren innovatives
Potential als Markenzeichen zu verwenden und zur Basis einer
realen Struktur zu gestalten, ist die Erfolgsgeschichte des Medical
Valley.[95] Wesentlich war der medizintechnologische Kontext, die
im späten 19. Jahrhundert beginnende Kooperation des Herstellers Siemens (bzw.
der Vorgängerunternehmen) mit der Medizinischen Fakultät Erlangen. Strahlentherapie und Bildgebung sind Stichworte, die bereits diese früheste Phase der
Zusammenarbeit kennzeichnen.[96] Durch die Gründung der Technischen Fakultät der FAU Erlangen-Nürnberg 1966 wurde die Medizintechnik auch universitär
bedeutend verstärkt.

Im Strukturwandel der wirtschaftlich krisenhaften 1990er Jahre war es der
neu gewählte Oberbürgermeister Siegfried Balleis (* 1953), der zu seinem Amts-
antritt am 2. Mai 1996 eine »Vision« verkündete. Die Rede ist von Erlangen
als »Bundeshauptstadt der medizinischen Forschung, Produktion und Dienst-
leistung«, ein Ziel, das Balleis bis 2010 zu erreichen für realistisch hielt.[97] Damit
verbunden war ein Kurswechsel, weg von dem Image einer »Umweltstadt«, das
Balleis' langjähriger Vorgänger als Oberbürgermeister, Dietmar Hahlweg (* 1934),
favorisiert hatte. In den folgenden Jahren kam es unter tatkräftiger Unterstützung
durch Balleis zu engeren Kooperationsstrukturen von Stadt Erlangen, Medizinischer und Technischer Fakultät der Universität und Siemens. 2007 wurde unter
Beteiligung des inzwischen verselbstständigten Universitätsklinikums Erlangen
und der regionalen Industrie- und Handelskammer der Verein Medical Valley
Bayern e. V. gegründet. In diesem Teilnehmerkreis spielten damit erkennbar nicht
nur die großen »Player« eine Rolle, sondern auch die mittelständischen medizintechnischen Betriebe der Region. 2008 bewarb sich das Medical Valley im Rahmen
des BMBF-Wettbewerbs »Gesundheitsregionen der Zukunft« um entsprechende

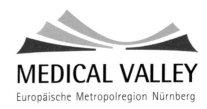

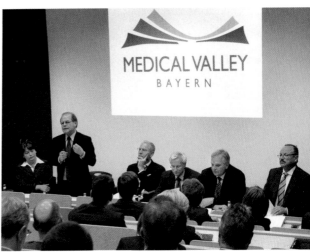

Abb. 40 Logo des Medical Valley.
Abb. 41 Auftaktveranstaltung des
Medical Valley e. V., 2007. Von links:
Ursula Hahn (Geschäftsführerin),
Erich R. Reinhardt (SiemensMed),
Siegfried Balleis (Oberbürgermeister
und Vereinsvorsitzender), Karl-Dieter
Grüske (Präsident der FAU), Werner
Bautz (Ärztlicher Direktor des UK
Erlangen), Bernhard Fleckenstein
(Dekan der Medizinischen Fakultät).

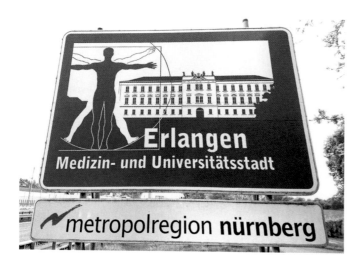

Abb. 42 Autobahnschild an der A 73 in Richtung Nürnberg, Höhe Anschlussstelle Erlangen-Nord, April 2018.

Förderung aus Bundesmitteln. Diese erste Bewerbung war nicht erfolgreich, umso mehr die zweite. 2010 wurde das Medical Valley zum (einzigen) Nationalen Spitzencluster bzw. Exzellenzzentrum für Medizintechnik gekürt, womit man Balleis' 1996 geäußerter Vision tatsächlich einen großen Schritt nähergekommen war. Die bis 2015 laufende Cluster-Förderung, die insgesamt eine Höhe von 95 Millionen Euro erreichte, darunter 40 Millionen aus Bundesmitteln, wurde ab 2016 verlängert bzw. übertragen in eine Anschlussfinanzierung durch die BMBF-Fördermaßnahme »Internationalisierung von Spitzenclustern, Zukunftsprojekten und vergleichbaren Netzwerken«.

Damit überschreitet das zunächst und weiterhin stark regional verankerte Medical Valley weit die räumlichen Grenzen und sucht internationale Partner in den USA, China und Brasilien. Inhaltliche Schwerpunkte der Projekte im Medical Valley sind die bildgebende Diagnostik, intelligente IT-basierte Sensorik, technische Therapiesysteme in der Anästhesiologie, Augenheilkunde (Lasertechnik) und zahlreichen weiteren klinischen Fächern. Grundgedanke ist hierbei stets, forschungsbasierte Innovationen in technisch machbare und auf dem Gesundheitsmarkt absetzbare Produkte umzusetzen. Bis 2015 wurden 45 Projekte im Spitzencluster gefördert; der Erfolg ist auch daraus ersichtlich, dass 40 Patente aus dem Medical Valley EMN e. V. erteilt wurden (bis 2017). Die 2018 gegründete Digital Health Innovation Platform (d.hip) ist eine Kooperation zwischen Siemens Healthcare GmbH, FAU Erlangen-Nürnberg, Universitätsklinikum Erlangen und Medical Valley EMN e. V.; Ziel der Initiative, die von Medical Valley EMN koordiniert wird, ist die Entwicklung von digitalen Tools im Bereich des Gesundheitswesens. Die Elemente Forschung, Entwicklung und Vertrieb sollen auch auf diesem Feld zusammenwirken und einen zukunftsträchtigen Absatzmarkt erschließen helfen.[98]

Zentrale Einrichtungen von Medizinischer Fakultät und Universitätsklinikum

Als Zentrale Einrichtungen der Medizinischen Fakultät, die für die Organisation und Durchführung der Forschung von großer Bedeutung sind, fungieren das Interdisziplinäre Zentrum für Klinische Forschung (IZKF) als »zentrales Instrument der intramuralen Forschungsförderung an der Medizinischen Fakultät«,[99] weiterhin das Präklinische Experimentelle Tierzentrum (PETZ), das Comprehensive Cancer Center Erlangen-EMN und das Center for Clinical Studies Erlangen. Letzteres, abgekürzt CCS Erlangen, wurde 2008 gegründet und ist eine gemeinsame Serviceeinrichtung von Medizinischer Fakultät und Universitätsklinikum.[100] Es versieht Aufgaben der Beratung von klinischen Prüfungen und Studien, des Studienmanagements und des klinischen Monitoring, des Qualitätsmanagements und der Pharmakovigilanz. Außerdem pflegt das CCS eine Studiendatenbank zu Verfügung der Medizinischen Fakultät und bietet Fortbildungsveranstaltungen an.

Interdisziplinäres Zentrum für Klinische Forschung (IZKF)

Im Jahr 1996 wurden vom Bundesministerium für Bildung
und Forschung (BMBF), Abteilung »Lebenswissenschaften.
Forschung für Gesundheit«, die Interdisziplinären Zentren für
Klinische Forschung konzipiert und etabliert.[101] Übergeordnetes
Motiv war (und ist) die Translation, dem Wortsinne nach »Übertragung« bedeutend (von lat. *transferre, transtuli, translatus,*
davon abgeleitet das englische »translational«). »Translational
medicine«, auch als »bench-to-bedside medicine« bezeichnet,
versucht, die Erkenntnisse aus der grundwissenschaftlichen
Labor-/Tierversuchsforschung (möglichst schnell) in die
Anwendung am Patienten zu übertragen.[102] Der praktische Leit-
gedanke bei der Initiative für die IZKF war, die klinische Forschung der Universitätsmedizin im internationalen Wettbewerb
zu stärken. Spezifische Ziele bestanden darin, die Forschungsförderung transparenter und effizienter zu gestalten, insbesondere durch den trennscharfen Einsatz der Mittel aus dem
Landeszuschuss »Lehre und Forschung«. Diese Mittel sollten im
IZKF ausschließlich nach qualitativen Kriterien vergeben werden, um das spezifische Profil der einzelnen Standorte zu schärfen, die interdisziplinäre Zusammenarbeit und insbesondere den
wissenschaftlichen Nachwuchs zu fördern.

In der Bilanz nach 20 Jahren stellt sich das Modell der
IZKF – auch in Erlangen – als Erfolg dar; das IZKF Erlangen ist
nicht ein Zentrum unter vielen, sondern »ein übergreifendes
Instrument zur Entwicklung und Steuerung der Forschung an
einer Fakultät«.[103] Projekte, Karrieren, Technologien voranbringen – so lassen sich die Aufgaben des IZKF charakterisieren. Qualitative Verbesserung der Forschung bedeutet, dass
die vorhandenen Ressourcen überlegt und klug eingesetzt
werden und entsprechende Strukturen bestehen. Projektanträge
(»Research Grants«), die den größten Teil der verfügbaren Mittel betreffen, werden
in einem zweistufigen Verfahren nach transparenten inhaltlichen und formalen
Kriterien begutachtet.[104] Wichtig ist der translationale Forschungsansatz. Das
IZKF ermuntert die Empfängerinnen und Empfänger einer Projektförderung,
gegen Ende der Förderphase (30 Monate) ihrerseits Drittmittelanträge zu stellen.
Die Förderung der 1996 deutschlandweit eingerichteten acht IZKF erfolgte bis
2004 aus Bundesmitteln, seither ausschließlich aus Eigenmitteln der Fakultäten.
Das Erlanger IZKF hat ein Budget von rund sechs Millionen Euro, von denen
etwa 95 % aus Fakultätsmitteln kommen, der Rest aus der Universität.[105] Neben
den Vollzeitprojekten, zu denen auch die weiter unten erwähnten »Pilot Projects«
und Stipendien für Doktorandinnen und Doktoranden der Medizin (»MD-Thesis
Scholarships«) gehören, gibt es im Sinne einer gezielten Karriereförderung ein
Programm für »Clinician Scientists«. Hierbei geht es um die Schaffung von ausreichenden Perioden von Forschungszeit, das heißt, die betreffenden Ärztinnen
und Ärzte werden von ihren klinischen Aufgaben freigestellt. Dies gelingt durch

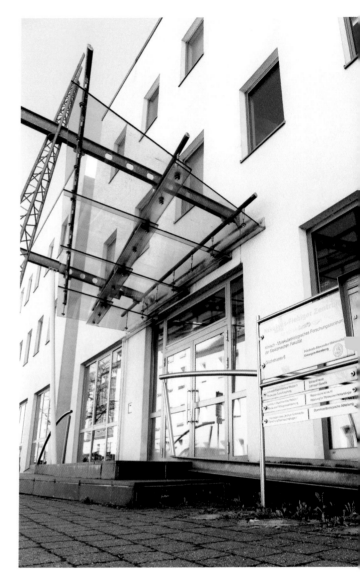

Abb. 43 Nikolaus-Fiebiger-Zentrum,
Glückstraße, 2018; Standort von
Forschungsflächen des IZKF.
Abb. 44 Logo des Erlanger IZKF.

sogenannte Rotationsstellen, von denen es im Erlanger IZKF acht pro Jahr gibt. Der Forschungsfreiraum muss buchstäblich erkauft bzw. bezahlt werden; die (immer noch) verbreitete Vorstellung, dass Ärztinnen und Ärzte nach der täglichen Klinikroutine – im Sinne einer Feierabendbeschäftigung – »zum Forschen ins Labor gehen«, ist abwegig und mit einem Anspruch auf Spitzenforschung nicht vereinbar.

Ein zunächst gesondertes Fördermodell, das ELAN-Programm (Erlanger Leistungsorientierte Anschub- und Nachwuchsförderung), wurde 1998 eingerichtet und zielte mit einem Mittelansatz von anfänglich 3,5 Millionen DM auf qualifizierte Nachwuchswissenschaftlerinnen und -wissenschaftler; direkt antragsberechtigt waren jedoch nur Angehörige des Universitätsklinikums.[106] Die ELAN-Förderung, gegenwärtig knapp 1,3 Millionen Euro, wurde mit Beginn des Jahres 2017 von den Mitarbeiterinnen und Mitarbeitern des Universitätsklinikums auf die Mitglieder der Medizinischen Fakultät ausgeweitet und unter dem Begriff »Pilot Projects« unter das Dach des IZKF gestellt.[107] Zum Portfolio des IZKF gehören auch »Core Facilities«, anspruchsvolle methodologische und technologische Plattformen, die, von einer Wissenschaftlergruppe direkt betreut und entwickelt, auch anderen Gruppen zur Verfügung stehen.[108]

Das Erlanger IZKF wurde 1996 unter Leitung des Immunologen Joachim R. Kalden (* 1937) gegründet; übergeordnetes Leitthema war »Genese, Diagnostik und Therapie von Entzündungsprozessen«. Schwerpunkte waren »Mikrobielle Erreger und entzündliche Erkrankungen«, »Akute und chronische Entzündung des Gefäßsystems«, ab 2004 vereint unter dem Titel »Entzündung und Autoimmunität«, ferner »Therapieforschung bei entzündlichen Erkrankungen«. Weitere Themenfelder waren »Osteoarthritis« (1997–2008), »Inflammation und zelluläre Plastizität von Tumoren« (seit 2005) und »Pathomechanismen der neuralen Signaltransduktion« (seit 2007). Seit 2010 sind alle (fünf) Forschungsschwerpunkte der Medizinischen Fakultät im IZKF vertreten.[109] Die Evaluation des IZKF erfolgt regelmäßig und wird im Jahresbericht veröffentlicht.[110] Kriterien des Erfolgs sind der wissenschaftliche Output, das heißt hochrangig publizierte Zeitschriftenartikel in internationalen Journalen des jeweiligen Spezialgebiets, akademische Karrierestufen, die Einwerbung von Drittmitteln, Patente, Preise, Kooperationen und internationale Kontakte. In allen Feldern ist die Bilanz des Erlanger IZKF positiv. So erzeugten 2017 insgesamt 58 geförderte Projekte 75 Originalarbeiten, die einen kumulativen Impact Factor (IF) von 620 und einen durchschnittlichen von über acht pro Publikation aufwiesen, 26 Publikationen sogar einen exzeptionellen IF von mehr als zehn. Die Summe der eingeworbenen Drittmittel, um ein weiteres Kriterium zu nennen, überstieg diejenige der internen Förderung deutlich. Ähnliche positive Indikatoren waren für die anderen genannten Erfolgskriterien zu erheben; zudem erwiesen sich die Erfolge des IZKF über die Jahre betrachtet als stabil.[111]

Präklinisches Experimentelles Tierzentrum (PETZ) im Franz-Penzoldt-Zentrum (FPZ)

Tierversuche sind seit dem ausgehenden 19. Jahrhundert das Rückgrat der naturwissenschaftlich-forschenden Medizin; der Fortschritt der klinischen Medizin hängt wesentlich von tierexperimentell gewonnenen Erkenntnissen ab.[112] Hierfür werden Tiere geopfert, eine Praxis, die allgemein eine bereits Jahrhunderte wäh-

rende, teils emotional geführte Debatte ausgelöst hat, so in der jüngeren
Geschichte auch in Erlangen.

Das 2005 eingeweihte Präklinische
Experimentelle Tierzentrum (PETZ)
der Medizinischen Fakultät bildet
zusammen mit dem im Südgelände
befindlichen Biologisch-Technischen
Entwicklungslabor (BTE) der Naturwissenschaftlichen Fakultät das Franz-
Penzoldt-Zentrum. Das PETZ versteht
sich als »forschende Serviceeinheit
der Medizinischen Fakultät«.[113] Es
handelt sich um eine Tierversuchs-
einrichtung für grundlagenorientierte
und präklinische Forschung, die allen
Nutzern aus der Fakultät (und weiteren
Forschergruppen) eine entsprechende
Infrastruktur und Betreuung bzw.
Serviceleistungen anbietet.

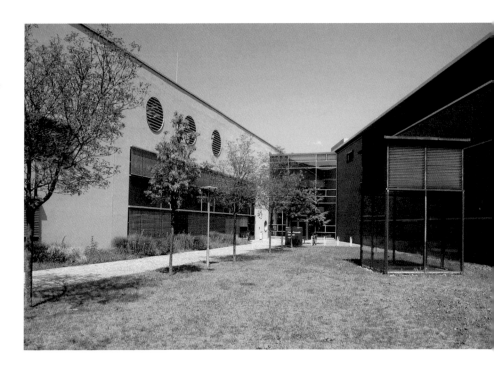

Abb. 45 Präklinisches
Experimentelles
Tierzentrum (PETZ) 2018.

Die Leistungen des PETZ bestehen in der Kleintierzucht (insbesondere von
gentechnisch veränderten Mäusen) und Kleintierhaltung, der experimentellen
Großtierhaltung, der Bereitstellung von Tierlaboren und Tier-Operationsräumen,
der Phänotypisierung, der Beratung der Experimentatoren und der Schulung
des tierexperimentell tätigen Personals.[114] Das PETZ bietet rechnerisch Platz
für die Haltung von 19.000 Nagern im Zucht- und weiteren 4000 Nagern im
Experimentalbereich; es gehört im Vergleich mit anderen universitären Standorten
zu den mittelgroßen Einrichtungen seiner Art. Die Kapazität des PETZ ist in den
letzten Jahren durch interne Maßnahmen noch einmal gesteigert worden, nunmehr
jedoch an einer Grenze angelangt. Neben dem PETZ gibt es dezentral organisierte
Tierhaltung und tierexperimentelle Räumlichkeiten, die an Kliniken und Instituten
angesiedelt sind, so im Translational Research Center (TRC) eine Aquarienanlage
mit Zebrafischen und im Kussmaul-Forschungscampus (KFC) in der Hartmannstraße eine größere Nagetiereinheit. Das Problem des Platzes wird provisorisch
gelöst, indem »Maus-Taxis« zum Einsatz kommen, mit denen die Versuchstiere aus
ihren »Maus-Hotels« zu den Laboratorien transportiert werden.

▶ **Kapitel** »... um hier Experimente
zu machen« – Tierversuche an der
Medizinischen Fakultät, S. 315.

Die eingangs angedeutete Ambivalenz von Tierversuchen hat international
und in der deutschen Universitätsmedizin in den letzten Jahrzehnten eine lebhafte
Tierethikdebatte ausgelöst.[115] Bei allem Bemühen um technische Perfektion und
professionellen Service ist es auch für das Erlanger PETZ ein wichtiges Ziel, die
»3 R« umzusetzen.[116] Die Rede ist von »Reduce« (Verringerung), »Refine« (Verbesserung im Sinne einer Verringerung der Belastung für das Tier) und »Responsibility« (Verantwortung). Letzteres zielt auf das Bewusstsein der tierexperimentell
forschenden Medizinerinnen und Mediziner, die Notwendigkeit der Tierversuche
gegen den erhofften Erkenntnisgewinn abzuwägen und die Haltungsbedingungen
der Tiere zu verbessern.[117] Das PETZ ist die Institution, die darauf achtet, mit

den Versuchstieren verantwortungsvoll umzugehen und die gesetzlichen Bestimmungen einzuhalten. Daher werden am PETZ, das als zentrale Versuchstierhaltung akkreditiert ist, nicht nur Serviceleistungen für andere Forschungen erbracht, sondern die Tierexperimente selbst sind Gegenstand von Forschung, etwa im Hinblick auf schonenderen Umgang mit den Tieren, zum Beispiel durch belastungsfreie Messtechniken. Im Jahr 2017 arbeiteten im PETZ 92 Forschergruppen aus 43 Instituten, Kliniken und Abteilungen, die mehrheitlich der Medizinischen Fakultät zugehören.

Comprehensive Cancer Center Erlangen-EMN (CCC ER-EMN)

Die Onkologie bildet einen ausgewiesenen Forschungsschwerpunkt der Medizinischen Fakultät; die Behandlung von Krebs gehört seit Jahrzehnten zu den klinischen Hauptaufgaben zahlreicher Erlanger Kliniken.[118] In den frühen 1970er Jahren gab es den Sonderforschungsbereich »Grundlagen der Früherkennung und Verlaufsbeobachtung des Krebses«, 1978 wurde ein Erlanger Krebszentrum e. V. gegründet, an dem verschiedene Erlanger Kliniken (u. a. Chirurgie, Frauenklinik, Medizinische Klinik, HNO-Klinik, Hautklinik) und die Nürnberger 5. Medizinische Klinik mit Walter Michael Gallmeier (1937–2004) beteiligt waren. 1985 entstand in Trägerschaft der Universität das »Tumorzentrum der Universität Erlangen-Nürnberg«. Aus diesen und damit zusammenhängenden onkologisch gerichteten Bestrebungen ging 2007 das CCC Comprehensive Cancer Center Erlangen-EMN hervor. Es trug seit 2008 den Namen UCC (University Cancer Center) und wurde von 2010 bis 2016 während zweier Förderperioden als onkologisches Spitzenzentrum durch die Deutsche Krebshilfe gefördert. Während einer kurzfristigen Kooperation mit dem Klinikum Nürnberg führte es 2011 bis 2012 den Namen CCC Erlangen-Nürnberg.

Seit 2013 firmiert es unter dem Namen »CCC Erlangen-Europäische Metropolregion Nürnberg« (CCC ER-EMN), nunmehr im Bund mit den Kliniken Bamberg und Bayreuth, und erlangte die Weiterförderung durch die Deutsche Krebshilfe. Gegenwärtig wird das CCC Erlangen-ENM von der Medizinischen Fakultät der FAU, dem Universitätsklinikum Erlangen, der Sozialstiftung Bamberg, dem Klinikum Bayreuth und – seit 2016 – dem Klinikum St. Marien Amberg getragen. Die Onkologischen Zentren an den vier Standorten Erlangen, Bamberg, Bayreuth und Amberg sind nach den Kriterien der Deutschen Krebshilfe zertifiziert. Aufgabenfelder des CCC ER-ENM sind die interdisziplinäre Versorgung onkologischer Patienten, die Förderung der Krebsforschung, die Kooperation mit regionalen onkologisch ausgerichteten Einrichtungen in Medizin, Pflege und Rehabilitation sowie Fortbildungsmaßnahmen.[119] Perspektivisch zeichnet sich nach der Regierungserklärung des bayerischen Ministerpräsidenten Markus Söder (* 1967) vom 18. April 2018 ab, dass demnächst ein hochschulübergreifendes »Bayerisches Krebsforschungszentrum« entstehen soll, an dem auch Erlangen beteiligt sein wird.[120]

Interdisziplinäre Zentren und Zentralinstitute

Insgesamt elf Zentren und Zentralinstitute bestehen gegenwärtig an der Medizinischen Fakultät, die hier kursorisch in alphabetischer Reihenfolge ihrer

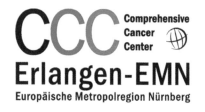

Abb. 46 Logo des CCC Erlangen-EMN.

Namen vorgestellt seien.[121] Das **Emil-Fischer-Zentrum (EFC)** ist benannt nach Emil Fischer (1852–1919), der von 1882 bis 1885 einen Lehrstuhl für Chemie in Erlangen innehatte und 1902 den Nobelpreis für Chemie erhielt für die Synthese des Traubenzuckers und seine Arbeiten über die Purine. Aufgabengebiete des 2008 gegründeten EFC, in dem acht Lehrstühle aus Medizinischer und Naturwissenschaftlicher Fakultät zusammenarbeiten, sind interdisziplinäre Forschung, Lehre und Weiterbildung in den pharmazeutischen Wissenschaften, der Lebensmittelchemie und der Molekularen Medizin.[122] Zum EFC gehört die Emil-Fischer-Graduiertenschule (Emil Fischer Graduate Program of Pharmaceutical Sciences and Molecular Medicine), die seit 2008 insgesamt 115 Kollegiatinnen und Kollegiaten aufgenommen hat, von denen bis 2017 insgesamt 72 promoviert wurden.[123]

Das 2010 gegründete **Erlanger Zentrum für Infektionsforschung (ECI)** ist ein virtueller Verbund von 30 Fachvertreterinnen und -vertretern der Infektiologie aus der Medizinischen und der Naturwissenschaftlichen Fakultät; neben der interdisziplinären Forschung und einem Einwirken in die Klinik zielt das ECI, dessen Mitglieder derzeit an drei Sonderforschungsbereichen (SFB 1181, SFB 796, SFB/TRR 130) und mehreren Graduiertenkollegs (GK 1660, GK der SFBs 1181 und 796) beteiligt sind, darauf ab, neue Forschungsverbundanträge zu generieren.[124]

Das 2005 in Kooperation von Siemens Healthcare und dem Radiologischen Institut gegründete **Imaging Science Institute (ISI)** bringt neue Systeme der Bildgebung und der IT in einen klinischen Erprobungskontext. International orientierte Fortbildungsveranstaltungen des ISI haben bislang 40.000 Teilnehmerinnen und Teilnehmer in Fragen innovativer Techniken und Möglichkeiten des rationellen Einsatzes geschult. In direkter Verbindung mit dem Medical Valley werden neue Medizingeräte für »Big Data«-Projekte, für die Kinderradiologie, konventionelles Röntgen und CT im klinischen Ersteinsatz getestet.[125]

Das 2011 gegründete, interfakultäre **Interdisciplinary Center of Neuroscience (iCN)** vereinigt neurowissenschaftliche Expertise aus Medizinischer, Technischer, Naturwissenschaftlicher und Philosophischer Fakultät.[126] Forschungsfelder sind die Biologie, Physiologie und Pathophysiologie der neuronalen Genese, Entwicklung und Funktion, neurologische und psychiatrische Erkrankungen sowie die Bildgebung; zum iCN gehört ein Promotionsprogramm zur Erlangung des Dr. rer. nat. bzw. des Dr. rer. biol. hum.

Das **Interdisziplinäre Centrum für Alternsforschung (ICA)** wurde 2003 mit Beteiligten aus vier Fakultäten gegründet; Interessenfelder des ICA sind biologische, medizinische, psychiatrische, psychologische, sozial-, geistes-, wirtschafts- und sportwissenschaftliche Aspekte der Gerontologie. Im Zentrum von Forschungsprojekten stehen Ernährung, Bewegung und Sozialkontakte als Themen der Gerontologie.[127]

Das **Interdisziplinäre Zentrum für augenheilkundliche Präventivmedizin und Imaging (IZPI)** vereinigt Expertise aus der Medizinischen und der Technischen Fakultät auf dem Feld der Bildgewinnung und der Bildanalyse bezüglich ophthalmologischer Fragestellungen. Das IZPI kooperiert mit dem Medical Valley und der interdisziplinären, schwerpunktmäßig in der Technischen Fakultät angesiedelten School of Advanced Optical Technologies (SAOT); Forschungsgegenstände sind unter anderem kostensparende Früherkennungstechnologien für Augenkrankheiten zum Einsatz in Entwicklungsländern.[128]

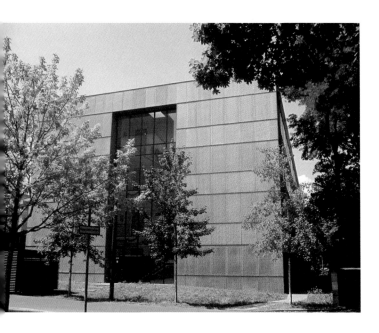

Abb. 47   Translational Research Center (TRC) an der Schwabach, 2018; Laborflächen für verschiedene Forschungsgruppen der Medizinischen Fakultät.

Das **Interdisziplinäre Zentrum für Health Technology Assessment und Public Health (IZPH)** wurde 2001 gegründet und vereinigt Expertise der Medizin, Gesundheitsökonomie, Medizintechnik, Pharmaindustrie, Politik und verschiedener Interessenverbände. Das IZPH ist das wissenschaftliche Zentrum der FAU hinsichtlich der Versorgungsforschung und Technologiebewertung im Gesundheitswesen; in den Jahren 2015 bis 2017 wurden insgesamt Drittmittel in Höhe von 3,6 Millionen Euro eingeworben.[129]

Der 2009 gegründete **Medical Immunology Campus Erlangen (MICE)** ist ein Zusammenschluss aus Mitgliedern der Medizinischen und der Naturwissenschaftlichen Fakultät, des Fraunhofer-Instituts für Integrierte Schaltungen und des Max-Planck-Instituts für die Physik des Lichts. Im Zentrum der Forschungen stehen immunologische Fragestellungen bei Infektions-, Autoimmun- und Tumorerkrankungen. Das MICE ist maßgeblich beteiligt an dem von 2015 bis 2019 laufenden, DFG-geförderten immunologischen Sonderforschungsbereich 1181, »Schaltstellen zur Auflösung der Entzündung«, mit integriertem Graduiertenkolleg (IRTG 1181), das gegenwärtig 23 Vollmitglieder aufweist.[130] MICE ist gemeinsam mit dem Deutschen Zentrum Immuntherapie (DZI) eine zukunftsweisende Plattform zur Bündelung der immunologischen Forschung und deren therapeutischer Anwendung.

Das **Medizintechnische Test- und Anwendungszentrum (METEAN) des Fraunhofer-Instituts für Integrierte Schaltungen** vereinigt technische und medizinisch-klinische Kompetenzen, um medizinische und pflegerische Innovationen praxisnah, klinisch getestet und evaluiert in vermarktbare Produkte umzusetzen.[131]

Das von 1996 bis 2000 errichtete **Nikolaus-Fiebiger-Zentrum für Molekulare Medizin (NFZ)**, benannt nach dem langjährigen Rektor (1969–1972) bzw. Präsidenten (1975–1990) der FAU, dem Physiker Nikolaus Fiebiger (1922–2014), ist ein klinisch-molekularbiologisches Forschungszentrum, ausgestattet mit eigener Tierhaltung für Grundlagen- und translationale Forschung. Das NFZ beherbergt die Lehrstühle für Molekulare Medizin I und II, die Molekular-Immunologische Abteilung, eine der Naturwissenschaftlichen Fakultät zugehörige Abteilung der Genetik und die beiden Nachwuchsgruppen des IZKF.[132]

Das 2014 in Betrieb genommene **Translational Research Center (TRC)** geht auf ein 2007 entwickeltes Konzept zurück, das vom Wissenschaftsrat positiv evaluiert wurde. Das TRC ist ein hochmodernes Laborgebäude mit innovativ gestalteten Modulen; so gibt es für schwangere Mitarbeiterinnen ein spezielles Laboratorium, das Arbeiten unter gefahrstofffreien Bedingungen ermöglicht. Das TRC dient Forschergruppen aus verschiedenen Kliniken und Instituten, gegenwärtig insbesondere aus den Medizinischen Kliniken 3 und 4, der Chirurgie, der Radiologie und dem IZKF. Weitere Ausbaustufen des TRC-Komplexes sind in Planung bzw. Vorbereitung.[133]

Das 2009 gegründete **Zentralinstitut für Medizintechnik (ZiMT)** ist Ausdruck der traditionellen Stärke des Erlanger Wissenschaftsschwerpunkts Medizintechnik.[134] Es vereinigt über 70 Professuren aus der Technischen, der Natur-

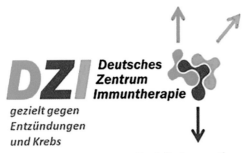

Diagnostik
- hochauflösende Bildgebung
- Immundiagnostik
- Genetik, Epigenetik
- Mikrobiom
- Endoskopietechniken
- molekulare Bildgebung

Digitale Gesundheit
- Datenanalyse
- Big data
- eHealth/ mHealth
- digitale Gesundheitstechnologien

DZI **Deutsches Zentrum Immuntherapie**

gezielt gegen Entzündungen und Krebs

Kooperationspartner
Max Planck Institut
Max Planck Zentrum
Fraunhofer, Medical Valley
Imaging Science Institut und
Siemens Healthineers
MIRACUM
d.hip (digital health innovation platform)

Gezielte Immuntherapie
- Antikörper (Biologika)
- Small molecules
- rekombinante Proteine
- DNA/RNA
- Vakzination
- Nanomedizin
- Zell-basierte Therapie

Abb. 48 Logo des im Juli 2018 gegründeten Deutschen Zentrums Immuntherapie (DZI) mit den Arbeitsfeldern und Kooperationspartnern.

wissenschaftlichen und der Medizinischen Fakultät und kooperiert eng, auch im internationalen Maßstab, mit dem Medical Valley. Im Rahmen der EU-Ausschreibung »Horizon 2020« wurde das 2008 gegründete European Institute of Innovation and Technology (EIT) um die Komponente »Health« erweitert, in der das ZiMT maßgeblich mitwirkt, sodass die FAU unterdessen zu den Core-Partnern des EIT Health zählt.[135]

Das **Deutsche Zentrum Immuntherapie (DZI)** ist das jüngste Zentrum der Medizinischen Fakultät; gegründet im Februar 2018, wurde es am 13. Juli 2018 unter Mitwirkung des Nobelpreisträgers Harald zur Hausen (* 1936) eröffnet.[136] Entsprechend dem Motto »Gemeinsam und gezielt gegen Entzündungen und Krebs« arbeiten mehrere Kliniken, Abteilungen und Institute zusammen, um die besondere Erlanger Kompetenz im Feld der Immunologie forschend weiterzuentwickeln und in klinische Anwendung zu bringen.

Zugrunde liegt dem Ansatz des DZI die Erkenntnis, dass chronisch entzündliche Prozesse, Autoimmunerkrankungen und Tumoren allesamt das Immunsystem betreffen und sich auf diesem Feld ein prinzipiell analoger therapeutischer Zugriff eröffnet. Die Erlanger Universitätsmedizin hat auf diesem Gebiet in den letzten Jahren bereits einige eindrucksvolle Erfolge erzielt im Kampf gegen Krankheiten, die noch vor wenigen Jahrzehnten bei der Diagnosestellung einem Todesurteil gleichkamen. Das DZI vereinigt die Kompetenz verschiedener medizinischer Spezialfächer im Zusammenwirken mit medizintechnischen Partnern und der Expertise für »Digital Health«.

Traditionsbildend in der jüngeren Geschichte der Medizinischen Fakultät waren in diesem Gebiet die Forschungsergebnisse von Harald zur Hausen, die ▸

HARALD ZUR HAUSEN, NOBELPREISTRÄGER, AUCH AUS ERLANGEN

Am Morgen des 6. Oktober 2008, dem Tag, an dem die Nobelpreisträger für Medizin verkündet werden sollten, klingelte das Telefon, und eine Stimme mit schwedischem Akzent sprach: »I have good news for you.« Dem Angerufenen, Harald zur Hausen (*1936), »war sofort klar, worum es hier gehen würde«, wie er in seiner Autobiografie ausführt.[1] Gemeinsam mit den französischen AIDS-Forschern Françoise Barré-Sinoussi (*1947) und Luc Montagnier (*1932) erhielt er am 10. Dezember 2008 in Stockholm die begehrte Auszeichnung für seine Entdeckung, dass Papillomviren Gebärmutterhalskrebs auslösen können.

»I have good news for you.«

Hinter ihm lag ein langer Weg: Nach dem Medizinstudium war der gebürtige Gelsenkirchener in Düsseldorf am Institut für Mikrobiologie und Hygiene tätig und ging Ende 1966 nach Philadelphia zu den Virologen Gertrude (1912–2006) und Werner Henle (1910–1987). In Philadelphia arbeitete man an dem Nachweis, dass das Epstein-Barr-Virus, Erreger der infektiösen Mononukleose (Pfeiffersches Drüsenfieber), in Ostafrika für das Burkitt-Lymphom verantwortlich war. Zur Hausen wandte sich der Übertragbarkeit von Warzen durch Papillomviren zu und vermutete früh, dass sie ebenfalls bösartige Tumoren auslösen könnten. Nach Deutschland zurückgekehrt, begann zur Hausen 1969 seine Tätigkeit am Virologischen Institut der Universität Würzburg; dort habilitierte er sich kumulativ mit einigen englischsprachigen Publikationen, was ihm unter den konservativen Ordinarien wenig Freunde machte. Seit 1972 baute er als erster Lehrstuhlinhaber für Virologie in Erlangen ein Institut für Klinische Virologie auf, das in Räumlichkeiten der Kinderklinik untergebracht war. Anders als viele Virologen, die Herpes-Viren für die Entstehung von Gebärmutterhalskrebs verantwortlich sahen, folgte zur Hausen beharrlich seiner Leitidee, dass die für Genitalwarzen verantwortlichen Papillomviren auch Krebs auslösen könnten. An entscheidender Stelle eingebunden in einen Sonderforschungsbereich, geriet zur Hausen in Konflikt mit älteren Erlanger klinischen Ordinarien, insbesondere dem Internisten Ludwig Demling (1921–1995). Gerne nahm er einen Ruf an die Universität Freiburg an, wo er ab 1977 seine Forschungen intensiv weiterführte. Den entscheidenden Durchbruch markierte 1983 eine Publikation in einem führenden amerikanischen Fachjournal, worin zur Hausen und seine Mitarbeiter ein Papillomvirus als ursächlich für Gebärmutterhalskrebs nachweisen konnten.[2] In der Freiburger Fakultät bemerkte zur Hausen bestenfalls ein »freundliches Desinteresse« für seine Forschungen und vermisste eine Patentberatung. Daher wechselte er noch 1983 nach Heidelberg und wirkte bis 2003 als wissenschaftlicher Stiftungsvorstand des Deutschen Krebsforschungszentrums. Unterdessen begannen amerikanische Virologen, auf der Basis seiner Forschungen, eine Impfung gegen

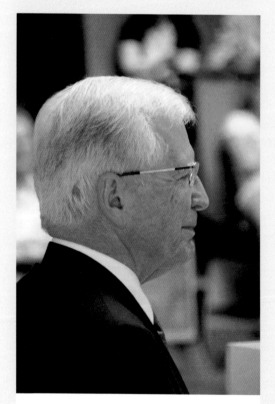

Abb. 1   Harald zur Hausen, Nobelpreis für Medizin 2008, zu Gast in der Medizinischen Fakultät der FAU Erlangen-Nürnberg, 2009.

Papillomviren als Prophylaxe gegen Gebärmutterhalskrebs zu entwickeln. Diese Impfung ist seit 2006 zur Prophylaxe zugelassen bzw. empfohlen. Zur Hausen musste die Miturheberschaft an dem entscheidenden Patent in einem jahrelangen Rechtsstreit in den USA einklagen. Im Umfeld der Nobelpreisverleihung 2008 kämpfte er gegen die in der Presse lancierte Unterstellung, hinter seiner Ehrung ständen die Interessen eines Herstellers des (teuren) Impfstoffs. Zugleich hatte zur Hausen es in Deutschland mit selbsternannten »Experten« zu tun, die öffentlich die Wirksamkeit des Impfstoffs bezweifelten. Zur Hausen überstand auch diese Stürme und forscht unverdrossen weiter an der Frage der Krebsentstehung durch Viren. Erlangen ist Harald zur Hausen weiterhin sehr verbunden; seit 2005 ist er Ehrendoktor der Medizinischen Fakultät. Am 12. Juli 2018 hat er selbst einen zentralen Hörsaal der Medizinischen Fakultät eingeweiht, der ihm zu Ehren »Harald-zur-Hausen-Hörsaal« benannt ist. Karl-Heinz Leven

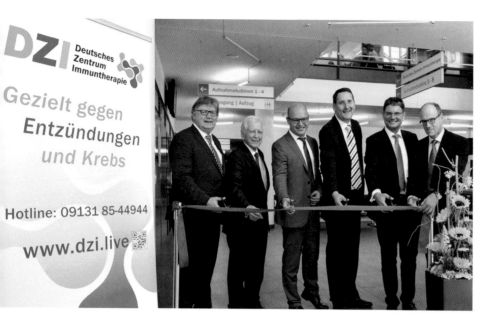

zur HPV-Impfung führten, weiterhin seit den 1990er Jahren die Beiträge der Immunologen Joachim Kalden und Martin Röllinghoff und des Virologen Bernhard Fleckenstein. Gegenwärtige Träger des DZI sind das Comprehensive Cancer Center Erlangen-EMN, die Frauenklinik, die Hautklinik, die Medizinischen Kliniken 1 (Gastroenterologie, Pneumologie und Endokrinologie), 3 (Rheumatologie und Immunologie), 5 (Hämatologie und Internistische Onkologie), die Molekular-Neurologische Abteilung, die Neurologische Klinik und das Radiologische Institut.

Abb. 49 Eröffnung des Deutschen Zentrums Immuntherapie (DZI) im Internistischen Zentrum des Universitätsklinikums, 13. Juli 2018. Von links: Jürgen Schüttler (Dekan der Medizinischen Fakultät und Direktor der Anästhesiologischen Klinik), Harald zur Hausen (Nobelpreisträger 2008), Georg Schett (Direktor der Medizinischen Klinik 3 – Rheumatologie und Immunologie), Markus Neurath (Direktor der Medizinischen Klinik 1 – Gastroenterologie, Endokrinologie, Pneumologie), Joachim Hornegger (Präsident der FAU Erlangen-Nürnberg), Heinrich Iro (Ärztlicher Direktor des Universitätsklinikums und Direktor der Klinik für Hals-, Nasen-, Ohrenkrankheiten – Kopf- und Halschirurgie).

Forschungsverbünde an der Medizinischen Fakultät

Die fünf Forschungsschwerpunkte der Medizinischen Fakultät bilden sich auch in den durch Drittmittel geförderten Forschungsverbünden vielfältig ab. Die gegenwärtig an der Medizinischen Fakultät angesiedelten Forschungsverbünde lassen sich nach den Zuwendungsgebern einteilen und seien in dieser Ordnung kurz charakterisiert.[137]

Von der **Deutschen Forschungsgemeinschaft (DFG)** gefördert wird der Sonderforschungsbereich (SFB) 1181, »Schaltstellen zur Auflösung von Entzündung«, getragen von der Medizinischen Klinik 3 – Immunologie und Rheumatologie. Der Transregio (TRR) 130, »B-Zellen: Immunität und Autoimmunität«, vereint sechs universitäre Standorte, darunter Erlangen mit der Molekular-Immunologischen Abteilung und der Infektionsbiologischen Abteilung. Der TRR 221, »Modulation der Transplantat-gegen-Wirt- und Transplantat-gegen-Leukämie-Immunreaktionen nach allogener hämatopoetischer Stammzelltransplantation«, wird getragen von der Medizinischen Klinik 5 – Hämatologie und Internistische Onkologie, in Kooperation mit den entsprechenden Einrichtungen in Würzburg und Regensburg.[138] Der TRR 241, »Immun-Epitheliale Signalwege bei chronisch entzündlichen Darmerkrankungen«, umfasst drei Standorte, darunter in Erlangen die Medizinische Klinik 1 – Gastroenterologie, Endokrinologie, Pneumologie. Die Klinische Forschergruppe (KFO) 262, »Der Tumormetabolismus als Modulator der Immunantwort und Tumorprogression«, wird getragen von der Medizinischen Klinik 5. Die Forschergruppe (FOR) 2127, »Selektion und Adaptation während der metastatischen Krebsprogression«, ist am Institut für Biochemie angesiedelt. Die FOR 2149, »Aufklärung des Signalverhaltens von Adhäsions-GPCR (Adhesion-type G protein-coupled receptors)«, gehört zur Nephropathologischen Abteilung.[139] Die FOR 2438, »Zellplastizität bei der Entstehung von Darmkrebs«, bindet drei Standorte zusammen (Erlangen: Medizinische Klinik 1, Frankfurt, Regensburg). Am von Dresden koordinierten, bundesweiten DFG-Schwerpunktprogramm 2084, »μBONE – Kolonisierung und Interaktionen von Tumorzellen innerhalb der Knochenmikroumgebung«, sind in Erlangen die Medizinische Klinik 3 und das Radiologische Institut beteiligt.

Förderung durch das **Bundesministerium für Bildung und Forschung** empfangen an der Medizinischen Fakultät der BMBF-Spitzencluster »Exzellenzzentrum für Medizintechnik Medical Valley EMN«, die Medizininformatik-Initiative MIRACUM, die »German Chronic Kidney Disease (GCKD)-Studie: Nationale Kohortenstudie zu chronischer Nierenerkrankung« der Medizinischen Klinik 4, der Verbund »Translational Kidney Research – from Physiology to Clinical Application (TRENAL)«, in dem die Medizinische Klinik 4 mit Yale und London kooperiert, weiterhin das nationale Verbundprojekt »Metabolic Impact on Joint and Bone Diseases (METARTHROS)« in Zusammenarbeit von Medizinischer Klinik 3, Humangenetischem Institut und dem Institut für Medizinische Physik, schließlich das Projekt »MelEVIR – Melanoma, Extracellular Vesicles, and Immune Response« der Hautklinik, in Kooperation mit der Medizininformatik.[140]

Im Bereich der von der **Europäischen Union** geförderten Projekte sind hervorzuheben das »European Institute of Technology (EIT) Health« mit seiner Erlanger Beteiligung, der »ERC Starting Grant Sorting of Self«, eingebettet in die Arbeitsgruppe für Translationale Immunologie der Medizinischen Klinik 3 (Gerhard Krönke), in dem die immunologische Unterscheidung des »selbst« vs. »non-selbst« erforscht wird.[141] Im Rahmen des EU-Programms »Horizon 2020/7th Framework Programme« werden insgesamt 20 Forschungsprojekte gefördert, an denen Einrichtungen der Medizinischen Fakultät der FAU beteiligt sind.[142] Schließlich gibt es eine Reihe von Projekten an der Medizinischen Fakultät, die aus Mitteln der Innovative Medicines Initiative (IMI), einer Public-Private-Partnership-Organisation aus Europäischer Kommission und der European Federation for Pharmaceutical Industries and Associations (EFPIA), gefördert werden.

Förderung aus Mitteln des **Bayerischen Staatsministeriums für Bildung und Kultur, Wissenschaft und Kunst** empfängt der Forschungsverbund ForIPS (Forschungsverbund Induzierte Pluripotente Stammzellen); hier kooperiert die Erlanger Molekularneurologische Abteilung (Jürgen Winkler) mit Universitätseinrichtungen an den Standorten Würzburg, München (LMU und TU) und Regensburg. Aus humanen pluripotenten Stammzellen, die mittels Reprogrammierung aus Fibroblasten gezüchtet werden, sollen Nervenzellen entstehen, die als Krankheitsmodelle für die Erforschung des Morbus Parkinson geeignet sind.[143]

Ein wichtiges Element der Forschungsinfrastruktur der Medizinischen Fakultät sind **Graduiertenkollegs** (GK), in denen Nachwuchswissenschaftlerinnen und -wissenschaftler ihre unter einem gemeinsamen (interdisziplinären) Oberthema stehenden Forschungen, ergänzt um ein begleitendes Curriculum, als strukturierte Promotion absolvieren.[144] Von den gegenwärtig vier durch die DFG geförderten GK sind zwei mit einem entsprechenden SFB verbunden. Es handelt sich um das Integrierte Graduiertenkolleg des SFB/TRR 130, »B-Zellen. Immunität und Autoimmunität (B-Zellen ohne Grenzen)«, und das Integrierte Graduiertenkolleg des SFB 1181, »Schaltstellen zur Auflösung von Entzündung«.[145] Von der DFG und dem Freistaat Bayern gefördert wird das GK 1660, »Schlüsselsignale der Adaptiven Immunantwort«, das in einem Fast-Track-Promotionsprogramm Bachelorabsolventen direkt zum Dr. rer. nat. führt.[146]

Ebenfalls von der DFG gefördert ist das GK 2162, »Entwicklung und Vulnerabilität des Zentralnervensystems«.[147]

Zur intramuralen **Forschungsförderung der Medizinischen Fakultät** gehören Projekte im Rahmen der Emerging Fields Initiative.[148] Forschungsmittel bereitgestellt werden auch durch die Förderprogramme des IZKF und des ELAN-Programms und die an der Medizinischen Fakultät bzw. dem Universitätsklinikum angesiedelten Stiftungen, so die Forschungsstiftung Medizin, die auch an der Verleihung des Jakob-Herz- und des Cord-Michael-Becker-Preises beteiligt ist, die Johannes und Frieda Marohn-Stiftung und weitere.[149]

Im Kontext der Forschungsförderung sind auch die vom Präsidenten der FAU, Joachim Hornegger (*1967), mit allen Fakultäten, so auch der Medizinischen, seit 2007 geschlossenen *Zielvereinbarungen zur Erhöhung des Frauenanteils in der Wissenschaft* zu sehen.[150]

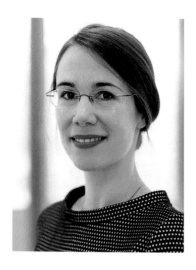

Abb. 50 Prof. Dr. med. dent. Lina Gölz, im Jubiläumsjahr 2018 berufen auf den Lehrstuhl für Zahn-, Mund- und Kieferheilkunde, insbesondere Kieferorthopädie.

Zeitraumgrößen	1519er Einrichtungen der Medizinischen Fakultät			1520er Einrichtungen der Medizinischen Fakultät			Medizinische Fakultät und UKER zusammen		
	Männlich	Weiblich	insgesamt	Männlich	Weiblich	insgesamt	Männlich	Weiblich	insgesamt
Berufungen von Prof. mit Leitungsfunktion[1] (01.01.2010 - 31.12.2016)	3	1	4	8	1	9	11	2	13
	75,0%	25,0%	100%	88,9%	11,1%	100%	84,6%	15,4%	100%
Berufungen von Prof. ohne Leitungsfunktion[2] (01.01.2010 - 31.12.2016)	3	1	4	30	7	37	33	8	41
	75,0%	25,0%	100%	81,1%	18,9%	100%	80,5%	19,5%	100%
Habilitationen (2010 - 2015)	19	6	25	129	36	165	148	42	190
	76,0%	24,0%	100%	78,2%	21,8%	100%	77,9%	22,1%	100%
Promotionen (alle Doktorgrade, 2010 - 2015)	139	150	289	598	877	1.475	737	1.027	1.764
	48,1%	51,9%	100%	40,5%	59,5%	100%	41,8%	58,2%	100%
Absolventen aller Studiengänge (WS 2009/10 - SS 2016)							1.107	1.931	3.038
							36,4%	63,6%	100%

1) Leitung von Lehrstühlen, Professuren mit eigenständigem Fach und selbstständigen Abteilungen.
2) Berufene Professorinnen und Professoren, die nicht zu der oben definierten Gruppe gehören.

Abb. 51 Frauenanteile an der Medizinischen Fakultät, 2010–2016.

▶ Kapitel »Nur in einer Beziehung ist für mich auch die Ärztin diskutabel, nämlich als Helferin in der Krankenküche« – Geschichte und Vorgeschichte der Frauenförderung und Gleichstellungspolitik an der Universität Erlangen-Nürnberg, S. 453.

Die nunmehr dritte Zielvereinbarung, die Jahre 2018 bis 2022 betreffend, nennt konkrete Prozentzahlen, zu deren Erreichen sich die Medizinische Fakultät verpflichtet hat.

Im Zeitraum von 2010 bis 2016 bilden Frauen unter den Studierenden und Promovierten eine erkennbare Mehrheit. Auf der nächsten akademischen Stufe der Karriereleiter, bei der Habilitation, erfolgt ein deutlicher Einbruch. Hier beträgt der Frauenanteil nur rund ein Fünftel. Noch geringer ist ihr Anteil (Bereiche 1519 und 1520 zusammen) unter den berufenen Professorinnen und Professoren ohne und mit Leitungsfunktion.

Der Anteil der auf Lehrstühle berufenen Frauen beträgt zwischen 2010 und 2016 – immerhin – 15,4 %; Bezugsgröße ist die Gesamtzahl von 13. Betrachtet man nicht die jüngere Vergangenheit, sondern die Zahlen zum Stichtag 31. Dezember 2016, so sieht das Bild anders aus: Zu diesem Zeitpunkt sind fünf von 69 Lehrstühlen der Medizinischen Fakultät von Frauen besetzt, was einer Prozentzahl von 7,2 % entspricht. Man mag die Statistik drehen und wenden, wie man will: In Erlangen ist noch Potential für zukünftige Entwicklungen.

Popularisierung – Hightech-Medizin in der Öffentlichkeit

»Checkpoint-Blockade«, »translational medicine« und »SPECT/CT« – die Methoden der Hightech-Medizin benötigen mitunter Übersetzungshilfe. In Erlangen und in der Europäischen Metropolregion soll die Laienwelt verstehen, woran die Forscherinnen und Forscher arbeiten, ob und wie deren teuer erzeugte Erkenntnisse etwas für sie bedeuten können. Hier ist das Stichwort »Popularisierung« angemessen und hilfreich. Die seit 2003 alle zwei Jahre veranstaltete »Lange Nacht der Wissenschaften« (zuletzt 2017), die auch die Erlanger Universitätsmedizin einbezieht, bringt in einer Herbstnacht regelmäßig tausende Interessierte in Vorträge, Laborräume oder gar einen begehbaren Darm.[151]

Spezifisch (populär-)medizinisch ausgerichtet ist die »Bürgervorlesung«, die in jedem Semester *Neues aus der Universitätsmedizin* thematisiert. In Kooperation mit der Forschungsstiftung Medizin wird die Öffentlichkeit aus berufenem Munde in allgemeinverständlicher Weise sowohl über neueste Entwicklungen der Hightech-Medizin als auch über Grundsatzfragen von Gesundheit, Krankheit und Lebensführung aufgeklärt. Die stets sehr gut besuchten Vorlesungen werden zuverlässig technisch betreut durch den langjährigen Mitarbeiter Michael Lorz (* 1945), der in seiner Karriere bereits Generationen von Studierenden, Assistentinnen und Assistenten, Professorinnen und Professoren hilfreich gewesen ist.

So wie die interessierte Öffentlichkeit die Bürgervorlesung gerne annimmt, gilt die Vorlesungsreihe auch bei den Erlanger Medizinerinnen und Medizinern als ausgesprochen wichtig. Im Gespräch wird versichert, dass es sich um die »beste Visitenkarte« der Universitätsmedizin handele, der sich ein »Fenster in die Öffentlichkeit« öffne. Hier gehe es um die Rolle des Universitätsklinikums als »Stadtkrankenhaus«; für viele Menschen sei Universitätsmedizin gleichbedeutend mit Hightech-Medizin, weshalb es in der Bürgervorlesung auch möglich sei, die genuin universitäre Forschungsperspektive der Universitätsmedizin an die Öffentlichkeit zu vermitteln.

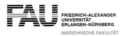
Abb. 52 »Bürgervorlesung« der Erlanger Universitätsmedizin, veranstaltet von der Forschungsstiftung Medizin. Wintersemester 2017/18.

ORTSTERMIN: »HERR-LORZ-PLATZ«, ULMENWEG, 91054 ERLANGEN

Der einzige Mensch, der mit Vornamen »Herr« heißt! Mit wehendem weißen Kittel (und meistens mit Krawatte) auf dem Fahrrad unterwegs sieht man ihn seit nunmehr 40 Jahren im Dienst der Medizinischen Klinik: Michael Lorz, geboren im November 1945 in Röttenbach, ist seit 1978 Mitarbeiter der Klinik. Angefangen hat der gelernte Buchdrucker in der Hausdruckerei der Medizinischen Klinik und wechselte nach einem halben Jahr in den Technischen Dienst. Die offizielle Bezeichnung »Hausmeister« lässt kaum ahnen, welche Vielfalt von Tätigkeitsfeldern Lorz seither abdeckt. Hierzu gehören technische Dienstleistungen in der Hörsaalbetreuung, so die Bedienung diverser Projektoren (Dia, Epidiaskop). Bildgebende Fächer begnügten sich in den 1980er Jahren nicht mit der Doppelprojektion, sondern verwendeten bis zu vier Projektoren gleichzeitig. Später kamen Laptops und Beamer, Lorz steuerte alles. Er führte auch das Studentensekretariat der Medizinischen Klinik, verwaltete Teilnehmerlisten für Praktika, teilte die Dozenten den Gruppen zu, organisierte die Prüfungen, weiterhin Fortbildungen und Kongresse; verständlich, dass ein krankheitsbedingter Ausfall von Lorz schwer toleriert wurde. In diesem – sehr seltenen – Fall gab es eine Art Notbetrieb mit angelernten Studenten. Anspruchsvoll war Lorz nie; sein Büro im alten Universitätskrankenhaus gegenüber dem heutigen Harald-zur-Hausen-Hörsaal wurde geschaffen, indem die Toilettenanlage der Station 21 (Gastroenterologie, Männer) halbiert wurde. Das war, so Lorz, völlig ausreichend und zuweilen auch praktisch.

Lorz hat Generationen von Dekanen, Klinikchefs, Professoren, Assistenten und Studenten gesehen; mit wenigen Worten zeichnet er Charakterporträts, hier der schroffe Choleriker oder der selbstherrliche Boss, der drei Sekretärinnen im Jahr braucht, dort der eher kumpelhafte Forscher der neuen Generation mit internationaler Vernetzung. Er kennt die Forschungsstärke der Professoren, weiß um die Relativität von Evaluationen. Das Interesse für Lehre, so Lorz, ist bei den Klinikern recht unterschiedlich ausgeprägt. Er selbst sah sich stets als Sachwalter studentischer Interessen: »Die Studenten«, so Lorz in fränkisch-lakonischer Prägnanz, »sind das schwächste Glied in der Ausbildung«. Lorz hat ihnen geholfen, wo und wie er konnte. Er bemerkt über die Jahrzehnte eine Vereinzelung der Studierenden, früher war vielleicht nicht mehr Lametta, aber mehr Zusammenhalt. Von den Studenten wurde er mit einem zentral angebrachten Straßenschild, »Herr-Lorz-Platz«, geehrt, als er 2011 pensioniert wurde. Seither ist er vertraglicher Mitarbeiter der Forschungsstiftung Medizin, hat ein neues Büro, betreut die seit vielen Semestern erfolgreiche Bürgervorlesung *Neues aus der Universitätsmedizin Erlangen*, wirkt weiterhin mit bei der Organisation von Kongressen und Studentenunterricht, »solange ich gesund bin. Es ist mein Leben.« Steigt aufs Fahrrad und fährt zum nächsten Termin ... Karl-Heinz Leven

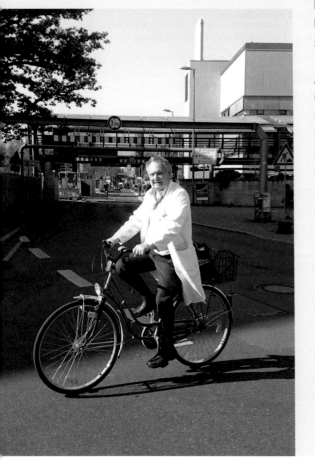

Abb. 1 Mit wehendem Kittel: Michael Lorz.

In den Kontext der Popularisierung medizinischer Forschung gehört die Rolle der Lokalzeitung *Erlanger Nachrichten*, eines Ablegers der *Nürnberger Nachrichten*. Die Zeitzeuginnen und Zeitzeugen aus der Medizinischen Fakultät sind in ihrem Urteil außerordentlich heterogen; viele haben sie nicht einmal abonniert. Während den einen die regionale Zeitung als interessiert, aufgeschlossen und sachorientiert erscheint, sehen andere eine Tendenz der Journalisten, Vorgänge in der Erlanger Hochschulmedizin bestenfalls verkürzt oder gar verzerrt darzustellen. Dieser Eindruck habe sich seit Gründung der privaten Medical School in Nürnberg, die sich bei der Zeitung großer Sympathie erfreue, bedeutend verstärkt. Zweifellos hat der mit der Eröffnung der Paracelsus-Universität einhergehende Dissens zwischen Erlangen und Nürnberg beachtliches Potential für eine journalistische Aufbereitung.

Erlangen-minus-Nürnberg: »Wir haben's aus der Zeitung erfahren ...« oder Das Ende der Zweisamkeit

Die Verbindungen zwischen Erlangen und Nürnberg sind traditionell einerseits eng und zugleich, wie bei Nachbarstädten allgemein üblich, man denke an Köln/Düsseldorf, nicht unbelastet. Zur Zeit der Universitätsgründung 1743 war Nürnberg Reichsstadt und hatte seit 1623 eine Universität in Altdorf, die bis 1809 bestehen sollte. Die Universität Erlangen hatte in diesen Jahrzehnten keinerlei institutionelle Beziehung zur Reichsstadt Nürnberg. Allerdings profitierte Erlangen von der Schließung Altdorfs insofern, als die dortige Bibliothek und wertvolles handschriftliches Material 1818 der Universitätsbibliothek Erlangen einverleibt wurden.[152]

Die Erlanger Hochschule hat in den 275 Jahren ihres Bestehens zweimal ihren Namen gewechselt. 1769 fügte der Ansbacher Markgraf Christian Friedrich Karl Alexander von Brandenburg-Ansbach (1736–1806) als zweiter Gründer der Universität der FAU das »A« hinzu, sodass sie seitdem Friedrich-*Alexander*-Universität Erlangen hieß. Dieser Namen galt für weitere 192 Jahre. Gemäß einem Vertrag zwischen dem Freistaat Bayern und der Stadt Nürnberg vom 13. April 1961 wurde die (1918 gegründete) Nürnberger Hochschule für Wirtschafts- und Sozialwissenschaften als Wirtschafts- und Sozialwissenschaftliche Fakultät in die Universität Erlangen eingegliedert, die seither den Namen FAU Erlangen-*Nürnberg* trägt; 1972 kam die Nürnberger Pädagogische Hochschule als Erziehungswissenschaftliche Fakultät hinzu. Die FAU ist seither eine Universität mit Standorten in zwei Städten.[153] Die regionale Verbundenheit zeigt sich auch in weiterhin aktiven und höchst erfolgreichen Initiativen wie dem Medical Valley EMN e. V., steht doch das Kürzel »EMN« für »Europäische Metropolregion Nürnberg«.

Nur im Bereich der klinischen Medizin ist die einst fest etablierte Zusammenarbeit zwischen Erlangen und Nürnberg aus den Fugen geraten, seitdem die Paracelsus Medizinische Privatuniversität (PMU) Salzburg 2012 einen Ableger ihres »Stammhauses« am Klinikum Nürnberg etabliert hat, der nun als »Standort Nürnberg« der PMU firmiert. Das Klinikum Nürnberg ist laut eigener Angabe »Hauptpartner in Lehre und Forschung im klinischen Bereich«, den Unterricht im ersten Studienjahr, der in Nürnberg unter dem Motto »Vom Molekül zum Menschen« steht, leistet die Technische Hochschule Nürnberg Georg Simon Ohm.[154]

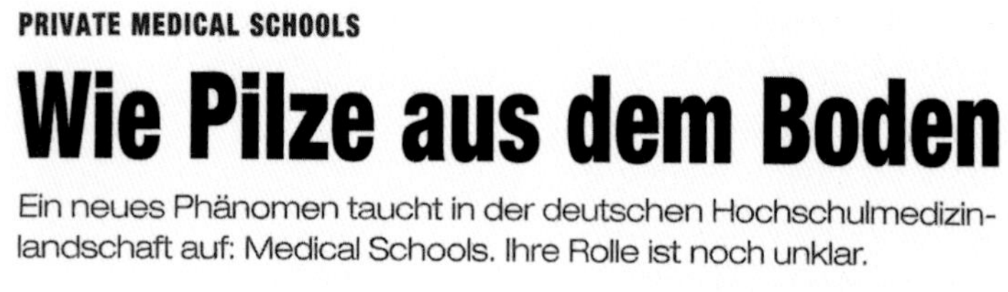

Wie Pilze aus dem Boden

Ein neues Phänomen taucht in der deutschen Hochschulmedizin-
landschaft auf: Medical Schools. Ihre Rolle ist noch unklar.

Abb. 53 *Wie Pilze aus dem Boden –*
Medical Schools im Spiegel des
Deutschen Ärzteblatts, 17. Oktober
2014.

▶ **Kapitel** Die Medizinische Fakultät
in Erlangen im Zeitalter der Weltkriege (1914–1945), S. 98.

Die Gründung der PMU 2012 markiert in den
jahrzehntelangen engen Beziehungen der Erlanger
Medizinischen Fakultät zum Klinikum Nürnberg
einen Schluss- und Wendepunkt.

Betrachtet man nur die letzten 75 Jahre, so
stellt sich die Beziehung Erlangen-Nürnberg in
der Medizin gelinde gesagt turbulent dar. Der
Erlanger Ordinarius für Frauenheilkunde Hermann Wintz (1887–1947), langjähriger Rektor der Friedrich-Alexander-Universität während des Zweiten Weltkriegs, entwarf 1943 einen »Fusionsplan«, wonach die Medizinische Fakultät der
Universität Erlangen mit den Städtischen Kliniken Nürnberg zu vereinigen sei und
alle dortigen Chefärzte zu Professoren der Medizinischen Fakultät werden sollten.[155]
Der von dem Mediziner Wintz in seiner Funktion als Rektor entworfene Plan stieß
in der Erlanger Medizinischen Fakultät auf erbitterte Gegenwehr; dass er nicht
verwirklicht wurde, lag an einem kontingenten Ereignis, auf das weder Nürnberg
noch Erlangen Einfluss hatten: Die Royal und die US Air Force zerstörten mit ihren
Bombenangriffen große Teile der Nürnberger Kliniken, sodass die materiellen
Gegebenheiten für eine Fusion nicht mehr vorhanden waren.[156]

In der jüngeren Fakultätsgeschichte gab es über Jahrzehnte eine enge
Kooperation zwischen Erlangen und Nürnberg im akademischen und klinischen
Bereich. Zahlreiche in Erlangen habilitierte Mediziner waren am Nürnberger Klinikum tätig, und für Studierende der Medizin im Praktischen Jahr war Nürnberg
seit Ende der 1970er Jahre Lehrkrankenhaus. Einige Lehrstuhlinhaber der Medizinischen Fakultät waren zugleich Klinikdirektoren entsprechender Fachkliniken in
Nürnberg, sodass an den beiden Standorten Erlangen und Nürnberg die Geriatrie
über 30 Jahre, die Nephrologie fast 20 Jahre und kurzfristig auch die Herzchirurgie
durch Personalunion verbunden waren.

Der von Wintz seinerzeit betriebene Gedanke einer Fusion der Erlanger
Medizinischen Fakultät mit den Nürnberger Kliniken war definitiv erledigt, aber
gelegentlich gab es schüchterne Regungen, in Nürnberg einen zweiten Campus
der Erlanger Universitätsmedizin zu schaffen. Das Klima der Zusammenarbeit war
jedoch grundsätzlich störanfällig, das Verhältnis »nie eine Liebesheirat gewesen«
und nicht von gegenseitigem Vertrauen geprägt. »Irgendwann hat es begonnen«, so
ein Erlanger Zeitzeuge treffend, die Entwicklung nach 2000 mehr beschreibend als
analysierend, »den Bach runterzugehen«. Aus Erlanger Sicht war das Nürnberger
Klinikum ein respektabler »Maximalversorger« beträchtlicher Größe, die Erlanger
Verhältnisse in der Bettenzahl auch übersteigend. Allerdings fehlte stets das für
die Universitätsmedizin konstitutive Element der Forschung, die über klinische
Studien hinausgeht und insbesondere mit (Klein-)Tiermodellen arbeitet. Aus
diesem stets erkennbaren Gefälle zwischen Erlangen und Nürnberg habe sich auf
Nürnberger Seite ein hartnäckiger »Minderwertigkeitskomplex« gespeist, der nach
jahrelanger Inkubation zu einer grundsätzlichen Entscheidung geführt habe.

Im Hintergrund begann seit den 2010er Jahren ein Boom der nach EU-Recht
legitimen Filialgründungen ausländischer Medizinschulen an deutschen Krankenanstalten. »Wie Pilze aus dem Boden«, »Ärzte ohne Grenzen«, »Medizinstudium
im Lieferservice« – die Berichterstattung in Standes- und Laienpresse über dieses

Phänomen hat einen satirischen Unterton.[157] In Nürnberg ging es aber nicht um Satire, sondern um eine Art Befreiungsschlag, der lang gehegte Bestrebungen mit den gerade populär werdenden Forderungen nach Ausbildung zusätzlicher Ärzte geschickt verband. »Wir haben's aus der Zeitung erfahren« – so schildern Erlanger Professorinnen und Professoren die Gründung der PMU im Frühjahr 2012, die als »Geheim-

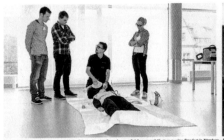
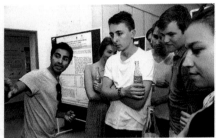

Fränkische Zweigstelle: Die österreichische Privatuniversität Paracelsus aus Salzburg unterhält einen zweiten Standort in Nürnberg – 50 Studenten starten hier pro Jahr mit dem Medizinstudium.

Medizinstudium im Lieferservice

Warum in ferne Länder ausweichen, um Arzt zu werden? Immer mehr Unis aus dem Ausland locken Studenten in ihre deutschen Filialen. Das gefällt nicht jedem.

Von Vanessa Köneke

projekt« abgelaufen sei. Die Stimmung in nachfolgenden Gesprächen sei »sehr eisig« gewesen. Die schon zuvor bestehende »Konkurrenz« zwischen der Erlanger und der Nürnberger Medizin habe sich durch diese Entwicklung verschärft. Dass an der PMU in Nürnberg Ärztinnen und Ärzte passabel ausgebildet werden könnten, vermuten auch viele Erlanger Fachvertreterinnen und -vertreter. Verglichen mit anderen Medical Schools, die zum Teil auf dem Niveau eines Kreiskrankenhauses agierten, sei die PMU in Nürnberg geradezu »ein Hochamt der privaten Medical Schools«. Gleichwohl bleibt auf Erlanger Seite die starke Skepsis wegen der in Nürnberg (noch) fehlenden wissenschaftlichen Perspektive. Nürnberg sei eine Art »Arzt-Ausbildungsanstalt« für gerade einmal 50 Studierende pro Jahr (d.h. ein Sechstel der Erlanger Zahl) und keine wirkliche Konkurrenz für Erlangen, da die Forschung in Nürnberg, etwa in den Grundlagenfächern, auch auf mittlere Sicht schwach bliebe.

Die Kooperation zwischen Erlangen und Nürnberg wurde nach der Gründung der PMU stark gedrosselt und geht auf struktureller Ebene inzwischen gegen Null. Die Stimmung zwischen den ehemaligen Partnern, so die Erlanger Zeitzeuginnen und Zeitzeugen, strebe demselben Punkt zu, was in der regionalen Presse weidlich ausgenutzt werde. Es sei kein Zufall, dass die der PMU freundlich gesinnten *Nürnberger Nachrichten* am 5. November 2014 über den »Startschuss für 23 neue Uni-Kliniken« an der PMU berichteten – einen Tag nach dem Erlanger Dies academicus.[158]

Der Vertrag mit Nürnberg als Lehrkrankenhaus der Medizinischen Fakultät der FAU wurde Ende 2012 nicht verlängert, die Zusammenarbeit im Comprehensive Cancer Center ebenfalls beendet. Erlangen orientierte sich nach anderen Partnern. Außerdem wurde 2016 in einem symbolischen Akt die Lehrbefugnis ausgewählter Professoren der PMU an der FAU für erloschen erklärt, da aus der Berufung dieser Persönlichkeiten auf Lehrstühle der PMU eine unübliche doppelte Professur resultiert hätte.[159] Diese Entscheidung hatte vor dem Verwaltungsgericht Ansbach keinen Bestand, was in der Zeitung auf der Titelseite mit der Schlagzeile *Böse Schlappe für die Uni* quittiert wurde.[160]

Die Trennung Erlangens von Nürnberg ist für die meisten befragten Erlanger Fakultätsmitglieder konsequent und verständlich im Sinne des »Zerrüttungs-prinzips«. Allerdings halten viele diese neue Frontlinie für nachteilig, und zwar für beide Standorte. Eine »entspanntere Sichtweise«, die das »Problem PMU« in seinen tatsächlich überschaubaren Dimensionen wahrgenommen hätte, hielte

Abb. 54 *Medizinstudium im Lieferservice, Frankfurter Allgemeine Zeitung, 4./5. August 2018. Zahlreiche ausländische Medizinschulen betreiben Filialen in Deutschland, an denen gegen entsprechende Gebühren ein Medizinstudium möglich ist, so auch an der PMU Nürnberg, im Bild oben links »Fränkische Zweigstelle«.*

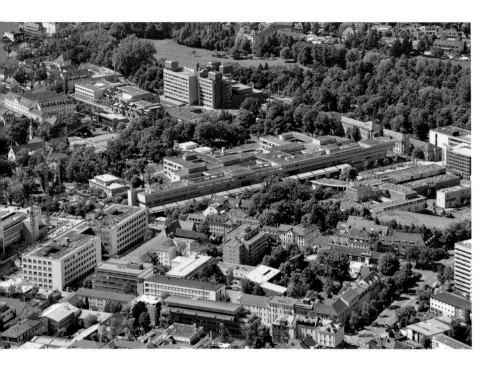

Abb. 55 Universitätsklinikum Erlangen, Luftbild, Juni 2017.

mancher Zeitgenosse für empfehlenswert. Die Medizinische Fakultät sei »ein Tanker, die PMU eher ein Beiboot«, so der Größeneindruck. Insofern ist die Einschätzung einiger Gesprächspartnerinnen und -partner, die Lage werde »sich mit der Zeit normalisieren«, auch eine Art Votum.

Hightech-Medizin, Supramaximalversorgung, »Cutting edge« – Erlanger Universitätsmedizin heute

Ob die fünf Forschungsschwerpunkte, die an der Medizinischen Fakultät ausgewiesen sind, alle und gleichermaßen die formalen Kriterien eines Forschungsschwerpunktes erfüllen, mag Gegenstand von Debatten sein. Unstrittig ist, dass die Krankenversorgung im Universitätsklinikum Erlangen in den besagten fünf Bereichen (Infektiologie und Immunologie, Nieren- und Kreislaufforschung, Neurowissenschaften, Tumorforschung/Onkologie, Medizin- und Gesundheitstechnologie) seit nunmehr fast zwei Jahrzehnten auf dem fortschrittlichsten Niveau der Hightech-Medizin arbeitet.[161]

Das Erlanger Universitätsklinikum wird seit seiner frühesten Zeit von der einheimischen Bevölkerung auch als »Stadtkrankenhaus« betrachtet; dass es eine weit über die Region und in einigen Fächern weltweit ausstrahlende Anziehungskraft aufweist, versteht sich (fast) von selbst. Man mag über populäre Ranking-Listen geteilter Meinung sein, aber wenn sie die eigene Institution sehr weit oben verorten, liegt es nahe, werbend darauf hinzuweisen. So heißt es im aktuellen Jahresbericht, das Universitätsklinikum Erlangen werde im Magazin *Focus Gesundheit* 2017 unter die zehn besten Kliniken gezählt, nachdem über 1000 Kliniken »auf Herz und Nieren geprüft wurden«, wie es sprachlich adäquat heißt.[162] Das Universitätsklinikum Erlangen ist nicht irgendein sehr gutes Krankenhaus, sondern nach eigenem Verständnis (und vergleichbar anderen Universitätskliniken, zumindest neun weiteren, wenn *Focus* richtig liegt) ein »Krankenhaus der Supramaximalversorgung«.[163] Der Begriff »supramaximal« taucht in der Klassifizierung der Krankenhäuser nach den Versorgungsstufen I–IV nicht auf, ist sprachlich betrachtet eine Hyperbel, in diesem Fall eine Übertreibung, wie sie phrasenhaft in der Alltagssprache (»tausend Dank«) und in der Werbesprache begegnet.[164] Der reale Gehalt der supramaximalen Versorgung ist jedoch keine Phrase, sondern drückt sprachlich zeitgemäß aus, dass in puncto medizinischer Versorgung nach dem Universitätsklinikum nichts mehr kommt. Hier gibt es die neueste und beste Krankenversorgung und was es hier nicht gibt, gibt es nirgendwo. »Maximalversorger« mögen auch die kommunalen Krankenhäuser sein, »Supramaximalversorger« gibt es nur im Feld der Universitätskliniken.

IM FLUGTAXI ZUR CHIRURGIE – UNIVERSI-
TÄTSMEDIZIN ERLANGEN 2043
Wir schreiben das Jahr 2043: Das Universitätsklinikum Erlangen unterhält seit Neuestem – dank chinesischer Transportdienste – eine orthopädische Reha-Station auf der Rückseite des Mondes. Die Ärztliche Direktorin des Universitätsklinikums hat im »Jubiläumsjahr 300« die Erlaubnis erteilt, dass Flugtaxis mit gehbehinderten Patient/_*Innen direkt den Helikopterport auf dem Dach der Chirurgie ansteuern dürfen. Diejenigen, die weiterhin auf vier Rädern nach Erlangen hineinfahren, sollen in Kürze ihre Elektromobile in der nagelneuen achtstöckigen Tiefgarage unter dem Michael-Lorz-Platz abstellen können. Oberbürgermeisterin Barbara Hahlweg (*1968), die demnächst für eine dritte Amtszeit kandidiert, hat angekündigt, dass die Stadt Erlangen dem Vorhaben, einen Baum, der die Zufahrt zu der Garage versperrt, umzupflanzen, sehr aufgeschlossen gegenübersteht. Ein baumpsychologisches Gutachten soll klären, in welcher neuen Umgebung sich der Baum am wohlsten fühlen wird. Keine Geringere als die Bundesministerin für Gesundheit, AntiAging & LifeStyle, Dr. h.c. Heidi Klum (*1973; Die Frischen/Bündnis gegen Alter), ist megabegeistert über die Erlanger Performance und hat wissen lassen, sie werde bei dem Baum-Walk dabei sein. Aus dem Bundeskanzleramt hieß es, Kanzlerin Sahra Wagenknecht (*1969) hielte das für eine hilfreiche Idee, könne jedoch vermutlich nicht teilnehmen, da sie demnächst bei der Eröffnung des Hauptstadtflughafens verpflichtet sei.

Der noch vor wenigen Jahrzehnten dringliche Mangel an Pflegekräften ist seit einigen Jahren durch humanoide Roboter bewältigt; der deutsch-chinesische Xiemens-Konzern hat ganze Arbeit geleistet und ein Heer von leistungsfähigen Automaten auf den Markt gebracht. Die humanoiden Dienstleister beherrschen aktiv und passiv 22 Sprachen, darunter Fränkisch, das seit einigen Jahren eine beachtliche Renaissance erlebt. In der Kinderklinik beliebt sind mit Antischwerkrafttechnik ausgestattete Pflegeroboter in Gestalt der Figuren aus der antiken Sage *Star Wars*. Deren 38. Folge, *Franconian Planet. The Mountayn Abyss*, ist eine handlungsarme, recht abstruse Episode, die um eine Art galaktischen Trinkgelages kreist, bei dem ein durchsichtiger, zum Aufschäumen neigender Treibstoff für Androiden ausgeschenkt wird, der zur Enthemmung aller Schaltkreise führt. Doch zurück zur Realität und zu einem Ausblick in die Zukunft: Das Medical Valley hat am Fuß des höchsten Berges im Sonnensystem, dem Olympus Mons auf dem Mars (26 km), in Kooperation mit der NASA ein weiteres Medical Valley Center eröffnet und plant für 2068 einen Mars-Summit mit Ausflug zum Gipfel (optional). Es wird einen direkten Shuttle-Service Erlangen – Olympus Mons geben, sofern bis dahin der Baum vor der Parkgarage umgepflanzt ist. Teilnahmewillige aus der Medizinischen Fakultät werden ihrer Lehrverpflichtung und ihren Aufgaben in der Krankenversorgung während der fünfjährigen Abwesenheit telemedizinisch nachkommen können und brauchen keine Freisemester zu beantragen. Karl-Heinz Leven

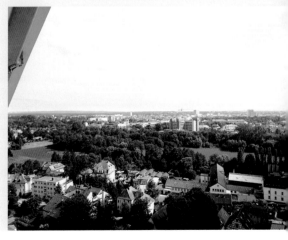

Abb. 1 Anflug auf den Heliport der Erlanger Chirurgie, Blick aus dem Flugtaxi, Juni 2043.

	2009	2010	2011	2012	2013	2014	2015	2016	2017	insgesamt (seit 1996)
Niere	95	93	111	91	88	75	77	80	72	3253
davon Lebendspenden	22	12	29	28	25	21	18	26	12	359
Herz	18	17	9	12	15	13	7	5	8	203
Leber	13	27	17	5	7	9	2	4	0	343
Pankreas (inkl. kombiniert mit Niere)	4	6	11	5	5	4	8	1	3	100

Abb. 56 Organtransplantationen am Universitätsklinikum Erlangen, 2009 bis 2017, mit kumulierten Zahlen seit 1966.

Eine den Universitätskliniken vorbehaltene Art der »Supramaximalversorgung« ist die Transplantationsmedizin. Die Erfolge der Erlanger Einrichtungen sind statistisch abbildbar. 1966 erfolgte die erste Nierentransplantation, von einem Lebendspender; von wenigen jährlichen Fällen stieg die Transplantationsrate auf bis zu 80 pro Jahr, manchmal auch mehr. Die Gesamtzahlen sind eindrücklich: Bis 1986 waren 500 Nieren verpflanzt; 1996, 30 Jahre nach Beginn des Programms, waren es insgesamt 1500 und bis 2017 schon 3253.[165] Gleichwohl gibt es in Erlangen und in anderen Zentren das Problem, dass der Zahl der Transplantierten eine mehrfach höhere Zahl von Menschen auf der Warteliste gegenübersteht. Die Wartezeit auf ein Organ beträgt mitunter sieben bis zehn Jahre.[166] Hier geht es nicht um kurzfristige Irritationen, wie durch den sogenannten Transplantationsskandal 2012, der allerdings die Zahl der Organspenden verringerte. Das Problem ist grundsätzlicher Art. Die Transplantation der Niere ist eine Art kausaler und bewährter Therapie der fortschreitenden Niereninsuffizienz, aber diese Therapie wird nach bisherigem Ermessen niemals für alle Kranken zur Verfügung stehen. Die Vorstellung, man könne durch die Erhöhung der sogenannten Spendebereitschaft oder die Abkehr von der Zustimmungslösung das Problem der (zu) langen Wartezeiten lösen, kann nicht ernsthaft vertreten werden. Allenfalls lassen sich Wartezeiten verkürzen, die grundsätzliche Begrenztheit von Ressourcen ist zu akzeptieren.

Die Transplantationsmedizin als »Krone der Chirurgie« unterliegt starken politischen Einflüssen, wie das Beispiel der Lebertransplantationen zeigt. Diese Operation wurde in Erlangen erstmals und erfolgreich 1992 durchgeführt, allerdings erreichten die Zahlen in den Folgejahren nur in einem einzigen Jahr (2010) die vom Wissenschaftsrat für Zentren empfohlene Rate von mindestens 20 Lebern pro Jahr.[167] Als im Zuge des erwähnten »Transplantationsskandals« von 2012 alle bayerischen Transplantationszentren von der Mühlbacher-Kommission, benannt nach ihrem Vorsitzenden, dem Wiener Chirurgen Ferdinand Mühlbacher (* 1948), überprüft wurden, ergab sich für Erlangen, anders als bei anderen Standorten, keinerlei Beanstandung.[168] Gleichwohl wurde ministeriell verfügt, dass hinfort in Erlangen keine Lebern mehr transplantiert werden sollten. Als vermeintlicher Grund wurde genannt, dass zwar die Vergabepraktiken in Erlangen tadellos, die medizinischen Ergebnisse jedoch nicht optimal gewesen seien. Argumente des Erlanger Universitätsklinikums, dass diese Ergebnisse durch die Schwere der Fälle bedingt gewesen seien, wurden nicht berücksichtigt, ebenso wenig ein formeller Protest gegen den Entzug der Berechtigung zur Lebertransplantation. Diese umstrittene Entscheidung, so Zeitzeugen kritisch, sei ausschließlich politisch motiviert gewesen. Ob man sie durch frühere Gegenmaßnahmen hätte verhindern können, wird unterschiedlich gesehen. Im Ergebnis können in Erlangen Lebern nur noch in Kooperation mit dem Transplantationszentrum der LMU München transplantiert werden.[169]

Dass eine Transplantation kein »Zaubermittel« ist, sondern den Eintritt in eine »sehr spezifische Form von Gesundheit«[170] bedeutet, erweist sich im Einzelfall: Im Juli 2012 erhielt die sechsjährige Patientin Lara in der Erlanger Herzchirurgischen Klinik ein Spenderherz, nachdem sie 877 Tage in der Kinderkardiologischen Abteilung an ein »Kinder-Kunstherz« angeschlossen gelebt hatte, weil ihr eigenes Herz den Dienst versagt hatte. Lara war damit »Weltrekordlerin« – sie hatte die längste Wartezeit, die je ein Kind vor einer Herztransplantation hatte, überlebt.[171] Einige Monate nach der Transplantation erkrankte Lara, vermutlich infolge der notwendigen Immunsuppression, an einem malignen Lymphom, das chemotherapeutisch zu beherrschen war. Im November 2015 kam es zu einer massiven Abstoßungsreaktion, das transplantierte Herz versagte. Lara wurde an die Herz-Lungen-Maschine angeschlossen und dialysiert. Das transplantierte Herz nahm seine Funktion wieder auf und die Patientin erholte sich. »Wunder vollbringt immer der Patient«, wird der behandelnde Kinderkardiologe Sven Dittrich (* 1963) zitiert.

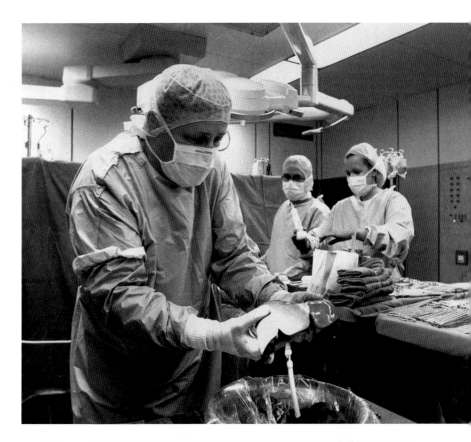

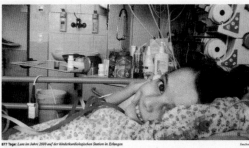

Cornelia von Wrangel

Sie hat dreimal im Jahr Geburtstag

Lara musste knapp zweieinhalb Jahre auf das fremde Herz warten. Für ein Kind ihres Alters ist dies Weltrekord. Was sie nach der Transplantation durchmachte, ist auch rekordverdächtig.

877 Tage: Lara im Jahre 2010 auf der kinderkardiologischen Station in Erlangen

»Cutting edge« – »An der Schneidekante« des Fortschritts

Die Sprache der Medizin benutzt gerne Metaphern;[172] waren es von der Antike bis in die Vormoderne Vorstellungen eines dynamischen Fließgleichgewichts der »Säfte« oder – naturphilosophisch motiviert – von einer »Lebenskraft« im Körper, so hat die naturwissenschaftliche Medizin seit dem späten 19. Jahrhundert bevorzugt Metaphern aus dem Bereich des Krieges benutzt. Insbesondere in der Bakteriologie bot es sich an, eingedrungene Erreger als »Feinde« zu imaginieren und sich die Reaktion des Körpers als Mobilisierung einer Armee von Abwehrzellen vorzustellen.[173] Diese Metaphern waren jedoch keine bloßen Illustrationen, um der Laienwelt das medizinische Geschehen nahezubringen, sondern die Bakteriologie selbst war von diesem Denken geprägt. Die (Infektions-)Krankheit war der »Feind«, den es – über die ihn auslösenden Erreger – zu »vernichten« galt. In der jüngeren Geschichte ist diese agonale Sprech- und Denkweise insbesondere beim Krebs weiterhin sehr verbreitet.[174] In den frühen 1970er Jahren propagierte

Abb. 57 Lebertransplantation in Erlangen, 1993.
Abb. 58 *Sie hat dreimal im Jahr Geburtstag* – Lara, vier Jahre alt, angeschlossen an ein Kunstherz, in der Erlanger Kinderkardiologischen Abteilung 2010, *Frankfurter Allgemeine Zeitung*, 29. Juli 2017.

FRANKFURTER ALLGEMEINE ZEITUNG

Krebs ist der Feind, und der Feind soll zittern

Mediziner in ihrem größten Kampf: Wo steht der Patient?

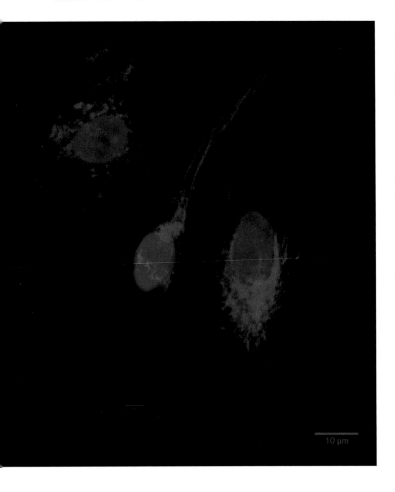

10 µm

Abb. 59 *Krebs ist der Feind, und der Feind soll zittern, Frankfurter Allgemeine Zeitung*, 20. Februar 2014, aus Anlass eines Krebskongresses in Köln.
Abb. 60 Dendritische Zellen nehmen Pathogen- und Tumorbestandteile auf und präsentieren diese an weitere Zellen des Immunsystems. Abgebildet ist eine Immunfluoreszenzaufnahme mit drei aktivierten dendritischen Zellen, die ihre Dendriten (Ausläufer) vollständig ausgebreitet haben. In Blau dargestellt ist der Erbgutinformation enthaltende Zellkern, in Rot wurde ein Oberflächenprotein gefärbt.

US-Präsident Richard Nixon (1969–1974) einen »Krieg gegen Krebs« (»War on Cancer«), der in der deutschen Medizin und Öffentlichkeit sprachlich abgerüstet wurde zu einem »Kampf gegen den Krebs«.

Die »Kampf«-Metapher ist beliebt, da sie das auf zellulärer und molekularer Ebene recht komplexe Geschehen treffend charakterisiert bzw. in eine verständliche Bildersprache übersetzt. So werden die neuesten erfolgversprechenden in der Erlanger Universitätsmedizin entwickelten Therapieverfahren gegen das maligne Melanom – Immuntherapie, das heißt Impfung mit speziell präparierten dendritischen Zellen, auch in Kombination mit den seit einigen Jahren verwendeten Checkpoint-Inhibitoren – unter das Motto des Kampfes gestellt.[175] »Den Feind erkennen«, so wird die Aufgabe des Immunsystems genannt; und nicht zufällig heißen die von den dendritischen Zellen »scharf gemachten« T-Lymphozyten »T-Killerzellen«. Die moderne Medizin verfolgt ihre Ziele offensiv, eine Therapie muss unter Umständen »aggressiv« sein, um eine besonders gefährliche Krankheit zurückzudrängen. Dass dieser »Kampf« höchst wechselhaft geführt wird und ein »Sieg« keineswegs in Reichweite ist, kann (und will) diese öffentliche Sprechweise über den Krebs nicht verschleiern.[176]

Ein höchst beliebtes (und sinnvolles) Event des Universitätsklinikums, das in jedem Oktober im Schlossgarten stattfindet und eine eher allgemeine Gesundheitsprophylaxe populär machen möchte, heißt plakativ »Lauf gegen Krebs«.[177] Der Kampf »gegen« Krankheit ist das eine, die Bewegung vorwärts, der Fortschritt, das andere konstitutive Element der Medizin.

Wir sind, um im Feld der Metaphern zu bleiben, mit der Universitätsmedizin an der »Schneidekante« des Fortschritts angelangt, in der »Cutting edge«-Zone. Das Bild der »Schneidekante« ist unerhört plastisch, und es weckt technische Assoziationen: Zum Schneiden braucht man gutes Werkzeug. Damit ist das dynamische Momentum aktiven Handelns verbunden; an der »Schneidekante« gibt es kein Zögern oder Zaudern: entweder – oder! »No time for caution.«

Was zeichnet die Klasse, zu der das Universitätsklinikum Erlangen gehört, aus? Es ist das Zusammenspiel der Elemente Forschung, Lehre und Krankenversorgung unter dem Dach einer Medizinischen Fakultät. Die Fallzahlen und Bilanzen des Universitätsklinikums sprechen über den Routinebetrieb. Betrachtet man die stationären Fälle in zwei ausgewählten Kliniken, so ergeben sich für die Frauenklinik bei 100 Planbetten im Jahr 2017 insgesamt 8660 Fälle; für die Kinder- und Jugendklinik kommen auf 98 Planbetten 4834 Fälle.[178] Nicht jeder Fall bewegt sich in der »Cutting edge«-Zone der Medizin, aber zwei spektakuläre Beispiele seien hier genannt:

Das Programm der Frauenklinik zur Wiedererlangung der Fruchtbarkeit nach einer Krebstherapie und die weltweit erstmalige pränatale Behandlung eines Falls von ektodermaler Dysplasie in der Kinderklinik.

Auf dem Feld der Reproduktionsmedizin hält die Erlanger Frauenklinik seit Jahrzehnten eine nationale und internationale Spitzenposition.[179] Norbert Lang (1936–2015), der die Frauenklinik von 1984 bis 2001 leitete, sei, so ein Zeitzeuge pointiert, geradezu ein »Fertilitätsfetischist« gewesen. Der Bogen reicht von der ersten In-vitro-Fertilisation (IVF), die zur Geburt eines Kindes im April 1982 führte, über die Entwicklung von Kryokonservierungstechniken bis hin zur Wiederherstellung der Fertilität bei Frauen nach einer

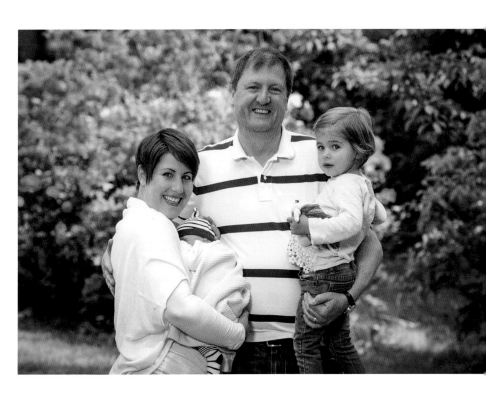

onkologischen Therapie. Sandra G. (* 1981) erkrankte mit 27 Jahren an Brustkrebs; vor einer eingreifenden Therapie, die auch eine Chemotherapie umfasste, ließ sie sich in der Universitäts-Frauenklinik Eierstockgewebe entnehmen, das durch Kryokonservierung haltbar gemacht wurde.[180]

Abb. 61 Sandra G., mit Ehemann und ihren Kindern Isabel (* 2012) und Matias (* 2015); vorausgegangen waren eine Kryokonservierung von Ovarialgewebe 2008 wegen Krebserkrankung und Behandlung, später Retransplantation des konservierten Ovarialgewebes und zwei natürliche Schwangerschaften.

Nach ihrer erfolgreichen Therapie wurde ihr das Ovarialgewebe retransplantiert und sie wurde auf natürliche Weise schwanger. Eine Tochter Isabel (* 2012) und ein Sohn Matias (* 2015) kamen zur Welt. Dieser »historische« Fall ist unter mehreren Aspekten zu betrachten. Zweifellos handelt es sich um einen bedeutenden medizinischen und technologischen Fortschritt; der Fall stellt aber auch kontroverse Fragen: Ist es im Fall einer neu diagnostizierten Krebserkrankung einer jungen Frau angemessen, im Angesicht von Lebensgefahr die Möglichkeit späterer Reproduktion zu thematisieren und in den Behandlungsplan einzufügen, ohne dass wertvolle Zeit vergeht? Eine interdisziplinäre Frauenheilkunde, die von der Onkologie bis zur Reproduktionsmedizin alle relevanten Fächer zugleich einsetzt, also »Cutting edge«-Standard hat, wird diese Frage selbstbewusst bejahen können.[181] Der Fall verweist wie fast alle Ereignisse an der »Schneidekante« der Medizin auch in den Bereich der Selbstreflexion: Welche aufwendigen Maßnahmen sollen/können/müssen ergriffen werden, um Leben zu erhalten, Gesundheit wiederherzustellen und Menschenrechte zu verwirklichen? Dies mag der modernen Medizin nicht immer gelingen, aber im Fall der Sandra G. eben doch, und zwar in beispielhafter Weise.

▸ Extrablatt Wegen IVF unabkömmlich – Der Reproduktionsmediziner Siegfried Trotnow, S. 401.

Das neueste Projekt der Erlanger Frauenklinik, das im tierexperimentellen Stadium am Schaf erfolgreich geprobt wurde, betrifft die Transplantation des Uterus, ein »neuerliches Symbol für die Fortschritts- und Entwicklungsdynamik der Hochleistungsmedizin«.[182]

In Kooperation mit der Erlanger Gefäßchirurgie und der Plastisch-Handchirurgischen Klinik soll das Verfahren demnächst am Menschen angewandt ▸

DER »WANDERNDE UTERUS«

Was haben ein spätantikes Uterus-Amulett und eine Zeitungsmeldung über eine Uterustransplantation miteinander zu tun? Auf den ersten Blick nicht viel. Die Gebärmutter (lat. *uterus*) war seit der Antike in Medizin und Tierzucht als das Zentralorgan der Fortpflanzung bekannt. Wie aus dem Zeugungsakt ein neues Lebewesen hervorging und im Uterus zu einem (Menschen-)Kind heranwuchs, konnte jedoch nur spekulativ erklärt werden. Das männliche Spermatozoon wurde 1677, der weibliche Zeugungsbeitrag, die Eizelle, erst 150 Jahre später, 1827, entdeckt. Die antike Medizin hielt den Uterus für fähig, im Körper zu wandern und dadurch »hysterische« Symptome (griech. *hystera* – Gebärmutter) zu verursachen. Übermäßige Trockenheit, so die Ärzte, verursache die »Wanderschaft« und sei zielgerichtet durch (ehelichen) Geschlechtsverkehr und Schwangerschaft zu heilen. Damit war mit der Ordnung im (weiblichen) Körper zugleich die Ordnung der Gesellschaft stabilisiert. Diese Anschauung vertrat auch der Philosoph Platon (428/27–349/48 v. Chr.), der den Uterus als ein »auf Kinderzeugung begieriges Tier« bezeichnete (im naturkundlichen Dialog *Timaios* 91 a–c). Diesen »wandernden« Uterus zu bannen, dienten auch Amulette. Die aus heutiger Sicht absurd wirkende Vorstellung ist gleichwohl im kulturellen Kontext der antiken Medizin folgerichtig. Festzustellen ist, dass auch die moderne, naturwissenschaftlich ausgerichtete Medizin mythische Grundmuster evoziert und fortschreibt. So verweist der Begriff »Reproduktionsmedizin« auf die industriell-technische Serienfertigung und weckt Anklänge an die Zukunftsvision von Aldous Huxleys (1894–1963) *Brave New World* (1932); das »Retortenbaby« weckt Assoziationen an Märchenmotive und die Schaffung des Homunculus in Johann Wolfgang Goethes (1749–1832) *Faust II* (1832). Keine In-vitro-Fertilisation hat jemals in einer »Retorte« stattgefunden, sondern stets in einer profanen Petrischale. Eine mythische Grundströmung durchzieht auch aktuelle Diskurse um die Leihmutterschaft: Bis zur Entdeckung der Plazenta glaubte man an eine starke mütterliche Prägung des heranwachsenden Embryos im Sinne einer »Einbildungskraft«; Goethe liefert hierfür in seinen *Wahlverwandtschaften* (1809) das zeittypische Exempel. Endokrinologie und die pränatale Psychologie als Ableger der Psychoanalyse ließen im 20. Jahrhundert die Beziehung zwischen der Schwangeren und dem Fetus wieder enger erscheinen, nachdem die Plazenta im 19. Jahrhundert eher als abgrenzendes Organ gesehen worden war. Die heutige überwiegend kritisch-ablehnende Sicht auf die Leihmutter ist historisch als Analogie zur Abwertung der Amme seit der Polemik Jean-Jacques Rousseaus (1712–1778) im *Émile* (1762) wiederzuerkennen. Als Mutter gilt in Deutschland, erstmals 1998 im BGB § 1591 formuliert, diejenige Frau, die das Kind geboren hat. Die daraus folgende Unmöglichkeit der Leih- bzw. »Ammen«-Mutterschaft ist rechtlich unanfechtbar, geht jedoch wesenhaft auch auf Märchenmotive, die Dämonisierung von Ammen und Stiefmüttern zurück.[1] Der in der Vormoderne als mythischer »Wanderer« im Körper der Frau aufgefasste Uterus indes macht sich im 21. Jahrhundert mithilfe der Transplantationsmedizin tatsächlich auf Wanderschaft. Karl-Heinz Leven

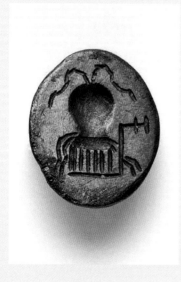

Abb. 1 Spätantikes Uterus-Amulett, Hämatit (3./4. Jahrhundert n. Chr.).

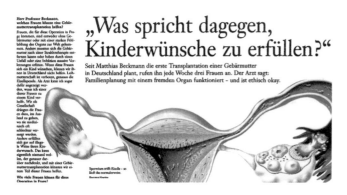

Herr Professor Beckmann,
welchen Frauen könnte eine Gebär-
muttertransplantation helfen?
Frauen, die für diese Operation in Frage kommen, sind entweder ohne Gebärmutter oder mit einer starken Fehlbildung des Organs zur Welt gekommen. Andere mussten sich die Gebärmutter nach einer Krebserkrankung entfernen lassen oder haben durch einen
Unfall oder eine Infektion massive Ver-
letzungen erlitten. Wenn diese Frauen
sich ein Kind wünschen, können wir ihnen in Deutschland nicht helfen. Leihmutterschaft ist verboten, genauso die
Eizellspende. Als Arzt kann ich sogar
dafür angezeigt wer-
den, wenn ich einer
dieser Frauen ver-
helfe. Wie als
Gesellschaft
drängen die Frau-
en dazu, ins Aus-
land zu gehen,
wo sie medizi-
nisch oft
schlechter ver-
sorgt werden.
Andere erfüllen
sich gar auf illega-
le Weise ihren Kin-
derwunsch. Das kann
eigentlich niemand wol-
len, der genauer dar-
über nachdenkt, und mit einer Gebär-
muttertransplantation könnten wir einem Teil dieser Frauen helfen.

Wie viele Frauen kämen für diese
Operation in Frage?

„Was spricht dagegen, Kinderwünsche zu erfüllen?"

Seit Matthias Beckmann die erste Transplantation einer Gebärmutter in Deutschland plant, rufen ihn jede Woche drei Frauen an. Der Arzt sagt: Familienplanung mit einem fremden Organ funktioniert – und ist ethisch okay.

Spermium trifft Eizelle – so läuft das normalerweise.

Illustration: Neunzehn

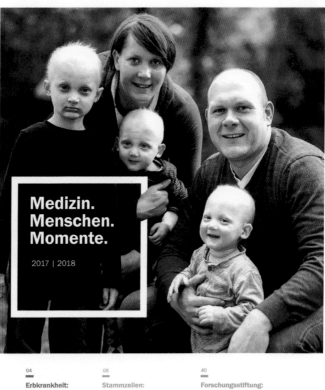

Universitätsklinikum Erlangen

**Medizin.
Menschen.
Momente.**

2017 | 2018

04
Erbkrankheit:
Heilversuch im
Mutterleib

08
Stammzellen:
Bessere Therapie
für Leukämiepatienten

40
Forschungsstiftung:
Wissenschaft, Lehre und
Mildtätigkeit nachhaltig fördern

werden, sobald entsprechende medizinethische und -rechtliche Fragen, auch im Deutschen Ethikrat, geklärt sein werden.[183] Der schwedische Gynäkologe Mats Brännström (* 1958) hat die Uterustransplantation seit 2014 bereits einige Male erfolgreich durchgeführt; der Erfolg besteht bei dieser nicht lebensnotwendigen Transplantation in der Geburt eines Kindes.[184] Der Erlanger Forschergruppe stellen sich eine Reihe von Fragen, angefangen von der Gewinnung von Spenderorganen (von Lebenden oder Toten) über die technisch ungewöhnlich schwierige Transplantation des Uterus bis hin zur Problematik der Immunsuppression in der Schwangerschaft. Die übergeordnete Frage lautet, ob unerfüllter Kinderwunsch, von der WHO seit 2009 als Krankheit bewertet, jede Therapieoption, auch eine so eingreifende und aufwendige wie die Transplantation rechtfertigen kann. Zudem ist die vergleichsweise elegante, allerdings mit Problemen eigener Art behaftete Alternative zur Uterustransplantation, die Leihmutterschaft mit und ohne Eizellspende, in vielen Ländern etabliert und für zahlungskräftige Kinderlose verfügbar.[185] In Deutschland ist sie dagegen durch das Embryonenschutzgesetz (1990) verboten. Die aufwendige Uterustransplantation wäre geeignet, die von Fachleuten kritisierte Regelung des Embryonenschutzgesetzes zu umgehen, allerdings zu einem in vielfacher Hinsicht hohen Preis.[186]

Handelt es sich bei der Uterustransplantation um ein Projekt, das bereits im Planungsstadium mit schwerwiegenden medizinischen, rechtlichen und ethischen Bedenken zu ringen hat, stellen sich andere Bereiche der »Cutting egde«-Medizin vergleichsweise unproblematisch dar, wie das abschließende Beispiel aus dem Universitätsklinikum Erlangen zeigt. Das Krankheitsbild der Ektodermalen Dysplasie geht einher mit schwerwiegenden Entwicklungsstörungen der Haare, Zähne und Hautanhangsgebilde wie der Schweißdrüsen.

Bei der X-chromosomal vererbten Hypohidrotischen Ektodermalen Dysplasie bewirkt der Gendefekt, dass kein EDA1-Protein gebildet wird.[187] Da keine Schweißdrüsen vorhanden sind, versagen natürliche Kühlmechanismen, die Kinder sind insbesondere in frühen Jahren durch Überhitzung akut gefährdet. Aus früheren Untersuchungen zu dieser vergleichsweise seltenen Erkrankung (Häufig-

Abb. 62 *Was spricht dagegen, Kinderwünsche zu erfüllen?* – Das Projekt der Uterustransplantation in der öffentlichen Diskussion, *Frankfurter Allgemeine Sonntagszeitung*, 21.08.2016.
Abb. 63 Jahresbericht des Universitätsklinikums Erlangen 2017/18. Die auf dem Titel abgebildete Familie profitierte von einem weltweit einzigartigen pränatalen Heilversuch; bei Vorliegen einer X-chromosomalen Erbkrankheit wurde nach dem ersten Kind bei der folgenden Zwillingsschwangerschaft erstmals eine neue Therapie angewendet.

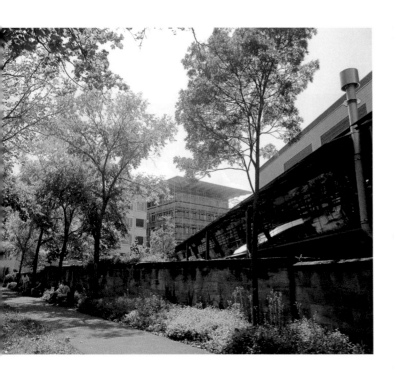

Abb. 64   Der im Bau befindliche Funktionstrakt der Chirurgischen Klinik mit dem zukünftigen Hubschrauberlandeplatz, Zustand im Juli 2018, im Vordergrund das Internistische Zentrum.

keit 1 : 30.000) wusste man, dass eine Gabe des fehlenden Proteins nach der Geburt wirkungslos bleibt. Daher injizierten der Kinderarzt Holm Schneider (*1969) und der Frauenarzt Florian Faschingbauer (*1979) das Protein in einem pränatalen Heilversuch in der 26. Schwangerschaftswoche in die Fruchtblasen einer Zwillingsschwangerschaft. Hierbei war das Risiko einer Fehlgeburt abzuwägen gegen den erhofften therapeutischen Effekt. Die Prozedur gelang und wurde 39 Tage später wiederholt; im Fall einer weiteren Schwangerschaft wurde nur einmal behandelt. Die Heilversuche waren erfolgreich, wie nach der Geburt festzustellen war. Die Zahl der Zahnanlagen war erhöht und – besonders wichtig – die Kinder konnten Schweiß absondern. Die von den Erlanger Forschern erstmals im Rahmen eines einzelnen Heilversuchs eingesetzte Methode wird nun im Rahmen einer national und international vernetzten Studie überprüft werden.

In der Dreiheit von Forschung, Lehre und Krankenversorgung konkretisiert sich der wissenschaftliche Anspruch der Universitätsmedizin. Die Medizinische Fakultät und das Universitätsklinikum Erlangen haben in ihrer komplexen, aber meistens gut funktionierenden Interaktion im beginnenden 21. Jahrhundert viele, wenn auch nicht alle angestrebten Ziele erreicht: Auf der Ebene der Universität wurde der begehrte Titel einer Exzellenzuniversität 2018 verfehlt, der Antrag auf ein interdisziplinäres Exzellenzcluster »ImmunoPhysics« aus der Medizinischen Fakultät war nicht erfolgreich. Gleichwohl ist die Forschungsinfrastruktur dynamisch orientiert und dabei, die Schwerpunkte der Fakultätsarbeit durch entsprechende Forschungsverbünde zu akzentuieren. Die räumliche Ausstattung von Fakultät und Universitätsklinikum hat im Jubiläumsjahr 2018 in den Flächen für Forschung, Lehre und Krankenversorgung erstmals seit vielen Jahrzehnten einen zeitgemäßen Standard erreicht. Das Stichwort »Universitätsmedizin« erweckt in Erlangen stets und weiterhin »positive Assoziationen«, wie ein berufener Zeitzeuge es ausdrückte. Die Erlanger Universitätsmedizin hat keinen Konkurrenten zu fürchten, weder nah noch fern, die jüngste Vergangenheit zeigt jedoch, dass Kooperationen und Kommunikation erfolgversprechende Wege aufzeigen. Wir sollen in der Wissenschaft, so Max Weber vor recht genau 100 Jahren nüchtern, »an unsere Arbeit gehen und der ›Forderung des Tages‹ gerecht werden«.[188] Man darf auch »Visionen« haben, etwa diejenige von Erlangen als der Medizin-(Haupt-)Stadt. Die Sache, um die es geht, lässt sich einfacher ausdrücken: »Man kann was reißen in Erlangen!«, so ein Zeitzeuge über die Potentiale der Erlanger Universitätsmedizin. »Wir können das Schiff nicht versenken!« Was 275 Jahre überlebt habe, habe Resilienz. Gefragt, welche Schlagzeile er im Jahr 2043 zum 300. Jubiläum der Medizinischen Fakultät in der Zeitung lesen möchte, antwortete ein Fakultätsmitglied: »300 Jahre Entwicklung des Geistes und von Innovationen – alt und unglaublich flexibel!«   Karl-Heinz Leven

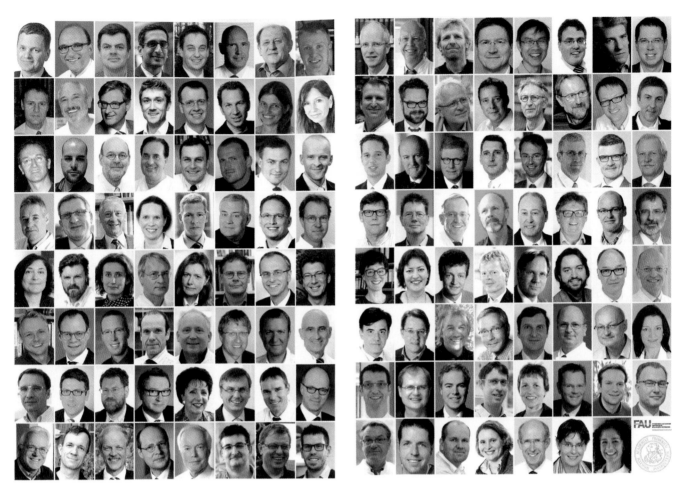

Abb. 65   Professorinnen und Professoren der Medizinischen Fakultät, A–K (Stand: 2016).
(1. Zeile) S. Achenbach, C. Alexiou, C. Alzheimer, R. Atreya, C. Becker, M. W. Beckmann, J. Behrens, C. Bert, (2. Zeile) P. Betz, W. Beyer, I. Blümcke, T. Bäuerle, C. Bogdan, C. Bohr, A. Bosserhoff, A. Bozec, (3. Zeile) T. Brabletz, L. Bräuer, M. Buchfelder, R. Carbon, R. Cesnjevar, M. Döllinger, A. Dörfler, J. Distler, (4. Zeile) R. Dittrich, S. Dittrich, H. Drexler, D. Dudziak, K.-U. Eckardt, R. Eckstein, F. Engel, R. Enz, (5. Zeile) Y. Erim, P. Fasching, A. Fejtova, R. Fietkau, S. Finotto, A. Frewer, M. Fromm, T. Fuchsluger, (6. Zeile) T. Gramberg, R. Grützmann, F. Haller, H. Hamer, T. Harrer, A. Hartmann, C. Hellerbrand, F. Hennig, (7. Zeile) K. Höcherl, K. Hildner, K. Hilgers, H.J. Hilz, U. Hirschfelder, U. Hoppe, R. Horch, H. Iro, (8. Zeile) H.-M. Jäck, T. Kühlein, W. Kalender, C. Korbmacher, J. Kornhuber, S. Krappmann, J. Kremers, G. Krönke.

Professorinnen und Professoren der Medizinischen Fakultät, K–Z.
(1. Zeile) F. Kruse, T. Kuwert, R. Lang, K.-H. Leven, D. C. Lie, R. Linker, A. Ludwig, R. Maas, (2. Zeile) A. Mackensen, C. Müller, B. Manger, J. Mattner, A. Melms, K. Messlinger, M. Metzler, G. Moll, (3. Zeile) A. Nagel, W. Neuhuber, F. Neukam, M. Neurath, K. Überla, C. Ostgathe, F. Paulsen, A. Petschelt, (4. Zeile) C. Pilarsky, H.-U. Prokosch, W. Rascher, P. W. Reeh, A. Reis, J. Schüttler, G. Schett, K. Schmieder, (5. Zeile) S. Schmitz-Spanke, R. Schneider-Stock, H. Schneider, U. Schubert, G. Schuler, H. Schulze, S. S. Schwab, C. Sieber, (6. Zeile) H. Sirbu, M. Stürzl, A. Steinkasserer, M. Sticherling, H. Sticht, B. Swoboda, H. Taubert, R. Trollmann, (7. Zeile) M. Uder, W. Uter, J.V. Gonzalez, D. Vöhringer, D. Volkert, S. von Hörsten, M. Waldner, B. Wegner, (8. Zeile) M. Weyand, M. Wichmann, J. Winkler, B. Winner, B. Wullich, K. Zimmermann, Y. Zopf.

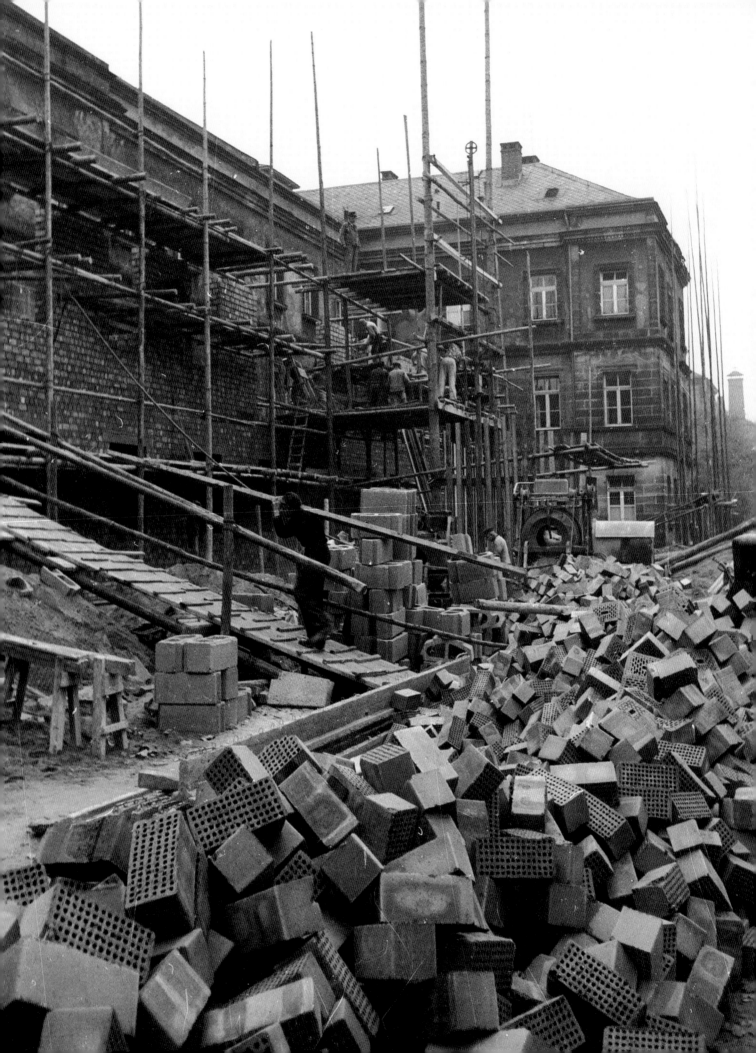

Die Bauten der Erlanger Medizinischen Fakultät

Die ersten Erlanger Universitätsbauten

Die Erlanger Universität, die am 4. November 1743 durch Markgraf Friedrich von Brandenburg-Bayreuth (1711–1763) inauguriert wurde, verfügte nicht wie andere Universitäten über einen für sie neu errichteten Gebäudekomplex.[1] Vielmehr wurde sie in einem Teil der Gebäude der ehemaligen Ritterakademie untergebracht. Diese war 1701 durch den Direktor der Erlanger Neustadt, Christoph Adam Freiherr Groß von Trockau (1649–1724), initiiert worden, um junge Adelige auf die Übernahme von Ämtern am Hof und in der Regierung vorzubereiten. Als elitäre Bildungseinrichtung hatte sie aber in der zunehmend aufgeklärten Gesellschaft bald keine Zukunft mehr gehabt und war 1741 mit dem Gymnasium in Bayreuth vereinigt worden.[2]

In die Ritterakademiegebäude an der Ostseite der Erlanger Hauptstraße zwischen Holzmarkt (heutiger Hugenottenplatz) und Friedrichstraße zog nun 1743 die mit anfangs unter 100 Immatrikulationen zu den kleineren Einrichtungen ihrer Art zählende Erlanger Universität ein. Der Gebäudekomplex umfasste zwei 1687 errichtete Gebäude am Holzmarkt, das Hörsaalgebäude aus dem Jahr 1700 an der Hauptstraße und die Sophienkirche von 1701 an der Ecke zur Friedrichstraße; die beiden letzteren Gebäude waren also speziell für die Ritterakademie errichtet worden. Es handelte sich um sehr spartanisch ausgestaltete Baulichkeiten, vergleicht man sie beispielsweise mit der repräsentativen Renaissanceanlage der benachbarten Universität Altdorf. Zu dem beengten Platzangebot kam noch erschwerend hinzu, dass ein Teil der Räume dem (mit der Universität verbundenen) Gymnasium zu dienen hatte.[3] Die Erlanger Universität war also anfangs eine recht bescheidene Unternehmung, auch was die räumlichen Ressourcen für die Medizinische Fakultät betraf. So existierte für die Leichen der Anatomie zunächst nur ein Raum im teilunterkellerten Eckgebäude, der vom Hof aus zugänglich war.

Im Erdgeschoss der beiden Häuser am Holzmarkt befand sich das Gymnasium mit einem Buchladen an der Gebäudeecke; in den Westräumen war der Fechtboden untergebracht. Daran schloss sich südwärts das Auditoriengebäude an, gefolgt von der als Universitätskirche dienenden Sophienkirche. Im ersten Stock über den beiden kleineren Auditorien des Erdgeschosses befand sich das große Auditorium, über dem Fechtboden die Bibliothek und auf der Nordseite unter anderem die Expeditionsstube und die Konzilienstube. Das Haus an der Ecke zum Holzmarkt besaß ein weiteres Stockwerk mit Stuben für den Bauschreiber,

Abb. 1   Baustelle des Erweiterungsbaus der Medizinischen Klinik, 1953.

den Pedell und den Fechtmeister. Der ganze Gebäudekomplex einschließlich der Universitätskirche fügte sich in die Rasterbebauung der Erlanger Neustadt ein mit einem als sogenanntem Richthaus ausgestalteten Eckgebäude.[4]

Die Erwartungen an akademische Baulichkeiten

Generell ist festzustellen, dass sich Universitätsgründer Markgraf Friedrich sehr wohl daran orientierte, wie an anderen Orten Universitäten ausgestattet und verwaltet wurden. So erließ er beispielsweise sehr frühzeitig ein *Edict Wieder die unbefugte Selbst-Rache, Iniurien, Rencontres und Duelle* vom 17. November 1743, in dem er expressis verbis auf die Verhältnisse an anderen deutschen Universitäten hinwies, die er an seiner eigenen vermeiden wollte.[5] In baulicher Hinsicht jedoch konnte er in seinem Markgraftum aufgrund der beschränkten finanziellen Mittel kaum etwas davon umsetzen, was seinerzeit Standard war.

Zur Ausstattung einer Universität gehörten damals ein Anatomisches Theater, ein Observatorium, ein Botanischer Garten und ein Chemisches Laboratorium.[6] Handelte es sich bei den beiden Letztgenannten zwar um der Philosophischen Fakultät zuzurechnende Einrichtungen, so waren sie jedoch auch für die medizinische Lehre von großer Bedeutung. Während die benachbarte Universität in Altdorf diesbezüglich gut eingerichtet war, stockte der Ausbau der Erlanger Neugründung beträchtlich. Jedoch konnte sie sich auf lange Sicht behaupten, da zu dieser Zeit bereits der stete Niedergang der Universität in Altdorf abzusehen war.[7]

Während an der wenige Jahre zuvor gegründeten Göttinger Universität schon vor deren Eröffnung die Errichtung eines Anatomischen Theaters und eines Botanischen Gartens geplant worden war, fehlten solche Ausstattungsmerkmale bei der Erlanger Gründung. Die anatomischen Sektionen mussten also anfänglich in verschiedenen, nicht eigens hierfür vorgesehenen Universitätsräumen durchgeführt werden. Dabei waren spezielle Räumlichkeiten gerade für die Medizinische Fakultät wichtig, denn die Studierenden sollten aus eigener Anschauung nachvollziehen können, was sie in den theoretischen Vorlesungen erfahren hatten. Anatomisches Theater und Botanischer Garten für die Lehrfächer der Anatomie waren seit dem 16. Jahrhundert die ersten Einrichtungen an den Universitäten, die für Spezialfächer geschaffen worden waren. Sie dienten beide der praktischen Anschauung – notwendig geworden für die empirischen Methoden in der Wissenschaft.[8]

Ein erster Versuch zur Verbesserung der Erlanger Verhältnisse war ein Tauschgeschäft 1745: Die Universität überließ der Regierung das Akademiehaus in Bayreuth (das für sie nutzlos geworden war, nachdem die 1742 zunächst in Bayreuth gegründete Institution bereits im darauffolgenden Jahr als Universität nach Erlangen verlegt worden war) und erhielt dafür im Gegenzug das Egloffstein'sche Palais in der Erlanger Friedrichstraße, um hier ein Anatomisches Theater, ein Chemisches Laboratorium und ein Observatorium einzurichten. Der Plan wurde aber nicht umgesetzt und auch ein 1748 durch Markgraf Friedrich anbefohlenes Gutachten über die Möglichkeit eines Umbaus zu einem Anatomischen Theater, einem Chemischen Laboratorium und einer Apotheke zeitigte keinen Erfolg, sodass das Anwesen 1749 an die Stadt Erlangen verkauft wurde.[9]

Etwas früher war man immerhin mit den
Planungen für einen Botanischen Garten befasst
gewesen, nämlich im Zuge der Akademie-
gründung 1742 in Bayreuth. Nach der Verlegung
nach Erlangen geschah jedoch zunächst nichts;
erst im Mai 1747 wurde schließlich ein Grundstück am Nürnberger Tor angekauft und man
beauftragte den Professor der Arzneikunde
Casimir Christoph Schmiedel (1718–1792) mit
Planungen, wie dieses für den botanischen
Unterricht und für die Errichtung eines Anatomischen Theaters genutzt werden könne.

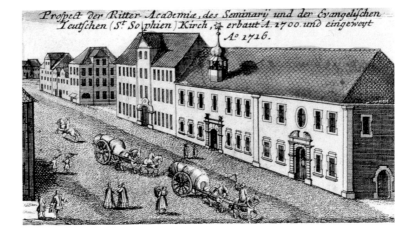

Nachdem sich jedoch der Gärtner als unfähig
erwiesen hatte, bewilligte der – kurzzeitig amtierende – Universitätskurator Adam
Anton von Meyern (1700–1774) 1748, das Grundstück wieder zu verkaufen, da er
einen besseren Plan für einen Botanischen Garten habe; dieser kam jedoch nicht
zur Umsetzung. Ebenfalls keinen Erfolg zeitigte die Initiative Markgraf Karl Alexanders (1736–1806) 1770, der Universität zur Einrichtung eines Botanischen Gartens
einen Teil des herrschaftlichen Holzgartens, angrenzend an den Schlossgarten, zu
schenken. Schließlich wurde 1771 das Grundstück am Nürnberger Tor zur Anlegung
eines neuen Botanischen Gartens unter der Leitung des Professors der Arzneikunde
Johann Christian Daniel (von) Schreber (1739–1810) zurückgekauft und bereits
Ende 1770, nach Abschluss des Vorvertrages, durch die Professoren der Medizinischen Fakultät mittels eines symbolischen Aktes, dem Umgehen und Umgraben
eines Stückes Boden, in Besitz genommen.[10] Hinzu kam noch ein eingeschossiges
Haus für den Universitätsgärtner, und 1783 wurde ein Treib- und Gewächshaus
errichtet, wozu Markgraf Alexander 5000 Gulden aus der Lotterie bewilligte.[11]

So wie sich der Botanische Garten erst ab den 1770er Jahren fortwährend
entwickeln konnte, war auch die Errichtung des Chemischen Laboratoriums
mit vielen Schwierigkeiten behaftet. Zwar wurde 1754 in dem (später noch zu
erörternden) kleinen Erweiterungsbau des Universitätsgebäudes im Kellergeschoss
ein Chemisches Laboratorium eingerichtet, bereits 1769 jedoch kam ein Gutachten
der Medizinischen Fakultät zu einem vernichtenden Urteil hinsichtlich der Bau-
beschaffenheit und Sicherheit: Nicht nur sei der Raum zu feucht und die Öfen in
Verfall begriffen, es fehle auch an Gerätschaften, so dass der Professor der Arzneikunde Heinrich Friedrich (von) Delius (1720–1791) sich diese habe selbst besorgen
müssen. Auch Klagen über das Fehlen einer eigenen Universitätsapotheke zeitigten
noch keine wesentlichen Verbesserungen.[12]

Noch Ende des 18. Jahrhunderts musste der Professor für Mathematik und
Physik Johann Tobias Mayer (1752–1830) seine Experimente in der Hofapotheke
vornehmen; erst bei dessen Weggang nach Göttingen 1799 wurde dann sein
Anwesen Untere Karlstraße 4 für den physikalischen und chemischen Apparat
erworben.[13] Es war seit der Universitätsgründung der erste nennenswerte Gebäude-
zuwachs für die akademische Lehre – abgesehen von der seit 1751 der Universität
zugewiesenen, aber nicht recht nutzbaren ehemaligen Konkordienkirche im
Schlossgarten.

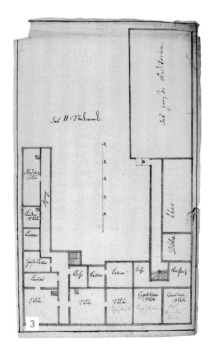

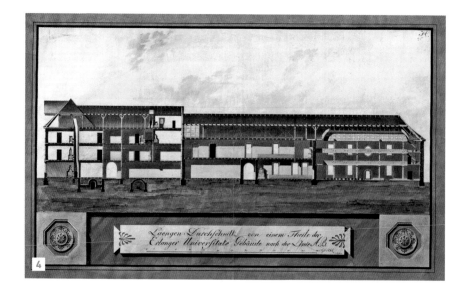

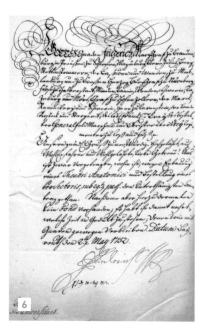

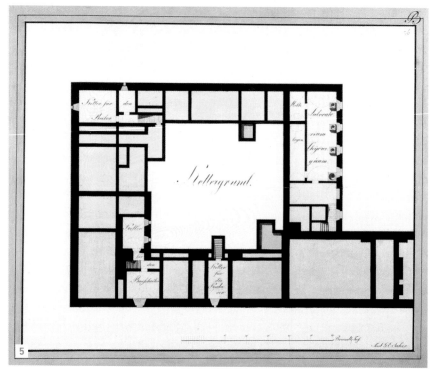

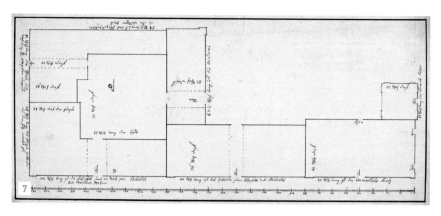

Das Anatomische Theater

Bei der Errichtung des Anatomischen Theaters handelte es sich zwar um keinen vollständigen Neubau, immerhin aber doch um eine Gebäudeerweiterung. Am 29. April 1752 hatte die Medizinische Fakultät von Markgraf Friedrich die Errichtung eines eigenen Raumes für die anatomischen Demonstrationen erbeten. Der Markgraf stimmte dem Ansinnen zwar prinzipiell zu, ließ seine »Würdig. Hochgelährt, auch Wohlerfahren und Wohlgelährte[n], liebe[n] Getreue[n]« in Erlangen am 2. Mai 1752 aber wissen, dass für die »Erbauung eines Theatri Anatomici und Bestellung eines ProSectoris […] hierzu dermalen kein Fond vorhanden« sei, deswegen hätten sie »damit noch etwelche Zeit in Gedult zu stehen«.[14] Am 7. September 1752 drängte die Medizinische Fakultät auf Beschleunigung der zugesagten Erbauung. 1754 wurde dann endlich für 1364 Gulden 9 Kreuzer das Hauptgebäude erweitert.[15] Der Anbau an der Apothekergasse schloss den bislang offenen Innenhof ab und verband rückseitig das Hörsaalgebäude mit dem Flügel des Gymnasiumsgebäudes am Holzmarkt; hierzu wurde der Grund des bisherigen Gartens und ein Teil der Holzlege einschließlich einer der im Innenhof gelegenen Toiletten herangezogen. Wenn auch nicht opulent angelegt, so umfasste der Anbau immerhin eine Fläche von 67,5 auf 27 Schuh, dies entspricht etwa 164 Quadratmeter, von denen aber noch der Durchgang in den Innenhof abzuziehen ist.[16]

Nachdem die anatomischen Demonstrationen bislang in verschiedenen Zimmern veranstaltet werden mussten, konnte nun mit dem kleinen Erweiterungsbau ein Anatomisches Theater eingerichtet werden. Hier wurden auch die anatomischen Präparate aufgestellt; ferner existierten ein Präparierzimmer, eine Küche, eine Totenkammer und im Kellergeschoss das bereits erwähnte Chemische Laboratorium[17] sowie ab 1774 über dem Erdgeschoss ein Zimmer für das Naturalienkabinett.[18] Das Anatomische Theater war ein recht nüchterner Raum mit zwei Fenstern an der Südseite und einem an der Nordseite; den Demonstrationstisch umgaben amphitheatralische Sitz- und Stehreihen für etwa 30 bis 40 Studenten.[19] Das bescheidene Gebäude erhielt nicht viel Lob. So beklagte 1811 der Professor der Arzneikunde Friedrich Heinrich Loschge (1755–1840) die mangelhafte Beleuchtungsmöglichkeit,[20] und noch schlechter kam das Anatomische Theater bei Theodor Kolde (1850–1913) in seiner Universitätsgeschichte von 1910 weg: »Ein Auditorium, das durch einen kümmerlichen Blechofen erwärmt werden konnte, eine nicht heizbare Präparierstube, in der auch die physiologische und pathologische Sammlung aufgestellt war, und eine Totenkammer nebst Küche und Wohnung für den Anatomiediener – und dies alles in einem fast luft- und lichtlosen Hofraum.«[21]

Die Kargheit war der schwierigen finanziellen Situation geschuldet und vieles ging erst vonstatten, wenn der Markgraf selbst eingriff. So beschwerten sich am 22. November 1756 die Handwerker beim Markgrafen »pcto rückständigen und wohlverdienten Arbeits-Lohns, bey dem neuerrichteten Anatomie-Hauß«: Man habe »auf Verlangen und Befehl hiesig loeblicher Friedrichs-Universitaet über Halß und Kopf arbeiten […] müßen, um solches Hauß schleunig herzustellen, wogegen uns die wiederholte Versicherung promter und schleuniger Bezahlung ertheilet worden«, es stünden aber immer noch Zahlungen aus.[22] Die Klage an höchster Stelle hatte Erfolg: Bereits drei Tage später ordnete Markgraf Friedrich die Bereinigung der Angelegenheit an.[23]

Abb. 3 Grundriss des zweiten Geschosses des Universitätsgebäudes an der Hauptstraße, undatiert.
Abb. 4 Längsschnitt durch das Universitätsgebäude an der Hauptstraße (im rechten Gewölbekeller der Leichenraum für die Anatomie), undatiert.
Abb. 5 Kellerplan des Universitätsgebäudes an der Hauptstraße mit dem »Keller für die Kadaver« und dem Chemischen Laboratorium (wohl irrtümlich als »Laboratorium Chyrurgicum« bezeichnet), um 1820.
Abb. 6 Markgraf Friedrich bittet um Geduld bei der Errichtung eines Anatomischen Theaters, 2. Mai 1752.
Abb. 7 Grundriss des Universitätsgebäudes an der Hauptstraße mit Längenbezeichnungen, undatiert.

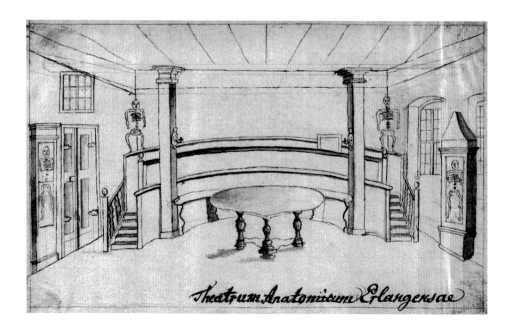

Theatrum Anatomicum Erlangensae

Insbesondere fehlte bei den Finanzzuweisungen ein größerer Posten für den
Bauunterhalt, abgesehen von der Begleichung kleinerer Handwerkerrechnungen.
Das Geld reichte nicht für die Bezahlung der Professoren, also erst recht nicht für
die Finanzierung von Baumaßnahmen. Dabei war der Bauzustand des in Erlangen
zugewiesenen Universitätsgebäudes, der ehemaligen Ritterakademie, in weiten Teilen katastrophal. Als beispielsweise die bereits seit Längerem reparaturbedürftige
Treppe im Universitätsgebäude anlässlich eines Festaktes unter den Studenten in
sich zusammenbrach, konnten die Reparaturkosten nicht aufgebracht werden und
die Erneuerung fand erst statt, als Markgraf Friedrich am 6. Oktober 1757 einige
Eichenstämme aus seinen Waldungen stiftete.[24]

Die finanziellen Voraussetzungen für die Universität änderten sich, als 1769
nach dem Erlöschen der Bayreuther Linie das Fürstentum Brandenburg-Bayreuth
mit dem Fürstentum Brandenburg-Ansbach in Personalunion regiert wurde; zu
Ehren des nun herrschenden Markgrafen Karl Alexander, der ihr erster großer Förderer werden sollte, erhielt die Universität im selben Jahr den Namen »Friedrich-
Alexander(s)-Universität«. Hinsichtlich des Bauzustandes ging es jedoch trotzdem nur schleppend voran. So wandte sich Prorektor Jacob Friedrich Isenflamm
(1726–1793) am 30. Mai 1781 an den markgräflichen Artillerie- und Ingenieur-
Major und Universitätslehrer für Praktische Mathematik Johann Immanuel Vetter
(1737–1806) mit der Bitte um Begutachtung der Baulichkeiten einschließlich
Erstellung einer Dringlichkeitsliste: »Die akademischen Gebäude fangen nach und
nach an sehr baufällig zu werden.«[25] Das Ergebnis war mehr als beunruhigend:
Alle Dächer waren undicht und es regnete in die Gebäude hinein, ebenso durch
die Schornsteine und die Fenster. Fußböden und Treppen der Universitätskirche
waren ausgetreten. Das Auditoriengebäude war in annähernd gutem Zustand im
Gegensatz zum Eckhaus und zum Gymnasium, wo alle Fußböden schadhaft waren.
Morsche und verfaulte Abtrittsröhren sowie ruinierte Tafeln und Bänke rundeten
das Schadensbild ab.[26]

Es war kein strahlendes Bild, das die Universität am Ende der markgräflichen Zeit abgab. Darüber können auch die positiven Ausführungen des Professors für Philosophie Johann Georg Friedrich Papst (1754–1821) über den *Gegenwärtige[n] Zustand der Friedrich Alexanders Universität zu Erlangen* nicht hinwegtäuschen, die dieser 1791 im Umfeld des Übergangs der Herrschaft an die preußischen Hohenzollern publizierte und in denen er Personal und Studienbedingungen lobte, die Beschreibung der Gebäudesituation aber dezent auf ein paar dürre Worte reduzierte: »Die Hörsäle selbst sind sowohl in den öffentlichen als auch in den meisten Privatgebäuden helle, reinlich, bequem und gesund, wie fast alle Gebäude unser heitern Stadt. Sie liegen insgesammt nahe aneinander, so, daß also auch dadurch für Lehrer und Zuhörer etwas Zeit gewonnen wird, die in großen Städten oft nothwendig verlohren gehen muß, wenn auch der Studente, um aus einer Lection zur rechten Zeit in eine andere zu kommen, sich fast auser Odem gelaufen hat.«[27]

Erste Verbesserungen nach Erhalt der Residenz

Ende des 18. Jahrhunderts wurde es immer dringlicher, die Anatomie angemessen einzurichten, da die Präparatesammlung stetig anwuchs und die Räume völlig unzureichend waren. 1802 stellte Friedrich Heinrich Loschge beim akademischen Senat vergeblich einen Antrag auf Zuweisung zusätzlicher Räume oder Errichtung eines neuen Anatomischen Theaters. 1806 konnte er zwar Pläne für ein Anatomiegebäude entwerfen lassen, man bekam aber Probleme mit den Finanzen und der Wahl des Standortes: Die Idee, eine neue Anatomie im Schlossgarten in der Nähe des begonnenen Krankenhausbaus zu errichten, wurde wieder verworfen, da laut Loschge die Krankenhauspatienten nicht »ein beständiges ›memento mori‹ vor Augen haben« sollten durch den An- und Abtransport der Anatomieleichen.[28] Die Errichtung auf einem anderen Bauplatz scheiterte und der Ausbruch des Vierten Koalitionskrieges mit der Besetzung Erlangens durch Truppen des französischen Kaiserreichs im gleichen Jahr verhinderte zunächst weitere Planungen.

Das Jahr 1818 – generell eine Zeit großer, auch universitätspolitischer Umbrüche[29] – brachte schließlich der Friedrich-Alexander-Universität eine wegweisende Veränderung in ihrem Gebäudebestand. Nachdem im Vorjahr die letzte in Erlangen residierende Markgräfinwitwe Sophie Caroline (1737–1817) verstorben war, erhielt die Universität, welche bereits Nutzerin einiger Nebenräumlichkeiten der Residenzanlage war, nach langen, noch zu Lebzeiten der Markgräfin geführten Verhandlungen am 2. Oktober 1818 durch den bayerischen Staat die ehemaligen markgräflichen Residenzgebäude übereignet.[30] Geplant gewesen war dies bereits seit 1797 unter preußischer Regierung durch den preußischen Staatsmann Karl August Freiherr von Hardenberg (1750–1822), der mit der Verwaltung der fränkischen Provinzen betraut war und die Universität Erlangen maßgeblich förderte.[31] Freilich war nun im Gegenzug das bisherige Universitätsgebäude einschließlich der Sophienkirche an der Hauptstraße abzugeben und das 1814 bis auf die Grundmauern niedergebrannte Schloss erst wieder aufzubauen.[32] 1825 konnte schließlich der Umzug in das wiederhergestellte Schloss erfolgen. Es diente fortan vorrangig Zwecken der Universitätsbibliothek; ein großer Teil der akademischen Seminare wurde auch weiterhin in den Wohnungen der Professoren abgehalten. Der Erhalt

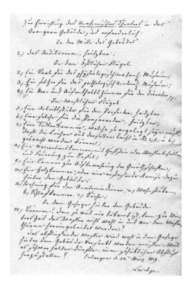

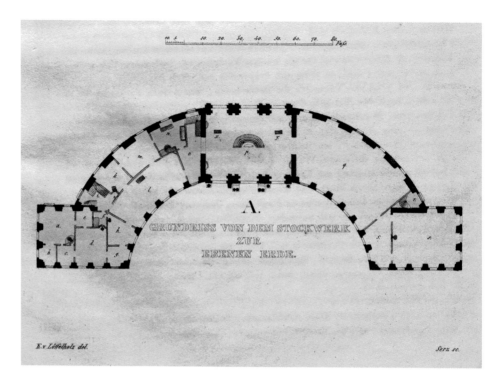

Abb. 9 Auflistung der erforderlichen Umbaumaßnahmen zur Einrichtung des Anatomischen Theaters im Orangeriegebäude von Friedrich Heinrich Loschge, 24. März 1819.

Abb. 10 Nutzungsplan der Orangerie: Der Wassersaal als Auditorium mit Demonstrationstisch (p), Sitzreihen und zwei Öfen (x, y), ferner das Arbeitszimmer des Anatomieprofessors (d), ein Saal für Präparierübungen (l), die Leichen- und Mazerationskammer (m) und Säle für die Präparatesammlungen (q, s). Zeichnung von Karl von Löffelholz, um 1830.

der Residenzgebäude hatte auch Auswirkungen auf den Botanischen Garten: Bereits 1806 war eine Verlegung in den Schlossgarten angedacht gewesen, wurde nun aber erst im Juni 1825 ministeriell genehmigt; übertragen wurde dabei auch die Gedenksäule für Christian Daniel (von) Schreber, eines der wenigen Erlanger Denkmäler mit Bezug zur Universität.[33]

Zur Residenzanlage gehörte auch die Orangerie im Schlossgarten.[34] Am 4. Mai 1705 war der Grundstein für das von Gottfried von Gedeler (vor 1660–nach 1718) geplante Gebäude mit Markgräfin Elisabeth Sophie (1674–1748) als Bauherrin gelegt worden.[35] In den beiden viertelkreisförmigen Trakten wurden zur Winterzeit die Pflanzen für die Orangenzucht aufbewahrt – eine in der Barockzeit gleichermaßen beliebte wie aufwendige und damit Prosperität demonstrierende Beschäftigung. Der im Mitteltrakt der Orangerie gelegene Wassersaal diente zur Abhaltung geselliger höfischer Veranstaltungen. Bis zum Tod der letzten Markgräfinwitwe Sophie Caroline 1817 wurde das Gebäude durch diese genutzt, danach diente es als Dienstwohnung des Polizeikommissariats und für Zwecke der städtischen Verwaltung.[36]

Mit dem Übergang an die Universität wurde die Orangerie zur Aufnahme der Anatomie bestimmt. Am 24. März 1819 erstellte Friedrich Heinrich Loschge eine Auflistung der erforderlichen Räume: unter anderem ein heizbares Auditorium, einen Saal für das Physiologisch-anatomische und einen für das Pathologisch-anatomische Museum, eine Totenkammer und eine Mazerationskammer.[37] Im Frühjahr 1826 begann der Umbau und bereits im Sommer fanden erste Vorlesungen in den fertiggestellten Räumen statt. Mit Beginn des Wintersemesters 1826/27 konnten schließlich beide Gebäudeflügel durch die Anatomie genutzt werden, nachdem man das Stadtgericht als Zwischennutzer endlich zum Auszug hatte drängen können.[38]

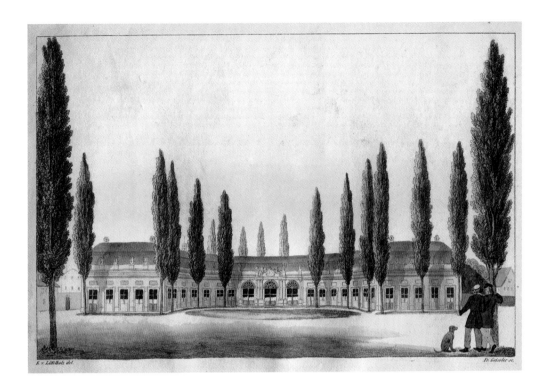

Abb. 11   Außenansicht der Orangerie zur Zeit der Nutzung als Anatomie. Kolorierte Lithographie von Friedrich Geißler nach einer Zeichnung von Karl von Löffelholz, 1830.

Zentraler Raum für die Nutzung als Anatomie wurde der Wassersaal, welcher mit seiner barocken Ausstattung bei den Umbaumaßnahmen auf Wunsch des bayerischen Königs Ludwig I. (1786–1868), den dieser – damals noch als Kronprinz – bei einem Besuch in Erlangen geäußert hatte, weitgehend unversehrt erhalten blieb. Der lichtdurchflutete Raum war als Auditorium für die Anatomie bestens geeignet, sodass man in der Mitte den Demonstrationstisch postierte, umgeben von halbkreisförmigen Sitzreihen. Im Ostflügel des Gebäudes fanden die Sammlungen Platz, so die Zootomische Präparatesammlung des Professors für Physiologie und Anatomie Gottfried Fleischmann (1777–1850) im großen Saal des bogenförmigen Traktes und die Anatomisch-physiologische Sammlung sowie die Anatomisch-pathologische Sammlung in den beiden kleineren Räumen im Kopfbau. Der Westflügel war mehrfach unterteilt und beinhaltete unter anderem Arbeitsräume, die Bibliothek und einen Saal für die Präparierübungen der Studierenden sowie eine Leichen- und Mazerationskammer.[39]

Mit der Orangerie, wo sich laut einem zeitgenössischen Studentenführer »jetzt die Musensöhne aus dem Reiche des Todes die Geschichte des Lebens« holten,[40] hatte die Anatomie wohl den repräsentativsten Unterbringungsort gefunden. So spricht der Stolz auf sein Institut auch aus einer Beschreibung Gottfried Fleischmanns aus dem Jahr 1830: »Es liegt ringsum frei, seine Fronte hat den Mittag vor sich und ist durch vor ihr stehende schöne hohe Pappeln gegen die Sonne geschützt. An die Rückseite desselben schließt sich eine angenehme englische Anlage an, welche durch ein gegen das Gebäude offenes Quadrat von mächtigen Lindenbogengängen begränzt ist und den Medicin Studirenden im Frühling, Sommer und Herbst offen steht zu Vorbereitungen und Repetitionen der Collegien im Schatten von Kastanien, Linden, Akazien, Pappeln, Ahorn u. s. w.«.[41]

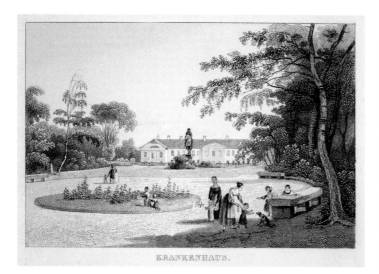

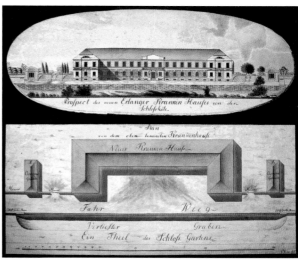

Abb. 12 Der Schlossgarten mit Reiterdenkmal und Krankenhaus auf einem der Randbilder eines Erinnerungsblattes. Stahlstich von Ferdinand Wagner, 1843.
Abb. 13 Prospektzeichnung des Krankenhausbaus. Kolorierte Zeichnung von Georg Simon Ohm, um 1811.

Im Übrigen tangierte der Umzug in die ehemaligen Residenzgebäude die Medizinische Fakultät bezüglich ihres Raumprogramms eher am Rande; so befanden sich fortan im Schloss vor allem die Universitätsbibliothek und Seminare der Theologischen, Juristischen und Philosophischen Fakultät.[42] Die Übereignung schuf aber die Grundlage für die zukünftige Entwicklung der Universität, da sie nun als Körperschaftseigentum den Grund der ehemaligen Residenz einschließlich des Schlossgartens erhalten hatte; damit war die Basis gegeben für die weitere Bautätigkeit am Rand des Schlossgartens in den kommenden Jahrzehnten.

Nicht weniger problematisch hatte es sich bis dahin auch mit dem Gebäudebestand im klinischen Bereich verhalten. Nachdem im 18. Jahrhundert noch kein Klinikum als Krankenversorgung mit gleichzeitigem praktischem Unterricht üblich war, begleiteten ursprünglich auch in Erlangen die Studenten ihre Professoren zu den Patienten. Diesen Usus versuchte der Professor der Arzneikunde Friedrich (von) Wendt (1738–1818) zu verbessern mittels Errichtung eines »Institutum Clinicum« als ambulante Sprechstunde, welches durch Markgraf Alexander ab 1779 finanziell unterstützt wurde; untergebracht war es zunächst in Wendts Privatwohnung, dann ab 1785 in Räumen im oberen Stockwerk des Gebäudes Südliche Stadtmauerstraße 28. Erst Jahre später fand auch die stationäre klinische Versorgung an der Erlanger Universität eine Heimstatt: Am 20. November 1815 eröffnete der Professor für Arzneikunde Bernhard Nathanael Gottlob Schreger (1766–1825) in der Wasserturmstraße 14 sein »Clinicum Chirurgicum« – in einem Gebäude, das zehn Jahre zuvor durch Karl August Freiherr von Hardenberg der Universität überwiesen worden war.[43]

Dabei hatte man bereits 1803 den Neubau eines Krankenhauses anvisiert und hierfür als Bauplatz den östlichen Teil des Schlossgartens festgelegt, der eigentlich noch der in der Erlanger Residenz wohnenden letzten Markgräfinwitwe Sophie Caroline zur Nutzung zugewiesen war. Mit der Besetzung Erlangens durch Truppen des französischen Kaiserreichs 1806 waren jedoch auch diese Bauangelegenheiten ins Stocken geraten und auch nach der Eingliederung Erlangens in das Königreich Bayern 1810 gingen die Bauarbeiten am Krankenhaus zunächst nicht weiter. Die Initialzündung erfolgte erst im Jahr 1816: Nachdem der bayerische König Maximilian I. Joseph (1756–1825) der Stadt Erlangen eine Entschädigungssumme für die Kosten der russischen Einquartierungen in den Befreiungskriegen 1812–1814 zugebilligt hatte, beschloss die Erlanger Bürgerschaft, diese Gelder der Universität zum Ausbau des Krankenhauses zukommen zu lassen. 1823 konnte der Bau mit 25 Betten endlich fertiggestellt werden; es war das erste und lange Zeit einzige Gebäude, das speziell für die Universität neu errichtet wurde.[44]

▸ **Kapitel** Die Medizinische Fakultät 1743 bis 1914 – ein Überblick, S. 23.

Zunehmende Bautätigkeit ab der Mitte des 19. Jahrhunderts

Die fortschreitende Fächerdifferenzierung und die neuen medizinischen und naturwissenschaftlichen Forschungsbereiche führten in der zweiten Hälfte des 19. Jahrhunderts zur Errichtung zahlreicher neuer Gebäude, die am Schlossgarten und im Bereich der Universitätsstraße ein repräsentatives akademisches Gebäudeensemble entstehen ließen. Auch die Studentenzahlen erlebten in der zweiten Hälfte des 19. Jahrhunderts einen starken Anstieg, sodass im Sommersemester 1890 erstmals die Tausendermarke an Studierenden überschritten wurde.

Für die Medizinische Fakultät war 1863 der erste Institutsneubau ein Gebäude, das der Professor für Anatomie und Physiologie Joseph (von) Gerlach (1820–1896) für diese damals noch vereinigten Fächer am Südrand des Schlossgartens errichten ließ (heute Universitätsstraße 17). Die Pläne stammten von Oberbaurat August von Voit (1801–1870), dem Chef der Obersten Baubehörde in der Staatsbauverwaltung. Mit Beginn des Wintersemesters 1863/64 konnte es bis auf einige Restarbeiten wie die Installation der Gasbeleuchtung in Benutzung genommen werden.[45] Der Eingang befand sich (wie bei allen an der Südseite des Schlossgartens auf dessen Grund errichteten Gebäuden) nach Norden zum Schlossgarten hin. Es besaß einen zweistöckigen Mittelbau mit beiderseitigen kurzen Galerien und zwei gen Ost und West abschließenden Pavillons. An der lichterfüllten Seite befand sich der Hörsaal: »Gegen Süd tritt im Centrum ein 56 Fuß breiter Vorbau mit einem gegen Süd sich anleh[n]enden Rondell für den Hörsaal vor, unter welch Letzterem die Leichenkammer und die Injektionsküche liegt.«[46] Im allgemeinen aber war das für 30 bis 35 Studenten ausgelegte Gebäude sparsam ausgestattet, wie Theodor Kolde in seiner Universitätsgeschichte von 1910 bemerkte: »[Auch] dieser nichts weniger als prunkvolle Bau, dessen innere Ausstattung so einfach als möglich war, läßt deutlich erkennen, wie bescheiden man noch immer in Erlangen war.«[47]

Im neuen Institutsgebäude erhielt die Physiologie eine besondere Abteilung und wurde 1872 zum eigenen Fach erhoben. Der Professor für Physiologie Isidor Rosenthal (1836–1915) betrachtete die gleichzeitige Unterbringung mit der Anatomie zunächst als Provisorium und hoffte (vergeblich) auf einen baldigen eigenständigen Neubau. Als im Zuge der Fertigstellung der neuen Frauenklinik 1878 die alte Entbindungsanstalt an der Krankenhausstraße 8 (von 1854) frei wurde, siedelte Rosenthal dorthin um, nachdem er sich gegen andere Interessenten hatte durchsetzen können; so war von vielen Seiten gefordert worden, die Zoologische Sammlung und das Zootomische Institut in die alte Entbindungsanstalt zu verlegen, um die Raumprobleme im Schloss zu bekämpfen.[48] Als hilfreich erwies sich für Rosenthal auch, dass Joseph (von) Gerlach seinerzeit als Dekan amtierte und

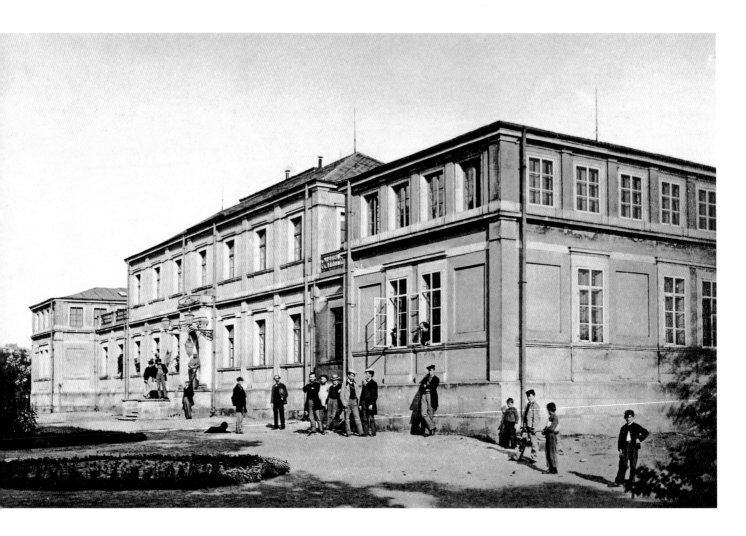

Abb. 14 Die zum Schlossgarten
gewandte Schauseite des 1863
errichteten Anatomiegebäudes in
der Universitätsstraße. Fotografie,
undatiert.
Abb. 15 Auszug aus dem
Rechnungsbuch über die Errichtung
des Anatomisch-Physiologischen
Instituts, 1862–1865.

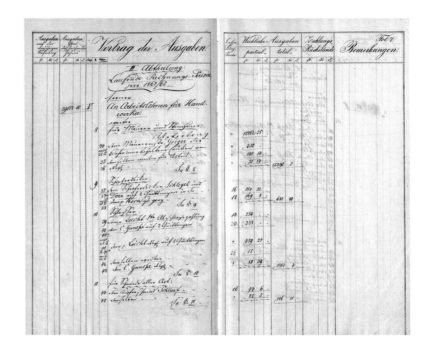

die gesamten Räume im bisherigen Gebäude selbst zur Erweiterung der Histologie benötigte. Da Rosenthal den provisorischen Charakter der neuen Unterbringung betont hatte, wurde nur ein geringer Betrag für Renovierungsarbeiten wie das Herrichten einer Dienerwohnung und der Einbau eines provisorischen Hörsaals genehmigt.[49]

Der Gebäudekomplex nördlich der Orangerie

Nach dem Auszug der Anatomie 1863 verblieben in der Orangerie die Zootomische Sammlung und die dazugehörigen Apparate; ferner richtete man hier die Mineralogische und die Pharmakognostische Sammlung sowie das Pharmazeutische Institut ein.[50] Bereits einige Jahre zuvor, 1858, war in der unmittelbaren nördlichen Nachbarschaft das Chemische Laboratorium (heute Wasserturmstraße 5) eröffnet worden – das erste Gebäude der Universität, das konkret und ausschließlich für den wissenschaftlichen Betrieb errichtet wurde.[51] Aufgrund seines an einen Sakralbau erinnernden neugotischen Äußeren – die Gestaltung stammte von dem Münchener Oberbaurat Georg Friedrich Bürklein (1813–1872) – wurde es umgangssprachlich als »Gorups-Kapelle« bezeichnet, in Anlehnung an den dort lehrenden Professor für Chemie Eugen Franz Freiherr (von) Gorup-Besánez (1817–1873). Es handelte sich um ein im Erlanger Stadtbild sehr auffälliges Gebäude, das seit einem 1953 begonnenen Umbau nur noch völlig verändert erhalten ist; dabei verschwanden auch die vier kreisrunden Porträt-Medaillons und die beiden Inschriften auf der Südseite: »Auspiciis / Maximiliani / Regis Bavariae / 1857« (Unter der Herrschaft König Maximilians von Bayern 1857) und der Nordseite: »Ars humana / sociantis elementa / solventisque naturae / aemula« (Die menschliche Kunst des Verbindens und Lösens der Elemente ist Rivalin der Natur), verfasst vom damaligen Rektor des Erlanger Gymnasiums und Professor für Philologie und Eloquenz Ludwig (von) Döderlein (1791–1863).[52]

Im Oktober 1880 wurde ein Anbau an der Westseite der »Gorups-Kapelle« entlang der Wasserturmstraße errichtet, bezeichnet als »Chemisches Laboratorium II«. Die Pläne stammten von dem Professor für Baukunst am Polytechnikum München Albert Geul (1828–1898).[53] Im Mai 1898 konnte ein nochmaliger Erweiterungsbau in Richtung Westen in Benutzung genommen werden, der für das neugegründete Hygienisch-Bakteriologische Institut mit der

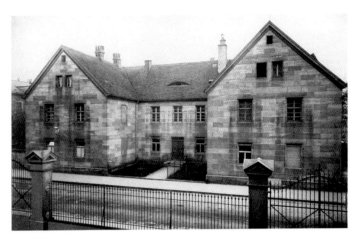

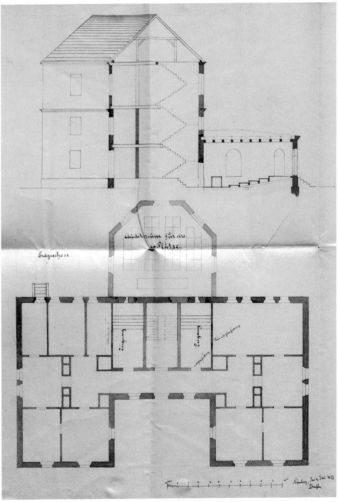

Abb. 16   Die 1854 eröffnete Entbindungsanstalt in der (heutigen) Krankenhausstraße. Fotografie, undatiert.
Abb. 17   Umbau der früheren Entbindungsanstalt zum Physiologischen Institut. Zeichnung von Friedrich Scharff, 4. Juni 1878.

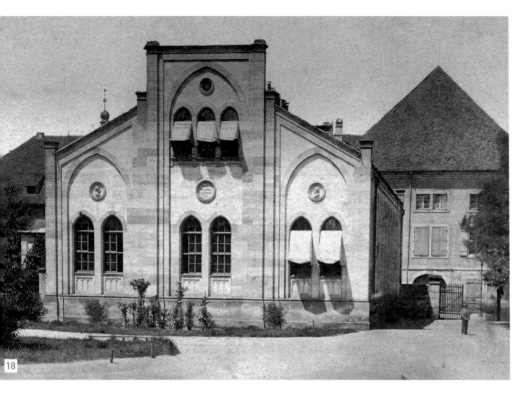

18

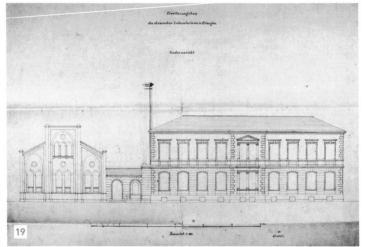

19

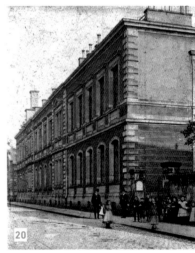

20

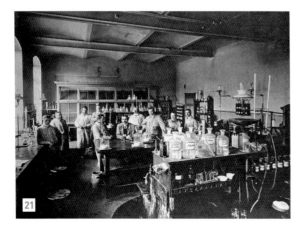

21

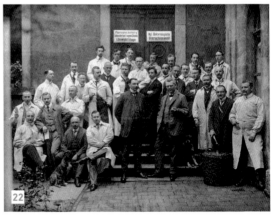

22

Abb. 18 Die »Gorups-Kapelle« von Süden. Fotografie, um 1880.
Abb. 19 Erweiterungsbau für das Chemische Laboratorium. Zeichnung von Albert Geul, um 1878.
Abb. 20 Zweiter Erweiterungsbau für das Hygienisch-Bakteriologische Institut. Fotografie, 1909.
Abb. 21 Laboratorium für Angewandte Chemie. Fotografie, undatiert.
Abb. 22 Gruppenbild vor dem Eingang zum Pharmazeutischen Institut, zum Laboratorium für Angewandte Chemie und zur Bakteriologischen Untersuchungsanstalt mit Ordinarius Max Busch. Fotografie, 1913.

Berufung des Professors für Bakteriologie Ludwig Heim (1857–1939) errichtet
worden war.[54] Dass es im Zuge des
großen Bauprogramms um die vorletzte
Jahrhundertwende auch zu eklatanten
Sparmaßnahmen kam, zeigte sich, als
bei einer späteren Erneuerung des Hörsaals durchgefaulte tragende Balken des
Fußbodens erneuert werden mussten,
die schon bei Errichtung des Gebäudes
statisch ungenügend und aus einem alten
Heustadel übernommen worden waren.[55]

Als 1901 an der Fahrstraße 17 ein
neues Chemisches Institutsgebäude
fertiggestellt war, siedelte das Chemische Laboratorium dorthin über. In
die »Gorups-Kapelle« mit ihrem ersten
Anbau verzogen nun das Pharmazeutische Institut und das Laboratorium
für Angewandte Chemie.[56] Im Juli des
gleichen Jahres konnte ein neues Neben-

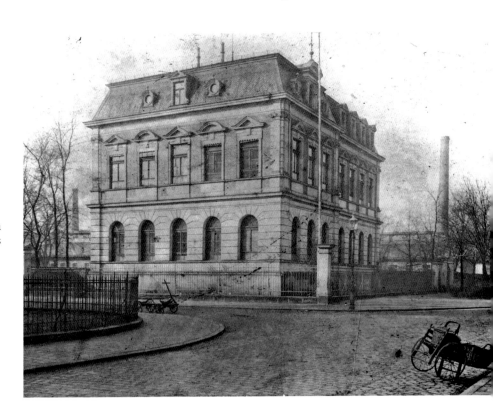

gebäude des Bakteriologischen Instituts mit Pest-Laboratorium übergeben werden,[57] und im April 1907 wurde der Aufbau eines Laboratoriums auf dem Hörsaalgebäude des Pharmazeutisch-chemischen Instituts fertiggestellt.[58]

Abb. 23 Medizinische Poliklinik
mit Pharmakologischem Institut
an der Östlichen Stadtmauerstraße.
Fotografie, undatiert.

Zum Gebäudekomplex gehörig waren die beiden Staatlichen Untersuchungs-
anstalten als amtliche Tätigkeitsbereiche der Hygiene und Bakteriologie: Die 1884
gegründete Staatliche Untersuchungsanstalt für Nahrungs- und Genussmittel
wurde dem Laboratorium für Angewandte Chemie angegliedert und erhielt 1912
einen Neubau in der Henkestraße 11; die 1910 gegründete Staatliche Bakteriologische Untersuchungsanstalt war mit dem Hygienisch-Bakteriologischen Institut
verbunden.[59]

Bautätigkeit an der Krankenhausstraße

Um 1900 zeichnete für die meisten Baumaßnahmen Friedrich Wilhelm
Scharff (1845–1917) verantwortlich. Er war hauptberuflich Lehrer an der Bau-
gewerkschule in Nürnberg und seit 1889 nebenamtlich als Universitätsarchitekt
beschäftigt; mangels eines staatlichen Bauführerexamens konnte er hier keine Fest-
anstellung erhalten. 1886 bis 1889 war er für den Bau des Kollegienhauses und bis
1906 in der Regel für die Erlanger Universitätsneubauten verantwortlich, bis 1906
mit der Errichtung des Universitätsbauamtes ein Baubeamter Scharffs Tätigkeit
übernahm. Scharff prägte das architektonische Erscheinungsbild der Universität
um 1900 nachhaltig.[60] Sein erstes großes Bauvorhaben für die Medizinische Fakultät war 1894 die Medizinische Poliklinik mit Pharmakologischem Institut (Östliche
Stadtmauerstraße 29, abgebrochen 2009).

Das nächste Projekt war der Neubau für die Anatomie (Krankenhausstraße 9). Obgleich der akademische Senat einer weiteren Bebauung des Schloss-

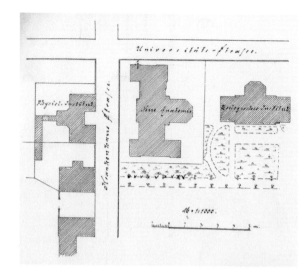

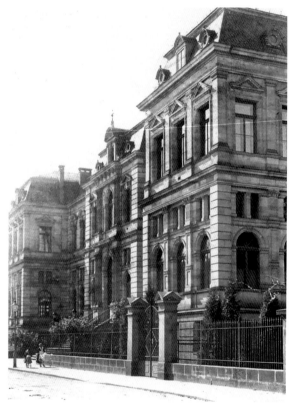

Abb. 24 Lageplan (gesüdet) für das neue Gebäude der Anatomie; westlich das Zoologische, östlich das Physiologische Institut (ehemalige Entbindungsanstalt), nördlich davon das (alte) Pathologische Institut und ein Anschnitt des Krankenhauses. Zeichnung von Friedrich Scharff, 1895.
Abb. 25 Das neue Gebäude der Anatomie. Fotografie, 1910.

gartens eher ablehnend gegenüberstand, hatte sich die Regierung für diesen Standort entschieden und so wurde die neue Anatomie im Südosten des Schlossgartens an der Ecke Universitätsstraße/Krankenhausstraße mit der Eingangsfront nach Osten errichtet; am 13. Mai 1897 konnte das Gebäude zur Benutzung übergeben werden.[61]

Das Anatomiegebäude ist ein deutliches Beispiel für die in Erlangen um 1900 praktizierte Baugestaltung eines Palasts der Wissenschaft, die sich an der Herrschaftsarchitektur orientierte. Das Gebäude mit einer Fassade aus rundbogigen Hauptfenstern und gekuppelten Mezzaninfenstern gliedert sich in den wuchtigen Mitteltrakt und die beiden Eckpavillons, die durch kleine Flügelbauten verbunden sind. Eine Freitreppe führt über ein hohes Sockelgeschoss in das Hochparterre; das Mansarddach ähnelt demjenigen des Kollegienhauses. Das – bis heute im Wesentlichen unverändert erhaltene – Gebäude wurde im Innern aufwendig ausgestaltet mit Granitsäulen im Vestibül und einem ausladenden Treppenhaus mit einer Gedenktafel für die Dozenten der Anatomie. In den Gängen zu den Seitenflügeln befanden sich kleinere Räume (unter anderem für den Prosektor, für Sektionsvorbereitungen und Prüfungen), die Seitenflügel beinhalteten große Säle: im Süden für die Sammlungen, im Norden für Präparierübungen. Die Verkehrsflächen und die Säle waren eineinhalbgeschossig, deshalb umfasste das Zwischengeschoss (mit Nebentreppen) nur wenige Räume. Im Obergeschoss befand sich der Mikroskopiersaal. Die fünf Laboratorien waren für ca. 250 Studierende ausgelegt; der große Hörsaal war an der Rückfront, also an der Westfassade, angebaut.[62]

Bereits den Zeitgenossen erschien die Anatomie als einer der prächtigsten Universitätsbauten. So hieß es etwa im Erlanger Universitätskalender von 1910: »In einigen Instituten, namentlich im anatomischen und pathologischen, ist auch auf künstlerische Durchbildung der wichtigsten Innenräume Wert gelegt worden; das Treppenhaus der Anatomie z. B. darf geradezu als eine künstlerische Sehenswürdigkeit bezeichnet werden«.[63] Friedrich Wilhelm Scharff zeichnete auch verantwortlich für das (später noch zu erwähnende) heutige zweite anatomische, ehemals zoologische Institutsgebäude (Universitätsstraße 19).

Vorübergehend wurden im vormaligen Anatomiegebäude (Universitätsstraße 17) von 1897 bis 1901 das Pharmazeutische Institut und das Laboratorium für Angewandte Chemie samt angegliederter Untersuchungsanstalt für Nahrungs- und Genussmittel untergebracht. Der heruntergewirtschaftete Bau verursachte einen langen Streit um die Umbaukosten, die aber wohl nicht zu umgehen waren, wie der Institutsdirektor, der Professor für Pharmazie und Angewandte Chemie Carl Paal (1860–1935), gegenüber dem Verwaltungsausschuss betonte: »Was endlich die Abortverhältnisse im ehemaligen Anatomie-Gebäude betrifft, so spotteten

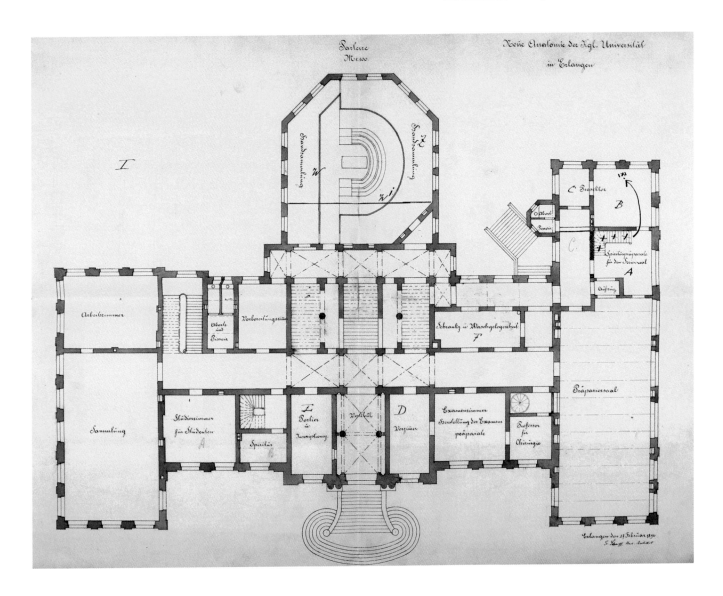

Abb. 26 Grundriss der neuen Anatomie. Zeichnung von Friedrich Scharff, 27. Februar 1896.

dieselben jeder Beschreibung und machten eine Abänderung dieser Zustände zu unbedingter Notwendigkeit, da sonst niemandem die Benutzung dieser Einrichtung zuzumuthen war.«[64]

Auswirkungen hatte der Bezug des neuen Anatomiegebäudes dann langfristig auf die Physiologie. Diese konnte nun – nach der Zwischennutzung – die freiwerdenden Räume in der alten Anatomie übernehmen und dorthin zurückziehen. Isidor Rosenthal betonte (wiederum) den Provisoriencharakter des Umzugs und argumentierte, dass die abermalige Verlegung der Physiologie keine Verschlechterung bedeuten dürfe; durch eine neue Prüfungsordnung war überdies der Stellenwert des wissenschaftlichen Unterrichts aufgewertet und damit der Raumbedarf erhöht worden. Dadurch konnte Rosenthal den Bau eines neuen Hörsaals im östlichen Gebäudetrakt erreichen; der bisherige (halbrunde) Hörsaal wurde zum Kurs- und Demonstrationssaal. Im März 1903 fand die Verlegung des Physiologischen Instituts statt und auch der neue Hörsaal konnte zwei Monate später eröffnet werden.[65] Allzu viel Raum für einzelne Forschungsarbeiten bot das

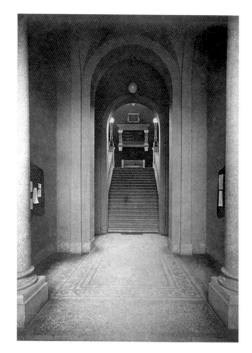

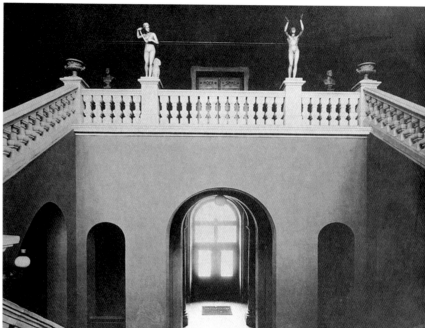

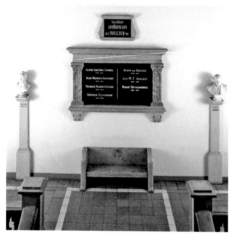

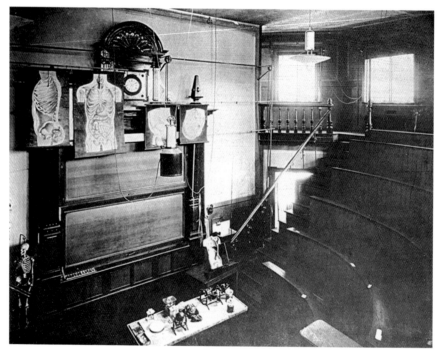

Abb. 27 Entrée der neuen Anatomie.
Fotografie, undatiert.
Abb. 28 Figurenschmuck im
Treppenhaus der neuen Anatomie.
Fotografie, undatiert.
Abb. 29 Gedenktafel für die
Dozenten im Treppenhaus der
neuen Anatomie. Fotografie, 2005.
Abb. 30 Großer Hörsaal an der
Westseite der neuen Anatomie.
Fotografie, undatiert.

Gebäude jedoch nicht: Der Universitätskalender von 1920/21 verzeichnete neun
Arbeitsräume für experimentelle Arbeiten und etwa zehn Plätze für wissenschaft-
liche Arbeiten, dazu eine mechanische Werkstätte sowie eine Vorlesungs- und
Demonstrationssammlung.[66]

Dabei hatte Isidor Rosenthal auf die stete Unterstützung der Medizinischen
Fakultät setzen können. So berichtete Dekan Richard Fleischer (1848–1909) 1901
an den akademischen Senat, die Fakultät habe beschlossen, »die ehrerbietigste

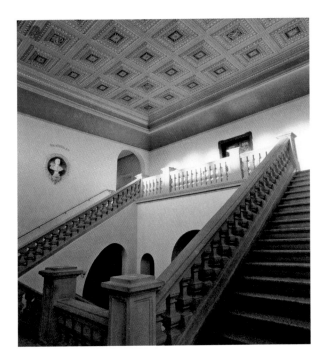

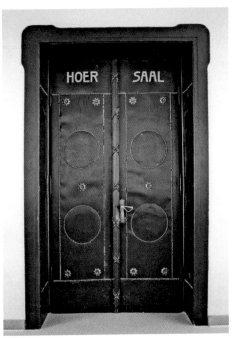

Abb. 31 Treppenhaus der neuen
Anatomie. Fotografie, 2005.
Abb. 32 Hörsaaltüre in der neuen
Anatomie. Fotografie, 2005.

dringende Bitte« an das Staatsministerium zu richten, »daß den Wünschen des
Herrn Kollegen Rosenthal, welcher fast 30 Jahre unserer Fakultät als eines ihrer
verdientesten Mitglieder angehört [, …] bezüglich der Adaptierung der alten
Anatomie […] thunlichst Rechnung getragen werde. Da Herr Kollege Rosenthal
sich im Interesse des Neubaues eines pathologischen Instituts und unserer Fakultät in selbstlosester Weise seinerzeit bereit erklärt hat, zum drittenmal die Mühen
des Umzuges in ein anderes Gebäude […] auf sich zu nehmen und sich mit einem
Provisorium zu begnügen, […] so hat unsere Fakultät um so mehr den dringenden Wunsch, daß dieses Provisorium nicht eine erhebliche Verschlechterung der
bisherigen Verhältnisse mit sich bringt«.[67] War der Provisoriencharakter auch
unübersehbar und mahnte auch Theodor Kolde in seiner Universitätsgeschichte
von 1910 an, es gehöre »der Neubau eines den wissenschaftlichen Ansprüchen der
Jetztzeit genügenden physiologischen Instituts zu den dringendsten Bedürfnissen
der Universität«, so entstand ein solches zusätzliches Institutsgebäude doch erst
1969 an der Waldstraße.[68]

    Nach dem Neubau der Anatomie war das nächste große Bauprojekt von
Friedrich Wilhelm Scharff für die Medizinische Fakultät das neue Institutsgebäude
der Pathologie (Krankenhausstraße 8–10).[69] Dieses Institut hatte zunächst 1862
nur über einen im Krankenhaus für die pathologische Sammlung zur Verfügung
gestellten Raum und ein kleines Sektionshäuschen südlich des Krankenhauses
verfügt. Nach einem Dachstuhlbrand im Krankenhaus am 30. Dezember 1867,[70]
der das oberste Stockwerk zerstörte, war die Sammlung noch während des Brandes
zurück in die Anatomie (Universitätsstraße 17) verlegt worden, da man die Folgen
bei einem etwaigen erneuten Brand aufgrund der in Alkohol eingelegten Präparate
fürchtete, die sich ohne Weiteres hätten entzünden können.[71]

    Bereits kurze Zeit vorher, im März 1867, waren durch die Institutsdirektion
Pläne für einen Ersatz des Sektionshauses ausgearbeitet worden. Der Königliche

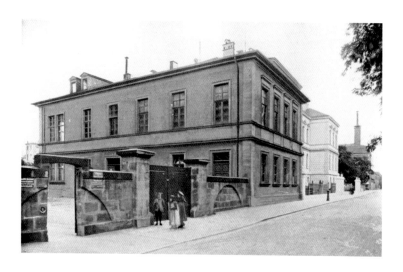

Abb. 33 Die alte Pathologie, hinten angrenzend der Neubau. Fotografie, 1905.

Baumeister Friss entwarf erste Pläne mit einem (später nicht verwirklichten) unterirdischen Verbindungsgang zum Krankenhaus; der Deutsch-Französische Krieg 1870/71 verzögerte jedoch das Bauvorhaben. Die durch den städtischen Baurat Söldner revidierten Pläne wurden schließlich im Juli 1872 genehmigt; die Fertigstellung der Pathologie erfolgte im Oktober 1873. Das bescheidene, für etwa 30 Studenten pro Semester ausgelegte Haus an der Krankenhausstraße, dessen Hauptfassade nach Norden zum Krankenhaus ausgerichtet war, enthielt im Erdgeschoss im Westteil die Leichenräume und den Sektionssaal sowie im Ostteil die Arbeitsräume, im Obergeschoss befand sich das Auditorium, ein Kurssaal und der immerhin durch ein großes Oberlicht beleuchtete Sammlungssaal. 1874 kam noch ein Nebengebäude mit Holzlege, Tierställen und Waschküche hinzu.[72]

Bald wurden jedoch Klagen über das Gebäude laut. Als ungünstig wegen der Hitze und der ungünstigen Beleuchtung erwies sich die Anlegung des Sektionssaales nach Süden (vis-à-vis der Nordseite lag das Krankenhaus). Da nur eine kleine Leichenkammer existierte, wurde insbesondere das Fehlen eines Leichenkellers bemängelt: Wenn der Aufbewahrungsraum aufgrund zu vieler Leichen belegt war, mussten, so der Direktor des Pathologischen Instituts Gustav Hauser (1856–1935), »die absezierten Leichen auf dem Sektionstisch eventuell bis kurz vor der Beerdigung verbleiben, wo sie dann zur warmen Jahreszeit oft vom Morgen bis in die Nachmittagsstunden hinein in der brennenden Sonne lagen!«[73]

Im August 1902 erfolgte schließlich der Auftrag zum Bau eines neuen pathologischen Institutsgebäudes. Er sollte möglichst nahe dem Krankenhaus errichtet werden, aber mit genügend Abstand zu diesem und zur Frauenklinik; eine große Nordfront wurde wegen der Lichtverhältnisse als notwendig erachtet. Das Gebäude entstand südlich des bisherigen Institutsgebäudes an der Krankenhausstraße anstelle der nun abgebrochenen, zwischenzeitlich als Physiologisches Institut genutzten ehemaligen Entbindungsanstalt; aus Sparsamkeitsgründen wurden für die neuen Grundmauern deren Abbruchsteine herangezogen. Am 24. Februar 1906 konnte der Neubau übergeben werden; bis dahin war auch das alte Institutsgebäude abgetragen.[74]

Wie die Anatomie richtete Scharff auch die Pathologie zur Krankenhausstraße hin aus, gestaltete das Gebäude aber schlichter. Das Eingangsportal wurde durch den Leiter der Mustersammlung des Bayerischen Gewerbemuseums in Nürnberg, Heinrich Höllfritsch (1858–1937), gefertigt. Das Vestibül im Empire-Stil nahm eine Statue der Athena Giustiniani von Rudolfer aus München auf; im Fußboden wurde ein Mosaik mit der Wiedergabe eines Frieses aus Pompeji eingelassen sowie die Inschrift »Mortui vivos docent« (Die Toten lehren die Lebenden). Nördlich des Vestibüls wurde das Treppenhaus angelegt; aus hygienischen Gründen wurde der Sektionsbetrieb mit einem eigenen Eingang vom übrigen Institut getrennt. Vestibül und Sektionstrakt erstrecken sich über das Sockel- und das erste Obergeschoss;

Abb. 34 Grundriss des Obergeschosses der alten Pathologie mit dem Sammlungssaal. Zeichnung von Baurat Söldner, 27. Mai 1872.

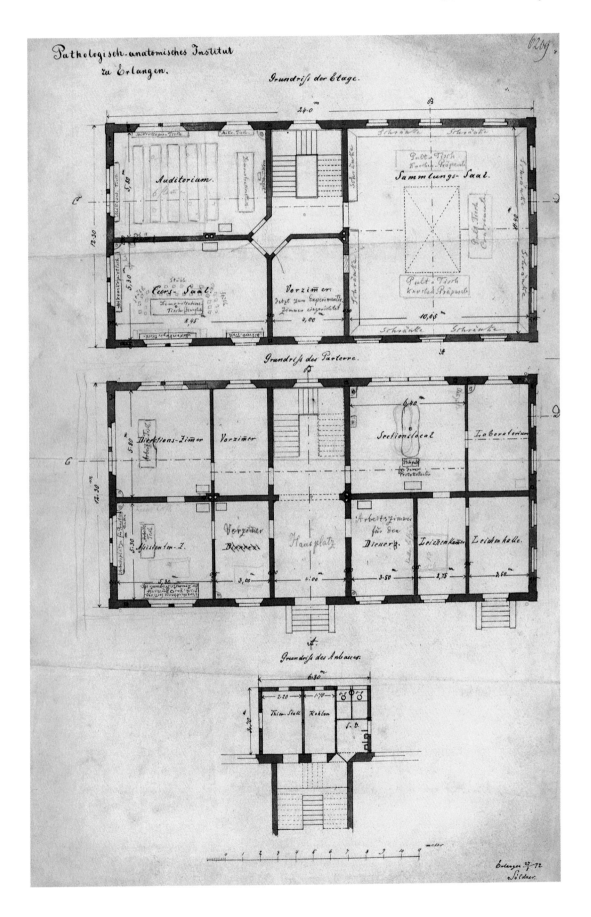

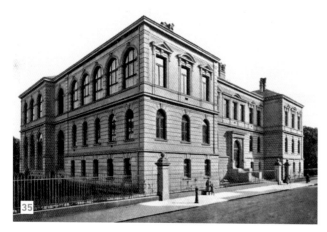

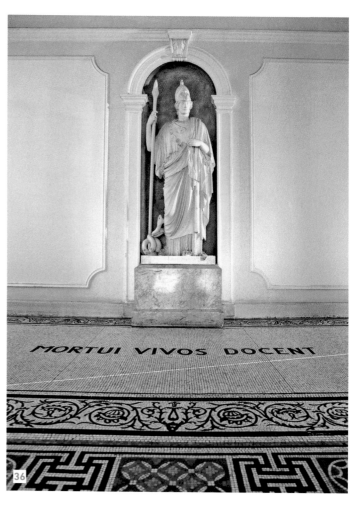

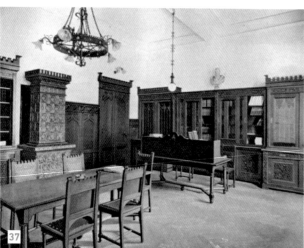

Abb. 35   Die neue Pathologie.
Fotografie, um 1906.
Abb. 36   Foyer der neuen Pathologie
mit Statue der Athena Giustiniani.
Fotografie, 2005.
Abb. 37   Bibliothek in der neuen
Pathologie. Fotografie, um 1906.
Abb. 38   Grundriss des zweiten
Stocks der neuen Pathologie.
Zeichnung, um 1906.
Abb. 39   Gebäudeschnitt der neuen
Pathologie. Zeichnung, um 1906.

in Letzterem befanden sich ferner Arbeitsräume und die Bibliothek. Das zweite Obergeschoss beherbergte die Pathologisch-anatomische Sammlung mit einem Sammlungssaal, der den ganzen mittleren Abschnitt der Westfront und einen Teil des Südflügels einnahm. Diese raumgreifende Anlage unterstreicht, dass der wichtigste Teil der pathologischen Institute jener Zeit der Sektionssaal und insbesondere die Pathologisch-anatomische Sammlung war: »Sie war Stolz und Schatz eines Institutes, ihrer Mehrung und Pflege waren die meisten Aktivitäten der täglichen Arbeit gewidmet, sie war Reservoir der wissenschaftlichen Bemühungen«, so der Erlanger Pathologe Volker Becker (1922–2008) 1977.[75]

Das nach modernen Gesichtspunkten gestaltete Auditorium wurde mit einem Leitz'schen Projektionsapparat zur Präsentation von mikroskopischen Präparaten und photographischen Diapositiven, aber auch Positiven wie Zeichnungen und anatomischen Präparaten ausgestattet. Die Erfordernisse der seinerzeit modernen Technik, auf die man bei den Institutsneubauten äußerst stolz war, zeitigten mitunter aber auch originelle Konzepte wie etwa die Platzierung des zur Spannungsreduzierung nötigen großen Widerstandes: »Dieser wurde wegen der von ihm ausgehenden enormen Hitze in den […] Ventilationskamin verlegt, wo er […] in ausgezeichneter Weise gleichzeitig die Ventilation unterstützt.«[76]

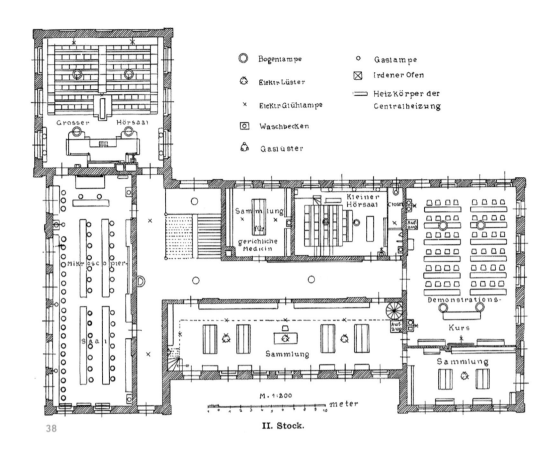

Bogenlampe   Gaslampe

Elektr. Lüster   Irdener Ofen

× Elektr. Glühlampe   Heizkörper der Centralheizung

Waschbecken

Gaslüster

Grosser Hörsaal

Mikroscopier-

Saal

Sammlung für gerichtliche Medicin

Kleiner Hörsaal

Closet

Aufzug

Aufzug

Demonstrations-

Kurs

Sammlung

Sammlung

M. 1:200   meter

38

II. Stock.

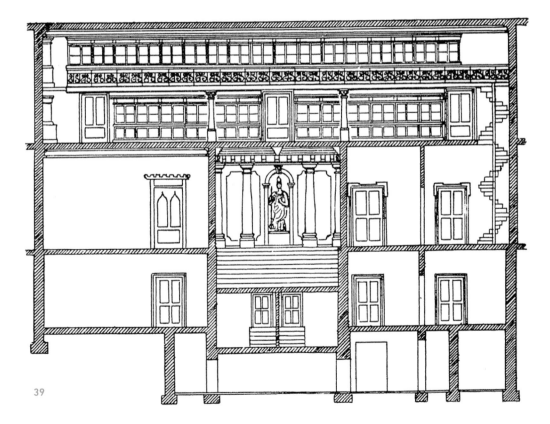

39

Die Kapelle fand einen Platz in der südöstlichen Ecke, damit, so Gustav Hauser, »der ganze oft mit feierlichen Zeremonien verbundene Akt der Leichenüberführung nach den Friedhöfen, welcher geeignet [sei], besonders bei Kranken eine seelische Verstimmung hervorzurufen, den Augen der in den Kliniken anwesenden Patienten völlig entrückt werde.«[77]

Die Zäsur der Weltkriege

Die Pathologie war das letzte Gebäude der seit den 1880er Jahren währenden großen Ausbauphase der Universität, die etwa 20 neue große Gebäude rund um den Schlossgarten entstehen ließ.[78] Die Jahre des Ersten Weltkriegs bedeuteten nun einen großen und lange nachwirkenden Einschnitt für die bauliche Entwicklung der Erlanger Universität.[79] So verzögerte sich beispielsweise die Fertigstellung des Neubaus des Instituts für Angewandte Chemie (Schuhstraße 19), der noch Ende 1914 begonnen worden war, aufgrund kriegsbedingter Schwierigkeiten fortwährend, sodass der Rohbau zwar 1916 stand, das Gebäude aber erst 1920 bezogen werden konnte. Dem Architekten Friedrich Schmidt (1879–1951), Nachfolger von Universitätsarchitekt Scharff, boten diese Jahre keine weitreichenden Betätigungsfelder.[80] Auch der anvisierte Bau eines Röntgeninstituts auf dem Areal der Hofbräu-Brauerei zwischen Bohlenplatz und Universitätsstraße konnte nicht vonstattengehen.[81]

Ebenso brachten die folgenden Jahrzehnte, geprägt durch schwierige wirtschaftliche Verhältnisse und das Regime der Nationalsozialisten, keine nennenswerte Bautätigkeit hervor. So sind beispielsweise in den Jahren 1934/35 für die Medizinische Fakultät nur der Anschluss des Anatomischen Instituts an die Fernheizungsanlage der Universität in Verbindung mit der Vergrößerung des Leichenkellers sowie (im Klinikbereich) die Erneuerung der Wäschereigebäude des Krankenhauses, die Erweiterung des Infektionsgebäudes der Kinderklinik, ein Anbau an der Westseite der Frauenklinik und der Umbau eines Krankensaals in der Hautklinik als wesentliche Bauprojekte zu verzeichnen.[82] Mit Ausbruch des Zweiten Weltkriegs wurden schließlich die Kriegsereignisse – wie bereits von 1914 bis 1918 – bestimmend für das akademische Leben wie auch für den Umgang mit den Baulichkeiten der Universität. So trat nach langen Verhandlungen um die finanziellen Entschädigungen mit Wirkung vom 4. September 1939 eine Vereinbarung zwischen dem Reichsfiskus (Heer) und der Universität Erlangen in Kraft, nach der die Universität der Wehrmacht zunächst 100 Krankenbetten in der Chirurgischen Klinik, 100 in der Medizinischen Klinik, 20 in der Kieferklinik, 50 in der Augenklinik, 50 in der Ohrenklinik, 40 in der Hautklinik und 70 in der Frauenklinik als Teillazarette zur Verfügung stellte.[83] Diese, in der Folgezeit an die Notwendigkeiten angepasste Fremdbelegung einer nicht unbeträchtlichen Zahl von Krankenbetten, verbunden mit entsprechenden Umbaumaßnahmen, beeinträchtigten selbstredend den zivilen Klinikbetrieb tiefgreifend. Mit Fortdauer des Krieges bestand die Bautätigkeit dann zunehmend aus der Einrichtung von Luftschutzräumen – die Beschwerde des stellvertretenden Leiters der Lazarettverwaltung über den Luftschutzraum im Gebäude der Kieferklinik in der Turnstraße, er sei »in seinem gegenwärtigen Zustand nicht nur kein ausreichender Schutz,

▶ **Kapitel** Die Medizinische Fakultät in Erlangen im Zeitalter der Weltkriege (1914–1945), S. 65.

sondern im Gegenteil eine direkte Gefahr für die Insassen«, war angesichts der teils recht betagten Universitätsgebäude kein Einzelfall.[84]

Bautätigkeit in der zweiten Hälfte des 20. Jahrhunderts

Da die Stadt Erlangen während des Zweiten Weltkriegs, anders als die meisten anderen Universitätsstädte, keine großflächigen Kriegszerstörungen erlitten hatte, war der Ansturm der Studierenden auf die Erlanger Universität nach Kriegsende zunächst groß. Die Erlanger Universität war zu jener Zeit geprägt durch einen immensen Renovierungsstau, der erst ab den 1950er Jahren schrittweise behoben werden konnte. Die baulichen Verbesserungen kamen aber nur langsam voran, da die Mittel für den Hochschulbau zunächst vor allem an die zerstörten (bayerischen) Universitäten flossen und man sich in Erlangen noch lange mit der überkommenen, veralteten Bausubstanz bescheiden musste.[85]

So offenbarte ein Bericht des Rektors Friedrich Baumgärtel (1888–1981) über die Lage der Universität aus dem Jahr 1949 bisweilen unerträgliche Zustände auch an den Instituten der Medizinischen Fakultät: Das (in der Pathologie untergebrachte) Gerichtsmedizinische Institut hatte weder eigene Räume noch einen Kurssaal und auch keinen Sammlungsraum, musste aber neben der Forschungs- und Lehrtätigkeit auch für Justiz- und Polizeibehörden praktische Aufgaben erfüllen. Das Hygienisch-Bakteriologische Institut verfügte nur über veraltete Instrumente; die Erhaltung der Bakteriensammlung war überhaupt gefährdet. Auch das Physiologisch-Chemische Institut klagte über einen eklatanten Raummangel. Im Physiologischen Institut war insbesondere der Hörsaal unzureichend, der für die physiologisch-chemischen Kurse gleichzeitig mit den Physiologen, Botanikern, Bakteriologen und Geographen genutzt wurde, was einen ständigen Auf- und Abbau der Apparaturen erforderte. Außerdem wurden Sicherheitsmängel beanstandet; so seien »Destillationen und Extraktionen […] nicht durchführbar, da durch einen ausbrechenden Brand die gesamte Einrichtung vernichtet werden würde«. Auch das Physikalisch-medizinische Laboratorium verfügte über zu wenig Raum und über veraltete Instrumente, wobei das Inventar weitgehend Privateigentum des Professors für Physiologie Kurt Gross (1887–1969) war, da keine staatlichen Mittel zur Beschaffung zur Verfügung gestanden hatten – und das Seminar für Geschichte der Medizin war gleich ganz ohne jegliche Anschaffungsmittel.[86]

Angesichts der Zustände im gemeinsam mit der Medizinischen Poliklinik untergebrachten Pharmakologischen Institut beklagte dessen Leiter, der Professor für Pharmakologie und Toxikologie Konrad Schübel (1885–1978), welcher zugleich Dekan war: »Das Pharmakologische Institut, das in 4 Räumen untergebracht ist, leidet seit Jahrzehnten an Platzmangel, es hat weder einen Bibliotheksraum, noch einen Kurssaal, noch ein Assistentenzimmer, noch ein Wägezimmer usw. Es ist nicht in der Lage, moderne Apparate anzuschaffen, da es solche in den paar Räumen nicht unterbringen und aufstellen kann.«[87] Auch im Anatomischen Institut war der Hörsaal, der nur für 100 Personen ausgelegt war, viel zu klein, ferner benötigte man einen zweiten Präpariersaal sowie mehrere Laboratorien. Für das Pathologische Institut wurde vor allem die Auslagerung des Gerichtsmedizinischen Instituts gefordert, außerdem müssten ein Leichenkühlraum, ein Leichenwasch-

▶ **Kapitel** Die Hypothek der Unversehrtheit, S. 199.

raum und Platz für Instrumentarien geschaffen werden.[88] Die dort herrschenden Zustände beklagte insbesondere der kommissarische Institutsleiter Walther Benoit (1901–1987); so fand er es unwürdig, »daß die Leichen mit den Särgen unter [der] Haupttreppe abgestellt« würden und es müsse aufhören, »daß die Angehörigen in den Strom der zum Kolleg gehenden […] Studenten hineinger[ie]ten«.[89]

Mitunter mochten wohl auch Nebenfunktionen des Institutsleiters die notwendigen Bauarbeiten beschleunigen. So hatte noch 1931 der Professor für Hygiene und Bakteriologie Karl von Angerer (1883–1945), dessen Hygienisch-Bakteriologisches Institut einen Hörsaal und drei Laboratorien mit 20 Arbeitsstellen beinhaltete,[90] nicht hinnehmbare Bauzustände bemängelt: »Der Stall der kleinen Versuchstiere wurde an der Südseite angesetzt, der Hammelstall unmittelbar unter den Fenstern des Hörsaals, ein Zustand, der nach Aussehen, Geruch und Geräusch mit dem Lehrbetrieb nicht vereinbar ist und berechtigterweise auch von Herrn Prof. Schmidt (im gegenüberliegenden Institut für Kirchenmusik) mehrfach energisch beanstandet worden ist.«[91] Es war sicherlich einer baulichen Lösung nicht abträglich, dass von Angerers Nachfolger Maximilian Knorr (1895–1985), der das Ordinariat für Hygiene und Bakteriologie von 1950 bis 1963 innehatte, nahezu zeitgleich auch Baureferent des Verwaltungsausschusses der Universität war:[92] 1951 begann ein zwei Jahre andauernder Umbau des Gebäudekomplexes Wasserturmstraße 3–5, der die Baulichkeiten für die Zwecke des Hygienisch-Bakteriologischen Instituts, des Physiologisch-Chemischen Instituts und der Staatlichen Bakteriologischen Untersuchungsanstalt grundlegend modernisierte.[93] Neu errichtet wurde dabei an der Südseite ein Wasserlabor zur Erforschung grundwasserhygienischer Gegebenheiten.[94]

Freilich verlor das ursprüngliche Gebäude, die »Gorups-Kapelle« von 1858, bei den Umbauarbeiten vollständig sein Erscheinungsbild. Was heute als architektonisch prägnantes Gebäude aus der Zeit des bayerischen Königs Maximilian II. (1811–1864) Wertschätzung erführe, galt im vorigen Jahrhundert keineswegs als erhaltenswert. So hatte bereits 1921 der Privatgelehrte Friedrich Will (1847–1922), Sohn des Erlanger Professors für Zoologie, Vergleichende Anatomie und Veterinärmedizin Johann Georg Friedrich Will (1815–1868), das Gebäude abgeurteilt: »Man knüpfte an die geleckte Gothik [Carl Alexander von] Heideloffs an und mischte Teile anderer Baustile und eigene Einfälle hinzu und nannte das Produkt Maximiliansstil [– ein] Beispiel dafür, wie man nicht bauen soll.«[95] Der Erlanger Heimatforscher Ernst Deuerlein (1918–1971) bezeichnete es rückblickend 1955, nach Abschluss der Umbauarbeiten, als »kurioses Universitätsgebäude aus einer Zeit der Geschmacksverirrung«,[96] und auch Baureferent Maximilian Knorr, der überzeugt war, die »Institute der Med[izinischen] Fakultät [seien] in Erlangen von jeher die eigentlichen Stiefkinder« gewesen, lehnte die Architektur des 19. Jahrhunderts, insbesondere auch die Gebäude der Anatomie und Pathologie als Bauten der späten Gründerzeit, rundweg ab.[97]

Die zweite Hälfte des 20. Jahrhunderts wurde vor allem durch verschiedene Umlagerungen, Umbauten und Erweiterungen bestimmt; die Errichtung von größeren Neubauten war die Ausnahme. So zog das zunächst 1948 im Direktionsgebäude der Heil- und Pflegeanstalt am Maximiliansplatz eingerichtete Seminar (seit 1975 Institut) für Geschichte der Medizin[98] über Zwischenstationen in der

Östlichen Stadtmauerstraße 29, der Helmstraße 1 und der Bismarckstraße 6 schlussendlich 1993 in das Gebäude Glückstraße 10. Dieses stammt aus dem Jahr 1889 und war zunächst Wohnhaus des Direktors der benachbarten Augenklinik (heutige Strahlenklinik), dann ein Verbindungshaus gewesen. Bis zum Ende des Zweiten Weltkrieges diente es als Wehrmeldeamt und dann als Ernährungsamt der Stadt Erlangen und war zuletzt für Zwecke des Instituts für Angewandte Physik verwendet worden.[99]

Die Errichtung eines Verbindungsbaus von der Anatomie (Krankenhausstraße 9) zur Zoologie (Universitätsstraße 19) 1956 mit Hörsälen, Tierställen und Laboratorien (anstelle des erbauungszeitlichen Hörsaals der Anatomie) schuf laut Baureferent Maximilian Knorr nicht nur die dringend nötigen Räumlichkeiten: »Damit ist die Bereinigung des ›Glasscherbenviertels‹ im Schloßgarten verbunden, das sich mit Hühnerställen, Schrebergärten und dem photographischen Kabinett der Anatomie sehr bestimmend und ebenso unschön in den Schloßgarten vorschiebt.«[100]

Einen wichtigen Einschnitt stellte der Neubau Universitätsstraße 22 dar: Am 30. September 1953 war das Grundstück der Bamberger Hofbräu AG, ehemals Brauerei Erlwein & Schultheiss, angekauft worden, das früher bereits als Objekt für eine Hals-Nasen-Ohren-Klinik sowie das Röntgen-Institut im Gespräch gewesen war.[101] Hier erstellte man einen Neubau für das Gerichtsmedizinische und das Pharmakologische Institut, in dem 1957 auch eine Klinik- und Lehrapotheke eingerichtet werden konnte. Durch eine spätere Aufstockung erhielt das Gebäude sein heutiges Aussehen.[102]

Neue Institute mussten sich oft für längere Zeit mit der Unterbringung in umgenutzten Altbauten arrangieren. So wurde das 1965 gegründete Institut für Humangenetik und Anthropologie zunächst im Erdgeschoss Bismarckstraße 8 untergebracht, zog 1966 in den zweiten Stock Bismarckstraße 26 und 1970 in die Obergeschosse Bismarckstraße 10 um, bis es 1983/84 in der Schwabachanlage 10 in einem Bauteil der alten Heil- und Pflegeanstalt situiert wurde.[103] Das 1971 mittels Förderung durch die Stiftung Volkswagenwerk eröffnete Department für Biomedizinische Technik fand eine Bleibe im Gebäude der ehemaligen Zahnklinik, Turnstraße 5,[104] das 1980 gegründete Institut für Gerontologie in der Heimerichstraße 58 in der Nähe des Nürnberger Nordklinikums in einem 1894 erbauten, von der Stadt Nürnberg bereitgestellten Gebäude.[105]

Nach der Errichtung eines Internats für Medizinstudenten 1967–1969 und der Erweiterung des Instituts für Physikalische und Medizinische Strahlenkunde 1968–1970[106] standen umfängliche Baumaßnahmen beim Physiologischen Institut an. Dessen Gebäude war zwar 1954 durch einen Umbau des Westflügels erweitert worden, das Institut, das hier seit 1903 eigentlich provisorisch untergebracht war, litt aber immer noch unter großem Raummangel. So hatte im Sommersemester ▸

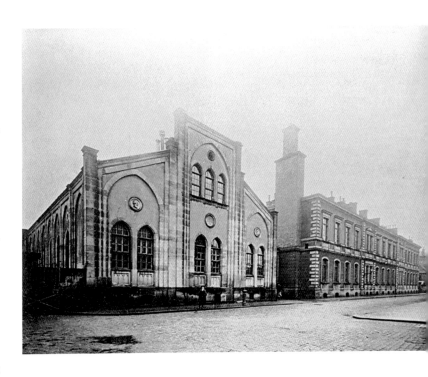

Abb. 40 Das Hygienisch-Bakteriologische und Physiologisch-Chemische Institut: »Gorups-Kapelle« (links) mit erstem (zehn Fensterachsen) und zweitem (weitere sieben Fensterachsen) Erweiterungsbau. Fotografie, undatiert.

DIE KLINIKAPOTHEKE, EIN »PHARMAZEUTI-SCHES DIENSTLEISTUNGSZENTRUM«

Nach dem Zweiten Weltkrieg war die Universität Erlangen die letzte bayerische Hochschule, die nicht über eine eigene Klinik- und Lehrapotheke verfügte – ein Umstand, der von verschiedenen Stellen wiederholt bemängelt wurde. Am 8. Januar 1957 hatte das Warten ein Ende: In der Universitätsstraße 22, auf einem ehemaligen Brauereigelände, das die Universität 1953 angekauft hatte, öffnete ein Neubau seine Pforten, in den neben der Klinikapotheke auch die Pharmakologie und die Gerichtsmedizin einzogen. Rund 1000 Quadratmeter standen der Apotheke für Forschung, Medikamentenherstellung und Lehre zur Verfügung, die räumliche und technische Ausstattung war für damalige Verhältnisse komfortabel. Der langen Wartezeit konnte man nun sogar etwas Positives abgewinnen: Da die Erlanger Klinikapotheke die letzte in der Bundesrepublik eröffnete Einrichtung ihrer Art sei, könne sie mit Recht auch als die modernste gelten. Die Presse schrieb anlässlich der Eröffnung: »Wer die neue Universitäts-Apotheke betritt, hat nicht mehr den Eindruck, in eine Apotheke zu kommen, sondern hat vielmehr das Gefühl, sich in einem großen, modernen Institut aufzuhalten«.[1]

Dieser Eindruck entsprach den Vorstellungen des ersten Leiters der Klinikapotheke, Josef Hartl (1909–1988). Als Pharmazeut und Humanmediziner waren ihm die enge Zusammenarbeit zwischen Apotheke und Forschungsinstituten sowie die Pharmazeutenausbildung ein besonderes Anliegen.

Ein neues Kapitel in der Geschichte der Klinikapotheke wurde 1993 unter der Leitung Rainer Fernbachs aufgeschlagen, als an der Palmsanlage 3 der Grundstein für ein Versorgungszentrum gelegt wurde. Durch den vier Jahre später erfolgten Umzug der Apotheke in das neue Gebäude konnte die Betriebsfläche mehr als verdoppelt werden. Infolge der langersehnten Modernisierung vollzog sich in den letzten Jahrzehnten »ein bemerkenswerter Paradigmenwandel – weg von der Anstaltsapotheke klassischer Prägung hin zur modernen Krankenhausapotheke« mit einem stark erweiterten Aufgabenspektrum, wie es Frank Dörje (*1962), seit 2001 Leiter der Klinikapotheke und Honorarprofessor für Pharmazie, rückblickend formulierte.

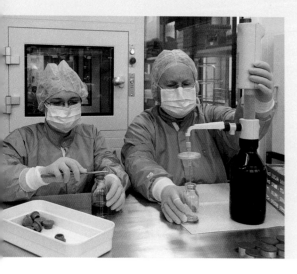

Nicht zuletzt durch bauliche Erweiterungen, wie die Einrichtung eines Reinraumlabors in Modulbauelementen auf dem Dach des Gebäudes, zählt die Klinikapotheke heute zu den größten und leistungsfähigsten »pharmazeutischen Dienstleistungszentren« Deutschlands. Mittlerweile rund 70 Mitarbeiterinnen und Mitarbeitern obliegen die patientenindividuelle Herstellung von Arzneimitteln, die Belieferung von Kliniken in Erlangen und der Region mit Fertigarzneimitteln sowie die vielfältige pharmazeutische Unterstützung und Beratung von Apothekern und Wissenschaftlern, etwa im Rahmen klinischer Studien. Das umfangreiche Lehrangebot umfasst die Ausbildung zum pharmazeutisch-technischen Assistenten und zum pharmazeutisch-kaufmännischen Angestellten, aber auch Fort- und Weiterbildungen von Gesundheits- und Krankenpflegern.[2] Andreas Thum

1960 die Hauptvorlesung in Physiologie 346 Einschreibungen zu verbuchen, der
Hörsaal verfügte aber nur über 129 reguläre Plätze und 18 Notsitze; auch das
Physiologische Praktikum musste in drei Parallelkursen abgehalten werden, da
den 378 Anmeldungen nur 96 reguläre Kursplätze gegenüberstanden.[107] Von 1969
bis 1972 wurde an der Waldstraße ein Neubau für das Institut für Physiologie und
Kardiologie (seit 1975) errichtet und im Altbau an der Universitätsstraße schuf man
für das Institut für Physiologie und Biokybernetik (seit 1975) neue Raumkapazi-
täten durch eine Gebäudeaufstockung 1970–1972.[108]

Ebenfalls im Zuge der Aufteilung auf zwei eigenständige Institute (und des
Auszugs der Staatlichen Bakteriologischen Untersuchungsanstalt und des Instituts für Physiologische Chemie, das 1975 bis 1978 einen Neubau an der Fahrstraße
erhielt)[109] erfolgte der Umbau des Gebäudekomplexes Wasserturmstraße 3/5: Der
westliche Teil wurde von 1968 bis 1972 und der östliche Teil von 1984 bis 1986 für
die Institute für Klinische Mikrobiologie und Infektionshygiene sowie für Umwelthygiene und Präventivmedizin grundlegend saniert.[110]

1985 konnte das Institut für Klinische Virologie ein eigenes Haus beziehen,
nachdem es zunächst seit 1972 im Infektionsbau der Kinderklinik in der Loschge-
straße 7 untergebracht gewesen war: Das Gebäude Schlossgarten 4 am Rand des
Botanischen Gartens war mit dem Umzug der Institute für Botanik und Pharmazeutische Biologie in das Südgelände frei geworden. Universitätsarchitekt Friedrich Wilhelm Scharff hatte das Gebäude 1890 bis 1892 errichtet; es war von 1955 bis
1960 durch ein zweites Obergeschoss und einen Hörsaal am Ostende sowie von
1970 bis 1972 durch einen zweigeschossigen Anbau mit Flachdach an der Nordseite
ergänzt worden und wurde auch in der Folgezeit mehrfach den aktuellen baulichen
Anforderungen angepasst.[111]

Ebenfalls in einem von Universitätsarchitekt Friedrich Wilhelm Scharff
errichteten Altbau vergrößerte sich wenige Jahre später die Anatomie, deren
Stammgebäude 1977 bis 1980 grundlegend saniert und modernisiert worden war:
Nach dem Auszug der benachbarten Zoologie in das Südgelände konnte nun deren
Gebäude in der Universitätsstraße 19 für die Zwecke des Zweiten Anatomischen
Instituts 1988 bis 1992 umgebaut werden. Scharff hatte das Gebäude 1884 bis 1885
als Zoologisches Institutsgebäude konzipiert, das vor allem für die wachsenden
Sammlungen benötigt worden war. Das Haus war bereits zwischenzeitlich ver-
ändert worden; so hatte man den westlichen Gebäudeteil aufgestockt, und den
östlichen Gebäudeteil ersetzte seit 1956 der Verbindungsbau zum Nachbargebäude
der Anatomie.[112]

An der Schwelle zum 21. Jahrhundert

Im Oktober 2000 eingeweiht wurde das Klinisch-Molekularbiologische
Forschungszentrum Nikolaus-Fiebiger-Zentrum (Glückstraße 6) für Forschergruppen auf dem Gebiet der molekularen Medizin, nachdem das Grundstück
infolge des Umzugs des Physikalischen Instituts im Herbst 1989 auf das Südgelände
neu bebaut werden konnte. Den Kunstwettbewerb 1999 für das nach dem Rektor (1969–1972) und Präsidenten (1975–1990) der Universität, dem Professor für
Experimentalphysik Nikolaus Fiebiger (1922–2014), benannte Zentrum gewann

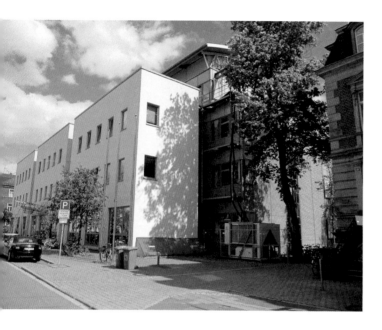

Abb. 41 Das Nikolaus-Fiebiger-Zentrum. Fotografie, um 2015.

Meide Büdel (* 1961) aus Nürnberg mit einem eindrucksvollen Kunstwerk im Treppenauge.[113]

Ein im Rahmen der »High-Tech-Offensive« der bayerischen Staatsregierung finanziertes Kompetenzzentrum für Medizintechnik (Henkestraße 91) konnte im Juli 2004 fertiggestellt werden, bestehend aus dem Zentrum für Medizinische Physik und Technik der FAU (ZMPT) und dem Innovationszentrum Medizin und Pharma (IZMP). Beide Bereiche wurden über eine gemeinsame Eingangshalle mit Hörsaal, Cafeteria und Seminarräumen verbunden; ein zweiter Bauabschnitt nach dem Public-Private-Partnership-Modell wurde im Juni 2007 übergeben.[114]

Die zweite Infrastrukturmaßnahme im Forschungsprogramm für die Medizinische Fakultät nach dem Nikolaus-Fiebiger-Zentrum war das im Mai 2005 in Betrieb genommene Franz-Penzoldt-Zentrum (FPZ), benannt nach dem Professor für Innere Medizin Franz Penzoldt (1849–1927). Es wurde errichtet zur Durchführung von grundlagenorientierter und präklinischer Forschung an Tiermodellen als interfakultäre Forschungseinrichtung, betrieben durch die Medizinische und die Naturwissenschaftliche Fakultät sowie das Universitätsklinikum und lokalisiert mittels zweier Forschungsgebäude, des PETZ (Präklinisches Experimentelles Tierzentrum) auf dem Campus des Uni-

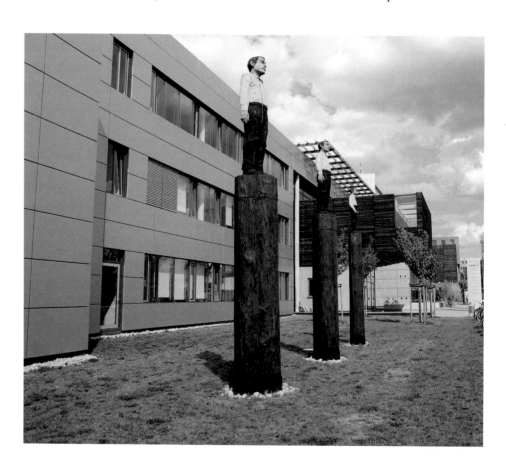

Abb. 42 Das Zentrum für Medizinische Physik und Technik in Verbindung mit dem Innovationszentrum Medizin und Pharma. Vor dem Gebäude sind drei Skulpturen-Stelen des Bildhauers Stephan Balkenhol platziert. Fotografie, 2006.

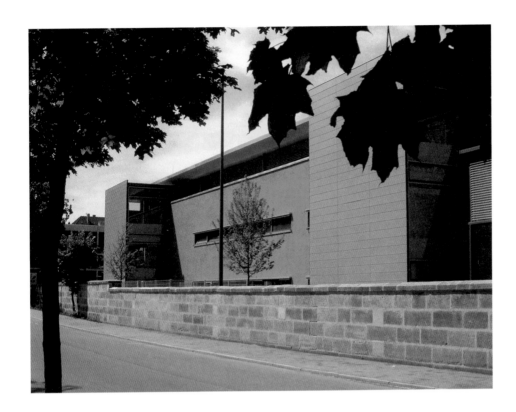

Abb. 43 Das Franz-Penzoldt-
Zentrum. Fotografie, 2004.

versitätsklinikums (Palmsanlage 5) und als Teil des Biotechnologischen Ent-
wicklungslabors auf dem Südgelände der Universität (Erwin-Rommel-Straße 3).[115]

Im Mai 2008 wurde das Richtfest für die grundlegende Sanierung des
Pathologisch-Anatomischen Instituts (Krankenhausstraße 8–10) gefeiert. Das
Gebäude wurde denkmalschutzgerecht den modernen Anforderungen angepasst;
insbesondere konnte die zur Ausstellung der pathologischen Sammlung vorgesehene Galerie in der Bibliothek erhalten werden. Der Neubau eines Sektions-
gebäudes mit Räumen für Kühlung, Einsargung und Aufbahrung der Leichen
ersetzte das unzulängliche Nebengebäude aus den 1950er Jahren; als Entlastung des
Hauptzugangs wurde ein gläserner Treppenturm als neuer Zugang zum Hörsaal
und zu den darüberliegenden Kursräumen errichtet.[116]

Das im Oktober 2014 eröffnete Translational Research Center (TRC)
(Schwabachanlage 12) schließlich bietet mit einer flexiblen Nutzung der Labor-
bereiche beste infrastrukturelle Bedingungen für die interdisziplinäre Zusammenarbeit von Naturwissenschaftlern und Medizinern im Bereich der Entwicklung
neuer Ansätze in Diagnostik und Therapie.[117] Clemens Wachter

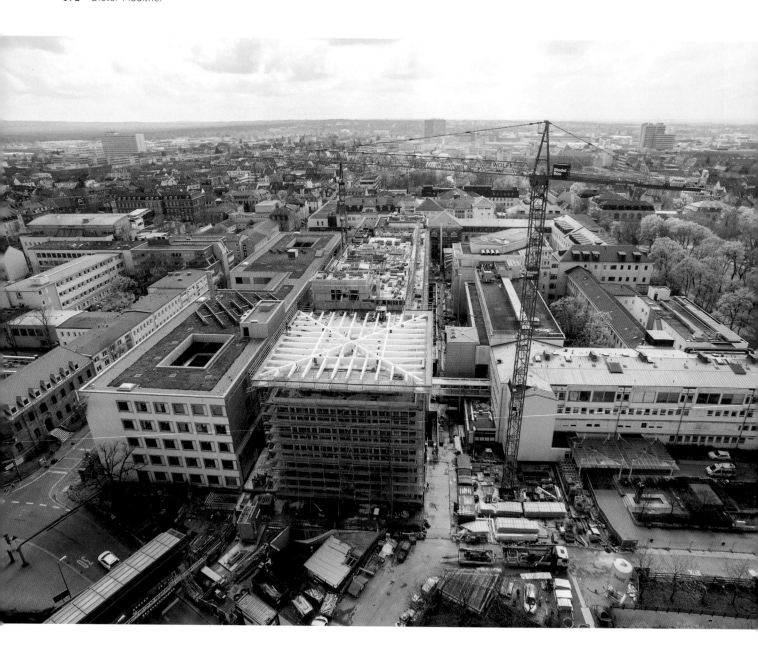

Abb. 44 Richtfest für den Erweiterungsbau des Operativen Zentrums, April 2018.

Planung und Bau – Die Zukunft der baulichen Entwicklung der Medizinischen Fakultät

Die Medizinische Fakultät als Bindeglied zwischen Universität und Universitätsklinikum

Die Entwicklungen der Medizin in der jüngeren Vergangenheit und auch in der absehbaren Zukunft sind geprägt von einer immer stärker werdenden interdisziplinären Vernetzung, sowohl in Forschung und Lehre als auch in und mit der Krankenversorgung (translational). Gleichzeitig erfolgt ein strukturelles Wachstum, bei hoher Dynamik der funktionalen Anforderungen und sehr anspruchsvollen infrastruktur- und bautechnischen Anforderungen an die

Gebäude (Großgeräte, Zertifizierungen etc.). Zusätzlich findet eine Diversifizierung der räumlichen Bezüge der verschiedenen Einheiten mit lokalen Kooperationspartnern (Naturwissenschaftliche und Technische Fakultät) bis hin zur Zusammenarbeit mit außeruniversitären (z. B. Max-Planck-Institut, Medical Valley EMN) und industriellen Partnern (z. B. Siemens) national und international statt. Dabei spielt die Attraktivität der Lebens- und Arbeitsbedingungen im Wettbewerb um die besten Köpfe eine zunehmend wichtige Rolle.

Die Bewältigung der damit verbundenen, permanenten Transformationsprozesse ist eine Daueraufgabe bei baulichen Entwicklungsplanungen. Dabei sind komplexe Priorisierungen zwischen Universität

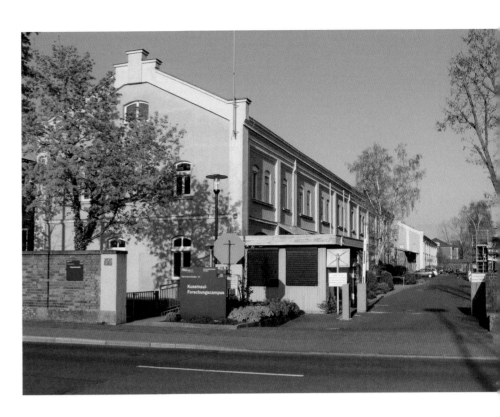

Abb. 45 Der Kussmaul-Forschungscampus an der Hartmannstraße, 2018.

und Klinikum sowie der Medizinischen Fakultät, als Bindeglied der beiden, auch im Hinblick auf freistaatliche Finanzierungsmöglichkeiten und andere Finanzquellen nötig. Deren konsequente Zielverfolgung und Umsetzung ist dabei genauso wichtig wie die ganzheitliche Nachsteuerung bei Veränderungen. Angesichts komplexer Schnittstellen (Deregulierung) ist eine gute, kooperative Zusammenarbeit aller verantwortlichen Stellen vor Ort essentiell.

Auf der Basis des vom Universitätsbauamt Erlangen im Jahr 1988 veranlassten *Baulichen Struktur- und Entwicklungskonzeptes*, welches 2000/01 durch zwei Gutachten ergänzt wurde, tätigte der Freistaat Bayern, seit Anfang des 21. Jahrhunderts, Bauinvestitionen für die Erlanger Universitätsmedizin in Höhe von mehr als einer halben Milliarde Euro.

Der Schwerpunkt lag dabei auf der Entwicklung des Nordgeländes (Versorgungszentrum, Internistisches Zentrum, verschiedene Sanierungen etc.), zuletzt auch der Chirurgie im Stammgelände (Bettenhaus und aktuell das Chirurgisch-Operative Zentrum (OPZ)).

Dabei erfolgten für die Medizinische Fakultät Sanierungen und vor allem Neubauten für die Forschung wie Pathologie, Nikolaus-Fiebiger-Zentrum, Franz-Penzoldt-Zentrum, Medizintechnik (IMT, ZiMT, ZMPT und IZMP) sowie zuletzt das Translational Research Center (TRC I), sodass zwischenzeitlich ein akuter Mangel an Entwicklungsflächen eingetreten ist.

Darüber hinaus stellen die verkehrstechnische Erschließung und die Parkraumsituation einen Standortnachteil dar, obwohl etwa 1000 Pkw-Stellplätze im Nordgelände neu geschaffen wurden.

Nachdem speziell in Erlangen ein Teil der Institute der Medizinischen Fakultät (Allgemeinmedizin, Humangenetik, Mikrobiologie, Neuropathologie,

Pathologie, Radiologie und Virologie, genauso wie die Kliniken) zum Universitätsklinikum gehören, sind diese von den organisatorischen Veränderungen bezüglich der baulichen Betreuung in der Folge des Bayerischen Universitätsklinikagesetzes gemäß Artikel 5 (4) aus dem Jahr 2006 betroffen. Die Bauherreneigenschaft für diese Institute liegt seitdem beim Universitätsklinikum (zwischenzeitlich für Einzelinvestitionen bis fünf Millionen Euro; darüber im Einzelfall bei Eigenfinanzierung größer 50 %). Die Betreuung aller Baumaßnahmen über fünf Millionen Euro liegt nach wie vor grundsätzlich beim Freistaat Bayern, vor Ort vertreten durch das Staatliche Bauamt Erlangen-Nürnberg. Dieses ist durch die Zusammenlegung des Universitätsbauamtes Erlangen und des Staatlichen Hochbauamtes Nürnberg 1 – vormals Landbauamt Nürnberg – im Zuge der Ämterreform 2006 entstanden. Es ist unter anderem auch für die bauliche Betreuung aller anderen Institute der Medizinischen Fakultät (Universität), den Bauunterhalt sowie kleine Baumaßnahmen zuständig.

In den letzten Jahren wurde durch das Klinikum unter anderem auf dem Kussmaul-Campus an der Hartmannstraße (ehemals Hautklinik) in Eigenregie investiert und Labor-Container für die Medizinische Forschung errichtet, nachdem erhebliche Flächendefizite im Rahmen einer Studie des HIS (Hochschul-Informations-System Hannover) festgestellt worden waren.

Ein weiteres Entwicklungsgebiet, speziell für interdisziplinäre, patientennahe Forschung, wurde vom Staatlichen Bauamt Erlangen-Nürnberg mittels eines städtebaulichen Wettbewerbs im Jahr 2009 für die translationale, klinische Forschung im nördlichen Teil des Nordgeländes konzipiert. Der erste von vier Bauabschnitten des TRC wurde 2014 fertiggestellt.

Die Planungen am Forschungscampus Nord wurden zuletzt im Juli 2017 mittels eines Kooperationsvertrages mit der Max-Planck-Gesellschaft (MPG) um ein Zentrum für Physik und Medizin (ZPM) ergänzt, welches sich derzeit bei der MPG in Planung befindet. Das Universitätsklinikum plant zusätzlich derzeit die vorgezogene Realisierung des TRC IV, gemäß dem oben angeführten Artikel 5 (4). Damit werden die Voraussetzungen zum Auszug der Humangenetik aus einem Bestandsgebäude der ehemaligen Heil- und Pflegeanstalt geschaffen, was wiederum Voraussetzung für den Bau des TRC II und III ist.

Unabhängig davon ist seit längerer Zeit vorgesehen, die Rechtsmedizin und mittelfristig auch die Institute der Physiologie an der Östlichen Stadtmauerstraße neu zu bauen und zusammenzuführen.

Übergeordnete, städtebauliche Veränderungen in Erlangen

Ausgelöst durch großmaßstäbliche Verlagerungen des Siemens-Konzerns vom Standort Erlangen-Mitte in dessen Südgelände wird in Erlangen ein gesamtstädtischer Veränderungsprozess als einmalige Chance möglich, vergleichbar mit der Entwicklung des Röthelheim-Areals nach Abzug der US-Armee Anfang der 1990er Jahre.

So muss es gelingen, die Philosophischen Fakultät in den sogenannten Himbeerpalast (bisher Firma Siemens) und sein Umfeld zu verlagern und damit Sanierungsnotwendigkeiten abzuarbeiten.

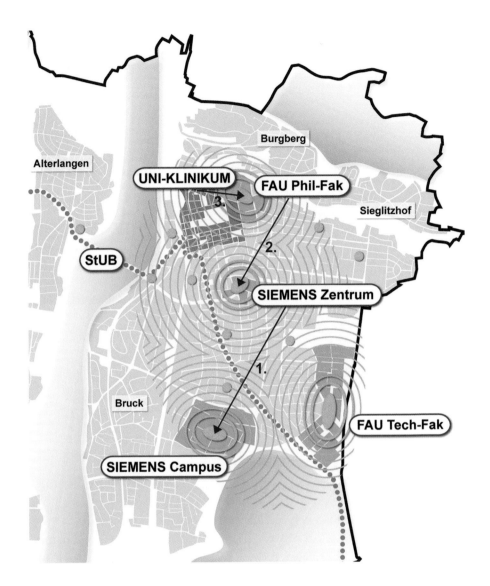

Abb. 46 »Fingerprint Erlangen« –
Strukturelle Veränderungen im
Erlanger Stadtgrundriss

In der Folge eröffnen sich für das Klinikum und die Forschungseinrichtungen
der Medizinischen Fakultät neue Potentiale östlich der Bismarckstraße. Gesamtstäd-
tisch kann aus dem Umzug von Siemens eine »Win-Win-Situation« entstehen, wenn
alle Beteiligten an einem Strang ziehen. Die ersten Weichen von Seiten des Freistaates Bayern wurden bereits mit einem Ministerratsbeschluss am 2. Mai 2017 gestellt.

Diese Gesamtkonstellation erforderte es, einerseits die vorhandene Masterplanung des Klinikums fortzuschreiben und gleichzeitig die Innenstadtentwicklung
der Universität (Philosophische und Medizinische Fakultät) im Rahmen einer neuen
Masterplanung neu zu überdenken. Die Medizinische Fakultät befindet sich mit
einer Vielzahl ihrer – teilweise auch sanierungsbedürftigen – Institute im Wirkungskreis und am Übergang dieser Veränderungen an der Südseite des Schlossgartens
(insbesondere Biochemie, Physiologie, Anatomie, Pathologie und Rechtsmedizin).
Wichtige Themen sind dabei, neben der Entwicklung von Forschungsflächen, auch
die Hörsaalkapazitäten und Tagungsmöglichkeiten (als Ersatz für die ins Südgelände
umgezogene Organische Chemie an der Henkestraße soll ein Hörsaalzentrum entstehen), Zentrenbildung, attraktive Fußwegebeziehungen und Kommunikations-

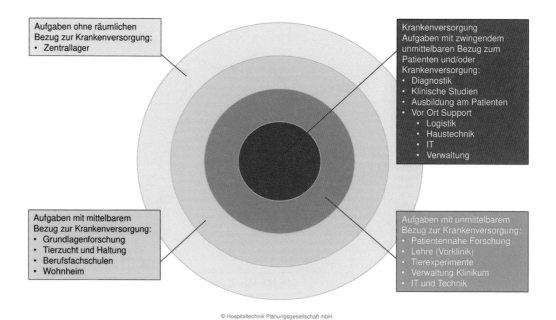

Aufgaben ohne räumlichen
Bezug zur Krankenversorgung:
• Zentrallager

Krankenversorgung
Aufgaben mit zwingendem
unmittelbaren Bezug zum
Patienten und/oder
Krankenversorgung:
• Diagnostik
• Klinische Studien
• Ausbildung am Patienten
• Vor Ort Support
  • Logistik
  • Haustechnik
  • IT
  • Verwaltung

Aufgaben mit mittelbarem
Bezug zur Krankenversorgung:
• Grundlagenforschung
• Tierzucht und Haltung
• Berufsfachschulen
• Wohnheim

Aufgaben mit unmittelbarem
Bezug zur Krankenversorgung:
• Patientennahe Forschung
• Lehre (Vorklinik)
• Tierexperimente
• Verwaltung Klinikum
• IT und Technik

© Hospitaltechnik Planungsgesellschaft mbH

Abb. 47 »Kreismodell« – Ordnungsprinzip der Nutzungszonierung des Universitätsklinikums Erlangen.

bereiche (»Achse der Wissenschaft« mit dem Schlossgarten), Lösung der Mobilitätsfragen, aber auch der Wohnsituation und Essensversorgung; die Mensa am Langemarckplatz wurde aktuell generalsaniert.

Masterplanung für das Universitätsklinikum Erlangen

Nach etwa einem Jahr Planung wurde die Aktualisierung der Masterplanung für die Universitätsmedizin Erlangen im Frühjahr 2018 abgeschlossen. Diese soll als übergeordnete Entwicklungsplanung auf der Basis betriebsorganisatorischer Überlegungen auch konkrete Einzelentwicklungen und Projekte für die nähere Zukunft vordenken und somit die Grundlagen für eine gezielte, stufenweise Umsetzung schaffen. Auf der Basis eines Kreismodells wurden klare Grundlagen für die Zuordnung und Zonierung der einzelnen Funktionen und Aufgaben erarbeitet.

Im Ergebnis entwickelt sich die Medizinische Fakultät vor allem im Bereich des Forschungscampus Nord und im Forschungscampus Ost. Neben der konzipierten Verlagerung der Rechtsmedizin und der Physiologie ergeben sich langfristig weitere Entwicklungspotentiale im Bereich der Östlichen Stadtmauerstraße und der Glückstraße. Der historische Kernbereich am südöstlichen Rand des Schlossgartens soll erhalten bleiben (Sanierung der Anatomie) und durch die Verlagerung der Biochemie abgerundet werden.

Innenstadtentwicklung der Universität – Masterplanung für die Philosophische Fakultät

Die geplante Verlagerung der Philosophischen Fakultät in den »Himbeerpalast« eröffnet die Chance einer »Achse der Wissenschaft« vom Schlossgarten über die Fahrstraße bis zur Sieboldstraße. Damit verlagert sich ein Teil der Studentenströme von der Ost-West-gerichteten Universitätsstraße nach Süden.

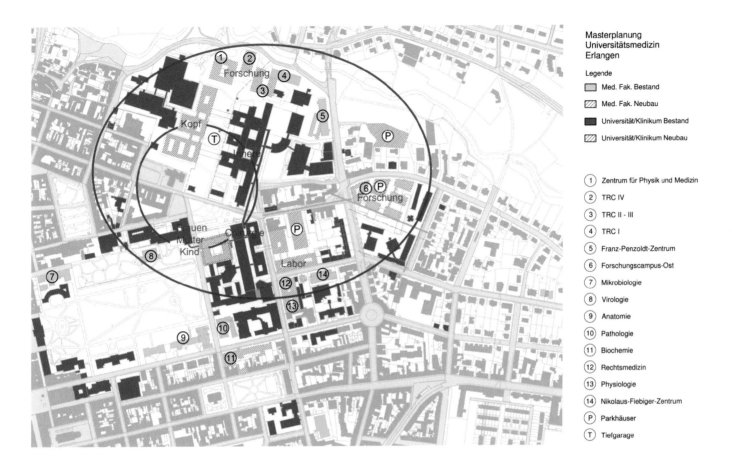

Masterplanung
Universitätsmedizin
Erlangen

Legende

☐ Med. Fak. Bestand

▨ Med. Fak. Neubau

■ Universität/Klinikum Bestand

▨ Universität/Klinikum Neubau

① Zentrum für Physik und Medizin

② TRC IV

③ TRC II - III

④ TRC I

⑤ Franz-Penzoldt-Zentrum

⑥ Forschungscampus-Ost

⑦ Mikrobiologie

⑧ Virologie

⑨ Anatomie

⑩ Pathologie

⑪ Biochemie

⑫ Rechtsmedizin

⑬ Physiologie

⑭ Nikolaus-Fiebiger-Zentrum

Ⓟ Parkhäuser

Ⓣ Tiefgarage

Die bestehenden Institute der Medizinischen Fakultät profitieren von einem neuen Hörsaalzentrum in der Henkestraße, am Standort der bisherigen Organischen Chemie. Die Detail- und Masterplanung für die Innenstadt muss noch weiter vertieft werden, sobald weitere Rahmenbedingungen geklärt sind.

Insgesamt kann festgestellt werden, dass sich die Medizinische Fakultät in der jüngeren Vergangenheit gut vernetzt inmitten der universitären (Lehre/Forschung) und kliniknahen Nutzungen (Forschung/Krankenversorgung) entwickelt hat. Auch baulich ist sie mit ihren unterschiedlichen Schwerpunkten, als Bindeglied zwischen Universität und Universitätsklinikum, als bedeutsame Einrichtung mit über 3800 Studierenden und sehr hohem Drittmittelaufkommen gut in die baulichen Zukunftsplanungen eingebunden, sodass der Weg für weitere Zukunftsinvestitionen sehr gut vorbereitet und geebnet ist. Dieter Maußner

Abb. 48 Masterplanung Universitätsmedizin Erlangen.

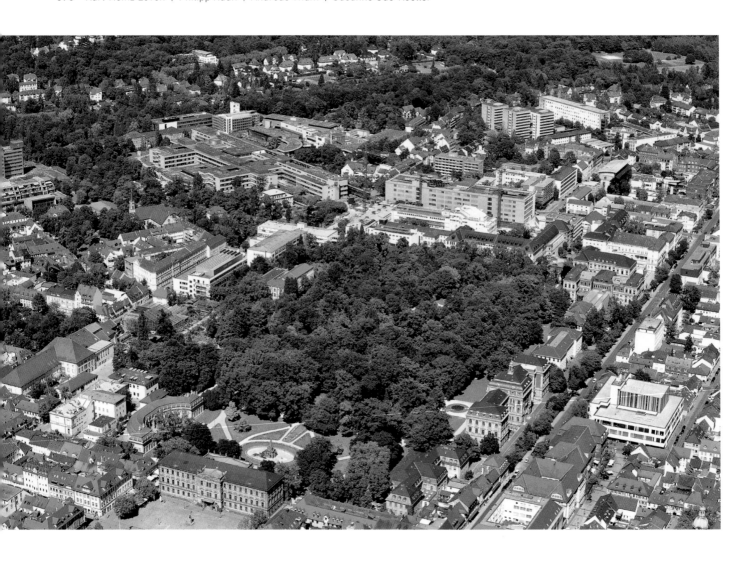

Abb. 1   Luftbild der Erlanger
Innenstadt, 2017.

Die Medizinische Fakultät der Universität Erlangen–Nürnberg, 1743–2018. Kontexte und Kontingenzen – ein Fazit

Die Darstellung der 275 Jahre der Medizinischen Fakultät der FAU ist im vorliegenden Buch unter den Dreiklang »Kontexte, Köpfe, Kontroversen« gestellt. Den drei titelgebenden »K« soll in dieser abschließenden Betrachtung als ein weiteres »K« die Kontingenz beigesellt und schließlich der Aspekt der Selbstreflexion angesprochen werden.

(Fortschritts-)Medizin sowie dazugehörige Hochschul- und Fakultäts-strukturen entwickeln sich in politischen und gesellschaftlichen **Kontexten**: Mentalitäten, Ideologien und ökonomische Gegebenheiten haben direkten Einfluss. Um mit einem düsteren Beispiel zu beginnen: In der NS-Zeit war die herrschende Ideologie auch prägend für die Erlanger Universitätsmedizin, allerdings nicht im Sinne eines von außen und als Zwang empfundenen Einwirkens. Die der Erlanger Fakultät angehörigen Mediziner nahmen vielmehr aus eigenem Antrieb Elemente der NS-Ideologie in ihre medizinischen Handlungsfelder auf. Nur so ist die weitgehende Verstrickung der universitären Medizin in Erlangen (und in allen anderen Medizinischen Fakultäten Deutschlands) zu erklären. Auf einer persönlichen bzw. familiären Ebene bildet sich der Kontext am Beispiel der Familie Rosenthal ab: Der Vater, Isidor Rosenthal (1836–1915), jüdischer Herkunft, aber selbst religionslos, war Professor für Physiologie in Erlangen, und bis heute derjenige mit der längsten Amtszeit als Professor überhaupt. Sein Sohn Werner Rosenthal (1870–1942), evangelisch getauft, habilitierter Pathologe und Hygieniker, später in Göttingen tätig, musste in der NS-Zeit aus Deutschland fliehen.

Ein Kontext der Medizin, der zu allen Zeiten eine Rolle spielt, ist die Ökonomie. Wieviel Geld investieren ein Landesherr, ein Königreich, ein Freistaat in ihre fränkische Universitätsmedizin und die Ausbildung ihrer zukünftigen Ärzte? Die Antworten fallen zu verschiedenen Zeiten sehr unterschiedlich aus. In den letzten zwei Jahrzehnten haben sich auf diesem Gebiet große Verschiebungen ergeben, etwa durch die rechtliche Selbstständigkeit des Universitätsklinikums 2006.

Eine der Universitätsmedizin immanente Konfiguration von Kontext ist der »Fortschritt« bzw. die »Fortschrittsgläubigkeit«. In der zweiten Hälfte des 19. Jahrhunderts wandte sich die Medizin den Naturwissenschaften zu; vor allem die Medizinischen Fakultäten wurden zu Verfechtern des Fortschrittsparadigmas, das heißt, die Idee des Fortschritts wurde ein untrennbarer Teil der Universitätsmedizin selbst – in dieser Phase, die sich von allen früheren Epochen der Medizingeschichte unterscheidet, befindet sich die Medizin auch in der Gegenwart. Die Medizin wurde ab dem 19. Jahrhundert nicht nur naturwissenschaftlich, sie wurde auch technisiert, und auf diesem Gebiet hat Erlangen oft eine führende Position innegehabt.

Das äußerlich auffallendste Merkmal der Erlanger Universitätsmedizin unter dem Aspekt der Fortschrittsgeschichte ist die Entwicklung der Instituts- und Klinikbauten. Aus bescheidensten Anfängen des 1815 eröffneten »Clinicum Chirurgicum«, über das 1823 fertiggestellte Universitätskrankenhaus und das 2015 schon wieder abgerissene Chirurgie-Hochhaus, zieht sich eine aufsteigende Linie zu dem Neubau des Chirurgischen Bettenhauses an der Östlichen Stadtmauerstraße, unterdessen ergänzt durch den im Bau befindlichen Chirurgischen Funktionsbau. Das Areal der früheren Heil- und Pflegeanstalt wurde nach Abriss der Gebäude Ende der 1970er Jahre mit der Kopfklinik, seit den späten 1990er Jahren bis 2011 mit dem neuen Internistischen Zentrum völlig neugestaltet. Noch heute umrahmen ältere imposante Bauten der vorklinischen Grundwissenschaften (Anatomie, Physiologie) sowie das alte Universitätskrankenhaus mit Sitz des Dekanats den Schlossgarten.

Einzelne »**Köpfe**« haben die Entwicklung ihrer Fächer, bisweilen der gesamten Medizinischen Fakultät nachhaltig geprägt. Nicht immer war dies unbedingt mit einer langen Verweildauer in Erlangen verbunden, wie die Beispiele bedeutender Kliniker wie Adolf Kußmaul (1822–1902) und Hugo von Ziemssen (1829–1902) zeigen. Mitte der 1950er Jahre wurde Gerd Hegemann (1912–1999) Direktor der Chirurgischen Klinik und verwandelte die Erlanger Chirurgie in eine universitätsmedizinische Musteranstalt. Wie eng »Köpfe« und »Kontroversen« zusammenhängen, zeigt der Umstand, dass die Leitfigur Hegemann diese visionäre

Leistung erst in Angriff nehmen konnte, nachdem sein Mitarbeiter und Wider-
sacher, der Chirurg Hackethal (1921–1997), sich selbst Anfang der 1960er Jahre im
berühmt-berüchtigten »Erlanger Professorenstreit« ausgebootet hatte. Eine ähnlich
singuläre Bedeutung für die Fachentwicklung hat unter den Erlanger Ordinarien
dieser Zeit der Internist Ludwig Demling (1921–1995): Demling hat die Gastro-
enteroskopie nicht erfunden, aber er hat Erlangen zum internationalen Mittelpunkt
dieser revolutionären Untersuchungstechnik gemacht. Dass diese »Köpfe« in der
Regel als »Einzelkämpfer« und nicht als »Teamplayer« oder »Doppelspitzen« fungierten bzw. wahrgenommen wurden, liegt sachlich in hierarchischen Strukturen
sowie dem Prinzip der »Letztverantwortlichkeit« begründet, dürfte aber auch dem
Selbstverständnis der meisten Ordinarien entsprochen haben. Wie sehr allerdings
auch diese zuweilen vom Kontext ungeliebter Reformen abhingen, zeigen die
1960er und 1970er Jahre eindrucksvoll.

Im Verlauf der 1980er Jahre sollte der wissenschaftliche Solitär mehr und
mehr an Bedeutung verlieren. Der Trend ging zu interdisziplinären Forschergruppen, was hierarchische Strukturen freilich keineswegs ausschloss. Die
zukunftsweisenden Initiativen der Erlanger Immunologie der 1990er Jahre sind
dementsprechend als Gemeinschaftswerk der Forschergruppe um Joachim R.
Kalden (*1937), Martin Röllinghoff (*1941) und Bernhard Fleckenstein (*1944)
zu verstehen. Der Gedanke an einen Sonderforschungsbereich mag schon vielen
Gelehrten gekommen sein, aber die Idee erfolgreich umzusetzen, bedarf großer
Initiative, die oft von einem kleinen Zirkel von Wissenschaftlern, manchmal auch
von einem einzigen, abhängt. Das Beispiel des (auch) Erlanger Nobelpreisträgers
für Medizin Harald zur Hausen (*1936) erweist, dass die vermeintlich fixe Idee
eines einzelnen Forschers, die seinen Fachkollegen als bestenfalls eigentümlich
erscheinen mag, unter Umständen einen strategischen Durchbruch bedeuten kann.

Der Aspekt »**Kontroversen**« spielt in der Geschichte der Erlanger Universitätsmedizin ebenfalls eine wichtige Rolle. Für Rivalitäten, Intrigen und
Unterstellungen aller Art gibt es genug Beispiele. Die meist persönlich motivierten Konflikte dieser Art zogen zwar gelegentlich, nicht zuletzt durch die Mithilfe
der (Boulevard-)Presse, weitere Kreise, hatten aber selten größere Bedeutung
für die Erlanger Medizin. Ungeachtet aller internen Bruchlinien erscheint das
Auftreten der Medizinischen Fakultät zumindest nach außen eher geschlossen;
diese Kollegialität der Medizinischen Fakultät zeigt sich auch in anderen Hochschulstandorten. Andere, nicht an Personen, sondern an Sachverhalten hängende
Kontroversen sind hingegen wichtiger, ja sogar unabdingbar, wenngleich beide
oft miteinander einhergehen. Hierbei geht es um Grundsatzfragen wie die Ausrichtung der Forschungsschwerpunkte, die Gliederung von Fakultät und Klinikum,
um Ausbringung, Wegfall oder Neubesetzung von Lehrstühlen bzw. Fächern und
Fragen der Lehrorganisation. Diese nicht nur aber auch für Erlangen wichtigen
Kontroversen werden komplettiert durch einige für Erlangen spezifische Kontroversen: die Rede ist vom Verhältnis zu dem Städtischen Klinikum Nürnberg, in
jüngster Vergangenheit mit einer neuen Volte durch die 2012 entstandene medizinische Privatuniversität Salzburg mit Standort in Nürnberg. Gedanken und
Handlungen bezüglich Kooperation und Fusion versus Abgrenzung und Konkurrenz durchziehen bereits die erste Hälfte des 20. Jahrhunderts; diese Kontroverse

lebt. Ebenfalls spezifisch für Erlangen ist die Lage des Universitätsklinikums in der Innenstadt. Das Problem der unzureichenden Verkehrsanbindung und insbesondere die Frage der Erreichbarkeit mit dem Auto haben sich angesichts einer städtebaulichen Struktur, die aus dem 18. Jahrhundert stammt und auf den Verkehr von Pferdefuhrwerken ausgelegt war, in den letzten Jahren dramatisch zugespitzt und sind nicht banal. Diese Kontroverse um die »Anschlussfähigkeit« zwischen Universitätsklinikum und Stadt Erlangen ist zugleich ein Beispiel für einen Kontext der Erlanger Universitätsmedizin. Zu welchen Konzessionen ist die städtische Gesellschaft bereit, um das Funktionieren der technischen Abläufe des Klinikums, einschließlich der ökonomischen, zu erleichtern, zumal wenn die Stadt über kein kommunales/städtisches Krankenhaus verfügt?

Kein Historiker hat »Tschernobyl« vorhergesagt, auch nicht wenige Tage zuvor. Geschichte verläuft nicht nach einem Plan, und gerade Historiker wissen nicht, wie sich gesellschaftliche Prozesse zukünftig entwickeln werden. Die Geschichtswissenschaft hat dieses Dilemma recht früh erkannt und den Begriff der »**Kontingenz**« eingeführt. Der Begriff Kontingenz (von lat. *contingere* – zuteilwerden) heißt so viel wie »Möglichkeit« oder »Zufall«. Dieser Aspekt ist, vielleicht weil er auf eine Weise alltäglich und selbstverständlich ist, nicht einfach zu fassen. Es geht um den Geschehensablauf von Ereignissen, die auch ganz anders hätten ablaufen können, um ungeschehene Geschichte, um kontrafaktische Spekulationen der Art »Was wäre, wenn …?«, Kontingenz ist dasjenige, was das Leben des Einzelnen und von Gesellschaften interessant, oft schwierig und mitunter tragisch und unvorhersagbar werden lässt.

Betrachtet man die deutsche Geschichte und damit auch die Geschichte der Medizin unter dem Aspekt der Kontingenz, so wird gleich klar, wo die Probleme liegen. Dass die in der Welt führende deutsche medizinische Wissenschaft nach dem Ersten Weltkrieg bereitwillig auf eine »völkische« Ideologie einschwenkte und damit der NS-Ideologie avant la lettre zuarbeitete, ist durch viele Faktoren erklärbar, enthält aber auch einige kontingente Elemente. Es hätte auch anders laufen können. Dies gilt ebenso auf der Ebene der Erlanger Universitätsmedizin. Viele Entwicklungen und Prozesse waren nicht determiniert in dem Sinne, dass sie direkt und schicksalhaft zu erwarten gewesen wären. Dies gilt schon für den Gründungsakt des Universitätskrankenhauses, eine Art Notlösung, bedingt durch einen kriegsbedingten »Baustopp«.

Kriege erzeugen Kontingenzen in großer Zahl. Anders als viele Universitätsstädte wurde Erlangen im Zweiten Weltkrieg kaum zerstört, sondern im April 1945 von Werner Lorleberg (1894–1945), Oberstleutnant der Wehrmacht und Kampfkommandant kampflos übergeben. Dies war eine zumindest teilweise kontingente Entscheidung mit weitreichenden Folgen. Der Universitäts- und Klinikbetrieb konnte nach dem amerikanischen Einmarsch, zumindest was die baulichen Gegebenheiten anging, unverzüglich aufgenommen werden. Dass die Klinikbauten relativ intakt waren, war ein großer Vorteil nach 1945, aber mit den Jahren und Jahrzehnten wurde daraus eine Hypothek, weil nahezu alle anderen bayerischen Standorte neu errichtet wurden, während die Erlanger Medizin in alter, teils uralter Bausubstanz untergebracht war. Erst im 21. Jahrhundert ist dieser jahrzehntelange Rückstand durch Sanierung und vor allem Neuerrichtung zentraler Kliniken überwunden worden. Unter dem Aspekt der Kontingenz ist auch das Wirken von Persönlichkeiten zu sehen, die oben als »Köpfe« angesprochen wurden. Ihre Entscheidungen für oder gegen einen Universitätsstandort oder ein Fachgebiet hängen oft von Zufällen ab. Dass auch die Forschung selbst mit Kontingenz umzugehen hat, bedarf kaum einer Beweisführung, wenn man etwa an neu auftretende Krankheiten und Herausforderungen denkt.

Abschließend ist der Aspekt der **Selbstreflexion** ärztlichen Handelns ins Spiel zu bringen. Im medizinischen Alltag ist historisches Wissen nicht an erster Stelle gefragt, aber im Gesamtbild der ärztlichen Ausbildung hat die Geschichte der Medizin einen festen Platz. Sie lehrt im Idealfall die Fähigkeit zur Relativierung und Kontextualisierung von »Wissen«, Selbstbescheidung und kritisches Denken – Eigenschaften, die vielleicht nicht für jede Karriere notwendig sind, aber von guten Ärztinnen und Ärzten, ferner von medizinischem Personal allgemein erwartet werden können. Die Auseinandersetzung mit der Entwicklung der Erlanger Universitätsmedizin über 275 Jahre mit ihren Licht- und Schattenseiten ermöglicht eine Standortbestimmung, kann ein Zugehörigkeitsgefühl verschaffen und ist zugleich Teil einer gemeinsamen Erinnerungskultur; eine Erinnerungskultur indes, die nicht abgeschlossen ist, sondern sich permanent im Fluss befindet.

Karl-Heinz Leven

Philipp Rauh

Andreas Thum

Susanne Ude-Koeller

Dekane der Medizinischen Fakultät der FAU, 1743–2018

Die folgende Liste zeigt die Amtszeiten der Dekane seit der Gründung von Universität und Medizinischer Fakultät 1743.[1] Bis in das Jubiläumsjahr 2018 sind insgesamt 308 Amtszeiten von Dekanen aufgeführt. Zahlreiche Namen begegnen mehrfach in der Liste; in den frühen Jahrzehnten der Fakultät kamen nur die fünf »ordentlichen Professoren« der Fakultät für das Amt in Frage, das sie meist ein halbes Jahr ausübten, während eines Wintersemesters von November bis Mai oder eines Sommersemesters von Mai bis November. In den späten 1830er Jahren wurde eine Amtszeit von zwei Semestern üblich; sie begann jeweils mit dem Wintersemester im Herbst eines Jahres und reichte bis zum Ende des folgenden Sommersemesters.

In der folgenden Tabelle bedeutet die Angabe »1743/44«, dass Schmiedel während des Wintersemesters, von November 1743 bis Mai 1744, als Dekan amtierte. Sein Nachfolger Weissmann war im Sommersemester 1744 Dekan, daher die Jahreszahl »1744«. Einige Jahre später amtierte Schmiedel für zwei Semester; die Angabe »1747/48 (2 Sem.)« weist darauf hin. Ab dem Jahr 1843 wird die zweisemestrige Amtszeit zur Regel, die Angabe »1843/44« verweist auf den Zeitraum des Winter- und des folgenden Sommersemesters. Ab diesem Jahr werden nur noch Ausnahmen von der Regel kenntlich gemacht.

Bei mehr als zweisemestrigen Amtszeiten bedeutet eine Angabe wie »1958/59–1960«, dass der Betreffende vom Wintersemester 1958/59 bis zum Ende des Sommersemesters 1960, also vier Semester, Dekan war.

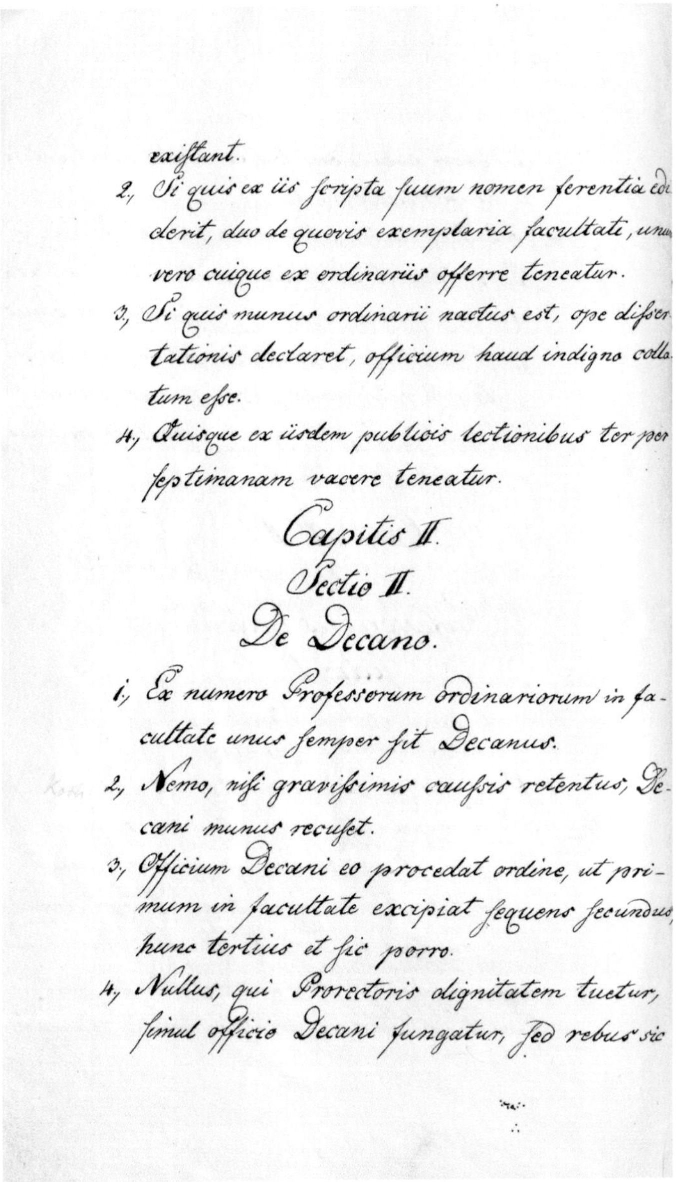
existant.
2, Si quis ex iis scripta suum nomen ferentia ediderit, duo de quovis exemplaria facultati, unum vero cuique ex ordinariis offerre teneatur.
3, Si quis munus ordinarii nactus est, ope dissertationis declaret, officium haud indigno collatum esse.
4, Quisque ex iisdem publicis lectionibus ter per septimanam vacare teneatur.

Capitis II.
Sectio II.
De Decano.

1, Ex numero Professorum ordinariorum in facultate unus semper sit Decanus.
2, Nemo, nisi gravissimis caussis retentus, Decani munus recuset.
3, Officium Decani eo procedat ordine, ut primum in facultate excipiat sequens secundus, hunc tertius et sic porro.
4, Nullus, qui Prorectoris dignitatem tuetur, simul officio Decani fungatur, sed rebus sic

Abb. 1 Abschnitt zum Amt des Dekans in den Statuten der Medizinischen Fakultät, 1755.

Die Lebensdaten der Amtsträger sind hier nicht angegeben; sie sind dem Systematischen A–Z der Fakultät zu entnehmen. Zahlreiche Professoren erhielten aufgrund ihre Verdienste in späteren Jahren ihres Wirkens einen persönlichen Adelstitel, der hier in Klammern angegeben ist; nur Karl von Siebold (1844/45) war adliger Geburt. Rebecca Roperti/Karl-Heinz Leven

4. November 1743	Gründung von Universität
	und Medizinischer Fakultät
1743/44 (Wintersemester)	Casimir Christoph Schmiedel
1744 (Sommersemester)	Johann Friedrich Weissmann
1744/45	Matthias Georg Pfann
1745	Christian Samuel Gebauer
1745/46	Johann Adam Hoffmann
1746	Johann Friedrich Weissmann
1746/47	Matthias Georg Pfann
1747	Christian Samuel Gebauer
1747/48 (2 Sem.)	Casimir Christoph Schmiedel
1748/49	Johann Friedrich Weissmann
1749	Christian Samuel Gebauer
1749/50	Matthias Georg Pfann
1750/51 (2 Sem.)	Casimir Christoph Schmiedel
1751	Johann Friedrich Weissmann
1751/52	Heinrich Friedrich (von) Delius
1752	Casimir Christoph Schmiedel
1752/53	Johann Friedrich Weissmann
1753	Heinrich Friedrich (von) Delius
1753/54	Casimir Christoph Schmiedel
1754	Johann Friedrich Weissmann
1754/55	Heinrich Friedrich (von) Delius
1755	Casimir Christoph Schmiedel
1755/56	Johann Friedrich Weissmann
1756	Heinrich Friedrich (von) Delius
1756/57	Casimir Christoph Schmiedel
1757	Johann Friedrich Weissmann
1757/58	Heinrich Friedrich (von) Delius
1758	Casimir Christoph Schmiedel
1758/59	Johannes Friedrich Weissmann
1759	Heinrich Friedrich (von) Delius
1759/60	Casimir Christoph Schmiedel
1760	Johannes Friedrich Weissmann
1760/61	Heinrich Friedrich (von) Delius
1761	Casimir Christoph Schmiedel
1761/62	Heinrich Friedrich (von) Delius
1762	Casimir Christoph Schmiedel
1762/63	Heinrich Friedrich (von) Delius
1763	Casimir Christoph Schmiedel
1763–1765 (4 Sem.)	Heinrich Friedrich (von) Delius
1765	Jacob Friedrich Isenflamm
1765/66 (2 Sem.)	Heinrich Friedrich (von) Delius
1766/67 (2 Sem.)	Jacob Friedrich Isenflamm
1767/68	Heinrich Friedrich (von) Delius
1768	Jacob Friedrich Isenflamm
1768/69	Heinrich Friedrich (von) Delius
1769	Jacob Friedrich Isenflamm
1769/70 (2 Sem.)	Heinrich Friedrich (von) Delius
1770/71 (2 Sem.)	Jacob Friedrich Isenflamm
1771/72	Heinrich Friedrich (von) Delius
1772	Jacob Friedrich Isenflamm
1772/73	Heinrich Friedrich (von) Delius
1773	Jacob Friedrich Isenflamm
1773/74	Heinrich Friedrich (von) Delius
1774	Jacob Friedrich Isenflamm

1774/75	Johann Christian Daniel (von) Schreber
1775	Heinrich Friedrich (von) Delius
1775/76	Jacob Friedrich Isenflamm
1776	Johann Christian Daniel (von) Schreber
1776/77	Heinrich Friedrich (von) Delius
1777	Johann Christian Daniel (von) Schreber
1777/78	Jacob Friedrich Isenflamm
1778	Heinrich Friedrich (von) Delius
1778/79	Jacob Friedrich Isenflamm
1779	Heinrich Friedrich (von) Delius
1779/80	Johann Christian Daniel (von) Schreber
1780	Jacob Friedrich Isenflamm
1780/81	Johann Christian Daniel (von) Schreber
1781	Heinrich Friedrich (von) Delius
1781/82	Jacob Friedrich Isenflamm
1782	Johann Christian Daniel (von) Schreber
1782/83	Heinrich Friedrich (von) Delius
1783	Jacob Friedrich Isenflamm
1783/84	Johann Christian Daniel (von) Schreber
1784	Heinrich Friedrich (von) Delius
1784/85	Jacob Friedrich Isenflamm
1785	Johann Christian Daniel (von) Schreber
1785/86	Heinrich Friedrich (von) Delius
1786	Jacob Friedrich Isenflamm
1786/87	Johann Christian Daniel (von) Schreber
1787	Heinrich Friedrich (von) Delius
1787/88	Jacob Friedrich Isenflamm
1788	Johann Christian Daniel (von) Schreber
1788/89	Heinrich Friedrich (von) Delius
1789	Johann Christian Daniel (von) Schreber
1789/90	Jacob Friedrich Isenflamm
1790	Heinrich Friedrich (von) Delius
1790/91	Jacob Friedrich Isenflamm
1791	Heinrich Friedrich (von) Delius
1791/92	Johann Christian Daniel (von) Schreber
1792	Jacob Friedrich Isenflamm
1792/93 (2 Sem.)	Johann Christian Daniel (von) Schreber
1793/94	Friedrich Heinrich Loschge
1794	Georg Friedrich Hildebrandt
1794/95	Johann Christian Daniel (von) Schreber
1795	Friedrich Heinrich Loschge
1795/96	Georg Friedrich Hildebrandt
1796	Johann Christian Daniel (von) Schreber
1796/97	Friedrich Heinrich Loschge
1797	Friedrich (von) Wendt
1797/98	Georg Friedrich Hildebrandt
1798	Johann Christian Daniel (von) Schreber
1798/99	Friedrich (von) Wendt
1799	Friedrich Heinrich Loschge
1799/1800	Georg Friedrich Hildebrandt
1800	Johann Christian Daniel (von) Schreber
1800/01	Friedrich (von) Wendt
1801	Georg Friedrich Hildebrandt
1801/02	Friedrich Heinrich Loschge
1802	Johann Christian Daniel (von) Schreber
1802/03	Friedrich (von) Wendt

1803	Friedrich Heinrich Loschge
1803/04	Georg Friedrich Hildebrandt
1804	Johann Christian Daniel (von) Schreber
1804/05	Friedrich (von) Wendt
1805	Friedrich Heinrich Loschge
1805/06	Georg Friedrich Hildebrandt
1806	Bernhard Nathanael Gottlob Schreger
1806/07	Johann Christian Daniel (von) Schreber
1807	Friedrich (von) Wendt
1807/08	Friedrich Heinrich Loschge
1808	Bernhard Nathanael Gottlob Schreger
1808/09	Georg Friedrich Hildebrandt
1809	Johann Christian Daniel (von) Schreber
1809/10	Friedrich (von) Wendt
1810	Friedrich Heinrich Loschge
1810/11	Georg Friedrich Hildebrandt
1811	Bernhard Nathanael Gottlob Schreger
1811/12	Friedrich (von) Wendt
1812	Friedrich Heinrich Loschge
1812/13	Georg Friedrich Hildebrandt
1813	Bernhard Nathanael Gottlob Schreger
1813/14	Friedrich (von) Wendt
1814	Georg Friedrich Hildebrandt
1814/15	Bernhard Nathanael Gottlob Schreger
1815	Friedrich Heinrich Loschge
1815/16	Friedrich (von) Wendt
1816	Friedrich Heinrich Loschge
1816/17	Bernhard Nathanael Gottlob Schreger
1817	Adolph Christian Heinrich Henke
1817/18	Friedrich (von) Wendt
1818	Friedrich Heinrich Loschge
1818/19	Bernhard Nathanael Gottlob Schreger
1819	Friedrich Heinrich Loschge
1819/20	Bernhard Nathanael Gottlob Schreger
1820/21 (2 Sem.)	Adolph Christian Heinrich Henke
1821	Friedrich Heinrich Loschge
1821/22	Bernhard Nathanael Gottlob Schreger
1822	Friedrich Heinrich Loschge
1822/23	Bernhard Nathanael Gottlob Schreger
1823/24 (2 Sem.)	Adolph Christian Heinrich Henke
1824/25 (3 Sem.)	Bernhard Nathanael Gottlob Schreger
1825/26	Adolph Christian Heinrich Henke
1826/27 (3 Sem.)	Gottfried Fleischmann
1827/28	Johann Michael Leupoldt
1828	Adolph Christian Heinrich Henke
1828/29	Gottfried Fleischmann
1829	Johann Michael Leupoldt
1829/30	Adolph Christian Heinrich Henke
1830	Gottfried Fleischmann
1830/31	Adolph Christian Heinrich Henke
1831/32 (2 Sem.)	Gottfried Fleischmann
1832 (2 Sem.)	Johann Michael Leupoldt
1832/33	Adolph Christian Heinrich Henke
1833	Gottfried Fleischmann
1833/34 (2 Sem.)	Johann Michael Leupoldt
1834/35	Rudolf Friedrich Johann Heinrich Wagner
1835	Adolph Christian Heinrich Henke
1835/36	Johann Michael Leupoldt
1836	Michael Jäger
1836/37	Johann Eugen Rosshirt
1837	Rudolf Friedrich Johann Heinrich Wagner
1837/38 (2 Sem.)	Adolph Christian Heinrich Henke
1838/39 (2 Sem.)	Johann Michael Leupoldt
1839/40 (2 Sem.)	Johann Eugen Rosshirt
1840/41	Georg Friedrich Louis Stromeyer
1841/42 (2 Sem.)	Adolph Christian Heinrich Henke
1842/43 (2 Sem.)	Johann Michael Leupoldt
1843/44 (2 Sem.)	Johann Eugen Rosshirt
1844/45 (2 Sem.)	Karl Theodor von Siebold
1845/46 (3 Sem.)	Johann Ferdinand Heyfelder
1846/47 (2 Sem., ab hier regelm.)	Johann Michael Leupoldt
1847/48	Johann Eugen Rosshirt
1848/49	Johann Ferdinand Heyfelder
1849/50	Carl Friedrich Canstatt
1850/51	Johann Georg Friedrich Will
1851/52	Johann Michael Leupoldt
1852/53	Johann Eugen Rosshirt
1853/54	Johann Ferdinand Heyfelder
1854/55	Johann Georg Friedrich Will
1855/56	Joseph (von) Gerlach
1856/57	Franz (von) Dittrich
1857/58	Carl (von) Thiersch
1858/59	Johann Michael Leupoldt
1859/60	Johann Eugen Rosshirt
1860/61	Johann Georg Friedrich Will
1861/62	Joseph (von) Gerlach
1862/63	Carl (von) Thiersch
1863/64	Johann Michael Leupoldt
1864/65	Johann Eugen Rosshirt
1865/66	Johann Georg Friedrich Will
1866/67	Joseph (von) Gerlach
1867/68	Friedrich Albert (von) Zenker
1868/69	Hugo (von) Ziemssen
1869/70	Johann Michael Leupoldt
1870/71	Joseph (von) Gerlach
1871/72	Friedrich Albert (von) Zenker
1872/73	Hugo (von) Ziemssen
1873/74	Walter Hermann (von) Heineke
1874/75	Karl Ludwig Ernst Schroeder
1875/76	Isidor Rosenthal
1876/77	Wilhelm Olivier (von) Leube
1877/78	Julius (von) Michel
1878/79	Paul Zweifel
1879/80	Joseph (von) Gerlach
1880/81	Friedrich Albert (von) Zenker
1881/82	Walter Hermann (von) Heineke
1882/83	Isidor Rosenthal
1883/84	Paul Zweifel
1884/85	Hubert Sattler
1885/86	Friedrich Albert (von) Zenker
1886/87	Walter Hermann (von) Heineke

1887/88	Isidor Rosenthal
1888/89	Adolf (von) Strümpell
1889/90	Oskar Eversbusch
1890/91	Richard Frommel
1891/92	Franz Penzoldt
1892/93	Friedrich Albert (von) Zenker
1893/94	Isidor Rosenthal
1894/95	Adolf (von) Strümpell
1895/96	Oskar Eversbusch
1896/97	Franz Penzoldt
1897/98	Richard Frommel
1898/99	Leo Gerlach
1899/1900	Gustav Hauser
1900/01	Richard Fleischer
1901/02	Isidor Rosenthal
1902/03	Adolf (von) Strümpell
1903/04	Leo Gerlach
1904/05	Franz Penzoldt
1905/06	Johann Nepomuk Oeller
1906/07	Gustav Hauser
1907/08	Ernst Heinrich Graser
1908/09	Ludwig Heim
1909/10	Gustav Specht
1910/11 (1 Sem.)	Alfred Denker
1911 (1 Sem.)	Gustav Specht
1911/12	Friedrich Jamin
1912/13	Ludwig Seitz
1913/14	Franz Penzoldt
1914/15	Gustav Hauser
1915/16	Johann Nepomuk Oeller
1916/17	Ernst Heinrich Graser
1917/18	Gustav Specht
1918/19	Friedrich Jamin
1919/20	Ludwig Heim
1920/21	Ernst Friedrich Weinland
1921/22	Albert Hasselwander
1922/23	Bruno Fleischer
1923/24	Ludwig Robert Müller
1924/25	Hans Molitoris
1926/27	Leo Hauck
1927/28	Gustav Specht
1928/29	Arnold Spuler
1929/30	Hermann Wintz
1930/31	Konrad Schübel

1931/32	Eugen Kirch
1932/33	Otto Goetze
1933/34–1937	Friedrich Jamin
1937/38–1944	Richard Wilhelm Greving
1944/45	Albert Hasselwander
1945	Konrad Schübel
1948 (1 Sem.)	Karl Thomas
1948/49	Josef Beck
1949/50	Karl Matthes
1950/51	Josef Beck
1951/52	Emil Weinig
1952/53	Erich Müller
1953/54	Fritz Eugen Flügel
1954/55	Otto Friedrich Ranke
1955–1957	Carl Korth
1957/58	Norbert Henning
1958/59–1960	Fritz Heim
1960/61	Eugen Schreck
1961/62	Gerd Hegemann
1962/63	Adolf Windorfer
1963/64	Gerhard Theissing
1964/65	Wolf-Dieter Keidel
1965/66	Gerhard Steinhardt
1966/67	Karl Günther Ober
1967/68	Erik Wetterer
1968/69	Adolf Kröncke
1969/70	Helmut Valentin
1970/71	Wolfgang Schiefer
1971/72	Gerhard Koch
1972/73	Helmut Pauly
1973/74	Ludwig Demling
1974/75–1979	Erich Rügheimer
1979/80–1981	Walter Kersten
1981/82–1983	Volker Becker
1983/84–1985	Friedrich Wolf
1985/86–1987	Manfred Hofmann
1987/88–1989	Johannes W. Rohen
1989/90–1991	Eberhard Lungershausen
1991/92–1997	Gerhard Lehnert
1997/98–2001	Bernhard Fleckenstein
2001/02–2005	Martin Röllinghoff
2005/06–2008	Bernhard Fleckenstein
2008/09–	Jürgen Schüttler

Systematisches A–Z: Institute, Kliniken, Abteilungen und Zentren der Medizinischen Fakultät der Universität Erlangen-Nürnberg, 1743–2018

1743–1815: Fächerstruktur der Medizinischen Fakultät von der Universitätsgründung bis zur Eröffnung der ersten Universitätsklinik

Bei Gründung der Medizinischen Fakultät wurden fünf Professuren geschaffen; die Inhaber dieser Positionen waren Ärzte, aber keine »Fachvertreter« im modernen Sinne einer spezialisierten (Universitäts-)Medizin.[1] Vielmehr handelte es sich 1743 um eine Hierarchie, vom »Ersten Professor der Arzneikunde« (Johann Friedrich Weissmann) bis zum »Fünften Professor« (Johann Adam Hoffmann). Die Abfolge dieser Professuren konnte als Karriereleiter durchlaufen werden, wie es für einige Ärzte auch darstellbar ist. So trat Friedrich Heinrich Loschge (1755–1840) 1792 als »Fünfter Ordinarius« in die Fakultät ein, stieg vom »Vierten« (1793–1796), zum »Dritten« (1797–1810), zum »Zweiten« (1812–1818) und schließlich zum »Ersten Professor« (1819–1823) auf. Für diese Laufbahn benötigte er rund ein Vierteljahrhundert. In den frühen Jahrzehnten blieben einige Professuren auch für längere Phasen unbesetzt, die »Sechste« existierte nur drei Jahre.

Das Beispiel Bernhard Nathanael Gottlob Schregers (1766–1825) zeigt, dass die Benennung der Professuren nicht direkt über den Rang der Stelleninhaber spricht. Schreger wurde 1797 »Fünfter Professor für Arzneikunde, insbesondere für Chirurgie«, als Loschge soeben auf dem Rang des »Dritten Professors« angekommen war.[2] Für die weitere Entwicklung der Erlanger Universitätsmedizin wurde Schreger außerordentlich wichtig, da er mit der Gründung des zwar räumlich bescheidenen »Clinicum Chirurgicum« am 20. November 1815 in der Wasserturmstraße 14 den Grundstein für das Universitätsklinikum Erlangen legte. Damit ist auch angedeutet, dass die in den frühen Jahren fließenden »Fächergrenzen«, wenn dieser Begriff für diese Zeit angemessen ist, seit dem späten 18. Jahrhundert erkennbar wurden. Zur Zeit Schregers gab es in Erlangen Professoren, die sich spezialisierten und vornehmlich Anatomie und Botanik, Chirurgie, Geburtshilfe oder Innere Medizin betrieben. Neben den »ordentlichen Professoren« wirkten auch »außerordentliche«, so seit 1796 Christian Friedrich Deutsch (1768–1843), der eine außerordentliche Professur für Arzneikunde und Heb-

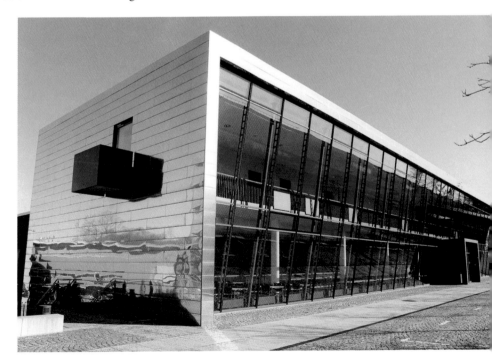

Abb. 2   Hörsaalzentrum der Medizinischen Fakultät, Ulmenweg, 2018.

ammenkunst einnahm und erste, allerdings vergebliche Anstrengungen für die Entwicklung einer selbstständigen Geburtshilfe unternahm.[3]

Die folgende Liste zeigt, die tatsächlichen Verhältnisse vereinfachend, für den Zeitraum von 1743 bis 1815 nur die Namen der »ordentlichen Professoren«; diese gehörten auch formal zur Fakultät und konnten das Amt des Dekans ausüben. Für die Zeit ab 1815 ist eine systematische Einteilung nach medizinischen Fächern zugrunde gelegt.

Erster Professor der Arzneikunde

1743–1760	Johann Friedrich Weissmann (1678–1760)
1761–1763	Casimir Christoph Schmiedel (1718–1792)
1764–1791	Heinrich Friedrich von Delius (1720–1791)
1792–1793	Jacob Friedrich Isenflamm (1726–1793)
1794–1810	Johann Christian Daniel von Schreber (1739–1810)
1811–1818	Friedrich von Wendt (1738–1818)
1819–1823	Friedrich Heinrich Loschge (1755–1840)

Zweiter Professor der Arzneikunde

1743–1760	Casimir Christoph Schmiedel (1718–1792)
1761–1763	Heinrich Friedrich von Delius (1720–1791)
1764–1791	Jacob Friedrich Isenflamm (1726–1793)
1792–1793	Johann Christian Daniel von Schreber (1739–1810)
1794–1796	Johann Philipp Julius Rudolph (1729–1797)
1797–1810	Friedrich von Wendt (1738–1818)
1812–1818	Friedrich Heinrich Loschge (1755–1840)

Dritter Professor der Arzneikunde

1743–1750	Matthias Georg Pfann (1719–1762)
1751–1760	Heinrich Friedrich von Delius (1720–1791)
1764	Jacob Friedrich Isenflamm (1726–1793)
1770–1791	Johann Christian Daniel von Schreber (1739–1810)
1792	Johann Philipp Julius Rudolph (1729–1797)
1793–1796	Friedrich von Wendt (1738–1818)
1797–1810	Friedrich Heinrich Loschge (1755–1840)

Vierter Professor der Arzneikunde

1743–1764	Christian Samuel Gebauer (1716–1764)
1774–1790	Johann Philipp Julius Rudolph (1729–1797)
1791–1792	Friedrich von Wendt (1738–1818)
1793–1796	Friedrich Heinrich Loschge (1755–1840)
1797–1816	Georg Friedrich Hildebrandt (1765–1816)

Fünfter Professor der Arzneikunde

1743–1748	Johann Adam Hoffmann (1707–1781)
1749	Heinrich Friedrich von Delius (1720–1791)
1778–1790	Friedrich von Wendt (1738–1818)
1792	Friedrich Heinrich Loschge (1755–1840)
1793–1795	Georg Friedrich Hildebrandt (1765–1816)
1797–1825	Bernhard Nathanael Gottlob Schreger (1766–1825)

Sechster Professor der Arzneikunde

1804–1806	Ernst Anton Ludwig Horn (1774–1848)

1815–2018: Institute, Kliniken, Abteilungen, Professuren

Gegenwärtiger Zustand

Die folgende Darstellung bildet die gegenwärtige Struktur der Medizinischen Fakultät ab, indem ihre Einrichtungen mit den aktuellen Bezeichnungen in alphabetischer Reihe aufgeführt und charakterisiert werden.[4] Ausgangspunkt ist das Jahr 1815, in dem mit dem »Clinicum Chirurgicum« das erste Universitätskrankenhaus begründet wurde. Die Darstellung greift für einzelne Fächer (Anatomie, Chirurgie, Medizinische Klinik, Frauenheilkunde) in die früheren Jahrzehnte seit der Universitätsgründung 1743 zurück. Die aktuellen Angaben stützen sich jeweils auf den Forschungsbericht der Medizinischen Fakultät von 2017, den Jahresbericht des Universitätsklinikums von 2017/18 und die (Selbst-)Evaluation der Medizinischen Fakultät 2016, geben also eine Binnensicht wider.[5] Zur Erläuterung ist einmal mehr auf die Doppelstruktur von Medizinischer Fakultät und Universitätsklinikum hinzuweisen. Zur Grundstruktur der Medizinischen Fakultät gehören 19 Institute, 25 Kliniken und 24 selbstständige Abteilungen. Von den 19 Instituten gehören vier zur Vorklinik (Anatomie, Biochemie, zwei Physiologische Institute), 13 Institute sind klinisch-theoretisch ausgerichtet; fünf von ihnen (Humangenetik, Mikrobiologie, Neuropathologie, Pathologie, Virologie) werden seit dem 1. Juli 2007 vom Universitätsklinikum verwaltet. Acht weitere klinisch-theoretische Institute (Biomedizin des Alterns, Pharmakologie und Toxikologie, Geschichte und Ethik der Medizin, Medizininformatik/Biometrie/Epidemiologie, Medizinische Physik, Rechtsmedizin, Arbeits-, Sozial- und Umweltmedizin, Nikolaus-Fiebiger-Zentrum für Molekulare Medizin) werden wie die Institute der Vorklinik von der Universität verwaltet. Das Allgemeinmedizinische und das Radiologische Institut gehören zum Universitätsklinikum und machen die Zahl der 19 Institute voll. Von den erwähnten 25 Kliniken gehören 24 zum Universitätsklinikum, die Orthopädische Klinik im Waldkrankenhaus steht außerhalb. Von den 23 Abteilungen der Medizinischen Fakultät sind 19 selbstständige Abteilungen von Kliniken und klinischen Instituten; vier weitere sind keine tatsächlichen Abteilungen, sondern sogenannte selbstständige Professuren, das heißt Professuren mit eigenständigem Fach; alle vier sind in den vorklinischen und den klinisch-theoretischen Instituten angesiedelt. Die Zahl der Lehrstühle (C4 und W3) beträgt 49 an der Medizinischen Fakultät.

Spiegeln die Institute, Kliniken und Abteilungen feste Strukturen und Fächergrenzen wider, so gibt es darüber hinaus vier Zentrale Einrichtungen von Medizinischer Fakultät und Universitätsklinikum, darunter das Interdisziplinäre Zentrum für Klinische Forschung (IZKF) und elf weitere Interdisziplinäre Zentren.[6] Das Faktum vielfältiger Zusammenarbeit wird unterstrichen durch die Zahl der klinischen Interdisziplinären Zentren: Eine Gesamtzahl von 36 Zentren verflicht nahezu alle klinischen Fächer untereinander; diese klinischen Zentren (von A wie »Allergiezentrum« bis Z wie »Zentrum für Zystische Fibrose und Seltene Lungenerkrankungen«) sind funktionell auf klinische Versorgung in direkter Kombination mit klinischer Forschung angelegt.

Im Sinne der Doppelstruktur von Medizinischer Fakultät und Universitätsklinikum Erlangen werden in der folgenden Aufstellung diejenigen Einrichtungen

Die Fakultät in Zahlen

Professuren (C3, C4, W1, W2, W3) (Stand Januar 2018)	148
Außerplanmäßige Professoren (Stand August 2016)	236
Studierende (Stand Wintersemester 2017/18)	3.874
Anteil an Gesamtstudierenden der FAU	10 %
Studiengänge	6
Kliniken	25
Selbstständige Abteilungen	23
Institute	19
Interdisziplinäre Zentren	11
Eingeworbene Drittmittel 2017 (gewichtet)	130 Mio Euro
Eingeworbene Drittmittel 2017 (ungewichtet)	51 Mio Euro

Abb. 3 Die Fakultät in Zahlen – Übersicht über die Struktur, Studiengänge, Studierendenzahlen und Drittmittel der Medizinischen Fakultät der FAU.

(Kliniken, Institute, Abteilungen) unter der Verwaltung des Universitätsklinikums gegenüber den Einrichtungen, die über die Medizinische Fakultät der Universitätsverwaltung unterstehen, farblich unterschieden (Universitätsklinikum grün, Medizinische Fakultät blau). Um der besseren Auffindbarkeit willen und aus inhaltlichen Gründen sind selbstständige Abteilungen, die zu Kliniken und Instituten gehören, unter ihrer eigenen Denomination aufgeführt, so die Molekular-Pneumologische Abteilung der Anästhesiologie unter dem Buchstaben M und nicht bei der Anästhesiologie. Der Forschungsbericht der Medizinischen Fakultät folgt dagegen einem anderen Gliederungsprinzip, indem er die Einrichtungen in die vier Gruppen »Vorklinische Institute«, »Klinisch-theoretische Institute«, »Klinische Einrichtungen außerhalb des Universitätsklinikums« (Orthopädie) und »Klinische Einrichtungen«, das heißt Kliniken von A (Anästhesiologie) bis Z (Zahnkliniken), jeweils alphabetisch anordnet.[7]

Die hier aufgezeichnete Momentaufnahme der gegenwärtigen Struktur ist mit einem skizzenhaften historischen Abriss verbunden, in dem die Entstehung der jeweiligen Einrichtung und ihrer Namensgebung chronologisch aufgeführt wird. Traditionsreiche Kernfächer wie Anatomie, Chirurgie, (Innere) Medizin und Frauenheilkunde stehen solcherart neben vergleichsweise jungen Fächern wie der Anästhesiologie, der Medizininformatik, der Molekularen Neurologie oder der Mund-, Kiefer- und Gesichtschirurgie. Alle Einrichtungen werden in der vorliegenden Übersicht gleichrangig behandelt, das heißt, das Arbeits- und Forschungsprofil großer Kliniken wie der Anästhesiologischen Klinik ist in ebenso wenigen Zeilen abgehandelt wie dasjenige vergleichsweise kleiner Einrichtungen wie der Stammzellbiologischen Abteilung. Damit ist ein wesentliches Element der modernen Universitätsmedizin auch optisch hervorgehoben: Alle Fächer sind gleich wichtig, insofern sie zu einer Gesamtheit beitragen, die mehr ist als die Summe ihrer Teile. In der Forschung ebenso wie in der klinischen Versorgung arbeiten meist mehrere Fächer zusammen; in vielen Bereichen ist auch die früher übliche Trennung von vorklinischer Grundlagenforschung und klinischer Forschung nicht mehr relevant. Aber interdisziplinäres Arbeiten setzt auch abgrenzbare und abgegrenzte Fächer voraus, um zunächst Expertise in einem Teilgebiet zu erlangen, und auch, um eine studentische Ausbildung zu ermöglichen.

Bei traditionsreichen Fächern, die bereits im 18. Jahrhundert bestanden, ebenso bei später etablierten Fächern, ist die sich wandelnde Namensgebung der jeweiligen Einrichtungen interessant und wichtig, da sich hieran Differenzierungsvorgänge, zuweilen auch das Selbstverständnis des Faches ablesen lassen. Die Ausrichtung eines medizinischen Faches ist in Geschichte und Gegenwart von den jeweiligen Fachvertretern, Lehrstuhlinhabern und Professoren geprägt. Es ist daher angemessen, die Darstellung der einzelnen Einrichtungen mit einer chronologischen Übersicht über ihre jeweiligen Leiter, inklusive deren Lebens- und Wirkungszeit, zu ergänzen. Bei Lebenden ist das Geburtsjahr angegeben. In einigen wenigen Ausnahmen waren die Lebensdaten nicht vollständig zu ermitteln.

Unvermeidlicherweise ist diese Perspektive auf die Spitzenpersonen verkürzend, denn in Forschung und Krankenversorgung ist Medizin stets auch Teamarbeit (gewesen). Für den Zeitraum von 1743 bis 1960 liegt Renate Wittern-Sterzels alphabetisch geordnetes Personenlexikon vor, das die Lebens- und Wirkdaten aller Professoren und Dozenten darstellt – und mit Helene Weinland (1956) die einzige bis zu diesem Zeitpunkt in der Medizin habilitierte Frau.[8] Dieses unverzichtbare Nachschlagewerk, das für den erwähnten Zeitraum auch die exakten Denominationen der Lehrstühle angibt, wurde durchgehend konsultiert, um die folgenden Übersichten zu erstellen.

Der Blick in Jahresberichte, Forschungsberichte der Fakultät und auf die Homepages der Einrichtungen erweist, wie viele Menschen zum Gelingen eines einzigen Forschungsvorhabens beitragen. Die vorliegende Systematik bildet den gesamten Zeitraum von 275 Jahren für alle Einrichtungen der Medizinischen Fakultät ab; daher ist die Beschränkung auf die leitenden Persönlichkeiten pragmatisch begründet. In Einzelfällen sind nicht-habilitierte Personen genannt, etwa wenn sie anfänglich eine neue Abteilung leiteten oder kommissarisch als Leiter fungierten.

Der Informationsgehalt der vereinfachten Top-down-Perspektive ist gleichwohl beträchtlich: Alleine die nahezu lückenlose Kontinuität der nacheinander agierenden Spitzenfiguren erweist die Vitalität der Fächer, neue Fächer entstanden in bestimmten Expansionsphasen, während nur eine winzige Zahl von Einrichtungen von der Bildfläche verschwand bzw. durch andere ersetzt wurde. Die Namen der leitenden Personen sind auch für die Genderperspektive aufschlussreich: Wie viele Lehrstuhlinhaberinnen, W3- und W2-Professorinnen gibt es in der jüngeren Geschichte der Medizinischen Fakultät und in welchen Fächern? Bereits ein kursorischer Durchgang durch das chronologische Gerüst beantwortet einige Fragen – und wirft neue auf.

Die aufgeführten Namen sind jeweils mit einem Hinweis auf ihren akademischen Status, den Rang ihrer »Stelle«, versehen, da die Universitätsmedizin bis in die Gegenwart hinein hierarchisch geordnet ist. Dabei haben sich die Bezeichnungen, die zugleich auf die Besoldungsgruppe der Landesbeamten ver-

▸ **Extrablatt** Helene Weinland, die erste Habilitandin der Medizinischen Fakultät, S. 54.

▸ **Kapitel** »Nur in einer Beziehung ist für mich auch die Ärztin diskutabel, nämlich als Helferin in der Krankenküche« – Geschichte und Vorgeschichte der Frauenförderung und Gleichstellungspolitik an der Universität Erlangen-Nürnberg, S. 453.

weisen, oft gewandelt. In der vorliegenden Aufstellung sind die Bezeichnungen »Ordinarius« bzw. »Ordinaria«, »Extraordinarius«, »persönlicher Ordinarius«, »C4-« und »C3-Professor-/in«, außerdem die seit 2004 eingeführten Besoldungsgruppen W3 und W2 aufgeführt. Dem älteren »Ordinarius«/»Ordinaria« entspricht heute die Bezeichnung »Lehrstuhlinhaber/-in«; gemäß dem Bayerischen Hochschulgesetz werden die Professorinnen und Professoren der W-Besoldung auch nicht mehr wie die früheren Ordinarien »emeritiert« (mit vollen Bezügen), sondern »pensioniert«. Der alltägliche Sprachgebrauch folgt den gesetzlichen Regeln nicht immer, aber in der vorliegenden Aufstellung sind die angedeuteten Rangunterschiede kenntlich gemacht, da sie für die Struktur der Universitätsmedizin aussagefähig sind. Karl-Heinz Leven

Verwendete Abkürzungen

ao.	außerordentliche(r) Professor/-in (= Extraordinarius)
apl.	außerplanmäßige(r) Professor/-in
C4	siehe o.
C3	siehe ao.
komm.	Kommissarische(r) Leiter/-in
em.	emeritiert
hon.	Honorarprofessor/-in
o.	Ordinarius/Ordinaria
PD	Privatdozent/-in
pers. o.	persönliche(r) Ordinarius/Ordinaria
Prof.	Professor/-in
sProf.	selbstständige Professur (= Professur mit eigenständigem Fach)
tit.	Titularprofessor/-in
W3	Lehrstuhlinhaber/-in
W2	Professor/-in

Allgemeinmedizinisches Institut

Lehrstuhl für Allgemeinmedizin

2013– Thomas Kühlein (*1962), W3

2013 wurde erstmals in Bayern an der FAU ein regulärer Lehrstuhl für Allgemeinmedizin eingerichtet; das Allgemeinmedizinische Institut ist das jüngste der Medizinischen Fakultät. Seinen klinischen Versorgungsschwerpunkt hat das Institut im
Medizinischen Versorgungszentrum (MVZ) Eckental. In der Forschung liegt das
Hauptinteresse auf der Versorgungsforschung. Inhaltlich geht es hierbei um diagnostische und therapeutische Maßnahmen in der Praxis, unter besonderer Berücksichtigung der Hausarztpraxis. Drittmittelprojekte untersuchen die Verhinderung
von Über-, Unter- und Fehlversorgung im ambulanten Gesundheitswesen, so das
Netzwerk Pro Pricare (Akronym für »Preventing Overdiagnosis in Primary Care«).
Hinzu kommen Forschungen über die klinische Qualitätssteuerung, musterhaft
exerziert in dem MVZ Eckental, und ein Modellvorhaben zur Förderung des Praktischen Jahres in der Allgemeinmedizin.[9]

Anästhesiologische Klinik

1956 Abteilung für Anästhesiologie bei der Chirurgischen Universitäts-Klinik, 1974
Institut für Anästhesiologie der Universität, 1996 Klinik für Anästhesiologie, 2004
Anästhesiologische Klinik

1956	Heinz-Otto Silbersiepe (1924–2007)
1956–1957	Helmut Schaudig
1957–1958	Erich Kirchner (*1928)
1958–1959	Erich Rügheimer (1926–2007)
1959	Karl-Hans Bräutigam (1924–1999)

Lehrstuhl für Anästhesiologie (ab 1970)

1959–1994 Erich Rügheimer (1926–2007), 1966 ao., 1970 o.
1995– Jürgen Schüttler (*1953), o.

Die Anästhesiologische Klinik ist mit 433 Beschäftigten, davon 140 Ärztinnen
und Ärzte und 175 Pflegekräfte, die größte Klinik des Universitätsklinikums.[10]
Ihr klinisches Wirkungsfeld besteht aus 50 Narkosearbeitsplätzen und zwei inter-
disziplinären operativen Intensivstationen mit 36 Betten. Hinzu kommen die
Schmerzambulanz und die Schmerzstation (vier Betten); gemeinsam mit der
Neurologischen Klinik betreibt die Anästhesiologische Klinik das Zentrum für
interdisziplinäre Schmerztherapie. Weiterhin obliegt ihr die ärztliche Leitung des
Notarztdienstes (Erlangen, Landkreis Erlangen-Höchstadt, Herzogenaurach).
Schwerpunkte der Forschung sind die klinische und experimentelle Pharmakologie
der Anästhesie und der Schmerzforschung. Im Kontext des Medical Valley werden Monitoringverfahren und Arzneimitteldosierungssysteme für die intravenöse
Infusionstherapie entwickelt und getestet. Ein weiterer Forschungsschwerpunkt
liegt im Bereich der Lehr- und Lernforschung für das gesamte Spektrum der medizinischen und zahnmedizinischen Ausbildung.

Anatomie

1754 Anatomisches Theater, 1824 Anatomisches Theater und Kabinett, 1863
Anatomisch-Physiologisches Institut, 1872 Anatomisches Institut, 2004 Institut für
Anatomie

1743–1763	Casimir Christoph Schmiedel (1718–1792)
	(1743 Zweiter Prof. der Arzneikunde, bes. für Anatomie
	und Botanik sowie Naturgeschichte, 1761 Erster Prof.)
1764–1793	Jacob Friedrich Isenflamm (1726–1793)
	(1764 Dritter Prof. der Arzneikunde, 1764 Zweiter Prof., 1792 Erster Prof.)
1793–1824	Friedrich Heinrich Loschge (1755–1840)
	(1792 Fünfter Prof., 1793 Vierter Prof., 1797 Dritter Prof., 1812 Zweiter Prof.,
	1819 Erster Prof.)

Lehrstuhl für Anatomie und Physiologie

1824–1849	Gottfried Fleischmann (1777–1850), o.

Lehrstuhl für Anatomie, Pathologische Anatomie (bis 1862) und Physiologie (bis 1872)

1850–1890	Joseph von Gerlach (1820–1896), o.

Lehrstuhl für Anatomie

1891–1917	Leo Martin Franz Gerlach (1851–1918), o.
1918–1945	Albert Hasselwander (1877–1954), o.
	(Entlassung durch die Militärregierung)
1945–1947	Johannes Hett (1894–1986), komm.
	(Entlassung durch die Militärregierung)
1948	Albert Hasselwander, komm. em. o.
1949–1974	Karl Friedrich Bauer (1904–1985), o., 1972 em. o.
1974–1991	Johannes W. Rohen (*1921), o.

Anatomie I (1997 Lehrstuhl für Anatomie I)

1992–2017	Winfried Neuhuber (*1951), o.
2017–	Stefanie Kürten (*1984), W3

Der Lehrstuhl I Anatomie hat sich unter der Leitung von Winfried Neuhuber in
der Forschung mit der Innervation des Verdauungstrakts, dem Nervus vagus und
zellbiologischen Fragestellungen befasst. Stefanie Kürten, seit 2017 Inhaberin des
Lehrstuhls, hat einen Schwerpunkt in der Neurologie und erforscht insbesondere
die Prozesse der Multiplen Sklerose auf molekularer Ebene. Die Vielfalt des Lehrstuhls wird verstärkt durch den zu den Special Forces gehörenden Mitarbeiter
Buddy.[11]

Anatomie II (1997 Lehrstuhl für Anatomie II)

1984–2010	Elke Lütjen-Drecoll (*1944), o.
2010–	Friedrich Paulsen (*1965), W3

Traditionelle Schwerpunkte des Lehrstuhls II der Anatomie sind das Auge, insbesondere die Augenoberfläche und das Glaukom, die Funktion verschiedener
Drüsen, so auch der Tränendrüse. Hier steht das Problemfeld »trockenes Auge«,
ein außerordentlich verbreitetes Krankheitsbild, im Mittelpunkt.[12] Beide Lehrstühle
der Anatomie arbeiten außer mit menschlichen Leichnamen auch mit vielfältigen
molekularmedizinischen Methoden, einschließlich Tiermodellen (Maus) bzw.
Tieraugen und Zellkulturen.

Arbeitsmedizin

1940er Jahre Lehrauftrag, später Honorarprofessur, 1965 Institut für Arbeits- und Sozialmedizin, 1971 Institut für Arbeits- und Sozialmedizin und Poliklinik für Berufskrankheiten, 1994 Institut und Poliklinik für Arbeits-, Sozial- und Umweltmedizin (IPASUM)

1943–1960 Franz Koelsch (1876–1970), 1943 Lehrauftrag, hon. 1953

Lehrstuhl für Arbeits- und Sozialmedizin

1965–1989 Helmut Valentin (1919–2008), o.
1989–2000 Gerhard Lehnert (1930–2010), o.
2000– Hans Drexler (*1955), o.

Als klinisches Aufgabenfeld betreibt das Institut eine Poliklinik für Arbeits-, Sozial- und Umweltmedizin, leistet den betriebsärztlichen Dienst der FAU und des Universitätsklinikums und betreut arbeitsmedizinisch Lehrerinnen und Lehrer an nordbayerischen Schulen.[13] Beim Institut liegen die Leitung und das wissenschaftliche Sekretariat der DFG-Arbeitsgruppen »Aufstellung von Grenzwerten in biologischem Material« und »Analysen in biologischem Material«. In der Forschung befasst sich das Institut mit den unterschiedlichen Aspekten der beruflichen und umweltbedingten Gefährdung von Menschen durch toxische, sensibilisierende, mutagene und fortpflanzungsschädigende Stoffe, um Qualität und Ausmaß der Gefährdung zu beschreiben und evidenzbasierte Präventionsmaßnahmen abzuleiten. Themenfelder sind arbeitsplatz- und bevölkerungsbezogene Gesundheitsforschung (u. a. betreffend PCB, Weichmacher, Aluminium), Biomarker in der Arbeitsmedizin und Projekte zur Dermatotoxikologie. Zum Einsatz kommen klinische, naturwissenschaftliche und soziologische Methoden.

Augenklinik

1827 Chirurgisch-augenärztliche Abteilung am Universitätskrankenhaus; 1873 Augenheilkundlich-klinisches Institut an der Chirurgischen Abteilung, 1894 Augenärztliches Klinikum und Poliklinikum, 1907 Augenärztliche Klinik und Poliklinik, 1924 Augenklinik, 1931 Augenklinik und Ortsklinik, 1936 Augenklinik, 1951 Augenklinik mit Poliklinik, 2004 Augenklinik

Lehrstuhl für Augenheilkunde

1873–1879 Julius (von) Michel (1843–1911), o.
1879–1886 Hubert Sattler (1844–1928), o.
1886–1900 Oskar Eversbusch (1853–1912), o.
1900–1920 Johann Nepomuk Oeller (1850–1932), o.
1920–1951 Bruno Fleischer (1874–1965), o., 1939 em. o.
1951–1980 Eugen Schreck (1911–1993), o.
1980–2003 Gottfried Otto Helmut Naumann (*1935), o.
2004– Friedrich E. Kruse (*1959), o.

Klinische Versorgungsschwerpunkte sind die Chirurgie des vorderen Augenabschnitts, Hornhautchirurgie, lamelläre Hornhauttransplantation, Glaukom- und Kataraktchirurgie, Tumor- und vitreoretinale Chirurgie sowie intraokulare Injektionen bei Makulaerkrankungen. In der dezidiert klinisch orientierten Forschung stehen experimentelle und klinische Studien zu Hornhauterkrankungen, neurodegenerativen Erkrankungen und okulären Tumoren im Zentrum. Das Methodenspektrum umfasst molekular- und zellbiologische Experimente, Histologie, Elektronenmikroskopie, Sinnes- und Elektrophysiologie sowie moderne bildgebende Verfahren (Angiographie, Magnetresonanztomographie).[14]

Biochemie

1902 Physiologisch-chemische Abteilung des Physiologischen Instituts, 1940 Physiologisch-Chemisches Institut, 1949 Institut für Physiologische Chemie, 1987 Institut für Biochemie; vor 1935 gehörten alle Forschungseinrichtungen der Chemie zur Philosophischen Fakultät mit einer Ausnahme: Im Jahre 1854 wird einmalig ein Physiologisch-Chemisches Institut organisatorisch zur Medizinischen Fakultät gezählt, privat betrieben von Eugen Franz Freiherr von Gorup-Besánez (1817–1878); Gorup-Besánez selbst kehrte in den darauffolgenden Jahren in die Philosophische Fakultät zurück. Bis 1935 gehörte auch das Fach Organische Chemie zur Philosophischen Fakultät; 1972 Einrichtung eines zweiten Lehrstuhls.

Professur für Physiologie und Physiologische Chemie

1902–1927	Oskar Wilhelm Heinrich Schulz (1858–1944), PD, 1907 ao., 1924 o.
1927–1945	Friedrich Julius May (1898–1969), apl., 1940 ao.
	(Entlassung durch die Militärregierung)
1946–1949	Karl Thomas (1883–1969), komm., 1947 ao.
1949–1968	Friedrich Julius May (1898–1969), apl., komm., 1950 ao., 1960 o., 1966 em. o.

Lehrstuhl für Physiologische Chemie

1968–1993	Walter Kersten (1926–2011), o.

Lehrstuhl für Physiologische Chemie I, 2000 Lehrstuhl für Biochemie und Molekulare Medizin

1995–2014	Cord-Michael Becker (*1957), o.
2014–	Anja-Katrin Bosserhoff (*1968), W3

Im Zentrum der Forschung stehen Probleme der Onkologie, der Pathophysiologie und der Wundheilung. Das maligne Melanom als besonders bösartige und behandlungsresistente Krebsart wird hinsichtlich seiner Entstehung und der molekularen Prozesse bei Ausbreitung und Metastasierung modellhaft untersucht. Weitere Forschungen betreffen das für die Entstehung des Morbus Parkinson wichtige alpha-Synuclein, die Signalprozesse im zentralen Nervensystem und das Feld der hepatischen Metastasierung.[15]

Lehrstuhl für Biochemie und Pathobiochemie

1972–1999	Karl Brand (1931–2010), o.
2000–	Michael Wegner (*1964), o.

Die Forschungen konzentrieren sich auf Regulationsmechanismen im Gehirn; mit biochemischer, molekulargenetischer und zellbiologischer Methodik werden physiologische und pathologische Prozesse, so die Entstehung von Entwicklungsdefekten und Krebs untersucht. Auf molekulargenetischer Ebene besonders im Fokus stehen die sogenannten Sox-Proteine, die als transskriptionelle Regulatoren wirken, das heißt, für die Umsetzung genetischer Information in zelluläre Strukturen und Funktionen wichtig sind.[16]

Professur für Bioinformatik (sProf.)

2002– Heinrich Sticht (*1968), ao.

Die Forschung der Professur für Bioinformatik betrifft die computergestützte Analyse der Wirt-Pathogen-Interaktion und die Aggregation des Aß-Peptids der Alzheimer-Krankheit; in der Anwendung von informationstheoretischen Methoden zur Protein-Docking-Analyse geht es um die Vorhersage der räumlichen Struktur von Protein-Protein-Komplexen.[17]

Professur für Molekulare Medizin mit dem Schwerpunkt Molekulare Bildgebung (sProf.)

2011– Dieter Chichung Lie (*1970), W3

Die Genese und Homöostase neuronaler Netzwerke und diesbezügliche Störungen stehen im Mittelpunkt der Forschungen. In Kooperation mit der Molekularen Neurologie und der Humangenetik werden Phänomene neuronaler Störungen und genetischer Defekte untersucht.[18]

Chirurgische Klinik

20.11.1815 Gründung des »Clinicum Chirurgicum«, erstes Universitätskrankenhaus der Erlanger Medizinischen Fakultät, 1824 Chirurgische Abteilung im Universitätskrankenhaus, 1830 Chirurgisches Klinikum, 1873 Chirurgisches Klinikum und Poliklinikum, 1907 Chirurgische Klinik, 1960 Chirurgische Klinik mit Poliklinik, 2004 Chirurgische Klinik

1815–1825 Bernhard Nathanael Gottlob Schreger (1766–1825), o.
(1797 Fünfter Prof. der Arzneikunde, insbesondere für Chirurgie)

Lehrstuhl für Chirurgie und Augenheilkunde

1826–1832, 1834–1836 Michael Jäger (1795–1838), ao., 1831 o.

1838–1841 Georg Friedrich Louis Stromeyer (1804–1876), o.

1841–1854 Johann Ferdinand Heyfelder (1798–1869), o.

1854–1866 Carl (von) Thiersch (1822–1895), o.

Lehrstuhl für Chirurgie *(1874 Augenheilkunde verselbstständigt)*

1867–1901 Walter Hermann (von) Heineke (1834–1901), o.

1901–1929 Ernst Heinrich Graser (1860–1929), o., 1929 em. o.

1929–1955 Otto Goetze (1886–1955), o., 1954 em. o.
(Entlassung durch Militärregierung 02/1947–08/1948)

1956–1977 Gerd Hegemann (1912–1999), o.

1977–1994 Franz Paul Gall (*1926), o.

1995–2015 Werner Hohenberger (*1948), o.

2015– Robert Grützmann (*1970), W3

Die klinischen Versorgungsschwerpunkte der Chirurgischen Klinik sind, neben der Akutversorgung chirurgischer Erkrankungen, die onkologische Tumorchirurgie mit Schwerpunkt auf gastrointestinalen Tumoren und dem Pankreaskarzinom, weiterhin die endokrine Chirurgie und Transplantationen. In der Forschung stehen die kolorektalen Karzinome und das Pankreaskarzinom im Zentrum; seit 1978 besteht ein klinisches Krebsregister mit den Daten von inzwischen 28.000 Patientinnen und Patienten (davon 12.000 mit kolorektalen, 2500 mit Pankreaskarzinomen). Auf dieser Basis wird Versorgungsforschung betrieben, werden Qualitätsmanagement, Prognosefaktoren und Lebensqualität studiert. Pathophysiologische Untersuchungen an kolorektalen Karzinomen und molekulargenetische Studien an isolierten Organoidmodellen des Pankreaskarzinoms zielen auf neue Therapieoptionen.[19]

Experimentell-Therapeutische Abteilung

2006 Abteilung für Experimentelle Therapie des Virologischen Instituts; 2010 Experimentell-Therapeutische Abteilung

2006– Stephan von Hörsten (*1966), W2

Die Experimentell-Therapeutische Abteilung ist innerhalb des Präklinischen Tierexperimentellen Zentrums (PETZ) lokalisiert und beteiligt sich an dessen Serviceaufgaben und der Lehre des PETZ.[20] Forschungsschwerpunkte der Abteilung sind neurodegenerative und neuropsychiatrische Erkrankungen (darunter Morbus Alzheimer, Morbus Parkinson, Schizophrenie); an den hierfür geschaffenen spezifischen Tiermodellen werden in einem translationalen Ansatz Therapiestudien getrieben, um perspektivisch auf mittlere Sicht Therapieoptionen für den Menschen zu gewinnen.

Frauenklinik

seit 1744 theoretische Lehre in der Geburtshilfe durch Matthias Georg Pfann (1719–1762), Dritter Professor der Arzneikunde, seit 1749 durch Heinrich Friedrich (von) Delius (1720–1791), seit 1770 durch Johann Philipp Julius Rudolph (1729–1797), 1796 Professur für Arzneikunde und Hebammenkunst, 1805 Lehrstuhl für Hebammenkunst, 1828 Geburtshülfliche Anstalt, 1870 Gynäkologische Abteilung und Poliklinik an der Geburtshilflichen Klinik, 1876 Geburtshilflich-gynäkologisches Klinikum, 1880 Geburtshilflich-gynäkologisches Klinikum und Poliklinikum, 1907 Geburtshilflich-gynäkologische Klinik und Poliklinik, 1924 Frauenklinik und Poliklinik, 1931 Frauenklinik und Ortsklinik, 1936 Frauenklinik, 1958 Frauenklinik mit Poliklinik und Hebammenschule, 1975 Klinik für Frauenheilkunde mit Poliklinik u. Hebammenschule, 2004 Frauenklinik.[21]

Professur für Arzneikunde und Hebammenkunst

1796–1805 Christian Friedrich Deutsch (1768–1843), ao.

1805–1825 (vertretungsweise) Bernhard Nathanael Gottlob Schreger (1797–1825), o.

Professur für Entbindungskunst

1826–1832 Philipp Anton Bayer (1791–1832), ao.

Lehrstuhl für Geburtshilfe

1833–1868 Johann Eugen Rosshirt (1795–1872), o.

Lehrstuhl für Gynäkologie und Geburtshilfe

1868–1876 Karl Ludwig Ernst Friedrich Schröder (1838–1887), ao., 1869 o.

Lehrstuhl für Geburtshilfe und Gynäkologie

1876–1887 Paul Zweifel (1848–1927), o.

1887–1901 Richard Frommel (1854–1912), o.

Lehrstuhl für Geburtshilfe und Frauenheilkunde

1901–1903	Adolf Gessner (1864–1903), o.
1903–1904	Johann Friedrich Otto Veit (1852–1917), o.
1904–1908	Carl Gustav Menge (1864–1945), o.
1908–1910	Philipp Jacob Jung (1870–1918), o.
1910–1921	Ludwig Seitz (1872–1961), o.
1921–1945	Hermann Wintz (1887–1947), o.
	(Entlassung durch die Militärregierung)
1945 (Juni/August)	Rudolf Dyroff (1893–1966), komm.
	(Entlassung durch die Militärregierung)
1946–1947, 1947–1949	Walter Rech (1896–1975), komm.
	(zweimalige Entlassung durch die Militärregierung)
1950–1962	Rudolf Dyroff (1893–1966), o., 1962 em. o.
1962–1983	Karl Günther Ober (1915–1999), o.
1984	Herwig Egger (*1943), apl., komm.
1984–2001	Norbert Lang (1936–2015), o.
2001–	Matthias W. Beckmann (*1960), o.

Die Frauenklinik ist hinsichtlich der Beschäftigtenzahl (341, davon 54 Ärztinnen und Ärzte) nach der Anästhesiologischen Klinik die zweitgrößte Klinik der Medizinischen Fakultät. Ihre klinischen Arbeitsfelder umfassen die gesamte Gynäkologie und Geburtshilfe, mit Schwerpunkten auf der Gynäkologischen Onkologie, der Speziellen Geburtshilfe und Perinatalmedizin sowie der Gynäkologischen Endokrinologie und Reproduktionsmedizin.[22] Die Frauenklinik ist das größte deutsche Transplantationszentrum für ovarielles Gewebe.[23] Die Forschungen sind entsprechend den insgesamt sechs klinischen Zentren der Frauenklinik breit gefächert und umfassen molekulargenetische Studien an Tumorzellen, kontrollierte, multizentrische prospektive Studien zur Therapie des metastasierten Mamma-Karzinoms und Studien zur fetalen Biometrie.

Gefäßchirurgische Abteilung

1977 Gefäßchirurgie in der Poliklinik der Chirurgischen Klinik, 1997 Gefäßchirurgische Abteilung

1977–1984	Dieter Raithel (*1940), PD
1984–1988	Richard Meister, PD, 1986 apl.
1988–1995	Hansjosef Schweiger (*1951), PD, 1995 apl.
1997–	Werner Lang (*1957), ao.

Klinische Versorgungsschwerpunkte sind operative und interventionelle Eingriffe an arteriellen Gefäßen, insbesondere die Behandlung von Carotisstenosen, von Aneurysmen der Bauchschlagader und der arteriellen Verschlusskrankheit der Becken- und Beinarterien.[24] Darüber hinaus werden auch venöse Krankheiten behandelt. Die Behandlungsergebnisse werden retrospektiv und prospektiv in Studien evaluiert.

Geriatrie

1973 Lehrstuhl für allgemeine Geriatrie, 1980 Institut für Gerontologie, 1989 Lehrstuhl für Innere Medizin – Gerontologie, 2001 Institut für Biomedizin des Alterns, 2005 Lehrstuhl für Innere Medizin V (Geriatrie)

Die Inhaber des Erlanger Lehrstuhls waren bis vor wenigen Jahren jeweils auch Leiter der 2. Medizinischen Klinik der Städtischen Krankenanstalten Nürnberg, so René Schubert 1963–1976, Dieter Platt 1979–2001, Cornel Sieber 2001–2012; Cornel Sieber ist seit 2012 Chefarzt der Klinik für Innere Medizin und Geriatrie des Krankenhauses Barmherzige Brüder Regensburg.

Lehrstuhl für Innere Medizin (Geriatrie)

1973–1976	René Schubert (1910–1976), o.
1979–2001	Dieter Platt (1936–2012), o.
2001–	Cornel Sieber (*1959), o.

Die Forschungen des Lehrstuhls, die in institutseigenen Räumlichkeiten in Nürnberg und im Krankenhaus der Barmherzigen Brüder in Regensburg lokalisiert sind, widmen sich klinischen, epidemiologischen und experimentellen Fragen. Inhaltlich geht es um Ernährung und Stoffwechsel im Alter, weiterhin bewegungsbezogene Interventionsstudien bei Älteren und um altersbedingten Muskelschwund (Sarkopenie), Gebrechlichkeit (Frailty) und die Verbesserung der klinischen Versorgung geriatrischer Patientinnen und Patienten.[25]

Geschichte und Ethik der Medizin

1946 Honorarprofessur für Geschichte der Medizin, 1948 Seminar für Geschichte der Medizin, 1975 Institut für Geschichte der Medizin, 2001 Institut für Geschichte und Ethik der Medizin[26]

Lehrstuhl für Geschichte der Medizin

1946–1953	Werner Leibbrand (1896–1974), hon.
1956–1974	Magnus Schmid (1918–1977), 1964 ao., 1967 o.
1974–1983	Hans H. Simmer (1926–2006), o.
1985–2009	Renate Wittern-Sterzel (*1943), o.
2009–	Karl-Heinz Leven (*1959), W3

Die Forschungsschwerpunkte des Lehrstuhls für Geschichte der Medizin liegen auf den Epochen Antike, Frühe Neuzeit und Zeitgeschichte. Hinzu kommt die medizinhistorische Museologie, die ihre Objekte in der vom Lehrstuhl kuratierten Medizinischen Sammlung hat. Inhaltlich beschäftigen sich die Projekte mit der Geschichte der Medizinischen Fakultät und des Universitätsklinikums seit 1743 bzw. 1815, schwerpunktmäßig des 20. Jahrhunderts mit besonderer Berücksichtigung der Medizin in der NS-Zeit. Hinzu kommen Studien zur antiken und spätantiken Medizin (Galen, Rezeption antiker Psychopathologien), zur Seuchengeschichte, zur Theorie der Medizin und zur frühmodernen Hospitalgeschichte.[27]

Professur für Ethik in der Medizin (sProf.)

2001–2005	Jochen Vollmann (*1963), ao.
2006–	Andreas Frewer (*1966), W2

Die Professur für Ethik in der Medizin hat als klinisches Arbeitsfeld die Ethikberatung im Klinischen Ethikkomitee (Vorsitzender: Wolfgang Rascher, Direktor der Klinik für Kinder- und Jugendmedizin). Die Forschungen der Professur beschäftigen sich mit den Themen Menschenrechte im Gesundheitswesen, insbesondere hinsichtlich vulnerabler Gruppen (Personen mit Migrationshintergrund oder Demenz), und mit philosophischen Reflexionen über die klinische Ethik und die Ethikberatung in der Klinik. Seit 2018 besteht ein Graduiertenkolleg »Menschenrechte und Ethik in der Medizin für Ältere« in Kooperation mit dem Lehrstuhl für Menschenrechte und Menschenrechtspolitik der FAU (Heiner Bielefeldt).

Hals-Nasen-Ohren-Klinik – Kopf- und Halschirurgie

1888 Ohrenärztliches Institut an der Chirurgischen Klinik, 1902 Abteilung für Ohren-, Nasen- und Kehlkopfkrankheiten an der Chirurgischen Klinik, 1924 Klinik und Ortsklinik für Ohren-, Nasen- und Kehlkopfkrankheiten, 1936 Klinik und Poliklinik für Ohren-, Nasen- und Kehlkopfkrankheiten, 1948 Klinik und Poliklinik für Hals-, Nasen- und Ohrenkrankheiten, 1952 Klinik und Poliklinik für Hals-, Nasen- und Ohrenkranke mit Abteilung für Sprach- und Stimmstörungen, 1962 Klinik und Poliklinik für Hals-, Nasen- und Ohrenkranke, 2004 Hals-Nasen-Ohren-Klinik – Kopf- und Halschirurgie

Professur für Ohrenheilkunde
1888–1902 Wilhelm Kiesselbach (1839–1902), ao.

Professur für Ohren-, Nasen- und Kehlkopfheilkunde
1902–1911 Alfred Friedrich Amandus Denker (1863–1941), ao., 1906 pers. o.
1911–1929 Arno Scheibe (1864–1937), ao., 1922 pers. o., 1923 o.

Lehrstuhl für Ohren-, Nasen- und Kehlkopfheilkunde
1929–1934 Wilhelm Christian Brock (1880–1934), o.
1935 Hellmuth Wilhelm Ludwig Karl Richter (1900–1958), PD, komm.
1935–1945 Fritz (Friedrich) Wilhelm Specht (1890–1972), o.
(Entlassung durch die Militärregierung)

Lehrstuhl für Hals-, Nasen- und Ohrenheilkunde
1946–1960 Josef Beck (1891–1966), komm., 1948 o., 1959 em. o.
1960–1972 Gerhard Theissing (1903–1987), o., 1971 em. o.
1972–2000 Malte Erik Wigand (*1931), o.
2000– Heinrich Iro (*1956), o.

Die HNO-Klinik hat ihre klinischen Versorgungsschwerpunkte in der minimal-invasiven Speicheldrüsenchirurgie, der Tumorchirurgie im Kopf-Hals-Bereich, der Cochlea-Implant-Versorgung, konservativen und operativen Verfahren zu Stimmverbesserung, kindlichen Hörstörungen sowie der Nasen- und Nasennebenhöhlenchirurgie. 2015 wurde weltweit zum ersten Mal, mittels Endoskopie, eine pneumatische intrakorporale Lithotripsie bei Speichelstein durchgeführt, die sich seither als klinisches Verfahren etabliert hat. Die Forschungen sind klinisch ausgerichtet und konzentrieren sich auf Studien zum Ultraschall, zur Phoniatrie und Pädaudiologie, zum Sprachverstehen von Cochlea-Implant-Trägerinnen und -Trägern, zur Allergologie und zur experimentellen HNO-Heilkunde.[28]

Phoniatrie/Pädaudiologie der HNO-Klinik

1952 Sprach- und Stimmabteilung, 1986 Abteilung für Phoniatrie und Pädaudiologie, 1987 Abteilung für Phoniatrie und Pädaudiologie mit Berufsfachschule für Logopäden, 1991 Abteilung für Phoniatrie und Pädaudiologie, 2004 Phoniatrische und Pädaudiologische Abteilung, 2014 Phoniatrie/Pädaudiologie der HNO-Klinik

1952–1964	Elimar Schönhärl (1916–1989), PD
1964–1990	Gerhard Kittel (1925–2011), PD, 1974 ao.
1990–2014	Ulrich Eysholdt (*1949), ao.
2014–2017	Christopher Bohr (*1974), W2
2017–	Anne Schützenberger (*1972), Dr. med.

Sektion für Experimentelle Onkologie und Nanomedizin (SEON) – Stiftungsprofessur für Nanomedizin der Else Kröner-Fresenius-Stiftung

2009–	Christoph Alexiou (*1967), W3

In interdisziplinärer Zusammenarbeit (verschiedene Kliniken, Klinikapotheke) erforscht das SEON an Tier- und Zellmodellen, wie Eisenoxidnanopartikel als magnetgesteuerte Wirkstofftransporter (z. B. in der Onkologie), als Kontrastmittel im MRT und für das Magnetische Tissue Engineering eingesetzt werden können.[29]

Hautklinik

1906 Abteilung mit Ambulatorium für Haut- und Geschlechtskrankheiten an der Medizinischen Klinik, 1923 Klinik und Poliklinik für Haut- und Geschlechtskrankheiten, 1972 Dermatologische Universitätsklinik mit Poliklinik, 2004 Hautklinik

Professur für Haut- und Geschlechtskrankheiten

1906–1945	Leonhardt Johann Philipp Hauck (1874–1945), 1910 PD, 1921 ao., 1924 pers. o., 1939 em. o., komm.

Lehrstuhl für Haut- und Geschlechtskrankheiten

1945–1947	Richard Richter (1906–1970), komm. *(Entlassung durch die Militärregierung)*
1947–1967	Carl Max Hasselmann (1897–1973), ao., 1948 pers. o., 1965 em. o.
1967–1992	Otto Paul Hornstein (1926–2018), o.
1993–1995	Hermann Schell (*1942), komm.
1995–	Gerold Schuler (*1951), o.

Klinische Versorgungsschwerpunkte sind die Immuntherapie des malignen Melanoms durch Checkpointblockade und Impfung mit dendritischen Zellen, die Therapie der Psoriasis und anderer Autoimmunerkrankungen, ferner die Diagnostik und Hyposensibilisierung mit rekombinanten Allergenen.[30] Die Forschungen der Hautklinik sind sowohl klinisch als auch grundlagenorientiert; im Zentrum steht die experimentelle Immuntherapie. Dendritische Zellen (DC) werden in klinischen Studien zur Therapie des malignen Melanoms eingesetzt. Im Mausmodell dieses Tumors werden immunologisch aktive Subpopulationen dendritischer Zellen studiert (Diana Dudziak). Weitere zellbiologische und molekulargenetische Forschungen befassen sich mit microRNA in Tumor- und Immunerkrankungen, mit der Analyse von Biomarkern, mit den Pathomechanismen chronisch-entzündlicher Hauterkrankungen und allergologischen Fragestellungen.

Herzchirurgische Klinik

1969 Kardiologische Abteilung an der Chirurgischen Klinik, 1970 Herz- und Gefäßchirurgie, 1979 Herzchirurgie in der Poliklinik der Chirurgischen Klinik, 1992 Abteilung für Chirurgie des Herzens und der thorakalen Gefäße, 1998 Herzzentrum Erlangen-Nürnberg (Standorte Erlangen und Klinikum Nürnberg-Süd, bis 2007), 2004 Herzchirurgische Klinik (Erlangen)

Professur für Herzchirurgie
1969–1972	Roderich Leutschaft (1922–2006), ao.
1973–1999	Jürgen von der Emde (*1933), ao.

Lehrstuhl für Herzchirurgie
1999–	Michael Weyand (*1957), o.

Das klinische Versorgungsspektrum umfasst die Chirurgie der Herzinsuffizienz, einschließlich der Herzunterstützungssysteme (»Kunstherz«), Transplantationen bei Erwachsenen und Kindern, die Chirurgie angeborener Herzfehler bei Erwachsenen und die interventionelle Herzklappen- und Aortenchirurgie.[31] In der Forschung werden im Mausmodell Grundlagen der Transplantationsmedizin studiert, mit besonderem Augenmerk auf die Rolle der CMV-Infektion. In der klinischen Forschung geht es um die Weiterentwicklung des Kunstherzens, perspektivisch hin zu einem nicht blutführenden »Herzaktor«, der die Blutbewegung durch die äußere Kompression des Herzens bewerkstelligen soll. Forschungen zum Tissue Engineering befassen sich mit der Züchtung von kardiovaskulärem Gewebe.

Humangenetisches Institut

1965 Institut für Humangenetik und Anthropologie, 1982 Institut für Humangenetik, 2006 Humangenetisches Institut

Lehrstuhl für Humangenetik
1965–1978	Gerhard Koch (1913–1999), o.
1978–1999	Rudolf Arthur Pfeiffer (1931–2012), o.
1999–2000	Erich Gebhart (*1942), komm.
2000–	André Reis (*1960), o.

Das Humangenetische Institut hat als klinische Handlungsfelder die ambulante genetische Sprechstunde und eine interdisziplinäre Sprechstunde für familiäre Tumorerkrankungen bei Kindern und Erwachsenen. Zum Einsatz kommen prä- und postnatale genetische Untersuchungen bis zur Genomsequenzierung. Forschungsschwerpunkt ist die Aufklärung der Ursachen und Pathomechanismen genetischer Erkrankungen; besonderes Interesse finden hierbei genetische Faktoren der Intelligenzstörungen, komplexer Erkrankungen wie der Psoriasis und des Glaukoms und von Wachstumsstörungen. Hierzu werden in Kooperation mit Kliniken und Instituten der Medizinischen Fakultät jeweils entsprechende Patientenkollektive untersucht.

Immunmodulatorische Abteilung

Immunmodulatorische Abteilung der Hautklinik

2010– Alexander Steinkasserer (*1958), W2

Die Forschungen der Abteilung befassen sich mit der Immunmodulation bei Autoimmunerkrankungen und Transplantationen, bei Tumor- und Infektionskrankheiten.[32] Die molekulargenetischen Studien am humanisierten Mausmodell konzentrieren sich insbesondere auf das glykolisierte Oberflächenprotein CD 83, das von reifen dendritischen Zellen exprimiert wird. Übergeordnetes Ziel der translationalen Forschungen sind Therapieansätze für Krankheiten wie Multiple Sklerose und chronisch entzündliche Darmerkrankungen, weiterhin bei Abstoßungsreaktionen nach Transplantationen.

Infektionsbiologische Abteilung

Infektionsbiologische Abteilung am Mikrobiologischen Institut

2010– David Vöhringer (*1970), W2

Die Infektionsbiologische Abteilung erforscht Probleme der Regulation der Immunantwort gegen Wurmparasiten, Allergene und Viren; hierbei stehen sogenannte Typ-2-Immunantworten im Mittelpunkt. Die Rolle von dendritischen Zellen für die Entstehung von Autoimmunerkrankungen wird im Mausmodell erforscht.[33]

Kinderchirurgische Abteilung

1979 Kinderchirurgie in der Poliklinik der Chirurgischen Klinik, 1992 Kinderchirurgie in der Abteilung für Chirurgie des Herzens und der thorakalen Gefäße, 1997 Abteilung für Kinderchirurgie, 2004 Kinderchirurgische Abteilung

1979–1983 Günter Heinrich Willital (*1939), apl.
1984–2010 Hans Peter Hümmer (*1943), ao.
2010–2017 Roman Th. Carbon (*1957), W2
2017– Robert Grützmann (*1970), W3, komm.

Klinische Versorgungsschwerpunkte sind die chirurgische Behandlung von angeborenen Fehlbildungen, insbesondere thorakal (Trichter- und Kielbrust), und die minimalinvasive Chirurgie. In der klinisch orientierten Forschung der Abteilung geht es um die Verbesserung von Brustwandoperationen mittels spezieller industriell gefertigter Implantate, die Anwendung der Unterdrucktherapie bei der thorakalen Wundbehandlung und Ergebnisse der enteralen Oberflächenstimulation bei Obstipation im Kindes- und Jugendalter.[34]

Kinderherzchirurgische Abteilung

2008– Robert Cesnjevar (*1965), W2

Klinische Versorgungsschwerpunkte der Kinderherzchirurgischen Abteilung, die eng mit der Kinderkardiologischen Abteilung kooperiert, sind die Chirurgie von Kindern und Erwachsenen mit angeborenen Herzfehlern, die mechanische Kreislaufunterstützung bei Kindern mit Herzinsuffizienz und Lungenversagen sowie die Rhythmuschirurgie.[35] Die Forschungen der Kinderherzchirurgischen Abteilung sind klinisch orientiert und konzentrieren sich auf organprotektive Verfahren, die am Tiermodell getestet werden, auf den xenogenen Pulmonalklappenersatz und auf transmyokardiale Schrittmacher. Der bei Kinderherzoperationen regelmäßig entfernte Thymus wird in Kooperation mit der Hautklinik (Diana Dudziak) auf immunkompetente Zellen untersucht.

Kinderkardiologische Abteilung

2007– Sven Dittrich (*1963), W2

Klinische Aufgabenfelder der Kinderkardiologischen Abteilung sind die katheterinterventionelle Behandlung angeborener Herzfehler und – in enger Zusammenarbeit mit der Kinderherzchirurgischen Abteilung – die operative Behandlung angeborener Herzfehler sowie die intensivmedizinische Betreuung.[36] In der Grundlagenforschung untersucht die Kinderkardiologische Abteilung im Rattenmodell die Pathophysiologie angeborener Herzfehler und anhand einer Biobank die molekulargenetischen Ursachen angeborener Herzfehler. In der klinischen Forschung stehen die Weiterentwicklung der multimodalen Bildgebung im Zentrum sowie die Pathophysiologie der sogenannten Failing-Fontan-Zirkulation, benannt nach einer bestimmten Korrekturoperation für Patientinnen und Patienten, die mit einem einzigen Ventrikel zur Welt gekommen sind.

Kinder- und Jugendabteilung für Psychische Gesundheit

Abteilung für Kinder- und Jugendpsychiatrie mit Poliklinik, 1993 Abteilung für Kinder- und Jugendpsychiatrie, 2001 Abteilung für Kinder- und Jugendpsychiatrie und -psychotherapie, 2004 Kinder- und Jugendabteilung für Psychische Gesundheit

1989–2002 Rolf Castell (*1937), ao.
2002– Gunther H. Moll (*1957), ao.

Klinische Handlungsfelder der Kinderpsychiatrie sind ADHS-Störungen, Tic-, Zwangs-, Angst- und depressive Störungen, Traumafolge-, Ess- und Autismus-Störungen, Intelligenzminderung mit psychiatrischer Komorbidität und Verhaltensstörungen im frühen Kindesalter.[37] Die Forschungen der Abteilung sind überwiegend klinisch orientiert und zielen auf ein besseres Verständnis von Entwicklungsprozessen und neurobiologischen Grundlagen emotionaler und Verhaltensstörungen. Inhaltlich geht es um die Folgen pränataler Risiken (Alkohol, Depression) für die kindliche Entwicklung, um neuronale Verarbeitung von Stimuli bei Mädchen mit Essstörungen und um Versorgungsforschung. In der Grundlagenforschung werden im Mausmodell molekulare und epigenetische Folgen von prä- und postnatalen Traumata erforscht.

Kinder- und Jugendklinik

1905 Kinderabteilung, 1931 Kinderklinik und Ortsklinik, 1936 Kinderklinik und Kinderärztliche Poliklinik, 1950 Kinderklinik und Poliklinik für Kinderkrankheiten, 1952 Kinderklinik und Kinderärztliche Poliklinik, 1959 Kinderklinik mit Poliklinik, 1979 Klinik mit Poliklinik für Kinder und Jugendliche, 2004 Kinder- und Jugendklinik

Lehrstuhl für Kinderheilkunde

1903–1906	Fritz Voit (1863–1944), o. (für Medizinische Poliklinik, Kinderheilkunde und Pharmakologie)
1906	Franz Penzoldt (1849–1927), o., komm.
1907–1939	Friedrich Wilhelm Jamin (1872–1951), o., 1938 em. o.
1940–1945	Albert Viethen (1897–1978), o. *(Entlassung durch die Militärregierung)*
1946–1956	Alfred Ludwig Friedrich Adam (1888–1956), o.
1956–1977	Adolf Windorfer (1909–1996), o.
1977–1998	Klemens Stehr (*1930), o.
1998–	Wolfgang Rascher (*1950), o.

Klinische Handlungsfelder sind die Versorgung von Früh- und Neugeborenen, pädiatrische Gastroenterologie und Nephrologie, Neuropädiatrie, pädiatrische Endokrinologie, Onkologie und Hämatologie.[38] Die Forschungen sind überwiegend klinisch orientiert und befassen sich mit der Arzneimitteltherapiesicherheit im Kontext der häufigen *off-label*-Anwendungen in der Kinderheilkunde und mit der perinatalen Programmierung und frühen Determination renaler und kardiovaskulärer Erkrankungen. Bei der genetisch bedingten hypohidrotischen ektodermalen Dysplasie gelang 2017 erstmals weltweit eine pränatale Proteinersatztherapie (Holm Schneider). In der Kinderonkologie werden Genomveränderungen studiert (Markus Metzler), in der Neuropädiatrie wird Grundlagenforschung zu erworbenen Hirnläsionen in Mausmodellen durchgeführt (Regina Trollmann).

Institut für Medizininformatik, Biometrie und Epidemiologie

1972 Institut für Medizinische Statistik und Dokumentation, 1998 Institut für Medizininformatik, Biometrie und Epidemiologie

Lehrstuhl für Biometrie und Epidemiologie

1972–1996	Lothar Horbach (1927–1996), o.
1998	Peter Martus (*1960), komm.
1998–	Olaf Gefeller (*1962), o.

Der Lehrstuhl für Biometrie und Epidemiologie ist maßgeblich an klinischen Forschungen beteiligt, indem er die Projekte methodisch konzipiert, begleitet und die Auswertung der Daten übernimmt. Eigenständige Forschungsschwerpunkte sind die Computational Biostatistics; hierbei geht es um statistische Methoden (Boosting), mit denen man hochdimensionale biomedizinische Daten nutzbringend und praxisrelevant analysieren kann. Weitere Forschungen befassen sich mit der Dermatoepidemiologie; inhaltlich geht es um eine europaweite Kontaktallergie-Surveillance und die Epidemiologie des malignen Melanoms.[39]

Lehrstuhl für Medizinische Informatik

2003–	Hans-Ulrich Prokosch (*1958), o.

Forschungsschwerpunkt des Lehrstuhls für Medizinische Informatik ist die Prozessunterstützung von Abläufen im Universitätsklinikum durch Informationssysteme. Inhaltlich geht es unter anderem um die Konzeption und Einführung elektronischer Krankenakten, die Nutzung mobiler Technologien und IT-Infrastrukturen in Forschung und Lehre.[40] In dem Anfang 2018 gestarteten, aus Bundesmitteln (BMBF) hochrangig geförderten MIRACUM-Konsortium (Medical Informatics in Research and Care in University Medicine) ist Hans-Ulrich Prokosch Koordinator für Erlangen, einem von bislang zehn Standorten.[41] In den kommenden Jahren werden Datenintegrationszentren aufgebaut werden, die standortübergreifend riesige Datenmengen für die klinische Forschung aufbereiten und zur Verfügung stellen sollen.

Lehrstuhl für e-Health/m-Health

2017–   Oliver Amft (*1975), W3

Der 2017 neu eingerichtete Lehrstuhl für e-Health/m-Health hat anwendungsbezogene Forschungsschwerpunkte auf den Gebieten der personalisierten Gesundheitsmaßnahmen (Monitoring von Körperfunktionen, neurologische Rehabilitation) und betreibt Projekte zu diversen technischen Assistenzsystemen für alte und kranke Menschen und über umweltfreundliche Wohnformen.[42]

Medizinische Kliniken – Innere Medizin

Vorbemerkung: Die Innere Medizin gehört neben der Chirurgie der Sache (nicht dem Begriff) nach zu den frühesten Fächern der Medizinischen Fakultät; allerdings sind die Namensgebungen der Medizinischen Klinik(en) und der Fachvertreter vielgestaltig und wandelbar im Lauf der Entwicklung der Fakultät. Aus mehr oder weniger zufälligen Schwerpunkten, die in früherer Zeit mit den persönlichen Interessen des Klinikchefs zusammenhingen, wurden in den letzten Jahrzehnten differenzierte Spezialfächer. Dafür ist die langlebige Institution Poliklinik nach rund 150-jähriger Existenz verschwunden. Die Prozesse, die in der jüngsten Vergangenheit eine fünfgliedrige Struktur (Medizinische Klinik 1 bis 5) hervorgebracht haben, sind in der Übersicht einigermaßen schematisch erfasst.

1778 Collegium Clinicum, 1779 private ambulante Klinik, 1780 als universitäres »Institutum Clinicum« bestätigt, 1825 Medizinisches Klinikum und Poliklinikum, 1895 Medizinisches Klinikum und ambulatorisches Poliklinikum, 1900 Medizinisches Klinikum und Ambulatorium der Medizinischen Klinik, 1907 Medizinische Klinik und Ambulatorium, 1924 Innere Klinik und Sprechstunde für innere Krankheiten, 1936 Medizinische Klinik und Sprechstunde für innere Krankheiten, 1956 Medizinische Klinik mit Poliklinik

1778–1818   Friedrich von Wendt (1738–1818), o.
   (1778 Fünfter Prof. der Arzneikunde, 1791 Vierter Prof.,
   1793 Dritter Prof., 1797 Zweiter Prof., 1810 Erster Prof.)

Lehrstuhl für Therapie, Medizinische Klinik und Staatsarzneikunde

1818–1843   Christian Heinrich Adolph Henke (1775–1843), o.
1843–1850   Carl Friedrich Canstatt (1807–1850), o.

Lehrstuhl für Therapie und Innere Klinik

1850–1858   Franz (von) Dittrich (1815–1858), o.

Lehrstuhl für Arzneimittellehre und Staatsarzneikunde

1859–1862   Adolf Carl Philipp Konrad Kußmaul (1822–1902), o.

Lehrstuhl für Spezielle Pathologie und Therapie

1863–1874	Hugo Wilhelm (von) Ziemssen (1829–1902), o.
1874–1885	Wilhelm Olivier (von) Leube (1842–1922), o.
1885/86	Franz Penzoldt (1849–1927), ao., komm.

Lehrstuhl für Innere Medizin

1886–1903	Ernst Adolf Gustav Gottfried (von) Strümpell (1853–1925), o.
1903–1920	Franz Penzoldt (1849–1927), o.
1920–1936	Ludwig Robert Müller (1870–1962), o., 1935 em. o.
1936–1945	Richard Wilhelm Greving (1887–1966), o. *(Entlassung durch Militärregierung)*
1945 (November)	Norbert Henning (1896–1985), ao., komm. *(Entlassung durch die Militärregierung)*
1945–1952	Karl Matthes (1905–1962), komm., 1946 ao., 1947 o.
1953–1966	Norbert Henning (1896–1985), o., 1964 em. o.
1966–1986	Ludwig Demling (1921–1995), o.

Medizinische Poliklinik

1893 Pharmakologisch-Poliklinisches Institut und Medizinische Poliklinik, 1910 Medizinische Poliklinik, 1924 Stadtklinik für innere Krankheiten (Poliklinik), 1931 Ortsklinik für innere Krankheiten (Poliklinik), 1936 Ortsklinik für innere Krankheiten (Medizinische Poliklinik), 1959 Medizinische Poliklinik

1893–1902	Franz Penzoldt (1849–1927), o.
1903–1906	Fritz Voit (1863–1944), o.
1907–1942	Friedrich Wilhelm Jamin (1872–1951), o., 1938 em. o.
1943–1945	Friedrich Karl Wilhelm Georg Meythaler (1898–1967), ao. *(Entlassung durch die Militärregierung)*
1945–1946	Friedrich Wilhelm Jamin (1872–1951), komm.
1946–1972	Carl Korth (1903–1972), komm., 1946 apl., 1947 ao., 1950 pers. o., 1963 o., 1971 em. o.
1972–1997	Kurt Bachmann (*1929), ao.

Lehrstuhl für Immunologie und Rheumatologie

1966 Abteilung für Klinische Immunologie des Universitäts-Krankenhauses, 1975 Institut und Poliklinik für Klinische Immunologie, 1979 Institut und Poliklinik für Klinische Immunologie und Rheumatologie

1966–1977	Friedrich Scheiffarth (1908–1996), ao., 1969 o.
1977–1987	Joachim Robert Kalden (*1937), o.

Institut für Nephrologie und Lehrstuhl für Innere Medizin (Nephrologie)

Der Erlanger Lehrstuhlinhaber war von 1965 bis 1987 zugleich Direktor der 4. Medizinischen Klinik der Städtischen Krankenanstalten Nürnberg, in Personalunion fortgesetzt in der Erlanger Medizinischen Klinik 4 von 1988 bis 2017.

1981–1987	Ulrich Gessler (1922–1990), o.

Medizinische Klinik 1 – Gastroenterologie, Pneumologie und Endokrinologie

Medizinische Klinik I mit Poliklinik, 2004 Medizinische Klinik 1 – Gastroenterologie, Pneumologie und Endokrinologie

Lehrstuhl für Innere Medizin I

1988–2009	Eckhart Georg Hahn (*1943), o.
2009–	Markus F. Neurath (*1965), W3

Klinische Versorgungsschwerpunkte sind die Intensivmedizin und internistische Notfallaufnahme, die Gastroenterologie, Pneumologie, Endokrinologie, Diabetologie, Hepatologie und Ernährungsmedizin.[43] Die Klinik hat eine besonders hohe Zahl von Wissenschaftlerinnen und Wissenschaftlern (18, davon 14 über Drittmittel finanziert). Die Forschungen der Klinik orientieren sich an den klinischen Aufgabenfeldern und setzen immunologische, molekular- und zellbiologische Verfahren ein; es handelt sich um Grundlagenforschung in klinischer Perspektive. Inhaltlich geht es um die Pathogenese und experimentelle Therapieforschung von Darmkrankheiten (insbesondere chronisch entzündliche Darmerkrankungen) und Darmtumoren, um Studien zum Kalziumhaushalt und experimentelle Hepatologie. Die molekulare Endoskopie und molekulare Gastroenterologie ermöglichen den klinischen Einsatz innovativer Forschungsergebnisse.

Medizinische Klinik 2 – Kardiologie und Angiologie

Medizinische Klinik II mit Poliklinik, 2004 Medizinische Klinik 2 – Kardiologie, Angiologie

Lehrstuhl für Innere Medizin II

1988–1997	Kurt Bachmann (*1929), o.
1997–2012	Werner Günther Daniel (*1947), o.
2013–	Stephan Achenbach (*1965), W3

Die klinischen Versorgungsschwerpunkte sind die interventionelle Kardiologie, die Rhythmologie, Intensivmedizin und die kardiale Bildgebung.[44] Die Forschungen der Klinik sind überwiegend klinisch orientiert und konzentrieren sich auf Fortentwicklung und Evaluierung von interventioneller Kardiologie und Klappenersatz, Elektrophysiologie und – in Kooperation mit dem Radiologischen Institut und Siemens Healthineers – der Bildgebung mittels CT und MRT sowie der intrakoronaren Bildgebung. Die Sportkardiologie evaluiert die Trainingstherapie bei chronischer Herzinsuffizienz. Zur Grundlagenforschung gehören Studien zur Genese der Atherosklerose, die am Tiermodell und an Zellkulturen stattfinden.

Medizinische Klinik 3 – Rheumatologie und Immunologie

Medizinische Klinik III mit Poliklinik und Institut für klinische Immunologie, 1992 Medizinische Klinik III mit Poliklinik, 2004 Medizinische Klinik 3 – Rheumatologie, Immunologie und Onkologie, 2008 Medizinische Klinik 3 – Rheumatologie und Immunologie

Lehrstuhl für Innere Medizin III

1988–2006	Joachim Robert Kalden (*1937), o.
2006–	Georg Schett (*1969), W3

Klinische Aufgabenfelder sind die ambulante und stationäre Rheumatologie und Immunologie. Die Medizinische Klinik 3 hat die höchste Zahl an Wissenschaftlerinnen und Wissenschaftlern (28, davon 24 über Drittmittel finanziert) unter allen Erlanger Kliniken.[45] Forschungsschwerpunkt ist die translationale und klinische Entzündungsforschung am Beispiel der entzündlich rheumatischen Erkrankungen und Autoimmunerkrankungen wie Sklerodermie, Lupus erythematodes und Morbus Still. Mit molekulargenetischen und zellbiologischen Methoden werden an Tiermodellen und Zellkulturen die Grundlagen von immunologischen Signalwegen und Reaktionen untersucht. In kontrollierten Therapiestudien werden Biologika getestet. Im Bereich der Klinischen Infektionsimmunologie steht die Immunologie der HIV-Infektion im Zentrum (Thomas Harrer).

Medizinische Klinik 4 – Nephrologie und Hypertensiologie

Medizinische Klinik IV mit Poliklinik, 2004 Medizinische Klinik 4 – Nephrologie und Hypertensiologie; bis 2017 war der Lehrstuhlinhaber zugleich Direktor der Medizinischen Klinik 4, Schwerpunkt Nephrologie/Hypertensiologie, des Klinikums Nürnberg

Lehrstuhl für Innere Medizin IV

1988–2000	Ralf Bernd Sterzel (1940–2001), o.	
2000–2003	Roland E. Schmieder (*1954), komm.	
2004–2017	Kai-Uwe Eckardt (*1960), o.	
2017–2018	Karl F. Hilgers (*1962), ao., komm.	
2018–	Mario Schiffer (*1970), W3	

Klinische Versorgungsschwerpunkte der Erlanger Medizinischen Klinik 4, die bis 2017 mit der Klinik 4 des Klinikums Nürnberg einen Verbund bildete, sind Diagnostik und Therapie von akuten und chronischen Nierenkrankheiten, Nierentransplantation, die Behandlung von Sepsis und Multiorganversagen, Dialyse und schwierige Formen der arteriellen Hypertonie.[46] Schwerpunktmäßig werden Grundlagenforschung und klinische Forschungen betrieben. An Tiermodellen und Zellkulturen werden die genetischen Ursachen und die Progression von Nierenerkrankungen studiert. Klinische Studien thematisieren den Salzhaushalt, unter Einbezug von Erkenntnissen aus der simulierten Mars-Mission 2010/11 (Mars-500). Die in Zusammenarbeit mit der Urologie und der Chirurgie durchgeführten Nierentransplantationen werden immunologisch begleitet. Hinsichtlich der chronischen Niereninsuffizienz und Dialyse werden Studien zur Versorgungsforschung durchgeführt.

Medizinische Klinik 5 – Hämatologie und Internistische Onkologie

Lehrstuhl für Hämatologie und Internistische Onkologie

2007–	Andreas Mackensen (*1959), W3

Klinische Versorgungsschwerpunkte sind die stationäre und ambulante Therapie von Leukämien, Lymphomen und nicht-malignen Bluterkrankungen; allogene und autologe Knochenmark- und Blutstammzell-Transplantationen werden eingesetzt. Weitere Aufgabenfelder sind urologische Tumore, Knochen- und Weichteilsarkome, Kopf-Hals-Tumore, Lungentumore und andere solide Tumore.[47] Die Forschungsschwerpunkte betreffen die Grundlagen der Tumorimmunologie, die in klinischen Studien zur Anwendung am Menschen gebracht werden. Hinsichtlich der allogenen Stammzelltransplantation bei Leukämie soll die Graft-versus-Host-Reaktion unterdrückt, die erwünschte Graft-versus-Leukemia-Reaktion hingegen verstärkt werden. In Studien hat die adoptive Zelltherapie mit Gedächtnis-B-

Lymphozyten nach allogener Stammzelltherapie bereits Erfolge gezeigt. Weitere Forschungen an Tier- und Zellkulturen betreffen die T-zell-basierte Immuntherapie und das Phänomen des »Tumor immune escape«.

Medizinische Physik

1960 Institut für Physikalische und Medizinische Strahlenkunde (der Universität), 1965 Lehrstuhl für Medizinische Strahlenkunde, 1974 Institut für Radiologie, 1995 Institut für Medizinische Physik

> **1960–1964** Felix Wachsmann (1904–1995), ao.

Lehrstuhl für Medizinische Physik

> **1966–1988** Helmut Pauly (1925–1989), o.
> **1989–1995** Helga Schüßler (*1931), apl., komm.
> **1995–** Willi Kalender (*1949), o.

Das Institut für Medizinische Physik wurde ursprünglich als Einrichtung der Universität und nicht der Medizinischen Fakultät gegründet; es hat eine wechselhafte Geschichte, die bereits an den häufigen Namensänderungen abzulesen ist.[48] Gegenwärtige Forschungsschwerpunkte des Instituts sind die Weiterentwicklung und der Einsatz bildgebender Diagnostik und der bildgestützten Therapie.[49] Durch die Entwicklung einer hochauflösenden, ohne Kompression des Organs arbeitenden Brust-Computertomographie soll eine zuverlässige Brustkrebsfrüherkennung entwickelt und die Mammographie weitgehend ersetzt werden. Weitere Forschungen betreffen die Bildgebung bei muskuloskelettalen Erkrankungen (Osteoporose, Sarkopenie, rheumatoide Arthritis).

Mikrobiologisches Institut – Klinische Mikrobiologie, Immunologie und Hygiene

1898 Hygienisch-Bakteriologisches Institut, 1968 Institut für Hygiene und Medizinische Mikrobiologie, 1971 Institut für klinische Mikrobiologie und Infektionshygiene, 1987 Institut für Klinische Mikrobiologie, 1994 Institut für Klinische Mikrobiologie und Immunologie, 1997 Institut für Klinische Mikrobiologie, Immunologie und Hygiene, 2007 Mikrobiologisches Institut – Klinische Mikrobiologie, Immunologie und Hygiene

Lehrstuhl für Hygiene und Bakteriologie

> **1898–1929** Ludwig Heinrich Wilhelm Heim (1857–1939), ao., 1902 o.
> **1929–1945** Karl Benno Friedrich von Angerer (1883–1945), o.
> **1946–1950** Friedrich Lentze (1900–1986), komm.
> **1950–1967** Maximilian Knorr (1895–1985), o., 1963 em. o.

Lehrstuhl für Hygiene und Medizinische Mikrobiologie

> **1967–1982** Werner Knapp (1916–2002), o.

Lehrstuhl für Mikrobiologie und Infektionsimmunologie

> **1983–2007** Martin Röllinghoff (*1941), o.
> **2007–** Christian Bogdan (*1960), W3

1968 Abteilung für experimentelle Hygiene, 1971 Institut für Umwelthygiene und Präventivmedizin, 1987 Institut für Medizinische Hygiene

Lehrstuhl für Hygiene und Mikrobiologie II
1971–1997   Walter Gräf (1929–2009), o.

Klinische Tätigkeit entfaltet das Mikrobiologische Institut in der Diagnostik von Infektionskrankheiten, die durch Bakterien, Pilze oder Parasiten verursacht sind, inklusive eines Bereitschaftsdienstes, und durch klinisch-infektiologische Visiten auf Stationen des Universitätsklinikums; weiterhin versieht es die krankenhaushygienische Beratung des Universitätsklinikums und bietet eine impf- und reisemedizinische Sprechstunde an. Forschungsschwerpunkte des Instituts betreffen Fragen der angeborenen und erworbenen Infektionsabwehr, der Erregervirulenz und der Entzündungsregulation. Mit zell- und molekularbiologischen, immunologischen und modernen mikroskopischen Verfahren werden Infektionen mit Bakterien (Coxiellen, Listerien, Mykobakterien), Protozoen (Leishmanien, Plasmodien) und Pilzen (Aspergillus) im Humansystem und in Mausmodellen untersucht.[50]

Molekular-Immunologische Abteilung
1997 Abteilung für Immunologie in der Medizinischen Klinik III mit Poliklinik, 2004 Molekular-Immunologische Abteilung
1997–   Hans-Martin Jäck (*1955), ao.

Forschungsschwerpunkt der Abteilung ist das Verständnis der adaptiven humoralen Immunität, die über B-Zellen und Plasmazellen vermittelt wird. Mit molekulargenetischen und zellbiologischen Verfahren werden im Mausmodell und in Zellkulturen die komplexen Signalkaskaden der humoralen Immunantwort studiert. Mittelfristiges Ziel ist die Entwicklung von monoklonalen Antikörpern zur Tumortherapie.[51]

Molekular-Neurologische Abteilung
1967 Abteilung für Experimentelle Neuropsychiatrie in der Psychiatrischen und Nervenklinik, 1979 selbstständige Abteilung für experimentelle Neuropsychiatrie in der Neurologischen Klinik, 2004 Klinisch-Neurobiologische Abteilung in der Neurologischen Klinik, 2008 Molekular-Neurologische Abteilung
1967–1998   Jürgen Vieth (*1932), 1970 PD, 1979 ao.
1998–2005   Bernhard Neundörfer (*1937), komm.
2006–2008   Stefan Schwab (*1961), W3, komm.
2008–   Jürgen Winkler (*1958), W2

Klinisches Arbeitsfeld ist die Spezialambulanz für neurodegenerative Bewegungserkrankungen, insbesondere Parkinson-Syndrome; die Abteilung ist Zentrum des nationalen Kompetenznetzes Parkinson und Europäisches Huntington-Studienzentrum.[52] Die Grundlagenforschung der Abteilung bearbeitet Fragen der Pathogenese des Parkinson-Syndroms, der Huntington-Erkrankung und der hereditären spastischen Spinalparalyse; in Zellkultur und Mausmodell werden Synokleinopathien studiert. Adulte neuronale Vorläufer- und Stammzellen werden aus menschlichen Hautfibroblasten generiert und im Hinblick auf Vorgänge des Parkinson-Syndroms untersucht. Klinisch orientiert sind Studien, die sich in Kooperation mit den Sportwissenschaften und dem Lehrstuhl für Mustererkennung der Technischen Fakultät mit gezielter Bewegungstherapie für Parkinson-Kranke beschäftigen.

Molekular-Pneumologische Abteilung

Abteilung Molekulare Pneumologie in der Anästhesiologischen Klinik

2009–   Susetta Finotto (*1957), W2

Forschungsschwerpunkte der Abteilung sind die Immunpathogenese von Lungentumoren und Immunantworten bei allergischem Asthma. In beiden Feldern stehen T-Zellen bzw. T-Helferzellen im Fokus. Bezüglich der Lungentumoren arbeitet die Abteilung mit der Thoraxchirurgischen Abteilung zusammen und hat ein Mausmodell etabliert. Für die Asthma-Forschung sind seit 2011 europaweite und lokale prospektive klinische Studien mit Kindern wesentlich. Für dieses Forschungsthema wurde ebenfalls ein Mausmodell entwickelt. Gemeinsam ist beiden Forschungsbereichen, dass über das Verständnis molekularer Prozesse Wege zu neuen therapeutischen Strategien aufgefunden werden sollen.[53]

Mund-, Kiefer- und Gesichtschirurgische Klinik

1924 Chirurgische Abteilung, 1929 Abteilung für Chirurgie und Zahnerhaltungskunde, 1936 Abteilung für Chirurgie, 1950 Abteilung für Kieferchirurgie, 1961 Abteilung für Kieferchirurgie und allgemeine Abteilung am Klinikum für Zahn-, Mund- und Kieferkranke, 1969 Abteilung für Kieferchirurgie, 1973 Abteilung für Mund- und Kieferchirurgie, 1986 Klinik und Poliklinik für Mund-, Kiefer- und Gesichtschirurgie, 2004 Mund-, Kiefer- und Gesichtschirurgische Klinik

1924–1927   Karl Johann Wilhelm Hauenstein (1887–1952), PD, 1926 ao.

1927–1935   Johannes Albert Reinmöller (1877–1955), pers. o.

Lehrstuhl für Zahnheilkunde sowie Mund-, Kiefer- und Gesichtschirurgie

1935–1945   Edwin Hauberrisser (1882–1964), o.
(Entlassung durch die Militärregierung)

1961–1972   Gerhard Steinhardt (1904–1995), o.

1973–1995   Emil Walter Steinhäuser (1926–2016), o.

Lehrstuhl für Zahn-, Mund- und Kieferheilkunde, insbesondere Mund, Kiefer- und Gesichtschirurgie

1995–2017   Friedrich Wilhelm Neukam (*1949), o.

2017–   Marco Kesting (*1972), W3

Die klinischen Versorgungsschwerpunkte liegen in der Tumorchirurgie der Mundhöhle und des Gesichts, der Traumachirurgie des Gesichtsschädels, der Chirurgie der Fehlbildungen des Gesichtsschädels, der Kiefergelenkschirurgie, der orthognathen Chirurgie des Gesichtsschädels und der dentoalveolären Chirurgie (Implantation).[54] Molekular- und zellbiologische Forschungen verbinden sich mit klinischen Studien; untersucht werden Infektionen und Entzündungen, insbesondere Wundheilungsstörungen nach Strahlentherapie im Kopf-Hals-Bereich, die Tumorbiologie von Mundhöhlenkarzinomen und die Entwicklung optimaler Transplantate und Biomaterialien für die rekonstruktive Chirurgie. Die

Forschungsrichtung Oralmedizin schlägt eine Brücke von der Zahnheilkunde zur Humanmedizin. Im Bereich der Chirurgischen Lehr- und Ausbildungsforschung werden innovative Programme aufgesetzt.

Nephropathologische Abteilung

2008– Kerstin Ute Amann (*1963), W2

Die klinischen Schwerpunkte der Abteilung liegen in der Nierenbiopsie-, Peritonialbiopsie- und Beckenkammdiagnostik. In der Forschung stehen die Niere und das kardiovaskuläre System im Zentrum. Inhaltlich geht es um die Zellzykluskontrolle der Podozyten der Niere, um Probleme der Angiogenese bei chronischer Niereninsuffizienz und um Versuche zur kardialen Gewebeersatztherapie.[55] Hierbei kooperiert die Nephropathologische Abteilung mit der Medizinischen Klinik 4 und mit Einrichtungen der Technischen Fakultät. Zur Frage der Regeneration von Herzmuskelzellen dienen auch Zebrafische, bei denen dieser Prozess der Regeneration zu beobachten ist, als Tiermodelle.

Neurochirurgische Klinik

1952 Neurochirurgische Abteilung in der Chirurgischen Klinik, 1965 Neurochirurgische Klinik mit Poliklinik, 2004 Neurochirurgische Klinik

1952–1956 Willy Dreßler (1913–1996), PD

Lehrstuhl für Neurochirurgie

1958–1980 Wolfgang Peter Schiefer (1919–1980), PD, 1963 apl., 1965 o.
1981–1982 Stefan Kunze (*1938), komm.
1984–2005 Rudolf Fahlbusch (*1940), o.
2005– Michael Buchfelder (*1956), W3

Klinische Versorgungsschwerpunkte sind die endokrine Neurochirurgie (v. a. Hypophysentumore), die neuroonkologische Neurochirurgie, die Schädelbasis- und Epilepsiechirurgie, vaskuläre Neurochirurgie, Wirbelsäulenchirurgie, Neurotraumatologie und pädiatrische Neurochirurgie.[56] Die Forschungsschwerpunkte sind klinisch ausgerichtet; im Zentrum stehen die funktionelle Neuronavigation und intraoperative (funktionelle und metabolische) Bildgebung mit dem 1,5-Tesla-Kernspintomographen. Die Behandlungsstrategien bei Hyphophysenadenomen und Kraniopharyngiomen durch Operation, Bestrahlung und Chemotherapie werden retrospektiv und prospektiv evaluiert; hinzu kommen entsprechende In-vitro-Studien. Molekularbiologische Forschungen zu den hochaggressiven Glioblastomen sollen perspektivisch effektivere Therapiemöglichkeiten eröffnen.

Neurologische Klinik

1984 Neurologische Klinik mit Poliklinik, 2004 Neurologische Klinik

Lehrstuhl für Neurologie

1984–2005 Bernhard Neundörfer (*1937), o.
2006– Stefan Schwab (*1961), W3

Klinische Versorgungsschwerpunkte sind die Versorgung neurologischer Notfälle und die neurologische Intensivmedizin, vaskuläre Neurologie und die Behandlung der Epilepsie. Weitere Handlungsfelder sind die Neuroimmunologie, neuromuskuläre Erkrankungen, Neuroonkologie und der Ausbau des »Schlaganfallnetzwerkes mit Telemedizin in Nordbayern« (STENO). Die Forschungen sind hauptsächlich auf die klinischen Arbeitsschwerpunkte ausgerichtet und beziehen die hohe Zahl von Patientinnen und Patienten mit Schlaganfällen, Multipler Sklerose und Epilepsie in entsprechende Studien ein.[57]

Neuropathologisches Institut
2002 Lehrstuhl für Neuropathologie, 2007 Neuropathologisches Institut

Lehrstuhl für Neuropathologie
2002– Ingmar Blümcke (*1965), o.

Das Institut ist seit 2006 Neuropathologisches Referenzzentrum für Epilepsie-Chirurgie und Sitz der European Epilepsy Brain Bank mit einer histopathologischen Datenbank von mehr als 9000 epilepsiechirurgischen Resektaten aus 35 Zentren in zwölf europäischen Ländern; außerdem wird hier das Hypophysentumorregister der Deutschen Gesellschaft für Endokrinologie geführt. Klinisch ist das Institut in der Diagnostik von Epilepsien, Tumoren der Sella-Region und Muskelerkrankungen engagiert.[58] Die Forschungen des Instituts konzentrieren sich auf fokale Epilepsien, insbesondere deren molekulare Pathogenese; im Feld der molekularen Myopathologie werden transgene Maus- und Zellkulturmodelle geschaffen, um einige schwerwiegende, häufig erbliche Muskelerkrankungen zu erforschen. In Zusammenarbeit mit der Neurochirurgischen Klinik und der Strahlenklinik erforscht das Institut, unter anderem durch ein Mausmodell, die Entstehung und Therapie von Tumoren der Sella-Region.

Neuroradiologische Abteilung
1988 Neuroradiologische Abteilung der Neurochirurgie, 2004 Neuroradiologische Abteilung der Radiologie

1988–2004 Walter Huk (*1939), ao.
2004– Arnd Dörfler (*1967), ao., 2014 W3

Klinische Versorgungsschwerpunkte sind die diagnostische und interventionelle Neuroradiologie, die multimodale Diagnostik bei zerebrovaskulären Erkrankungen Hirntumoren und Epilepsie, vermittels funktioneller und metabolischer Bildgebung mit CT und MRT (bis 7 Tesla).[59] Inhaltliche Hauptarbeitsgebiete sind Schlaganfall, Hirntumoren und fokale Epilepsien. In der vorwiegend klinisch orientierten Forschung werden in Kooperation mit zahlreichen Kliniken und Instituten (Neurologie, Neurochirurgie, Psychiatrie, Physiologie, Pharmakologie, Radiologie, Medizinische Kliniken 1 und 3), Fächern der Technischen Fakultät (Mustererkennung) und industriellen Partnern (Siemens Healthineers) die Methoden der Diagnostik und interventionellen Maßnahmen optimiert. Die experimentelle Neuroradiologie entwickelt und evaluiert an Kleintiermodellen neue Verfahren beim Gliom und bei der Aneurysma-Behandlung.

Lehrstuhl für Experimentelle Medizin I (1991 Bindegewebsforschung, 2011 Molekulare Pathogeneseforschung)

1991–2008	Klaus von der Mark (*1943), o.
2011–2012	Dominik N. Müller (*1966), W3
2012–2014	Jürgen Behrens (*1958), komm.
2014–	Thomas Brabletz (*1962), W3

Forschungsschwerpunkte sind die molekularen Mechanismen der Tumorinvasion und Metastasierung; genutzt werden hierzu zell- und molekularbiologische, epigenetische und genetische Methoden, weiterhin Zellkultur- und Tiermodelle, Analysen von menschlichen Tumorproben und Patientendaten. Im Zentrum des Interesses stehen Pankreas- und Darmtumoren, ferner auch Osteosarkome, Mamma-Karzinome und Lungenkrebs.

Lehrstuhl für Molekulare Medizin II (Molekulare Tumorforschung)

2000–	Jürgen Behrens (*1958), o.

Erforscht werden die Signaltransduktionswege, die für die Krebsentstehung eine Rolle spielen. Im Zentrum steht der onkogene Wnt-Signalweg, dessen molekulare Struktur und Funktion minutiös aufgeklärt wird.[60]

1961 Abteilung für Nuklearmedizin an der Klinik für Innere Medizin, 1973 Institut und Poliklinik für Nuklearmedizin, 2004 Nuklearmedizinische Klinik

Lehrstuhl für Klinische Nuklearmedizin

1961–1996	Friedrich Wolf (1930–2003), 1973 o.
1998–	Torsten Kuwert (*1958), o.

Die klinischen Handlungsfelder sind Diagnostik und Therapie in der Endokrinologie (v. a. Schilddrüse), Gastroenterologie und Pneumologie, Onkologie, Kardiologie, Nephrologie, Neurologie und Orthopädie/Rheumatologie.[61] Zum Einsatz kommen sämtliche diagnostischen und therapeutischen Verfahren der Nuklearmedizin, darunter PET/CT, SPECT/CT, Peptidradiorezeptortherapie neuroendokriner Tumoren, Radioembolisation von Lebertumoren und Therapie des Prostatakarzinoms mit Radioliganden. Die Forschungsschwerpunkte sind entsprechend der Doppelstruktur des Fachs Nuklearmedizin zweigeteilt: Zum einen werden bildgebende Systeme in Hard- und Software mit Industriepartnern fortentwickelt, zum anderen werden in vitro und in vivo (Tiermodelle/Kleintier-PET) neue Radiopharmaka im eigenen GMP-Labor für die molekulare Bildgebung hergestellt und getestet.

Orthopädie

1952 Orthopädische Abteilung in der Chirurgischen Klinik, 1969 Lehrstuhl
für Orthopädie und Orthopädische Klinik mit Poliklinik im Waldkrankenhaus St. Marien, 2004 Orthopädische Klinik im Waldkrankenhaus, 2012 Orthopädische Klinik im Waldkrankenhaus St. Marien gGmbH (untersteht nicht dem
Universitätsklinikum)

1952	Fritz Klopfer (1907–1993), PD
1952–1962	Hannes Schoberth (1922–1996), 1960 PD
1962–1969	Walter Mohing (1920–2005), 1969 apl.

Lehrstuhl für Orthopädie mit Orthopädischer Chirurgie
1969–1998	Dietrich Hohmann (1930–2012), o.
1999–	Raimund Forst (*1955), o.

Klinische Arbeitsschwerpunkte sind der operative Gelenkersatz von Hüfte, Knie,
Schulter und Ellenbogen, arthroskopische Operationen, kinderorthopädische Eingriffe, Muskelerkrankungen, konservative und operative Therapie bei Wirbelsäulen-
leiden, orthopädische Rheumatologie, Fußchirurgie und orthopädische Schmerztherapie. In der Forschung stehen klinische Studien zur Kontrolle und Verbesserung
der angewandten Techniken und Verfahren – einschließlich intraoperativer
Navigationsverfahren, besonders im Bereich der Hüft- und Knie-Endoprothetik –
im Zentrum.[62] In Zusammenarbeit mit Kliniken und Instituten des Universitätsklinikums werden neuromuskuläre Erkrankungen (spinale Muskelatrophien, Post-
poliosyndrom, Duchenne-Muskeldystrophie) in orthopädischer Hinsicht erforscht.

Orthopädisch-Rheumatologische Abteilung
2002–	Bernd Swoboda (*1961), ao.

Klinische Versorgungsschwerpunkte sind gelenkerhaltende Operationen, gelenk-
ersetzende Operationen an Hüfte und Knie, Behandlung von Synovialerkran-
kungen und operative orthopädische Rheumatologie. In der Forschung werden
klinische Studien zur arthroskopischen Synovektomie und zur Endoprothetik der
großen Gelenke betrieben. Hinzu kommen klinische Forschungen zur Knorpel-
zelldifferenzierung und zur Pedobarographie, bei der Druck-, Kraft- und Zeitver-
hältnisse zwischen Fußsohle und Schuhwerk dynamisch gemessen und bewertet
werden.[63]

Palliativmedizinische Abteilung

Begründet als Stiftungslehrstuhl der Deutschen Krebshilfe, 2015 regulärer
Lehrstuhl

Lehrstuhl für Palliativmedizin
2010–	Christoph Ostgathe (*1965), W3

Die Palliativmedizinische Abteilung der Anästhesiologischen Klinik versorgt mit
zwölf stationären Betten und einem ausgedehnten Konsiliardienst im Universitätsklinikum schwerkranke und sterbende Menschen. Arbeitsfelder sind die Symptom-
kontrolle und Schmerzlinderung, Unterstützung bei der Therapiezielfindung,
Koordination der Versorgung und Beratung zu Vorausverfügungen.[64] Forschungs-

schwerpunkte der Abteilung sind ethische Fragestellungen am Lebensende, so im Kontext der palliativen Sedierung, weiterhin die Befragung von Angehörigen mittels standardisierter Fragebögen, die Versorgungsforschung und die Lehrforschung im Fach Palliativmedizin.

Pathologisches Institut

bis 1862 Pathologie als Fach zur Anatomie gehörig; 1854 Museum Pathologico-Anatomicum, 1863 Pathologisch-Anatomisches Institut, 2004 Institut für Pathologie, 2006 Pathologisches Institut

Lehrstuhl für Staatsarzneikunde und Pathologische Anatomie

1862–1895	Friedrich Albert (von) Zenker (1825–1898), o.

Lehrstuhl für Allgemeine Pathologie und Pathologische Anatomie

1895–1928	Gustav Hauser (1856–1935), o.
1928–1945	Eugen Georg Wilhelm Kirch (1888–1973), o. *(Entlassung durch die Militärregierung)*
1949–1971	Erich Müller (1903–1984), o.
1971–1993	Volker Becker (1922–2008), o.
1993	Jürgen Pesch (1935–2010), komm.
1993–2005	Thomas Josef Georg Kirchner (*1954), o.
2005–2007	Thomas Papadopoulos (*1959), komm.
2007–	Arndt Hartmann (*1963), W3

Klinischer Versorgungsschwerpunkt ist die Histopathologie, mit besonderer Spezialisierung in der Untersuchung von Tumoren der Brust, gynäkologischer Tumoren, Kopf-Hals-Tumoren, Weichteilpathologie und molekularer Pathologie. Seit 2016 besteht ein molekulares Tumorboard für Patienten mit fortgeschrittenen Krebserkrankungen, das Diagnostik und interdisziplinäre Beratung im Hinblick auf Therapiemöglichkeiten anbietet.[65] Die Forschungen konzentrieren sich auf die molekularen Veränderungen in unterschiedlichen Tumoren. Hierbei geht es um das Auffinden diagnostischer, prognostischer und prädiktiver Marker, die perspektivisch auch geeignet sind, die Therapie zu verbessern.

Pharmakologie und Toxikologie

1906 Pharmakologisches Laboratorium am Pharmakologisch-Poliklinischen Institut (der Medizinischen Klinik), 1908 Pharmakologische Abteilung, 1910 Pharmakologisches Institut, 1978 Institut für Pharmakologie und Toxikologie, 1991 Institut für Experimentelle und Klinische Pharmakologie und Toxikologie

Professur für Pharmakologie

1904–1924	Robert Heinz (1865–1924), ao.

Professur für Pharmakologie und Toxikologie

1924–1952	Konrad Schübel (1885–1978), ao., 1927 pers. o., 1929 o.

Lehrstuhl für Pharmakologie und Toxikologie

1953–1977	Fritz (Friedrich) Heim (1910–1979), o.
1977–1981	Claus-Jürgen Estler (*1930), komm.
1981–2006	Kay Brune (*1941), o.
2006–	Andreas Ludwig (*1964), W3

Die Forschungen konzentrieren sich auf die molekularen Mechanismen des Rhythmus im Sinusknoten des Herzens, Signaltransduktionsmechanismen bei kardialer Hypertrophie, die Mechanismen des akuten Nierenversagens bei Sepsis, auf die Schmerzentstehung und die Physiologie der chemischen Sinne (Riechen). Weiterhin wird mittels funktioneller Magnetresonanztomographie (fMRT) des Hirns, in Zusammenarbeit mit verschiedenen Kliniken (Medizinische Kliniken 1 und 3, Kinder- und Jugendabteilung für Psychische Gesundheit), die Wirkung von Pharmaka untersucht.[66]

Lehrstuhl für Klinische Pharmakologie und Klinische Toxikologie

1976–1995	Claus-Jürgen Estler (*1930), o.
1999–2002	Thomas Eschenhagen (*1960), o.
2002–	Martin Fromm (*1965), komm., 2004 o.

Der klinische Versorgungsauftrag besteht im Bereich der Arzneistoffanalytik, der Durchführung von klinischen Studien und des Arzneimittelinformations-Service für die Ärzte. Die Forschungsschwerpunkte liegen im Bereich der Transportproteine für Arzneimittel auf zellulärer Ebene, auf der Pharmakogenomik im Sinne genetischer Determinanten der Arzneimittelwirkungen und der Arzneimitteltherapiesicherheit (AMTS); auf dem letztgenannten Feld ist der Lehrstuhl Projektpartner im Medical Valley EMN und bearbeitet gemeinsam mit der Apotheke des Universitätsklinikums (Frank Dörje) spezifische Anforderungen der onkologischen Pharmakotherapie.[67]

Physiologie

bis 1872 zur Anatomie gehörig; 1872 Physiologische Abteilung am Anatomischen Institut, 1876 Physiologisches Institut, 1965 Verdopplung in I. und II. Physiologisches Institut

Lehrstuhl für Physiologie und Hygiene (bis 1897)

1872–1913	Isidor Rosenthal (1836–1915), o.

Lehrstuhl für Physiologie

1913–1932	Ernst Friedrich Weinland (1869–1932), o.
1932–1934	Richard Alfred Max Wagner (1893–1970), o.
1935–1945	Rupprecht Karl Adalbert Matthaei (1895–1976), o.
	(Entlassung durch die Militärregierung)
1946 (Januar–Mai)	Karl Thomas (1883–1969), komm.
1946 (Mai–August)	Otto F. Ranke (1899–1959), komm.
	(Entlassung durch die Militärregierung)
1946–1947	Friedrich Julius May (1898–1969), komm.
1947–1959	Otto F. Ranke (1899–1959), o.

I. Physiologisches Institut, 1975 Institut für Physiologie und Biokybernetik, 1996 Institut für Physiologie und Experimentelle Pathophysiologie, 2009 **Institut für Physiologie und Pathophysiologie**

Lehrstuhl für Physiologie

1960–1986	Wolf-Dieter Keidel (1917–2011), o.
1986–2006	Hermann O. Handwerker (*1940), o.
2007–2008	Peter W. Reeh (*1948), komm.
2008–	Christian Alzheimer (*1960), W3

Forschungsschwerpunkte sind die bioelektrischen und neurochemischen Prozesse, die im Nervensystem ablaufen. In den einzelnen Arbeitsgruppen werden neurophysiologische Grundlagen höherer Hirnfunktionen, nozizeptive Neuronen, der Mechanismus der Kopfschmerzentstehung und die Bildgebung des arbeitenden Hirns untersucht.[68]

II. Physiologisches Institut, 1975 Institut für Physiologie und Kardiologie, 2002
Institut für Zelluläre und Molekulare Physiologie

Lehrstuhl für Physiologie (Vegetative Physiologie)
1965–1978	Erik Wetterer (1909–1990), o.
1979–2001	Manfred Kessler (1934–2013), o.
2002–	Christoph Korbmacher (*1958), o.

Forschungsgebiete sind renale und kardiale Ionenkanäle, deren Regulation und Störungen, die zu arteriellem Bluthochdruck und Herzrhythmusstörungen führen können. Durch ein breites Methodenspektrum und Versuche an Zellen, nativem Gewebe und Tiermodellen (transgene Mäuse) werden Krankheitsursachen auf molekularer Ebene verständlich.[69]

Professur für Herz-Kreislaufphysiologie (sProf.)
2017	Tilmann Volk (*1970), ao.

Forschungsschwerpunkt ist die Aufklärung zellulärer und molekularer Mechanismen, welche die Funktion und Expression kardialer Ionenkanäle regeln und damit regionale Unterschiede der Aktionspotentialdauer und der Kontraktilität des Herzens bewirken. Das Verständnis dieser Prozesse, die an Tier- und Zellkulturmodellen experimentell studiert werden, ist klinisch relevant in der Pathogenese der Herzinsuffizienz und von Herzrhythmusstörungen.[70]

Plastisch- und Handchirurgische Klinik
1972 Handchirurgie und plastische Chirurgie in der Chirurgischen Klinik, 1997 Abteilung für Hand- und Plastische Chirurgie, 2003 Abteilung für Plastische und Handchirurgie, 2007 Plastisch- und Handchirurgische Klinik

Professur für Handchirurgie und plastische Chirurgie
1972–1994	Jürgen Geldmacher (1929–1994), ao.
1995–2001	Jörg Gerhard Grünert (*1959), ao.

Lehrstuhl für Plastische Chirurgie und Handchirurgie
2003–	Raymund Horch (*1957), o.

Klinische Versorgungsschwerpunkte sind die rekonstruktive Mikrochirurgie, die ästhetisch-plastische und Verbrennungschirurgie, die Chirurgie der Brust und der Hand, Körperformung (bariatrische Operationen), Lymphödem, Laserbehandlung und Hyperhidrose.[71] Grundlagenorientierte Forschungsschwerpunkte sind Versuche zum Tissue Engineering (Züchtung bioartifizieller Ersatzgewebe) von Skelettmuskelgewebe und Knochen unter Verwendung von Kleintier- und Großtiermodellen. Zellbiologische Studien betreffen verschiedene Arten von Stammzellen und die Angiogenese im Kontext der Entstehung und Ausbreitung von

Tumoren. Die klinisch-experimentelle Forschung reicht von der intraoperativen Gewebeperfusionsmessung bis zu kinematographischen Untersuchungen der Handwurzelknochen. Hinzu kommen retrospektive Studien zur Evaluation verschiedener Operationen.

Psychiatrische und Psychotherapeutische Klinik

Vorbemerkung: Die dem Rezatkreis (später Bezirk Mittelfranken) unterstehende »Kreis-Irren-Anstalt Erlangen« wurde 1846 eingeweiht und seit ca. 1910 »Heil- und Pflegeanstalt« (abgekürzt »HuPflA«) genannt. Sie gehörte zu keinem Zeitpunkt zur Medizinischen Fakultät, war dieser jedoch seit frühester Zeit eng verbunden. Anfangs wirkte der Anstaltsleiter als Professor für Psychiatrie an der Medizinischen Fakultät, eine eigenständige Psychiatrische Klinik gab es jedoch nicht. Die komplexen Verhältnisse führten dazu, dass Gustav Specht 1897 zugleich ao. Prof. an der Medizinischen Fakultät und Oberarzt an der »Kreis-Irren-Anstalt« war. In vergleichbarer Weise war Friedrich Meggendorfer zwar 1934–1945 Ordinarius für Psychiatrie, de facto aber Oberarzt an der Heil- und Pflegeanstalt.
Die in Klammern vorangestellten Jahreszahlen beziehen sich auf die Leitungsfunktion der Anstalt, die anderen Jahreszahlen auf die Funktion an der Universität.

Heil- und Pflegeanstalt

(1846) 1849–1859	Karl August von Solbrig (1809–1872), hon.
(1859) 1860–1887	Friedrich Wilhelm Hagen (1814–1888), ao. 1862
(1888) 1888–1896	Anton Bumm (1849–1903), ao.
(1897–1911)	(August Würschmidt, Direktor der Anstalt)
(1911–1934)	(Gustav Kolb [1870–1938], Direktor der Anstalt)
(1934–1945)	(Wilhelm Einsle [1887–1961], Direktor der Anstalt)

Lehrstuhl für Psychiatrie

1903 Psychiatrische Klinik, 1927 Psychiatrische und Nervenklinik, 1947 Universitäts-Nervenklinik, 1951 Psychiatrische und Nervenklinik mit Poliklinik, 1959 Nervenklinik mit Poliklinik, 2004 Psychiatrische und Psychotherapeutische Klinik

1897–1934	Gustav Specht (1860–1940), ao., 1903 o.
1934–1945	Friedrich Meggendorfer (1880–1953), o. *(Entlassung durch die Militärregierung)*
1947–1951	Heinrich Scheller (1901–1972), o.
1951–1966	Fritz Eugen Flügel (1897–1971), o., 1965 em. o.
1967–1980	Hans Heinrich Wieck (1918–1980), o.
1980–1982	Heribert Daun (1925–2004), komm., ao.
1982–1996	Eberhard Lungershausen (1931–2011), o.
1997–1999	Arndt Barocka (*1952), komm.

Lehrstuhl für Psychiatrie und Psychotherapie

2000–	Johannes Kornhuber (*1959), o.

Klinische Versorgungsschwerpunkte sind Depressionen, Gedächtnisstörungen, Demenzen, Schizophrenien, Sucht- und Angsterkrankungen.[72] Ein akkreditiertes Labor für neurochemische Demenzdiagnostik ist auch über das Universitätsklinikum hinaus tätig.

Die Grundlagenforschung, unter Einbeziehung von Tiermodellen, beschäftigt sich mit der Entstehung von Suchtstörungen. In klinischen Studien werden Entstehung, Verlauf und therapeutische Beeinflussbarkeit von Depressionen und Demenzen erforscht. Die molekulare Psychiatrie untersucht mittels Magnetresonanzspektroskopie die Freisetzung von Botenstoffen an den neuronalen Synapsen. Die Versorgungsforschung evaluiert die teilstationäre Behandlung.

Psychosomatische und Psychotherapeutische Abteilung

1991 Abteilung für Psychosomatik und Psychotherapie in der Psychiatrischen Klinik, 2004 Psychosomatische und Psychotherapeutische Abteilung

1991–1997	Peter Joraschky (*1947), ao.
1998–2002	Thomas H. Loew (*1961), PD
2003–2011	Martina de Zwaan (*1961), ao.
2013–	Yesim Erim (*1960), W2

Klinische Versorgungsschwerpunkte sind Essstörungen und Adipositas, somatoforme Störungen einschließlich chronischer Schmerzzustände, Traumafolgestörungen und die Bereiche der Psychoonkologie.[73] In klinisch orientierten Forschungen werden Fragen der Psychoonkologie inklusive der Versorgungsforschung thematisiert. Im Themenfeld Migration und Gesundheit geht es um Traumafolgestörungen bei Flüchtlingen und die Herausforderungen für Flüchtlingshelfer. In Kooperation mit der Medizinischen Klinik 4 werden Fragen der Adhärenz nach Nierentransplantation untersucht. Mehrere klinische Studien widmen sich dem Problem der Essstörungen (Anorexia nervosa).

Radiologisches Institut

Lehrstuhl für Diagnostische Radiologie

1996–2008	Werner Bautz (1949–2008), o.
2008–	Michael Uder (*1966), W3

Das Radiologische Institut verfügt über vier Standorte in den Medizinischen Kliniken, der Chirurgie, der Kinder- und Jugendklinik und der Frauenklinik. Die klinischen Versorgungsschwerpunkte sind CT, MRT, Angiographie, konventionelles Röntgen, Durchleuchtung, Ultraschall, Mammographie und bildgesteuerte Biopsien.[74] Die Forschungen sind klinisch und translational ausgerichtet; in Kooperation mit Siemens Healthineers besteht das Imaging Science Institute. Im Zentrum stehen Probleme der Verbesserung bildgebender Verfahren, die Reduktion der Strahlenbelastung (CT) und die Entwicklung neuer Techniken und Anwendungsbereiche für die MRT. In Kooperation mit dem Institut für Medizinische Physik wird die Brust-MRT zur Detektion von malignen Tumoren evaluiert. In klinischen Studien bestehen Kooperationen mit zahlreichen Kliniken (Medizinische Kliniken 1, 2, 4; Abteilungen für Kinderherzchirurgie und Kinderkardiologie) hinsichtlich der Bildgebung und der interventionellen Therapie. In der Grundlagenforschung untersucht die experimentelle Radiologie mittels Kleintierbildgebung neue multimodale Bildgebungstechniken.

Rechtsmedizin

1912 Gerichtlich-medizinische Abteilung im Pathologischen Institut, 1919 Gerichts-ärztliches Institut, 1923 Gerichtsmedizinisches Institut, 1940 Institut für gericht-liche Medizin und Kriminalistik, 1971 Institut für Rechtsmedizin

Professur für Gerichtliche Medizin und Pathologische Anatomie

1912–1914   Hermann K. Merkel (1873–1957), ao.

Professur für Gerichtliche Medizin

1914–1919   Martin H. O. Nippe (1883–1940), ao.

Professur für Gerichtliche Medizin und Kriminalistik

1919–1939, 1942–1945   Hans Molitoris (1874–1972), ao., 1922 pers. o., 1939 em.
(Wiederindienststellung 1942, Entlassung durch die Militärregierung)

1946–1947   Heinrich Saar (1907–1961), komm.
(Entlassung durch die Militärregierung)

Lehrstuhl für Gerichtliche Medizin (seit 1962)

1948–1971   Emil Weinig (1904–1979), ao., 1950 pers. o., 1962 o., 1972 em. o.

Lehrstuhl für Rechtsmedizin

1974–1996   Hans-Bernhard Wuermeling (*1927), o.

1996–   Peter Betz (*1962), o.

Gemäß dem aktuellen Forschungsbericht der Medizinischen Fakultät erstattet »das Institut für Rechtsmedizin […] in freier eigenverantwortlicher Nebentätigkeit des Institutsdirektors Gutachten zu Fragestellungen aus den Gebieten der Forensi-schen Medizin, der Forensischen Molekularbiologie und der Forensischen Toxiko-logie«.[75] Forschungen des Instituts befassen sich mit der Evaluation von Laser und Quecksilber-Dampflampe zu Entdeckung von Körperflüssigkeiten als Spuren auf verschiedenen Oberflächen.

Stammzellbiologische Abteilung

2017–   Beate Winner (*1973), W2

Forschungsschwerpunkt sind neurodegenerative Erkrankungen wie Morbus Parkinson und die Amyotrophe Lateralsklerose (ALS), die an humanen stamm-zellbasierten Modellen studiert werden. Untersuchungsgegenstand sind pluri-potente Stammzellen, die aus somatischen Zellen von Patientinnen und Patienten und Probandinnen und Probanden erzeugt werden. Die Stammzellbiologische Abteilung ist auch Sitz des 2017 gegründeten Zentrums für Seltene Erkrankungen Erlangen (ZSEER), das ausgewählte Kliniken und Institute vereint, die sich mit der Erforschung und Behandlung seltener Erkrankungen beschäftigen.[76]

Strahlenklinik

1977 Klinik und Poliklinik für Strahlentherapie, 2004 Strahlenklinik

Lehrstuhl für Strahlentherapie

1977–2007   Rolf Sauer (*1939), o.

2008–   Rainer Fietkau (*1957), W3

Klinische Versorgungsschwerpunkte sind alle Formen der Strahlentherapie inklusive der Brachytherapie, weiterhin lokale Tiefenhyperthermie, Radiochemo- und Radioimmuntherapie sowie Schmerzbestrahlung.[77] Die klinischen Forschungen evaluieren in zahlreichen klinischen Studien die Anwendung alleiniger Strahlentherapie oder mit Chemotherapie und/oder Operation kombinierter Verfahren, so bei intestinalen Tumoren, Brustkrebs und Hirntumoren. Strahlenbiologische und strahlenimmunologische Grundlagenforschung arbeitet mit Zell- und Tiermodellen, um strahlentherapeutische Verfahren zur Anwendung am Menschen zu entwickeln.

Thoraxchirurgische Abteilung

2008– Horia Sirbu (*1957), W2

Klinische Versorgungsschwerpunkte sind die Chirurgie von Lungentumoren einschließlich Lungenmetastasen, die Korrektur von Brustkorbdeformationen und die operative Behandlung der Hyperhidrose mittels thoraskopischen Sympathicus-Clippings.[78] In der klinisch orientierten Forschung werden die verschiedenen thoraxchirurgischen Eingriffe und andere Therapieverfahren wie die Chemotherapie nach Operation prospektiv und retrospektiv analysiert. Getestet wird der Einsatz von Krebsspürhunden zur Früherkennung von Bronchialkarzinomen. Verschiedene Tumorarten werden molekularmedizinisch untersucht. Die Rolle der dendritischen Zellen (DC) wird in Zusammenarbeit mit der Hautklinik (Diana Dudziak) an Mausmodellen und Zellkulturen untersucht.

Transfusionsmedizinische und Hämostaseologische Abteilung

1951 Blutbank in der Chirurgischen Klinik, 1953 Blutbank in der Medizinischen Klinik, 1967 zusammengelegt in Räumen der Chirurgischen Klinik, 1976 selbstständige Abteilung für Transfusionsmedizin und Hämostaseologie, 2005 Transfusionsmedizinische und Hämostaseologische Abteilung

Professur für Transfusionsmedizin und Hämostaseologie

1967–1992 Karl Theodor Schricker (*1924), 1975 ao.
1992–2018 Reinhold Eckstein (*1949), ao.

Lehrstuhl für Transfusionsmedizin und Cell-Engineering

2018– Holger Hackstein (*1967), W3

In ihrem klinischen Arbeitsfeld deckt die Abteilung die gesamte Breite der klinischen Transfusionsmedizin ab. Dies umfasst die Bereitstellung von Blutkomponenten, die immunhämatologische und hämostaseologische Diagnostik, die ambulante und stationäre Gerinnungsberatung, ferner die Herstellung und Lagerung von Stammzellpräparaten. Zur Erlanger Stammzellbank gehört auch die seit 1998 betriebene Nabelschnurblutbank.[79] Die Forschung konzentriert sich auf klinische und medizintechnische Felder, so die Entwicklung innovativer Apheresetechniken, die Gewinnung von Monozyten zur Generierung der immunologisch wichtigen dendritischen Zellen. Hämotherapie und Gerinnungsmanagement werden in klinischen Studien untersucht; im GMP-Laborbereich werden experimentelle Präparate (Advanced Therapy Medicinal Products) hergestellt und geprüft.

Unfallchirurgische Abteilung

1963 Unfallchirurgie in der Chirurgischen Klinik, 1997 Abteilung für Unfall-
chirurgie, 2004 Unfallchirurgische Abteilung

1970–1993	Heinrich Beck (1928–2006), ao.
1994–	Friedrich F. Hennig (*1949), ao.

Die klinischen Aufgaben der Abteilung sind die Versorgung von Polytraumata und
Schwerstverletzten, Extremitäten- und Gelenkchirurgie, Endoprothetik der großen
Gelenke, Wirbelsäulenchirurgie, Sportverletzungen und arthroskopische Chirurgie, ferner der Bereich der Kindertraumatologie.[80] Die klinisch orientierte Forschung befasst sich mit der Validierung einer Keramik-Knie-Totalendoprothese,
weiterhin mit Gang- und Bewegungsanalysen bei Arthrosepatienten und bei Sport-
lern. Am Schafmodell wird die Differenzierung und Regeneration von Knorpel-
zellen studiert.

Urologische Klinik

1919 Urologische Abteilung an der Chirurgischen Klinik und Ambulatorium für
Harnwegserkrankungen, 1949 Urologische Abteilung in der Chirurgischen Klinik,
1970 Urologische Klinik mit Poliklinik, 2004 Urologische Klinik, 2018 Urologische
und Kinderurologische Klinik

1919–1937	Eduard Pflaumer (1872–1957), PD, 1922 ao.
1936–1945, 1949–1957	Edmund Thiermann (1904–1966), 1940 PD
	(1945 Entlassung durch die Militärregierung, 1949 Wiedereinstellung), 1951 apl.

Lehrstuhl für Urologie (ab 1970)

1957–1987	Alfred Friedrich Sigel (1921–2017), 1960 PD, 1966 apl., 1967 ao., 1970 o.
1988–2007	Karl Michael Schrott (*1942), o.
2007–	Bernd Wullich (*1960), W3

Klinische Versorgungsschwerpunkte sind die Behandlung von Tumoren der
Prostata, der Nieren und der Blase, weiterhin die Kinderurologie einschließlich komplexer rekonstruierender Eingriffe, die Erwachsenen- und Kinder-
Nierentransplantation (in Kooperation mit der Medizinischen Klinik 4 bzw. der
Kinder- und Jugendklinik).[81] Die Forschungsschwerpunkte sind grundlagen- und
klinikorientiert. In Kooperation mit dem Pathologischen Institut wird eine Tumor-
gewebebank betrieben. Zahlreiche klinische Studien evaluieren Therapieoptionen
bei Nieren- und Prostatakarzinomen. Die Grundlagenforschung konzentriert sich
auf Biomarker des Prostatakarzinoms.[82]

Virologisches Institut – Klinische und Molekulare Virologie

1972 Institut für Klinische Virologie, 1987 Institut für Klinische und Molekulare
Virologie, 2006 Virologisches Institut – Klinische und Molekulare Virologie

Lehrstuhl für Klinische Virologie

1972–1977	Harald zur Hausen (*1936), o.
1978–2015	Bernhard Fleckenstein (*1944), o.

Lehrstuhl für Klinische und Molekulare Virologie

2015–	Klaus Überla (*1965), W3

Klinische Handlungsfelder sind infektionsserologische, molekularbiologische und virologische Nachweisverfahren von Virusinfektionen; hinzu kommen Resistenztestung und Genotypisierung. Forschungsschwerpunkt sind immunologische Mechanismen bei persistierenden Virusinfektionen, für die neue Präventions- und Therapiemöglichkeiten entwickelt werden sollen. Inhaltlich geht es um retrovirale Infektionen, darunter HIV, wogegen ein Impfstoff entwickelt werden soll. In der Forschung zum humanen Cytomegalievirus (CMV) geht es um das Problemfeld, ein generelles CMV-Neugeborenen-Screening zu etablieren.[83]

Zahnkliniken

Vorbemerkung: die Zahnheilkunde, die mit einem privaten Lehrinstitut außerhalb der Medizinischen Fakultät begann, hat sich nach dem Ersten Weltkrieg akademisch etabliert und in den folgenden Jahrzehnten, insbesondere in der zweiten Hälfte des 20. Jahrhunderts stark differenziert. Heute bestehen neben der Mund-, Kiefer- und Gesichtschirurgischen Klinik drei eigenständige zahnheilkundliche Fächer.

1887 privates »Lehrinstitut für Zahnheilkunde« (mit Erlaubnis zur Lehre an der Universität), 1910 Zahnärztliche Poliklinik, 1924 Zahnärztliche Klinik und Ortsklinik, 1936 Klinik und Poliklinik für Mund-, Zahn- und Kieferkrankheiten, 1959 Klinik und Poliklinik für Zahn-, Mund- und Kieferkranke

1887–1899	Friedrich Wilhelm Schneider (1844–1899), Dr. phil.
1910–1921	Hermann Rudolf Euler (1878–1961), ao.

Lehrstuhl für Zahnheilkunde

1921–1935	Johannes Reinmöller (1877–1955), pers. o.

Lehrstuhl für Zahnheilkunde sowie Mund-, Kiefer- und Gesichtschirurgie

1935–1945	Edwin Hauberrisser (1882–1964), o.
1945 (April–August)	Heinrich Paschke (1901–1985), komm. PD *(Entlassung durch die Militärregierung)*
1945–1947	Julius Georg Bock (1878–1955), komm. ao.
1947–1958	Karl Hermann Peter (1896–1959), komm. PD, 1950 ao., 1952 pers. o.

Zahnklinik 1 – Zahnerhaltung und Parodontologie

1921 Abteilung für Konservierende Zahnheilkunde an der Zahnärztlichen Poliklinik, 1924 Abteilung für Zahnfüllung, Abteilung für Zahnerhaltung; 1968 Poliklinik für Zahnerhaltung und Parodontologie, 2004 Zahnklinik 1 – Zahnerhaltung und Parodontologie

1921–1923	Christian Greve (1870–1955), ao.
1927–1928	Karl Johann Wilhelm Hauenstein (1887–1952), ao.

Professur für Zahnerhaltungskunde

1964–1990	Adolf Kröncke (1922–2009), ao., 1968 o.

Lehrstuhl für Zahn-, Mund- und Kieferheilkunde, insbesondere Zahnerhaltung, Parodontologie und Kinderzahnheilkunde

1990–	Anselm Petschelt (*1952), o.

Klinische Versorgungsschwerpunkte sind Zahnfüllungen, Wurzelkanalbehandlungen, Parodontalbehandlungen und Kinderzahnheilkunde. Die Forschungen sind materialkundlich ausgerichtet und beziehen klinische Studien ein. Im Zentrum stehen Fragen der klinischen Fraktographie, der systematischen Analyse des Bruchverhaltens keramischer Restaurationen, die durch entsprechende Laborversuche an isolierten Zähnen ergänzt wird. Weitere materialkundliche Untersuchungen betreffen Zemente und sogenannte Bulk-Fill-Komposite, die verglichen mit konventionellen Stoffen eine größere Durchhärtungstiefe und geringeres Schrumpfen des Volumens aufweisen.[84]

Zahnklinik 2 – Zahnärztliche Prothetik

1921 Zahnärztlich-Prothetische Abteilung, 1928 Abteilung für Zahnersatz und Kieferorthopädie, 1950 Prothetische und Kieferorthopädische Abteilung der Klinik und Poliklinik für Zahn-, Mund und Kieferkrankheiten, 1969 Lehrstuhl für Zahnärztliche Prothetik, 2004 Zahnklinik 2 – Zahnärztliche Prothetik

1921–1926	Paul Wustrow (1890–1945), PD, 1925 ao.
1928–1935	Christian Greve (1870–1955), 1931 pers. ao.
1930–1936, 1950–1969	Heinrich Paschke (1901–1985), 1937 PD, 1953 apl., 1957 ao., 1962 pers. o.
1969–1997	Manfred Hofmann (1929–2018), o.

Lehrstuhl für Zahn-, Mund- und Kieferheilkunde, insbesondere zahnärztliche Prothetik

2000–	Manfred Wichmann (*1961), o.

Klinische Versorgungsschwerpunkte sind die Implantatprothetik und die Versorgung mit Kronen, Brücken und Prothesen. Weitere Handlungsfelder sind Diagnose und Therapie von Kaustörungen, medizinische Hypnose und Akupunktur, ästhetische Zahnmedizin, Defektprothetik sowie Epithetik und Prothetik bei Kindern.[85] Klinisch orientierte Forschungen untersuchen die dentale Biomechanik bei Implantaten, psychogene Einflüsse und komplementärmedizinische Verfahren wie Hypnose und Akupunktur. Materialkundliche Studien beschäftigen sich mit industriell hergestelltem Zahnersatz. Weiterhin werden bildgebende Verfahren zur exakten dentalen Volumentomographie evaluiert.

Zahnklinik 3 – Kieferorthopädie

1928 Abteilung für Zahnersatz und Kieferorthopädie, 1950 Prothetische und Kieferorthopädische Abteilung der Klinik und Poliklinik für Zahn-, Mund und Kieferkrankheiten, 1961 Abteilung für Prothetik und Kieferorthopädie, 1972 Lehrstuhl für Zahn-, Mund- und Kieferheilkunde, insbesondere Kieferorthopädie, Poliklinik für Kieferorthopädie, 2004 Zahnklinik 3 – Kieferorthopädie

1928–1935	Christian Greve (1870–1955), 1931 pers. ao.
1930–1936, 1950–1969	Heinrich Paschke (1901–1985), 1937 PD, 1953 apl., 1957 ao., 1962 pers. o.

Lehrstuhl für Kieferorthopädie

1972–1997	Annette Fleischer-Peters (*1929), o.

Lehrstuhl für Zahn-, Mund- und Kieferheilkunde, insbesondere Kieferorthopädie

1997–2018	Ursula Hirschfelder (*1950), o.
2018–	Lina Gölz (*1981), W3

Klinische Versorgungsschwerpunkte sind Behandlungen von Dysgnathien/Kieferfehlstellungen und Zahnfehlstellungen mit abnehmbaren und festsitzenden Zahnspangen, Kieferorthopädie bei Lippen-Kiefer-Gaumenspalten (Kinder und

Erwachsene) und psychosomatische Therapieformen.[86] Die klinisch ausgerichteten Forschungen konzentrieren sich auf die Möglichkeiten und Anwendungsbereiche moderner bildgebender Untersuchungsverfahren (Digitale Volumentomographie/DVT, CT, MRT) bei kraniofazialen Fehlbildungen. Werkstoffkundliche Studien untersuchen kieferorthopädische Materialien, so deren Haftfestigkeit und die Freisetzung von Elementen aus festsitzenden Spangen. Die Ergebnisqualität kieferorthopädischer Behandlungen wird im Rahmen des Qualitätsmanagementsystems evaluiert.

Anmerkungen

Einleitung

1 Verger: 1986; Verger: 1989.
2 Bayerisches Hochschulgesetz 2006 (http://www.gesetze-bayern.de/ Content/Document/BayHSchG; Zugriff: 30.04.2018); Grundordnung der FAU Erlangen-Nürnberg (https://www.fau. de/files/2014/03/Grundordnung.25. April2013.pdf; Zugriff: 30.04.2018).

Die Medizinische Fakultät 1743 bis 1914 – ein Überblick

1 Wittern: 1993; Wittern (Hg.): 1999 sowie Beiträge in Leven/Plöger (Hg.): 2016; im Folgenden sind diese Titel durchgängig zugrunde gelegt, wört- liche Zitate sind einzeln belegt. Benutzt sind weiterhin die Beiträge in Erlanger Stadtlexikon: 2002; Friederich (Hg.): 1993; Wendehorst: 1993.
2 Siehe den Katalog der Vorlesungs- themen bei Wittern-Sterzel: 2016a. S. 24; Wittern: 1993. S. 319–321.
3 Wittern: 1993. S. 316.
4 Neuhuber/Ruisinger: 2007; Rau/ Ruisinger: 2007.
5 Köbler: 2007. S. 53.
6 Abgebildet bei Wittern-Sterzel: 2016b. S. 55.
7 Wittern-Sterzel: 2016b. S. 58.
8 Eulner: 1970. S. 106–107.
9 Kluge: 2002. S. 117.

Wilhelm Filehne – Antipyrin im Café Mengin entdeckt, 1883

1 Siehe Brune: 1985; Knevelkamp: 1990. S. 78–96; Loewe: 1961. Vgl. auch http://www.200.uk-erlangen.de/de/ geschichte/momentaufnahmen-des- universitaetsklinikums-erlangen/ antipyrin-entdeckt/index.html (Zugriff: 01.06.2018).

10 Wittern-Sterzel: 2016c. S. 78.
11 Wittern-Sterzel: 2016c. S. 83.
12 Strümpell: 1925. S. 208–209.

»Alkoholisch durchtränkter Lebensstil« – Erlanger Perspektiven

1 Strümpell: 1925. S. 156; Wittern- Sterzel: 2016c. S. 80.
2 Müller: 1957. S. 40–49.

13 Wittern-Sterzel: 2016c. S. 87–88.
14 Vgl. Leven/Plöger (Hg.): 2016. S. 97; dort wird versehentlich behauptet, der Preis sei 1985 »nicht vergeben« worden. Tatsächlich erhielt Werner Hohenberger (*1948), Ordinarius für Chirurgie und Direktor der Chirurgi- schen Klinik von 1995 bis 2015, im Jahr 1985 den Thiersch-Preis für seine 1984 vorgelegte Habilitationsschrift.
15 Erste Seite abgebildet bei Wittern- Sterzel: 2016c. S. 99, Abb. 40.

Ein Eponym und seine Geschichte: Der Jakob-Herz-Preis der Medizinischen Fakultät

1 Feneis: 1974. S. 350, Nr. 13. Aus ver- schiedenen Gründen, darunter auch wegen Prioritätsstreitigkeiten hinsicht- lich der Erstbeschreibung, vermeidet die moderne anatomische Nomen- klatur die Eponyme weitgehend.
2 Woywodt/Matteson/Whitworth: 2007.
3 Strous/Edelman: 2007; Vajda/Davis/ Byrne: 2015.
4 https://www.med.fau.de/2018/02/05/ jakob-herz-preis-2018-2/ (Zugriff: 01.06.2018).
5 Zu Leben und Werk von Jakob Herz vgl. Habrich: 1988; Wittern-Sterzel: 2010; Wittern-Sterzel: 2016g.
6 Wittern-Sterzel: 2010. S. 25–26; Jakob: 2015. S. 341.
7 Jakob: 2015. S. 340: »Niemand wurde in der Geschichte der Stadt Erlangen mehr geehrt als er.«
8 Wittern-Sterzel: 2010. S. 29–30; Jakob: 2015. S. 346–347.
9 Abbildungen bei Wittern-Sterzel: 2010. S. 31 und Wittern-Sterzel: 2016g. S. 225.
10 Abbildungen bei Wittern-Sterzel: 2010. S. 32.

16 Hierzu Wittern: 1993. S. 355–358.
17 Wittern-Sterzel: 2016d; Ley/Ruisinger (Hg.): 2003.
18 Wittern-Sterzel: 2016d. S. 104.
19 Wittern (Hg.): 1999. S. 29.

Der gekreuzigte Frosch – Der Physiologe Isidor Rosenthal und ein antisemitischer Vorfall in Erlangen

1 Zur Biografie Rosenthals vgl. Plattig (Hg.): 2015a mit den darin enthaltenen Beiträgen von Wittern-Sterzel: 2015; Plattig: 2015b; grundlegend ist weiterhin die magistrale Arbeit von Ritter: 2008.

2 Zit. n. Wittern-Sterzel: 2015. S. 15.
3 Morris-Reich: 2011.
4 Leven: 2015. S. 67.
5 Ritter: 2008. S. 158.
6 Plattig: 2015b. S. 35–43.
7 Ritter: 2008. S. 227.

8 Ritter: 2008. S. 231.
9 Weindling: 1989. S. 169; Leven: 1997. S. 123.
10 Zu Leben und Werk Clara Ewalds vgl. Alzheimer: 2015.

20 Schnalke: 1989.
21 Rascher/Wittern-Sterzel (Hg.): 2005; Wittern-Sterzel: 2016e. S. 123–130.

22 Wittern-Sterzel: 2016e. S. 127.
23 Eulner: 1970. S. 219.

24 Schott/Tölle: 2006; Wittern-Sterzel: 2016f.

Die Büste von Friedrich Jamin

1 UAE C3/1 Nr. 1071.

25 Abbildungen bei Wittern-Sterzel: 2016f. S. 134, 135, 137 (Abb. 75, 76, 80, 81).

26 Weber: 1961; Weigand: 1968; Eulner: 1970. S. 397–420; Mack: 1999. S. 54–64; Ude-Koeller: 2018. S. 268.

Anfänge und Durchsetzung des medizinischen Frauenstudiums an der Friedrich-Alexander-Universität in der ersten Hälfte des 20. Jahrhunderts

1 Kirchhoff: 1897. S. 53–56.
2 Penzoldt: 1898. S. 11, 12, 17.
3 Zu Margarethe Schüler siehe Lehmann: 1993. S. 496 n. 6.; Bußman (Hg.): 1993. S. 69–72. Alle im Kaiserreich studierenden Medizinerinnen sind in der Online-Dokumentation *Ärztinnen im Kaiserreich* von Jutta Buchin aufgearbeitet, URL: https://geschichte. charite.de/aeik/index.html (Zugriff: 14.11.2017), nachfolgend zitiert als »Datenbank Ärztinnen im Kaiserreich«.
4 Vgl. Kirchhoff: 1897. S. 69.
5 Lehmann: 1993. S. 489.
6 StAE XIV.1.B.10/2. Fanny Fuchs aus Nürnberg arbeitete offenbar nie als Ärztin und ist deshalb in der Datenbank Ärztinnen im Kaiserreich nicht enthalten.
7 Heusler-Edenhuizen: 1999. S. 48.
8 Zu Gusta Rath (geb. Kiesselbach) siehe Datenbank Ärztinnen im Kaiserreich; Schlösser: 2007. S. 276–281; URL: https://stadtarchiv.heilbronn.de/ stadtgeschichte/geschichte-a-z/r/ rath-gusta.html (Zugriff: 14.11.2017).
9 Lehmann: 1993. S. 499.
10 Zu Jula Dittmar siehe Datenbank Ärztinnen im Kaiserreich; Lebenslauf in ihrer Doktorarbeit (Dittmar: 1918); Geschichtswerkstatt Bayreuth (Hg.): 1992. S. 71–72; URL: www. geschichtswerkstatt-bayreuth.de/ frauen.htm (Zugriff: 14.11.2017).

11 Zu Selma Graf (geb. Reichold) siehe Datenbank Ärztinnen im Kaiserreich; Wittern/Frewer: 2008. S. 149–158; Seidler: 2007. S. 129.
12 Zu Eugenie Steckelmacher (geb. Wallersteiner) siehe Höffken: 2013. S. 349–351; Datenbank Ärztinnen im Kaiserreich; Seidler: 2007. S. 353; URL: http://aerzte.erez-israel.de/steckelmacher (Zugriff: 14.11.2017).
13 Zu Johanna Angerer-Schwaan siehe Datenbank Ärztinnen im Kaiserreich; Ebert: 2003. S. 49–51.
14 Zu Karl von Angerer siehe Wittern: 1993. S. 389–390.
15 Lehmann: 1993. S. 490.
16 Lehmann: 1993. S. 490, 496 n. 11.
17 Zu Elisabeth Bücking-Kopfermann (geb. Kopfermann) siehe Datenbank Ärztinnen im Kaiserreich; Lebenslauf in ihrer Doktorarbeit (Bücking-Kopfermann: 1929).
18 Art. 109 (1) zu gleichen Rechten und Pflichten von Männern und Frauen und Art. 128 zum Beamtenrecht.
19 Liste bei Brinkschulte (Hg.): 1993. S. 111–112.
20 Zu Adele Hartmann siehe Ebert: 2003. S. 103–116; Bußmann (Hg.): 1993. S. 55, 57, 122–123. Zu Gisela Freund siehe Lehmann: 1993. S. 493, 497 n. 28.
21 Auswertung der Immatrikulationsverzeichnisse durch Dana Derichs.

22 Lehmann: 1993. S. 490–491.
23 UAE A3/14 Nr. 81: Schreiben der Vorsitzenden des Bundes Deutscher Studentinnen an Rektor Jamin, 23.07.1921; »Satzungen« des Bundes Deutscher Studentinnen zum Gründungszeitpunkt. Weiterhin Lehmann: 1993. S. 491.
24 Auswertung der Immatrikulationsverzeichnisse.
25 Anders in München, für dort konstatiert Bußmann (Hg.): 1993. S. 49, einen Anstieg des Studentinnenanteils nach Ende der Inflationszeit ab etwa 1924.
26 Lehmann: 1993. S. 490.
27 UAE A1/3a Nr. 653: Deutsche Hochschulstatistik 1 (SS 1928). S. 242–243.
28 Auswertung der Jahresverzeichnisse der deutschen Hochschulschriften.
29 UAE A1/3a Nr. 653: Deutsche Hochschulstatistik 1 (1928). S. 242–243.
30 Für 1928 vgl. UAE A1/3a Nr. 653: Deutsche Hochschulstatistik 1 (1928). S. 240–241. Die Zahl der Protestanten überwog auch bei den männlichen Studenten.
31 Zur wirtschaftlichen Situation der Ärzte und der »Krise des Ärztestandes« in der Weimarer Republik siehe Schmiedebach: 2014.
32 Für München berichtet Umlauf: 2016. S. 66.
33 Lehmann: 1993. S. 490, 501.

Helene Weinland, die erste Habilitandin der Medizinischen Fakultät

1   Weiterführende Literatur: Bodecker/ Meyer-Plath: 1974; Abele-Brehm: 1996; Wittern (Hg.): 1999. S. 212–213; Mediendienst FAU-Aktuell, Nr. 4048, 03.03.2005. URL: http://www. presse.uni-erlangen.de/infocenter/ presse/pressemitteilungen/nach- richten_2005/03_05/4048weiland_ verst.shtml (Zugriff: 14.03.2018).

2   UAE C3/4b Nr. 44: Referat über die Habilitationsschrift, 26.10.1955.

3   UAE C3/4b Nr. 44: May an Dekan Korth, 06.10.1955.

4   UAE C3/4b Nr. 44: Korreferat zur Habilitationsschrift, 29.11.1955.

5   Fischer/Weinland: 1965.

34   Lehmann: 1993. S. 491–492, 497 n. 20.

35   Abele-Brehm: 2004. S. 8, 10.

36   Auswertung der Immatrikulations- verzeichnisse.

37   Lehmann: 1993. S. 491, 496 n. 18, 501.

38   Mit Namensnennung Lehmann: 1993. S. 596 n. 18.

39   Franze: 1972. S. 160.

40   Lehmann: 1993. S. 596 n. 18.

41   UAE A3/2 Nr. 157: Kultusministerium an das Rektorat, 13.07.1933.

42   Auswertung der Immatrikulations- verzeichnisse.

43   Archivmaterialsammlung IGEM: Fränkischer Kurier, 26.11.1933.

44   Auswertung der Immatrikulations- verzeichnisse.

45   So der Studentenführer der FAU, Oberarzt Dr. Witzgall, anlässlich eines Semesteranfangsappells der Studentinnen 1944 in den ENN vom 15.05.1944 (StAE).

46   Bis Ende 1932 gab es an jeder grö- ßeren Hochschule ANSt-Gruppen; Huerkamp: 1996. S. 169.

47   BayHStA MK 70141: Mitteilung des Kultusministeriums, 03.10.1950.

48   Lehmann: 1993. S. 502.

49   BA NS 38/4098: Bericht über das W.S. 38/39 der Hauptamt-VI- Referentin, 25.02.1939.

50   BA NS 38/4099: Bericht der stell- vertretenden ANSt-Referentin Er- langen über das 2. Trimester 1940, 20.07.1940. Mit dem Krieg wuchsen mit der Zahl der Studentinnen in Er- langen auch die Mitgliederzahlen der ANSt-Gruppe.

51   Huerkamp: 1996. S. 171.

52   Lehmann: 1993. S. 502.

53   BA NS 38/4075: Referentin für Frauen- dienst an das Reichs- und Preußische Ministerium für Wissenschaft, Er- ziehung und Volksbildung, 17.01.1936.

54   BA NS 38/3410: Zusammenfassung der Fachschaftsarbeit an den einzelnen Universitäten durch die Reichsstudentenführung vom Lager in Rittmarshausen, hier betreffs Erlangen; Archivmaterialsammlung IGEM: ET, 20.03(?).1935; Manns: 1997. S. 207–208.

55   UAE A3/14 Nr. 109: Erlanger Studentenschaft an das Rektorat, 05.01.1934.

56   Wittern: 1993. S. 389–390.

57   Rosel von Angerer studierte von 1931 bis 1936 in Erlangen, mit je einem auswärtigen Semester in München und Königsberg. Sie wurde 1937 am Hygienischen Institut ihres Vaters promoviert (Angerer: 1937; Lebenslauf ebd.).

58   Manns: 1997. S. 169.

59   Lehmann: 1993. S. 502.

60   BA NS 38/4098: *Bericht über das W.S. 38/39* der Hauptamt-VI-Referentin, 25.02.1939.

61   StAE: ENN, 24.06.1944, 27.07.1944, 29.07.1944.

62   StAE ENN, 24.06.1944.

63   BA NS 38/3410: *Bericht über die medizinische Fachschaftsarbeit für Studentinnen* von Elisabeth Vohwin- kel, »Referentin für Studentinnen der Reichsfachgruppe Medizin«, 08.12.1935.

64   BA NS 38/3865: Zusammenarbeit zwischen dem Hauptamt Volkswohl- fahrt und der Reichsstudentenführung, verm. 1937.

65   So die Reichsärztin des BDM, Ulla Kühlo, in einem Vortrag vor den Erlanger Medizinstudentinnen am 19.10.1939; ET, 23.10.1939.

66   BA NS 38/3410: Zusammenfassung der Fachschaftsarbeit an den einzel- nen Universitäten durch die Reichs- studentenführung auf dem Lager in Rittmarshausen, 16.–20.10.1935.

67   BA NS 38/3410: Bericht über das WS 35/36, Unterschrift nicht lesbar. BA NS 38/3410, Zusammenfassung der Fach- schaftsarbeit an den einzelnen Uni- versitäten durch die Reichsstudenten- führung vom Lager in Rittmarshausen, hier betreffs Erlangen. BA NS 38/3411: Bericht der Medizinischen Fachschaft an der Universität Erlangen.

68   Braun, I.: 2017.

69   Archivmaterialsammlung IGEM: ENN, 15.05.1942.

70   UAE A3/1 Nr. 47: Schreiben des Reichsministers des Innern, 01.10.1941.

71   StAE: ENN, 20.04.1944; Archiv- materialsammlung IGEM: Ausschnitt aus einer nicht benannten Tages- zeitung vom 20.04.1944 unter der Überschrift *Ein Gebot der Stunde. Wohnungen für unsere Studenten.*

72   Wittern/Frewer: 2008. S. 183–188 für Irma Kraus, S. 149–158 für Selma Graf.

73   Höffken: 2013. S. 349–351; haGalil e.V.: Jüdische Ärzte aus Deutschland und ihr Anteil am Aufbau des israeli- schen Gesundheitswesens. URL: http:// aerzte.erez-israel.de/steckelmacher/ (Zugriff: 14.11.2017).

74   Wittern/Frewer: 2008. S. 149–158.

75   Wittern/Frewer: 2008. S. 183–188.

76   Abbildung und Details des Stolper- steins bei Wittern/Frewer: 2008. S. 157–158.

77   Siehe auch das Memorbuch für die Fürther Opfer der Shoa; URL: http:// www.juedische-fuerther.de/index.php/ memorbuch-opfer-der-shoah (Zugriff: 14.11.2017).

78   StAE XIV.152.C.1: NN, 22.02.1947.

79   BayHStA MK 71828: Oberbürger- meister Poeschke an das Kultus- ministerium, 30.09.1946.

80   StAE XIV.0.Y.1: ENN, 09./10.09.1949.

81   StAE XIV.152.C.1: NN, 14.01.1948.

82   StAE XIV.152.C.1: EN, 13.06.1949.

83   Lehmann: 1996. S. 358.

84   Leserbrief einer Medizinstudentin in der Frankfurter Rundschau, 01.02.1946. Else Rath, die Tochter von Gusta Rath, musste ihr 1942 auf- genommenes Medizinstudium bis 1948 unterbrechen, da sie jahrelang auf die

Wiederzulassung warten musste; siehe Lebenslauf in Rath: 1952.

85   Haas: 1947.

86   Wirth: 1947.
87   Zu Gusta Raths späterem Leben siehe Schlösser: 2007. S. 276–281.

88   Zu Jula Dittmars Wirken in Bayreuth siehe Geschichtswerkstatt Bayreuth (Hg.): 1992. S. 71–72.

Die Medizinische Fakultät in Erlangen im Zeitalter der Weltkriege (1914–1945)

1   Unter dem langen 19. Jahrhundert verstand der britische Historiker Eric Hobsbawm die Zeit von der Französischen Revolution 1789 bis zum Beginn des Ersten Weltkrieges 1914. Diese Epoche war geprägt durch den Kampf der Arbeiter um ihre Rechte, den Aufstieg von Kapitalismus und Bürgertum, den Imperialismus sowie durch Säkularisierung und Rationalisierung. Siehe Hobsbawm: 2017.

»Völlig aus den Fugen geworfen«. Deutschland und der Erste Weltkrieg

1   Über den Ausbruch des Ersten Weltkrieges, genauer über die Kriegsschuldfrage wird seit Kurzem wieder länderübergreifend und leidenschaftlich diskutiert. Stein des Anstoßes war dabei die Studie von Clark: 2013.

2   Zum Ersten Weltkrieg im ländlichen Franken siehe May/Rodenberg (Hg.): 2014.
3   Vgl. Hirschfelder: 2007. S. 107.
4   Siehe Verhey: 2000. Seit Kurzem auch Bendikowski: 2014.
5   Vgl. Bruch: 2016. S. 19–20.
6   Zur Universität Erlangen im Ersten Weltkrieg siehe Wachter: 2014a sowie Blessing: 1993.
7   Jordan: 1920.
8   Zu Entstehung und Quellenkritik siehe Wachter: 2001. S. 255–259.

Generell erlebt die Forschung über den Ersten Weltkrieg seit ca. zwei Dekaden einen deutlich vernehmbaren Aufschwung, der im Gedenkjahr 2014 seinen vorläufigen Höhepunkt fand. An grundlegenden Arbeiten seien u. a.

9   Quellenkritische Überlegungen zu den Feldpostbriefen des Ersten Weltkrieges bietet Ulrich: 1997.
10   Zit. n. Jordan: 1920. S. IV.
11   Zit. n. Wachter: 2001. S. 278.
12   Vgl. Schumann: 2004. S. 2.
13   Brief Anton Wernichs vom 14.08.1914, zit. n. Jordan: 1920. S. 178–179.
14   Vgl. Jordan: 1920. S. 162.
15   Brief Anton Wernichs vom 14.08.1914, zit. n. Jordan: 1920. S. 179.
16   Vgl. Jordan: 1920. S. 162.

Münkler: 2014 und Leonhard: 2014 genannt; jetzt auch Afflerbach: 2018.
2   Zit. n. Bloch: 1977. S. 313.

17   Brief Gottfried Burckhards vom 03.08.1914, zit. n. Jordan: 1920. S. 181.
18   Tagebucheintrag Otto Walters vom 05.08.1914, zit. n. Jordan: 1920. S. 181.
19   Siehe Ulrich: 1992.
20   Vgl. Schumann: 2004. S. 2.
21   Brief Heinrich Müllers vom 16.10.1916, zit. n. Jordan: 1920. S. 222–225.
22   Vgl. Jordan: 1920. S. 117.
23   Brief Ludwig Mohrs vom 08.05.1918, zit. n. Jordan: 1920. S. 326.
24   Vgl. Jordan: 1920. S. 155.

Erlanger Opfer des Ersten Weltkrieges

1   Penzoldt: 1915. S. 13. Vgl. Ude-Koeller: 2016a.

2   UAE A2/2 Nr. 9.

25   Zur Rede Spechts siehe Ude-Koeller: 2016b.
26   Zit. n. Ritter: 1998. S. 51.
27   Zit. n. Penzoldt: 1915. S. 13. Für eine frühere Äußerung Penzoldts zum Frauenstudium siehe Penzoldt: 1898.
28   Siehe hierzu allgemein Mauer: 2006.
29   Vgl. Wachter: 2014. S. 710.
30   Vgl. Wendehorst: 1993. S. 146–147.
31   Vgl. Penzoldt: 1915. S. 13.
32   Vgl. Grützmacher: 1915. S. 34–35.
33   Vgl. Liermann: 1977. S. 39.
34   Vgl. Wittmann: 2003. S. 68.
35   Ausführlich zur Erlanger Universitätsmedizin im Ersten Weltkrieg siehe Ude-Koeller: 2016a.

36   Vgl. Wachter: 2014. S. 711.
37   Vgl. Wachter: 2001. S. 251.
38   Prorektoratsbericht Gustav Specht 1913/14, zit. n. Wachter: 2014. S. 709.
39   Vgl. Penzoldt: 1915. S. 12–13.
40   Vgl. Wendehorst: 1993. S. 146; Hauser: 1927. S. 147; Ude-Koeller: 2016a. S. 157–159.
41   Im Einzelnen sind dies: Universität Erlangen (Hg.): 1915; Universität Erlangen (Hg.): 1916; Universität Erlangen (Hg.): 1917. Zu dieser Quelle siehe auch Wachter: 2001. S. 250–255.
42   Bachmann: 1915. Die nun folgenden Angaben und Zitate aus ebd.
43   Siehe Liermann: 1977. S. 35–36.

44   Zit. n. Grützmacher: 1916. S. 1.
45   Siehe hierzu v. a. Eckart: 1996.
46   Ausführlich meldeten sich im »zweiten Gruß der Universität an ihre Studenten« die Chirurgen Ernst Graser und Erwin Kreuter, der Direktor der Medizinischen Poliklinik Friedrich Jamin, der Dermatologe Leonhardt Hauck, der Psychiater und Neurologe Karl Kleist, der Anatom Arnold Spuler, der Hygieniker und Bakteriologe Ludwig Heim und der Gerichtsmediziner Martin Nippe zu Wort.
47   Graser: 1916. S. 6–7.

»Kerker der Qualen«, Zufluchtsraum und Ort des Müßiggangs – Das Lazarett im Ersten Weltkrieg

1 Zit. n. Remarque: 1929. S. 180.

2 Siehe hierzu ausführlich Enzensberger: 2013.

3 Siehe etwa Prüll/Rauh (Hg.): 2014.
4 Zit. n. Enzensberger: 2015. S. 4.

48 Zur Militärpsychiatrie im Ersten Weltkrieg siehe u. a. Riedesser/Verderber:
1996; Hofer: 2004; Peckl: 2014.
49 Kaufmann: 1916.
50 Vgl. Michl: 2007. S. 219.

51 Kleist: 1916. Sofern nicht anders vermerkt, folgende Angaben und Zitate
aus ebd.
52 Siehe hierzu im Längsschnitt vom
Ersten Weltkrieg bis ins 21. Jahrhundert Rauh/Prüll: 2015.
53 Vgl. Rauh/Leven: 2013. S. 41–42.

54 Siehe Eckart: 2014.
55 Zit. n. Eckart: 2014. S. 13.
56 Bericht des Hygienisch-
Bakteriologischen Instituts, gezeichnet
Prof. Dr. Heim, 26.08.1919, zit. n.
Wachter: 2014. S. 714.
57 Zit. n. Hauser: 1927. S. 143.

Nervöses Herzklopfen. Der Soldat Karl S. im Reservelazarett Erlangen

1 Zum Weg der Lazarettakten wie
auch zum Aktenbestand Pers 9 des
Bundesarchiv-Militärarchivs siehe
Prüll/Rauh (Hg.): 2014.

2 Diese wie die nun folgenden Angaben
und Zitate zu Karl S. basieren, sofern
nicht anders vermerkt, auf seiner
Lazarettakte aus dem Ersten Weltkrieg.

Diese befindet sich im BA-MA Freiburg,
Bestand Pers 9/Nr. 13821.
3 Zur Herzneurose siehe Eckart: 2003.
4 Siehe Radkau: 1998.

58 Zit. n. Hauser: 1927. S. 147–148.
59 Siehe Barth: 2003 sowie Sammet:
2003.
60 Vgl. Sprenger: 2008. S. 63.

61 Ausführlich hierzu Sammet: 2003.
S. 95–97.
62 Zit. n. Hauser: 1927. S. 148.
63 Zit. n. Hauser: 1927. S. 148.

64 Zum »Versailler Vertrag« siehe Kolb:
2005.
65 Vgl. Hammerstein: 2006. S. 8–9.

Das Ende der Monarchie in Bayern

1 Wegweisend hierzu Bosl (Hg.): 1969;
weiterhin Kögelmeier: 2001; Weidermann: 2017. Sehr instruktiv zudem der

Eintrag im Lexikon der Bayerischen
Geschichte von Grau: 2008.
2 Zit. n. Kögelmeier: 2005.

66 Siehe hierzu Wirsching/Eder: 2008.
67 Vgl. Hammerstein: 2006. S. 3–8.
68 Vgl. Rauh: 2016d. S. 226–228.
69 Zit. n. Gay: 1970. S. 44.
70 Die nun folgenden Ausführungen
basieren auf den Studien von Hammerstein: 2006. S. 2–8 sowie Wettmann:
2006. S. 15–16.
71 Zit. n. Grüttner: 2012. S. 92.
72 Zum Werdegang Franz Penzoldts siehe
die Kurzbiografie von Ude-Koeller,
abrufbar unter: http://www.200.uk-
erlangen.de/de/geschichte/20-koepfe-
der-erlanger-universitaetsmedizin/

penzoldt/index.html#c1004 (Zugriff:
17.05.2018).
73 Vgl. Klein: 2006. S. 23.
74 Zit. n. Klein: 2006. S. 26.
75 Zu den Einkommensverhältnissen
Erlanger Professoren siehe im Detail
Willett: 2001. S. 266–284.
76 Zu den steuergeschichtlichen Aspekten
vgl. Holtfrerich: 1986. S. 207–208.
77 Siehe Willett: 2001. S. 334–347.
78 Vgl. Liermann: 1977. S. 27.
79 Siehe hierzu ausführlich Ude-Koeller:
2016c, hier v. a. S. 172–173, Zitate nach
ebd.

80 Zit. n. Klein: 2006. S. 27.
81 Der Suizid von Willi Penzoldt und seiner Partnerin ist dokumentiert in Klein:
2006. S. 40–41.
82 Zit. n. Willett: 2001. S. 332.
83 Vgl. Franze: 1993.
84 Siehe hierzu Liermann: 1977. S. 76–83.
85 Vgl. Rauh: 2016d. S. 228.
86 Zur Inflation in Deutschland siehe vor
allem Feldman: 1996.
87 Angaben entnommen aus Jakob: 2016.
S. 267, 285, 303.
88 ET, 09.07.1923, zit. n. Jakob: 2016.
S. 226.

»Bildnis eines Arztes« – Ernst Penzoldt über seinen Vater

1 Zit. n. Penzoldt: 1984. S. 70. Sofern
nicht anders vermerkt, stammen sämt-

liche weiteren Angaben und Zitate aus
ebd. S. 70–87.

2 Zu Ernst Penzoldt siehe die hervorragende Biografie von Klein: 2006.

89 Diese wie die nun folgenden Angaben
und Zitate basieren, sofern nicht explizit anders vermerkt, auf UAE A2/3
Nr. 67: Verspätete Gehaltszahlung
während der Geldentwertung, 1923.
90 Der Vorgang ist beschrieben in
Wittman: 2003. S. 78.
91 Siehe Graf: 2008. S. 56–58.
92 Eingängig hierzu Geyer: 1998.

93 Zur bayerischen Ordnungszelle und
von Kahr siehe Hinterberger: 2016.
94 Zur anhaltenden Unterstützung des
Ministerpräsidenten von Kahr durch
die »Bayerische Mittelpartei« siehe
Hinterberger: 2016. S. 195–200.
95 Zit. n. Seiderer: 2014. S. 1009. Zur
»Bayerischen Mittelpartei« siehe en
Detail Kiiskinen: 2005. Sofern nicht

anders vermerkt, auch im Folgenden
nach ebd.
96 Flugblatt der Bayerischen Mittelpartei,
14.03.1920, zit. n. Kiiskinen: 2005. S. 79.
97 Vgl. Willett: 2001. S. 332.
98 Vgl. Wendehorst: 1993. S. 164,
179–180.

Alfred Kantorowicz erinnert sich

1 ENN, 02.08.1923, zit. n. Jakob: 2016. S. 234.
2 Zu Alfred Kantorowicz siehe Gruner: 2006. Die nun folgenden Angaben und Zitate zu Kantorowicz sind dieser Biografie entnommen. Zu seiner Studentenzeit in Erlangen siehe auch Rauh: 2016a. S. 207–208, 214.
3 Kantorowicz: 1923.

99 Zu Johannes Reinmöller existiert eine materialreiche aber unkritische Biografie von Müller: 1994. Siehe jedoch seit Kurzem die konzise Studie von Ude-Koeller: 2018. Sofern nicht explizit anders vermerkt, basieren die folgenden Ausführungen zu Reinmöller auf der Abhandlung von Ude-Koeller.
100 Zit. n. UAE C3/5 Nr. 66: Körner, Rostock, an Graser, 23.03.1921.
101 Vgl. UAE C3/5 Nr. 66: Graser an Körner, 22.03.1921.
102 Zit. n. UAE C3/5 Nr. 66: Körner an Graser, 23.03.1921.
103 Die von Reinmöller in Aussicht gestellte politische Zurückhaltung geht zumindest aus UAE C3/5 Nr. 66: Graser an Reinmöller, 26.03.1921, hervor.
104 Zit. n. Wendehorst: 1993. S. 163.
105 Zit. n. Franze: 1993. S. 49.
106 Die Missbilligung wurde – kurz nach der Machtübernahme durch die Nationalsozialisten – im Mai 1933 aus Reinmöllers Personalakte gelöscht; vgl. BayHStA MK 35659: Rektor der Universität Erlangen an den bayerischen Kultusminister, 18.05.1933.
107 Zu Conti siehe Leyh: 2002. Die nun folgenden biografischen Ausführungen zu Conti basieren, soweit nicht anders vermerkt, auf den dortigen Angaben.
108 Zu den »Karrieren der Gewalt« späterer NS-Täter siehe Paul/Mallmann: 2004.
109 Siehe hierzu im Detail Herbert: 1991. S. 115–144 und Wildt: 2002.
110 Siehe hierzu Gietinger: 2008, hier v. a. S. 394–396.
111 Zu Nanna Conti siehe Peters: 2014.
112 Zu Fritsch siehe Albanis: 2009.
113 Zum Deutschvölkischen Schutz- und Trutzbund siehe nach wie vor Lohalm: 1970.
114 Siehe Grüttner: 2012. S. 208–210.
115 Zu Nicolais pazifistischen Ansichten siehe Schmiedebach: 1987. S. 110–112.
116 Zit. n. Süß: 2003. S. 46.
117 Siehe neben Franze: 1993 seit Kurzem auch Rauh: 2016a.

118 Contis bestandene Abschlussprüfungen sind dokumentiert in UAE C3/6 Nr. 4854.
119 Wegweisend zu Hermann Wintz sind die Arbeiten von Wolfgang Frobenius. Siehe etwa Frobenius: 2003, hier v. a. S. 381–419 oder Frobenius: 2016a. Neuerdings auch Rauh: 2018.
120 Die Verhandlungen der Medizinischen Fakultät über das Dienstvergehen von Wintz finden sich in UAE A2/10 Nr. 6. Sofern nicht anders vermerkt, die nun folgenden Ausführungen und Zitate nach ebd.
121 Hervorhebungen im Original.
122 Siehe hierzu ausführlich Frobenius: 2016a.
123 Dies wird auch anhand seiner Offizierspersonalakte deutlich. Sie findet sich im BayHStA, Abt. IV: Kriegsarchiv unter der Signatur OP 51831.
124 Die Einflussnahme von RGS für Wintz geht aus der Berufungsliste der Medizinischen Fakultät für die Wiederbesetzung des Lehrstuhles für Frauenheilkunde vom 11.01.1921 hervor; siehe Zit. n. UAE A2/1/Nr. 36a.
125 Vgl. Frobenius: 2016a. S. 193.
126 Zur »Erlanger Methode« siehe Frobenius: 2016a. S. 194–198.
127 UAE C3/7d Nr. 1659: Aus dem Gästebuch des Röntgeninstituts.
128 Zit. n. UAE C3/7d Nr. 1657: Artikel eines ägyptischen Arztes über das Röntgeninstitut im Erlanger Tageblatt, 01.10.1929.
129 Herbert: 2004. S. 35.
130 Zu neueren Arbeiten über die Erlanger Universitätsmedizin im »Dritten Reich« siehe Rauh: 2016d; Rauh: 2016f. Diese beiden Studien bieten auch die Grundlage für die nun folgenden Ausführungen.
131 Siehe im Detail Kopke/Treß (Hg.): 2013.
132 Angaben zum »Potsdamer Tag« in Erlangen sind der folgenden Website entnommen: http://lorlebergplatz.de/seite06.htm (Zugriff: 29.05.2018).
133 Generell zur Bedeutung Hitlers im NS-Staat siehe Kershaw: 1999.

134 Siehe hierzu Kershaw: 2011.
135 Siehe hierzu im Detail Franze: 1993.
136 Siehe Wittern: 1993. S. 387.
137 ET, 12.05.1932, zit. n. Franze: 1993. S. 160.
138 »Stellungnahme der medizinischen Fakultät vom 20.05.1932 zu dem Beschluss der medizinischen Fachschaft, fremdstämmige Studenten auszuschließen«, zit. n. Franze: 1993. S. 161.
139 Vgl. hierzu Rauh: 2016a. S. 213.
140 Die folgenden Angaben basieren, sofern nicht anders vermerkt, auf den »Begrüssungsworte[n] des Dekans der Medizinischen Fakultät, Prof. Goetze, gerichtet an die klinischen Medizinstudierenden bei der Eröffnung des Sommersemesters am 8. Mai 1933«. Die Rede ist abgedruckt in BHStA MK 43654: Akten des Staatsministeriums für Unterricht und Kultur betr. Otto Goetze.
141 Siehe hierzu vor allem Aly: 2005.
142 Siehe Franze: 1993. S. 272–288.
143 Zit. n. Wendehorst: 1993. S. 200.
144 Zit. n. Novojski (Hg.): 1999. S. 126.
145 Siehe hierzu Grüttner/Kinas: 2007.
146 Stellungnahme von Julius Schwemmle am 02.01.1934, zit. n. Franze: 1993. S. 343.
147 Vgl. Grüttner/Kinas: 2007. S. 127. Siehe auch Jasper: 1993. S. 829.
148 Vgl. Jasper: 1993. S. 815–816.
149 Vgl. Jasper: 1993; Sandweg: 1993. S. 99.
150 Zit. n. Prof. Wirz, Referent für medizinische Hochschulangelegenheiten bei der Hochschulkommission der NSDAP an das bayerische Kultusministerium, 14.06.1934, zit. n. Sandweg: 1993. S. 99.
151 Siehe Wendehorst: 1993. S. 200–202. Vgl. auch Sandweg: 1993. S. 112. Generell zur Medizinischen Fakultät im Nationalsozialismus siehe Wittern: 1993. S. 380–382.

Ein geplatzter Traum – Der Erlanger Internist Werner Schuler
1   Die Information zu Schuler beruhen, sofern nicht anders vermerkt, auf sei-

ner Personalakte der Universität. Diese befindet sich in UAE A2/1 Nr. S 82.

152 Grundlegend hierzu Seier: 1964.
153 UAE C3/5 Nr. 42: Rundfunkrede von Specht, 02.07.1935.
154 Siehe hierzu Jasper: 1993. S. 823–824.

155 Die Angaben und Einschätzungen zu Wintz basieren, sofern nicht anders vermerkt, auf Rauh: 2018.

156 Vgl. Sandweg: 1993. S. 112–113, 117; Wendehorst: 1993. S. 197, 202; Jasper: 1993. S. 828.

Werner Rosenthal – Von Erlangen nach Indien. Ein deutsch-jüdisches Ärzteschicksal im 20. Jahrhundert
1   Zu Leben und Werk Werner Rosenthals vgl. Leven: 2015.
2   Leven: 2015. S. 74.
3   http://www.dgnn.de/de/preise/wernerrosenthalpreis.php?topload=1 (Zugriff: 05.06.2018).

157 Zit. n. Wendehorst: 1993. S. 202. Siehe auch Sandweg: 1993. S. 112–113, 117.
158 Vgl. Rauh: 2016d. S. 237.
159 Etwa Sandweg: 1993. S. 107, 113.
160 Zu Streicher siehe Roos: 2014.
161 Dieses Selbstverständnis war etwa im Führungskorps des Reichssicherheitshauptamtes besonders ausgeprägt. Siehe hierzu Wildt: 2002.
162 Vgl. Frobenius: 2003. S. 399.
163 Zit. n. Frobenius: 2003. S. 395.
164 Vgl. Frobenius: 2003. S. 395.
165 Vgl. Rauh: 2016d. S. 232–233.
166 Zum »Wintz-Projekt« und den Diskussionen darüber siehe seit Kurzem auch Rauh: 2016e.
167 Die Wintz-Denkschrift vom 12.12.1943 findet sich in BayHStA MK 40028. Sofern nicht anders vermerkt, sind die folgenden Zitate und Angabe dieser Quelle entnommen.

168 Zit. n. UAE T2/1 Nr. 38: Personalakte Richard Greving.
169 Vgl. Rauh: 2016d. S. 240.
170 Siehe hierzu auch Sandweg: 1993. S. 118, 126.
171 Vgl. Rauh: 2016d. S. 241.
172 Die folgenden Ausführungen basieren in Teilen auf Rauh: 2016f.
173 Siehe hierzu die Standard- bzw. Überblickswerke von Kater: 2000 und Eckart: 2012.
174 Siehe Rüther: 2001.
175 Siehe hierzu Raphael: 2001.
176 Siehe Schmuhl: 1990.
177 Zur NS-Vergangenheitspolitik der Universitätsmedizin siehe Oehler-Klein/Roelcke (Hg.): 2007. Allgemein zur NS-Vergangenheitspolitik in der Bundesrepublik siehe Frei: 1996.
178 Siehe Burleigh/Wippermann: 1991.

179 Einen konzisen Überblick über die Forschungsliteratur zu Rassenhygiene und Rassenanthropologie liefert Schmuhl: 2011. Zur Geschichte der Rassenhygiene siehe im Detail Weindling: 1989 sowie Weingart/Kroll/Bayertz: 1992.
180 Das Schreiben Karl von Angerers an das bayerische Kultusministerium vom 10.02.1930 findet sich in UAE C3/1 Nr. 306. Sofern nicht anders vermerkt, sind die folgenden Zitate und Angabe dieser Quelle entnommen.
181 Vgl. Franze: 1993. S. 346.
182 Siehe Franze: 1993. S. 392–393.
183 Zit. n. Franze: 1993. S. 392–393.
184 Zu Pratje siehe neuerdings Braun, I.: 2017.

Friedrich Meggendorfer – ein Erbpsychiater auf dem Lehrstuhl für Psychiatrie und Neurologie
1   Zu Friedrich Meggendorfer liegt seit Kurzem eine Biografie vor. Siehe Braun, B.: 2017. Dieser an sich gut recherchierten Arbeit mangelt es jedoch verschiedentlich an hinreichender Distanz zu ihrem Untersuchungsgegenstand, was dazu führt, dass insbesondere Meggendorfers Werdegang im »Dritten Reich« weitgehend unkritisch wiedergegeben wird.
2   Seine Hamburger Zeit wird eingehend beschrieben in Bussche: 2014. S. 220–222. Hierin finden sich auch ausführliche Belege zu Meggendorfers erbpsychiatrischen und rassenhygienischen Forschungsschwerpunkten.
3   Siehe hierzu Ude-Koeller: 2016d.
4   Vgl. Rauh: 2016f. S. 279–281.
5   Siehe hierzu die Überlieferung der Patientenakten der Heil- und Pflege-

anstalt Erlangen. Diese befindet sich in StAN Abg. 1968, Titel I b.
6   Vgl. BA-MA RH 12–23/Nr. 671: Meggendorfer: Erfahrungsbericht über wichtige kriegsärztliche Beobachtungen auf psychiatrisch-neurologischem Fachgebiet für die Monate April, Mai und Juni 1943, 06.07.1943.

185 Zum Verfahren des GzVeN siehe Ley: 2004. S. 67–69.
186 Siehe hierzu ausführlich Rost: 1987.
187 Siehe Rüdin (Hg.): 1934.
188 Vgl. Schmuhl: 2003. S. 12.
189 Siehe Meggendorfer: 1934.

190 Vgl. Ley: 2004. S. 115.
191 Siehe Ley: 2004. S. 276–278.
192 Siehe u. a. Frobenius: 2003; Frobenius: 2004; Frobenius: 2012; Krüger: 2007. Die nachfolgenden Ausführungen basieren, soweit nicht anders vermerkt,

auf den Arbeiten von Frobenius und Krüger.
193 Siehe UAE A2/3 Nr. 135.

Zwangsabtreibung bei Tatjana Petrowa

1 Da das bayerische Archivgesetz eine vollständige Namensnennung von Opfern des Nationalsozialismus nicht vorsieht – zumindest dann nicht, wenn diese Informationen, wie es hier der Fall ist, auf den Angaben einer Krankenakte basieren –, hat sich der Verfasser dafür entschieden, ein Pseudonym zu verwenden.

2 Die nun folgenden Informationen sind, sofern nicht anders vermerkt, ihrer Krankenakte aus der Universitäts-Frauenklinik entnommen. Diese befindet sich in UAE C3/7d Nr. 1644.

194 Vgl. Topp: 2010. S. 189. Generell zur »Kindereuthanasie« siehe Topp: 2004.

195 Zur NS-»Euthanasie« in der Heil- und Pflegeanstalt Ansbach siehe Weisenseel: 2012. Zur Ansbacher »Kinderfachabteilung« siehe Nedoschill/Castell: 2001.

196 Zur Rolle Viethens im Kontext der »Kindereuthanasie« siehe Bussiek: 2005.

197 Das Faksimile des Erlasses findet sich in Klee: 1983. S. 100.

198 Zum Meldebogenverfahren der »Aktion T4« siehe Rauh: 2010.

3 Wegweisend zur NS-Zwangsarbeit Herbert: 1999. Zur Zwangsarbeit in Erlangen siehe Friederich (Hg.): 2007. Generell für Franken: May (Hg.): 2008.

199 Siehe hierzu Faulstich: 1998.

200 Zur Heil- und Pflegeanstalt Erlangen im »Dritten Reich« siehe Siemen: 2012.

Ein Unbekannter

1 Die Krankenakte befindet sich im BA R179, Kanzlei des Führers, Hauptamt IIb.

2 Siemen: 2012a.

3 Siemen: 2012b.

201 Aufschluss über die Verlegungspraxis zwischen Universitätspsychiatrie und Heil- und Pflegeanstalt in Erlangen im Kontext der »Aktion T4« geben dabei die beiden folgenden Krankenakten von Patienten, die der NS-»Euthanasie« zum Opfer fielen: BA Berlin R 179/Nr. 15281 (Patientenakte von Paul G.) sowie Nr. 15282 (Patientenakte von Johann F.).

202 Siehe Siemen: 2015. S. 33–46.

203 Siehe hierzu demnächst die Dissertation von Wüstner: [erscheint demnächst].

Neue Perspektiven für die Erforschung der NS-»Euthanasie« in Erlangen

1 Punktuell wurde der Aktenbestand bereits von Braun in ihrer materialreichen, wenngleich unkritischen Biografie über Friedrich Meggendorfer verwendet. Siehe Braun, B.: 2017.

2 Siehe UAE A6/3i Nr. 1.

204 Rauh: 2016f; Ude-Koeller: 2016e.

205 StA Coburg, Spk BA Stadt, L 223 [Lüttge].

206 Mertz-Mertzenfeld: 1923.

207 Lüttge: 1924.

208 Vgl. Slotta: 1926.

209 UAE C3/1 Nr. 452: Kultusministerium an den Vorsitzenden des Prüfungsausschusses für die Ärztliche Prüfung, 12.04.1937.

210 StA Coburg, Spk Bamberg-Stadt III, H 58 [Heßler].

211 Siehe hierzu z.B. Schwarze: 1997.

212 StABa M 10/40, Nr. 16 [Nachlass Lüttge]: 1. Rundschreiben A Nr. 13/43 der KVD Landesstelle Bayern, 25.06.1943; 2. Mitteilung der KVD, hektographiert ohne Datum.

213 StABa M 10/40, Nr. 16: Lüttge an die KV, 03.07.1943.

214 Zu Gauß siehe: Wolf: 2008.

215 StABa K 585, Nr. 21: Kultusministerium an Lüttge, 02.06.1937 (Dr. Boepple).

216 StABa M 10/40, Nr. 16 [Nachlass Lüttge]: Jaschke an Lüttge, 30.09.1943.

217 Siehe hierzu: Doneith: 2008. S. 98–100.

218 StadtA Bamberg, D 1042+132, Dr. Lüttge: Heßler an Lüttge, 11.10.1944.

219 StadtA Bamberg, D 1042+132, Lüttge an Heßler, 21.10.1944.

220 StadtA Bamberg, D 1042+32, Dr. Lüttge: Lüttge an den Regierungspräsidenten in Ansbach zur Weitergabe an das bayerische Kultusministerium, 23.10.1944.

221 StA Coburg, Spk BA Stadt, L 223 [Lüttge].

222 StA Coburg, Spk BA Stadt, L 223 [Lüttge].

223 StadtA Bamberg, D 1042+132, Dr. Lüttge: Brief Dr. Dehler, 24.11.1945.

224 Schenk: 2009. S. 241–248.

225 Schwarze: 1997. S. 146–148.

226 UA Tübingen, 335/7: Eymer an Mayer, 06.03.1944.

227 Eberle: 2017. S. 134–138.

228 Rauh: 2016f. S. 273, 276.

229 StA Coburg, Spk BA Stadt, L 223 [Lüttge]: Stellungnahme Lüttges für die Spruchkammer, in einem Schreiben seines Anwalts vom 29.01.1947.

230 Vgl. Kirchhoff (Hg.): 1987; Guggenbichler: 1988.

231 Groß/Westemeier/Schmidt/Halling/Krischel (Hg.): 2018; vgl. auch Schwanke/Krischel/Groß: 2016; Kirchhoff/Heidel: 2016.

232 Zur Gleichschaltung vgl. Tascher: 2018.

233 Wündrich: 2000; Busch-Dohr: 2004; Grüttner: 2013.

234 Thieme: 2018.

235 Rauh: 2016d. S. 226–228, 234–235; Ude-Koeller: 2018; vgl. auch Müller: 1994.

236 Nach dem Freitod des Gründers des Erlanger Lehrinstituts für Zahnheilkunde, des fürstlichen preußischen Hofzahnarztes Friedrich Wilhelm Schneider, hatte die Fachentwicklung zunächst stagniert. Erst 1911 wurde von staatlicher Seite eine Zahnärzt-

liche Poliklinik unter der Leitung von Euler eingerichtet; vgl. Weber: 1961.

237 UAE A6/3j Nr. 3: Begrüßungsansprache des Rektors Stählin zur Eröffnung des erweiterten zahnärztlichen Instituts. In Anerkennung seiner Verdienste um das »Emporblühen der zahnärztlichen Poliklinik« unternahm die medizinische Fakultätsleitung 1922 einen ersten, allerdings erfolglosen Vorstoß beim Bayerischen Staatsministerium für Unterricht und Kultus, den lediglich nach Rang und Titel, nicht aber nach Besoldungsgruppe als ordentlicher Professor geführten Zahnmediziner finanziell besser zu stellen. Vgl. BayHStA MK 35659: Med. Fak. Erlangen an den Akad. Senat Erlangen, 24.07.1922.

238 Reinmöller: 1934. S. 4.

239 BayHStA MK 72395: Lehrstuhlakte u.a. Johannes Reinmöller. Akten des Staatsministeriums für Unterricht und Kultus Universität Würzburg. Besondere Vorkommnisse, Beschwerden, Angriffe in Zeitungen gegen die Universitätsverwaltungen; Bekanntmachung vom 15. November 1935.

240 Rauh: 2016d. S. 236.

241 UAE A2/1 H81: Separatvotum Eulers an den Dekan, 21.02.1924. Hauberrisser wurde trotz des Votums habilitiert und erhielt die Venia legendi.

242 BayHStA MK 68983: Hauberrisser an Wintz, 03.03.1942. Hauberrisser wurde in Göttingen promoviert (1919) und habilitiert (1924) und war stellvertretender Leiter der dortigen Zahnklinik. Vgl. auch Universitätsarchiv Göttingen KUR 5115: Hauberrisser (Briefwechsel zwischen Erlangen und Göttingen wegen unvollständiger Personalakte Hauberrissers). Vgl. auch UAE A6/3j Nr. 5: Specht an das Kultusministerium, 26.05.1937.

243 UAE C3/1 Nr. 309: Schreiben des Reichs- und Preuß. Minister für Wissenschaft, Erziehung und Volksbildung, 27.09.1935.

244 UAE C3/1 Nr. 309: Specht an Pieper, 29.02.1936.

245 BayHStA MK 68938: Pieper an das Kultusministerium, 15.12.1941.

246 UAE C3/1 Nr. 309: Dekan Jamin an das Rektorat, 31.10.1935.

247 UAE A6/3j Nr. 5: Hauberrisser an Dekan Jamin, 30.10.1935.

248 UAE A6/3j Nr. 5: Schreiben von Specht, 26.05.1937.

249 UAE A6/3j Nr. 5: Kultusministerium an den Rektor, 04.06.1937.

250 UAE A6/3j Nr. 5: Specht an das Kultusministerium, 09.07.1937.

251 UAE C3/1 Nr. 309: Hauberrisser an Wintz, 11.04.1942.

252 UAE A6/3j Nr. 5: Hauberrisser an den Dekan, 21.05.1938.

253 UAE A6/3j Nr. 5: Schreiben an Baurat Groß, 20.09.1936. Ab 1942 war Hauberrisser auch Mitglied der Arbeitsgemeinschaft zur Erforschung der Heilpflanzen um Alfred Brauchle.

254 Dross: 2016.

255 Rauh: 2016d. S. 236–237.

256 BayHStA MK 68938: Pieper an Ministerialrat von Jan, 15.12.1941. Hauberrisser hatte auch den Dekan schriftlich über die Anzeige Spechts informiert; vgl. UAE C3/5 Nr. 64: Hauberrisser an den Dekan, 10.12.1941.

257 BayHStA MK 68938: Hauberrisser an Rektor Wintz, 03.03.1942.

258 UAE C3/5 Nr. 64: Hauberrisser an Rektor Wintz, 07.09.1942.

259 UAE A2/1 H81a: Specht an das Kultusministerium, 11.09.1942. Zum weiteren Schriftwechsel vgl. UAE A2/1 H81a: Jan an den Rektor der Universität München mit Abdruck an Rektor Wintz, 30.09.1942/06.11.1942.

260 BayHStA MK 68938: Rektor Wintz an Ministerialrat von Jan, 07.05.1943.

261 UAE F2/1 Nr. 2427: Specht an Rektor Baumgärtel, 13.09.1948.

»... dann würden uns die Talare bei dem zu erwartenden Genickschuss nichts nützen«

1 UAE C3/1 Nr. 309: Hauberrisser an Dekan Hasselwander, 05.02.1945.

2 UAE C3/1 Nr. 310: Abschrift Kultusministerium an das Rektorat, 02.11.1948.

Von Strahlung, Schwangeren und Syphilis. Dissertationen der Medizinischen Fakultät der Universität Erlangen 1918–1948

1 Jahresverzeichnis deutscher Hochschulschriften 1918–1948.

2 UAE C3/1 Nr. 223: Promotionsordnungen vom 28.06.1917, 27.01.1920 und 05.10.1940.

3 Groß: 2006. S. 77–78. Die erste zahnmedizinische Dissertation an der Medizinischen Fakultät Erlangen ist Rebel: 1920. Insgesamt waren im untersuchten Zeitraum mindestens 321

Arbeiten (12,4 %) zahnmedizinischen Inhalts.

4 UAE C3/1 Nr. 223: Promotionsordnung, 27.01.1920.

5 UAE C3/1 Nr. 223: Promotionsordnung, 05.10.1940.

6 UAE C3/1 Nr. 223: Promotionsordnung, 27.01.1920.

7 UAE C3/1 Nr. 223: Promotionsordnung, 05.10.1940.

8 Frobenius: 2016b. S. 247–248.

9 Jahresverzeichnis: 1922.

10 Vgl. Frobenius: 2016b. S. 247–249.

11 Vgl. Wendehorst: 1993. S. 217–224.

12 Frobenius: 2016b. S. 247–249.

13 Wendehorst: 1993. S. 219.

14 Abele-Brehm: 2004.

15 Rebel: 1920.

16 Seyboth: 1925.

17 Seyboth: 1925. S. 1.

Aus dem Geschäftszimmer der Medizinischen Fakultät der frühen Nachkriegszeit

1 Alle Ausführungen nach UAE C3/1 Nr. 755.

18 Eckart: 2012. S. 286–290. Bezieht man unter diesem Aspekt nun zusätzlich jene Arbeiten mit ein, die nicht nur die Krebserkrankung an sich, sondern auch diagnostische oder therapeutische Ansätze näher beleuchten, ergibt sich die etwas größere Gesamtzahl von 328 Dissertationen.

19 Eckart: 2012. S. 284.

20 Fricke: 1922.

21 Zeller: 1925.

22 Ibel: 1946.

23 Liffgens: 1920.

24 Scheuermann: 1940.

25 Menzinger: 1948.

26 Schulze: 1928.

27 Schlesinger: 1928.

28 Kobes: 1933.

29 Pfeiffer: 1937.

30 Gast: 1933.

31 Hatzold: 1937.

32 Bodenhausen: 1938.

33 Beckh: 1942.

34 Guthmann: 1919.

35 Schuster: 1938.

36 Schlüter: 1941.

37 Köstler: 1940.

38 Duckheim/Roelcke: 2014.

39 Achepohl: 1921.

40 Miller: 1946.

41 Neumeyer: 1941.

42 Steenholdt: 1948.

43 Dotterweich: 1936.

44 Hermesdorf: 1925. Im Originaltext vorgenommene Unterstreichungen wurden nicht übernommen.

45 Bodenhausen: 1938. Hierzu Braun, I.: 2017.

46 Fuchs: 1936.

Brüche und Kontinuitäten – Die Medizinische Fakultät in den Jahren 1945 bis 1960

1 Hofer: 2010; Schlich: 2007; Atzl/Hähner-Rombach: 2005; Szollosi-Janze: 2004.

2 Kleßmann: 1985. S. 485; Schildt/Sywottek (Hg.): 1998. Auch hinsichtlich der Geschichte der Medizin plädiert Hofer (2010) dafür, die scheinbar antagonistischen Interpretationsansätze »Restauration« und »Modernisierung« »mit mehr Gelassenheit und als zwei Seiten derselben Medaille zu sehen«.

3 Hochgeschwender: 2011.

4 Für eine detaillierte Darstellung der letzten Kriegstage in Erlangen vgl. Popp: 1995 sowie seit Kurzem Jakob: 2018. Beschreibungen über den Zustand der Kliniken und Institute der Medizinischen Fakultät sind in UAE C3/1 Nr. 448 und UAE C3/1 Nr. 273. S. 14–15 überliefert. Als aufschlussreiche Quellen für die frühe Besatzungszeit haben sich neben den Akten der Militärregierung persönliche Erfahrungsberichte und Aufzeichnungen beteiligter Personen erwiesen: Tent: 1982; Heinemann (Hg.): 1990; Tent (Hg.): 1998; Stern: 2004. Zur US-amerikanischen Gesundheitspolitik in den ersten Jahren der Besatzung, die hier nicht näher ausgeführt wer-

den kann, vgl. Ellerbrock: 2004. Zur Geschichte der Medizinischen Fakultät Erlangen in den Nachkriegsjahren siehe Plöger: 2016a; Plöger: 2016b.

5 Vgl. UAE C3/1 Nr. 448: Dekan Hasselwander an Rektor und Bauamt, 20.01.1945. Als Ausweichquartiere wurden vor allem Schulgebäude in der ländlichen Umgebung ins Auge gefasst, die sich jedoch als ungeeignet erwiesen oder bereits anderweitig belegt waren.

6 Oberst Hilschmann, Schutzbereichskommandant für Erlangen, zit. n. Popp: 1995. S. 27; UAE C3/1 Nr. 387: Jamin an Dekan Hasselwander, 19.05.1945.

7 Zit. n. Popp: 1995. S. 44. Als Lorleberg kurz darauf ein letztes Widerstandsnest an der Thalermühle aufsuchte, kam er unter bis heute nicht restlos geklärten Umständen ums Leben.

8 Zum Wirken der US-amerikanischen Militärregierung in Erlangen vgl. Sandweg: 1996.

9 EN, 18.02.1948.

10 Vgl. auch für die folgenden Angaben UAE C3/1 Nr. 387. Wie sehr etwa die Belieferung der Universität mit Brennmaterialien von äußeren Entwicklungen abhängig war, geht

aus einem Schreiben des »Kohlenreferenten« Langer an Rektor Baumgärtel hervor: Zum einen steige »im Zusammenhang mit dem ERP-Programm« der Bedarf der deutschen Industrie an Kohle und Koks, zum anderen sei der »Zufuhr von Tschechen-Kohle [...] bei etwaigen politischen Komplikationen« stark gefährdet; siehe BayHStA MK 71828, Langer an Rektor Baumgärtel, 28.03.1949.

11 UAE C3/1 Nr. 387: Kirch an Dekan Hasselwander, 19.05.1945.

12 Für eine ausführliche Darstellung der Tuberkulosebekämpfung nach dem Zweiten Weltkrieg vgl. Ude-Koeller: 2016c. S. 180–184.

13 Zit. n. Gräf/Braun: 1986. S. 29.

14 Vgl. EN, 10.08.1946, 14.09.1946, 31.12.1946, 02.04.1949 sowie Hirschfelder: 1996.

15 Vgl. UAE C3/1 Nr. 273. S. 34, 46.

16 Alle Angaben aus Denkschrift: 1947.

17 EN, 22.12.1945.

18 Vgl. Ausschuss: 1947; Redl: 1988. S. 16.

19 Denkschrift: 1947; ergänzende Angaben aus EN, 13.12.1947.

20 UAE C3/1 Nr. 682: Rundschreiben von Dekan Thomas, 20.02.1947.

21 EN, 02.07.1948.

Studium im »Land der Täter«

1 Vgl. auch Tobias: 2002, bes. S. 50–52.

2 Oral history with Janek Dresner, 19.05.1983. URL: https://collections.ushmm.org/search/catalog/irn510754 (Zugriff: 08.02.2018).

3 Vgl. UAE F2/1+2 Nr. S2610–01647 (PA Schindel).

4 BayHStA MK 71828: Wernsdorfer an Rektor Brenner, 17.08.1946. Zu weiteren Vorfällen in den 1940er und 1950er

Jahren vgl. Protokoll, 06.09.1946; Telefongespräch Wernsdorfer mit Liermann, 01.10.1946; EN, 13.06.1951; New York Times, 02.08.1958.

5 Keneally: 2007. S. 134–135.

22 BayHStA MK 70804: Kultusministerium Bayern an das Kultusministerium Baden-Württemberg, 29.03.1946.; UAE C3/1 Nr. 693: Kultusministerium an die bayerischen Universitäten, 27.08.1946.

23 Für weiterführende Informationen zur Entnazifizierung vgl. Vollnhals: 1991 (Überblicksdarstellung); Niethammer: 1982 (Bayern); Schuh: 2013 (Mittelfranken); Schrumpf: 1996 (Er-

langen); Chroust: 1997 (Universitäten); Wendehorst: 1993. S. 224–239; Müller: 1997. S. 54–67 (Universität Erlangen); Plöger: 2016b (Med. Fak.).

24 Die Begründungen sind abgedruckt in Wendehorst: 1993. S. 219.

25 UAE F2/1 Nr. 2295a: Rektor Süss an das Kultusministerium, 22.11.1945.

26 UAE F2/1 Nr. 2367a: Matthaei an Althaus, 25.08.1945. Vgl. auch UAE A2/1

Nr. H67: Hasselwander an Rektor Süss, 06.11.1945.

27 Vgl. UAE C3/1 Nr. 387: Direktive der Militärregierung, 31.05.1945.

28 Zur US-amerikanischen Hochschulpolitik und Hochschulreformplänen vgl. Bungenstab: 1970; Defrance: 2007; Malycha: 2009; Paulus: 2010.

29 UAE C3/1 Nr. 273. S. 19.

Die Reform wird verschoben

1 BayHStA MK 70804: Dekan Schübel an das Kultusministerium, 02.03.1946.

2 Vorlesungs-Verzeichnis der Friedrich-Alexander-Universität Erlangen für das Sommersemester 1946. S. 16.

30 UAE C3/1 Nr. 746: Dekan Schübel an Militärregierung, 20.12.1945, 03.01.1946.

31 UAE F2/1 Nr. 3277: Dekan Schübel an Rektor Süss, 13.01.1946.

32 Vgl. Wolbring: 2014.

33 Mittelbayerische Zeitung, 29.01.1946; BayHStA MK 70804: Entschließung des Allgemeinen Deutschen Gewerkschaftsbundes; EN, 02.02.1946; New York Times, 18.02.1946; New York Times, 23.02.1946.

34 Vgl. BayHStA MK 70804: Dekan Schübel an das Kultusministerium, 28.02.1946.

35 Ähnliche Argumente und Befürchtungen wurden wenige Jahre später in der Diskussion um die Wiederaufnahme des Verbindungswesens vorgebracht; vgl. EN, 02.12.1949.

36 Die nachsichtige Haltung der Militärregierung gegenüber der jüngeren Generation zeigte sich auch bei der Gewährung einer »Jugendamnestie« für Personen, die nach dem 1. Januar 1919 geboren waren, wodurch zugleich der bürokratische Aufwand der Entnazifizierung erheblich reduziert werden konnte. Die 1947 initiierten Unter-

3 UAE C3/1 Nr. 682: Rundschreiben, 01.09.1946; UAE C3/1 Nr. 677: Rektor Kuen an das Kultusministerium, 03.12.1953. Einem ähnlichen Zweck dienten interdisziplinäre Vortragsreihen im Rahmen des Dies academi-

suchungen gegen über tausend Studenten, die der Fragebogenfälschung, also des bewussten Verschweigens von Parteizugehörigkeit und Ämtern, verdächtigt wurden, verliefen offenbar ebenfalls im Sande (Vgl. Redl: 1988. S. 16, 34, 39–40).

37 Gelberg (Bearb.): 1997. S. 293–303; UAE C3/1 Nr. 693: Staatskommissar Mayer an Rektor Süss, 20.05.1946.

38 BayHStA MK 70804: Hett an das Kultusministerium, 26.02.1946.

39 UAE C3/1 Nr. 692: Dekan Thomas an Rektor Brenner, 14.11.1946.

40 Leibbrand, Schübel und Sasse zählten 1946 neben dem Juristen Friedrich Lent zu den Unterzeichnern eines Protestschreibens gegen die Wahl Eduard Brenners zum Rektor der Universität Erlangen. Neben formalen Bedenken spielte dabei Brenners kompromissbereite Haltung gegenüber belasteten Dozenten eine Rolle (Vgl. Sandweg: 1996b. S. 370–371). Sasse, Leibbrand und Ganse gehörten auch der Universitätskommission zur Untersuchung der Schwangerschaftsabbrüche bei »Ostarbeiterinnen« an.

41 UAE F2/1 Nr. 3277: Schübel an Rektor Brenner, 16.06.1947.

cus. Im Jahr 1952 sprach der Internist Carl Korth über die *Verantwortung des Arztes*, der Pädiater Friedrich Jamin über den *Arzt und die öffentliche Gesundheitsfürsorge*.

4 EN, 14.11.1951, 30.07.1951.

42 BayHStA MK 71828: DANA-Meldung, 17.07.1946.

43 HistArchivBR, RV/28.1: Sendemanuskript, 18.07.1947. Zu dem kritisierten Gremium vgl. Friederich (Hg.): 1993. S. 138 sowie Wendehorst: 1993. S. 225, der die Formulierung auf den Vorprüfungsausschuss für die Erlanger Spruchkammern bezieht. Für eine Stellungnahme der Mitglieder des Gremiums vgl. BayHStA MK 71282: Untersuchungsausschuss an das Kultusministerium, 19.09.1946. Bemerkenswert erscheint, dass der Bayerische Ministerrat bereits am 4. Juli 1947 über die »Zustände an der Universität Erlangen« debattierte (Vgl. Gelberg (Bearb.): 1997. S. 616–618).

44 BayHStA MK 71282: Protokoll, 17.07.1946; vgl. auch UAE F2/1 Nr. 3277: Schübel an Rektor Brenner, 16.06.1947.

45 Die unzähligen Eingaben und Briefe des Medizinstudenten und einiger Kommilitoninnen und Kommilitonen an Universität, Kultusministerium und Militärregierung sind im Wesentlichen in BayHStA MK 71282 und UAE C3/1 Nr. 692 überliefert.

Werner Leibbrand – ambivalenter Gegner der NS-»Euthanasie«

1 Leven: 1994. S. 82, Anm. 70. Weiterführende Literatur: Wittern-Sterzel: 2002; Wiesinger/Frewer: 2014; Ude-Koeller/Leven: 2016; Siemen: 2017.

46 UAE C3/1 Nr. 692: Thomas an das Rektorat, 23.08.1946.

47 UAE C3/1 Nr. 692.

48 BayHStA MK 71282: Schreiben an Hochschuloffizier Costrell, 24.04.1947. Die Vorwürfe gegen Ranke wurden

später in den EN (03.07.1948) erneut aufgegriffen.

49 UAE F2/1 Nr. 1706: Ranke an Rektor Brenner, 23.08.1946.

Von der Kriegs- zur Friedensforschung: Der Physiologe Otto Friedrich Ranke

1 UAE F2/1 Nr. 1706: Kultusministerium an Rektor Brenner, 28.06.1947.

2 Zit. n. Unger: 1991. S. 121.

3 BayHStA MK 72021: Lebenslauf Ranke, 02.05.1946.

4 Neumann: 2005, bes. S. 251–273.

5 Beushausen/Dahms/Koch/Massing/ Obermann: 1998. S. 270. Ebenfalls in Rankes Anwesenheit wurde im Januar 1945 auf einer Tagung zum Thema *Hunger, Unterernährung und Wieder-auffütterung* über Hungerversuche an

»Strafgefangenen« im KZ Mauthausen und Kriegsgefangenen berichtet.

6 StAN Spk R-15, 21.03.1947.

7 Vgl. Neumann: 2005. S. 260.

50 Der Fall ist vor dem Hintergrund einer Auseinandersetzung zwischen Hassel-wander und dem Prosektor Otto Popp (1897–1961) zu sehen, die sich gegen-seitig Verleumdung vorwarfen. Wo-möglich hatte Popp die Information an den Medizinstudenten weitergegeben; vgl. UAE C3/1 Nr. 534: Hasselwander an Dekan Thomas, 18.03.1948. Zu Popp vgl. Winkelmann: 2017.

51 Vgl. UAE C3/1 Nr. 727: Goetze an Staatsanwaltschaft Nürnberg-Fürth, 29.10.1951. Zur Ermittlung gegen Hasselwander vgl. auch Wendehorst: 1993. S. 237–238; Hildebrandt: 2016. S. 301–302.

52 Brenner: 1947.

53 EN, 28.02.1948.

54 UAE C3/1 Nr. 692: Dekan Thomas an Rektor Brenner, 14.11.1946.

55 UAE F2/1 Nr. 3164: Leibbrand an Brenner, 02.10.1947; vgl. auch UAE F2/1 Nr. 3277: Schübel an Rektor Brenner, 16.06.1947.

56 Zu Ganse siehe Frobenius: 2016; Sand-weg: 1996. S. 382–383 sowie die in der DDR erschienene Biografie von Kühn/ Schneck: 1988.

57 UAE F2/1 Nr. 3277: Schübel an Rektor Brenner, 16.06.1947; vgl. auch Schübel an Rektor Löwenich, 15.04.1957.

58 UAE C3/1 Nr. 300: Dekan Thomas an Forst, 10.05.1947.

59 StAN Spk M-135: Vorprüfungsaus-schuss, 02.04.1947.

60 StAN Spk G-130, 16.09.1948; vgl. Friederich (Hg.): 1993. S. 348.

61 UAE A2/1 Nr. G 41: Stellungnahme von Otto Goetze, 12.03.1946.

62 Rauh: 2016d. S. 230.

63 Specht: 1935.

64 StAN Spk S-114.

65 UAE C3/5 Nr. 28: Matthaei an Rektor Baumgärtel, 26.01.1949.

66 Vgl. StAN Spk G-95; UAE F2/1 Nr. 3292b: Aktennotiz Brenner, 30.08.1946; BayHStA MK 72068: Kultusministerium an Rektor Brenner, 12.06.1947.

67 UAE C3/1 Nr. 534: Dekan Thomas an Bauer, 31.01.1947; vgl. Wendehorst: 1993. S. 226–227.

68 UAE C3/1, Nr. 295: Schreiben an Zeller, 16.02.1947; C3/1 Nr. 325: Kultusministerium an die Rektoren der bayerischen Landesuniversitäten, 21.07.1947.

69 BayHStA MK 72021: Rektor Süss an das Kultusministerium, 16.04.1946.

70 BayHStA MK 71828: Fleischer an die bayerische Landesregierung, 05.07.1945.

71 UAE C3/1 Nr. 746: Dekan Thomas an Rektor Brenner, 02.03.1947.

72 UAE A2/1 Nr. H67: Hasselwander an Rektor Süss, 06.11.1945.

73 UAE C3/1 Nr. 303: Dekan Thomas an Beringer, 08.11.1946; C3/1 Nr. 298: Dekan Thomas an das Kultus-ministerium, 18.11.1947.

74 UAE C3/1 Nr. 303, 1947; vgl. auch Dekan Thomas an Muralt, 20.03.1947. Das Protokollbuch der Fakultäts-sitzung vermerkt, man habe »aus zeitbedingten Zweckmäßigkeits-gründen« auf Mauz' Berufung ver-zichtet (UAE C3/1 Nr. 273. S. 46). Mauz' Beziehungen zum ostpreußischen Gauleiter Erich Koch (1896–1986), der schwere Kriegsverbrechen in Polen und der Ukraine zu verantworten hatte, werden in Rauh: 2013 untersucht.

75 UAE C3/1 Nr. 534: Dekan Thomas an Prorektor Veit, Köln, 28.08.1947.

76 UAE C3/1 Nr. 698: Wochenbericht, 05.07.1947.

77 UAE A2/1 S 82: Dekan Thomas an Rektor Brenner, 18.12.1946.

78 UAE C3/1 Nr. 303: u.a. Dekan Tho-mas an Ackermann, 16.02.1947. Der für das Amt favorisierte Hans Walter Gruhle (1880–1958), bekanntermaßen ein Gegner des »Euthanasie«-Pro-gramms, kam aus Altersgründen nicht in Frage, auf eine Wiedereinsetzung Meggendorfers verzichtete man wegen der geringen Erfolgsaussichten von vornherein.

79 UAE C3/1 Nr. 698: Wochenbericht, 03.05.1947?; UAE C3/1 Nr. 286: Berb-linger an Dekan Thomas, 13.03.1948.

80 BayHStA MK 72021: Rektor Süss an das Kultusministerium, 16.04.1946.

81 Müller: 1997. S. 67. Ein vergleichs-weise harmloser Fall war die Wieder-einstellung des Privatdozenten für Urologie, Edmund Thiermann (1904–1966), die vom Kultus-ministerium beschlossen wurde, ohne dass ein entsprechender Antrag der Fakultät vorlag; vgl. UAE F2/1 Nr. 3292 b.

82 Die komplexen Vorgänge, die an dieser Stelle nur skizziert werden können, sind ausführlich dargestellt in Frobenius: 2012; vgl. auch Frobenius: 2016c.

83 HistArchivBR, RV/28.1: Sende-manuskript, 18.07.1947.

84 UAE C3/5 Nr. 44: Abschrift des Be-schwerdebriefes, 08.04.1949. Siehe auch Stenographischer Bericht über die Verhandlungen des Bayerischen Landtages, 117. Sitzung, 06.09.1950. S. 823–824.

85 Stern 37 (1950). S. 6–7, 21; Der Spiegel 29 (1950). S. 6–8.

86 EN, 06.10.1950.

87 BayHStA MK 72016: Knorr an das Kultusministerium, 07.02.1949; Knorr an Bürgermeister Hergenröder, 24.07.1949.

88 BayHStA MK 72016: Gutachten; Mayer an das Kultusministerium, 02.12.1949.

89 BayHStA MK 72016, 05.01.1950. Offenbar war man im Ministerium der Ansicht, den Bogen mit den Berufungen Dyroffs und Knorrs überspannt zu haben und mahnte zu künftiger Zurückhaltung bei der Berücksichtigung von Sondervoten.

90 Die Angelegenheit ist dokumentiert in UAE C3/5 Nr. 21; F2/1 Nr. 2296b (PA Hett); F2/1 Nr. 2206a (PA Bauer).

91 UAE C3/1 Nr. 534: Dekan Thomas an Prorektor Veit, Köln, 28.08.1947. Robert Heiss, der das Erlanger Institut bis dahin kommissarisch geleitet hatte, ging dafür nach München.

92 UAE C3/1 Nr. 534: Bauer an Rektor Baumgärtel, Dekan Matthes, Kultusministerium, 15.12.1948.

93 UAE C3/1 Nr. 290: Kultusministerium an Rektor Baumgärtel, 26.01.1948; C3/1 Nr. 534: Dekan Matthes an Rektor Baumgärtel, 14.02.1949. Die Fakultät und Hett argumentierten mit der Erlanger Tradition eines zweiten anatomischen Lehrstuhls und der damit verbundenen Stärkung der vorklinischen Ausbildung. Zudem konnten sie auf zahlreiche Gutachten auswärtiger Ordinarien verweisen, die ein anatomisch-histologisches Extraordinariat wärmstens empfahlen.

94 UAE C3/1 Nr. 534: Dekan Matthes an Rektor Baumgärtel, 14.02.1949.

95 UAE F2/1 Nr. 2296b: Hett an Rektor Baumgärtel, 06.06.1950; Hett an Rektor Baumgärtel, 30.07.1950; C3/5 Nr. 21, Bauer an Dekan Beck, 09.02.1949; Rektor Pohle an das Kultusministerium, 28.07.1951.

96 BayHStA MK 72027: Kultusministerium an Rektor Baumgärtel, 25.07.1950. Beinahe zur selben Zeit wurde Bauer zum Lehrstuhlinhaber auf Lebenszeit ernannt.

97 UAE C3/1 Nr. 710: Kultusministerium an die Rektorate der bayerischen Landesuniversitäten, 12.07.1948.

98 Vgl. UAE C3/1 Nr. 310: Kultusministerium an Rektor Baumgärtel, 15.12.1949.

99 UAE C3/1 Nr. 534: Dekan Matthes an Rektor Baumgärtel, 01.12.1949.

100 UAE C3/1 Nr. 273. S. 87.

101 UAE F2/1 Nr. 2367a: Memorandum des Verbandes, 03.06.1951.

102 Art. 131 GG; Gesetz zur Regelung der Rechtsverhältnisse der unter Artikel 131 des Grundgesetzes fallenden Personen in BGBl. 1951 I. S. 307; UAE C3/1 Nr. 325: Kultusministerium an Rektoren, 26.06.1951.

103 Zu Pratje vgl. Braun: 2017.

104 UAE C3/1 Nr. 298: Dekan Matthes an Dekan Weber, München, 04.04.1950.

105 UAE C3/1 Nr. 1073: Aktennotiz, 03.12.1954, 06.12.1954.

106 Vgl. Bussiek: 2005. S. 155–160.

107 BayHStA MK 71828: Rektor Süss an das Kultusministerium, 29.01.1946.

108 Zu Schulddiskurs und »Wiedergutmachung« in der frühen Nachkriegszeit vgl. Kämper: 2005; Hockerts/Moisel/Winstel (Hg.): 2006; Oehler-Klein/Roelcke: 2007; Gassert: 2011; Braese/Groß (Hg.): 2015; Goschler: 2016.

109 Vgl. Tümmers: 2011.

110 Zur Vergangenheitspolitik in der universitären Medizin nach 1945 vgl. Oehler-Klein/Roelcke (Hg.): 2007.

111 UAE A6/3d Nr. 21: Rektor Brenner an das Kultusministerium, 09.12.1946. Die umstrittene Euxylseifenmethode war in der Nachkriegszeit auch zur Schwangerschaftsunterbrechung bei vergewaltigten deutschen Frauen angewandt worden und hatte, nachdem die Konzentration der Seifenlösung erhöht worden war, immer wieder zu Komplikationen und Todesfällen geführt.

112 Ausführlich dargestellt in Frobenius: 2004.

113 UAE A6/3d Nr. 21: Wintz an Leibbrand, 23.10.1946.

114 UAE A6/3d Nr. 21: Abschlussbericht.

115 UAE A6/3d Nr. 21: Brenner an Meyer, 13.11.1946. Vgl. auch Brenner an das Kultusministerium, 09.12.1946.

116 UAE A6/3d Nr. 21: Sasse an Brenner, 05.11.1946; vgl. auch Leibbrand an Brenner, 09.11.1946.

117 UAE A6/3d Nr. 21: Brenner an Leibbrand, 12.11.1946; Brenner an das Kultusministerium, 13.11.1946. Auch in anderen Fragen verfolgte Brenner einen »Mittelkurs«, der ihn »linken« und »rechten« Gruppen gleichermaßen suspekt erscheinen ließ (Sandweg: 1996. S. 382–383).

118 Ganse hatte bereits vor Einsetzung der Kommission im Rahmen seiner

Habilitationsschrift zur Gefährlichkeit der Euxylseifenlösung geforscht und vermutlich seine dabei gewonnenen Erkenntnisse an die Militärregierung weitergeleitet. Dafür spricht, dass er von der Militärregierung als einziger namentlich zum Kommissionsmitglied benannt wurde.

119 BayHStA MK 43537: Abschrift des Beschlusses des Landgerichts Nürnberg-Fürth, 27.12.1948.

120 Vgl. Peiffer: 2007; Westermann/Kühl/Ohnhäuser (Hg.): 2011; Topp: 2013.

121 Leibbrand: 1946. S. 15; UAE F2/1 Nr. 3164: Leibbrand an Brenner, 02.10.1947.

122 Vgl. Wiesinger/Frewer: 2014.

123 Vgl. Bussiek: 2005. S. 161–168.

124 Zu Kihn vgl. Lemke/Zimmermann: 2003. S. 52–54; Harms: 2010. S. 410–411; Rauh: 2016b.

125 Alle Zitate aus Kihn: 1932.

126 StAN Spk K-61: Kihn an Spruchkammer, 29.07.1947.

127 BayHStA MK 72015: Schmidt an das Kultusministerium, 30.03.1951.

128 Längere Artikel über Kihn erschienen in den EN unter anderem am 16.02.1952, 21.05.1952, 07.02.1955, 10.03.1955, 27.04.1955, 06.12.1955, 23.04.1956, 09.11.1956, 29.11.1956, 26./27.01.1957, 30.01.1957, 02./03.02.1958, 30.09.1958.

129 Der Spiegel 19 (1961). S. 35–44.

130 UAE F2/1 Nr. 2323a: H.-J. Bruns an Rektor Henning, 06.05.1961. Siehe auch Aktenvermerk, 18.05.1961.

131 UAE F2/1 Nr. 2323a: M. Mielke an das Kultusministerium, 25.08.1961.

132 UAE F2/1 Nr. 2323a: Verfügung der Staatsanwaltschaft beim Landgericht Nürnberg-Fürth, 22.01.1963.

133 UAE F2/1 Nr. 2323a: Rektor Henning an Manfred Mielke, 11.04.1962.

134 ET, 21.01.1964, 23.01.1964.

135 EN, 07.02.1948; vgl. auch UAE C3/1 Nr. 305. Im Sommer 1950 bezog die Hautklinik den früheren Arrestbau der Oberst-Drausnick-Kaserne.

136 BayHStA MK 71282: Heiss an Dekan Schübel, 02.05.1946; MK 68572: Wohnungsreferent Seidl an das Kultusministerium, 13.04.1946.

137 Vgl. UAE F2/1 Nr. 2482a: Thomas an Dekan Beck, 08.06.1949.

Die Fakultät nach der Währungsreform

1 Vgl. UAE C3/1 Nr. 273. S. 135; BayHStA MK 72085: Bayerischer Oberster Rechnungshof an das Kultusministerium, 05.03.1951.

2 BayHStA MK 72085: Matthes an Rektor Pohle und Dekan Beck, 06.12.1950.

3 Landwehr: 1948. Die Ausgabe 13/14 der Zeitschrift *Die Erlanger Universität* vom 20.07.1948 befasste sich fast ausschließlich mit den Auswirkungen der Währungsreform auf die Studentenschaft. Vgl. auch EN, 01.05.1948.

4 EN, 23.06.1948, 14.07.1949 (Leserbrief).

5 Hochschuldienst I/5, Bl. 7; EN, 25.08.1948.

6 Der Spiegel 26 (1948). S. 20.

138 Vgl. EN, 05.02.1949.

139 EN, 15.01.1949, 22.06.1949; Neue Zeitung, 27.01.1949.

140 Jakob: 1996. S. 602.

141 Baumgärtel 1949. S. 14–15.

142 Die Neue Zeitung, 31.03.1949.

143 Bezeichnenderweise antwortete Rektor Baumgärtel, ihm sei gar nicht bekannt gewesen, dass die Medizinische Fakultät einen eigenen Pressereferenten habe (UAE F2/1 Nr. 3164: Rektor Baumgärtel an Leibbrand, 05.04.1949).

144 UAE F2/1 Nr. 3164: Leibbrand an Dekan Beck, 31.03.1949; UAE C3/1 Nr. 737: Scheller an Dekan Beck, 01.02.1950. Allerdings gestand auch Scheller zu, dass sich der Artikel vielleicht »einer nicht ganz zweckmässigen Formulierung« bedient habe.

145 Zit. n. EN, 03.10.1952, 24.10.1952, 25.10.1952, 16.01.1954.

146 BayHStA MK 68572: Satzung für die Studentenschaft, 1957.

147 EN, 05.11.1958.

148 Zit. n. EN, 27.03.1950. Zur Ansiedlung der Siemens-Werke vgl. Feldenkirchen: 2004.

149 Insgesamt konnte die Friedrich-Alexander-Universität in den 1950er Jahren rund 30 Millionen DM in Baumaßnahmen investieren.

150 EN, 18./19.05.1957, 25./26.05.1957.

151 Vgl. EN, 06./07.10.1956.

152 Die Universität Erlangen: 1955. S. 2; Nöbeling: 1961.

Eine Liegende auf Reisen

1 EN, 05.03.1954, 27.08.1955.

2 EN, 20.05.2006.

153 Baumgärtel: 1949. S. 8, 30.

154 UAE C3/1 Nr. 387: Rektor Süss an Dekane, 09.02.1946; vgl. Kontrollratsgesetz Nr. 25, 29.04.1946.

155 UAE C3/1 Nr. 284: Dekan Thomas an das Kultusministerium, 10.11.1947; F2/1 Nr. 2367a: Matthaei an das Kultusministerium, 04.07.1947; Matthaei an Rektor Baumgärtel, 06.11.1948; Rektor Baumgärtel an Thyssen, Bonn, 28.03.1950.

156 UAE C3/1 Nr. 409: Dekan Thomas an die Ordinarien der Medizinischen Fakultät, 09.03.1948.

157 UAE C3/1 Nr. 409: Fleischer an Dekan Thomas, 12.03.1947; Lentze an Dekan Thomas, 13.03.1947; Dekan Thomas an das Kultusministerium, 18.11.1946. Tobler hatte 1941 in seiner Schrift *Pflegen oder Verstossen. Ein Wort zur Frage der humanen Tötung* gegen die Euthanasie Stellung bezogen.

158 Vgl. Latzin: 2005. Im Jahr 1950 wurde der Deutsche Akademische Austauschdienst (DAAD) gegründet.

159 Vgl. Paulus: 2010. S. 279; Schleiermacher: 2010.

160 Baeyer: 1950. S. 2; vgl. auch UAE C3/1 Nr. 409: Dekan Thomas an die Ordinarien der Medizinischen Fakultät, 09.03.1948; Dekan Beck an Albertini, Zürich, 24.06.1948.

161 EN, 06.07.1955. Grundlage der Entscheidung war eine Stellungnahme des Verbandes Deutscher Studentenschaften.

162 Vgl. Wagner: 2010. S. 36, der im Rahmen des Wissenstransfers »rituelle Signale einer kritischen Distanz im Wissenschaftsverständnis« von deutscher Seite konstatiert.

163 BayHStA MK 72019: Sondervotum, 12.12.1952; vgl. Becker: 1973. Henning selbst klagte 1961: »In Paris allein existieren mehr prominente Gastroenterologen als in ganz Deutschland« (UAE C3/1 Nr. 1163: Henning an Dekan Schreck, 20.01.1961).

164 Vgl. Schnalke: 2000; Leven: 2016a. S. 380–381.

Der schwierige »Geist der Freundschaft«

1 Das Gerät wurde einst mit der bemerkenswert niedrigen Inventarnummer 35 in den Bestand der Universitäts-Frauenklinik Erlangen aufgenommen. Die dazugehörige Inventarliste existiert nicht mehr.

2 Das American Museum of American History der Smithsonian Institution in Washington D.C. adelt das Gerät in einem Webseiteneintrag als »perhaps the greatest single instrument of the postwar period« (http://americanhistory.si.edu/collections/search/object/nmah_399; Zugriff: 11.08.2018). Das Modell »DU« enthielt als wesentliche Neuerungen eine Wolframlampe als Lichtquelle, ein aus hochreinem brasilianischen Quarz hergestelltes Prisma und eine Fotozelle zur Darstellung des Ergebnisses. Damit löste es die früheren, zeit- und materialverschleißenden chemischen Analyseverfahren durch ein rasches, kostengünstiges lichtphysikalisches Messverfahren ab. Das Quartz-Spektrophotometer »DU« wurde bis 1964 kaum ergänzt, lediglich als »DU 2« etwas modifiziert und bis 1976 in über 30.000 Exemplaren verkauft. Zu Arnold Orville Beckman vgl. https://archives.sciencehistory.org/2012-002.html; https://digital.sciencehistory.org/works/765371638 (Zugriff: 11.08.2018); Simoni/Hill/Vaughan/Tabor: 2003.

3 Vgl. http://zeitgeschichte-dachau.de/pages/claus-bastian.php (Zugriff: 11.08.2018).

4 Zeitzeugengespräch mit einer früheren MTA der Klinik, geführt von Marion Maria Ruisinger.

165 EN, 19./20.10.1957.
166 Eine Liste nationaler und internationaler Kooperationspartner der Physico-Medica, die bereits Anfang der 1950er Jahre eine beachtliche Länge erreicht hatte, findet sich in den Sitzungsberichten: 1943/1951–1959. Zur Finanzlage des Universitätsbundes zu Beginn der 1950er Jahre vgl. Mitteilungsblatt 1 (1950). S. 3–5.
167 Im Jahr 1950 sagte das Kultusministerium die Einrichtung eines Extraordinariats für Röntgenologie unter der Bedingung zu, dass die Firma Siemens die Ausstattung des Instituts

und die Einrichtung einer Bettenstation übernimmt. Die Kooperation, die den angespannten Landeshaushalt entlasten sollte, kam letztlich nicht zustande (UAE C3/1 Nr. 273. S. 208–209).
168 EN, 03.08.1953, 04.08.1953, 06.08.1953.
169 EN, 16.04.1957.
170 Vgl. Informationen für die Studentenschaft der Friedrich-Alexander-Universität Erlangen-Nürnberg 2 (1962). S. 3.
171 New York Times, 02.08.1958; BA, B 136/Nr. 3037; vgl. Rohstock: 2010. S. 30–33.

172 Gerst: 2004. S. 113.
173 EN, 19.06.1948, 24.07.1948, 29.08.1949. Konkret bezog sich der Protest auf die am 5. Mai 1948 in Kraft getretene Niederlassungsordnung, die Ende des Jahres von der Militärregierung für nichtig erklärt wurde, da sie zu restriktiv sei.
174 Weiler: 1949. S. 17, 20; Koerting: 1949; EN, 29.08.1949. Zur gleichen Zeit wurde die Erlanger Ortsgruppe des Marburger Bundes gegründet.

Make Erlangen great again?

1 Der Spiegel 36 (2017).

2 EN, 06.08.1953; zu J. Trump vgl. auch MIT (Hg.): 1946.

3 Zit. n. Strauss: 2017.

175 BayHStA MK 70804: Kultusministerium an die Rektoren der Landesuniversitäten, 27.8.1946; Der Spiegel 30 (1950). S. 30–34; EN, 23.04.1949.
176 BayHStA, MInn M0031: Denkschrift, 02.01.1950; Vgl. Rohstock. S. 33.
177 Stellungnahme des Dekans, zusammengefasst in DEU 1 (1949). S. 9; UAE C3/1 Nr. 294: Dekan Beck an das Kultusministerium, 18.09.1950.
178 UAE C3/1 Nr. 284: Ranke an das Kultusministerium, 20.05.1948.
179 Heinemann (Hg.): 1997. S. 64. Das Protokoll vermerkt, dass Schübel diesen Vorschlag ablehnte.
180 BayHStA MK 70100: Kultusministerium an die Rektoren der bayerischen Landesuniversitäten, 14.8.1947; AStA an das Kultusministerium, 20.3.1948.
181 BayHStA MK 70100: Ranke an Dekan Thomas, 12.03.1948; Ranke: 1948.
182 Dass die Bewertungskriterien neben »Stil und äusseres Bild«, »Abschweifungen« und »Gefühlsausbrüche« auch den nicht näher erläuterten Punkt »Arztfamilie« umfassten, erscheint besonders bemerkenswert, da der Immatrikulationsreferent Otto Ranke den Ruf genoss, berufsgenealogischen »Prägungen« auch im Rahmen der ärztlichen Prüfung übermäßig viel Bedeutung beizumessen.

183 Rektor Eduard Brenner hatte das Thema »Soziale Hochschulreform« schon 1947 als dringend in Angriff zu nehmendes Reformprojekt benannt (Vgl. Brenner: 1947).
184 Greilinger: 2006. S. 27. Greilingers Dissertation zeichnet den Entstehungsprozess der neuen Bestallungsordnung nach und geht detailliert auf sämtliche Änderungen ein. Zur Ausarbeitung vgl. auch das Vorwort in der gedruckten Fassung von 1958.
185 EN, 03.06.1953. Zum langjährigen Konflikt um die Gestaltung der praktischen Ausbildung vgl. Egloff: 2002. S. 21–25.
186 EN, 03.06.1953.
187 Vgl. das Vorwort der Fassung von 1958, Koch/Rachold: 1958. S. 10.
188 Bauer: Vorwort 1956. V.
189 UAE F2/1 Nr. 2482a: Prodekan Matthes an Rektor Brenner, 29.09.1946.
190 BayHStA MK 72023: Dekan Schübel an das Kultusministerium, 16.03.1946.
191 UAE C3/1 Nr. 534: Dekan Thomas an W. Jacobj, 16.01.1947; vgl. Dekan Thomas an M. Clara, 24.02.1947.
192 UAE F2/1 Nr. 2482a: Thomas an Dekanat, Rektorat und Kultusministerium, 12.04.1949.
193 Schnalke: 1989. S. 51–54. Zur zeitgenössischen Berichterstattung über die Abteilungsgründung vgl. EN, 25.10.1950.

194 Vgl. Goetze: 1940. S. 204.
195 Schwarz/Schwilden/Schüttler: 2003. S. 380.
196 EN, 14.05.1959.
197 Vgl. Fischer: 1995; Freytag-Loringhoven: 2012; Schleiermacher: 2006. In Erlangen wurde ein ähnliches Konzept bereits seit 1946 durch die Vorlesungen der »Aufbau-Abteilung« verfolgt, in deren Rahmen die fachliche Ausbildung durch gesellschaftspolitische Inhalte angereichert werden sollte.
198 BayHStA MInn vorl. Nr. M0016.01, Int. Note, 19.08.1946.
199 Zu Leben und Wirken Leibbrands vgl. Unschuld/Weber/Locher (Hg.): 2005; Wittern-Sterzel: 2002.
200 EN, 05.06.1948.
201 Vgl. Nikolow/Schirrmacher (Hg.): 2007; Brandt/Klein/Kopp/Paletschek/Prüll/Schütze (Hg.): 2014; Kopp: 2015. S. 13–15, 314–315. Zum Öffentlichkeitsbegriff vgl. Kopp: 2015. S. 15–17.
202 Wagner: 2010. S. 28.
203 EN, 01.06.1954; Die Zeit, 18.01.1951. Ganz ähnlich Gagel: 1959. Vgl. auch eine Resolution des Deutschen Ärztetages 1958 (Kopp: 2015. S. 314–315).
204 EN, 25.02.1954.
205 Roelcke: 1995. S. 449.
206 Kopp: 2015. S. 312.

»Klein-Hollywood« an der Schwabach

1 Vgl. Meyer: 1996; Lehmann: 2002; Erbs: 1948.

2 EN, 23.07.1951. Vgl. auch die Dissertation von Tresp: 1954.

3 EN, 04./05.1957, 28.08.1953.

207 Lindner: 2004. S. 235; vgl. auch Kopp: 2015.

208 UAE C3/1 Nr. 307: May an Dekan Beck, 09.10.1950.

209 Sitzmann: 2005. S. 301.

210 UAE C3/1 Nr. 294: Institut zur Förderung öffentlicher Angelegenheiten an Dekan Matthes, 19.09.1950; EN, 04.04.1951, 26.04.1952, 12.04.1957.

211 UAE C3/1 Nr. 701: Henning an Universitätsbund, 10.03.1959, 03.10.1959; EN, 28.10.1959.

212 EN, 18.07.1952.

213 EN, 17.10.1956.

214 EN, 27./28.04.1957.

215 Zit. n. Der Spiegel 8 (1956). S. 41–42; vgl. auch EN, 15.02.1956. Zur Kritik der Ärzteschaft an der »teilweise sensationell aufgemachten, meist sehr laienhaften« Presseberichterstattung über die Poliomyelitis-Impfung vgl. Kopp: 2015. S. 148.

216 Windorfer: 1958; ET, 29.12.1959; Windorfer: 1961.

217 Vgl. Kopp: 2015. S. 142.

218 Siehe etwa Der Spiegel 51 (1948); EN, 28.04.1951; Der Spiegel 46 (1953); EN, 19.03.1954; EN, 01.09.1954. Auf scharfe Kritik stieß die Berichterstattung bei der Ärzteschaft; vgl. Rudolf: 1953. S. 20.

219 EN, 17.04.1959.

220 Vgl. UAE C3/1 Nr. 294: Hermann Krafft an Dekan Beck, 20.07.1950.

221 Vgl. Kopp: 2015. S. 142–145.

222 EN, 20.01.1955. Das immense Interesse erklärten die EN mit der »in letzter Zeit […] so verwirrende[n] Fülle von Veröffentlichungen«.

223 EN, 20.10.1952. Ein beherrschendes Thema war Krebs auch auf dem ärztlichen Fortbildungskongress 1952 in Erlangen, auf dem zahlreiche Erlanger Wissenschaftler auf die enorme Bedeutung der Früherkennung hinwiesen (EN, 27.10.1952).

224 Blümlein: 1955. S. 398.

225 Stendel: 1957; Tüngethal: 1960.

226 Vgl. Burmester: 2010. S. 18–22; Der Spiegel 32 (1951). S. 20–22.

227 Horvath: 1944; Horvath: 1946; Horvath: 1948.

228 EN, 16.07.1947.

229 EN, 04.05.1949; Der Spiegel 20 (1949). S. 30–32; Die Zeit, 02.06.1949; Der Spiegel 22 (1951). S. 28–29.

230 Der Spiegel 20 (1949). S. 31. Im Tagungsbericht, Matthes/Rech (Hg.): 1949. S. 353–357, ist an dieser Stelle lediglich von »Angriffen« gegen Bindig die Rede. Vgl. auch EN, 19.02.1949.

231 Vgl. Matthes/Rech (Hg.): 1949. S. 366–368. In einem 1979 veröffentlichten Überblick über die Geschichte der Ultraschallkrebstherapie wird der »Erlangen resolution« ein nachhaltig dämpfender Effekt auf die Forschungsaktivität zugesprochen. Die empfohlene Zurückhaltung habe dazu beigetragen, dass die »period of enthusiasm« von einer »period of pessimism« abgelöst wurde (Kremkau: 1979. S. 290–291). Seither hat das Interesse an Anwendungsmöglichkeiten des Ultraschalls in der Krebstherapie wieder zugenommen.

232 Der Spiegel 22 (1951). S. 28.

233 EN, 12.01.1946, 21.07.1948, 05.02.1951, 18.02.1954.

234 EN, 25.01.1955.

235 EN, 10.10.1958.

236 Hofer: 2007.

237 Der Spiegel 14 (1951). S. 21–26.

238 EN, 29.10.1955. Zum Schlagwort des »Gesundheitsingenieurs« vgl. Kopp: 2015. S. 336–337. Dass die Metapher auch zu positiven Assoziationen einlud, zeigte sich in einem Vortrag Scheiffarths im Jahr 1959: »Wir können heute Krankheiten mit der Exaktheit eines Ingenieurs messen« (EN, 14.07.1959).

239 Vgl. Der Spiegel 5 (1955). S. 36.

240 Henning: 1961. S. 5–6; vgl. auch das Kapitel über »Magenneurosen« in Henning: 1949. In seiner Rede apostrophierte Henning psychosomatische Magenschmerzen als »Zeitkrankheit«, die durch Angst, Ärger, Leistungsdruck und »stress« hervorgerufen sei. Zur Durchsetzung des Stresskonzepts in der Bundesrepublik vgl. Kury: 2012; in den 1950er Jahren wurde der Begriff meist noch als Fremdwort markiert.

241 Vgl. Kopp: 2015. S. 72; Köpp/Deter: 2006. In Erlangen wurde 1991 eine Abteilung für Psychosomatik und Psychotherapie in der Psychiatrischen Klinik eingerichtet.

242 Hofer: 2010. S. 12; zur Frischzellentherapie vgl. auch Hofer: 2009; Hofer: 2013.

243 Vgl. Hofer: 2009. S. 236: »Der Aufbau sollte nicht nur in politischer und gesellschaftlicher Hinsicht, sondern auch im Körper selbst stattfinden.«

244 Bauer, ein Schüler Alexis Carrells, hatte 1944 einen Forschungsauftrag des Reichsforschungsrats für Gewebezüchtung erhalten. Die auf seinem Aufenthalt in Clarens beruhende Publikation ist Bauer: 1948.

245 Der Spiegel 13 (1957). S. 37.

246 Bauer: 1954e; vgl. die Entgegnungen Niehans' in Niehans: 1957 und Fischer: 1957. S. 169–187.

247 Alle folgenden Zitate Bauers stammen aus Bauer: 1954a; Bauer: 1954c; Bauer: 1955a; Bauer: 1955b; Bauer: 1955c.

248 Leonhardt/Mosler/Haug: 1956. Alexander Mosler wurde 1960 über die *Frage der lokalen Wirkung von Frischzellen im Unterschied zur Wirkung von gekochtem und gefrorenem Zellmaterial* promoviert.

249 Ausführlich äußert sich Bauer zu seinen Reformvorschlägen in Bauer: 1959.

250 Iversen: 1956.

251 Vgl. Bauer: 1954b; Bauer: 1974. In einem Nachruf auf Bauer, der 1986 im *Uni-Kurier* erschien, nimmt die Frischzelltherapie und, zwischen den Zeilen, der Konflikt mit Niehans überraschenderweise recht breiten Raum ein (Vgl. Uni-Kurier 65/66 (1986). S. 92–93.).

252 Leibbrand: 1946. S. 16; vgl. Noack: 2006. S. 311.

253 Vgl. Brink: 2010; Balz: 2010.

254 EN, 24.01.1951, 07.02.1951. Ein Ermittlungsverfahren gegen die Erlanger Ärzte wegen Freiheitsberaubung und Nötigung wurde eingestellt. Wie bereits angedeutet, wurden die Ängste der

Bevölkerung bisweilen sogar gezielt bedient, um eine Ausgliederung der Nervenklinik aus der Heil- und Pflege-anstalt mit ihrem »Zuchthauskorridor« zu bewirken. Zu ähnlichen Fällen vgl. Brink: 2010. S. 372–379.

255 UAE C3/1 Nr. 387: Bericht der Psychia-trischen und Nervenklinik, 1945.

256 Baeyer: 1951a, S. 12–13.

257 Baeyer: 1950. S. 3.

258 Vgl. Kersting: 2003.

259 UAE C3/1 Nr. 737: Scheller an Dekan Matthes, 01.02.1950; Flügel: 1950. S. 1214.

260 Vgl. Baeyer: 1950. S. 7, der sich dabei auf die Situation in den Vereinigten Staaten bezog. Während der NS-Zeit war der Begriff »Psychohygiene« häufig mit eugenischen Maßnahmen in Verbindung gebracht worden. Für wei-tere Beispiele verwandter Diskursbei-träge in Presse und Wissenschaft vgl. EN, 15.03.1952, 11.06.1952; Baeyer: 1951b.

261 Baeyer: 1950. S. 3; vgl. auch Pongratz (Hg.): 1977. S. 23–24. Dass sich die »Psychotherapie an Nichtgeistes-kranken« auch in der Bundesrepublik durchsetzen werde, zog von Baeyer in Zweifel (Baeyer: 1950. S. 8).

262 Vgl. Rotzoll/Hohendorf: 2007. S. 323–324. In der 1964 erschienenen Monographie *Psychiatrie der Ver-folgten* fand von Baeyer »deutliche Worte gegen das Vergessen« und wies »ursächliche Zusammenhänge zwischen Extrembelastungen wie Konzentrationslagerhaft und seeli-schen Dauerschäden« nach. Vgl. zu Walter von Baeyer auch Goltermann: 2009; Balz: 2010. S. 147–151; Pongratz (Hg.): 1977. S. 8–33.

263 Flügel war in Halle (Saale) 1946 wegen seiner NS-Vergangenheit vom Dienst entbunden worden.

264 Vgl. Balz: 2010; Breuer: 2007.

265 Zitate aus: Flügel: 1953a; Flügel: 1953b; Flügel: 1954a; Flügel: 1954b; Flügel: 1957a; Flügel: 1957b.

266 Der Spiegel 26 (1955). S. 39; Der Spiegel 35 (1955). S. 38.

267 Vgl. Bangen: 1992. S. 103; Balz: 2010; Meier: 2015. S. 261–261, 286.

268 EN, 11./12.04.1959.

269 Knorr: 1958. S. 353.

270 Vgl. Kury: 2012; Roelcke: 1995.

271 EN, 30.03.1955.

272 Zit. n. Kury: 2012. S. 124.

273 EN, 06./07.06.1959.

274 Siebeck: 1956.

275 Der Spiegel 16 (1954). S. 34–37.

276 EN, 11./12.03.1955.

Krankheiten einer motorisierten Gesellschaft

1 EN, 07.01.1956.

2 EN, 25.04.1956.

3 EN, 24.04.1954, 08.06.1954, 31.01.1958; Hegemann: 1957. Vgl. auch die bei Weinig entstandenen Dissertationen von Seemann: 1951, Rauch: 1957; Petersmann: 1957; Flügel: 1960; Leder: 1961.

4 Hegemann: 1962: »Die Technisie-rung des Lebens hat viele Änderun-gen unserer Gewohnheiten mit sich gebracht, welche die Übung und Leistung des Haltungs- und Be-wegungsapparates einschränken. Der Mensch fährt in seiner Freizeit Auto statt zu wandern.«; Schoberth: 1962. S. 173–176.

5 EN, 01.12.1952, 20.08.1952; Ranke: 1956. Später war Ranke Sachbe-arbeiter im Referat »Blendung« des ADAC Bayern.

6 UAE C3/1 Nr. 701: Beck und Knorr an Universitätsbund, o. D. [1956]; Borneff: 1959.

277 EN, 26.07.1954, 19.02.1959. Kury (2012. S. 142–155) hebt hervor, dass das pädagogisch-präventivmedizinische Potential der Debatte um die »Managerkrankheit« vielen Ärzten eine Möglichkeit bot, auf »Topoi einer spezifisch medizi-nischen Zivilisationskritik national-sozialistischer Prägung« zurück-zugreifen und an »Traditionen einer nationalsozialistischen ›Gesundheits-führung‹« anzuknüpfen. Vergleichbare

Anschlussmöglichkeiten boten sich den Erlanger Medizinern Otto Ranke, Karl Matthes und Erich Müller, die sich im Rahmen wehrmedizinischer Forschungen mit Ernährung, Koronar-sklerose, Stoffwechsel- und Kreislauf-erkrankungen befasst hatten.

278 UAE C3/1 Nr. 701: Korth an Rektor Ernst, 26.03.1956; Korth an Bauer, 29.03.1956. Korth schlug schließlich Hegemann als Referenten vor, »aber vielleicht verdirbt er auch den Appetit«.

279 UAE C3/1 Nr. 1163: Aktennotiz, 23.02.1959; vgl. UAE C3/1 Nr. 276. S. 59–60.

280 EN, 06.10.1951.

281 UAE C3/1 Nr. 1163: Aktennotiz, 23.02.1959.

282 EN, 09./10.11.1957, 14.05.1957.

283 BayHStA MK 68572: Satzung für die Studentenschaft, 1957.

284 DUZ 10 (1962). S. 45.

285 Vgl. Oehler: 1998. S. 414.

Auf dem Weg zur Professur – Medizinische Habilitationen in Erlangen von 1918 bis 1960

1 Vgl. Schubert: 1993.

2 UAE C3/1 Nr. 225; Nr. 321.

3 Reichshabilitationsordnung: 1934.

4 UAE A1/3a Nr. 951: Reichs- und Preußischer Minister für Wissenschaft, Erziehung und Unterricht Rust an die Unterrichtsverwaltungen der Länder außer Preußen, 13.12.1934.

5 Reichs-Habilitations-Ordnung: 1939.

6 Es entfielen von nun an lediglich die Habilitationsgebühren, die nach dem Zweiten Weltkrieg eingeführt wurden, und ein Habilitationsantrag konnte nur solange zurückgezogen werden, wie sich noch kein Referent gegen die Habilitation ausgesprochen hatte. Zudem war die zeitliche Dauer des Kol-loquiums nun nicht mehr beschränkt.

7 Vgl. UAE C3/4a Nr. 75-134.

8 Die Benennungsvarianten im Diagramm resultieren aus den teils unterschiedlichen Fächerbezeichnungen und Herauslösungen aus anderen Fachbereichen über den Zeitraum.

9 Willett: 2001. S. 78.
10 Willett: 2001. S. 248–249.
11 Willett: 2001. S. 225.
12 Insgesamt konnten so 89 Habilitationstitel kategorisiert und eingeordnet

werden. Acht Arbeitstitel sind unbekannt bzw. mussten zur Vollziehung der Habilitation nicht vorgelegt werden.

»In einer Zeit, in der sich die Ereignisse der Universitätspolitik geradezu überstürzten« – Die Medizinische Fakultät zwischen 1960 und 1980

1 Vgl. Siegfried: 2003; vgl. auch Siegfried/Hodenberg (Hg.): 2006.
2 Vgl. Herbert (Hg.): 2002.
3 Für Lokalstudien vgl. Kopp: 2015; Rückher: 2014; Baas: 2014. Vgl. auch Jessen/John: 2005; Ferdinand/Kröner/Mamali (Hg.): 2013.
4 Zur Geschichte der Gesamtuniversität vgl. Wendehorst: 1993; zur Medizinischen Fakultät vgl. Wittern-Sterzel:

1993, v. a S. 403–420; Wittern-Sterzel: 2016a–h; Plöger: 2016b.
5 Vgl. Bartz: 2006. S. 28–30.
6 Becker: 2005; Geis (Hg.): 2009. S. 435–458. Vgl. auch Empfehlungen: 2004.
7 Eine gute Übersicht aller offiziellen Stellungnahmen des Wissenschaftsrates und der DFG bis 1979 bietet die Antwort der Bundesregierung auf die Kleine Anfrage der Fraktion der CDU/

CSU (Bundestag, Drucksache 8/3087). Situation der medizinisch-klinischen Forschung. URL: http://dipbt.bundestag.de/doc/btd/08/031/0803122.pdf (Zugriff: 19.06.2018). Zur frühen Kritik am Wissenschaftsrat in den 1960er Jahren vgl. auch Habermas: 1969.
8 Empfehlungen: 1960. S. 24; Rohde: 1977. S. 7.
9 Empfehlungen: 1960. S. 16, 415–436.
10 Empfehlungen: 1960. S. 435–436.

Erlangen braucht ein kommunales Krankenhaus

1 Auszug aus dem Programm der Erlanger SPD für die Wahlen zum OB und Stadtrat am 11.06.1972. Herrn Hahlweg herzlichen Dank für die auszugsweise Überlassung des Programms.
2 UAE C3/1 Nr. 1411: Rundschreiben von Dekan Pauly, 12.06.1973.

3 UAE C3/1 Nr. 1411: Ober an Dekan Pauly, 12.06.1973.
4 UAE C3/1 Nr. 1411: Demling an Kanzler Köhler über Dekan Pauly am 15.06.73.
5 UAE C3/1 Nr. 1411: Pressedienst der Stadt Nr. 31, 27.07.1973.
6 UAE C3/1 Nr. 1411: Arbeitsministerium an die Stadt Erlangen, 19.12.1975.

7 UAE C3/1 Nr. 1411: Schreiben von Eckstein, als Abdruck an Rügheimer, 04.02.1976.
8 UAE C3/1 Nr. 1411: Präsident der FAU an OB Hahlweg, 08.03.1976.
9 UAE C3/1 Nr. 1411: ET, 03./04.07.1976.
10 UAE C3/1 Nr. 1411: Protokollauszug FB-Sitzung, 28.07.1977.

11 Wissenschaftsrat: 1965. S. 13.
12 Empfehlungen: 1968. S. 11.
13 Empfehlungen: 1968. S. 8.
14 Bruns: 1968; Die Zeit 13 (1968). URL: http://www.zeit.de/1968/13/medizinmaenner/komplettansicht (Zugriff: 19.06.2018).
15 UAE C3/1 Nr. 1163: Büchner: 1960/61.

16 Empfehlungen: 1960. S. 377–378. Zu begonnenen Bauvorhaben und baureifen Planungen vgl. auch Empfehlungen: 1967. S. 241–242.
17 Vittinghoff: 1967. S. 542.
18 Vgl. Fröba: 2005; Schraudolph: 1992; Schraudolph: 1995.

19 Vgl. etwa Das neue Erlangen 6 (1966). S. 358–372.
20 Zum Beginn der »Hightech-Medizin« in Erlangen vgl. Leven: 2016a; Plöger: 2016c. Vgl. auch Uni-Kurier 8 (1973). S. 1.

Kann man seelische Störungen messen? – Hans Heinrich Wieck

1 Vgl. http://www.200.uk-erlangen.de/de/geschichte/20-koepfe-der-

erlanger-universitaetsmedizin/wieck/index.html (Zugriff: 19.06.2018).
2 Wieck: 1955.

3 Wieck: 1967. S. 292–298.
4 Böcker (Hg.): 1980. S. 11.

21 UAE C/3 Nr. 1164: Dekan Hegemann an die engeren Mitglieder der Fakultät, 29.11.1961; Schreiben der Institutsdirektoren an Dekan Hegemann, 09.01.1962.
22 Nöbeling: 1961. S. 3.
23 UAE C3/1 Nr. 1217: Dokumentation des Bezirks Modell Mittelfranken-Bezirkskrankenhaus Erlangen. Im historischen Abriss der vom Bezirk

Mittelfranken herausgegebenen Broschüre wird der NS-Krankenmord an über 900 Patientinnen und Patienten der Anstalt nicht erwähnt.
24 UAE C3/1 Nr. 276: Protokollbuch, 16.12.1960.
25 UAE C3/1 Nr. 1217: Theissing an Dekan Keidel, 05.01.1965.
26 UAE C3/1 Nr. 1217: Direktor Schreck an den Dekan, 14.06.1963.

27 Das neue Erlangen 6 (1966). S. 388.
28 UAE C3/1 Nr. 1217: Protokoll der außerplanmäßigen Sitzung, 27.02.1964.
29 UAE C3/1 Nr. 1217: Theissing an den Verwaltungsausschuss, 10.06.1964.
30 Söhner/Fangerau/Becker: 2017; Brink: 2010. S. 422; Forsbach: 2011. S. 124–144.
31 BÄB 2 (1964). S. 137–138.

32 ÄM 10 (1962). S. 525.

33 UAE C3/1 Nr. 1217: Hann an Rektor Pölnitz, 15.01.1964; ET, 17.09.1967, 07./08.06.1969, 10.06.1969.

34 UAE C3/1 Nr. 1217: Hegemann an Dekan Ober, 20.04.1967; Schreck an Dekan Ober, 25.04.1967.

35 UAE C3/1 Nr. 1217: Dekan Ober an die Mitglieder der engeren Fakultät, 22.04.1967.

36 Fluß: 1978.

37 UAE C3/1 Nr. 985: Einweihungsfeier des Kopfklinikums; Uni-Kurier 21 (1978). S. 19.

38 UAE C3/1 Nr. 1219: Senatssitzung, 07.06.1978.

39 UAE C3/1 Nr. 1217: Bürgerinitiative Maximiliansplatz an den Fachbereich Medizin, 29.05.1978.

40 UAE C3/1 Nr. 1217: Concilium decanale, 05.06.1978. Vgl. auch den in der Akte archivierten Bericht im ET, 09.06.1978.

41 UAE C3/1 Nr. 1217: Protokollauszug der Sitzung des Fachbereichs, 06.07.1978.

42 UAE C3/1 Nr. 1217: Nutzung des Geländes des ehemaligen Bezirkskrankenhauses und Verwendung der darauf stehenden Gebäude.

43 Empfehlungen: 1960. S. 111, 196, 492.

44 UAE C3/1 Nr. 1163: Schreiben der Med. Fak. an das Kultusministerium, 13.02.1961. Zu den Diskussionen um die Rangordnung der zu beantragenden Lehrstühle vgl. z. B. UAE C3/1 Nr. 510: Sitzungsprotokoll, 09.02.1961; C 3/1 Nr. 515: Sitzungsprotokoll, 09.02.1961.

45 UAE C3/1 Nr. 1163: Dekan an den Rektor, 03.09.1958.

46 UAE C3/1 Nr. 1163: Dekan an das Kultusministerium, 13.02.1961.

Die »HuPflA« – mitten in der Stadt und doch außen vor

1 Luscher: 1996. S. 10; Wittern-Sterzel: 2016f. S. 131–139.

2 Luscher: 1996. S. 12.

3 Heubeck: 1946.

4 Siemen: 1987.

5 Siemen: 2015.

6 So stellte die Psychiatrie-Enquete von 1975 die Lage in den psychiatrischen Anstalten dar. Zu den Hintergründen vgl. Kersting: 2003.

7 Vgl. die entsprechenden Stellungnahmen des Heimat- und Geschichtsvereins Erlangen (http://www.hgv-erlangen.de/archiv.php?2010/hupfla; Zugriff: 19.06.2018). Zur Geschichte der Heil- und Pflegeanstalt vgl. Ley: 2002a; Ley: 2002b; Ley/Meyer: 2002; Lungershausen/Baer: 1985; Sandmeier: 2012.

47 Wittern-Sterzel 2016h. Vgl. auch Reichel: 1968; Rollmann: 1969; Thuss: 1969; Weigand: 1968.

48 Vgl. Minkow: 1976.

49 Vgl. Schüttler (Hg.): 2003.

50 UAE C3/1 Nr. 1163: Dekan Heim an den Rektor, 12.03.1959.

51 UAE F2/1 Nr. 1872c: Kultusministerium an den Rektor, 27.10.1965.

Erich Rügheimer – Anästhesiologie auf dem Weg vom »Hilfsfach« zur eigenständigen Klinik

1 Vgl. http://www.200.uk-erlangen.de/de/geschichte/20-koepfe-der-erlanger-universitaetsmedizin/ruegheimer/index.html (Zugriff: 19.06.2018).

2 Schwarz/Schwilden/Schüttler: 2003. S. 380–384. Vgl. auch http://www.anaesthesie.uk-erlangen.de/ueber-uns/geschichte/prof-ruegheimer (Zugriff: 19.06.2018).

3 Zit. n. Leven: 2016a. S. 359.

4 Rügheimer: 1990/93.

52 StAE XIV 136 B.1: EN, 29.12.1993.

53 Koch: 1993. S. 59.

54 Koch: 1993. S. 89.

55 Einen Überblick über den Stand der NS-Täterforschung bietet Wildt: 2008. Auch die kollektivbiografisch orientierte Täterforschung zur NS-»Euthanasie« geht davon aus, dass die Täter und Mittäter keine reinen »Sadisten« waren, sondern sich aus karrieretaktischen oder opportunistischen Gründen anpassten; vgl. Hoffmann: 2010.

56 Koch: 1993. S. 130–145, Zitate S. 143; 139.

57 Koch: 1993. S. 138, zit. n. Langbein: 1972. S. 384. Heute geht man davon aus, dass Verschuer die Augenpaare bei Mengele wahrscheinlich gezielt

bestellt hatte. Siehe hierzu v. a. Massin: 2003.

58 Klee: 2003. S. 315; Lifton: 1988. S. 58.

59 Koch: 1982. S. 11, 117 (Hervorhebungen im Original). Kleists Gutachten für die Erbgesundheitsgerichte liegen im HHStAW, Abt. 1069. Vgl. www.nachlassdatenbank.de/viewsingle.php?person_id=40681&asset_id=45948 (Zugriff: 19.06.2018). Eine abschließende Bewertung seiner Person steht noch aus.

60 Koch: 1982. S. 163; Koch: 1993. S. 216–221. 2017 entzog der Fachbereich Medizin der Universität Gießen Hallervorden und Spatz die Ehrendoktorwürde.

61 Koch: 1982. S. 131.

62 Koch hatte zunächst Medizin (1932–1938) und im Anschluss Anthropologie, Zoologie und Botanik studiert (1939–1941). Ein Überblick über den akademischen Werdegang bieten die umfangreichen Personalakten im Universitätsarchiv, die am Ende der 1960er Jahre erstellte Personalbiografie von Berthild Rollmann sowie seine autobiografischen Schriften. Die bei Rollmann und in den Personalakten gemachten Angaben zu Kochs Aufenthalten an Universitäts-Nervenkliniken und am KWI in Berlin differieren um ca. zwei Jahre. Kochs Zeiten in Berlin unter Verschuer werden bei Rollmann nicht kommentiert; vgl. Rollmann: 1969; UAE F2/1

Nr. 1872a; F2/1 Nr. 1872b. Vgl. auch Koch: 1993; Koch: 1982.

63 Schmuhl: 2005. S. 432–433; Abdruck des Schreibens von Nachtsheim in Koch: 1993. S. 125 mit Hinweis darauf, dass Brandenburg-Görden einer der wichtigsten »Euthanasie«-Anstalten war. Zum Austausch zwischen Koch und Nachtsheim über die Unterdruckversuche an epilepsiekranken Kindern vgl. auch Schwerin: 2004. S. 294–312. Zur »Kindereuthanasie« vgl. Beddies (Hg.): 2011.

64 UAE F2/1 Nr. 1872b: Abschrift Politische Säuberung, 20.05.1947. Obwohl seine »inhaltsreichen Jahre« während des Krieges von Koch in seinen autobiografischen Schriften ausführlich geschildert werden, erwähnte er seine Mitgliedschaften in NS-Organisationen nicht. Vgl. auch Klee: 2007. S. 323; Schmuhl: 2005. S. 365.

65 Zu Verschuers Institut nach 1945 siehe Kröner: 1998.

66 Zu Verschuers Nachkriegskarriere siehe Weiss: 2010.

67 Rollmann identifiziert drei Schwerpunktgebiete: 1. Humangenetik, Eugenik und Erbpathologie, 2. Abhandlungen über ausländische Kliniken und humangenetische Forschungszentren (Portugal, USA), 3. Nachrufe, Fest- und Geburtstagsschriften zu Vertretern der Psychiatrie, Neurologie, Humangenetik und Anthropologie; vgl. Rollmann: 1969. S. 174–175. Während der Amtszeit von Koch war die Humangenetik zuerst in ständig wechselnden und zum Teil nur provisorisch eingerichteten Räumen in der Bismarckstraße untergebracht. 1978 zog sie in Räume der ehemaligen Nervenklinik um.

68 Koch: 1972. Die Nachuntersuchungen erfolgten laut Koch noch ohne datenschutzrechtliche Auflagen. Die zumeist im Ausland lebenden Zwillinge standen den Nachfragen zu Krankheiten in der Familie Koch zufolge sehr aufgeschlossen gegenüber, sodass die Voraussetzungen für die »twin-family-Methode« gegeben war; vgl. Koch 1993. S. 422.

69 Cottebrune: 2013.

70 Pelkhofer: 1969.

71 Heinrich: 1969.

72 Gumminger: 1969.

73 Vgl. Kistler: 1970. Gesichtsspalten konnten unter der Rubrik »schwere erbliche körperliche Missbildung« unter das GzVeN fallen. Die Beurteilung des Schweregrads und der Erblichkeit unterlag stark dem behandelnden Arzt und dem »Sterilisationseifer« der einzelnen Erbgesundheitsgerichte; vgl. Thieme: 2018.

74 Bergan: 1968. Vgl. Koch: 1979. S. 30–31.

75 Vgl. z. B. Kuhn: 1972; Koch: 1972; Och: 1978.

76 Vgl. Thürauf: 1972; Hoffmann: 1971; Horn: 1972; Kreutzer: 1972. Vgl. auch Leuthold: 1975; Fichtmüller: 1972. Vgl. Ley: 2004; Benzenhöfer: 2015. Die für die Dissertationen unkommentiert herangezogenen Quellen basieren auf den Akten des zuständigen Gesundheitsamtes der Stadt Nürnberg.

77 ÄM 33 (1962). S. 1644; vgl. auch ÄM 16 (1962). S. 868–871; ÄM 24 (1963). S. 1374–1378. Vgl. auch Klee: 2007. S. 427.

78 Vgl. Braun, I.: 2017.

79 Burgschweiger: 1970. S. 1.

80 Vgl. Koch: 1973; Koch: 1979. S. 27.

81 Koch: 1993. S. 429.

82 Für die Erlanger Zeit vgl. Koch: 1993. S. 374–418; Koch: 1982. S. 327–396.

83 Lattermann: 1988. S. 94. Da für viele geistig Behinderte weder eine eigene Lebensführung noch eine vollständige Eingliederung in die Gesellschaft möglich sei und für ihre Betreuung erhebliche finanzielle Aufwendungen nötig seien, galt die Suche nach Ursache und Verhütung solcher Krankheiten als besonders dringlich.

84 Vgl. BayHStA MK 78196. Zur Geschichte der Arbeitsmedizin vgl. Rauh/Leven: 2013.

85 Vgl. Lehnert/Valentin (Hg.): 1995; Lehnert: 2001.

86 BÄB 12 (1968). S. 872.

87 Vgl. Münch: 1985. Die Arbeit listet tabellarisch alle Sitzungen und verhandelten Gegenstände auf, beabsichtigt aber keinerlei Beurteilung der Tätigkeiten. Zum Lernzielkatalog vgl. Deutsche Gesellschaft für Arbeitsmedizin e. V. (Hg.): 1987. S. 71–101.

88 Vgl. die Würdigungen in DÄ 96 (1999); DÄ 91 (1994). Zum Fakultätentag vgl.

Nachtigal: 1974. Die Anregung für die Arbeit ging auf Valentin zurück. Vgl. auch Gekle/Steger (Hg.): 2013.

89 StAE XIV.10.B.30/1: EN 20.12.1985, 01./02.11.1989.

90 Zur Definition vgl. Kursbuch Arbeitsmedizin 2007. URL: https://www.vdbw. de/Kursbuch-Arbeitsmedizin.68.0.html (Zugriff: 19.06.2018). Vgl. https:// www.arbeitsmedizin.uni-erlangen. de/institut/geschichte.shtml (Zugriff: 19.06.2018). Vgl. auch Valentin: 1985; Drexler/Schaller: 2006. Zu den Aktivitäten des Instituts in den 1960er Jahren vgl. auch Institut für Arbeits- und Sozialmedizin der Universität Erlangen-Nürnberg: o. J.

91 Vgl. Treuner: 1979. Zur Quecksilberbelastungen vgl. Link: 1979.

92 BA Koblenz B 295, 1965: Valentin an Ministerialdirigent Haedrich, Bundeskanzleramt, 23.09.1976.

93 BA Koblenz B 295, 1965: Holl, Bundesministerium für Jugend, Familie und Gesundheit, an Gruppenreferat 133, 12.10.1976.

94 BA Koblenz B 295, 1965: Marx, Bundeskanzleramt, an den Bundesminister für Jugend, Familie und Gesundheit, 18.10.1976.

95 Vgl. Kleinöder: 2016; https:// www.boeckler.de/pdf/p_fofoe_WP_ 008_2016.pdf (Zugriff: 19.06.2018). Vgl. auch Salfer/Furmaniak: 1981.

96 Elsner: 2013. S. 30.

97 Valentin: 1966. S. 35.

98 Valentin: 1966. S. 8.

99 Valentin: o. J. S. 32.

100 Angerer/Raithel/Valentin (Hg.): 1991. S. 10.

101 Der Spiegel 48 (1988). S. 81–88. URL: http://www.spiegel.de/spiegel/ print/d-13531948.html (Zugriff: 19.06.2018).

102 Zu der umfangreichen Pressereaktion auf die Sendung vgl. https://de.wiki pedia.org/wiki/Gert_Monheim#cite_ note-14 (Zugriff: 19.06.2018). Zum Vorwurf der eklatanten Verstöße Valentins vgl. auch Der Spiegel 18 (1990). URL: http://www.spiegel.de/spiegel /print/d-13500479.html (Zugriff: 19.06.2018).

103 StAE XXXII.758.T.1: Erlanger Hochschulzeitung der Marxistischen Gruppe (MG) 178 (1990).

104 Elsner: 2011. S. 146.

105 Elsner: 2011. S. 50–63.

106 Valentin u. a. (Hg.): 1971. S. 202–206, Zitat S. 206.

107 Schiele/Schaller/Grobe: 1979. S. 226.

108 Triebig u. a.: 1984. S. 20. Die Untersuchungen wurden von der DFG finanziell unterstützt.

109 Triebig: 1985.

110 Schlußbericht: 1990. Zur »Seveso-Richtlinie« vgl. Richtlinie 82/501/EWG des Rates vom 24.06.1982 über die Gefahren schwerer Unfälle bei bestimmten Industrietätigkeiten.

111 Schlußbericht: 1990. S. 11–13, 38; Elsner: 2011. S. 59.

112 Schlußbericht: 1990. S. 23.

113 Schlußbericht: 1990. S. 16.

114 Der Spiegel 18 (1990). URL: http://www.spiegel.de/spiegel/print/d-13500479.html (Zugriff: 19.06.2018).

115 Minderheitenbericht der Abgeordneten Heiko Schultz, Bernd Hering (SPD) und Edith Memmel (Die Grünen) Drucksache 11/17677. S. 43.

116 Beide Zitate aus Minderheitenbericht. S. 48.

117 http://www.ibpedall.de/docs/ReferenzChemischeFabrikMarkredwitz.pdf (Zugriff: 19.06.2018). Vgl. auch Kinkeldei: 1995.

118 Eine gute Übersicht über das Anforderungs- und Ausbildungsprofil von fast 30 Fachberufen bietet die Datenbank »Fachberufe im Gesundheitswesen der Bundesärztekammer« (mit weiterführenden Links auf die jeweiligen Internetauftritte). Die Bundesärztekammer startete 1989 auch die Konferenz der Fachberufe im Gesundheitswesen, einen Zusammenschluss von über 40 Verbänden zur sektorübergreifenden Zusammenarbeit. Vgl. http://www.bundesaerztekammer.de/aerzte/gesundheitsfachberufe/konferenz-der-fachberufe/fachberufe-im-gesundheitswesen (Zugriff: 19.06.2018).

119 Für die Ergotherapie vgl. Marquardt: 2005.

120 Wolff: 1994; Bals (Hg.): 2009.

121 Hähner-Rombach/Pfütsch (Hg.): 2018.

122 https://www.bundesgesundheitsministerium.de/themen/gesundheitswesen/gesundheitsberufe/gesundheitsberufe-allgemein.html (Zugriff: 19.06.2018).

123 Zu den Empfehlungen des Wissenschaftsrats vgl. www.wissenschaftsrat.de/download/archiv/2411–12.pdf (Zugriff: 19.06.2018) und DÄ 49/109 (2012). S. 2458. Schon in den 1970er Jahren und damit vergleichsweise früh hatte der Wissenschaftsrat auf die Begriffsproblematik hingewiesen. Zur Debatte um den Akademisierungs- und Professionalisierungsbedarf vgl. auch Matzick: 2008.

124 Bals: 1993. S. 15.

125 Vgl. Lehrpläne für die Berufsfachschule für technische Assistenten in der Medizin. URL: https://www.vmtb.de/download/dokman/Bayerischer-Lehrplan-fuer-MTRA (Zugriff: 19.06.2018). Vgl. auch BÄB 11 (2016). S. 569.

126 Gutachten 2007: Kooperation und Verantwortung – Voraussetzungen einer zielorientierten Gesundheitsversorgung. URL: https://www.svr-gesundheit.de/index.php?id=15 (Zugriff: 19.06.2018). Vgl. auch http://dipbt.bundestag.de/dip21/btd/16/063/1606339.pdf (Zugriff: 19.06.2018).

127 Staatliche Berufsfachschulen gibt es in Erlangen zurzeit für Hebammen, Kinderkrankenpflege, Krankenpflege, Logopädie (mit staatlichem Studiengang für Logopädie), für Masseure und medizinische Bademeister, für Physiotherapie und für technische Assistenten in der Medizin. Vgl. www.uk-erlangen.de/ausbildung (Zugriff: 19.06.2018). Zum 2016 gebildeten Staatlichen Beruflichen Schulzentrum für Gesundheitsberufe Erlangen am Universitätsklinikum Erlangen vgl. http://www.bszg-erlangen.de (Zugriff: 19.06.2018). Für die Krankenpflege und die Logopädie werden zusätzlich Studiengänge angeboten. Der Studiengang Logopädie startete 2012 als einer der drei bundesweit eingerichteten Studiengänge für Logopädie, (www.

med.fau.de/studium/logopaedie; Zugriff: 19.06.2018). Vgl. Leven: 2016b. S. 373–374.

128 Zur Pflege vgl. Ude-Koeller: 2016g. Zu den Aktenbeständen vgl. u. a. UAE C3/1 Nr. 1236; C3/1 Nr. 1365; F3/1 Nr. 68; F3/1 Nr. 404; F3/1 Nr. 437. Weitere Aktenbestände sind im Hauptstaatsarchiv München (z. B. BayHStA StK-GuV 969: Verordnung über die Errichtung einer staatlichen Schule für Masseure und medizinische Bademeister bei der Medizinischen Klinik der Universität Erlangen, 21.09.1953) sowie im Staatsarchiv Nürnberg vorhanden. Sie konnten aus Kapazitätsgründen nicht gesichtet werden.

129 Strümpell: 1925. S. 160–161.

130 Zentralarchiv der Diakonissenanstalt Neuendettelsau, Akta der Diakonissenanstalt Neuendettelsau, Erlangen chirurgische Universitätsklinik 1928–1932, Bl. 166.

131 Ude-Koeller: 2016g. S. 420. Zwischen 1870 und 1950 waren die Pflegenden überwiegend von den Diakonissenmutterhäusern Neuendettelsau (für die Augenklinik und Chirurgie), Henzoltshöhe (für die Zahn-und die Hautklinik) sowie Augsburg (für die Innere Medizin und Frauenklinik) gestellt worden.

132 UAE F3/1 Nr. 437: Rentenamtmann an den Rektor, 02.06.1945; Regierungspräsident von Oberfranken und Mittelfranken, 13.03.1946. Das 1938 im Auftrag des Reichsministeriums des Inneren umgearbeitete Krankenpflegelehrbuch enthielt u. a. einen neuen Abschnitt über »Erb- und Rassenpflege«.

133 UAE F3/1 Nr. 437: Verwaltung der Universitäts-Kinderklinik an den NS-Reichsbund Deutscher Schwestern, 29.04.1943.

134 UAE F3/1 Nr. 437: Jamin an den Rektor, 07.04.1945.

135 Vgl. Frobenius: 2016d.

136 Vgl. Ude-Koeller: 2016g. S. 423.

137 UAE A6/3a Nr. 106: Direktion des Universitäts-Krankenhauses an den Rektor, 05.11.1948.

138 UAE A6/3a Nr. 106: Schülerinnen an den Rektor, undatiert.

Eine Oberschwester muss gehen

1 Darstellung nach BayHStA MK 72081: Erlangen, Kinder-Klinik mit Poliklinik.

139 UAE F3/1 Nr. 437: Schreiben des Kassenaufsichtsbeamten an den Rektor, 09.12.1950.
140 Empfehlungen: 1960. S. 435–436.
141 Vgl. UAE F3/1 Nr. 437: Regierung von Mittelfranken an den Verwaltungsausschuss der Universität, 29.03.1958. Anerkannte Teilbetriebe waren die HNO-Klinik, die Augenklinik sowie die Geburtshilfe.
142 ET, 25.07.1969.
143 UAE C3/1 Nr. 513: Antrag des Dekans, 07.10.1970.
144 UAE C3/1 Nr. 1380: Rektor Fiebiger an Oberbürgermeister Lades, 05.11.1970; vgl. auch OB Lades an Fiebiger, 29.10.1970.
145 UAE C3/1 Nr. 1380: Klinikdirektoren an das Kultusministerium, 29.10.1970.
146 UAE C3/1 Nr. 1380: Hornstein an den Rektor, 02.11.1970.
147 UAE C3/1 Nr. 1380: ET, 12.11.1970, Leserbrief der SPD-Stadtratsfraktion; ET, 17.11.1970.
148 UAE C3/1 Nr. 1380: Hegemann an die Universitätsverwaltung, 30.10.1970.
149 UAE C3/1 Nr. 1380: Auszug aus Selecta 50 (1970). Das Gesetz zur wirtschaftlichen Sicherung der Krankenhäuser und zur Regelung der Krankenhauspflegesätze (Krankenhausfinanzierungsgesetz KHG) vom 29.06.1972 ging von einem dualistischen Finanzierungsprinzip aus, wonach die Bereitstellung von Krankenhäusern eine öffentliche Aufgabe ist.
150 UAE C3/1 Nr. 1380: Schwesternprobleme im Bereich der Universitätskliniken, undatiert, ohne Unterschrift.
151 UAE C3/1 Nr. 1380: Aktennotiz von Dekan Schiefer, undatiert.

Ludwig Demling – »Begründer der endoskopischen Chirurgie«

1 Vgl. http://www.200.uk-erlangen.de/de/geschichte/20-koepfe-der-erlanger-universitaetsmedizin/demling/index.html (Zugriff: 19.06.2018).
2 Leven: 2016a. S. 380–381.
3 Demling/Bartels/Rösch: 1978. S. 11.
4 Demling: 1996. S. 37.
5 Demling: 1988.
6 Wilkes: 2006. S. 190–196.

152 UAE C3/1 Nr. 1380: Strobel an MdB Haack, 02.04.1971 mit Weiterleitung an die FAU und Medizinische Fakultät.
153 UAE C3/1 Nr. 513: Sitzungsprotokolle, 07.10.1970, 08.06.1972.
154 ÄM 2 (1962). S. 64–76. Zur Grenzziehung in der Röntgentechnik zwischen dem »weiblichen Hilfspersonal« und den Radiologen vgl. Domman: 2003.
155 Hartmann: 2014. Aktuell fordert der MTA-Berufsverband die Akademisierung der MTA-Ausbildung. Zur Stellungnahme vgl. https://dvta.de/sites/default/files/PDF/151013_Stellungnahme-Akademisierung-%20MTA-Beruf.pdf (Zugriff: 19.06.2018).
156 UAE A6/3 Nr. 126: Nr. VI 70615, 30.11.1949. Die Zuständigkeit für die Ausbildungsstätte war mit Wirkung vom 01.04.1941 vom Staatsministerium für Unterricht und Kultus auf das Staatsministerium des Inneren übergegangen. Formal war sie damit vom Klinikum abgetrennt. Die Leitung blieb weiter dem klinischen Vorstand übertragen, alle Anträge, die die Anstalt betrafen, waren an das Staatsministerium des Inneren zu richten. Ab dem 01.04.1949 war die Lehranstalt wieder dem Staatsministerium für Unterricht und Kultus unterstellt. Zum 01.04.1969 wurde die Leitung dem Inhaber des ordentlichen Lehrstuhls für Hygiene und Medizinische Mikrobiologie, Werner Knapp, übertragen. Zwei Jahre später erfolgte die Umbenennung in »Staatliche Lehranstalt für med.-technische Assistentinnen am Institut für Hygiene und Medizinische Mikrobiologie«. Vgl. UAE F3/1 Nr. 437: Staatsministerium des Inneren, München, 25.07.1941, Bay. Staatsministerium für Unterricht und Kultus, München, 19.02.1969.
157 BÄB 5 (1962). S. 267–275.
158 UAE C3/1 Nr. 1236: Verteilung der Praktikumsstellen für den Beruf MTA, Besprechung, 02.04.1964.
159 UAE C3/1 Nr. 1236: Dekan Wetterer an Windorfer, 15.05.1968.
160 UAE C3/1 Nr. 1236: Windorfer an Dekan Wetterer, 14.05.1968.
161 UAE C3/1 Nr. 1236: Demling an Dekan Wetterer, 04.07.1968.
162 UAE C3/1 Nr. 1236: Ober an Dekan Wetterer, 29.05.1968.
163 UAE C3/1 Nr. 1236: Hornstein an Dekan Wetterer, 28.05.1968.
164 UAE C3/1 Nr. 1236: Ober an die Haushalts- und Verwaltungsabteilung der Universität, 04.07.1967; C3/1 Nr. 1236: Windorfer an den Verwaltungsausschuss, 05.10.1961. Die Geschichte der Schule ist nur spärlich überliefert.

Vom stillen Gedächtnis der Universität

1 Ude-Koeller: 2016h. S. 2.
2 UAE C3/1 Nr. 1076: Protokollant schriftlich an Damm, 01.08.1974.
3 UAE C3/1 Nr. 1402: Estler an Damm, 04.05.1975.
4 FAZ, 24.01.2018.
5 Ampuls 1 (2016). S. 2.

165 UAE C3/1 Nr. 1365: Knapp an Demling, 18.06.1968.

166 UAE C3/1 Nr. 1365: Demling an Knapp, 14.11.1968.

167 UAE C3/1 Nr. 1365: Demling an Knapp, 18.01.1969.

168 UAE C3/1 Nr. 1236: Kultusministerium an Universität Erlangen, 19.02.1969.

169 UAE C3/1 Nr. 1236: Ober an das Universitäts-Bauamt, 01.10.1968.

170 UAE C3/1 Nr. 1236: Ober an den Dekan, 15.01.1969.

171 1940 war die 1929 festgeschriebene Trennung der Bereiche Laboratoriumsmedizin und Radiologie aufgehoben und die Berufsbezeichnung verankert worden. Das Berufsgesetz von 1958 verlangte dann wieder die gemeinsame Ausbildung. Vgl. http://www.bgbl.de/xaver/bgbl/start.xav?startbk=Bundesanzeiger_BGBl&jumpTo=bgbl171s1515.pdf (Zugriff: 19.06.2018).

172 Zit. n. Der Spiegel 31 (1970). S. 118–119. URL: http://www.spiegel.de/spiegel/print/d-44916281.html (Zugriff: 19.06.2018).

173 UAE C3/1 Nr. 1236: Deutsche Röntgengesellschaft an das Kultusministerium, 01.02.1972.

174 UAE C3/1 Nr. 1236: Protokollauszug der Fakultätssitzung, 22.06.1972. Vgl. Busch: 2003.

175 UAE C3/1 Nr. 1365: Fuchs an Pauly, 19.06.1972.

176 Uni-Kurier 18 (1977). S. 42.

177 Zu Bayern vgl. aktuell Schöck: 2017.

178 Empfehlungen: 1967. S. 144.

179 Forschungsbericht 1974–76, Vorwort.

180 Uni-Kurier 12 (1976).

181 Uni-Kurier 1 (1970). S. 29.

182 Jahresbibliographie: 1974. S. 5.

183 Stiftungen sind durch Stiftungszweck und Stiftungsvermögen definierte Instrumente der Zivilgesellschaft, die keine (reine) Gewinnerzielungsabsichten verfolgen und für diverse Forschungszwecke Forschungsvolumina in unterschiedlicher Höhe zur Verfügung stellen. Die beliebtesten Formen zurzeit sind die rechtsfähige Stiftungen bürgerlichen Rechts sowie die Treuhandstiftung. Bayern besitzt insgesamt knapp 4000 rechtsfähige Stiftungen. Vgl. Speth: 2010. Zum Dachverband deutscher Stiftungen vgl. Bundesverband Deutscher Stiftungen; https://www.stiftungen.org/stiftungen/basiswissen-stiftungen/stiftungsgrundung.html (Zugriff: 19.06.2018). Zu den knapp 40 Stiftungen der Medizini schen Fakultät vgl. https://www.fau.de/universitaet/stiften-und-foerdern/stiftungen (Zugriff: 19.06.2018). Vgl. auch https://www.med.fau.de/forschung/forschungsfoerderung/forschungs foerderung (Zugriff: 19.06.2018).

184 Vgl. Uni-Kurier 9 (1976). S. 7.

185 Vgl. Uni-Kurier 2 (1970). S. 22–23.

186 UAE C3/1 Nr. 1148: Dekan Windorfer an den Verwaltungsausschuss, 04.03.1963.

187 UAE C3/1 Nr. 1148: Simmer an Dekan Rügheimer, 09.09.1978.

188 https://www.zuv.fau.de/universitaet/stifter-foerderer/stiftungen/Marohn-Stiftung; https://www.fau.de/universitaet/stiften-und-foerdern/stiftungen/medizinische-fakultaet; https://www.med.fau.de/files/2015/08/Forschungsbericht-Med.-Fak.-FAU-Marohnstiftung.pdf (Zugriff: 19.06.2018). Vgl. auch UAE C3/1 Nr. 1149: Einladung des Dekans vom 01.07.1966 zur Sitzung der engeren Fakultät am 07.07.1966.

189 UAE C3/1 Nr. 1149: Lebenslauf von Frieda Marohn, 25.03.1983.

190 Die beiden heirateten laut Lebenslauf am 19.02.1929. Vgl. UAE C3/1 Nr. 1149: Lebenslauf von Frieda Marohn, 25.03.1983.

191 Vgl. UAE C3/1 Nr. 1149: Lebenslauf von Frieda Marohn, 25.03.1983.

192 Der Betrieb wurde zunächst in eine Sowjetische Aktiengesellschaft umgewandelt und dann 1954 der DDR übergeben. Vgl. Badel/Herschel/Karau: 2009.

193 Zur Firmengeschichte vgl. die Unterlagen in UAE C3/1 Nr. 1150.

194 Vgl. UAE C/3 Nr. 1149: Dekan Steinhard an Theobald, 02.05.1966, 28.06.1966. Vgl. UAE C3/1 Nr. 1155: Protokoll vom 05.05.1995 über die Sitzung der Vergabekommission am 04.05.1995.

195 UAE C3/1 Nr. 1155: Satzungsänderung gemäß Fachbereich Medizin am 09.06.1988, Protokollnotiz vom 02.05.1984. Vgl. auch ww.med.fau.de/files/2015/08/Forschungsbericht-Med.-Fak.-FAU-Marohnstiftung.pdf (Zugriff: 19.06.2018).

196 UAE C3/1 Nr. 1149: Dekan Kersten an Frieda Marohn, 22.02.1980.

197 UAE C3/1 Nr. 1149: Rede des Staatssekretärs Vorndran, 02.02.1981.

198 UAE C3/1 Nr. 1149: Aktennotiz von Dekan Becker, 09.10.1982.

199 UAE C3/1 Nr. 1149: Dekan Becker an Universitätspräsident Fiebiger, 31.05.1983.

200 UAE C3/1 Nr. 1149: Concilium decanale, 12.05.1980 (Protokollauszug).

201 Zur weiteren Entwicklung der Stiftung und zu den bewilligten Projekten vgl. den umfangreichen Aktenbestand UAE C3/1 Nr. 1151–1157.

202 UAE C3/1 Nr. 1149: Fachbereichssitzung, 13.08.1983. Vgl. auch C3/1 Nr. 1155: Satzungsänderung gemäss Sitzung Fachbereich Medizin, 09.06.1988.

203 http://www.presse.uni-erlangen.de/infocenter/presse/pressemitteilungen/nachrichten_2003/09/3298marohn.shtml (Zugriff: 19.06.2018).

204 https://www.med.fau.de/files/2015/08/Forschungsbericht-Med.-Fak.-FAU-Marohnstiftung.pdf (Zugriff: 19.06.2018).

205 https://www.fau.de/files/2018/04/Sofie-Wallner-Preis_Ausschreibung_Fr%C3%BChjahr-2018.pdf (Zugriff: 19.06.2018).

206 UAE C3/1 Nr. 1158: Rektorat an die Medizinische Fakultät, 24.08.1964; vgl. auch das Dankschreiben des Dekans Keidel an den Rektor Gerhard Friedrich vom 17.10.1964. Vgl. auch den Bericht »Stiftung für Krebsforschung (Nachlaß der Frau Sofie Wallner)«, Stand 31.01.1969. Frühere, anderslautende Pläne, die Stiftungsmittel zur Unterbringung des Instituts für Geschichte der Medizin sowie einer zentralen Bibliothek für die Medizinische Fakultät zu nutzen, hatte Karl Günther Ober dezidiert abgelehnt: »Meines Erachtens braucht ein Institut für Geschichte der Medizin heute kein eignes Gebäude. Es ist nicht vertretbar, 6000 bis 8000 Bücher in kostspieligen Räumen zu lagern. Diese Bücher werden ja nicht ständig gebraucht. Die Unterbringung einer solchen Bibliothek sollte nicht nach Vorstellungen erfolgen, die aus dem 19. Jahrhundert stammen. Außerdem läßt sich zwischen der Geschichte

der Medizin und den Problemen der
modernen Krebsforschung keinerlei Verbindung herstellen.«; UAE
C3/1 Nr. 1158: Aktennotiz von Ober,
19.10.1966.

207 UAE C3/1 Nr. 1158: Kersten, Bericht
über die Stiftung für Krebsforschung
»Sofie-Wallner-Fonds«, 28.10.1974,
auf der Sitzung der Fakultät verlesen
am 14.11.1974.

208 UAE C3/1 Nr. 1158: Protokollauszug
der Fachbereichssitzung, 15.12.1977.

209 UAE C3/1 Nr. 1158: Universität an
Medizinische Fakultät, 05.09.1979.

210 UAE C3/1 Nr. 1158: Protokollauszug
über die Sitzung des Fachbereichsrats,
04.12.1980.

211 UAE C3/1 Nr. 1158: Aktennotiz von
Dekan Becker, 06.08.1982.

212 UAE C3/1 Nr. 1158: Dekan Becker an
Kersten, 13.08.1982.

213 UAE C3/1 Nr. 1158: Aktennotiz von
Dekan Becker, 06.08.1982.

214 https://www.stiftungen.org/stiftungen/
zahlen-und-daten/liste-der-groessten-
stiftungen.html (Zugriff: 19.06.2018).

215 http://wilhelm-sander-stiftung.de/
wilhelm-sander-stiftung/der-stifter-
wilhelm-sander (Zugriff: 19.06.2018).

»Giving Back« – Forschungsstiftung Medizin am Universitätsklinikum Erlangen

1 Forschungsstiftung Medizin (Hg.):
2017; daraus im folgenden alle Zahlen
und Daten; zur Stiftung vgl. auch die
Homepage http://www.forschungs
stiftung.uk-erlangen.de (Zugriff:
19.06.2018).

216 http://wilhelm-sander-stiftung.de/
wp/wp-content/uploads/2016/06/
taetigkeitsbericht-wilhelm-sander-
stiftung-2012–2014.pdf (Zugriff:
19.06.2018).

217 UAE C3/1 Nr. 1159: Schelter, Vorsitzender des Stiftungsrates, an den
Dekan, 13.06.1981.

218 UAE C3/1 Nr. 1159: Kersten an Schelter, Vorsitzenden des Stiftungsrates,
26.11.1982. Vgl. Uni-Kurier 45 (1982).
S. 9–21.

219 UAE C3/1 Nr. 1159: Becker an Kersten,
21.12.1982.

220 Schwerin: 2004. S. 9–13.

221 Fangerau: 2014.

222 Thiersch: 1855.

223 Sperk: 1970.

224 Eberstein: 1999, v. a. S. 161–213.

225 Heim: 1901.

226 Fliegel: 1935. S. 175–176.

227 Vgl. UAE C3/1 Nr. 368: Experimen-
telle Tierquälerei an medizinischen
Instituten Bayern (1900–1909). S. 14.
Zum Aufstieg des »Tiermodells«
vgl. z. B. Roelcke: 2017. S. 55–77;
Wittern-Sterzel: 2000.

228 UAE C3/1 Nr. 368: Experimentelle Tierquälerei an medizinischen Instituten
Bayern (1900–1909), Nr. 114.

229 Jamin: 1904. S. 6.

230 In Bayern durften laut Verordnung zur
Regelung der Vivisektion Tierexperimente ausschließlich in staatlichen
Anstalten und nur von dort beschäftigten Lehrkräften durchgeführt
werden. Die Tiere sollten möglichst
betäubt sein, es sollten nur unumgäng-
liche Demonstrationsversuche im
Unterricht und bevorzugt nur an »niederen« Tieren durchgeführt werden.
Vgl. Zerbel: 1993.

231 Vgl. UAE C3/1 Nr. 368: Petition um
Maßnahmen gegen tierquälerische
Experimente, 1905. Zu Rosenthal vgl.
Ritter: 2008.

232 Vgl. z. B. Schwantje: 1919. S. 4–7. Der
Schriftsteller und Pazifist Magnus
Schwantje war Gründer der »Gesellschaft zur Förderung des Tierschutzes
und verwandte Bestrebungen«. Jedes
leidensfähige Tier als ein Rechts-
subjekt ansehend, wird er von Vertretern des heutigen Antispeziesismus
als ihr Vorläufer angesehen. Zum Begriff »Speziezismus« vgl. Singer: 1996.

233 Dass sich die Kritik der Tierschützer
auch international besonders stark
gegen die Physiologie richtete, zeigt
das »Brown Dog«-Denkmal, mit dem
1906 gegen die Vivisektion eines Ter-
riers in der Physiologie Abteilung des
University College in London protestiert wurde. Vgl. https://www.the
historypress.co.uk/articles/the-brown-
dog-affair (Zugriff: 19.06.2018).

234 UAE C3/1 Nr. 368: Med. Fak. an Innenministerium, 25.06.1910.

235 Zur Tierversuchsdebatte schon im
17. Jahrhundert vgl. Maehle: 1992.

236 Vgl. auch Gernhardt/Fleck: 2000. Als
Sachstandsbericht des Deutschen
Referenzzentrums für Ethik in den Bio-
wissenschaften vgl. Sturma/Lanzerath
(Hg.): 2016. Vgl. Ferrari/Petrus (Hg.):
2015. Zur Diskussion um Tierrechte vgl.
Donaldson/Kymlicka: 2013. Auch der
deutsche Philosoph Dieter Birnbacher
tritt für die Zuweisung subjektiver Tierrechte ein; vgl. Birnbacher: 2009. Zur
Radikalisierung des Tierschutzes vgl.
auch http://www.bpb.de/apuz/75820/
tierschutz-und-tierrechtsbewegung-
ein-historischer-abriss?p=all (Zugriff:
19.06.2018).

237 Russel/Burch: 1959. Seitdem sind
die »drei R« Bestandteil aller tier-
schutzrelevanten Verlautbarungen
und mit der EU-Richtlinie 2010/63/
EU in die internationale Gesetzgebung
eingegangen. Seit Neuestem wird
als vierte R-Regel »Responsibility«
(Verantwortung) diskutiert; vgl. auch
Binder/Alzmann/Grimm (Hg.): 2013.

238 UAE C3/1 Nr. 1402: Verlautbarung
des Präsidenten der DFG und des
Vorsitzenden der Gesellschaft für
Versuchstierkunde vom 18.10.1967,
Blatt 2–3.

239 UAE C3/1 Nr. 1402: Estler an Damm,
04.05.1975; Fachbereichsratssitzung,
05.06.1975.

240 UAE C3/1 Nr. 1401: Empfehlung des
Ausschusses für Standardisierung von
Methoden in der Versuchstierhaltung,
04/1969. Die Diskussion, wie stark
genormt Tierkäfige sein müssen, wird
auch heute noch geführt. So gelten
die besser ausgestatteten »super-
enriched«-Käfige mit unterschiedlichen Beschäftigungsmöglichkeiten
für die Tiere als artgerechter, aber als
zu wenig standardisiert (und teurer).

241 Vgl. DFG (Hg.): 1971. S. 8; DFG (Hg.):
1976; DFG (Hg.): 2016. Wie die DFG
halten auch andere Wissenschaftsver-
tretungen wie die Nationale Akademie
der Wissenschaften Leopoldina oder
die Max-Planck-Gesellschaften aktuell
an der Unverzichtbarkeit von Tierversuchen für die Erforschung komplexer
Organismen fest.

242 UAE C3/1 Nr. 1401: Schwille an Dekan Koch, 04.05.1972.

243 UAE C3/1 Nr. 1401: Schwille an Hegemann, [1970].

244 UAE C3/1 Nr. 1401: Poliklinik für Zahn-, Mund- und Kieferkrankheiten an Dekan Koch, 24.04.1972.

245 UAE C3/1 Nr. 1401: HNO-Klinik an Dekan Koch, 10.05.1972.

246 UAE C3/1 Nr. 1401: Pathologie an Dekan Koch, 27.04.1972.

247 UAE C3/1 Nr. 1401: Nervenklinik an Dekan Koch, 25.05.1972.

Streit um das Tierschutzgesetz

1 Schopenhauer: 1988. S. 405.

2 Eberstein: 1999. S. 177–178, 191.

257 UAE C3/1 Nr. 1403: Kultusministerium an die Universitäten, 08.04.1980, 16.12.1981. Auch der Erlanger Tierschutzverein warnte regelmäßig davor, Tiere aus Privatbesitz in unbekannte Hände abzugeben, um sie »vor qualvollen Tierversuchen« zu bewahren; vgl. StAE XXXII.1.T.1b: Flugblatt des Tierschutzvereins Erlangen zum Welttierschutztag 1954.

258 UAE C3/1 Nr. 1402: Auszug aus dem Protokoll des Fachbereichs, 24.01.1980.

259 UAE C3/1 Nr. 1403: Dekan Becker an die ZUV, 04.12.1981; UAE C3/1 Nr. 1402: Mitteilung von Brune, 14.05.1985. Zu Alternativmethoden der Arbeitsgruppe um Brune aus den 1970er Jahren vgl. http://www.pharmakologie.uni-erlangen.de/doerenkamp/3r-principle.pdf (Zugriff: 19.06.2018). Ex-vivo/In-vitro-Modelle wurden später auch in der physiologischen Schmerz-, Herz- und Nierenforschung sowie in der anatomischen Glaukomforschung eingesetzt. Vgl. auch Grune-Wolff: 1990.

260 http://www.pharmakologie.uni-erlangen.de/ueber-das-institut/doerenkamp/presse.shtml, https://www.aerzte-gegen-tierversuche.de/de/projekte/stellungnahme/74-lehrstuhl-fuer-tierschutz-in-erlangen (Zugriff: 19.06.2018). Die bundesweit agierende Organisation kritisiert Tierversuche aus moralischer Sicht als inhuman, aus wissenschaftsimmanenten Gründen als überflüssig. Die in der Fachwelt

248 Blösch: 1974.

249 Blösch: 1972.

250 UAE C3/1 Nr. 1401: Protokollauszug der Fakultätssitzung, 18.05.1972; Hegemann und Schwille an Dekan Koch, 07.07.1972. Kritik an der Fakultätsumfrage als alleinige Planungsgrundlage war nur von Karl Günther Ober gekommen, der eine Kommissionsbildung bestehend aus den »Hauptinteressenten« vorschlug; vgl. UAE C3/1 Nr. 1401: Ober an Dekan Koch, 26.04.1972.

3 Jütte: 2002.

und Presse geführte Diskussion um Alternativmethoden zum Tierversuch hält bis auf den heutigen Tag an, diesbezügliche Vorreiterfunktion kommt zurzeit der Einrichtung »Charité 3R« zu; vgl. auch http://www.faz.net/aktuell/wissen/leben-gene/ein-berliner-institut-fuer-alternative-zu-tierversuchen-15260615.html (Zugriff: 01.08.2018).

261 UAE C3/1 Nr. 1402: Bundesminister für Jugend, Familie und Gesundheit an Oberste Landeskulturbehörden, 06.10.1981; Keidel an Dekan Becker, 11.11.1981; Kessler an Dekan Becker, 12.11.1981.

262 UAE C3/1 Nr. 1403: Schwille an den Dekan, 17.03.1981.

263 UAE C3/1 Nr. 1403: Verteiler Medizinische Fakultät, Ref. I/1-ZUV, Eingang 21.05.1984.

264 Vgl. Bundesverband SATIS e. V. (Hg.): 1993. Vgl. auch Sharpe: 1987.

265 UAE C3/1 Nr. 1402: Schreiben an den Dekan, 14.11.1987; Schreiben an Dekan Lungershausen 03.09.1991; Brune an Dekan Lungershausen, 28.08.1991. Um den Tierschutz gegenüber den mit Verfassungsrang ausgestatteten, von Befürwortern der Tierversuche immer wieder ins Feld geführten Rechtsgütern Forschungs- und Wissenschaftsfreiheit zu stärken, wurde die staatliche Verantwortung für die Tiere 2002 als Staatsziel in das Grundgesetz aufgenommen (Art. 20a GG). Vgl. dazu Löwer: 2012. Im Ergebnis gilt das Deutsche Tierschutzgesetz

251 UAE C3/1 Nr. 1401: Pauly an die ZUV, 29.09.1972.

252 UAE C3/1 Nr. 1401: Wieck an die ZUV, 20.10.1973.

253 UAE C3/1 Nr. 1401: Hegemann an Dekan Rügheimer, 10.02.1977.

254 Zur heftigen Debatte um die Gesetzesreform von 1972 vgl. Gall: 1972; Pfeiffer: 2004.

255 UAE C3/1 Nr. 1403: Knapp an Dekan Schiefer, 22.10.1970.

256 UAE C3/1 Nr. 1403: Schwille an Dekan Schiefer, 30.12.1970.

4 UAE C 3/1 Nr. 1403: Ober an Dekan Schiefer, 19.11.1970.

im europäischen Vergleich als relativ restriktiv.

266 UAE C3/1 Nr. 1402: Dekan an das Kultusministerium, 30.08.1991.

267 UAE C3/1 Nr. 1403: Schwille an Dekan Wolf, 21.05.1984.

268 http://dipbt.bundestag.de/doc/btd/10/031/1003158.pdf (Zugriff: 19.06.2018). Vgl. auch Pröbstl: 2017.

269 UAE C3/1 Nr. 1403: Biomedizinische Forschung in Gefahr.

270 UAE C3/1 Nr. 1403: Dekan Wolf an Brendel, 19.10.1984.

271 UAE C3/1 Nr. 1402: Wolf an Kessler, undatiert.

272 UAE C3/1 Nr. 1402: Kuhlendahl (AWMF) an Valentin, 03.12.1984.

273 UAE C3/1 Nr. 1402: Lungershausen an Dekan Wolf, 10.04.1985; Protokollauszug der Sitzung des Fachbereichs Medizin, 09.05.1985, 27.06.1985, 13.02.1986. Siehe auch Schreiben des Dekans an die ZUV, 14.01.1987.

274 UAE C3/1 Nr. 1404: EN, 31.10./01.11.1987, 04.11.1987. Zur weiteren umfangreichen Berichterstattung und zum Leserecho vgl. Uni-Kurier, Presse-Spiegel 2772 (1987). Vgl. auch https://www.aerzte-gegen-tierversuche.de/de/projekte/vor-ort/505-proteste-gegen-tierversuche-an-der-uni-erlangen.html (Zugriff: 19.06.2018).

275 Wie im erwähnten Skandal um die Tierversuche an der Medizinischen Hochschule Hannover wurden damit emotional aufgeladene Argumente angeführt, wie sie bereits in

der »Vivisektions-Debatte« um 1900 benutzt wurden. Dort hatten Tierversuchsgegner im gegenseitigen Schlagabtausch den Tierexperimentator als »Wüstling der Grausamkeit« und »entsittlichten Frevler« diskreditiert, was diesem wiederum ermöglichte, seine Kritiker als »fanatisierte Betschwestern« lächerlich zu machen und ihre zum Teil berechtigten Argumente zu entschärfen. Auch der bekannte Journalist Horst Stern sah die Notwendigkeit, die »von schreibenden Scharfrichtern gesellschaftlich hingerichtete Wissenschaft zu resozialisieren«, um die aufgeladene Diskussion zu versachlichen und Tierversuche quantitativ und qualitativ zu verringern. Vgl. Stern: 1981.

276 UAE C3/1 Nr. 1404: EN, 05./06.03.1988. Literarischen Niederschlag fanden bereits die Versuchshunde der Erlanger Chirurgie in den 1940er Jahren. Ein Versuchshund hatte sich aufgrund medikamentös ausgelöster Krämpfe mehrere Kopfverletzungen zugezogen. Zwar wurde der Hund auf Protest einer jungen Mitarbeiterin hin verbunden, sie selbst aber erhielt auf Intervention des Versuchsleiters die Kündigung; vgl. Arnold: 1984.

277 UAE C3/1 Nr. 1404: Schreiben an Kanzler Köhler, 23.12.1987.

278 UAE C3/1 Nr. 1404: Dekan Rohen an Kanzler Köhler, 11.12.1987.

279 UAE C3/1 Nr. 1404: Schwille an Kanzler Schöck, 10.10.1988.

280 UAE C3/1 Nr. 1404: Redemanuskript MPI für Experimentelle Medizin Göttingen, undatiert.

281 Einweihung des Franz-Penzoldt-Zentrums: 2005, Zitatauszüge S. 4, 7, 10.

282 Die Familie Penzoldt hatte dem Wunsch der Medizinischen Fakultät, das Eponym »Franz Penzoldt« verwenden zu dürfen, nur unter einer Bedingung zugestimmt: Der ursprünglich vorgesehene Name »Tierexperimentelles Zentrum« musste geändert werden zu »Franz-Penzoldt-Zentrum für experimentellmedizinische Forschung« (Protokoll Fachbereichssitzung der Medizinischen Fakultät, 10.10.2002).

283 Goppel: 2005. S. 24.

284 Zur jüngsten Skandalforschung vgl. Stiftung Haus der Geschichte der Bundesrepublik Deutschland (Hg.): 2007. Vgl. auch Steinmetz: 2003. Vgl. auch Günther: 2016. Die WDR-Produktion *Contergan – Eine einzige Tablette* wurde 2007 in der ARD gesendet, nachdem der Hersteller Grünenthal zunächst versucht hatte, die Ausstrahlung zu verhindern.

285 Trube-Becker: 1966.

286 Lenhard-Schramm: 2016a; vgl. auch Lenhard-Schramm: 2016b; Großbölting/Lenhard-Schramm (Hg.): 2017. Zum Prozessverlauf vgl. auch Wenzel/Wenzel: 1971.

287 Vgl. Schwerin: 2009. S. 257–258.

288 Bay: 1960. Klare Anforderungen zur Prüfung von Arzneimitteln wurden erstmals 1964 definiert, ein Zulassungs- und Erfassungsverfahren für neue Arzneimittel gab es erst 1976.

289 Zum zeitlichen Ablauf vgl. auch die Zeitachse auf der Homepage der Conterganstiftung mit vielen weiterführenden Informationen (https://www.contergan-infoportal.de; Zugriff: 19.06.2018) sowie die Darstellung auf der Homepage der Grünenthal GmbH (http://www.contergan.grunenthal.info/thalidomid/Home_/de_DE/328800285.jsp; Zugriff: 19.06.2018).

290 Beck: 1958.

291 Wiedemann: 1961. In ihrer 2005 vorgelegten Diskursanalyse, die sie mit biografischen Erfahrungen von Contergan-Opfern kontrastiert, unterscheidet W. Freitag vier zeitlich aufeinanderfolgende Reaktions- und Bewältigungsmuster. Zwischen 1960 und 1964 war der in den Fachorganen geführte medizinische Diskurs von der Frage nach den kausalen Zusammenhängen zwischen der Medikamenteneinnahme und den Schädigungen bestimmt. Spätere Forschungen beschäftigten sich dann mit Fragen des »Redressing« von Fehlstellungen und den weiterreichenden Rehabilitationsmaßnahmen. Vgl. Freitag: 2005.

292 Kirk: 1999. S. 243–249 (Zeittafel). Zu Lenz vgl. auch Schulze: 2015. Vgl. auch Crumbach: 2017.

293 Linne: 2000. S. 92. Zu Eyer vgl. auch UAE C3/4a Nr. 112; F2/1 Nr. 3259.

294 Vgl. Werther: 2004.

295 http://www.spiegel.de/einestages/braune-vorgeschichte-a-948837.html (Zugriff: 19.06.2018), zur Sicht Grünenthals vgl. http://www.contergan.grunenthal.info/thalidomid/Home_/Wissenswertes_und_Aktuelles/Vermeintliche_Entwicklung_Thalidomids_vor_1954/de_DE/404800007.jsp (Zugriff: 19.06.2018). Zu Mückter vgl. auch Lenhard-Schramm: 2016a. S. 135.

296 Freitag: 2005. S. 36–48.

297 Zit. n. Der Spiegel 49 (1962). S. 74.

298 BÄB 1 (1962). S. 30. Vgl. auch ÄM 11 (1962).

299 Horstmann: 1966. S. 291.

300 Trube-Becker: 1966. S. 45.

301 ET, 13.06.1969.

302 Maier: 1964 (mit zahlreichen Abbildungen). Zur orthopädischen Versorgung von Contergankindern vgl. Zichner/Rauschmann/Thomann (Hg.): 2005, bes. S. 97–120.

303 Schönberger: 1971.

304 Gleiss: 1964. S. 45.

305 Engelbracht/Hauser: 2013. S. 71–79, Zitat S. 71. Vgl. auch Jensen: 1964.

306 Petersen/Zankel: 2007.

307 Der Spiegel 8 (1964). S. 41–47.

308 ÄM 25 (1963). S. 1428–1440. Zur Rolle von Catel in der DFG vgl. Topp: 2013. S. 101–177.

309 DÄ 33 (2010). S. A1550. Vgl. auch Antwort der Bundesregierung auf die Kleine Anfrage der Abgeordneten Dr. Ilja Seifert, Dr. Martina Bunge, Diana Golze, weiterer Abgeordneter und der Fraktion Die Linke. http://dip21.bundestag.de/dip21/btd/17/028/1702801.pdf (Zugriff: 19.06.2018).

310 Herrn Prof. Wolfgang Rascher, Universitäts-Kinderklinik Erlangen, herzlichen Dank für die Akteneinsicht. Die Zitate sind den beiden Akten entnommen.

311 Vgl. Thieme: 2018. S. 169–185.

Der Kinderarzt Adolf Windorfer

1   Vgl. http://www.200.uk-erlangen. de/de/geschichte/20-koepfe-der-erlanger-universitaetsmedizin/

windorfer/index.html (Zugriff: 19.06.2018).

2   Vgl. Sitzmann: 2005.

3   Windorfer/Stephan (Hg.): 1968. S. 97–99.

4   Windorfer/Schlenk (Hg.): 1978. S. 63.

5   Windorfer/Schlenk (Hg.): 1978.

312 UAE F2/1 Nr. 3182: PA Thomas, Johannes. Die Akte enthält keinerlei Hinweise auf die Contergan-Fälle in Erlangen.

313 Wenzel/Wenzel: 1971, Bd. 2. S. 13–16, Zitat S. 15.

314 Wenzel/Wenzel: 1971, Bd. 2. S. 13–16, Zitat S. 37–38.

315 Die Zeit 24.10.1969. URL: https://www.zeit.de/1969/43/ostern-sind-wir-zu-hause/komplettansicht (Zugriff: 19.06.2018).

316 Die Welt 15.10.1968. S. 241. Vgl. auch Seyyedi: 1961.

317 Wenzel/Wenzel: 1971, Bd. 1. S. 116–117, 119–120.

318 UAE C3/1 Nr. 1077: Wieck an Dekan Wetterer, 09.07.1968.

319 ET, 30.04.1969.

320 Das Conterganstiftungsgesetz wurde mehrfach geändert, zur aktuellen Version vom 01.01.2017 vgl. https://www.bmfsfj.de/bmfsfj/aktuelles/alle-meldungen/conterganstiftungs gesetz/77546 (Zugriff: 19.06.2018). Vgl. auch http://www.contergan. grunenthal.info/thalidomid/Home_/de_DE/328800285.jsp (Zugriff: 19.06.2018). Vgl. auch http://www.gruenenthal-opfer.de/kurzdarstellung (Zugriff: 19.06.2018).

321 Niecke/Peters/Samel u.a.: 2017. Vgl. auch die Homepage Bundesverband Contergangeschädigter (1963); Stiftung Hilfswerk für behinderte Kinder (1972); Conterganstiftung für behinderte Men-

schen (2005); Bund Contergangeschädigter und Grünenthalopfer e.V. (2005); Contergannetzwerk Deutschland e.V.

322 BÄB 10 (1961). S. 338–340.

323 BÄB 12 (1977). S. 1182.

324 Vgl. auch Forsbach: 2011. S. 103–124.

325 UAE C3/1 Nr. 1297: Fakultätsrats-sitzung, 11.07.1963.

326 UAE C3/1 Nr. 1297: Heim an Dekan Windorfer, 19.07.1963.

327 UAE C3/1 Nr. 1297: Vorschlag Ober.

328 UAE C3/1 Nr. 1297: Vorschlag Ober. Die Frage nach dem »Ausbildungsdeputat« der Patienten in Universitätskliniken beschäftigte die Fakultät anlässlich der neuen Approbationsordnung 1976 erneut. Ober verwies abermals auf das Recht des Patienten auf Unver-sehrtheit des Körpers und hielt eine Einbeziehung der Patientenzahlen in die Berechnung der Studienplätze für schwierig. Vgl. UAE C3/1 Nr. 514: Sitzungsprotokoll, 13.05.1976.

329 UAE C3/1 Nr. 1297: Dekan Theissing an die Volkswagenstiftung, 13.07.1964.

330 UAE C3/1 Nr. 1297: Kultusministerium an die Volkswagenstiftung, 13.10.1964.

331 UAE C3/1 Nr. 1166: Ober an den Dekan, 20.12.1965.

332 Vgl. Schleiermacher: 2010.

333 UAE C3/1 Nr. 1297: Redemanuskript zum Richtfest des Medizinischen Inter-nats.

334 UAE C3/1 Nr. 1297: Aktennotiz Rottmann, 30.09.1968.

335 UAE C3/1 Nr. 1297: Aktennotiz Ober, 02.10.1969. Ähnliche Kritik an der mangelnden Eigeninitiative, die Internatszeit optimal zu nutzen statt auf die Jagd nach Scheinen zu gehen, kam zwei Jahre später auch von Gerd Hegemann. UAE C3/1 Nr. 1298: Hege-mann an Dekan Schiefer, 01.02.1971.

336 erlanger medizin student 2 (1968). S. 4.

337 Schubert: 1964.

338 UAE C3/1 Nr. 1298: Aktennotiz über die Sitzung des Internatsausschusses, 06.07.1970.

339 StAE XIV.10.B.30/1: Erlanger Volksblatt, 02.11.1967.

340 UAE C3/1 Nr. 1298: Ober an Dekan Schiefer, 12.02.1971; Kultusministerium an die Uni-versität, 24.02.1971. Vgl. dort ET, 30./31.01.1971, 03.02.1971. Zu den Bauschäden vgl. auch das umfang-reiche Sachverständigengutachten vom 04.02.1971, wonach man versucht habe, »eine wirtschaftliche Konst-ruktion zu erstellen«, die in seltenen Fällen auch zu Schäden führen könnte.

341 UAE C3/1 Nr. 1298: Stellungnahme, 30.06.1971.

342 UAE C3/1 Nr. 1298: Dekan Schiefer an das Kultusministerium, 30.06.1971.

343 UAE C3/1 Nr. 1298: Ober an Dekan Schiefer, 10.02.1971.

344 Göbel: 1981. S. 2. Vgl. auch Beske: 1982; Brauer/Zickgraf: 1975; Schirmer: 1976.

345 Dahmer: 1973.

Der Erlanger Magnetring

1   In einer Hausarbeit hat die Erlanger Studentin der Molekularen Medizin Christine Trotta 2007 die Geschichte

des Erlanger Magnetverschlusses erarbeitet.

346 Uexküll: 1968. S. 12.

347 Schipperges: 1971. S. 19.

348 erlanger medizin student 1 (1964). Vgl. auch erlanger medizin student 3 (1964).

349 UAE G2/1 Nr.1: Erlanger Uni Anzeiger 1 (1969). S. 2.

350 UAE C3/1 Nr. 513: Sitzungsprotokoll, 12.07.1973.

351 UAE C3/1 Nr. 513: Sitzungsprotokoll, 01.02.1973.

352 UAE C3/1 Nr. 513: Sitzungsprotokoll, 20.04.1972.

353 UAE C3/1 Nr. 513: Sitzungsprotokolle, 23.03.1972, 28.06.1972, 26.10.1972, 16.11.1972, 11.10.1973.

354 UAE C3/1 Nr. 513: Sitzungsprotokoll, 19.09.1974.

355 Vgl. Böcker: 2001. S. 31.

356 UAE G2/1 Nr. 2: Erlanger Uni Anzeiger 7 (1969). S. 1, 4.

357 UAE C3/1 Nr. 514: Sitzungsprotokoll, 10.05.1977.

358 Die Welt, 25.07.1967. S. 5. URL: http://www.medienarchiv68.de/dl/203042/993.jpg.pdf (Zugriff: 01.07.2018). Das »Medienarchiv68«

der Axel Springer AG listet knapp 6000 Beiträge seines Medienangebots über die 68er-Bewegung auf.

359 UAE C3/1 Nr. 1358: Auszug aus *Das Beste aus Readers Digest* 8 (1970).

360 UAE C3/1 Nr. 1358: Notgemeinschaft für eine freie Universität Berlin, 06.03.1970. Einen konzisen Forschungsstand zur Historiographie

Im Dienste Äskulaps – René Schubert

1 Der Spiegel 11 (1966). URL: http://www.spiegel.de/spiegel/print/d-46265917.html (Zugriff: 08.08.2018).

2 Der Spiegel 50 (1967). S. 29. URL: http://www.spiegel.de/spiegel/print/d-46164831.html (Zugriff: 08.08.2018).

3 Vgl. UAE C3/1 Nr. 315: Protokoll, 26.10.1972. Vgl. dazu schon die

361 Vgl. Rohstock: 2010. S. 236–240.

362 In der aktuellen Forschungsliteratur wird »1968« nicht als *ein* historisches Ereignis oder eine klar definierte Kategorie verstanden, sondern als »Erinnerungsgenerator« (Armin Nassehi) und »Unschärfeformel zur Vereinheitlichung eines schwer fassbaren Ganzen« (Detlef Siegfried). Vgl. die Sammelrezension von Kopf: 2018. Zur Vielzahl der in Umlauf befindlichen Bezeichnungen sowie zur Rezeption von »68« vgl. auch Frei: 2008, bes. S. 209–232 und Schmidtke: 2003. Für Schmidtke ist das Symboljahr 1968 das Epizentrum einer weltweit spürbaren Umbruchperiode der »68er Jahre«. Vgl. auch Kraushaar: 2018. Zur Forschungsdebatte anlässlich des 50-jährigen Jubiläums vgl. Kleinert: 2018.

363 Zu den Studentenunruhen in Erlangen vgl. Wendehorst: 1993. S. 251–258; Holtmann/Stix: 1993; Simon: 1993; Ganslandt: 1993 (ohne Fokus auf der Medizinischen Fakultät) und Ganslandt: 1994. Vgl. auch Strogies: 1996. Vgl. auch die umfangreiche Berichterstattung des Journalisten Harald Lamprecht in Das neue Erlangen 11 (1968). S. 744–761 und 12 (1968). S. 846–849. Zu den Maoisten gehörten die KSG (Kommunistische Studenten-

und Auseinandersetzung mit der 68er-Bewegung bieten Koischwitz: 2017. S. 17–26 und Rohstock: 2010. S. 7–12. Vgl. auch Kiene: 2018; zur Theoriebegeisterung der 68er vgl. Felsch: 2015. Zur Publizistik der Zeit vgl. Niese: 2017. Vgl. auch Klimke/Scharloth (Hg.): 2007. Zur antidemokratischen Ideologie der Bewegung vgl. Aly: 2008.

TOP 7 der Fakultätsratssitzung am 12.12.1971: Festlegung der Reihenfolge der zu schaffenden Lehrstühle.

4 http://alternsforschung.org/reneschubertpreis.html (Zugriff: 08.08.2018).

5 Schubert: 1969. S. 1.

6 Schubert: 1969; Schubert: 1974a. S. 10–11.

gruppe) und der KSV (Kommunistischer Studentenverband).

364 Der Aufruf in den *FAUST-Informationen* vom 12.05.1970 zeigt deutlich die Politisierung des AStA, der zuvor ein politisches Engagement jenseits hochschulpolitischer Themen ausgeschlossen hatte. Vgl. Ganslandt: 1993. S. 847. Zum AStA in Bayern vgl. Rohwedder: 2008. Zu Provokationseliten vgl. Schmidtke: 2003. S. 15–16.

365 Zum Vokabular der Springer-Presse vgl. Der Spiegel 31 (1968). S. 51. URL: http://www.spiegel.de/spiegel/print/d-45995977.html (Zugriff: 01.07.2018).

366 Vgl. StAE XIV.66.C.2: ET, 09.02.1968, 16.02.1968. Vgl. auch UAE G2/1 Nr. 1: Flugblatt von Fachschaftsvertretern der Naturwissenschaftlichen und der Medizinischen Fakultät, undatiert.

367 Zu dieser Position vgl. Leibfried/Preuß: 1967. Zum Versuch des Erlanger RCDS, das politische Mandat zu verhindern, vgl. Die Welt, 27.06.1968. S. 5. URL: http://www.medienarchiv68.de/dl/210363/4631.jpg.pdf (Zugriff: 01.07.2018).

368 Vgl. Benzenhöfer: 2011. Für Lokalstudien vgl. auch Rückher: 2014; Forsbach: 2011.

369 Vgl. Rohstock: 2010. S. 11.

370 Zu der umfangreichen Flugblattsammlung sowie zur Korrespondenz

Vgl. dazu kritisch Behnken: 2008. Mit Ablauf der 30-jährigen Schutzfrist für Sachakten in Archiven können seit 1998 staatliche, universitäre und kommunale Archive gewinnbringend genutzt werden. Vgl. hierzu Becker/Schröder: 2000.

7 Schubert: 1974a. S. 92. »bewußt älter werden« und »einverstanden mit sich selbst« sind Titel einer (kurzlebigen) von René Schubert initiierten Buchreihe mit »Überlegungen und Anregungen für Menschen im mittleren Lebensalter«; vgl. Schubert (Hg.): 1974b.

der Fachschaft Medizin vgl. UAE G2/1 Nr. 1–4; F/41 Nr. 57–59. Vgl. auch die umfangreiche Materialsammlung zur Studentenbewegung und Hochschulpolitik der FAU in der EDV-Datenbank *Materialien zur Analyse von Opposition* (MAO) zu den Jahren 1968–1976/77. URL: https://www.mao-projekt.de/BRD/BAY/MFR/Erlangen_FAU_1.shtml bis https://www.mao-projekt.de/BRD/BAY/MFR/Erlangen_FAU_6.shtml (Zugriff: 01.07.2018).

371 Einen plausiblen Grund für die weit verbreitete Anonymität erwähnt Rückher unter Berufung auf einen Zeitzeugen. Zum einen habe die Namensnennung als unerwünschter »Egotrip« gegolten, zum anderen hätte sie eine behördliche Verfolgung der Verfasser erleichtert; vgl. Rückher: 2014. S. 4. Die Angst vor beruflichen/politischen Nachteilen war auch unter Erlanger Studenten verbreitet; vgl. Uni-Kurier 12 (1976). S. 41.

372 UAE F4/1 Nr. 57: Fachschaftsleiter Pohl an Ranke, 21.01.1959. Vgl. auch Ganslandt: 1993. S. 841, 846. Bei der Wahl zum 10. Studentenparlament im Januar 1967 waren fast alle aufgestellten Bewerber der Fachschaft Medizin noch in Burschenschaften organisiert; vgl. UAE G 2/1 Nr. 1: Informationen für die Studenschaft der

Universität Erlangen-Nürnberg, Wahl-Sondernummer Januar 1967.

373 Allerdings behielten die konservativen Studenten bis 1972 eine Sperrminorität gegen allgemein politische Beschlüsse. Zu Genese und Aufspaltung der linken Gruppierungen vgl. Simon: 1994. S. 477.

374 UAE G2/1 Nr. 2: Erlanger Uni-Anzeiger 6 (1968). S. 4.

375 Der erlanger medizinstudent 3 (1968). S. 4.

376 Der erlanger medizinstudent 1 (1968). S. 3. Der *erlanger medizinstudent* erschien bis zu seiner Einstellung im Herbst 1969 als Ableger des *Deutschen Medizinstudenten* in einer Auflagenhöhe von 2000 Exemplaren. Die *FAUST-Informationen* erschienen in 5000 bis 6000 Exemplaren. Über die Auflagenhöhe hinaus lassen sich keine Aussagen über die Rezeption der Druckschriften des AStA und der Fachschaftsgruppen treffen.

377 StAE 72.W.1: Flugblatt zum Rücktritt des AStA, 27.11.1968.

378 UAE G2/1 Nr. 3: »adm«-Wahlplakat *wir über uns*; G2/1 Nr. 4: »adm«-Wahlplakat zur Wiederwahl 1971. Vgl. UAE G2/1 Nr. 4: Uni-Kurier aktuell, 13.07.1971, Aufruf des Rektors an die Studentenschaft. Vgl. auch UAE C3/1 Nr. 1390.

379 Die studentische Flugblattproduktion beschäftigte sich außenpolitisch hauptsächlich mit den Kriegen in Vietnam und Kambodscha (Vgl. z.B. FAUST-Informationen,12.05.1970. S. 1–3). Innenpolitisches Thema war der Kampf gegen den Rechtsradikalismus. Da Erlangen unter den Hochschulen als die erste »braune« Universität gelte, sei hier die Bildung eines Arbeitskreises zur wissenschaftlichen Auseinandersetzung mit Rechtsradikalismus besonders dringend (Vgl. UAE G2/1 Nr. 2: Schreiben des AStA an die Hochschulleitung, 06.12.1966). Weitere Themen waren die Notstandsgesetzgebung und die Anti-Schah-Demonstrationen (Vgl. UAE G2/1 Nr. 1: Manifest der Hochschulen gegen die Notstandsgesetze, Oktober 1967; wurde u. a. von der in München tätigen Ärztin Annemarie Leibbrand-Wettley unterschrieben. Zum Erlanger Vorlesungsstreik gegen

das am 30.05.1968 beschlossene Notstandsgesetz vgl. der erlanger medizin student 3 (1968). S. 4. Zur Erschießung von Benno Ohnesorg vgl. UAE G2/1 Nr. 2: Flugblatt Berlin, Filmvorführung *Berlin, 2. Juni 1967* am 13.12.1967 im Hörsaal der Chemie vor etwa 400 Studierenden; vgl. auch Das neue Erlangen 9 (1967). S. 644: Trauermarsch von 1000 Studierenden mit Kranzniederlegung und Veranstaltung der Vertretung der Gesamtstudentenschaft.

380 Das BayHSchG führte an den Hochschulen das Präsidialprinzip ein (statt Rektoratsprinzip) und gliederte die Fakultäten in Fachbereiche und zentrale Einrichtungen (Art. 11).

381 Stellungnahme des 1. AStA-Vorsitzenden V. Schwipper; zit. n. Ganslandt: 1993. S. 866.

382 Vgl. ET, 14./15./18./19.01.1969.

383 UAE G2/1 Nr. 1: Erlanger Uni-Anzeiger 3 (1969). S. 4; G2/1 Nr. 2: Informationen 1 (1969). S. 8. Zum Streik vgl. auch ET, 03./09./22.07.1969.

384 Zu von Oertzen vgl. Schael: 2017.

385 StadtA Göttingen, Anzeige im südniedersächsischen Göttinger Tageblatt, 24.11.1971.

386 Vgl. FAUST-Informationen 13 (1971). S. 6.

387 UAE C3/1 Nr. 1318: ET, 14.12.1971. Zu den ausgeprägten ideologischen Entgleisungen der 68er-Revolte in Göttingen, die nicht nur durch gewaltsame Störaktionen, sondern auch durch erschreckende Wort-Untaten gekennzeichnet gewesen sei, vgl. FAZ, 15.11.2017. S. 4.

388 FAUST-Informationen 15 (1972). S. 4.

389 Ortmann: 2009. Zu unterschiedlichen Partizipationsvorstellungen im Bereich der Hochschulen vgl. auch Bocks: 2012.

390 Zit. n. Koischwitz: 2017. S. 13. Zur Geschichte des BFW vgl. auch Wehrs: 2014, vgl. dazu die ausführlichen Rezensionen von Bultmann: 2015 und Schäfer: 2014. Zu den ersten Kampagnen des BFW gehörte das *Marburger Manifest* gegen die »Politisierung der Hochschulen«. Zu den Unterzeichnern zählten 44 Angehörige der Erlanger Universität, darunter elf Mitglieder der Fakultät; vgl. Wendehorst: 1993. S. 256. Zum Wortlaut des Manifestes und zur Liste der Unterzeichner vgl. http://

www.dearchiv.de/php/dok.php?archiv=bla&brett=B68_08&fn=MARBURG.868&menu=b1968 (Zugriff: 01.07.2018).

391 Vorschaltgesetz für ein niedersächsisches Gesamthochschulgesetz 1/1971; Der Spiegel 50 (1972). S. 82–84. URL: http://www.spiegel.de/spiegel/print/d-42763100.html (Zugriff: 01.07.2018); Die Zeit, 08.06.1973. URL: https://www.zeit.de/1973/24/stellungnahmen-von-betroffenen-zur-entscheidung-des-bundesverfas/komplettansicht (Zugriff: 01.07.2018).

392 FAUST-Informationen 16 (1972). S. 1. Das vom AStA verantwortete Mitteilungsblatt berichtete als Organ der Basis- und Projektgruppen der Fachschaften ab Januar 1970 regelmäßig über das BayHSchG, brachte Beispiele für die »Repressionen« der Erlanger Universität oder einzelner Hochschullehrer gegenüber Studierenden an, berichtete über die bundesweite Hochschulsituation und kommentierte zentrale Ereignisse der Weltpolitik.

393 UAE C3/1 Nr. 1358: Resolution, verabschiedet von der Med.-Vollversammlung 13.12.1972. Zum Protest gegen das Ordnungsrecht vgl. auch UAE C3/1 Nr. 1358: FS-med/Streikleitung, undatiert.

394 Zum chronologischen Ablauf der Streikaktionen vgl. Jahresbericht 1973/74 der Friedrich-Alexander-Universität Erlangen-Nürnberg. S. 37.

395 UAE C3/1 Nr. 1358: Wieck an Windorfer, 23.01.1973. Zuvor war der Vorfall bereits mündlich gemeldet worden.

396 UAE C3/1 Nr. 1358: Windorfer an Dekan Pauly, 24.01.1973. Zur offiziellen Sicht auf den Boykott von Lehrveranstaltungen als Rechtswidrigkeit vgl. Uni-Kurier 13 (1973). Anzeigen wie die von Wieck und Windorfer waren demnach Ausübung einer staatsbürgerlichen Pflicht, ihre Unterlassung wäre Duldung rechtswidriger Vorgänge, das Denunzieren solcher Personen grobe Diffamierung. Für München ist belegt, dass das Stören von Unterrichtsveranstaltungen mit »Hausverbot« belegt wurde; vgl. Forsbach: 2011. S. 15.

397 Vgl. Uni-Kurier 13 (1973). S. 42–43. Nach der Abschaffung der verfassten Studentenschaft durch das BayHSchG

bilden die studentischen Vertreter im Hochschulsenat und Fachschaftsvertreter den Studentischen Konvent. Aus seiner Mitte wird ein Sprecherrat gebildet, der den bisherigen AStA ablöst. Zudem sind die Kompetenzen beider Organe auf die Wahrnehmung hochschulpolitischer, sozialer und kultureller Interessen beschränkt.

398 Vgl. Uni-Kurier 2 (1975). S. 14–15.

399 Vgl. Uni-Kurier 9 (1972).

400 Vgl. z.B. ET, 03.01.1969, 23.05.1969, 14./15.06.1969. Aufgrund fehlender klarer Richtlinien und Beurteilungsmaßstäbe sah sich der Senat auch nicht in der Lage, zu Vorschlägen der Medizinischen Fakultät zur Neugliederung Stellung zu beziehen. Der Vorschlag der Fakultät, der 36 Institute

und 37 Lehrstühle vorsah, wurde daher unverändert an das Kultusministerium weitergegeben. Vgl. Uni-Kurier intern 29 (1974). S. 3.

401 UAE C3/1 Nr. 1318: Kröncke an Brecht, Tübingen, 02.05.1969. Mit Beginn des Wintersemesters 1978/79 kehrte man zu der Bezeichnung »Fakultät« zurück.

402 UAE C3/1 Nr. 1317: Ober an Dekan Kröncke, 23.12.1968; vgl. auch Aktennotiz vom 06.02.1969 und die Stellungnahme der FAU an die Medizinische Fakultät vom 19.12.1968, wonach die Fakultät in sich eine Einheit bleiben müsse. Könne das neue BayHSchG das nicht leisten, müsse erwogen werden, die Fakultäten als selbstständige Einheiten (Hochschulen) weiterzuführen. Zu den Standpunkten

der Fakultät zu den einzelnen Entwürfen des BayHSchG vgl. insgesamt UAE C3/1 Nr. 1316–1318.

403 Vgl. hierzu ausführlich die Sitzungsprotokolle in UAE C3/1 Nr. 513. Nach der Neuregelung liefen alle klinischen Einrichtungen als Betriebseinheit besonderer Art nach Art. 39.

404 Uni-Kurier 3 (1975). S. 13, 22; FAUST-Informationen 28 (1974). S. 1.

405 Uni-Kurier 13 (1973). S. 4.

406 Jahresbericht 1973/74 der Friedrich-Alexander-Universität Erlangen-Nürnberg. S. 3. Zur Neugliederung der Universität bzw. des Fachbereichs Medizin vgl. auch Uni-Kurier 1 (1975) und 2 (1975).

Zum Umgang mit dem Radikalenerlass an der FAU

1 Mühldorfer: 2014.

2 Jahresbericht der FAU 1973/74. S. 34.

3 Uni-Kurier 7 (1975). S. 9 (Jahresbericht des Rektors).

407 UAE G2/1 Nr. 1: Informationen für die Studentenschaft, Sondernummer Januar 1967.

408 UAE G2/1 Nr. 1: Informationen für die Studentenschaft 3 (1967). S. 4–6; 4 (1967). S. 11; 6 (1968). Zur medialen Thematisierung der »Pille« in den Massenmedien und zu den (fach-)öffentlichen Debatten vgl. Silies: 2010. S. 124–181. Vgl. auch Lehmann: 2003.

409 UAE G2/1 Nr. 2: Münchner unabhängige Studentenzeitung 4 (1969). S. 6. Zu Obers liberaler Einstellung zum § 218 (»Abtreibung ist grundsätzlich kein Mord«) vgl. auch Uni-Kurier 12 (1973). S. 73.

410 Vgl. Der Spiegel 9 (1964). S. 79–89 (*Anti-Babypillen nur für Ehefrauen?*).

411 Vgl. Der erlanger medizinstudent 3 (1968). Der AStA führte Listen von Ärzten, die die Pille auch (unverheirateten) Studentinnen verschrieben.

412 UAE G2/1 Nr. 2: Flugblatt der Basisgruppe Medizin, undatiert.

413 Zur Binnensicht auf das SPK vgl. Arbeitsgemeinschaft Sozialpolitischer Arbeitskreis (Hg.): 1978. S. 196–207. Vgl. Pross: 2017, aus Studentensicht vgl. ruprecht 35 (1995). S. 10–19; online: https://mathphys.fsk.uni-heidelberg.de/w/hintergruende/geschichte-der-fachschaft/aus-der-

krankheit-eine-waffe-machen (Zugriff: 01.07.2018) und Sozialistischer Heidelberger Studentenbund (Hg.): 1972. Vgl. auch Forsbach: 2011.

414 UAE G2/1 Nr. 1: Informationen für die Studentenschaft der Univ. Erlangen-Nbg. 6/7 (1966). S. 12.

415 Die Basisgruppen waren die Organisation der »demokratischen und sozialistischen Studenten« an der FAU, die sich während der Studentenbewegung gegründet hatten, um gegen den technokratischen Umbau der Universität zu kämpfen. Anfang der 1970er Jahren stellten sie den AStA.

416 FAUST-Informationen 24 (1973). S. 8. Vgl. auch UAE G2/1 Nr. 2: Flugblatt Solidaritätskomitee Freiheit für Abraham B[.].

417 Braese: 1980. Vgl. auch Kersting: 2003.

418 UAE G2/1 Nr. 3: FAUST-Informationen 5 (1970). S. 5; Input. Das deutsche Studentenmagazin 2 (1970). S. 30–35.

419 UAE G2/1 Nr. 2: Münchner unabhängige Studentenzeitung 4 (1969). S. 5.

420 FAUST-Informationen 4 (1970). S. 4; Zitate nach ebd.

421 Der *Spiegel* hatte 1972 eine dreiteilige Serie unter dem Titel *Das Geschäft mit der Krankheit* veröffentlicht, die ebenso wie seine Berichte über das Elend

der Krankenhäuser auf erbitterten Widerstand in der Ärzteschaft stieß. Bereits 1969 war eine *Spiegel*-Serie über die Krise der Hochschulmedizin erschienen, die u.a. unter der programmatischen Überschrift *Mit dem Latein am Ende* ein düsteres Bild des völlig unzulänglichen, längst reformbedürftigen Medizinstudiums zeichnete, das examinierte Jungärzte nach einem Marathon-Staatsexamen mit 18 Prüfungsfächern »praxisuntauglich« in die Medizinalzeit entlasse; vgl. Der Spiegel 29 (1968).

422 FAUST-Informationen 13 (1971). S. 6. Der Fall Mausbach wurde auch in der Sondernummer der *Roten Zelle Medizin* vom Juli 1971 aufgegriffen; vgl. auch Der Spiegel 18 (1971). S. 198–201.

423 Rote Zelle Medizin, Sondernummer, Juli 1971, S. 1–10; online: www.mao-projekt.de/BRD/BAY/MFR/Erlangen_FAU_1.shtml (Zugriff: 01.07.2018). Der folgende Abschnitt nach ebd. sowie UAE G2/1 Nr. 4: Flugblätter der Roten Zelle Medizin. Zur »Roten Zelle« vgl. auch Forsbach: 2011. S. 113.

424 Rote Zelle Medizin, Sondernummer, Juli 1971, S. 8; online: www.mao-projekt.de/BRD/BAY/MFR/Erlangen_FAU_1.shtml (Zugriff: 01.07.2018).

425 UAE G2/1 Nr. 4: Wahlplakat der Roten Zelle Medizin zum 15. Studentenparlament, undatiert [1972].

426 UAE C3/1 Nr. 512: Sitzung der engeren Fakultät, 18.06.1971.

427 UAE C3/1 Nr. 513: Sitzung der engeren Fakultät, 21.10.1971.

428 Rote Zelle Medizin, Sondernummer, Juli 1971, S. 8; online: www.mao-projekt.de/BRD/BAY/MFR/Erlangen_FAU_1.shtml (Zugriff: 01.07.2018).

429 UAE G2/1 Nr. 4: Flugblatt *Für eine ausreichende medizinische Versorgung der arbeitenden Bevölkerung.*

430 https://www.carl-korth-institut.de/institut/person-carl-korth (Zugriff: 01.07.2018).

431 Korth/Schmidt: 1967. S. 1820–1821.

432 Für das PJ wurden ein Tarifvertrag, die Zahlung einer Ausbildungsvergütung sowie die üblichen Sozialleistungen gefordert. Außerdem sollten die materiellen und personellen Standards für die Ausbildungsstätten festgelegt werden, um so die Qualität der Ausbildung sicherzustellen.

Echo vom Kap. Die erste Herztransplantation 1967 und die Erlanger Chirurgie

1 Preuß: 1967. S. 2769; der Artikel ist im DÄ passenderweise eingeordnet unter der Rubrik »Zur Fortbildung, aktuelle Medizin«.

2 Westaby/Bosher: 1997. S. 261.

3 Die kommunikationswissenschaftliche Studie von Roloff: 2013 analysiert umfassend die mediale Rezeption der ersten Herztransplantation und des charismatischen Operateurs. Christiaan Barnard, der als südafrikanischer Arzt nur mäßig verdiente, nutzte den Weltruhm, der für ihn am Tag seiner Pioniertat schlagartig begann, genüsslich aus und ließ sich vom Jetset der Welt einladen und auch aushalten, was von der Presse weidlich verwertet wurde. In zwei autobiografischen Büchern, die er mit professioneller Hilfe verfasste, schilderte er plastisch sein Leben und Wirken, mit Details und höchst dramatischen Szenen im Operationssaal bis hin zum Stromausfall während der zweiten Herztransplantation; vgl. Barnard/Pepper: 1970 und Barnard: 1994.

4 So Time Magazine 24 (1967). S. 64 (»ultimate operation«).

5 Überblick bei Westaby/Bosher: 1997. S. 258–278; zu Lillehei vgl. Miller: 2000.

6 Emde: 1977; Leven: 2016a. S. 362–363, 371–379.

7 Der Spiegel 8 (1969). S. 133; die Sache scheint zu stimmen und wird von Erlanger Zeitzeugen mittelbar bestätigt.

8 Leven: 2016a. S. 387.

433 Uni-Kurier 16 (1977). S. 8–9.

434 Der Spiegel 34 (1963). S. 28–37. URL: http://www.spiegel.de/spiegel/print/d-45141262.html (Zugriff: 01.07.2018).

435 Die Welt, 06.11.1968. S. 3; online: http://www.medienarchiv68.de/dl/220924/5896.jpg.pdf (Zugriff: 01.07.2018).

436 Uni-Kurier 19 (1978). S. 18–23.

Die »Belle Époque« der Medizinischen Fakultät? – Die Jahre 1980 bis 2000

1 Zeitzeugengespräch Friedrich Wilhelm Neukam, 08.11.2017.

2 Zit. n. Becker: 1983. S. 25.

3 Zit. n. Uni-Kurier 61/62 (1985). S. 23.

4 Zeitzeugengespräch Friedrich Wilhelm Neukam, 08.11.2017.

5 Zeitzeugengespräch Martin Röllinghoff, 26.09.2017.

6 Zeitzeugengespräch Joachim R. Kalden, 10.10.2017.

7 Zeitzeugengespräch Rolf Sauer, 21.02.2018.

8 Vgl. Plöger: 2016d. S. 441.

9 Zeitzeugengespräch Werner Hohenberger, 15.11.2017.

10 Zeitzeugengespräch Martin Röllinghoff, 26.09.2017.

11 Darauf wies Dekan Bernhard Fleckenstein im Rahmen der Akademischen Abschiedsfeier für Martin Röllinghoff am 29.09.2006 hin. Vgl. hierzu Plattig (Hg.): 2007. S. 2.

12 Zeitzeugengespräch Hermann Handwerker, 05.02.2018.

13 Zeitzeugengespräch Martin Röllinghoff, 26.09.2017.

14 Vgl. Wissenschaftsrat (Hg.): 2000. S. 10.

15 Vgl. hierzu die Projektbeschreibung des an der LMU München durchgeführten DFG-Projektes »Deutsche Universitäten im Wettbewerb (1980–2012)«. URL: https://www.ngzg.geschichte.uni-muenchen.de/forschung/forsch_projekte/konkurrenz/index.html (Zugriff: 11.08.2018); weiterhin Schreiterer: 2014.

16 Siehe hierzu Doering-Manteuffel/Raphael: 2013 sowie Ther: 2014.

17 Vgl. Lengwiler: 2010. S. 14.

Menschliches und Animalisches im Zuge der Lehrstuhlneubesetzung der Erlanger Anästhesiologie

1 Rügheimer-Archiv, Ordner Lehrstuhl- und Chefarztstellen ab Januar 1993: Schreiben an Rügheimer, 06.12.1993.

18 Vgl. Lengwiler: 2010. S. 15.

19 Siehe hierzu im Detail Bartz: 2007. S. 132–145.

Nach dem Boom

1 Vgl. Doering-Manteuffel: 2014, hier v. a. S. 136–139.
2 Wegweisend hierzu Doering-Manteuffel/Raphael: 2013. Zur Ausbreitung des neoliberalen Wirtschaftskonzeptes in West- und Osteuropa siehe Ther: 2014.

20 Wichtige Impulse zum zunehmenden Ökonomisierungsstreben insbesondere der Erlanger Universitätskliniken liefert Plöger: 2016d, hier v. a. S. 442–444.
21 Zit. aus dem Vorwort des Universitätspräsidenten Nikolaus Fiebiger in: Forschungsbericht FAU 1980–1983.
22 Zit. n. Jahresbericht: 1987–1988. S. 63.
23 Die Ausführungen sind entnommen aus Fiebiger: 1989/90; Zitate nach ebd., S. 7 bzw. 13–14.
24 Zit. n. Fiebiger: 1982/83. S. 3.
25 Zeitzeugengespräche mit Renate Wittern-Sterzel, 01.02.2018, und Karl-Heinz Plattig, 25.01.2018.
26 Becker/Wuermeling: 1990. Die nun folgenden Zitate nach ebd.
27 Zeitzeugengespräch Rolf Sauer, 21.02.2018.
28 Zum Erlanger Modell siehe Plöger: 2016e.
29 So beschäftigte sich die Ausgabe des *Uni-Kuriers* von 1998 schwerpunktmäßig mit der Internationalisierung, während das Heft des darauffolgenden Jahres die Digitalisierung zum Thema hatte.

3 Immerhin war zwischen 2013 bis 2017 am Lehrstuhl für Neueste Geschichte und Zeitgeschichte der Ludwig-Maximilians-Universität München das DFG-Projekt »Wettbewerb zwischen Universitäten im 19. und 20. Jahrhundert in Deutschland« angesiedelt.

30 Zeitzeugengespräch Jürgen Schüttler, 05.10.2017.
31 Siehe hierzu etwa Jasper: 1992. S. 5.
32 Zit. n. Jasper: 1994. S. 7.
33 Zahlen sind entnommen aus: Jasper: 1992. S. 9; Jasper: 1995. S. 12–13; Vorbemerkung des Dekans vom Mai 1993, in: Medizinische Fakultät (Hg.): 1992/93.
34 Zit. n. Jasper: 1992. S. 8.
35 Zit. n. Jasper: 1995. S. 7.
36 Zeitzeugengespräch Gerold Schuler, 21.02.2018.
37 Vgl. Leven: 2016a. S. 327.
38 Vgl. Fleckenstein: 1998. S. 5.
39 Zu den Errungenschaften der Erlanger Universitätsmedizin in den Jahren 1980 bis 2000 siehe ausführlich Leven: 2016a.
40 Zeitzeugengespräch Winfried Neuhuber, 31.01.2018.
41 Dieses wie auch die folgenden Zitate und Ausführungen sind entnommen aus: Fleckenstein: 1998.
42 Die Forschungsberichte Med. Fak. der Jahre 1996–1998 sowie 1999–2001 sind auf der Homepage des Dekanats der Medizinischen Fakultät beziehbar unter: https://www.med.fau.de/for

Das Teilprojekt über »deutsche Universitäten im Wettbewerb (1980–2012)« reichte dabei bis in das 21. Jahrhundert hinein.

schung/forschungsprofil/forschungsberichte (Zugriff: 15.08.2018).
43 Die Auflistung findet sich im Forschungsbericht Med. Fak. 1996–1998. S. 4–10.
44 Zur Geschichte der Immunologie siehe seit Kurzem Deutsche Gesellschaft für Immunologie (Hg.): 2017.
45 Zit. aus Neumann/Gemsa/Kalden: 2017. S. 255.
46 Vgl. Neumann/Gemsa/Kalden: 2017. S. 257–258.
47 Die Informationen zu Kaldens wissenschaftlichem Werdegang und zu seinen Forschungsschwerpunkten sind entnommen aus Solbach: 2007 sowie Smolen: 2007. Weiterhin Lorenz: 2017.
48 Siehe hierzu vor allem Smolen: 2007 und Solbach: 2007; Zit. n. ebd.
49 Zu Röllinghoffs Werdegang siehe Plattig (Hg.): 2007. S. VI–32.
50 Um die immunologischen Forschungsaktivitäten dieser Jahre en détail nachzuvollziehen, sei erneut auf die Forschungsberichte der Medizinischen Fakultät der Jahre 1996–1998 bzw. 1999–2001 verwiesen.
51 Zeitzeugengespräch Winfried Neuhuber, 31.01.2018.

Ralf Bernd Sterzel – Aufstieg der Nephrologie

1 Vgl. http://www.200.uk-erlangen.de/de/geschichte/20-koepfe-der-erlanger-universitaetsmedizin/sterzel/index.html (Zugriff: 17.09.2018).

52 Siehe hierzu auch Uni-Kurier 80 (1990). S. 78–80.
53 Vgl. Forschungsbericht Med. Fak. 1999–2001. S. 18, 453–454.
54 Vgl. Forschungsbericht Med. Fak. 1999–2001. S. 18–20, S. 459–460.
55 Vgl. Naumann: 2003. S. 20.
56 Rohen/Yokochi: 1982.
57 Siehe Uni-Kurier 85 (1991). S. 43.
58 Vgl. Uni-Kurier 63/64 (1985).

2 Weber: 2003.
3 Zum ersten European Kidney Research Forum 1994 vgl.

59 Vgl. Naumann: 2003. S. 20.
60 Zeitzeugengespräch Klemens Stehr, 15.05.2018. Auch folgende Zitate nach ebd.
61 Die Angaben sind entnommen aus Fleckenstein: 1999. S. VII–IX sowie Pelz: 1999. S. XI–XIV.
62 Zeitzeugengespräch Klemens Stehr, 15.05.2018.

Kidney International 47 (1995). S. 657–700 (https://doi.org/10.1038/ki.1995.83; Zugriff: 19.06.2018).

63 Zeitzeugengespräch Michael Weyand, 27.09.2017.
64 Zeitzeugengespräch Renate Wittern-Sterzel, 01.02.2018.
65 Zit. n. Plöger: 2016d. S. 441.
66 Vgl. Hornstein: 1993. S. 16.
67 Zit. n. StAE XIV.88.B.1: EN, 20.03.1991.
68 Zit. n. Uni-Kurier 65/66 (1986). S. 51.

Otto P. Hornstein wartet auf Godot

1 Die Rekonstruktion der Geschehnisse basiert auf Hornstein: 1993. S. 21–34.

69 Siehe etwa das Protokoll über die Sitzung der Medizinischen Fakultät am 14.12.1989. Hier vor allem die Einlassungen von Erich Rügheimer zum Thema »Bettenabbau«.

70 Zit. n. Jasper: 1992. S. 12.

71 Angaben von Bernhard Fleckenstein aus Anlass der Abschiedsfeier von Röllinghoff; vgl. Plattig (Hg.): 2007. S. 4.

72 Zeitzeugengespräch Martin Röllinghoff, 26.09.2017.

73 Vgl. Wachter: 2016. S. 488.

74 Vgl. Bartz: 2007. S. 132.

75 Zit. n. Fiebiger: 1986–1988. S. 3. Die weiteren Zahlen sind entnommen aus ebd., S. 118–119.

76 Zum »Fiebiger-Plan« siehe Munske: 2014. S. 13–14.

77 Zit. n. Jasper: 1990/91. S. 10.

78 Focus 16–21 (1997).

79 Vgl. Fleckenstein: 1998. S. 6.

Wegen IVF unabkömmlich – Der Reproduktionsmediziner Siegfried Trotnow

1 Bernard: 2014. S. 373–407.

2 Salisch: 2003/2004; Leven: 2016a; Ley/Ruisinger: 2003.

3 UAE F2/1 Nr. 126: Trotnow: Geburtsgewicht und Größe des Neugeborenen in Abhängigkeit von verschiedenen mütterlichen Faktoren, 1977.

4 Vgl. Uni-Kurier 42 (1982). S. 21.

5 Rauprich/Sigel: 2003. S. 158.

6 UAE F2/1 Nr. 126: Kanzler an das Kultusministerium, 13.03.1984.

80 Zum Krisenbewusstsein der 1980er Jahren siehe Siebold: 2015. S. 5–6.

81 Siehe hierzu Sabrow: 2011.

82 Zur historischen Einbettung der Reaktorkatastrophe in Tschernobyl mitsamt den Folgen und Reaktionen in

Deutschland siehe Arndt: 2010 sowie Brüggemeier: 1998. Zur Situation in Erlangen nach Tschernobyl siehe Rauschenbach: 2017.

83 Siehe Arndt: 2010. S. 244–249.

84 Zit. n. Bloch: 1973. S. 775.

85 Vgl. Arndt: 2010. S. 14.

86 Zur Bedeutung der Proteste in Wyhl für die Anti-AKW-Bewegung vgl. auch Radkau: 2008. S. 472–473.

Das Reaktorunglück von Tschernobyl

1 Vgl. Arndt: 2011. S. 46–49.

2 Zit. n. Bild Online, 26.04.2016. URL: https://www.bild.de/politik/ausland/

vitali-klitschko/mein-tschernobyl-albtraum-45531352.bild.html (Zugriff: 19.06.2018).

3 Vgl. Brüggemeier: 1998. S. 25.

87 Die ARD-Tagesschau vom 29.04.1986 ist unter dem folgenden Link abrufbar: https://www.youtube.com/watch?v=bgd2gPUcFgM (Zugriff: 11.06.2018).

88 Vgl. Brüggemeier: 1998. S. 17.

89 Vgl. Arndt: 2011. S. 53.

90 Die Welt, 22.04.2016. URL: https://www.welt.de/regionales/bayern/article154639428/Bayerns-Pilze-und-Wildschweine-strahlen-immer-noch.html (Zugriff: 20.06.2018).

91 Vgl. Brüggemeier: 1998. S. 18. Zu den Begrifflichkeiten rund um die Radioaktivität siehe Arndt: 2010. S. 25–31.

92 Vgl. Arndt: 2010. S. 55–56.

93 Zit. n. Rauschenbach: 2017. S. 20.

94 Rita Süssmuth äußerte sich derart in einer TV-Dokumentation über die Wolke über Tschernobyl und ihre Folgen, die im Jahr 2010 für den Mitteldeutschen Rundfunk produziert wurde und anlässlich des

25. Jahrestages der Katastrophe von Tschernobyl am 26.04.2011 erstmals gezeigt werden sollte. Aufgrund der Nuklearkatastrophe von Fukushima in Japan nur wenige Wochen zuvor am 11.03.2011 wurde der Beitrag jedoch schon einen Tag später am 12.03.2011 zur besten Samstagabend-Sendezeit als 45-minütige Kurzfassung in das Programm der ARD aufgenommen. Das vollständige Zitat von Rita Süssmuth über das verharmlosende Krisenmanagement der Bundesregierung ist abrufbar unter: https://www.youtube.com/watch?v=fpO6jCAw6lQ (Min. 10:27–11:16; Zugriff: 12.06.2018).

95 Siehe hierzu ausführlich Wirth: 1986. S. 48–56. Vgl. auch Rauschenbach: 2017. S. 25. Die Begrifflichkeit des psychodynamischen Wechselspiels ist zit. n. ebd.

96 Siehe hierzu Arndt: 2016.

97 Siehe hierzu Arndt: 2010. S. 65.

98 Die Auseinandersetzungen um die Wiederaufbereitungsanlage in Wackersdorf sind konzise beschrieben in Rauschenbach: 2017. S. 41–60. Sofern nicht anders vermerkt, basieren die folgenden Angaben auf ebd.

99 Siehe hierzu die Berichte Seminar über die Wiederaufbereitung abgebrannter Brennstoffe sowie Informationswoche und Podiumsdiskussion in Uni-Kurier 68/69 (1986). S. 76.

100 Zit. n. UAE, Pressespiegel »Tschernobyl«: EN, 05.05.1986.

101 Die folgenden Ausführungen zur Situation in Erlangen basieren, sofern nicht anders vermerkt, auf Rauschenbach: 2017. S. 61–63.

102 Siehe hierzu Uni-Kurier 68/69 (1986). S. 74–76.

103 Zit. n. UAE, Pressespiegel »Tschernobyl«: EN, 08./09.05.1986.

Helmut Pfister, inoffizieller Strahlenschutzbeauftragter der Stadt Erlangen

1 Siehe hierzu u. a. Pfister: 1976; Pfister: 1978.

2 Zu Helmut Pfisters Werdegang siehe Mattischek: 2015.

3 Zeitzeugengespräch Siegfried Balleis, 04.05.2018.

104 Zur »Arbeitsgruppe Strahlenbelastung« siehe Rauschenbach: 2017. S. 62–67.

105 Gemeinsame Arbeitsgruppe der Städte und Landkreise (Hg.): 1986. Sofern nicht anders vermerkt, basieren die nun folgenden Ausführungen auf ebd.

106 Pfister/Leisgang/Karakaya: 1997.

107 Vgl. hierzu Rauschenbach: 2017. S. 65–66.

108 Zeitzeugengespräch Dietmar Hahlweg, 18.04.2018.

109 Zeitzeugengespräch Peter Lederer, 17.05.2017.

110 Zeitzeugengespräch Dietmar Hahlweg, 18.04.2018.

111 Zit. n. Fiebiger: 1987.

112 Zit. n. Wirth: 1987. S. 9.

113 Hosemann/Wirth (Hg.): 1987.

114 Zit. n. Rauschenbach: 2017. S. 66.

115 Zit. n. StadtAN C 85-Ii/Nr. 1: Abendzeitung, 15.05.1986.

116 Vgl. StadtAN C 85-Ii/Nr. 11: Anlage zum Bericht der Stadt Nürnberg über die »Auswirkungen des Reaktorunfalles in Tschernobyl/UDSSR, Fragen der Bevölkerung«.

117 Zit. n. StadtAN C 85-Ii/Nr. 12: NZ, 05.05.1986.

118 Die folgenden Ausführungen und Zitate basieren, sofern nicht anders vermerkt, auf StadtAN E52/Nr. 341: Tröbs an den Nürnberger Polizeipräsidenten, 16.02.1986.

119 Siehe hierzu auch SZ, 25.02.2017.

120 Vgl. Der Spiegel 9 (1987). S. 20.

121 Zeitzeugengespräch Martin Tröbs, 20.06.2018.

122 Siehe hierzu ausführlich Beljan: 2015.

123 Zit. n. Der Spiegel 9 (1987). S. 17.

124 Zit. n. Der Spiegel 47 (1987). S. 253.

»Schreck von drüben« – Die Krankheit AIDS taucht auf

1 SZ, 18./19.03.2017. S. 33.

2 Beljan: 2015. S. 25.

3 Vgl. Der Spiegel 22 (1982). S. 187. URL: http://www.spiegel.de/spiegel/ print/d-14338963.html (Zugriff: 01.08.2018).

4 Grundlegend zur Geschichte von AIDS in Bundesrepublik und DDR ist Tümmers: 2017.

5 Siehe hierzu Die Zeit, 23.07.2018. URL: https://www.zeit.de/wissen/gesund heit/2018–07/welt-aids-konferenz-hiv-epidemie-wissenschaftler-amsterdam (Zugriff: 23.07.2018).

125 Zit. n. Der Spiegel 22 (1982). S. 189.

126 Zit. n. Der Spiegel 47 (1987). S. 253.

127 Vgl. Beljan: 2015. S. 27.

128 Vgl. Tümmers: 2012. S. 235.

129 Gostomzyk: 2013.

130 Vgl. Beljan: 2015. S. 28.

131 Zit. n. Süssmuth: 1987. S. 18.

132 Zu der von der Bundeszentrale für gesundheitliche Aufklärung entwickelten Kampagne siehe ausführlich Tümmers: 2013.

133 Zit. n. Der Spiegel 5 (1981). S. 173–174.

134 Zit. n. Der Spiegel 17 (1987). S. 56.

135 Zit. n. Der Spiegel 17 (1987). S. 56.

136 Zit. n. https://magazin.hiv/2012/02/24/ pogrome-statt-kondome/ (Zugriff: 13.7.2018).

137 Zur Verfolgung Homosexueller im Nationalsozialismus siehe Grau (Hg.): 2004. Seit Kurzem auch Schwartz (Hg.): 2015.

138 Siehe hierzu SZ, 18.11.2017. URL: http://www.sueddeutsche.de/politik/ jamaika-gespraeche-die-csu-ist-ein-huehnerhof-in-dem-sich-die-haehne-fuer-loewen-halten-1.3753715 (Zugriff am 11.07.2018). Hierin findet sich auch das Strauß-Zitat.

139 Der sogenannte Maßnahmenkatalog findet sich in UAE C3/1 Nr. 1481: Konzept der Bayerischen Staatsregierung zur Bekämpfung der Immunschwächekrankheit Aids. S. 6–7. Die nun folgenden Ausführungen und Zitate nach ebd.

140 Siehe Gostomzyk: 2013.

141 Zit. n. Die Zeit 27 (1987).

142 Zit. n. DÄ 84 (1987). S. A1622.

143 Zit. n. DÄ 84 (1987). S. A1622.

144 Siehe Gostomzyk: 2013.

145 Siehe UAE C3/1 Nr. 1481: Konzept der Bayerischen Staatsregierung zur Bekämpfung der Immunschwächekrankheit Aids. S. 61.

146 Vgl. BÄB 8 (1987). S. 329.

147 Siehe Fleckenstein: 1988. Die folgenden Ausführungen und Zitate nach ebd.

148 Vgl. hierzu die Zahlen aus Epidemiologisches Bulletin 47 (2017). S. 535–539.

149 Zit. n. UAE C3/1 Nr. 1481: Schreiben Fleckensteins bezüglich »Stellungnahme zur Anfrage des Bayerischen Staatsministeriums Unterricht und Kultus zur Verhütung und Bekämpfung von Aids«, 28.10.1985.

150 Siehe hierzu etwa das Kapitel *AIDS-Forschung in Bayern* in UAE C3/1 Nr. 1481: Konzept der Bayerischen Staatsregierung zur Bekämpfung der Immunschwächekrankheit Aids. S. 62–69.

151 Eine detaillierte Übersicht der Erlanger Forschungsaktivitäten für die Jahre 1985 bis 1995 findet sich ebenfalls in UAE C3/1 Nr. 1482. Zur Erlanger AIDS-Forschung siehe auch Uni-Kurier 80 (1990). S. 58–63. Die nun folgenden Ausführungen basieren, sofern nicht explizit anders vermerkt, auf den beiden Quellen.

152 Siehe UAE C3/1 Nr. 1481: Schreiben Fleckensteins bezüglich »Stellungnahme zur Anfrage des Bayerischen Staatsministeriums Unterricht und Kultus zur Verhütung und Bekämpfung von Aids«, 28.10.1985.

153 Zit. n. Uni-Kurier 80 (1990). S. 61.

154 Siehe hierzu den Nachruf in Tagesspiegel, 20.03.2008. URL: https://www. tagesspiegel.de/wissen/ein-kaempfer-gegen-aids/1192328.html (Zugriff: 18.07.2018).

155 Siehe Harrer: 1988. 1996 habilitierte sich Harrer mit »Untersuchungen über die HIV-spezifische zytotoxische T-Zellantwort. Heute ist er als Erlanger Extraordinarius für Innere Medizin mit einer Schwerpunktprofessur für Infektiologie und Immundefizienz tätig.

156 Vgl. UAE C3/1 Nr. 1481: AIDS-Forschung in Bayern. S. 65.

157 Zit. n. UAE C3/1 Nr. 1481: Röllinghoff an Dekan Hofmann, 28.10.1985.

158 Siehe hierzu UAE C3/1 Nr. 1481: Fleckenstein, Kalden und Röllinghoff an Dekan Hofmann, 28.01.1987.

159 Zit. n. Uni-Kurier 80 (1990). S. 63.

160 Siehe Projektbeschreibung und Aufschlüsselung der Teilbereiche auf der Homepage der DFG unter: http://gepris.dfg.de/gepris/projekt/5480642 (Zugriff: 17.07.2018). Vgl. auch den Bericht über »übergreifende Zusammenhänge bei der Entstehung von AIDS und Krebserkrankungen« in: Uni-Kurier 96 (1996). S. 67–68.

161 Vgl. hierzu den Kurztext *HIV-Viren sind Überlebenskünstler* der Pressestelle der Universität Erlangen. URL: http://www.presse.uni-erlangen.de/Aktuelles/2001/Forschung_2001/610aids.html (Zugriff: 17.07.2018).

162 Sämtliche Zitate und Ausführungen dieses Abschnitts sind entnommen aus UAE C3/1 Nr. 1481: Kalden an Dekan Hofmann, 29.10.1985.

163 Der Bericht der Enquete-Kommission zum Thema AIDS ist abgedruckt in: Bayerischer Landtag, Drucksache 11/13437 vom 23.10.1989. URL: https://www.bayern.landtag.de/www/ElanTextAblage_WP11/Drucksachen/0000013000/11-13437.pdf (Zugriff: 23.07.2018). Hierin findet sich auch die Anfrage Merkls, ebenso die Antwort des bayerischen Arbeits- und Sozialministeriums. Zit. n. ebd.

164 Zit. n. Macher: 2009. S. 62.

165 Zit. n. UAE C3/1 Nr. 1481: Kalden an Dekan Hofmann, 11.01.1989. Auch die folgenden Zitate und Ausführungen – sofern nicht anders vermerkt – nach ebd.

166 Zitate entnommen aus UAE C3/1 Nr. 1481: Stehr an Dekan Rohen, 28.12.1988.

167 Zeitzeugengespräch Martin Tröbs, 20.06.2018.

168 Thomas: 1991.

169 Vgl. Thomas: 1991. S. 7–14.

170 Vgl. Thomas: 1991. S. 17–21.

171 Zit. n. Thomas: 1991. S. 25. Bei der Passage aus dem Römerbrief 1,27 handelte es sich um ein recht freizügiges Zitat. In der Bibel steht nämlich geschrieben: »Desgleichen haben auch die Männer den natürlichen Verkehr mit der Frau verlassen und sind in Begierde zueinander entbrannt und haben Männer mit Männern Schande über sich gebracht und den Lohn für ihre Verirrung, wie es ja sein musste, an sich selbst empfangen.« (Bibel: 2017. S. 176).

172 Siehe Thomas: 1991. S. 30–32 bzw. S. 35–39.

173 Zit. n. Thomas: 1991. S. 41.

174 Zeitzeugengespräch Thomas Harrer, 01.02.2018.

175 Zeitzeugengespräch Thomas Harrer, 01.02.2018.

176 UAE C3/1 Nr. 1517; UAE F6/1 Nr. 14; UAE G1/171: Mappe Zeitungsberichte »Erlanger Baby«; die Zahl der Artikel liegt bei etwa 400; für interne Zwecke der FAU Erlangen-Nürnberg wurden aus (recht mäßigen) Fotokopien mit Schere und Klebstoff thematisch geordnete Kollagen erstellt. Die Sammlung von Lothar Hoja enthält dagegen die wertvollen Originalprints der Zeitungen.

177 Bockenheimer/Seidler (Hg.): 1993. Scheele, recht umstritten in der deutschen Chirurgie – als »selbstbewusster Messerheld« wird er im Spiegel 7 (2003). S. 135 bezeichnet –, stand nur dieses eine Mal als Informant zur Verfügung und äußerte sich später nicht mehr über den Fall.

178 Hirntod und Schwangerschaft: 1993.

179 Seidler: 1994.

180 Schöne-Seifert: 1993; Bavastro/Wernicke: 1997. Einige Debattenbeiträge erschienen als Schnellschüsse, während die Hirntote in Erlangen noch behandelt wurde, so in DÄ 89 (1992). S. A-3851–A3852 am 13.11.1992.

181 Kiesecker: 1996.

182 Eichinger: 2014; zusammengefasst bei Frewer: 2016.

183 Für Zeitzeugengespräche danke ich Professor Robert Cesnjevar, seinerzeit Medizinstudent, Dr. Lothar Hoja, Redakteur der *Nürnberger Nachrichten*, Stefan Lang, Intensivkrankenpfleger am Bett von Marion P., und Professor Harald Mang, der seinerzeit als Anästhesist beteiligt war.

184 Dr. med. Mabuse 81 (1992). S. 30.

185 Bockenheimer/Seidler (Hg.): 1993. S. 11–18 mit der Darstellung Scheeles; die *Abschließende Pressemitteilung* in Hirntod und Schwangerschaft: 1993. S. 24–28 ist unterzeichnet mit »Die behandelnden Ärzte«.

186 Bockenheimer/Seidler (Hg.): 1993. S. 13.

187 Bockenheimer/Seidler (Hg.): 1993. S. 15.

188 Bockenheimer/Seidler (Hg.): 1993. S. 16.

189 Bockenheimer/Seidler (Hg.): 1993. S. 16.

190 Bockenheimer/Seidler (Hg.): 1993. S. 27; in Zeitungsberichten war auch von einem »Konzil« die Rede.

191 Bockenheimer/Seidler (Hg.): 1993. S. 17.

192 Bockenheimer/Seidler (Hg.): 1993. S. 17.

193 Bockenheimer/Seidler (Hg.): 1993. S. 17.

194 Bockenheimer/Seidler (Hg.): 1993. S. 18.

195 Bockenheimer/Seidler (Hg.): 1993. S. 21.

196 Bockenheimer/Seidler (Hg.): 1993. S. 34–36.

197 Zeitzeugengespräch Stefan Lang, 27.02.2018.

198 Zeitzeugengespräch Robert Cesnjevar, Mai 2018.

199 Vgl. Bockenheimer/Seidler (Hg.): 1993.

200 Zur Sprechweise über das Ungeborene vgl. Boltanski: 2007.

201 NN, 15.10.1992; Nordbayerische Zeitung, 15.10.1992; man beachte auch die bewusste terminologische Unschärfe, wenn Scheele von »Mutter« und »Kind« spricht.

202 Seidler: 1994. S. 329.

203 Hirntod und Schwangerschaft: 1993. S. 41. Franken als »bayerische Provinz« – *das* wird manchem nicht gefallen.

204 Hirntod und Schwangerschaft: 1993. S. 39–40.

205 Mein Dank geht an Lothar Hoja für wertvolle Hintergrundgespräche im Mai und August 2018 und Hinweise auf von ihm zusammengetragenes Material aus der Presse, das er dankenswerterweise dem Universitätsarchiv Erlangen-Nürnberg übergeben hat.

206 *Bild*, 14.10.1992.

207 Allerdings hatte sich Scheele am 26.10.1992 in den *Nürnberger Nachrichten* anderslautend vernehmen lassen. Dort sprach er von einer »sehr bedauerlichen Panne, die sich keinesfalls wiederholen darf«, woraus zu schließen ist, dass tatsächlich authentische Ultraschallbilder des Fetus an die Medien gelangten.

208 Bußmann (Hg.): 2002. S. 535.

209 Roloff: 2013. S. 31–68.

210 Metzler Lexikon Sprache: 2000. S. 582–583.

211 Mit den Fakten hatten insbesondere *Bild*-Journalisten ihre liebe Mühe; Marion P. war zu keinem Zeitpunkt an die Herz-Lungen-Maschine angeschlossen, dieses Detail beruhte möglicherweise auf einer Verwechselung mit dem Beatmungsgerät.

212 Lohmann/Pfeiffer (Hg.): 2006. S. 146–147.

213 Die in derselben Ausgabe der *Bild-Zeitung* in der Kopfzeile aufgeworfene, recht interessante Frage *Klauen die Außerirdischen Menschen?* fügt sich harmonisch in den Geist dieser Berichterstattung ein.

214 EN, 24./25.10.1992, Überschrift: *Schlafstörungen wegen der Toten.*

215 Pressemitteilung in der Sammlung UAE G1/171.

216 Stern 49 (1992) unter der Überschrift *Das darf nie wieder passieren.*

217 Freud: [1916/17] 2000. S. 49.

218 http://www.ethikkomitee.med.uni-erlangen.de/ethikkomitee (Zugriff: 21.08.2018).

219 Eichinger: 2014; Frewer: 2016.

»Nur in einer Beziehung ist für mich auch die Ärztin diskutabel, nämlich als Helferin in der Krankenküche« – Geschichte und Vorgeschichte der Frauenförderung und Gleichstellungspolitik an der Universität Erlangen-Nürnberg

1 Dieser Beitrag ist die leicht veränderte und erweiterte Fassung eines Festvortrags, gehalten auf der 60-Jahr-Feier des Deutschen Akademikerinnen Bundes e. V., Gruppe Erlangen/Nürnberg am 11. September 2010, und der Rede zur Verabschiedung von Ursula Hirschfelder, Lehrstuhlinhaberin für Kieferorthopädie an der FAU, im Februar 2018.

2 Anger: 1960. S. 481, 491.

»Die Alma mater!« Innenansichten der Medizinischen Fakultät der FAU Erlangen-Nürnberg

1 Forschungsbericht Med. Fak. 1996–1998, in etwas sperriger paralleler deutsch-englischer Fassung; die späteren Berichte sind in jeweils getrennter deutscher und englischer Fassung veröffentlicht.

2 Forschungsbericht Med. Fak. 1996–1998. S. 2.

Sagenhafte Geschichten

1 http://www.unwortdesjahres.net/index.php?id=51 (Zugriff: 08.03.2018).

2 Brednich: 1994. S. 5–29.

3 Wie kurz eine Geschichte sein kann, damit sie noch als solche durchgeht, zeigt eine auf Englisch kursierende Anleitung zum Verfassen von Kurzgeschichten. Eine Kurzgeschichte soll, außer der geforderten Kürze, einen religiösen Bezug aufweisen, in besseren Kreisen spielen und – in einem bestimmten Sinn – moralisch sein. Das Musterbeispiel hierfür lautet: »Mein Gott, sagte die Herzogin, nehmen Sie die Hand von meinem Knie!« (Quelle: mündliche Mitteilung an den Autor, durch den Freund eines Freundes).

4 Brednich: 1994. S. 375–379.

5 Erwähnenswert scheint auch eine Variante der Geschichte, die dem Verfasser von einem Erlanger Zeitzeugen am 20.07.2018 mit dem Siegel der Authentizität erzählt wurde: Danach sei das Huhn mit dem Gipsbein nicht über die Neue Straße gelaufen, sondern aus den hoch gelegenen Tierställen der Chirurgie gesegelt, was glaubhaft klingt. Außerdem habe es sich nicht um einen Medizinstudenten gehandelt, der dem Huhn nachgeeilt sei, sondern um einen Tierpfleger. Da diesem der Ruf eines »Trinkers« angehangen habe, sei sein Verschwinden, auch bei ihm zu Hause, nicht weiter auffällig geworden. Das glaube, wer will.

6 Leven: 2016d, mit Quellenbelegen.

7 UAE F2/13 Nr. 8: Abendzeitung (8-Uhr-Blatt), 21.01.1964.

3 Hier mit Kurztitel zitiert: Evaluation Med. Fak. 2016, Teil I/II; die Redaktion des materialreichen Selbstberichts erfolgte durch Horst Moog, Evaluationsmanager der Medizinischen Fakultät.

4 Gutachterbericht Evaluation Med. Fak. 2017.

5 Evaluation Med. Fak. 2016, Teil I. S. 10.

6 Zur Entwicklung in Erlangen vgl. Plöger: 2016d.

»Je nach Gunst oder Gedächtnis ...« – Zeitzeugen und Zeitgeschichte(n)

1 Frei: 2002. S. 337; v. Plato: 2002; Nützenadel/Schieder: 2004.

2 Eckart/Jütte: 2014. S. 74–80; Schlich: 2007.

3 Thukydides 1, 1; 1, 22, 3; 2, 54, 3.

7   Abgebildet bei Plöger: 2016d. S. 450.

8   Abgebildet bei Plöger: 2016d. S. 454.

9   Plöger: 2016d. S. 455.

10 Plöger: 2016d. S. 457.

11 Leven 2016a. S. 501; erstmals 2004 auch im Jahresbericht für 2003 verwendet, abgebildet bei Plöger: 2016d. S. 456.

12 Plöger: 2016d; http://www.gesetze-bayern.de/Content/Document/BayUniKlinG (Zugriff: 30.07.2018), hier Art. 1.

13 Eine Anstalt des öffentlichen Rechts ist eine mit einer öffentlichen Aufgabe betraute Institution; die Aufgaben sind gesetzlich abgegrenzt. Zu einer Anstalt des öffentlichen Rechts gehören sachliche Mittel und Personal; die »Benutzer« sind nicht Anstaltsmitglieder. Eine Körperschaft des öffentlichen Rechts ist im Gegensatz zur Anstalt des öffentlichen Rechts verbandsförmig organisiert, das heißt, sie wird durch die Mitgliedschaft der zu ihr gehörenden Personen konstituiert. Diese Mitglieder wirken auf die Bildung der Organe der Körperschaft ein, zu diesen Grundbegriffen vgl. Rechtswörterbuch: 1992. S. 59–60, 578, 673–674.

14 BayHSchG, 23.05.2006, zuletzt geändert am 19.12.2017, hier Art. 28 (http://www.gesetze-bayern.de/Content/Document/BayHSchG/true; Zugriff: 30.07.2018) und Grundordnung der FAU, hier § 13 (https://www.fau.de/files/2014/03/Grundordnung.25.April2013.pdf; Zugriff: 30.07.2018).

15 Evaluation Med. Fak. 2016, Teil I. S. 78. Die Gesamtzahl der berufenen Professorinnen und Professoren liegt wesentlich höher, da hierzu W3-, W2- und W1-Professorinnen und -Professoren gehören. Für die »1519er« liegt die Gesamtzahl bei 34, für die »1520er« bei 107.

16 Evaluation Med. Fak. 2016, Teil I. S. 66–69.

»Praxis ERfahren und Lernen in Erlangen« – eine echte PERLE

1   Zur Arbeit der PERLE und medizinischen Trainingszentren im Allgemeinen vgl. Segarra/Schwedler/Weih/Hahn/Schmidt: 2008; Karthaus/Schmidt: 2016; Hecht/Schönfeld: 2017.

2   https://www.med.fau.de/studium/humanmedizin/skills-lab-perle/ skillslab-symposium-2017 (Zugriff 28.08.2018).

17 Aktuelle Ausgabe im Jubiläumsjahr 2018: Jahresbericht UK 2017/18; die Beilage *Zahlen + Fakten* bringt alle Kennzahlen des Universitätsklinikums; die folgenden Angaben nach Jahresbericht UK 2017/18, Zahlen + Fakten. S. 7.

18 Jahresbericht UK 2017/18, Zahlen + Fakten. S. 12.

19 Jahresbericht UK 2017/18, Zahlen + Fakten. S. 5. Vgl. Leven: 2016c.

20 Vgl. die Homepage des Verbandes der Universitätsklinika Deutschlands, https://www.uniklinika.de (Zugriff: 24.08.2018).

21 BayUniKlinG, Art. 12,1.

22 Evaluation Med. Fak. 2016, Teil I. S. 69.

23 Die konstituierende Sitzung des Fakultätsvorstands fand am 16.01.2006 statt, vgl. Protokoll Fakultätsvorstand, 16.01.2006.

24 Stand 2016 in: Evaluation Med. Fak. 2016, Teil I. S. 79; Teil II. S. 16.

25 BayHSchG, hier Art. 28 (http://www.gesetze-bayern.de/Content/Document/BayHSchG/true; Zugriff: 27.06.2018); Grundordnung FAU, hier § 13 (https://www.fau.de/files/2014/03/Grundordnung.25.April2013.pdf; Zugriff: 27.06.2018); Geschäftsordnung Med. Fak. 2013, hier Art. 5 (https://www.med.fau.de/files/2015/07/MedFak-Gesch%C3%A4ftsordnung.pdf, Zugriff: 27.06.2018).

26 Weber: 1995. S. 8; zum Kontext der Rede vgl. Radkau: 2005. S. 746–752.

27 Evaluation Med. Fak. 2016, Teil I. S. 66–67.

28 Geschäftsordnung Med. Fak. 2013, hier Art. 5 Abs. 4 mit Verweis auf BayUniKlinG, Art. 3 Abs. 2 und 13 Abs. 2.

29 BayUniKlinG, Art. 3 Abs. 2.

30 BayUniKlinG, Art. 13 Abs. 1–3.

31 Die tatsächlichen Verhältnisse sind hier stark vereinfacht; der Landeszuschuss, der direkt an das Klinikum geht, beträgt rund 63 Millionen Euro, der dem Kapitel 1519 zugerechnete Betrag rund 19 Millionen Euro. Die Summe von 82 Millionen Euro wird hier als Zuweisungsbetrag »Forschung und Lehre« bezeichnet; vgl. Evaluation Med. Fak. 2016, Teil I. S. 71.

32 Evaluation Med. Fak. 2016, Teil I. S. 67, 72–73.

33 Jahresbericht UK 2017/18, Zahlen + Fakten. S. 3.

34 Seidler: 1979. S. 179; Kleinmann: 1993; Rothschuh: 1978. S. 417–447.

35 Die Zahlen spiegeln den Stand zum 31.12.2015 wider, entnommen aus Evaluation Med. Fak. 2016, Teil I. S. 78; Teil II: S. 18.

36 Evaluation Med. Fak. 2016, Teil I. S. 16; Teil II. S. 24–26 gibt für sechs Jahre, 2010 bis 2015, die Daten für jeden einzelnen Lehrstuhl bzw. jede einzelne Professur. Aufgeführt werden die Publikationen pro Jahr, die Addition der Impact-Faktoren (IF) pro Jahr und ein Durchschnittswert für die sechs Jahre, sowohl die Zahl der Publikationen als auch den IF betreffend.

37 Evaluation Med. Fak. 2016, Teil I. S. 17; im Gutachterbericht Evaluation Med. Fak. 2017. S. 8 wurde allerdings beiläufig festgestellt, dass die »sensationellen 11.000 Impact-Faktoren« auf irrtümlichen Mehrfachzählungen beruhten und »bereinigt und neu berechnet auf 7.000 Impact-Faktor-Punkte« herunterzurechnen seien, mit dem Trost, dies sei »noch immer eine beachtliche Publikationsleistung«.

38 Evaluation Med. Fak. 2016, Teil II. S. 24–26.

39 Evaluation Med. Fak. 2016, Teil II. S. 32–33.

40 Evaluation Med. Fak. 2016, Teil II. S. 34–43.

41 Evaluation Med. Fak. 2016, Teil I. S. 19.

42 Hierzu ausführlich Evaluation Med. Fak. 2016, Teil I. S. 21–29.

43 Evaluation Med. Fak. 2016, Teil I. S. 24.

44 Gutachterbericht Evaluation Med. Fak. 2017. S. 8.

45 Die Initiativen wurden ausführlich dargestellt auf dem Professorenkon-

vent der Medizinischen Fakultät am
20.04.2018.

46 Evaluation Med. Fak. 2016, Teil I.
S. 34–45.

47 Gutachterbericht Evaluation Med.
Fak. 2017. S. 12.

48 Leven: 2016b; Evaluation Med.
Fak. 2016, Teil I. S. 106.

49 Homepage des Studiengangs: http://
www.med.fau.de/studium/mpm
(Zugriff: 15.07.2018); der Studiengang, so Forschungsbericht Med.
Fak. 2017. S. 153, »vermittelt medizinische Grundlagen und Gesundheits-
kompetenz, Know-how im Quali-
täts- und Prozessmanagement sowie
vertiefte Kenntnisse der Informations-
technologien im Gesundheitswesen mit
dem Ziel, den Patientennutzen und die
Wertschöpfung in der medizinischen
Versorgung mit effektiven und effizienten Prozessen zu steigern«.

50 Vgl. http://www.bfs-logopaedie.uni-
erlangen.de/studiengang (Zugriff:
24.08.2018).

51 Homepage des Studiengangs: http://
www.mhmm.de/informationen/
zielgruppe-des-mhmm (Zugriff:
15.07.2018).

52 Leven: 2016c.

53 Aktuelle Zahlen nach Jahresbericht UK
2017/18, Zahlen + Fakten. S. 7.

54 http://www.vhw-bund.de/recht.html
(Zugriff: 15.08.2018).

55 DÄ 114 (2017). S. C-906.

56 Pfeilschifter: 2014.

57 DÄ 114 (2017). S. C-562.

58 Hampe/Hissbach/Kadmon u.a. 2009.
S. 821.

59 https://www.fau.de/studium/vor-dem-
studium/bewerbung/bundesweiter-nc-
hochschulstart (Zugriff: 17.08.2018).

60 DÄ 115 (2018). S. C-1003.

61 Zimmermann/Wegschneider/Bussche:
2006.

62 Insgesamt fünf verschiedene
»Tabellen« abgebildet bei Zimmer-
mann/Wegschneider/Bussche: 2006.
S. 1733–1736.

63 Evaluation Med. Fak. 2016, Teil I.
S. 114–115.

64 Demandt: 2002; Demandt: 2014.

65 Eine heitere Anthologie auf http://
www.bildungswissenschaftler.
de/5000-jahre-kritik-an-jugendlichen-
eine-sichere-konstante-in-der-
gesellschaft-und-arbeitswelt (Zugriff:
15.06.2018); dass zu diesem Themenfeld auch viele falsche Zitate kursieren,
entnimmt man https://de.wikiquote.
org/wiki/Diskussion:Sokrates (Zugriff:
15.06.2018).

»Eigenschaften, die ein/e Ärzt/in (nicht) haben sollte«

1 Hippokrates, Der Arzt 1 (Hippokrates:
1994. S. 110); vgl. den griechischen
Text Hippocratis Opera: 1927. S. 20:

τὸ δὲ ἦθος εἶναι καλὸν καὶ ἀγαθόν
(*to de ethos einai kalon kai agathon*).

2 Leven: 2017. S. 105–111.

66 Zitiert nach Montgomery/Parsa-Parsi/
Wiesing: 2018. Das *Genfer Gelöbnis*
des Weltärztebunds, 1948 geschaffen,
sollte eine zeitgemäße Fassung des
»Hippokratischen Eides«, der mythi-
schen Selbstverpflichtung der Ärzte,
sein. Die deutsche Fassung ist seit
1950 Teil der Musterberufsordnung der
Bundesärztekammer und bildet dort
die Präambel, vgl. zur komplexen Geschichte dieses Gelöbnisses, die auch
Bezüge zur NS-Zeit aufweist, Leven:
2017. S. 105–111.

67 Kötter/Schug/Poll: 2009, Teil 2. S. 383,
476, 561, 581–583, 664.

68 Kötter/Schug/Poll: 2009, Teil 2. S. 561.

69 Kötter/Schug/Poll: 2009, Teil 2.
S. 581–582.

70 Die Zahlenangaben für die Früh-
zeit bis 1885 nach Kötter/Schug/
Poll: 2009, 1. XIII–IX.; für die Zeit von
1885 bis 1918 danke ich Dr. Clemens
Wachter, Universitätsarchiv Erlangen-
Nürnberg, für die entsprechende Zahl:
1440 Dissertationen. Die Zahlen für
den Zeitraum von 1918–1948 (2593
Dissertationen, darunter auch zahnmedizinische) nach Verena Karheiding

(in diesem Buch S. 142); die Zahlen
für den Zeitraum 1949–1953 (1140
Promotionen) hat ebenfalls Frau Karheiding dankenswerterweise beschafft.
Die Angaben für die späteren Jahre
wurden durch Recherchen aus den
Promotionsbüchern im Promotionsbüro der Medizinischen Fakultät
ermittelt bzw. für die jüngere Vergangenheit in der Stabsabteilung der
Zentralen Universitätsverwaltung, Referat Planung, Führungsinformationssysteme, Statistik (S-PFS), durch Frau
Melanie Grolik bereitgestellt, wofür
hier herzlich gedankt sei.

71 Die genauen Zahlen nach Kötter/
Schug/Poll: 2009: für den Zeitraum von
1743 bis 1885 sind 1923 medizinische
Promotionen aufgeführt. Ab 1886 sind
die Erlanger Promotionen im Jahresverzeichnis der deutschen Hochschulschriften enthalten.

72 Kötter/Schug/Poll: 2009, 1. XIII–XVII.

73 Kötter/Schug/Poll: 2009, 1. S. 506.

74 Ruisinger: 2016.

75 Diese in der Medizinischen Fakultät
erworbenen Doktorgrade werden in
der universitären Leistungsbilanz der

Naturwissenschaftlichen Fakultät zu-
gerechnet, obwohl der Betreuungsauf-
wand ausschließlich bei der Medizinischen Fakultät liegt.

76 Leven: 2016b. Aktuellste Zahlen aus
der Stabsabteilung der Zentralen
Universitätsverwaltung, Referat Planung, Führungsinformationssysteme,
Statistik (S-PFS).

77 Über die an der Medizinischen Fakultät der FAU geltenden Regeln und
Vorschriften informiert die Homepage
http://www.med.fau.de/forschung/
wissenschaftlicher-nachwuchs/pro-
motion-2 (Zugriff: 01.07.2018). Man
»wird promoviert« an einer Fakultät;
die übliche Ausdrucksweise »jemand
promovierte im Jahr X«, das heißt
der intransitive Gebrauch des Verbs
»promovieren«, ist falsch. Hingegen ist
»habilitieren« reflexiv, man »habilitiert
sich«.

78 Herrn Prof. Dr. Rainer Trinczek, Institut
für Soziologie der FAU, danke ich
herzlich für einen Gedankenaustausch
und für seine präzisen Bemerkungen,
auf denen der folgende Absatz beruht
(19.07.2018)

79 Die Benotungskriterien für die einzelnen Noten finden sich auf der Homepage des Medizinischen Dekanats unter http://www.med.fau.de/forschung/wissenschaftlicher-nachwuchs/promotion-2/informationen-fuer-betreuer-pruefer-und-gutacher (Zugriff: 18.07.2018).

80 Dinges: 2013; zur komplexen Professionalisierungsgeschichte der deutschen Ärzte grundlegend Huerkamp: 1985 und Göckenjan: 1985.

81 Mann: 2002.

82 Mann: 1925; der Kommentar zur Reaktion der Ärzte auf den *Zauberberg* bei Neumann: 2002. S. 118 ist seltsam herablassend und wird der Ironie des Schriftstellers nicht gerecht.

83 Mann: 1925. S. 1206. Er fügt hinzu: »Das ist [...] keine Frage der Würdigkeit, sondern nur eine solche vitaler Ausdauer.« Allerdings erlangte Mann niemals eine medizinische Ehrendoktorwürde, in Jena stand er 1955 nur kurz davor; vgl. Neumann: 2002. S. 118.

84 Rütten: 2000. S. 246–247.

85 Kurzke: 1999. S. 95.

86 FAS, 13.03.2016.

87 Sievers/Klotz/Westermann: 2016. S. A920–A921; interessanterweise fehlt im Titel sogar das Fragezeichen. Inhaltlich geht es um das als vorbildlich verstandene strukturierte Promovieren, wie es an der Universität Lübeck durchgeführt wird.

88 FAZ, 22.06.2016.

89 Vgl. das diesbezügliche Positionspapier des MFT unter http://www.mft-online.de/files/ positionspapier_strukturierte_promotionen_final.pdf (Zugriff: 18.07.2018).

90 Siehe das Positionspapier des bvmd unter http://www.bvmd.de/fileadmin/user_upload/Positionspapier_2016-06_Wissenschaftlichkeit_und_Promotion_gea%CC%88ndert_am_2017-05-14.pdf (Zugriff: 18.07.2018).

91 http://www.bvmd.de/fileadmin/user_upload/ Positionspapier_2016-06_Wissenschaftlichkeit_und_Promotion_gea%CC%88ndert_am_2017-05-14.pdf (Zugriff: 18.07.2018).

92 Homepage: http://www.life.fau.de (Zugriff: 18.07.2018); vgl. IZKF: 2018.

93 IZKF: 2017. S. 180; die Dotierung beträgt rund 770 Euro monatlich und erstreckt sich über acht Monate; die folgenden Zahlenangaben ebd.

94 Vgl. die Gliederung in Forschungsbericht Med. Fak. 2017. S. 4–5; alle Forschungsberichte der Medizinischen Fakultät seit 1996 verfügbar unter https://www.med.fau.de/forschung/forschungsprofil/forschungsberichte (Zugriff: 15.08.2018).

95 Plöger: 2016f; Evaluation Med. Fak. 2016, Teil I. S. 41; Forschungsbericht Med. Fak. 2017. S. 174; https://medical-valley-emn.de/ (Zugriff: 15.08.2018).

96 Frobenius: 2016a.

97 Balleis: 2002; Leven: 2016a. S. 345. Siegfried Balleis hat die Sprechweise von der »Vision« auch rückschauend beibehalten und gab in einem Gespräch (04.05.2018) begeistert und begeisternd Auskunft über seine seinerzeitigen Vorstellungen. Rückschauend sah Balleis in seiner Funktion als Oberbürgermeister die Medizinische Fakultät und das Klinikum nicht als getrennte Einheiten, sondern als »Universitätsmedizin«. Seine Verbindung zur Universitätsmedizin sei stets sehr eng gewesen, so habe er sich auch an dem 2010 erfolgreichen Exzellenzcluster-Antrag für das Medical Valley beteiligt. Es habe vierteljährlich Universitätskontaktgespräche gegeben, bei denen offene Fragen zwischen Stadt und Universität erörtert und Aufgaben verteilt worden seien. Ihm sei in seiner Amtszeit (und darüber hinaus) stets klar gewesen, dass es »zwei Player in der Stadt« gebe, die man sehr pfleglich zu behandeln habe: Siemens und die Universität. Absolut zu vermeiden, ja eine Schreckensvision sei es, dass sich Stadt und Klinikum im Konflikt befänden.

98 https://www.d-hip.de/ (Zugriff: 15.08.2018); https://www.med.fau.de/2017/07/05/innovationspartnerschaft-zur-digitalisierung-im-gesundheitswesen (Zugriff: 15.08.2018); vgl. auch Industrie- und Handelskammer Nürnberg für Mittelfranken (Hg.): 2018.

99 Faber: 2016. S. 12; Forschungsbericht Med. Fak. 2017. S. 155; IZKF: 2018.

100 Forschungsbericht Med. Fak. 2017. S. 157.

101 Lange: 2016. S. 6.

102 Zum Konzept der »translational medicine« vgl. Woolf: 2008.

103 Lange: 2016. S. 6.

104 IZKF: 2017. S. 20–21; vgl. die Homepage des IZKF, https://www.izkf.med.fau.de (Zugriff: 15.08.2018).

105 Genaue Zahlen in IZKF: 2018. S. 184.

106 Forschungsbericht Med. Fak. 2009/11. S. 528; Forschungsbericht Med. Fak. 2017. S. 202.

107 https://www.med.fau.de/2016/10/20/elan-fonds-ab-sofort-fuer-alle-fakultaetsmitglieder (Zugriff: 15.08.2018); IZKF: 2018. S. 22.

108 Gegenwärtig bestehen am bzw. in Kooperation mit dem IZKF die »Core Facilities« »Next generation sequencing« (2007 innerhalb des IZKF etabliert, seit Ende 2012 gefördert durch die Medizinische Fakultät gemeinsam mit dem Department Biologie der Naturwissenschaftlichen Fakultät), »Cell Sorting Unit with Immune Monitoring«, »Preclinical Animal Unit«, »Preclinical Imaging Platform Erlangen« (PIPE), vgl. IZKF: 2018. S. 25; einen Gesamtüberblick über alle »Core Units« in Evaluation Med. Fak. 2016, Teil I. S. 49; Teil II. S. 7.

109 Faber: 2016. S. 6.

110 Ausführlich belegt mit Daten und Grafiken in IZKF: 2018. S. 184–191.

111 IZKF: 2018. S. 185.

112 Roelcke: 2017. S. 55–77.

113 Forschungsbericht Med. Fak. 2017. S. 156.

114 Evaluation Med. Fak. 2016, Teil I. S. 53–54.

115 Wolf: 2008; der zentrale und provozierende Beitrag zur Tierethikdebatte stammt von Singer: 1996.

116 Forschungsbericht Med. Fak. 2017. S. 156.

117 Das in offiziellen Papieren geforderte »Replace« (Ersetzen) ist utopisch im Kontext der naturwissenschaftlichen Medizin.

118 Leven: 2016a. S. 394–398.

119 Evaluation Med. Fak. 2016, Teil I. S. 44; Forschungsbericht Med. Fak. 2017. S. 158; http://www.ccc.uk-erlangen.de/ueber-uns (Zugriff: 02.08.2018).

120 Wortlaut: »Wir bauen ein hoch-schulübergreifendes Bayerisches Krebsforschungszentrum auf. Der Schwerpunkt wird in Erlangen und Würzburg liegen.« Zitiert nach Regierungserklärung des Bayerischen Ministerpräsidenten Markus Söder, 18.04.2018. URL: http://bayern.de/das-beste-fuer-bayern/#BIII (Zugriff: 02.08.2018). Allerdings ist neuerdings aus politischen Kreisen zu vernehmen, dass an dem erwähnten »Bayerischen Krebsforschungszentrum« alle sechs bayerischen universitätsmedizinischen Standorte beteiligt sein werden (Stand August 2018).

121 https://www.med.fau.de/forschung/einrichtungen-und-projekte-2/

122 Forschungsbericht Med. Fak. 2017. S. 159.

123 Forschungsbericht Med. Fak. 2017. S. 195.

124 Forschungsbericht Med. Fak. 2017. S. 160.

125 Forschungsbericht Med. Fak. 2017. S. 161.

126 http://www.icn.uni-erlangen.de/de/index.shtml (Zugriff: 15.08.2018).

127 Forschungsbericht Med. Fak. 2017. S. 192.

128 Forschungsbericht Med. Fak. 2017. S. 163; 196.

129 Forschungsbericht Med. Fak. 2017. S. 164.

interdisziplinaere-zentren-und-zentralinstitute (Zugriff: 15.08.2018).

130 Forschungsbericht Med. Fak. 2017. S. 165, 172, 192.

131 Forschungsbericht Med. Fak. 2017. S. 166.

132 Forschungsbericht Med. Fak. 2017. S. 167.

133 Forschungsbericht Med. Fak. 2017. S. 168.

134 Forschungsbericht Med. Fak. 2017. S. 169; Leven: 2016a. S. 353.

135 Forschungsbericht Med. Fak. 2017. S. 169, 180.

136 http://www.dzi.uk-erlangen.de (Zugriff: 15.08.2018); vgl. https://www.med.fau.de/2018/07/09/nobelpreistraeger-eroeffnet-deutsches-zentrum-immuntherapie-in-erlangen (Zugriff: 15.08.2018)

Harald zur Hausen, Nobelpreisträger, auch aus Erlangen

1 Hausen/Reuter: 2010.
2 Dürst/Gissmann/Ikenberg/Hausen: 1983.

137 Aktueller Stand unter https://www.med.fau.de/forschung/einrichtungen-und-projekte-2/forschungsverbuende (Zugriff: 15.08.2018); die Darstellung in Forschungsbericht Med. Fak. 2017. S. 170–201 ist für den Berichtszeitraum bis einschließlich 2017 maßgeblich.

138 Hierzu auch Jahresbericht UK 2017/18. S. 8–11.

139 Was sich hinter der sperrigen Abkürzung GPCR verbirgt und wie wichtig der Rezeptor dieses Namens ist, erfährt man (auch) in der Zeitung, vgl. FAZ, 08.08.2018.

140 Forschungsbericht Med. Fak. 2017. S. 175–176, 181, 184–185; vgl. https://www.med.fau.de/forschung/einrichtungen-und-projekte-2/forschungsverbuende/bundesministerium-fuer-bildung-und-forschung-bmbf (Zugriff: 08.08.2018).

141 Forschungsbericht Med. Fak. 2017. S. 201; vgl. https://www. https://www.med.fau.de/forschung/einrichtungen-und-projekte-2/forschungsverbuende/europaeische-union (Zugriff: 08.08.2018).

142 Allgemein zu »Horizon 2020« vgl. https://ec.europa.eu/research/fp7/index_en.cfm (Zugriff: 24.08.2018); im Einzelnen handelt es sich um folgende

Projekte (nähere Informationen siehe Forschungsbericht Med. Fak. 2017. S. 182–183 und https://www.med.fau.de/forschung/einrichtungen-und-projekte-2/forschungsverbuende/europaeische-union (Zugriff: 24.08.2018) mit einer Gesamtübersicht über alle 20 Projekte: Clonidine for Sedation of Pediatric Patients in the Pediatric Intensive Care Unit (CloSed); European multicenter, randomized, phase III clinical trial of hypothermia plus best medical treatment versus best medical treatment alone for acute ischaemic stroke (EuroHYP-1); Applied Public-Private Research enabling OsteoArthritis Clinical Headway (APPROACH); Development and Epilepsy – Strategies for Innovative Research to improve diagnosis, prevention and treatment in children with difficult to treat Epilepsy (DESIRE); Low Dose Research towards Multidisciplinary Integration (DoReMi); European AIDS Vaccine Initiative 2020 (EAVI2020); EEC-EURO EWING Consortium: International Clinical Trials to Improve Survival from Ewing Sarcoma; MicroRNAs in the pathogenesis, treatment and prevention of epilepsy (EpiMiRNA); Mechanisms and Treatment of Migraine and its Chronification (EUROHEADPAIN);

Towards Early diagnosis and biomarker validation in Arthritis Management (Euro-TEAM); GAbapentin in Paediatric Pain (GAPP); Nanomedicine for target-specific imaging and treatment of atherosclerosis: development and initial clinical feasibility (NanoAthero); Open Project for the European Radiation Research Area (OPERRA); ORganizational Behavior improvement for Energy Efficient adminisTrative public offices (OrbEEt); Unraveling the Interactions between the Immune System and Bone (OSTEOIMMUNE); Pathogen and graphene (PANG); Post-infectious immune reprogramming and its association with persistance and chronicity of respiratory allergic diseases (Pre-Dicta); PRevention Of Malnutrition In Senior Subjects in the EU (PROMISS); Reactive oxygen species (ROS) as Elixirs against chronic Disease: OXidative regulatory mechanisms In T cells and neutrophils (REDOXIT); Screening for Chronic Kidney Disease (CKD) among Older People across Europe (SCOPE). Zu IMI vgl. die Homepage https://www.imi.europa.eu (Zugriff: 24.08.2018). Die Projekte (Einzelheiten unter https://www.med.fau.de/forschung/einrichtungen-und-projekte-2/forschungsverbuende/europaeische-union; Zugriff: 24.08.2018): Electronic Health Records Systems for Clinical Research (EHR4CR); European Medical Information Framework (EMIF); Be the Cure (BTCure); Sarcopenia and physical frailty in older people. Multicomponent treatment strategies (SPRINTT).

143 Forschungsbericht Med. Fak. 2017. S. 177; vgl. https://www.med.fau.de/forschung/einrichtungen-und-projekte-2/forschungsverbuende/bayerisches-staatsministerium-fuer-bildung-und-kultur-wissenschaft-und-kunst/ und http://forips.med.fau.de (Zugriff: 15.08.2018).

144 https://www.med.fau.de/forschung/wissenschaftlicher-nachwuchs/graduiertenkollegs-und-programme (Zugriff: 15.08.2018); dort sind weitere Doktorandenprogramme aufgeführt, die hier nicht im Einzelnen erwähnt werden.

145 Forschungsbericht Med. Fak. 2017. S. 189, 192.

146 Forschungsbericht Med. Fak. 2017. S. 193.

147 Forschungsbericht Med. Fak. 2017. S. 194.

148 Zu vier Projekten, die 2017 ausgelaufen sind, vgl. Forschungsbericht Med. Fak. 2017. S. 197–200.

149 Forschungsbericht Med. Fak. 2017. S. 203–208.

150 Zu den Zielvereinbarungen von 2007 und 2013 vgl. Forschungsbericht Med. Fak. 2017. S. 205; die Zielvereinbarung von 2018 unter https://www.gender-und-diversity.fau.de/gender/universitaetsinterne-zielvereinbarungen/zielverein-barungen-2018–2022/medizinische-fakultaet (Zugriff: 15.08.2018).

151 https://www.nacht-der-wissenschaften.de/2019/home (Zugriff: 15.08.2018).

152 Wendehorst: 1993. S. 76; hierzu gehörten auch die wertvolle Bibliothek und die einmalige Briefsammlung des Nürnberger Arztes Christoph Jacob Trew (1695–1769); diese Briefe werden gerade digitalisiert, vgl. https://ub.fau.de/2017/12/12/digitalisierung-der-briefsammlung-trew-begonnen (Zugriff: 15.08.2018); zu Trew vgl. Schnalke: 1997.

153 Wendehorst: 1993. S. 37, 246, 260.

154 Alle Angaben hier entnommen der Homepage der PMU Nürnberg, https://www.pmu.ac.at/standort-nuernberg.html, und der damit verschränkten Homepage https://www.klinikum-nuernberg.de/DE/paracelsus-universitaet/35_kliniken_institute/index.html (Zugriff: 15.08.2018).

155 Rauh: 2016e.

156 Zu den Bombenangriffen auf Nürnberg, die erst im Januar 1945 ihre volle Vernichtungskraft entfalteten, vgl. Friedrich: 2004. S. 316–322.

157 DÄ 111 (2014). S. 1462; SZ, 04.03.2014; FAZ, 04./05.08.2018.

158 NN, 05.11.2014.

159 NN, 02.07.2016.

160 NN, 01.12.2017.

161 Zur Entwicklung der Hightech-Medizin an den Erlanger Kliniken seit den 1960er Jahren vgl. Leven: 2016a.

162 Jahresbericht UK 2017/18. S. 30.

163 Jahresbericht UK 2017/18. S. 3.

164 Metzler Lexikon Sprache: 2000. S. 282.

165 Leven: 2016a. S. 383–386; zu den aktuellen Zahlen vgl. http://www.transplantation.uk-erlangen.de/ueber-uns/zahlen-und-fakten (Zugriff: 15.08.2018).

166 Zu den Hintergründen vgl. Esser/Kahl/Kersting/Schäfer/Weber: 2018.

167 Leven: 2016a. S. 392–393.

168 http://www.bayern.de/expertenkommission-zur-ueberpruefung-der-bayerischen-transplantationszentren-nimmt-arbeit-auf (Zugriff: 08.08.2018).

169 https://www.aerzteblatt.de/treffer?mode=s&wo=17&typ=1&nid=56244&s=m%FChlbacher (Zugriff: 08.08.2018).

170 Zitiert nach Amelang: 2014. S. 5.

171 Leven: 2016a. S. 387; FAZ, 29.07.2017.

172 Metzler Lexikon Sprache: 2000. S. 437–438.

173 Leven: 1997. S. 124–125; Berger: 2009. S. 64–72, 186–190.

174 Leven: 2016a. S. 394–395.

175 Jahresbericht UK 2017/18. S. 45.

176 »Der Krebs ist unbesiegbar«, so formulierte lakonisch der Onkologe Dieter Kurt Hossfeld vor über 20 Jahren in einem *Spiegel*-Interview, Der Spiegel 39 (1997). S. 216, und warnte vor den seinerzeit geschürten Hoffnungen auf »Gentherapie« bei Krebs, der damals neuesten Vision. Auch die außergewöhnlich populäre Darstellung von Mukherjee: 2012 ist eher zurückhaltend optimistisch; der Autor, auch er Onkologe, spricht unter der Überschrift *Atossas Krieg* von einem »viertausendjährigen Krieg« (S. 577).

177 Jahresbericht UK 2017/18. S. 46; zuletzt am 14.10.2018; vgl. http://www.uk-erlangen.de/presse/spenden/aktion-lauf-gegen-krebs (Zugriff: 08.08.2018).

178 Jahresbericht UK 2017/18. S. 8–9.

179 Leven: 2016a. S. 399–409.

180 https://www.fau.de/2015/05/news/panorama/doppeltes-glueck-zweites-kind-trotz-unfruchtbarkeit-nach-brustkrebstherapie (Zugriff: 08.08.2018); vgl. hierzu Dittrich/Hackl/Lotz u.a.: 2015.

181 Unterdessen gehört die Kryokonservierung von Keimzellgewebe, Ei- und Samenzellen zum Leistungsanspruch gesetzlich Versicherter, vgl. DÄ 115 (2018). C-1187.

182 Kreß: 2016. S. 242–247.

Der »wandernde Uterus«

1   Bernard: 2014. S. 307.

183 Forschungsbericht Med. Fak. 2017. S. 91.

184 Beckmann/Lotz u. a.: 2017.

185 Zur Leihmutterschaft umfassend Bernard: 2014. S. 314–369.

186 Matthias Beckmann, Erlanger Gynäkologe und treibende Kraft des Projekts, hat wiederholt betont, dass sein Operationsprojekt auch einen legitimen symbolischen Akt gegen das Embryonenschutzgesetz darstellen wird, vgl. etwa das Interview *Was spricht dagegen, Kinderwünsche zu erfüllen?*, FAS, 21.08.2016.

187 http://www.frauenklinik.uk-erlangen.
de/aktuelles/nachrichten/de-
tail/weltweit-erste-erfolgreiche-
therapieversuche-bei-erbkrankheit-
ektodermale-dysplasie (Zugriff:
08.08.2018); die wissenschaftliche
Publikation der Erlanger Forscher
ist hochrangig publiziert im NEJM,
ein Kürzel, das für Mediziner einen
ausgezeichneten Klang hat: *New
England Journal of Medicine*, eine der
angesehensten Fachzeitschriften der
Welt, vgl. Schneider/Faschingbauer
u.a.: 2018.

188 Die »Forderung des Tages« entnahm
Weber, so unpathetisch er auch war,
Johann Wolfgang Goethe, *Wilhelm
Meisters Wanderjahre* II.

Die Bauten der Erlanger Medizinischen Fakultät

1 Vgl. Wachter: 2012. S. 287–331.
2 Wendehorst: 1993. S. 15–16.
3 Jakob: 1993a. S. 48–53; Wendehorst:
1984; Fikenscher: 1795. S. 427–431.
4 UAE E9/2 Nr. 22–24. Eine etwas andere Raumaufteilung beschreibt Engelhardt: 1843. S. 244 (im Erdgeschoss
nur ein einziges kleineres Auditorium,
dafür ein Bibliothekssaal, im Eck-
zimmer der Fechtsaal). Sowohl die
überlieferten Grundrisszeichnungen
als auch die Beschreibung Engelhardts
sind undatiert. Da die Grundrisse
wegen des fehlenden Anatomie-
anbaus vor 1754 verfertigt worden
sein müssen und Engelhardt seine
Beschreibung 1843 publizierte, ist
davon auszugehen, dass dieser einen
späteren Zustand (vermutlich den
letzten vor dem Umzug in das Schloss
1825, den Engelhardt als Zeitzeuge zu
Beginn seiner Erlanger Professur noch
selbst erlebte,) beschrieb.
5 UAE A3/1 Nr. 1.
6 Jakob: 1993b. S. 216.
7 Rückbrod: 1977. S. 140–142.
8 Wittern: 1993. S. 323.
9 Deuerlein: 1927a. S. 110.
10 Röhrich: 1965; Deuerlein: 1952
(nicht paginiert); Engelhardt: 1843.
S. 140–144.
11 UAE A4/7 Nr. 2.
12 Engelhardt: 1843. S. 144–145.
13 Kolde: 1910. S. 69.
14 UAE A4/7 Nr. 1: Markgraf Friedrich an
die Universität Erlangen, 02.05.1752.
15 UAE A4/7 Nr. 1: Schlussrechnung.
16 UAE E9/2 Nr. 21.
17 Fleischmann: 1830. S. 3.
18 Deuerlein: 1927b. S. 17.
19 Singer: 1959.
20 Holinski: 2011. S. 36.
21 Kolde: 1910. S. 25.
22 UAE A4/7 Nr. 1: Handwerkerschaft an
Markgraf Friedrich, 22.11.1756.

23 UAE A4/7 Nr. 1: Markgraf Friedrich
an die markgräfliche Kammer,
25.11.1756.
24 UAE A4/8 Nr. 4; Jaklin: 1970.
S. 172–173.
25 UAE A4/8 Nr. 5: Prorektor Jacob
Friedrich Isenflamm an Ingenieur und
Kreis-Artillerie-Hauptmann Johann
Immanuel Vetter, 30.05.1781.
26 UAE A4/8 Nr. 5: Ingenieur und
Kreis-Artillerie-Hauptmann Johann
Immanuel Vetter an Prorektor Jacob
Friedrich Isenflamm, 20.06.1781.
27 Papst: 1791. S. 51 (Orthographie im
Original).
28 Wittern: 1993. S. 327–328; Engelhardt:
1843. S. 125–126; Fleischmann: 1830.
S. 11–13, Zitat: S. 13.
29 Vgl. hierzu: Wachter: 2006b.
30 UAE A5/1 Nr. 78 fol. 96–111
u. 153–155.
31 Keunecke: 2004. S. 166–173; Jakob:
2002c.
32 Vgl. allgemein zur Geschichte der
Orangerie nach dem Übergang an die
Erlanger Universität Jakob: 2002c.
S. 199; Dettenthaler: 1956. S. 77–83;
Deuerlein: 1927b. S. 46, 63, 66, 70, 76,
80; Kolde: 1910. S. 145, 305, 414, 425,
427, 439, 471–475.
33 Wittern: 1993. S. 323–324; Jakob:
1993a. S. 58–59. 1862 wurde im Botanischen Garten das bestehende kalte
und warme Gewächshaus durch einen
Neubau ersetzt, der 1877/78 nochmals erweitert wurde (UAE A4/7 Nr. 23
u. 32).
34 Schöck/Wachter: 2012; Wachter:
2006a; Wachter: 2002. S. 151–154.
35 Das Datum der Grundsteinlegung
findet sich – nachträglich notiert – auf
einer Bauzeichnung, die vermutlich
aus der Hand Gottfried von Gede-
lers stammt (StA Bamberg, A 241
T 13095 II).

36 StA Bamberg, Markgraftum
Brandenburg-Bayreuth, Hofkammer
Nr. 1943. Vgl. auch Nürmberger: 1993.
S. 184; Gebeßler: 1962. S. 34–36;
Dettenthaler: 1956. S. 43–75; Schmidt/
Deuerlein: 1936. S. 12; Lammers: 1834.
S. 89.
37 UAE A4/8 Nr. 46.
38 Fleischmann: 1830. S. 16–18; vgl. auch
Seckendorf: 1931 (weitgehend iden-
tisch mit Seckendorf: 1930).
39 Fleischmann: 1830. S. 20–21, 32 u.
Tafel II.
40 Hase: 1843. S. 24.
41 Fleischmann: 1830. S. 19–20.
42 Wachter: 2005.
43 Vgl. hierzu: Wachter: 2016.
44 Vgl. hierzu: Wachter: 2016.
45 UAE A4/7 Nr. 25.
46 UAE A4/7 Nr. 25: Vorbericht zum
Kostenvoranschlag zum Neubau des
Anatomie-Gebäudes zu Erlangen,
25.08.1862.
47 Kolde: 1910. S. 415.
48 UAE A4/8 Nr. 31.
49 Wittern-Sterzel: 2015. S. 16–17;
Ritter: 2008. S. 141–153.
50 UAE A4/8 Nr. 29.
51 Jakob: 1993b. S. 220.
52 Deuerlein: 1955 (nicht paginiert).
53 UAE A4/7 Nr. 80.
54 Gräf/Braun: 1986. S. 8–24.
55 Mollwo: 1951. S. 5.
56 UAE A4/7 Nr. 57 u. 58.
57 UAE A4/7 Nr. 59.
58 UAE A4/7 Nr. 34.
59 Gräf/Braun: 1986. S. 17–19; Erlanger
Universitätskalender 1920/21. S. 49.
60 UAE A2/2 Nr. S 29; Jakob: 2002b.
S. 606–607; Nägelke: 2000. S. 299.
61 UAE A4/7 Nr. 56; Kolde: 1910.
S. 470–471.
62 Jakob: 2002a. S. 515–516; Nägelke:
2000. S. 303–305; Groß: 1928. S. 19;
Erlanger Universitätskalender
1920/21. S. 49.

63 Erlanger Universitätskalender 1910. S. 20.

64 UAE A4/7 Nr. 58: Direktion des Pharmazeutisch-chemischen Instituts, gez. Carl Paal, an den Verwaltungsausschuss, 03.02.1898.

65 Wittern-Sterzel: 2015. S. 16–17; Ritter: 2008. S. 141–153.

66 Erlanger Universitätskalender 1920/21. S. 55.

67 UAE A4/7 Nr. 58: Medizinische Fakultät, gez. Dekan Richard Fleischer, an den akademischen Senat, 28.03.1901.

68 Jakob: 1993a. S. 79; Kolde: 1910, Zitat: S. 420.

69 Hauser: 1907. S. 20–48; Nägelke: 2000. S. 306–307.

70 UAE F3/1 Nr. 180.

71 Kolde: 1910. S. 419; Hauser: 1907. S. 6.

72 UAE A4/7 Nr. 27; Hort: 1987. S. 72–75.

73 Hauser: 1907. S. 12.

74 UAE A4/7 Nr. 61.

75 Becker: 1977. S. XXIV.

76 Hauser: 1907. S. 40.

77 Hauser: 1907. S. 26.

78 Erlanger Universitätskalender 1910. S. 19–20.

79 Wachter: 2014a. S. 716.

80 UAE A2/2 Nr. S 38; Wachter: 2014b. S. 33–56.

81 Deuerlein: 1927b. S. 84.

82 Universitätsbund Erlangen: Jahresbericht 1934/35. S. 40–43.

83 UAE A1/3a Nr. 1069: Vereinbarung zwischen den Reichsfiskus (Heer) und der Universität Erlangen, 06./12.08.1940 (mit Nachträgen).

84 UAE C3/1 Nr. 448; UAE A1/3a Nr. 1069: Stellvertretender Leiter der Lazarettverwaltung an den Rektor der Universität, 30.08.1943.

85 Rühl: 1974; Rühl: 1969.

86 Baumgärtel: 1949. S. 15–17, Zitat: S. 17.

87 UAE A4/8 Nr. 126: Dekan der Medizinischen Fakultät Konrad Schübel an das Rektorat, 07.03.1946.

88 UAE A4/8 Nr. 126: Dekan der Medizinischen Fakultät Konrad Schübel an Rektor Theodor Süss, 02.05.1946.

89 UAE A4/8 Nr. 126: Komm. Leiter des Pathologischen Instituts Walther Benoit an den Dekan der Medizinischen Fakultät, 09.04.1946.

90 Erlanger Universitätskalender 1920/21. S. 53.

91 Gräf/Braun: 1986. S. 24–29, Zitat: S. 27.

92 Wittern (Hg.): 1999. S. 104–105.

93 Knorr: 1955. S. 7.

94 Gräf/Braun: 1986. S. 31–38.

95 Will: 1921. S. 127.

96 Deuerlein: 1955 (nicht paginiert).

97 Knorr: 1955. S. 7.

98 Ruisinger: 1998.

99 Knorr: 1955. S. 9; Mollwo: 1951. S. 4.

100 Jakob: 1993a. S. 111; Knorr: 1955. S. 8.

101 UAE F3/1 Nr. 78.

102 Jakob: 1993a. S. 111; Rühl: 1969. S. 1079; Knorr: 1955. S. 8.

103 Wittern: 1993. S. 403; Koch: 1979.

104 Department für Biomedizinische Technik: 1972.

105 Institut für Gerontologie der Friedrich-Alexander-Universität Erlangen-Nürnberg: 1985.

106 Rühl: 1974. S. 2549.

Die Klinikapotheke, ein »pharmazeutisches Dienstleistungszentrum«

1 EN, 09.01.1957.

2 Uni-Kurier aktuell 37 (2001). S. 3.

107 Burger: 1960. S. 6.

108 Wittern: 1993. S. 400; Rühl: 1974. S. 2549; Knorr: 1955. S. 7.

109 Jakob: 1993a. S. 112.

110 Gräf/Braun: 1986. S. 42–45.

111 Universitätsbauamt Erlangen: 1995; Wittern: 1993. S. 405.

112 Nägelke: 2000. S. 299; Jakob: 1993a. S. 113–114.

113 Universitätsbauamt Erlangen: 2000.

114 Universitätsbauamt Erlangen: 2004.

115 Universitätsbauamt Erlangen: 2005.

116 Staatliches Bauamt Erlangen-Nürnberg: 2008.

117 Medizinische Fakultät der Friedrich-Alexander-Universität Erlangen-Nürnberg: 2015. S. 172.

Dekane der Medizinischen Fakultät der FAU, 1743–2018

1 Für die Jahre 1743–1835 wird hier erstmals eine komplette Liste der Dekanate aus dem Promotionsbuch 1743/44–1855/56 erstellt (UAE C3/1 Nr. 247). Zu den Amtszeiten nach 1835 vgl. Rath/Leven: 2016.

Systematisches A–Z: Institute, Kliniken, Abteilungen und Zentren der Medizinischen Fakultät der Universität Erlangen-Nürnberg, 1743–2018

1 Leven/Rath: 2016. S. 508–509.

2 Wittern (Hg.): 1999. S. 175; Wittern-Sterzel: 2016a. S. 35–36.

3 Wittern (Hg.): 1999. S. 29. Wittern-Sterzel: 2016a. S. 103–104.

4 Die Darstellung von Leven/Rath: 2016 ist hier aktualisiert, differenziert und erweitert.

5 Forschungsbericht Med. Fak. 2017; Jahresbericht UK 2017/18; Evaluation Med. Fak. 2016. Konsultiert wurden zudem die Homepages der dargestellten Einrichtungen, die hier nur angegeben sind, wenn sie hauptsächliche Informationsquelle sind, weil der jeweilige Fachvertreter soeben gewechselt hat und im aktuellen Forschungsbericht der Medizinischen Fakultät noch nicht erscheint.

6 Forschungsbericht Med. Fak. 2017. S. 155–169.

7 Forschungsbericht Med. Fak. 2017. S. 2–4.

8 Wittern (Hg.): 1999; für die 1990er Jahre nützlich ist Friedrich-Alexander-Universität Erlangen-Nürnberg (Hg.):

1995. Durchgängig benutzt wurden weiterhin die Darstellungen von Wittern: 1993 und Wittern-Sterzel: 2016a.

9 Forschungsbericht Med. Fak. 2017. S. 70–71.

10 Forschungsbericht Med. Fak. 2017. S. 72–73; http://www.anaesthesie.uk-erlangen.de/ueber-uns/zahlen-und-fakten (Zugriff: 31.07.2018); zur Geschichte der Erlanger Anästhesiologie vgl. Schwarz/Schwilden/Schüttler: 2003 und Leven: 2016a. S. 363–371.

11 Forschungsbericht Med. Fak. 2017. S. 10–11; https://www.anatomie1.med.fau.de/mitarbeiter/buddy (Zugriff: 24.07.2018).

12 Forschungsbericht Med. Fak. 2017. S. 12–13.

13 Forschungsbericht Med. Fak. 2017. S. 46–47.

14 Forschungsbericht Med. Fak. 2017. S. 78–79.

15 Forschungsbericht Med. Fak. 2017. S. 14–15.

16 Forschungsbericht Med. Fak. 2017. S. 16–17.

17 Forschungsbericht Med. Fak. 2017. S. 18–19.

18 Forschungsbericht Med. Fak. 2017. S. 20–21.

19 Forschungsbericht Med. Fak. 2017. S. 80–81.

20 Forschungsbericht Med. Fak. 2017. S. 64–65.

21 zur Geschichte http://www.frauen-klinik.uk-erlangen.de/ueber-uns/unsere-historie/direktoren-der-frauenklinik (Zugriff: 31.07.2018); vgl. Ley/Ruisinger: 2003.

22 http://www.frauenklinik.uk-erlangen.de/ueber-uns (Zugriff: 31.07.2018).

23 Forschungsbericht Med. Fak. 2017. S. 91.

24 http://www.gefaesschirurgie.uk-erlangen.de/universitaetsmedizin/leistungsspektrum (Zugriff: 31.07.2018).

25 Forschungsbericht Med. Fak. 2017. S. 28–29.

26 Zur Institutsgeschichte siehe Ruisinger: 2002.

27 Forschungsbericht Med. Fak. 2017. S. 34–35.

28 Forschungsbericht Med. Fak. 2017. S. 92–93; zur Geschichte vgl. Schnalke: 1989 und HNO-Klinik: 2014.

29 http://www.hno-klinik.uk-erlangen.de/seon-nanomedizin (Zugriff: 31.07.2018).

30 Forschungsbericht Med. Fak. 2017. S. 94–95.

31 Forschungsbericht Med. Fak. 2017. S. 98–99.

32 Forschungsbericht Med. Fak. 2017. S. 96–97.

33 Forschungsbericht Med. Fak. 2017. S. 50.

34 Forschungsbericht Med. Fak. 2017. S. 82–83.

35 Forschungsbericht Med. Fak. 2017. S. 100–101; vgl. Kinderherz-chirurgische und Kinderkardiologische Abteilung (Hg.): 2016.

36 Forschungsbericht Med. Fak. 2017. S. 104–105; vgl. Kinderherz-chirurgische und Kinderkardiologische Abteilung (Hg.): 2016.

37 Forschungsbericht Med. Fak. 2017. S. 132–133.

38 Forschungsbericht Med. Fak. 2017. S. 102–103; zur Geschichte der Universitäts-Kinderklinik Erlangen umfassend Rascher/Wittern-Sterzel (Hg.): 2005.

39 Forschungsbericht Med. Fak. 2017. S. 38–39.

40 Forschungsbericht Med. Fak. 2017. S. 40–41.

41 https://www.med.fau.de/2018/02/26/miracum-legt-traumstart-hin (Zugriff: 24.07.2018). Forschungsbericht Med. Fak. 2017. S. 175, vgl. https://www.med.fau.de/2018/02/26/miracum-legt-traumstart-hin (Zugriff: 24.07.2018).

42 http://www.emh.med.fau.de (Zugriff: 24.07.2018).

43 Forschungsbericht Med. Fak. 2017. S. 106–107.

44 Forschungsbericht Med. Fak. 2017. S. 108–109; ausführlich: Medizinische Klinik 2 (Hg.): 2018.

45 Forschungsbericht Med. Fak. 2017. S. 110–111.

46 Forschungsbericht Med. Fak. 2017. S. 114–115.

47 Forschungsbericht Med. Fak. 2017. S. 116–117; zur Struktur und Wirken der Med 5 ausführlich: Mackensen (Hg.): 2017.

48 1960 wurde das Institut für Physikalische und Medizinische Strahlenkunde als Institut der Universität, nicht der Medizinischen Fakultät, errichtet. Leiter war Felix Wachsmann, Ingenieur, in Erlangen 1951 habilitiert für »Physikalische Grundlagen der Strahlenkunde, insbesondere Röntgenologie«. Sein Hauptinteresse galt der physikalischen Grundlagenforschung; ergänzend wurde ihm ein ärztlicher Leiter an die Seite gestellt, Gunther Barth (1915–1988), der jedoch schon 1960 auf ein Ordinariat in Gießen berufen wurde. Wachmanns Extraordinariat wurde bei Berufung seines Nachfolgers Helmut Pauly zu einem Lehrstuhl für Medizinische Strahlenkunde innerhalb der Medizinischen Fakultät aufgewertet. Seit 1974 hieß Paulys Einheit »Institut für Radiologie«. Pauly war promovierter Mediziner und promovierter Physiker; seine Forschungen in Erlangen betrafen die Dosimetrie, den Einfluss ionisierender Strahlen auf Zellen und Gewebe. Mit seiner Expertise war er beratend in Strahlenschutzkommissionen auf Landes- und Bundesebene tätig. Nach Paulys Tod übernahm seine Mitarbeiterin Helga Schüßler, promovierte Chemikerin und 1976 habilitiert für Medizinische Strahlenkunde, von 1989 bis 1995 die kommissarische Leitung des Instituts. Ähnlich wie Pauly war die Strahlenbiologie ihr Arbeitsschwerpunkt. Mit der Neubesetzung des Lehrstuhls 1995 wurde das Institut für Radiologie, nunmehr geleitet von dem Physiker Willi Kalender, erneut umbenannt – in Institut für Medizinische Physik. Nahezu gleichzeitig wurde an der Medizinischen Fakultät das diagnostisch-klinisch ausgerichtete Radiologische Institut eingerichtet, dessen Leitung Werner Bautz von 1996 bis 2008 innehatte. Die Verzweigung der Radiologie in eine klinisch orientierte und eine auf Grundlagenforschung ausgerichtete Linie wurde in diesem Jahr somit in der Namensgebung der jeweiligen Struktur sinnfällig. Die in Erlangen seit Ende des 19. Jahrhunderts traditionell wirkmächtige Kooperation von Medizinischer Fakultät und Siemens bildet sich in der Person Kalenders direkt ab. Von 1976 bis zu seiner Berufung 1995 war er bei Siemens tätig und veröffent-

lichte seit 1988/89 seine Methode der Spiral-Computertomographie, die in den Folgejahren einen revolutionären Fortschritt in Schnelligkeit und Qualität der diagnostischen Bildgebung ermöglichte, optimiert durch eine Reduktion der applizierten Strahlendosis. Perspektivisch ist die Einführung der hochauflösenden CT zur Brustkrebsfrüherkennung seit 2008 ein zentrales Projekt des Instituts. Das Institut für Medizinische Physik wurde im Rahmen der »High-Tech-Offensive« der Bayerischen Staatsregierung enorm aufgewertet und konnte 2004 an der Henkestraße das Zentrum für Medizinische Physik und Technik der FAU (ZMPT) beziehen. Mit dem jüngst in Angriff genommenen Zentrum für Physik und Medizin wird gemäß dem Kooperationsvertrag zwischen der Max-Planck-Gesellschaft, der FAU Erlangen-Nürnberg und dem Universitätsklinikum Erlangen vom 25. Juli 2017 die lange Erlanger Tradition der Medizintechnik ein weiteres Mal auf ein neues Niveau gehoben (https://www.fau.de/2017/07/news/wissenschaft/ein-fundament-fuer-das-zentrum-fuer-physik-und-medizin; Zugriff: 10.08.2018). In unmittelbarer Nähe der Kliniken entsteht ein vom Freistaat Bayern mit 60 Millionen Euro gefördertes Zentrum interdisziplinärer und fakultätsübergreifender Spitzenforschung. Beteiligt sind eine Abteilung des Max-Planck-Instituts für die Physik des Lichts, zwei neue Lehrstühle für Biophysik und Mathematik in den Lebenswissenschaften, weiterhin der demnächst zu berufende Nachfolger auf dem Lehrstuhl für Medizinische Physik und fünf weitere Forschungsgruppen.

49 Forschungsbericht Med. Fak. 2017. S. 42–43.

50 Forschungsbericht Med. Fak. 2017. S. 48–49.

51 Forschungsbericht Med. Fak. 2017. S. 112–113.

52 Forschungsbericht Med. Fak. 2017. S. 124–125.

53 Forschungsbericht Med. Fak. 2017. S. 74–75.

54 Forschungsbericht Med. Fak. 2017. S. 118–119; http://www.mkg-chirurgie.uk-erlangen.de/forschung-und-lehre/forschungsschwerpunkte (Zugriff: 30.07.2018).

55 Forschungsbericht Med. Fak. 2017. S. 60–61.

56 Forschungsbericht Med. Fak. 2017. S. 120–121.

57 Forschungsbericht Med. Fak. 2017. S. 124–125.

58 Forschungsbericht Med. Fak. 2017. S. 52–53.

59 Forschungsbericht Med. Fak. 2017. S. 138–139.

60 Forschungsbericht Med. Fak. 2017. S. 54–57.

61 Forschungsbericht Med. Fak. 2017. S. 126–127.

62 Forschungsbericht Med. Fak. 2017. S. 66–67.

63 Forschungsbericht Med. Fak. 2017. S. 68–69.

64 Forschungsbericht Med. Fak. 2017. S. 76–77; vgl. ausführlich Ostgathe (Hg.): 2015.

65 Forschungsbericht Med. Fak. 2017. S. 58–59.

66 Forschungsbericht Med. Fak. 2017. S. 30–31.

67 Forschungsbericht Med. Fak. 2017. S. 32–33.

68 Forschungsbericht Med. Fak. 2017. S. 22–23.

69 Forschungsbericht Med. Fak. 2017. S. 24.

70 Forschungsbericht Med. Fak. 2017. S. 24–25.

71 Forschungsbericht Med. Fak. 2017. S. 128–129.

72 Forschungsbericht Med. Fak. 2017. S. 130–131.

73 Forschungsbericht Med. Fak. 2017. S. 134–135.

74 Forschungsbericht Med. Fak. 2017. S. 136–137.

75 Forschungsbericht Med. Fak. 2017. S. 44.

76 http://www.stammzellbiologie.uk-erlangen.de/forschung-und-lehre; http://www.zseer.uk-erlangen.de (Zugriff: 30.07.2018).

77 Forschungsbericht Med. Fak. 2017. S. 140–141.

78 Forschungsbericht Med. Fak. 2017. S. 84–85.

79 Forschungsbericht Med. Fak. 2017. S. 86–87; http://www.transfusionsmedizin.uk-erlangen.de/stammzellbank/stammzellen-aus-nabelschnurblut (Zugriff: 30.07.2018); zur Geschichte und Entwicklung der Abteilung ausführlich Eckstein/Strasser/Zimmermann: 2010.

80 Forschungsbericht Med. Fak. 2017. S. 88–89.

81 Forschungsbericht Med. Fak. 2017. S. 142–143.

82 Forschungsbericht Med. Fak. 2017. S. 142–143.

83 Forschungsbericht Med. Fak. 2017. S. 62–63.

84 Forschungsbericht Med. Fak. 2017. S. 144–145.

85 Forschungsbericht Med. Fak. 2017. S. 146–147.

86 Forschungsbericht Med. Fak. 2017. S. 148–149; http://www.kieferorthopaedie.uk-erlangen.de/forschung-und-lehre/forschungsschwerpunkte (Zugriff: 27.07.2018).

Literaturverzeichnis

Vorbemerkung: Werden aus einem Sammelband mehrere Aufsätze zitiert, so ist der Sammelband selbst mit einem Kurztitel angegeben (Beispiel: In: Friederich (Hg.): 1993. S. 79–119 verweist auf den von C. Friederich herausgegebenen Band, dessen voller Titel unter dem Herausgebernamen Friederich zu finden ist). Falls zu einem Autorennamen aus demselben Erscheinungsjahr mehr als eine Publikation aufgeführt ist, so ist nach der Jahreszahl zur Unterscheidung ein Buchstabe hinzugefügt (Beispiel: Jakob: 1993a verweist auf den ersten von zwei Beiträgen, die A. Jakob 1993 verfasst hat).

A

Abele-Brehm, A.: Frauen an der Friedrich-Alexander-Universität. In: Stieftöchter der Alma Mater? 90 Jahre Frauenstudium in Bayern am Beispiel der Universität München. Sonderteil: Frauenstudium an der Friedrich-Alexander-Universität Erlangen-Nürnberg. Katalog zum Erlanger Sonderteil der Ausstellung, 9. Januar 1996–24. Februar 1996, Ausstellungsraum der Universitätsbibliothek. Erlangen 1996. S. 11–23.

Abele-Brehm, A.: 100 Jahre akademische Frauenbildung in Bayern und Erlangen. Rückblick und Perspektiven. Erlangen 2004.

Abelshauser, W.: Deutsche Wirtschaftsgeschichte. Von 1945 bis zur Gegenwart. 2. Aufl. Bonn 2011.

Achepohl, A.: Ueber die Beziehungen der Kriegskost zur Anaciditaet des Magensaftes und zum Vorkommen des Ulcus ventriculi. (Stat. Beitr. f. d. Zeit v. 1. Juli 1917 bis 1. Juli 1919). Diss. med. Erlangen 1921.

Afflerbach, H.: Auf Messers Schneide. Wie das Deutsche Reich den Ersten Weltkrieg verlor. München 2018.

Albanis, E.: Anleitung zum Hass. Theodor Fritschs antisemitisches Geschichtsbild. Vorbilder, Zusammensetzung und Verbreitung. In: Bergmann, W./Sieg, U. (Hg.): Antisemitische Geschichtsbilder. Essen 2009. S. 167–191.

Aly, G.: Hitlers Volksstaat. Raub, Rassenkrieg und nationaler Sozialismus. Frankfurt am Main 2005.

Aly, G.: Unser Kampf. 1968 – ein irritierter Blick zurück. Bonn 2008.

Alzheimer, C.: »Ich hätte mir so sehnsüchtig gewünscht, etwas zu lernen. Aber damals hieß es: Blaustrumpf!«. Anmerkungen zu Clara Ewald, der Malerin des Rosenthal-Portraits und ihrer Verbindung zu den Physiologen der Zeit. In: Plattig (Hg.): 2015. S. 83–107.

Amelang, K.: Transplantierte Alltage. Zur Produktion von Normalität nach einer Organtransplantation. Bielefeld 2014.

Andraschke, U./Ruisinger, M. M. (Hg.): Die Sammlungen der Universität Erlangen-Nürnberg. Begleitband zur Ausstellung »Ausgepackt. Die Sammlungen der Universität Erlangen-Nürnberg« im Stadtmuseum Erlangen. Nürnberg 2007.

Anger, H.: Probleme der deutschen Universität. Bericht über eine Erhebung unter Professoren und Dozenten. Tübingen 1960.

Angerer, A./Raithel, H.-J./Valentin, H. (Hg.): Prävention und Begutachtung berufsbedingter Erkrankungen Gemeinsamkeiten und Gegensätze. Stuttgart 1991.

Angerer, R. v.: Untersuchungen über die Ursachen der Resistenz von Bazillensporen. Diss. med. Erlangen 1937.

Arbeitsgemeinschaft Sozialpolitischer Arbeitskreis (Hg.): Reader zur Psychiatrie und Antipsychiatrie. Berlin 1978.

Arndt, M.: Verunsicherung vor und nach der Katastrophe. Von der Anti-AKW-Bewegung zum Engagement für die »Tschernobyl-Kinder«. In: Zeithistorische Forschungen 7 (2010). S. 240–258.

Arndt, M.: Tschernobyl. Auswirkungen des Reaktorunfalls auf die Bundesrepublik Deutschland und die DDR. Erfurt 2011.

Arndt, M.: Auswirkungen der Katastrophe von Tschernobyl auf Deutschland. In: Bundeszentrale für Politische Bildung, Dossier Tschernobyl, 18.04.2016. URL: http://www.bpb.de/gesellschaft/umwelt/tschernobyl/225086/auswirkungen-der-katastrophe-von-tschernobyl-auf-deutschland (Zugriff: 12.06.2018).

Arnold, I.: Maikäfersuppe und Akazienblüten. Studentenleben in schwerer Zeit. Lehrte 1984.

Ash, M. G. (Hg.): Mythos Humboldt. Vergangenheit und Zukunft der deutschen Universitäten. Wien 1999.

Atzl, I./Hähner-Rombach, S.: Zeitgeschichte der Medizin ca. 1950 bis 2000 (Tagungsbericht). In: H-Soz-Kult (01.12.2005). URL: http://hsozkult.geschichte.hu-berlin.de/tagungsberichte/id=951 (Zugriff: 14.10.2018).

Aumüller, G./Lauer, H./Remschmidt, H. (Hg.): Kontinuität und Neuanfang in der Hochschulmedizin nach 1945. Symposium zur Hochschulmedizin am 5. und 6. Juli 1996 in der Philipps-Universität Marburg. Marburg 1997.

B

Baas, K.: Protest in der Provinz. Die Konstituierung einer linksalternativen Studentenkultur an der Universität Münster in den 1970er Jahren. In: Jahrbuch für Universitätsgeschichte 17 (2014). S. 245–262.

Bachmann, P.: Ein Blick ins Innerste. In: Universität Erlangen (Hg.): 1915. S. 6–7.

Badel, P./Herschel, H./Karau, K.: Von Siemens-Plania zu Dong Xuan. Ausstellung zu einem Industriestandort mit Theatergeschichte in Berlin-Lichtenberg, hg. vom Kunst- und Kulturamt Berlin-Lichtenberg. Berlin 2009.

Baeyer, W. v.: Gegenwärtige Psychiatrie in den Vereinigten Staaten. In: Der Nervenarzt 21 (1950). S. 2–9.

Baeyer, W. v.: Die moderne psychiatrische Schockbehandlung. Stuttgart 1951. (= Baeyer: 1951a)

Baeyer, W. v.: Die Schranke zwischen den seelisch Abnormen und der Gesellschaft. In: Der Nervenarzt 22 (1951). S. 457–462. (= Baeyer: 1951b)

Balleis, S.: Medizinstadt Erlangen – Eine Vision als Chance und Herausforderung. In: Erlanger Stadtlexikon: 2002. S. 98–101.

Bals, T.: Berufsbildung der Gesundheitsfachberufe. Einordnung – Strukturwandel – Reformansätze. Alsbach 1993.

Bals, T. (Hg.): Wege zur Ausbildungsqualität. Stand und Perspektiven in den Gesundheitsfachberufen. Paderborn 2009.

Balz, V.: Zwischen Wirkung und Erfahrung. Eine Geschichte der Psychopharmaka. Bielefeld 2010.

Bangen, H. C.: Geschichte der medikamentösen Therapie der Schizophrenie. Berlin 1992.

Barnard, C.: Das zweite Leben. Die Erinnerungen des weltberühmten Herzchirurgen, hg. von C. Brewer. München/Zürich 1994 (engl. Original 1993).

Barnard, C./Pepper, C. B.: Mein Weg als Arzt und Mensch. Frankfurt am Main u. a. 1970 (engl. Original 1969).

Barth, B.: Dolchstoßlegenden und politische Desintegration. Das Trauma der deutschen Niederlage im Ersten Weltkrieg 1914–1933. Düsseldorf 2003.

Bartz, O.: Wissenschaftsrat und Hochschulplanung. Leitbildwandel und Planungsprozesse in der Bundesrepublik Deutschland zwischen 1957 und 1975. Köln 2006.

Bartz, O.: Der Wissenschaftsrat. Entwicklungslinien der Wissenschaftspolitik in der Bundesrepublik Deutschland. Stuttgart 2007.

Bauer, K. F.: Über In-vitro-Züchtung endokriner Drüsengewebe zum Zwecke der Reimplantation in den menschlichen Organismus (1948). In: Helvetica Medica Acta, Serie AA 15, H. 6 (1948). S. 569–580.

Bauer, K. F.: Einleitung. In: Bauer, K. F.: Methodik der Gewebezüchtung. Stuttgart 1954. S. 9–10. (= Bauer: 1954a)

Bauer, K. F.: Methodik der Gewebezüchtung. Stuttgart 1954. (= Bauer: 1954b)

Bauer, K. F.: Über Begriff und Entwicklung der Frischzelltherapie. In: Deutsche Medizinische Wochenschrift 79 (1954). S. 249–251. (= Bauer: 1954c)

Bauer, K. F.: Über vitale Konservierung. Ein Beitrag zum Thema Frischzelltherapie. In: Fortschritte der Medizin 19 (1954). S. 427–430. (= Bauer: 1954d)

Bauer, K. F.: Wesen und Wert der Frischzelltherapie. In: Die Umschau 12 (1954). S. 353–355. (= Bauer: 1954e)

Bauer, K. F.: Bemerkungen zum Thema »Zellulartherapie«, »Schulmedizin« und »Studienreform«. In: Hippokrates 20 (1955). S. 598. (= Bauer: 1955a)

Bauer, K. F.: Die Frischzelltherapie. In: Ärztliche Praxis 7, H. 20 (1955). S. 1, 12. (= Bauer: 1955b)

Bauer, K. F.: Zur Kasuistik in der Zellulartherapie. In: Deutsche Medizinische Wochenschrift 80, H. 6 (1955). S. 228–230. (= Bauer: 1955c)

Bauer, K. F.: Die Niehans'sche Zellulartherapie im Gewirr der Meinungen. In: Schleswig-Holsteinisches Ärzteblatt 1 (1956). S. 10–11. (= Bauer: 1956a)

Bauer, K. F.: Vorwort. In: Bauer, K. F. (Hg.): Ergebnisse der medizinischen Grundlagenforschung. Stuttgart 1956. S. V–VI. (= Bauer: 1956b)

Bauer, K. F.: 50 Jahre Gewebezüchtung. In: Fortschritte der Medizin 24 (1957). S. 660–661.

Bauer, K. F.: Bildungsideal der heutigen Medizin und die akademische Freiheit. In: Fortschritte der Medizin 13/14 (1959). S. 345–348.

Bauer, K. F.: Methodik der Zell- und Gewebezüchtung. 2. Aufl. Stuttgart 1974.

Baumgärtel, F.: Bericht Sr. Magnifizenz des Herrn Rektors Professor D. Friedrich Baumgärtel über die Lage der Universität Erlangen. In: Universitätsbund Erlangen e. V. (Hg.): Bericht über die Arbeitstagung des Erlanger Universitätsbundes am 24. Januar 1949. Erlangen 1949. S. 6–39.

Bavastro, P./Wernicke, J.: Eine besondere Krankengeschichte. In: Zeitschrift für Medizinische Ethik 43 (1997). S. 59–68.

Bay, E.: Der Arzneimittelmißbrauch des »modernen Menschen«. In: Deutsche Medizinische Wochenschrift 85 (1960). S. 1676–1680.

Beck, K. F. A.: Mißbildungen und Atombombenversuche. Ulm 1958.

Becker, S.: Das Recht der Hochschulmedizin. Berlin 2005.

Becker, T./Schröder, U.: Die Studentenproteste der 60 Jahre. Archivführer, Chronik, Bibliographie. Köln/Weimar/Wien 2000.

Becker, V.: Genius loci gastroenterologicus Erlangensis. Zur Entwicklung der Gastroenterologie an der Universität Erlangen. In: Fortschritte der Medizin 91 (1973). S. 1028–1034.

Becker, V.: Die Pathologie in Erlangen. In: Verhandlungen der Deutschen Gesellschaft für Pathologie 61 (1977). S. XX–XXVII.

Becker, V.: Medizinische Fakultät. In: Uni-Kurier 50, Jahresbericht 1982/83 (1983). S. 24–25.

Becker, V./Wuermeling, H.-B.: Vom Ungelernten zum Angelernten Mediziner. In: Uni-Kurier 81, Sonderheft: Die Ära Fiebiger (1990). S. 24–26.

Beckh, F.: Untersuchungen über Vorkommen und familiäre Häufung von Handleistenmustern und Hauptlinien in fränkischen Bauerndörfern. Diss. med. Erlangen 1942.

Beckmann, M. W./Lotz, L./Renner, S. P. u. a.: Uterustransplantation. Perspektiven und Risiken. In: Der Gynäkologe 50 (2017). S. 389–396.

Beddies, T. (Hg.): Im Gedenken der Kinder. Die Kinderärzte und die Verbrechen an Kindern in der NS-Zeit. Berlin 2011.

Behnken, K.: Blöde Lämmer, schwarze Schafe. In: literaturkritik. de 8 (2008). URL: https://literaturkritik.de/public/rezension. php?rez_id=11942 (Zugriff: 01.07.2018).

Beljan, M.: Aids-Geschichte als Gefühlsgeschichte. In: Aus Politik und Zeitgeschichte 46 (2015). S. 25–31. URL: http://www.bpb.de/apuz/214863/aids-geschichte-als-gefuehlsgeschichte?p=all (Zugriff: 01.07.2018).

Bendikowski, T.: Sommer 1914. Zwischen Begeisterung und Angst – Wie Deutsche den Kriegsbeginn erlebten. München 2014.

Benzenhöfer, U.: Das kleine 68. Proteste von Medizinstudenten in Frankfurt am Main um 1968. Münster/Ulm 2011.

Benzenhöfer, U.: Die Zahl der Verfahren und der Sterilisationen nach dem Gesetz zur Verhütung erbkranken Nachwuchses. Münster 2015.

Bergan, G.: Chromosomenbefunde und Papillarmuster bei Ullrich-Turner-Syndrom. Diss. med. Erlangen 1968.

Berger, G.: Die Beratenden Psychiater des deutschen Heeres 1939 bis 1945. Frankfurt am Main 1998.

Berger, S.: Bakterien in Krieg und Frieden. Eine Geschichte der medizinischen Bakteriologie in Deutschland, 1890–1933. Göttingen 2009.

Bericht der Ständigen Kommission für Forschung und Wissenschaftlichen Nachwuchs. In: Jahresbericht der Universität Erlangen-Nürnberg 1987/88. Erlangen 1990. S. 63.

Bernard, A.: Kinder machen. Neue Reproduktionstechnologien und die Ordnung der Familie. Frankfurt am Main 2014.

Beske, C.: Zur Problematik der Approbationsordnung für Ärzte vom 28.10.1970 in der Fassung vom 24.2.1978 unter besonderer Berücksichtigung der aktuellen Diskussion. Kiel 1982.

Bestallungsordnung für Ärzte vom 15. September 1953 in der Fassung der Verordnung vom 28. März 1958. 4. Aufl. Köln/Berlin 1958.

Beushausen, U./Dahms, H.-J./Koch, T./Massing, A./Obermann, K.: Die Medizinische Fakultät im Dritten Reich. In: Becker, H./ Dahms, H.-J./Wegeler, C. (Hg.): Die Universität Göttingen unter dem Nationalsozialismus. 2., erw. Aufl. München 1998. S. 183–286.

Binder, R./Alzmann, N./Grimm, H. (Hg.): Wissenschaftliche Verantwortung im Tierversuch. Ein Handbuch für die Praxis. Baden-Baden 2013.

Birnbacher, D.: Haben Tiere Rechte? In: Ach, J./Stephany, M. (Hg.): Die Frage nach dem Tier. Münster 2009. S. 47–64.

Blessing, W. K.: Die Universität Erlangen im Ersten Weltkrieg. In: Friederich (Hg.): 1993. S. 87–98.

Bloch, E.: Das Prinzip Hoffnung, Bd. 2. Frankfurt am Main 1973.

Bloch, E.: Politische Messungen, Pestzeit, Vormärz. Frankfurt am Main 1977.

Blösch, M.: Die Wirkung verschiedener Psychopharmaka auf das Brutverhalten freilebender Silbermöwen. In: Kranz, H./Heinrich, K. (Hg.): Psychiatrische und ethologische Aspekte abnormen Verhaltens. Stuttgart 1972. S. 185–188.

Blösch, M.: Tierexperimentelle Untersuchungen zur Frage der Stabilität angeborener Verhaltensweisen in Durchgangssyndromen. Diss. med. Erlangen 1974.

Blümlein, H.: Zur kausalen Pathogenese des Larynxkarzinoms unter Berücksichtigung des Tabakrauchens. Diss. med. Erlangen 1955.

Bockenheimer, G./Seidler, E. (Hg.): Hirntod und Schwangerschaft. Dokumentation einer Diskussionsveranstaltung [12. Dezember 1992] der Akademie für Ethik in der Medizin zum »Erlanger Fall«. Stuttgart 1993.

Böcker, A.: Die Geschichte des Instituts für medizinische und pharmazeutische Prüfungsfragen im Rahmen des medizinischen Prüfungssystems und im internationalen Vergleich. Bielefeld 2001.

Böcker, F. (Hg.): Forschung an der Universitäts-Nervenklinik Erlangen. Festschrift zum 60. Geburtstag von H. H. Wieck. Stuttgart/New York 1980.

Bocks, P.: Mehr Demokratie gewagt? Das Hochschulrahmengesetz und die liberale Reformpolitik 1969–1976. Bonn 2012.

Bodecker, E./Meyer-Plath, M.: 50 Jahre Habilitation von Frauen in Deutschland. Eine Dokumentation über den Zeitraum von 1920–1970. Göttingen 1974.

Bodenhausen, F.: Rassenkundliche Untersuchungen der Erlanger SA. Diss. med. Erlangen 1938.

Boltanski, L.: Soziologie der Abtreibung. Zur Lage des fötalen Lebens. Frankfurt am Main 2007.

Borneff, J.: Das Verhalten cancerogener Substanzen in der Luft unter Lichteinwirkung. In: Zentralblatt für Bakteriologie, Parasitenkunde, Infektionskrankheiten und Hygiene 176, H. 3/6 (1959). S. 193–194.

Bosl, K. (Hg.): Bayern im Umbruch. Die Revolution 1918, ihre Voraussetzung, ihr Verlauf und ihre Folgen. München 1969.

Braese, M.: Untersuchung zur Bewertung von psychisch Kranken durch das Pflegepersonal im psychiatrischen Großkrankenhaus. Erlangen 1980.

Braese, S./Groß, D. (Hg.): NS-Medizin und Öffentlichkeit. Formen der Aufarbeitung nach 1945. Frankfurt am Main/New York 2015.

Brandt, S./Klein, C.-I./Kopp, N./Paletschek, S./Prüll, L./Schütze, O. (Hg.): Wissenschaft und Öffentlichkeit in Westdeutschland (1945 bis ca. 1970). Stuttgart 2014.

Brauer, H.-P./Zickgraf, T.: Approbationsordnung für Ärzte vom 28. Oktober 1970. Mit Kommentaren und praktischen Hinweisen. Köln-Lövenich 1975.

Braun, B.: Friedrich Meggendorfer. Person und Ethik eines Psychiaters im Nationalsozialismus. Stuttgart 2017. (= Braun, B.: 2017)

Braun, I.: Andreas Pratje – Anatomie und Rassenhygiene in Erlangen. Diss. med. Erlangen 2017. (= Braun, I.: 2017)

Brednich, R. W.: Sagenhafte Geschichten von heute. München 1994.

Brenner, E.: Zum Geleit. In: Die Erlanger Universität. Halbmonatsblätter der Dozenten und Studenten der Friedrich-Alexander-Universität zu Erlangen 1 (1947). S. 1.

Breuer, L.: Megaphen. Die Rolle der Universitäts-Nervenklinik Erlangen bei der klinischen Einführung der ersten Neuroleptika in Deutschland. Diss. med. Erlangen 2007.

Brink, C.: Grenzen der Anstalt. Psychiatrie und Gesellschaft in Deutschland 1860–1980. Göttingen 2010.

Brinkschulte, E.: Professor Dr. Rahel Hirsch (1870–1953). Der erste weibliche Professor der Medizin – vertrieben, verfolgt, vergessen. In: Brinkschulte, E. (Hg.): Weibliche Ärzte. Die Durchsetzung des Berufsbildes in Deutschland. Berlin 1993. S. 103–110.

Brinkschulte, E. (Hg.): Weibliche Ärzte. Die Durchsetzung des Berufsbildes in Deutschland. Berlin 1993.

Bruch, R. v.: Qualifikation und Spezialisierung. Zur Geschichte der Habilitation. In: Forschung & Lehre 2 (2000). S. 69–70.

Bruch, R. v.: Die deutsche »Gelehrte Welt« am Kriegsbeginn und der »Aufruf der 93«. In: Eckart, W. U./Godel, R. (Hg.): »Krieg der Gelehrten« und die Welt der Akademien 1914–1924. Halle (Saale) 2016. S. 19–31.

Brüggemeier, F.-J.: Tschernobyl, 26. April 1986. Die ökologische Herausforderung, München 1998.

Brune, K.: Knorr und Filehne in Erlangen. Die Erfindung des Antipyrin legt den Grundstein für eine Weltfirma. In: Das neue Erlangen 67 (1985). S. 16–21.

Bruns, W.: Denkschrift zur Lage der medizinischen Forschung in Deutschland. Wiesbaden 1968.

Buchin, J. (Bearb.): Datenbank Ärztinnen im Kaiserreich. URL: https://geschichte.charite.de/aeik//index.html (Zugriff: 14.11.2017).

Büchner, F.: Bedarf die Wissenschaft der zentralen Planung? Zu den Empfehlungen des Wissenschaftsrates am Beispiel der Medizinischen Wissenschaften. In: Stimmen der Zeit 86, 4 (1960/61). S. 264–272.

Bücking-Kopfermann, E.: Über unsere Erfahrungen mit Cupro-Collargol-Heyden. Diss. med. Erlangen 1929.

Bultmann, T.: »Protest der Professoren« [Rezension]. In: Forum Wissenschaft, 25.03.2015. URL: https://www.linksnet.de/artikel/32352 (Zugriff: 01.07.2018).

Bundesverband SATIS e. V. (Hg.): Über Leichen zum Examen? Tierversuche im Studium. Ein Diskussions- und Arbeitsbuch. Bochum 1993.

Bungenstab, K.-E.: Umerziehung zur Demokratie? Re-education-Politik im Bildungswesen der US-Zone 1945–1949. Düsseldorf 1970.

Burger, H. O.: Jahresbericht über das Rektoratsjahr 1959/60. In: Mitteilungsblatt des Universitätsbundes Erlangen e. V. N. F. Nr. 21. November 1960. S. 1–16.

Burgschweiger, B.: Humangenetische und anthropologische Arbeiten (Dissertationen) in der medizinischen Fakultät der Universität Erlangen in den Jahren 1933–1945. Diss. med. Erlangen 1970.

Burleigh, M./Wippermann, W.: The Racial State. Germany 1933–1945. Cambridge/New York 1991.

Burmester, R.: Die vier Leben einer Maschine. Das 500 MeV Elektronen-Synchrotron der Universität Bonn. Göttingen 2010.

Busch, A.: Die Geschichte des Privatdozenten. Eine soziologische Studie zur großbetrieblichen Entwicklung der deutschen Universitäten. Stuttgart 1959.

Busch, U.: Radiologische Technik in Erlangen. Ein Beitrag zur Geschichte technischer Entwicklungen bildgebender Verfahren und der Strahlenforschung in der Radiologie. Erlangen 2003.

Busch-Dohr, A.: Synthesebestrebungen zwischen konventioneller Zahnmedizin und Naturheilkunde in der Phase der »Neuen Deutschen Heilkunde« von 1933 bis 1945. Eine medizin-historische Untersuchung. Diss. med. dent. Aachen 2004.

Bussche, H. van den (Hg.): Die Hamburger Universitätsmedizin im Nationalsozialismus. Forschung – Lehre – Krankenversorgung. Berlin/Hamburg 2014.

Bussiek, D.: Albert Viethen. Direktor der Universitäts-Kinderklinik in Erlangen 1939–1945. In: Rascher/Wittern-Sterzel (Hg.): 2005. S. 125–211.

Bußmann, H. (Hg.): Stieftöchter der Alma Mater? 90 Jahre Frauenstudium in Bayern am Beispiel der Universität München. München 1993.

Bußmann, H. (Hg.): Lexikon der Sprachwissenschaft. 3. Aufl. Stuttgart 2002.

C

Chroust, P.: Der verordnete Neubeginn. Grundzüge der Entnazifizierungspolitik an den deutschen Hochschulen. In: Aumüller/Lauer/Remschmidt (Hg.): 1997. S. 102–117.

Clark, C.: Die Schlafwandler. Wie Europa in den Ersten Weltkrieg zog. München 2013.

Cottebrune, A.: »Ein Lehrstuhl für (Human)genetik an jeder medizinischen Fakultät wird für erforderlich gehalten«. Zur Geschichte einer belasteten Disziplin auf dem Weg zu ihrer universitären Institutionalisierung in Westdeutschland und in der frühen Bundesrepublik (1945–1960). In: Ferdinand/Kröner/Mamali (Hg.): 2013. S. 341–357.

Cranach, M. v./Siemen, H.-L. (Hg.): Psychiatrie im Nationalsozialismus. Die Bayerischen Heil- und Pflegeanstalten zwischen 1933 und 1945. München 2012.

Crumbach, A. H.: Contergan im Diskurs. Ärzte und ihre öffentliche Verantwortung zu Beginn der 1960er Jahre. In: Groß, D./Söderfeldt, Y. (Hg.): »Disability Studies« meets »History of Science«. Körperliche Differenz und soziokulturelle Konstruktion von Behinderung aus der Perspektive der Medizin-, Technik- und Wissenschaftsgeschichte. Kassel 2017. S. 67–93.

D

Dahmer, J.: Ausbildungsziel: Arzt. Daten, Thesen, Stellungnahmen zur Reform des Medizinstudiums. Stuttgart 1973.

Das Deutsche Beamtengesetz. Zweite Großdeutsche Auflage. Mit Erläuterungen von Prof. Dr. Arthur Brand. Berlin/Heidelberg 1942.

Defrance, C.: Die Westalliierten als Hochschulreformatoren (1945–1949). Ein Vergleich. In: Franzmann/Wolbring (Hg.): 2007. S. 35–45.

Demandt, A.: Dekadenz. In: Jordan (Hg.): 2002. S. 54–56.

Demandt, A.: Der Fall Roms. Die Auflösung des Römischen Reiches im Urteil der Nachwelt. 2. Aufl. München 2014.

Demling, L.: Sitzt der Tod im Darm? Über die Geschichte, Gefahren und die Lust eines Organs. Redemanuskript, Bayerischer Rundfunk (28. Juni 1988).

Demling, L.: Leben schon, aber wie? Stuttgart/Jena 1996.

Demling, L./Bartels, O./Rösch, W.: Medizin ohne Risiko? Köln-Löwenich 1978.

Denkschrift über die soziale Lage der Studentenschaft an der Friedrich-Alexander- Universität Erlangen. Erlangen 1947.

Department für Biomedizinische Technik (Hg.): 1. Jahresbericht. Erlangen [o. J., um 1972].

Dettenthaler, J.: Die Orangerie im Schloßpark zu Erlangen (Typoskript). Nürnberg 1956.

Deuerlein, E.: Aus der Geschichte des Gebäudes der Erlanger Oberrealschule. In: Erlanger Heimatblätter 27 (1927). S. 109–112. (= Deuerlein: 1927a)

Deuerlein, E.: Geschichte der Universität Erlangen in zeitlicher Übersicht. Erlangen 1927. (Deuerlein: 1927b)

Deuerlein, E. G.: Der botanische Garten vor dem Nürnberger Tor. In: Erlanger Heimatblätter 3 (1952). o. S.

Deuerlein, E. G.: Die St. Gorups-Kapelle. In: Erlanger Heimatblätter 2 (1955). o. S.

Deutsche Gesellschaft für Arbeitsmedizin e. V. (Hg.): Almanach zum 25-jährigen Bestehen der deutschen Gesellschaft für Arbeitsmedizin e. V. 1962–1987. Stuttgart 1987.

Deutsche Gesellschaft für Immunologie (Hg.): Immunologie in Deutschland. Geschichte einer Wissenschaft und ihrer Fachgesellschaft. Berlin-Brandenburg 2017.

Deutsche Hochschulstatistik, hg. von den Hochschulverwaltungen, Bd. 1: SS 1928. Berlin 1928.

DFG (Hg.): Grundinformationen über Versuchstierfragen. Anforderungen an Erbgut Gesundheitszustand Ernährung und Haltungsbedingungen von Versuchstieren. Bonn 1971.

DFG (Hg.): Grundinformationen über zentrale Tierversuchsanlagen (Tierlaboratorien) an medizinischen Forschungs- und Ausbildungsstätten. Bonn 1976.

DFG (Hg.): Tierversuche in der Forschung. Bonn 2016.

Die Bibel. Nach Martin Luthers Übersetzung. Revidiert 2017, hg. von der Deutschen Bibelgesellschaft. Stuttgart 2017.

Diefenbacher, M./Swoboda, U./Zahlaus, S. M. (Hg.): Der Sprung ins Dunkle. Die Region Nürnberg und der Erste Weltkrieg 1914–1918. Nürnberg 2014.

Die Sexualität des Heimkehrers. Vorträge, gehalten auf dem 4. Kongreß der Deutschen Gesellschaft für Sexualforschung in Erlangen 1956, Stuttgart 1957.

Dinges, M.: Aufstieg und Fall des »Halbgottes in Weiß«? Gesellschaftliches Ansehen und Selbstverständnis von Ärzten (1800–2010). In: Medizin, Gesellschaft und Geschichte 31 (2013). S. 145–162.

Dittmar, J.: Ein Fall von Verschluss der vena cava superior. Diss. med. Erlangen 1918.

Dittrich, R./Hackl, J./Lotz, L./Hoffmann, I./Beckmann, M. W.: Pregnancies and Live Births after 20 Transplantations of Cryopreserved Ovarian Tissue in a Single Center. In: Fertility and Sterility 103 (2015). S. 462–468.

Doering-Manteuffel, A./Raphael, L.: Nach dem Boom. Perspektiven auf die Zeitgeschichte seit 1970. Göttingen 2013.

Domman, M.: Durchsicht, Einsicht, Vorsicht. Eine Geschichte der Röntgenstrahlen 1896–1963. Zürich 2003.

Donaldson, S./Kymlicka, W.: »Zoopolis«. Eine politische Theorie der Tierrechte. Berlin 2013.

Doneith, T.: August Mayer. Ein Klinikdirektor in Weimarer Republik, Nationalsozialismus und Nachkriegszeit. Stuttgart 2008.

Dotterweich, T.: Zweckmäßiges und unzweckmäßiges Verhalten während der Schwangerschaft. Diss. med. Erlangen 1936.

Drexler, H./Schaller, K. H.: Berichtsband 2003–2005 und Denkschrift zum 40-jährigen Bestehen des Instituts und der Poliklinik für Arbeits-, Sozial- und Umweltmedizin an der Friedrich-Alexander-Universität Erlangen-Nürnberg. Erlangen 2006.

Dross, F.: (K)eine Naturheilklinik für Erlangen. In: Leven/Plöger (Hg.): 2016. S. 244–245.

Duckheim, S./Roelcke, V.: Medizinische Dissertationen aus der Zeit des Nationalsozialismus: Potential eines Quellenbestandes und erste Ergebnisse zu »Alltag«, Ethik und Mentalität der universitären medizinischen Forschung bis (und ab) 1945. In: Medizinhistorisches Journal 49 (2014). S. 260–271.

Dürst, M./Gissman, L./Ikenberg, H./zur Hausen, H.: A Papillomavirus DNA from a Cervical Carcinoma and its Prevalence in Cancer Biopsy Samples from Different Geographic Regions. In: Proceedings of the National Academies of Sciences 80 (1983). S. 3812–3815.

E

Eberle, A.: Die Ärzteschaft in Bayern und die Praxis der Medizin im Nationalsozialismus. Berlin 2017.

Eberstein, W. C. J.: Das Tierschutzrecht in Deutschland bis zum Erlaß des Reichs-Tierschutzgesetzes vom 24. November 1933. Unter Berücksichtigung der Entwicklung in England. Frankfurt am Main 1999.

Ebert, M.: Zwischen Anerkennung und Ächtung. Medizinerinnen der Ludwig-Maximilians-Universität in der ersten Hälfte des 20. Jahrhunderts. Neustadt an der Aisch 2003.

Eckart, W. U.: »Der größte Versuch, den die Einbildungskraft ersinnen kann«. Der Krieg als hygienisch-bakteriologisches Laboratorium und Erfahrungsfeld. In: Eckart, W. U./Gradmann, C. (Hg.): Die Medizin und der Erste Weltkrieg. Pfaffenweiler 1996. S. 299–319.

Eckart, W. U.: Wenn die Seele das Herz quält. Nervöse »Herzklopfer«, Erster Weltkrieg und die Popularisierung der Herzneurose. In: Deutsche Medizinische Wochenschrift 128 (2003). S. 2155–2158.

Eckart, W. U.: Geschichte der Medizin. Heidelberg 2009.

Eckart, W. U.: Medizin in der NS-Diktatur. Wien/Köln/Weimar 2012.

Eckart, W. U.: Medizin und Krieg. Deutschland 1914–1924. Paderborn 2014.

Eckart, W. U./Jütte, R.: Medizingeschichte. Eine Einführung. Köln/Weimar/Wien 2. Aufl. 2014.

Eckstein, R./Strasser, E./Zimmermann, R.: 70 Jahre Transfusionsmedizin Erlangen. Göttingen 2010.

Egloff, B.: Praktikum und Studium. Diplom-Pädagogik und Humanmedizin zwischen Studium, Beruf, Biographie und Lebenswelt. Opladen 2002.

Eichinger, K.: Schwangerschaft in Grenzbereichen von Medizin und Ethik. Die »Erlanger Fälle« 1992 und 2007. Diss. med. Erlangen 2014.

Einweihung des Franz-Penzoldt-Zentrums. Grußworte, Ansprache und wissenschaftliche Einführungen am 20. Juni 2005. Erlangen 2005.

Ellerbrock, D.: »Healing Democracy« – Demokratie als Heilmittel. Gesundheit, Krankheit und Politik in der amerikanischen Besatzungszone 1945–1949. Bonn 2004.

Elsner, G.: Konstitution und Krankheit. Der Arbeitsmediziner Helmut Valentin (1919–2008) und die Erlanger Schule. Hamburg 2011.

Elsner, G.: Quecksilber in Marktredwitz. In: Fritsche, H. (Hg.): Berufskrankheiten. Das Schwarzbuch der IG Metall. Frankfurt am Main 2013. S. 30–31.

Emde, J. v. d.: 21 Jahre Herzchirurgie in Erlangen. In: Rügheimer, E. (Hg.): Aspekte moderner Chirurgie. Erlangen 1977. S. 70–85.

Empfehlungen des Wissenschaftsrates zum Ausbau der wissenschaftlichen Einrichtungen, Teil 1. Bonn 1960.

Empfehlungen des Wissenschaftsrates zum Ausbau der wissenschaftlichen Hochschulen bis 1970. o. O. 1967.

Empfehlungen des Wissenschaftsrates zur Struktur und zum Ausbau der medizinischen Forschungs- und Ausbildungsstätten. Bonn 1968.

Empfehlungen zu forschungs- und lehrförderlichen Strukturen in der Universitätsmedizin (2004). URL: https://www.wissenschaftsrat.de/download/archiv/5913-04.pdf (Zugriff: 12.04.2018).

Engelbracht, G./Hauser, A.: Mitten in Hamburg. Die Alsterdorfer Anstalten 1945–1979. Stuttgart 2013.

Engelhardt, J. G. V.: Die Universität Erlangen von 1743–1843. Erlangen 1843 (Nachdruck 1991).

Enzensberger, A.: »In meinen Träumen sehe ich mich schon als Zivilist«. Einblicke in das deutsche Lazarett im Ersten Weltkrieg (1914–1918). Unveröff. Mag.-Arb. FU Berlin 2013.

Enzensberger, A.: »Nicht nur Menschen, sondern auch viel Zeit muß gegenwärtig totgeschlagen werden.« Müßiggang und Mußemomente im deutschen Lazarett des Ersten Weltkriegs, 1914–1918. In: Muße. Ein Magazin 1 (2015). S. 1–6. URL: http://mussemagazin.de/?p=910 (Zugriff: 14.05.2018).

Erbs, H. J.: Film im Dienst der Wissenschaft. In: Die Erlanger Universität. Halbmonatsblätter der Dozenten und Studenten der Friedrich-Alexander-Universität zu Erlangen 1,2 (1948). S. 14.

Erlanger Stadtlexikon, hg. von C. Friederich/B. Freiherr von Haller/A. Jakob. Nürnberg 2002.

Eschenbruch, N./Balz, V./Klöppel, U./Hulverscheidt, M. (Hg.): Arzneimittel des 20. Jahrhunderts. Historische Skizzen von Lebertran bis Contergan. Bielefeld 2009.

Esser, A. M./Kahl, A./Kersting, D./Schäfer, C. G. W./Weber, T. (Hg.): Die Krise der Organspende. Anspruch, Analyse und Kritik aktueller Aufklärungsbemühungen im Kontext der postmortalen Organspende in Deutschland. Berlin 2018.

Eulner, H.-H.: Die Entwicklung der medizinischen Spezialfächer an den Universitäten des deutschen Sprachgebietes. Stuttgart 1970.

Evaluation der Medizinischen Fakultät. Teil I: Themenbezogene Potentialanalyse; Teil II: Katalog der Leistungsindikatoren und Kenndaten, hg. von der Medizinischen Fakultät der FAU. Erlangen 2016. (= Evaluation Med. Fak. 2016, Teil I/II)

F

Faber, K.: Nachhaltig in Talente investieren. IZKF Erlangen. In: duz Special. IZKF 2016. S. 12–15.

Fangerau, H.: Geschichte der Forschung am Menschen. In: Lenk, C./Duttge, G./Fangerau, H. (Hg.): Handbuch Ethik und Recht der Forschung am Menschen. Berlin/Heidelberg 2014. S. 169–176.

Faulstich, H.: Hungersterben in der Psychiatrie 1914–1949. Mit einer Topographie der NS-Psychiatrie. Freiburg i. Br. 1998.

Feldenkirchen, W.: Eine unerwartete Zukunft. Siemens und der wirtschaftliche Aufstieg Erlangens. In: Blessing, W. K./Pehle, H. (Hg.): Die Zukunftsfähigkeit der Stadt in Vergangenheit und Gegenwart. Ringvorlesung der Friedrich-Alexander-Universität zum eintausendjährigen Jubiläum Erlangens. Erlangen 2004. S. 137–156.

Feldman, G. D.: The Great Disorder. Politics, Economics, and Society in the German Inflation (1914–1924). New York/Oxford 1996.

Felsch, P.: Der lange Sommer der Theorie. Geschichte einer Revolte 1966–1999. München 2015.

Feneis, H.: Anatomisches Bildwörterbuch. 4. Aufl. Stuttgart 1974.

Ferdinand, U./Kröner, H.-P./Mamali, I. (Hg.): Medizinische Fakultäten in der deutschen Hochschullandschaft 1925–1950. Heidelberg 2013.

Ferrari, A./Petrus, K. (Hg.): Lexikon der Mensch-Tier-Beziehungen. Bielefeld 2015.

Fichtmüller, W.: Dissertationen in den medizinischen Fakultäten der Universitäten Deutschlands von 1933–1945 zum Thema »Gesetz zur Verhütung erbkranken Nachwuchses vom 14. Juli 1933«. Diss. med. 1972.

Fiebiger, N.: Zur Lage der Friedrich-Alexander-Universität Erlangen-Nürnberg am 240. Jahrestag ihrer Gründung. In: Uni-Kurier 50, Jahresbericht 1982/83 (1983). S. 3.

Fiebiger, N.: Die Forschung an der Universität bekommt einen neuen Stellenwert. In: Forschungsbericht der Friedrich-Alexander-Universität Erlangen-Nürnberg 1980–1983. Erlangen 1983. o. S.

Fiebiger, N.: Vorwort. In: Hosemann, G./Wirth, E. (Hg.): Natürliche und künstliche Strahlung in der Umwelt. Eine Bilanz vor und nach Tschernobyl. Erlangen 1987. S. 5.

Fiebiger, N.: Zur Lage der Friedrich-Alexander-Universität Erlangen-Nürnberg am 242. und 243. Jahrestag ihrer Gründung. In: Jahresbericht der Universität Erlangen-Nürnberg 1984/85 und 1985/86 (1987). S. 2–3.

Fiebiger, N.: Studenten, Professoren und Politik. In: Jahresbericht der Universität Erlangen-Nürnberg 1988/89 und 1989/90. Erlangen 1990/91. S. 6–16.

Fikenscher, G. W. A.: Geschichte der Königlich Preußischen Friederich-Alexanders-Universität zu Erlangen von ihrem Ursprung bis auf gegenwärtige Zeiten. Coburg 1795.

Fischer, J.: Vom Studium generale nach 1945. Ein Rückblick 1992. In: Papenkort, U. (Hg.): Idee und Wirklichkeit des Studium generale. Fachübergreifende Hochschulbildung. Regensburg 1995. S. 114–122.

Fischer, K. J.: Niehans. Arzt des Papstes. München/Wien 1957.

Fischer, W./Weinland, H.: Stoffwechsel der Galaktose und ihrer Derivate. Stuttgart 1965.

Fleckenstein, B.: AIDS – wo stehen wir heute? In: Deutsches Ärzteblatt 85 (1988). S. A-2296–2298.

Fleckenstein, B.: Die klinische Medizin von morgen ist die Wissenschaft von heute. In: Plattig, K.-H. (Hg.): Sitzungsberichte der Physikalisch-Medizinischen Sozietät zu Erlangen 6. Erlangen/Jena 1998. S. 1–10.

Fleckenstein, B.: Einführung zur Abschiedsvorlesung von Professor Dr. med. Klemens Stehr am 28. 2. 1998. In: Plattig, K.-H. (Hg.): Sitzungsberichte der Physikalisch-Medizinischen Sozietät zu Erlangen 7. Erlangen/Jena 1999. S. VII–IX.

Fleischmann, G.: Geschichtlicher Überblick der königl. anatomischen Anstalt zu Erlangen von Errichtung der Universität bis auf gegenwärtige Zeit. Erlangen 1830.

Fliegel, L.: 1000 Ärzte gegen die Vivisektion (wissenschaftliche Tierfolter) wegen ihrer Grausamkeit und Nutzlosigkeit. Basel 1935.

Flügel, F.: Neue klinische Beobachtungen zur Wirkung des Phenothiazinkörpers »Megaphen« auf psychische Krankheitsbilder. In: Medizinische Klinik 48 (1953). S. 1027–1029. (= Flügel: 1953a)

Flügel, F.: Nervenklinische Erfahrungen mit den neuen Phenothiazinkörpern. In: Ärztliche Praxis 46 (1953). S. 1–8. (= Flügel: 1953b)

Flügel, F.: Psychiatrische Erfahrungen mit Megaphen. In: Archiv für experimentelle Pathologie und Pharmakologie 222 (1954). S. 68–71. (= Flügel: 1954a)

Flügel, F.: Erfahrungen mit Megaphen in der psychiatrischen und neurologischen Klinik (1954). In: Archiv für klinische Chirurgie 279 (1954). S. 767–772. (= Flügel: 1954b)

Flügel, F.: Ergebnisse pharmako-psychiatrischer Forschungen. In: Der Nervenarzt 28 (1957). S. 481–485. (= Flügel: 1957a)

Flügel, F.: Beruhigungstherapie und Heilschlaf. In: Regensburger Jahrbuch für ärztliche Fortbildung 5 (1957). S. 410–415. (= Flügel: 1957b)

Flügel, K. A.: Verkehrsunfallflucht und Alkohol. Diss. med. Erlangen 1960.

Fluß, I.: Ein Pluspunkt für die Region. Die neue Kopfklinik. In: Das Neue Erlangen 46 (1978). S. 3392–3395.

Forsbach, R.: Die 68er und die Medizin. Gesundheitspolitik und Patientenverhalten in der Bundesrepublik Deutschland (1960–2010). Göttingen 2011.

Forschungsbericht 2017. Medizinische Fakultät, hg. von der Medizinischen Fakultät der FAU Erlangen Nürnberg. Erlangen 2017. (= Forschungsbericht Med. Fak. 2017)

Forschungsbericht der Medizinischen Fakultät 1996–1998. Erlangen 1999. (= Forschungsbericht Med. Fak. 1996–1998)

Forschungsstiftung Medizin (Hg.): 10 Jahre Forschungsstiftung Medizin am Universitätsklinikum Erlangen 2007–2017. Erlangen 2017.

Franze, M.: Die Erlanger Studentenschaft 1918–1945. Würzburg 1972 (2. Aufl. 1993).

Franzmann, A./Wolbring, B. (Hg.): Zwischen Idee und Zweckorientierung. Vorbilder und Motive von Hochschulreformen seit 1945. Berlin 2007.

Frei, N.: Vergangenheitspolitik. Die Anfänge der Bundesrepublik und die NS-Vergangenheit. München 1996.

Frei, N.: Zeitgeschichte. In: Jordan (Hg.): 2002. S. 336–339.

Frei, N.: 1968. Jugendrevolte und globaler Protest. München 2008.

Freitag, W.: Contergan. Eine genealogische Studie des Zusammenhangs wissenschaftlicher Diskurse und biographischer Erfahrungen. Münster 2005.

Freud, S.: Vorlesungen zur Einführung in die Psychoanalyse [1916/17]. In: Sigmund Freud. Studienausgabe, Bd. 1. Frankfurt am Main 2000. S. 34–447.

Frewer, A.: »Erlanger Baby« und »Erlanger Junge«. Grenzfragen der Medizinethik. In: Leven/Plöger (Hg.): 2016. S. 400–403.

Freytag-Loringhoven, K. v.: Erziehung im Kollegienhaus. Reformbestrebungen an den deutschen Universitäten der amerikanischen Besatzungszone 1945–1960. Stuttgart 2012.

Fricke, A.: Beitrag zur Pathologie der Genitaltuberkulose des Mannes. Diss. med. Erlangen 1922.

Friederich, C. (Hg.): Die Friedrich-Alexander-Universität Erlangen-Nürnberg 1743–1993. Geschichte einer deutschen Hochschule. Ausstellung im Stadtmuseum Erlangen 24. 10. 1993–27. 02. 1994. Erlangen 1993.

Friederich, C. (Hg.): Zwangsarbeit in Erlangen während des Zweiten Weltkriegs. Erlangen 2007.

Friedrich, J.: Der Brand. Deutschland im Bombenkrieg 1940–1945. Berlin 2004.

Friedrich-Alexander-Universität Erlangen-Nürnberg (Hg.): Die Professoren an der FAU. Biographisches Verzeichnis der hauptamtlichen Professorinnen und Professoren der Friedrich-Alexander-Universität Erlangen. Erlangen 1995.

Fröba, K.: Siemens in Erlangen. Von Reiniger zum Himbeerpalast. Erfurt 2005.

Frobenius, W.: Röntgenstrahlen statt Skalpell. Die Universitäts-Frauenklinik Erlangen und die Geschichte der gynäkologischen Radiologie von 1914–1945. Erlangen 2003.

Frobenius, W.: Abtreibungen bei Ostarbeiterinnen 1943–1945 in Erlangen. Hochschulmediziner als Helfershelfer des NS-Regimes. In: Frewer, A./Siedbürger, G. (Hg.): Zwangsarbeit und Medizin im Nationalsozialismus. Frankfurt am Main 2004. S. 283–397.

Frobenius, W.: Die Wiederbesetzung der gynäkologisch-geburtshilflichen Lehrstühle in Bayern nach 1945. In: Anthuber, C./Beckmann M. W./Dietl, J./Dross F./Frobenius W. (Hg.): Herausforderungen. 100 Jahre Bayerische Gesellschaft für Geburtshilfe und Frauenheilkunde. Stuttgart/New York 2012. S. 149–185.

Frobenius, W.: Medizin und Technik. Ein sehr erfolgreiches Joint Venture. In: Leven/Plöger (Hg.): 2016. S. 184–199. (= Frobenius: 2016a)

Frobenius, W.: »Normale« Wissenschaft im Nationalsozialismus. Erlanger Medizinpromotionen zwischen 1932 und 1948. In: Leven/Plöger (Hg.): 2016. S. 242–261. (= Frobenius: 2016b)

Frobenius, W.: »Unhaltbare Zustände«: Konflikt um die Geburtshilfe und Frauenheilkunde. In: Leven/Plöger (Hg.): 2016. S. 310–313. (= Frobenius: 2016c)

Frobenius, W.: Die Hebammenschule: Aus Baracken in die »Zahnsche Villa«. In: Leven/Plöger (Hg.): 2016. S. 432–435. (= Frobenius: 2016d)

Fuchs, R.: Die Nachkommen von Schizophrenen und das Gesetz zur Verhütung erbkranken Nachwuchses. Diss. med. Erlangen 1936.

G

Gagel, O.: Pigmentstoffwechsel und Nervensystem. In: Sitzungsberichte der Physikalisch-medizinischen Sozietät zu Erlangen 80 (1959). S. 61–73.

Gall, P. v.: Tierschutz als Agrarpolitik. Wie das deutsche Tierschutzgesetz der industriellen Tierhaltung den Weg bereitete. Bielefeld 1972.

Ganslandt, H. R.: Die 68 Jahre und die Friedrich-Alexander-Universität. In: Kößler (Hg.): 1993. S. 839–870.

Ganslandt, H.: Die 68er Jahre und die Friedrich-Alexander-Universität. In: Kößler, H. (Hg.): Geschichte und Herausforderung. Leben lernen mit der Geschichte. Ringvorlesung der Friedrich-Alexander-Universität aus Anlaß ihrer 250-Jahr-Feier. Erlangen 1994. S. 11–148.

Gassert, P.: Zwischen »Beschweigen« und »Bewältigen«. Die Auseinandersetzung mit dem Nationalsozialismus in der Ära Adenauer. In: Hochgeschwender, M. (Hg.): Epoche im Widerspruch. Ideelle und kulturelle Umbrüche der Adenauerzeit. Bonn 2011. S. 183–205.

Gast, A.: Läßt sich das Verhalten der Zahnsensibilität für die neurologische Diagnose bei Trigeminusaffektionen, bes. b. Tumoren, verwerten? Diss. med. Erlangen 1933.

Gay, P.: Die Republik der Außenseiter. Geist und Kultur in der Weimarer Zeit (1918–1933). Frankfurt am Main 1970.

Gebeßler, A.: Stadt und Landkreis Erlangen. Kurzinventar. München 1962.

Geis, M.-E. (Hg.): Hochschulrecht im Freistaat Bayern. Handbuch für Wissenschaft und Praxis. Heidelberg 2009.

Gekle, M./Steger, F. (Hg.): 100 Jahre Fakultätentag – von Halle nach Halle. Halle (Saale) 2013.

Gelberg, K.-U. (Bearb.): Die Protokolle des Bayerischen Ministerrats 1945–1954, Bd. 2,1: Das Kabinett Hoegner I, 28. September 1945 bis 21. Dezember 1946. München 1997.

Gemeinsame Arbeitsgruppe der Städte und Landkreise in der Industrieregion Mittelfranken und Nachbargebieten in Zusammenarbeit mit dem Physikalischen Institut und dem Institut für Radiologie der Universität Erlangen-Nürnberg (Hg.): Auswirkungen von »Tschernobyl« auf Mittelfranken. Bewertung am Beispiel Erlangen und Umgebung, August 1986. URL: https://pdfdokument.com/auswirkungen-von-tschernobyl-auf-mittelfranken-_59f540b21723dd6347ae7770.html (Zugriff: 10.05.2018).

Gerneth, G. M.: Personalbibliographien von Professoren und Dozenten der Neurologie und Psychiatrie, der Arbeitsmedizin und der physiologischen Chemie der Universität Erlangen-Nürnberg 1900–1968. Mit biographischen Angaben und Überblick über die Hauptarbeitsgebiete. Erlangen 1969.

Gernhardt, M./Fleck, C.: Der Tierversuch. Seine ethische Abwägung aus theologischer, philosophisch-historischer und medizinischer Sicht. Eine Bestandsaufnahme und Analyse. Frankfurt am Main 2000.

Geschichtswerkstatt Bayreuth (Hg.): Bayreuth – Umgeguckt und Hinterfragt. Ein kritischer Spaziergang durch die Geschichte der Stadt Bayreuth. Bayreuth 1992.

Geyer, M. H.: Verkehrte Welt. Revolution, Inflation und Moderne: München 1914–1924. Göttingen 1998.

Gietinger, K.: Der Konterrevolutionär. Waldemar Pabst – eine deutsche Karriere. Hamburg 2008.

Gleiss, J.: Zur Analyse teratogener Faktoren mit besonderer Berücksichtigung der Thalidomid-Embryopathie. Köln/Opladen 1964.

Göbel, E.: Ärzte aus der Retorte? Theoretische und empirische Untersuchungen zur Studienreform im Fach Humanmedizin in der Bundesrepublik Deutschland. Köln 1981.

Göckenjan, G.: Kurieren und Staat machen. Gesundheit und Medizin in der bürgerlichen Welt. Frankfurt am Main 1985.

Goetze, O.: Das Problem der Universalität in der modernen Heilkunst. In: Zentralblatt für Chirurgie 67 (1940). S. 204–210.

Goltermann, S.: Die Gesellschaft der Überlebenden. Deutsche Kriegsheimkehrer und ihre Gewalterfahrungen im Zweiten Weltkrieg. München 2009.

Goppel, T.: Ansprache. In: Einweihung des Franz-Penzoldt-Zentrums. Grußworte, Ansprache und wissenschaftliche Einführungen am 20. Juni 2005. Erlanger Universitätsreden 67 (2005), 3. Folge. S. 22–25.

Goschler, C.: Der Umgang mit den Opfern des Nationalsozialismus in Deutschland nach 1945. In: Heydemann, G./Vollnhals, C. (Hg.): Nach den Diktaturen. Der Umgang mit den Opfern in Europa. Göttingen 2016. S. 27–45.

Gostomzyk, J. G.: Acquired Immune Deficiency Syndrome (AIDS). In: Historisches Lexikon Bayerns (publiziert am 02.04.2013). URL: http://www.historisches-lexikon-bayerns.de/Lexikon/Acquired_Immune_Deficiency_Syndrome_(AIDS) (Zugriff: 04.07.2018).

Graf, R.: Die Zukunft der Weimarer Republik. Krisen und Zukunftsaneignungen in Deutschland (1918–1933). München 2008.

Gräf, W./Braun, D.: 120 Jahre Hygiene an der Friedrich-Alexander-Universität Erlangen-Nürnberg. Die Entwicklung des Faches Hygiene an der Medizinischen Fakultät der Universität Erlangen-Nürnberg, 1866–1986. Erlangen 1986.

Graser, E.: Aus dem Leben eines beratenden Chirurgen. In: Universität Erlangen (Hg.): 1916. S. 2–7.

Grau, B.: Revolution in Bayern (1918–1919). In: Historisches Lexikon Bayerns (publiziert am 09.05.2008). URL:

http://www.historisches-lexikon-bayerns.de/Lexikon/
Revolution,_1918/1919 (Zugriff: 02.05.2018).

Grau, G. (Hg.): Homosexualität in der NS-Zeit. Dokumente einer
Diskriminierung und Verfolgung. Frankfurt am Main 2004.

Greilinger, G.: Das Studium der Medizin an der Ludwig-
Maximilians-Universität München in den Jahren 1946 bis
1954. Diss. München 2006.

Groß, D.: Beiträge zur Geschichte und Ethik der Zahnheilkunde.
Würzburg 2006.

Groß, D./Westemeier, J./Schmidt, M./Halling, T./Krischel, M. (Hg.):
Zahnärzte und Zahnheilkunde im »Dritten Reich«. Eine
Bestandsaufnahme. Berlin/Münster 2018.

Groß, J.: Die Universität Erlangen in Wort und Bild. Düsseldorf 1928.

Großbölting, T./Lenhard-Schramm, N. (Hg.): Contergan. Hintergründe
und Folgen eines Arzneimittel-Skandals. Göttingen 2017.

Gruner, W.: »Ein Schicksal, das ich mit sehr vielen anderen geteilt
habe«. Alfred Kantorowicz – sein Leben und seine Zeit von
1899 bis 1935. Kassel 2006.

Grune-Wolff, B.: Zur Validität von Ergänzungs- und Ersatzmethoden
zum Tierversuch. Sammlung und Bewertung einschlägiger
Methoden sowie Entwurf einer Datenstruktur zu ihrer
Dokumentation. Berlin 1990.

Grüttner, M.: Die Studentenschaft in Diktatur und Demokratie. In:
Tenorth, H.-E./Grüttner, M. (Hg.): Geschichte der Universität
Unter den Linden 1810–2010, Bd. 2: Die Berliner Universität
zwischen den Weltkriegen 1914–1945. Berlin 2012. S. 187–294.

Grüttner, M.: Die Hochschulkommission der NSDAP. In: Ferdinand/
Kröner/Mamali (Hg.): 2013. S. 29–43.

Grüttner, M./Kinas, S.: Die Vertreibung von Wissenschaftlern aus
den deutschen Universitäten (1933–1945). In: Vierteljahreshefte für Zeitgeschichte 55 (2007). S. 123–186.

Grützmacher, R.: Von der Universität. In: Universität Erlangen (Hg.):
1915. S. 31–36.

Grützmacher, R.: »Dieser säet«. In: Universität Erlangen (Hg.): 1916.
S. 1.

Guggenbichler, N.: Zahnmedizin unter dem Hakenkreuz. Zahnärzte-
opposition vor 1933; NS-Standespolitik 1933–1939. Frankfurt
am Main 1988.

Gumminger, G.: Untersuchungen über das Papillarleistensystem an
100 männlichen Personen mit unkompliziertem endogenem
Schwachsinn. Diss. med. Erlangen 1969.

Günther, A. H.: Der Contergan-Fall als Zäsur in den 1960er Jahren?
Eine mediengeschichtliche Analyse. In: Lingelbach, G./
Waldschmidt, A. (Hg.): Kontinuitäten, Zäsuren, Brüche?
Lebenslagen von Menschen mit Behinderungen in der
deutschen Zeitgeschichte. Frankfurt am Main/New York 2016.
S. 142–165.

Guthmann, H.: Schädigungen an Bestrahlten und Bestrahlern
durch die im Röntgenzimmer entstehenden Gase. Diss. med.
Erlangen 1919.

H

Haas, I.: Der weibliche Mensch. Psychologische Betrachtungen
und Vorschläge zu einer Reform des Frauenstudiums. In: Die
Erlanger Universität. Halbmonatsblätter der Dozenten und
Studenten der Friedrich-Alexander-Universität zu Erlangen 1
(1947). S. 244–245.

Habermas, J.: Protestbewegung und Hochschulreform. Frankfurt
am Main 1969.

Habrich, C.: Koppel (Jakob) Herz (1816–1871), Mediziner und
»ordentlicher Universitätsprofessor«. In: Treml, M./Weigand,
W./Brockhoff, E. (Hg.): Geschichte und Kultur der Juden in
Bayern. Lebensläufe. München 1988. S. 143–152.

haGalil e. V.: Jüdische Ärzte aus Deutschland und ihr Anteil am
Aufbau des israelischen Gesundheitswesens. URL: http://
aerzte.erez-israel.de/steckelmacher (Zugriff: 14.11.2017).

Hähner-Rombach, S./Pfütsch, P. (Hg.): Entwicklung in der Krankenpflege und in anderen Gesundheitsberufen nach 1945.
Frankfurt am Main 2018.

Hammerstein, N.: Marburg und die deutsche Universitätslandschaft
in den 20er Jahren. In: Hollenberg, G./Schwersmann, A. (Hg.):
Die Philipps-Universität Marburg zwischen Kaiserreich und
Nationalsozialismus. Kassel 2006. S. 1–12.

Hampe, W./Hissbach, J./Kadmon, M./Kadmon, G./Klusmann,
D./Scheutzel, P.: Wer wird ein guter Arzt? Verfahren zur
Auswahl von Studierenden der Human- und Zahnmedizin. In:
Bundesgesundheitsblatt 52 (2009). S. 821–830.

Harms, I.: Die Gutachter der Meldebogen. Kurzbiografien. In: Rot-
zoll/Hohendorf/Fuchs/Mundt/Eckart (Hg.): 2010. S. 405–420.

Harrer, T.: Untersuchung über Serumimmunphänomene und die
in vitro Produktion von interferon-gamma und Interleukin-2
in Lymphozytenkulturen von mononukleären Zellen bei
Homosexuellen mit HIV-Infektion. Diss. med. Erlangen 1988.

Hartmann, T.: Berufsbild und Berufsgeschichte. In: Hartmann, T./
Kahl-Scholz, M./Vockelmann, C. (Hg.): Fachwissen MTRA.
Berlin/Heidelberg 2014. S. 3–8.

Hase, K. A. v.: Züge und Zustände aus dem Erlanger Studentenleben. Mit historischen Notizen über die Friedrich-
Alexanders-Universität und dem Programm zu den Feierlichkeiten bei ihrem hundertjährigen Jubiläum. Nürnberg/
Erlangen 1843.

Hatzold, K.: Die Zusammenhänge zwischen Formanomalien der
Zähne und erblichen Geistesstörungen. Diss. med. Erlangen
1937.

Hausen, H. z./Reuter, K.: Gegen Krebs. Die Geschichte einer
provokativen Idee. Reinbek bei Hamburg 2010.

Hauser, G.: Die Geschichte des Lehrstuhls für pathologische
Anatomie und das neue pathologische Institut zu Erlangen.
Jena 1907.

Hauser, G.: Gustav Hauser. In: Grote, L. R. R. (Hg.): Die Medizin
der Gegenwart in Selbstdarstellungen, Bd. 6. Leipzig 1927.
S. 141–204.

Hecht, L./Schönfeld, M.: Das Erlanger Modell einer Anamnese-
gruppe. 12. Internationales SkillsLab Symposium 2017.
Erlangen, 31.03.–01.04.2017. Düsseldorf 2017.

Hegemann, G.: [Begrüßungsansprache]. In: Unfallchirurgische Tagung in Erlangen am 16. und 17. November 1957. Erlangen 1957. S. 13.

Hegemann, G.: Geleitwort. In: Schoberth, H.: Sitzhaltung, Sitzschaden, Sitzmöbel. Berlin u. a. 1962. o. S.

Heim, L.: Mitteilungen aus dem hygienisch-bakteriologischen Institut. In: Festschrift seiner Königlichen Hoheit dem Prinzregenten Luitpold von Bayern. Erlangen/Leipzig 1901. S. 181–202.

Heinemann, M. (Hg.): Hochschuloffiziere und Wiederaufbau des Hochschulwesens in Westdeutschland, 1945–1952, Bd. 2: Die US-Zone. Hannover 1990.

Heinemann, M. (Hg.): Süddeutsche Hochschulkonferenzen 1945–1949. Berlin 1997.

Heinrich, M. R.: Papillarmuster und Kerngeschlecht bei 100 weiblichen Schizophrenen. Diss. med. Erlangen 1969.

Henning, N.: Lehrbuch der Verdauungskrankheiten. Stuttgart 1949.

Henning, N.: Über die Entstehung organischer Krankheiten durch seelische Ursachen. Rektoratsrede, gehalten bei der Jahresfeier der Friedrich-Alexander-Universität Erlangen am 4. November 1960. Erlangen 1961.

Herbert, U.: »Generation der Sachlichkeit«. Die völkische Studentenbewegung der frühen zwanziger Jahre in Deutschland. In: Bajohr, F./Johe, W./Lohalm, U. (Hg.): Zivilisation und Barbarei. Die widersprüchlichen Potentiale der Moderne. Hamburg 1991. S. 115–144.

Herbert, U.: Fremdarbeiter. Politik und Praxis des »Ausländer-Einsatzes« in der Kriegswirtschaft des Dritten Reiches. Bonn 1999.

Herbert, U. (Hg.): Wandlungsprozesse in Westdeutschland. Belastung, Integration, Liberalisierung 1945–1980. Göttingen 2002.

Herbert, U.: Wer waren die Nationalsozialisten? In: Hirschfeld, G./Jersak, T. (Hg.): Karrieren im Nationalsozialismus zwischen Mitwirkung und Distanz. Frankfurt am Main/New York 2004. S. 17–44.

Hermesdorf, N.: Einfluß der Nahrung auf Körper und Geist. Diss. med. Erlangen 1925.

Heubeck, H.: Der Anstaltsbau als Organismus. In: Leibbrand (Hg.): 1946. S. 110–119.

Heusler-Edenhuizen, H.: Du musst es wagen! Lebenserinnerungen der ersten deutschen Frauenärztin. Reinbek bei Hamburg 1999.

Hildebrandt, S.: The Anatomy of Murder. Ethical Transgressions and Anatomical Science during the Third Reich. New York/Oxford 2016.

Hinterberger, H.: Unpolitische Politiker? Die bayerischen »Beamtenministerpräsidenten« (1920–1924) und ihre Mitverantwortung am Hitlerputsch. Diss. phil. Regensburg 2016.

Hippocratis Opera, Bd. 1,1, hg. von J. L. Heiberg. Leipzig/Berlin 1927.

Hippokrates. Ausgewählte Schriften, übers. und hg. von H. Diller. Stuttgart 1994.

Hirntod und Schwangerschaft. Autorreferate der Diskussionsveranstaltung am 12. Dezember 1992. In: Ethik in der Medizin 5 (1993). S. 24–41.

Hirschfelder, H.: »Die Wohnsituation bleibt weiterhin das belastendste Problem in Erlangen …«. Die OB-Berichte an die Besatzungsmacht 1946–1948. In: Sandweg/Lehmann (Hg.): 1996. S. 120–153.

Hirschfelder, H.: Erlangen im Kaiserreich 1871–1918. Stadtgeschichte in Geschichten. Bamberg 2007.

HNO-Klinik Erlangen (Hg.): 125 Jahre HNO-Klinik Erlangen – Geschichte und Geschichten. Von A bis Z. Von 1889–2014. Erlangen 2014.

Hobsbawm, E.: Das lange 19. Jahrhundert. 3 Bde.: 1. Europäische Revolutionen 1789–1948; 2. Die Blütezeit des Kapitals 1848–1875; 3. Das imperiale Zeitalter 1875–1914. Darmstadt 2017.

Hochgeschwender, M. (Hg.): Epoche im Widerspruch. Ideelle und kulturelle Umbrüche der Adenauerzeit. Bonn 2011.

Hockerts, H. G./Moisel, C./Winstel, T. (Hg.): Grenzen der Wiedergutmachung. Die Entschädigung für NS-Verfolgte in West- und Osteuropa 1945–2000. Göttingen 2006.

Hofer, H.-G.: Nervenschwäche und Krieg. Modernitätskritik und Krisenbewältigung in der österreichischen Psychiatrie. Wien/Köln/Weimar 2004.

Hofer, H.-G.: Medizin und Gesellschaft in Westdeutschland, ca. 1945–1970, 09.07.2008–11.07.2008, Bonn (CfP). In: H-Soz-Kult, 03.12.2007. URL: http://www.hsozkult.de/event/id/termine-8413 (Zugriff: 07.03.2018).

Hofer, H.-G.: Frischzellen-Fama. Paul Niehans und die westdeutsche Aufbaugesellschaft der 1950er Jahre. In: Eschenbruch/Balz/Klöppel/Hulverscheidt (Hg.): 2009. S. 229–253.

Hofer, H.-G.: Medizin und Gesellschaft in Westdeutschland 1945–1970: Koordinaten, Kontexte, Korrelationen. In: Medizinhistorisches Journal 45, H. 1. (2010). S. 1–23.

Hofer, H.-G.: Entzauberung der Wunderzellen. Die klinischen Studien zur Zellulartherapie an der Kölner Universitätsklinik. In: Karenberg, A./Groß, D./Schmidt, M. (Hg.): Forschungen zur Medizingeschichte. Beiträge des »Rheinischen Kreises der Medizinhistoriker«. Kassel 2013. S. 351–369.

Höffken, B.: Schicksale jüdischer Ärzte aus Nürnberg nach 1933. Berlin 2013.

Hoffmann, H.: Erhebungen über die im Rahmen des Gesetzes zur Verhütung erbkranken Nachwuchses vom 14.7.1933 in den Jahren 1934–1945 durchgeführten Sterilisationen im Raume Nürnberg-Fürth-Erlangen (Mittelfranken), dargestellt an den Akten des Gesundheitsamtes der Stadt Nürnberg. 2. Beitrag. Diss. med. Erlangen 1971.

Hoffmann, U.: Normale Leute? Kollektivbiografische Anmerkungen zu den Tätern der NS-»Euthanasie«. In: Rotzoll/Hohendorf/Fuchs/Mundt/Eckart (Hg.): 2010. S. 252–258.

Höhne, E.: Die Bubenreuther. Geschichte einer deutschen Burschenschaft. Erlangen 1936.

Holinski, C. M.: Friedrich Heinrich Loschge (1755–1840). Leben und Werk. Diss. med. Erlangen-Nürnberg 2011.

Holtfrerich, C.-L.: Rüstung, Reparationen und Sozialstaat. Die Modernisierung des Steuersystems im Ersten Weltkrieg und in der großen Inflation. In: Schultz, U. (Hg.): Mit dem Zehnten fing es an. Eine Kulturgeschichte der Steuer. München 1986. S. 200–208.

Holtmann, E./Stix, H.: Die »68er« in Erlangen und ihre Zeit. In: Friederich (Hg.): 1993. S. 139–152.

Horn, D.: Erhebungen über die im Rahmen des Gesetzes zur Verhütung erbkranken Nachwuchses (G. z. V. e. N.) vom 14.7.1933 in den Jahren 1934–1945 durchgeführten Sterilisationen im Raume Nürnberg-Fürth-Erlangen (Mittelfranken), dargestellt an den Akten des Gesundheitsamtes der Stadt Nürnberg. 3. Beitrag. Diss. med. Erlangen 1972.

Hornstein, O. P.: Ein »Provisorium« begeht sein 70jähriges Bestehen. Chronik der Dermatologischen Universitätsklinik Erlangen. Forchheim 1993.

Horstmann, W.: Hinweise auf zentralnervöse Schäden im Rahmen der Thalidomid-Embryopathie. Pathologisch-anatomische, elektrencephalographische und neurologische Befunde. In: Zeitschrift für Kinderheilkunde 96 (1966). S. 291–307.

Hort, I.: Die Pathologischen Institute der deutschsprachigen Universitäten (1850–1914). Diss. Köln 1987.

Horvath, J.: Ultraschallwirkung beim menschlichen Sarkom. In: Strahlentherapie 75 (1944). S. 119–125.

Horvath, J.: Über die Wirkung der Ultraschallwellen auf das menschliche Karzinom. In: Klinik und Praxis 1 (1946). S. 10–12.

Horvath, J.: Morphologische Untersuchungen über die Wirkung der Ultraschallwellen auf das Karzinomgewebe. In: Strahlentherapie 77 (1948). S. 279–290.

Hosemann, G./Wirth, E. (Hg.): Natürliche und künstliche Strahlung in der Umwelt. Eine Bilanz vor und nach Tschernobyl. Erlangen 1987.

Huerkamp, C.: Der Aufstieg der Ärzte im 19. Jahrhundert. Vom gelehrten Stand zum professionellen Experten. Das Beispiel Preußens. Göttingen 1985.

Huerkamp, C.: Bildungsbürgerinnen. Frauen im Studium und in akademischen Berufen 1900–1945. Göttingen 1996.

Hüntelmann, A. C./Schneider, M. C. (Hg.): Jenseits von Humboldt: Wissenschaft im Staat 1850–1990. Frankfurt am Main u. a. 2010.

I

Ibel, H.: Familienverhältnisse bei den Lungentuberkulösen der Stadt Erlangen. Diss. med. Erlangen 1946.

Industrie- und Handelskammer Nürnberg für Mittelfranken (Hg.): IHK-Hightech-Zukunftsprogramm Mittelfranken 2025. Projektskizzen zur Stärkung der regionalen Technologie-Infrastruktur. Nürnberg 2018.

Institut für Arbeits- und Sozialmedizin der Universität Erlangen-Nürnberg: Veröffentlichungen. Vorträge. Dissertationen. 1964/65–1968. Erlangen o. J.

Institut für Gerontologie der Friedrich-Alexander-Universität Erlangen-Nürnberg. Bilanz der ersten 5 Jahre. [Erlangen-Nürnberg 1985].

Iversen, G.: »Und wo ihr's packt, da ist's interessant!« (Faust I). Erwiderung auf die Bemerkungen von Professor Dr. K. F. Bauer. In: Schleswig-Holsteinisches Ärzteblatt 1 (1956). S. 11–12.

Interdisziplinäres Zentrum für Klinische Forschung (IZKF) (Hg.): IZKF Erlangen. Annual Report 2017. Erlangen 2018.

J

Jahresbericht der Friedrich-Alexander-Universität Erlangen-Nürnberg 1973/74. Erlangen 1974.

Jahresbericht der Universität Erlangen-Nürnberg 1987/88. Erlangen 1990.

[Jahresbericht.] Universitätsklinikum Erlangen. Medizin. Menschen. Momente. 2017/2018, hg. vom Klinikumsvorstand des Universitätsklinikums Erlangen. Erlangen 2018. (= Jahresbericht UK 2017/18)

Jahresbibliographie der Universität Erlangen-Nürnberg 1972/1973, hg. im Auftrag des Rektors von der Universitätsbibliothek. Erlangen 1974.

Jahresverzeichnis der an den Deutschen Universitäten und Hochschulen erschienenen Schriften. Berlin 1922.

Jaklin, H.: Die Wirtschaftsgeschichte der Universität Erlangen von ihrer Gründung bis zum Beginn des 19. Jahrhunderts (1742/43–1806). Dargestellt auf Grund der Akten des Universitätsarchivs Erlangen, des Staatsarchivs Nürnberg und des Staatsarchivs Bamberg. Diss. Erlangen-Nürnberg 1970.

Jakob, A.: »... Erlangen aber ist eine Universität«. Die bauliche Entwicklung der Friedrich-Alexander-Universität. In: Kößler (Hg.): 1993. S. 45–114. (= Jakob 1993a)

Jakob, A.: Vom Allzweckbau zum Institut. Die Erlanger Wissenschaftsarchitektur 1743–1918. In: Friederich (Hg.): 1993. S. 215–221. (= Jakob: 1993b)

Jakob, A.: »Und mit Siemens-Schuckert um die Wette baute und baut die Stadt Erlangen«: Stadtplanung und Stadtentwicklung 1945–1955. In: Sandweg/Lehmann (Hg.): 1996. S. 576–621.

Jakob, A.: Neue Anatomie. In: Erlanger Stadtlexikon: 2002. S. 515–516. (= Jakob: 2002a)

Jakob, A.: Scharff, Friedrich Wilhelm. In: Erlanger Stadtlexikon: 2002. S. 606–607. (= Jakob: 2002b)

Jakob, A.: Die Universität Erlangen als Erbin von Markgräfin Sophie Caroline. In: Hofmann-Randall, C. (Hg.): Das Erlanger Schloss als Witwensitz 1712–1817. Ausstellungskatalog. Erlangen 2002. S. 183–205. (= Jakob: 2002c)

Jakob, A.: Das Denkmal für Jakob Herz in Erlangen. Ein Beispiel für die Überwindung der Ausgrenzung von Juden im 19. Jahrhundert. In: Erlanger Bausteine zur fränkischen Heimatforschung 55 (2015). S. 339–350.

Jakob, A.: Notgeldjahre. Die Geldentwicklung vom Ausbruch des Ersten Weltkriegs bis zur Hyperinflation 1923 am Beispiel der Stadt Erlangen. Erlangen 2016.

Jakob, A.: Der Tod des Kampfkommandanten. Das Kriegsende in Erlangen 1945 im Spiegel von Augenzeugenberichten. Erlangen 2018.

Jamin, F.: Experimentelle Untersuchungen zur Lehre von der Atrophie gelähmter Muskeln. Jena 1904.

Jasper, G.: Bericht des Rektors vom 22.1.1992. In: Jahresbericht der Friedrich-Alexander-Universität Erlangen-Nürnberg 1990/91. Erlangen 1992. S. 4–12.

Jasper, G.: Die Universität in der Weimarer Republik und im Dritten Reich. In: Kößler (Hg.): 1993. S. 793–838.

Jasper, G.: Jahresbericht des Rektors. Bericht zur Lage der Friedrich-Alexander-Universität Erlangen Nürnberg im Jahr 1994. Erlangen 1995.

Jensen, J.: Lebensrecht und Lebenssinn des Schwachen. Hamburg 1964.

Jessen, R./John, J.: Wissenschaften und Universitäten im geteilten Deutschland. Editorial. In: Jahrbuch für Universitätsgeschichte 8 (2005). S. 7–24.

Jordan, H.: Blätter der Erinnerung an die im Kriege 1914–1919 Gefallenen der Universität Erlangen. Leipzig/Erlangen 1920.

Jordan, S. (Hg.): Lexikon Geschichtswissenschaft. Stuttgart 2002.

Jütte, D.: Tierschutz und Nationalsozialismus. Die Entstehung und die Auswirkung des nationalsozialistischen Reichstierschutzgesetzes von 1933. In: Berichte des Institutes für Didaktik der Biologie der Westfälischen Wilhelms-Universität Münster, Suppl. 2 (2002). S. 167–184. URL: http://repositorium.uni-muenster.de/document/miami/719902bc-d1ca-4121-b40e-57e4d69367e6/juette.pdf (Zugriff: 20.03.2018).

K

Kämper, H.: Der Schulddiskurs in der frühen Nachkriegszeit. Ein Beitrag zur Geschichte des sprachlichen Umbruchs nach 1945. Berlin 2005.

Kantorowicz, A.: Die völkerrechtlichen Grundlagen des national-jüdischen Heims in Palästina. Diss. jur. Erlangen 1923.

Karthaus, A./Schmidt A.: Perle Bettenprüfungskurs für Examenskandidaten. Entwicklung eines Trainings für den dritten Abschnitt der ärztlichen Prüfung (mündlich-praktische Prüfung). In: GMS Journal for Medical Education 33 (2016). S. 6–10.

Kater, M. H.: Ärzte als Hitlers Helfer. Hamburg/Wien 2000.

Kaufmann, F.: Die planmäßige Heilung komplizierter psychogener Bewegungsstörungen bei Soldaten in einer Sitzung. In: Münchener Medizinische Wochenschrift 63 (1916). S. 802–804.

Keidel, W.-D.: Nachruf auf Otto F. Ranke. In: Sitzungsberichte der Physikalisch-medizinischen Sozietät Erlangen 81 (1960/61) S. 35–38.

Keneally, T.: Searching for Schindler. New York u. a. 2007.

Kershaw, I.: Der Hitler-Mythos. Führerkult und Volksmeinung. Stuttgart 1999.

Kershaw, I.: Das Ende. Kampf bis in den Untergang. NS-Deutschland 1944/45. München 2011.

Kersting, F. W.: Psychiatriereform als Gesellschaftsreform. Die Hypothek des Nationalsozialismus und der Aufbruch der sechziger Jahre. Paderborn 2003.

Keunecke, H.-O.: Hardenberg und die Universität Erlangen. In: Jahrbuch für fränkische Landesforschung 64 (2004). S. 145–177.

Kiene, C.: Tagungsbericht: Eine geteilte Generation – Die Studentenrevolte und die alternativen 68er, 03.05.2018, Berlin. In: H-Soz-Kult, 22.05.2018. URL: http://www.hsozkult.de/conferencereport/id/tagungsberichte-7704 (Zugriff: 01.07.2018).

Kiesecker, R.: Die Schwangerschaft einer Toten. Strafrecht an der Grenze von Leben und Tod. Der Erlanger und der Stuttgarter Baby-Fall. Frankfurt am Main 1996.

Kihn, B.: Die Ausschaltung der Minderwertigen aus der Gesellschaft. Vortrag gehalten in der Erlanger-Universitäts-Vortragsgesellschaft 1932. In: Allgemeine Zeitschrift für Psychiatrie 98 (1932). S. 387–404.

Kiiskinen, E.: Die Deutschnationale Volkspartei (Bayerische Mittelpartei) in der Regierungspolitik des Freistaats während der Weimarer Zeit. München 2005.

Kinderherzchirurgische und Kinderkardiologische Abteilung des Universitätsklinikums Erlangen (Hg.): Jahresbericht 2016. Medizinische Versorgung herzkranker Kinder im Universitätsklinikum Erlangen. Erlangen 2016.

Kinkeldei, K.: Die Chemische Fabrik Marktredwitz: Altlastensanierung und Nachfolgenutzung. In: Bächthold, H. G./Schmidt, W. A. (Hg.): Altlasten und Raumplanung. Zürich 1995. S. 125–135.

Kirchhoff, A.: Die akademische Frau. Gutachten hervorragender Universitätsprofessoren, Frauenlehrer und Schriftsteller über die Befähigung der Frau zu wissenschaftlichem Studium und Berufe. Berlin 1897.

Kirchhoff, W. (Hg.): Zahnmedizin und Faschismus. Marburg 1987.

Kirchhoff, W./Heidel, C.-P.: »... total fertig mit dem Nationalsozialismus«? Die unendliche Geschichte der Zahnmedizin im Nationalsozialismus. Frankfurt am Main 2016.

Kirk, B.: Der Contergan-Fall: eine unvermeidbare Arzneimittelkatastrophe? Zur Geschichte des Arzneistoffs Thalidomid. Stuttgart 1999.

Kistler, A.: Papillarleistenmuster und Chromosomenbefunde bei Lippen-Kiefer-Gaumenspalten. Diss. med. Erlangen 1970.

Klee, E.: »Euthanasie« im NS-Staat. Die »Vernichtung lebensunwerten Lebens«. Frankfurt am Main 1983.

Klee, E.: Das Personenlexikon zum Dritten Reich. Wer war was vor und nach 1945. Frankfurt am Main 2003 (2. Aufl. 2007).

Klein, C.: Ernst Penzoldt. Harmonie aus Widersprüchen. Leben und Werk (1892–1955). Köln/Weimar/Wien 2006.

Kleinert, H.: Mythos 1968. In: Aus Politik und Zeitgeschichte 14/15 (2008). S. 8–9. URL: http://www.bpb.de/geschichte/deutsche-geschichte/68er-bewegung/52034/mythos-1968?p=all (Zugriff: 01.07.2018).

Kleinmann, A.: What is Specific to Western Medicine. In: Bynum, W./Porter, R. (Hg.): Companion Encyclopedia of the History of Medicine, Bd. 1 London/New York 1993. S. 15–23.

Kleinöder, N.: »Humanisierung der Arbeit«. Literaturbericht zum »Forschungsprogramm zur Humanisierung des Arbeitslebens«. Düsseldorf 2016.

Kleist, K.: Nervenärztliche und psychiatrische Kriegstätigkeit. In: Universität Erlangen (Hg.): Erlanger im Kriege. Ein zweiter Gruß der Universität an ihre Studenten. Erlangen 1916. S. 42–45.

Kleßmann, C.: Ein stolzes Schiff und krächzende Möwen. Die Geschichte der Bundesrepublik und ihre Kritiker. In: Geschichte und Gesellschaft 11 (1985). S. 476–494.

Klimke, M./Scharloth, J. (Hg.): 1968. Handbuch zur Kultur- und Mediengeschichte der Studentenbewegung. Stuttgart 2007.

Kluge, F.: Adolf Kußmaul, 1822–1902. Arzt und Forscher, Lehrer der Heilkunst. Freiburg i. Br. 2002.

Knevelkamp, W.: Die Entwicklung der Pharmakologie an der Friedrich-Alexander-Universität Erlangen. Diss. med. Erlangen 1990.

Knorr, M.: Ein Weg zum Ziel. Baumaßnahmen für eine Universität von mittlerer Größe. In: Mitteilungsblatt des Universitätsbundes Erlangen e. V. N. F. Nr. 11 (1955). S. 1–12.

Knorr, M.: Medizin und Städtebau. In: Medizinische Klinik 53 (1958). S. 353–355.

Kobes, G.: Die diagnostische epikutane Alttuberkulin-Reaktion nach Nathan und Müller. Diss. med. Erlangen 1933.

Köbler, G.: Historisches Lexikon der deutschen Länder. Die deutschen Territorien vom Mittelalter bis zur Gegenwart. 7. Aufl. München 2007.

Kößler, H. (Hg.): Geschichte und Herausforderung. Leben lernen mit der Geschichte. Ringvorlesung der Friedrich-Alexander-Universität aus Anlaß ihrer 250-Jahr-Feier. Erlangen 1994.

Koch, F./Rachold, R.: Zur Einführung. In: Bestallungsordnung für Ärzte vom 15. September 1953 in der Fassung der Verordnung vom 28. März 1958. 4. Aufl. Köln/Berlin 1958. S. 3–14.

Koch, G.: Humangenetische-klinische Befunde bei Zwillingen. Ergebnisse aus einer Nachuntersuchung der Zwillingsserie des ehemaligen Kaiser-Wilhelm-Instituts für Anthropologie, menschliche Erblehre und Eugenik (Eugen-Fischer-Institut) in Berlin-Dahlem nach 20–25 Jahren. Erlangen 1972.

Koch, G.: Down-Syndrom. Erlangen 1973.

Koch, G.: Institut für Humangenetik und Anthropologie der Friedrich-Alexander- Universität Erlangen-Nürnberg in Erlangen. 2. Aufl. Erlangen 1979.

Koch, G.: Inhaltsreiche Jahre eines Humangenetikers. Mein Lebensweg in Bildern und Dokumenten. Erlangen 1982.

Koch, G.: Humangenetik und Neuro-Psychiatrie in meiner Zeit (1932–1978). Jahre der Entscheidung. Erlangen/Jena 1993.

Koerting, W.: Flüchtlingsprobleme. Referat, gehalten auf dem 4. Bayer. Ärztetag in Erlangen am 27. August 1949. München 1949.

Kögelmeier, G.: Die zentralen Rätegremien in Bayern 1918/19. Legitimation – Organisation – Funktion. München 2001.

Kögelmeier, G.: Das Ende der Monarchie und die Revolution. In: Bonk, S./Schmid, P. (Hg.): Königreich Bayern. Facetten bayerischer Geschichte 1806–1919. Regensburg 2005. S. 175–198.

Koischwitz, S.: Der Bund Freiheit der Wissenschaften in den Jahren 1970 bis 1976. Ein Interessensverband zwischen Studentenbewegung und Hochschulreform. Köln/Weimar/Wien 2017.

Kolb, E.: Der Frieden von Versailles. München 2005.

Kolde, T.: Die Universität Erlangen unter dem Hause Wittelsbach. 1810–1910. Festschrift zur Jahrhundertfeier der Verbindung der Friderico-Alexandrina mit der Krone Bayern. Erlangen 1910 (Nachdruck 1991).

Kopf, M.: Retromanie: Rekurs auf »1968«. In: literaturkritik.de 7/2018. URL: https://literaturkritik.de/public/rezension.php?rez_id=24723 (Zugriff: 01.07.2018).

Kopke, C./Treß, W. (Hg.): Der Tag von Potsdam. Der 21. März 1933 und die Errichtung der nationalsozialistischen Diktatur. Berlin/Boston 2013.

Kopp, N.: Die Medizinische Fakultät Freiburg 1945 bis 1969/1970. Entwicklungslinien und Protagonisten im Spannungsfeld zwischen Wissenschaft und Öffentlichkeit. Frankfurt am Main/Berlin/Bern u. a. 2015.

Köpp, W./Deter, H. C.: Psychoanalyse und Psychosomatik. Anmerkungen zur Geschichte einer schwierigen Beziehung. In: Forum Psychoanalyse 22, H. 3 (2006). S. 297–306.

Korth, C./Schmidt, C.: Die Medizinische Universitätspoliklinik gestern und morgen. In: Deutsche Medizinische Wochenschrift 92 (1967). S. 1816–1821.

Köstler, J.: Röntgenstereoskopische Messungen der Weichteildicken in der Medianebene des Gesichtes an zwanzig jungen Personen weiblichen Geschlechtes. Diss. med. Erlangen 1940.

Kötter, M./Schug, E./Poll, R.: Verzeichnis der Erlanger Promotionen, 1743–1885. 2 Bde., hg. von der Universitätsbibliothek Erlangen-Nürnberg. Erlangen 2009.

Kraushaar, W.: Die blinden Flecke der 68er Bewegung. Stuttgart 2018.

Kremkau, F. W.: Cancer Therapy with Ultrasound: A Historical Review. In: Journal of Clinical Ultrasound 7 (1979). S. 287–300.

Kreß, H.: Uterustransplantation und In-vitro-Fertilisation mit nachfolgender Schwangerschaft. Ethisch-rechtliche Abwägung. Notwendigkeit transplantationsrechtlicher Klärung. In: Medizinrecht 34 (2016). S. 242–247.

Kreutzer, H.: Erhebungen über die im Rahmen des Gesetzes zur Verhütung erbkranken Nachwuchses (G. z. V. e. N.) vom 14.7.1933 in den Jahren 1934–1945 durchgeführten Sterilisationen im Raume Nürnberg-Fürth-Erlangen (Mittelfranken), dargestellt an den Akten des Gesundheitsamtes der Stadt Nürnberg. 4. Beitrag. Diss. med. Erlangen 1972.

Kröner: H.-P.: Von der Rassenhygiene zur Humangenetik. Das Kaiser-Wilhelm-Institut für Anthropologie, menschliche Erblehre und Eugenik nach dem Kriege. Stuttgart 1998.

Krüger, D.: Zwangssterilisationen im Nationalsozialismus. Das »Gesetz zur Verhütung erbkranken Nachwuchses« vom 14. Juli 1933 und seine Durchführung an der Universitäts-Frauenklinik Erlangen. Diss. med. Erlangen 2007.

Kühn, K./Schneck, P.: Robert Ganse. Das Schicksal eines Frauenarztes in den Kämpfen seiner Zeit. Leipzig 1988.

Kuhn, M.: Zwillingsforschung in Deutschland. Dargestellt an den in den Jahren 1933–1945 angefertigten Dissertationen. Diss. med. Erlangen 1972.

L

Lammers, F.: Geschichte der Stadt Erlangen von ihrem Ursprunge unter den fränkischen Königen bis zur Abtretung an die Krone Bayern nach Urkunden und amtlichen Quellen. Erlangen 1834.

Landwehr, P.: Der ärztliche Nachwuchs nach der Währungsreform. In: Die Erlanger Universität. Halbmonatsblätter der Dozenten und Studenten der Friedrich-Alexander-Universität zu Erlangen. 13/14 (1948). S. 183–184.

Langbein, H.: Menschen in Auschwitz. Wien 1972.

Lange, P.: »Ein übergreifendes Instrument zur Steuerung der Forschung.« In: duz Special. IZKF 2016. S. 6–7.

Lattermann, P. M.: Untersuchungen an einem Kollektiv geistig Behinderter. Diss. med. Erlangen 1988.

Latzin, E.: Lernen von Amerika? Das US-Kulturaustauschprogramm für Bayern und seine Absolventen. Stuttgart 2005.

Leder, R.: Zur Statistik der Verkehrsunfallflucht unter Alkoholeinfluß. Diss. med. Erlangen 1961.

Lehmann, G.: 90 Jahre Frauenstudium in Erlangen. In: Friedrich (Hg.): 1993. S. 487–511.

Lehmann, G.: »Mit Geduld und freundlicher Beharrlichkeit«. Frauenöffentlichkeit und Frauenpolitik nach 1945. In: Sandweg/Lehmann (Hg.): 1996. S. 306–367.

Lehmann, G.: Filminstitut Erich Menzel Erlangen. In: Erlanger Stadtlexikon: 2002. S. 260.

Lehmann, G.: Frauengesundheit in Frauenhand. Ein bleibender Erfolg der Protestbewegung von 1968. In: Ley/Ruisinger (Hg.): 2003. S. 134–151.

Lehnert, G./Valentin, H. (Hg.): Aktuelle Aspekte und Entwicklungen in der Arbeits-, Sozial- und Umweltmedizin. Erlangen 1995.

Lehnert, G.: Arbeitsmedizin im Wandel. Erlangen 2001.

Leibbrand, W. (Hg.): Um die Menschenrechte der Geisteskranken. Gedenk- und Mahnworte der Ärzte der Erlanger Heil- und Pflegeanstalt aus Anlaß deren 100jährigen Bestehens. Nürnberg 1946.

Leibbrand, W.: Voraussetzungen und Folgen der sogenannten »Euthanasie«. In: Leibbrand (Hg.): 1946. S. 10–17.

Leibfried, S./Preuß, U.: Wissenschaft als gesellschaftliche Praxis im Interesse der Emanzipation – These zum politischen Mandat der Studentenschaft. In: Leibfried, S.: Wider die Untertanenfabrik. Handbuch zur Demokratisierung der Hochschule. 4., unveränd. Aufl. Köln 1967. S. 340–352.

Lemke, S./Zimmermann, S.: Zur Geschichte der Jenaer Psychiatrischen und Nervenklinik. In: Hippius, H. (Hg.): Universitätskolloquien zur Schizophrenie, Bd. 1. Darmstadt 2003. S. 49–56.

Lengwiler, M.: Kontinuitäten und Umbrüche in der deutschen Wissenschaftspolitik 1900–1990. In: Simon, D./Knie, A./Hornbostel, S./Zimmermann, K. (Hg.): Handbuch Wissenschaftspolitik. Wiesbaden 2010. S. 3–19.

Kury, P.: Der überforderte Mensch. Eine Wissensgeschichte vom Stress zum Burnout. Frankfurt am Main/New York 2012.

Kurzke, H.: Thomas Mann. Das Leben als Kunstwerk. München 1999.

Lenhard-Schramm, N.: Das Land Nordrhein-Westfalen und der Contergan-Skandal. Gesundheitsaufsicht und Strafjustiz in den »langen sechziger Jahren«. Göttingen 2016. (= Lenhard-Schramm: 2016a)

Lenhard-Schramm, N.: Ein Lifestyle-Medikament im Nachtwächterstaat. Contergan und die Arzneimittelaufsicht des Landes Nordrhein-Westfalen. In: Geschichte im Westen 31 (2016). S. 225–255. (= Lenhard-Schramm: 2016b)

Leonhard, J.: Die Büchse der Pandora. Geschichte des Ersten Weltkrieges. München 2014.

Leonhardt, H.: Lokale Wirkungen injizierter heteroplastischer Zellaufschwemmungen unter wechselnden experimentellen Bedingungen. In: Sitzungsbericht der Physikalisch-medizinischen Sozietät Erlangen 81 (1963). S. 70–90.

Leonhardt, H./Mosler, A./Haug, H.: Experimenteller Beitrag zur Frage der lokalen Wirkung von Frischzellen im Unterschied zur Wirkung von gekochtem und gefrorenem Zellmaterial. In: Ärztliche Forschung 10 (1956). S. 442–444.

Leuthold, G.: Veröffentlichungen des medizinischen Schrifttums in den Jahren 1933–1945 zum Thema »Gesetz zur Verhütung erbkranken Nachwuchses vom 14. Juli 1933«. Diss. med. Erlangen 1975.

Leven, K.-H.: Hippokrates im 20. Jahrhundert. Ärztliches Selbstbild, Idealbild und Zerrbild. In: Leven, K.-H./Prüll, C.-R. (Hg.): Selbstbilder des Arztes im 20. Jahrhundert. Medizin-historische und medizinethische Aspekte. Eduard Seidler zum 65. Geburtstag. Freiburg i. Br. 1994. S. 39–96.

Leven, K.-H.: Die Geschichte der Infektionskrankheiten. Von der Antike bis ins 20. Jahrhundert. Landsberg 1997.

Leven, K.-H.: Werner Rosenthal (1870–1942) – Von Erlangen nach Indien. Ein deutsch-jüdisches Arztschicksal. In: Plattig (Hg.): 2015. S. 51–81.

Leven, K.-H.: Medizin im Hightech-Zeitalter. In: Leven/Plöger (Hg.): 2016. S. 325–409. (= Leven: 2016a)

Leven, K.-H.: Medizinische Studiengänge, Fachschulen, Ausbildungsberufe. In: Leven/Plöger (Hg.): 2016. S. 372–374. (= Leven: 2016b)

Leven, K.-H.: Größenverhältnisse. Das Universitätsklinikum Erlangen in Zahlen. In: Leven/Plöger (Hg.): 2016. S. 458–459. (= Leven: 2016c)

Leven, K.-H.: Der »Erlanger Professorenstreit« 1963/64. In: Leven/Plöger (Hg.): 2016. S. 328–332. (= Leven: 2016d)

Leven, K.-H.: Geschichte der Medizin. Von der Antike bis zur Gegenwart. 2., überarb. Aufl. München 2017.

Leven, K.-H./Rath, P.: Chronologisches A-Z des Universitätsklinikums Erlangen. In: Leven/Plöger (Hg.): 2016. S. 504–527.

Leven, K.-H./Plöger, A. (Hg.): 200 Jahre Universitätsklinikum Erlangen 1815–2015. Köln/Weimar/Wien 2016.

Ley, A.: Klinikum am Europakanal. In: Erlanger Stadtlexikon: 2002. S. 422–423. (= Ley: 2002a)

Ley, A.: Kolb, Gustav. In: Erlanger Stadtlexikon: 2002. S. 428–429. (= Ley: 2002b)

Ley, A.: Zwangssterilisation und Ärzteschaft. Hintergründe und Ziele ärztlichen Handelns (1934–1945). Frankfurt am Main/New York 2004.

Ley, A./Meyer, M.: Kreisirrenanstalt. In: Erlanger Stadtlexikon: 2002. S. 438.

Ley, A./Ruisinger, M. M. (Hg.): Von Gebärhaus und Retortenbaby. 175 Jahre Frauenklinik Erlangen. Begleitband zur Ausstellung der Universitäts-Frauenklinik Erlangen und des Instituts für Geschichte und Ethik der Medizin in Zusammenarbeit mit dem Stadtmuseum Erlangen. Nürnberg 2003.

Leyh, E.-A.: »Gesundheitsführung«, »Volksschicksal«, »Wehrkraft«. Leonardo Conti (1900–1945) und die Ideologisierung der Medizin in der NS-Diktatur. Diss. med. Heidelberg 2002.

Liermann, H.: Die Friedrich-Alexander-Universität Erlangen 1910–1920. Neustadt/Aisch 1977.

Liffgens, L.: Die Gonorrhöebehandlung der Erlanger Universitäts-Frauenklinik, Erfahrungen mit Choleval. Diss. med. Erlangen 1920.

Lifton, R. J.: Ärzte im Dritten Reich. Stuttgart 1988.

Lindner, U.: »Wir unterhalten uns ständig über den Milchpfennig, aber auf die Gesundheit wird sehr wenig geachtet.« Gesundheitspolitik und medizinische Versorgung 1945 bis 1972. In: Schlemmer, T./Woller, H. (Hg.): Bayern im Bund, Bd. 1. Die Erschließung des Landes 1949 bis 1973. München 2001. S. 205–272.

Lindner, U.: Gesundheitspolitik in der Nachkriegszeit. Großbritannien und die Bundesrepublik Deutschland im Vergleich. München 2004.

Link, G.: Untersuchungen zu Quecksilberkonzentration von Lungengewebe und Blut bei Verstorbenen in verschiedenen Lebensräumen der Bundesrepublik Deutschland. Diss. med. Erlangen 1979.

Linne, K.: Der Nürnberger Ärzteprozeß 1946/47. Erschließungsband zur Mikrofiche-Edition. München 2000.

Loewe, H.: Filehne, Wilhelm. In: Neue Deutsche Biographie 5 (1961). S. 146.

Lohalm, U.: Völkischer Radikalismus. Die Geschichte des Deutschvölkischen Schutz- und Trutz-Bundes 1919–1923. Hamburg 1970.

Lohmann, H.-M./Pfeiffer, J. (Hg.): Freud-Handbuch. Leben, Werk, Wirkung. Stuttgart/Weimar 2006.

Lorenz, H-M.: Laudatio für Professor Dr. Dr. h.c. J. R. Kalden. In: Deutsche Gesellschaft für Rheumatologie e. V. (publiziert 2017). URL: https://dgrh.de/Aktuelles/Laudatio-f%C3%BCr-Professor-Dr.-Dr.-h.c.-J.-R.-Kalden.html (Zugriff: 30. 08. 2018).

Löwer, W.: Tierversuchsrichtlinie und nationales Recht. Tübingen 2012.

Lungershausen, E./Baer, R.: Psychiatrie in Erlangen. Festschrift zur Eröffnung des Neubaus der Psychiatrischen Universitätsklinik Erlangen. Erlangen 1985.

Luscher, C.: 150 Jahre Psychiatrie in Erlangen. Das 19. Jahrhundert. In: Festschrift zum 150-jährigen Jubiläum des Bezirkskrankenhauses Erlangen. Erlangen 1996. S. 10–21.

Lüttge, W.: Junge oder Mädchen? Serologische Geschlechtsbestimmung des Kindes im Mutterleib. Vorläufige Mitteilung. In: Zentralblatt für Gynäkologie 48 (1924). S. 1139.

M

Macher, M.: Es ist so schön, frei zu sein. In: Hooffacker, G. (Hg.): Bürgermedien, Neue Medien, Medienalternativen. 10 Jahre »Alternativer Medienpreis«. München 2009. S. 61–66.

Mack, C.: Henriette Hirschfeld-Tiburtius (1834–1911). Das Leben der ersten selbständigen Zahnärztin Deutschlands. Frankfurt am Main/Berlin/Bern u. a. 1999.

Mackensen, A. (Hg.): 10 Jahre Medizinische Klinik 5. Hämatologie und Internistische Onkologie, 2007–2017. Erlangen 2017.

Maehle, A.-H.: Kritik und Verteidigung des Tierversuches. Die Anfänge der Diskussion im 17. und 18. Jahrhundert. Stuttgart 1992.

Maier, W.: Thalidomid-Embryopathie und Gliedmaßenfehlbildungen. In: Bayerisches Ärzteblatt 19 (1964). S. 201–212.

Malycha, A.: Hochschulpolitik in den vier Besatzungszonen Deutschlands. Inhalte und Absichten der Alliierten und der deutschen Verwaltungen 1945–1949. In: Schleiermacher, S./Schagen, U. (Hg.): Wissenschaft macht Politik. Hochschule in den politischen Systembrüchen 1933 und 1945. Stuttgart 2009. S. 29–47.

Mann, T.: Vom Geist der Medizin. In: Deutsche Medizinische Wochenschrift 29 (1925). S. 1205–1206.

Mann, T.: Der Zauberberg, hg. von M. Neumann. Frankfurt am Main 2002.

Manns, H.: Frauen für den Nationalsozialismus. Nationalsozialistische Studentinnen und Akademikerinnen in der Weimarer Republik und im Dritten Reich. Opladen 1997.

Marquardt, M.: Geschichte der Ergotherapie 1954–2004. Idstein 2005.

Massachusetts Institute of Technology (Hg.): Five Years at the Radiation Laboratory. Cambridge, Mass. 1946.

Massin, B.: Mengele, die Zwillingsforschung und Auschwitz. In: Sachse, C. (Hg.): Die Verbindung nach Auschwitz. Göttingen 2003. S. 201–254.

Matthes, K./Rech, W. (Hg.): Der Ultraschall in der Medizin. Kongreßbericht der Erlanger Ultraschall-Tagung 1949. Zürich 1949.

Mattischek, H.: Helmut Pfister. Steter sozial-ökologischer Querdenker. In: Döbbelin, B./Habermeider, D./Hahlweg, D./Mattischek, H./Peters, G. (Hg.): Materialien zur Sozialdemokratie in Erlangen (1972–1996). Erlangen 2015. S. 65–67.

Matzick, S.: Qualifizierung in den Gesundheitsberufen. Herausforderungen und Perspektiven. Weinheim/München 2008.

Mauer, T.: Universitas militans. Von der Militarisierung der deutschen Universität im späten Kaiserreich zur Rechtfertigung des Militarismus im Ersten Weltkrieg. In: Mauer, T. (Hg.): Kollegen – Kommilitonen – Kämpfer. Europäische Universitäten im Ersten Weltkrieg. Stuttgart 2006. S. 57–74.

May, H. (Hg.): Zwangsarbeit im ländlichen Franken 1939–1945. Bad Windsheim 2008.

May, H./Rodenberg, M. (Hg.): »... der Schwere der Zeit bewusst ...« Der Erste Weltkrieg im ländlichen Franken. Bad Windsheim 2014.

Medizinische Fakultät der Friedrich-Alexander-Universität Erlangen-Nürnberg (Hg.): Laufende Forschungsvorhaben. Stand Wintersemester 1992/1993. Erlangen 1993.

Medizinische Fakultät der Friedrich-Alexander-Universität Erlangen-Nürnberg (Hg.): Forschungsbericht 2015. Erlangen [2015].

Medizinische Klinik 2. Kardiologie und Angiologie (Hg.): Jahresbericht 2017. Erlangen 2018.

Meggendorfer, F.: Die erbbiologischen Ergebnisse in der übrigen Medizin. In: Rüdin, E. (Hg.): Erblehre und Rassenhygiene im völkischen Staat. München 1934. S. 230–256.

Meier, M.: Spannungsherde. Psychochirurgie nach dem Zweiten Weltkrieg. Göttingen 2015.

Memorbuch für die Fürther Opfer der Shoa. URL: http://www.juedische-fuerther.de/index.php/memorbuch-opfer-der-shoah (Zugriff: 14.11.2017).

Menzinger, O.: Statistischer Vergleich der Erfolge verschiedener Behandlungsmethoden beim Karzinom der Haut, der Lippen, der Zunge und beim Melanom. Diss. med. Erlangen 1948.

Metzler Lexikon Sprache, hg. von H. Glück. 2. Aufl. Stuttgart/Weimar 2000.

Meyer, U.: Vergessene Filmstadt Erlangen. Illusionen aus der Provinz. In: Sandweg/Lehmann (Hg.): 1996. S. 902–943.

Michl, S.: Im Dienste des »Volkskörpers«. Deutsche und französische Ärzte im Ersten Weltkrieg. Göttingen 2007.

Miller, G. W.: King of Hearts. The True Story of the Maverick Who Pioneered Open Heart Surgery. New York 2000.

Miller, H.: Kaffee- und Tee-Ersatzstoffe. Diss. med. Erlangen 1946.

Minkow, L.: Zur Geschichte der Strahlentherapie bei der Universität Erlangen-Nürnberg 1905–1975. Erlangen 1976.

Mollwo, E.: Die Neubauten der Universität Erlangen seit dem Ende des Krieges. In: Mitteilungsblatt des Universitätsbundes Erlangen e. V. N. F. Nr. 3 (1951). S. 1–6.

Montgomery, F. U./Parsa-Parsi, R. W./Wiesing, U.: Das Genfer Gelöbnis des Weltärztebunds, revidiert unter Leitung der Bundesärztekammer. In: Ethik in der Medizin 30 (2018). S. 67–69.

Morris-Reich, A.: Assimilation. In: Diner, D. (Hg.): Enzyklopädie jüdischer Geschichte und Kultur, Bd. 1. Stuttgart/Weimar 2011. S. 171–176.

Mühldorfer, F.: Radikalenerlass. In: Historisches Lexikon Bayerns (2014). URL: http://www.historisches-lexikon-bayerns.de/Lexikon/Radikalenerlass (Zugriff: 15.03.2018).

Mukherjee, S.: Der König aller Krankheiten. Krebs – eine Biografie. Köln 2012.

Müller, H. J.: Biographie und Bibliographie von Johannes Reinmöller (1877–1955). Würzburg 1994.

Müller, L. R.: Lebenserinnerungen. München 1957.

Müller, W.: Die Universitäten München, Erlangen und Würzburg nach 1945. Zur Hochschulpolitik in der amerikanischen Besatzungszone. In: Langzinner, M./Henker, M. (Hg.): Landesgeschichte und Zeitgeschichte. Forschungsperspektiven zur Geschichte Bayerns nach 1945. Augsburg 1997. S. 53–87.

Münch, M.: Bericht über die Tätigkeit des Ausschusses »Arbeitsmedizin« der Bundesärztekammer von 1964 bis 1984. Diss. med. Erlangen 1985.

Münkler, H.: Der Große Krieg. Die Welt 1914–1918. Berlin 2014.

Munske, H. H.: Sein Plan war genial. Zum Tod von Nikolaus Fiebiger. In: Erlanger Universitätsreden 84 (2014). S. 13–14.

N

Nachtigal, J.: Der Deutsche Medizinische Fakultätentag 1913 bis 1972. Diss. med. Erlangen-Nürnberg 1974.

Nägelke, H.-D.: Hochschulbau im Kaiserreich. Historische Architektur im Prozess bürgerlicher Konsensbildung. Kiel 2000.

Naumann, G.: Augenheilkunde heute – auch eine Art Abschiedsvorlesung. Festvortrag zum Dies academicus aus Anlass des 259. Jahrestages der Gründung der Friedrich-Alexander-Universität Erlangen-Nürnberg am 4. November 2002. In: Erlanger Universitätsreden 63 (2003). S. 20.

Nedoschill, J./Castell, R.: »Kindereuthanasie« während der nationalsozialistischen Diktatur. Die »Kinderfachabteilung« Ansbach in Mittelfranken. In: Praxis der Kinderpsychologie und Kinderpsychiatrie 50 (2001). S. 192–210.

Neufassung der Reichs-Habilitations-Ordnung. In: Deutsche Wissenschaft, Erziehung und Volksbildung. Amtsblatt des Reichsministeriums für Wissenschaft, Erziehung und Volksbildung und der Unterrichtsverwaltungen der Länder 5 (1939). S. 126–134.

Neuhaus, H.: Die Gründung der Universität Erlangen in ihrer Zeit. In: Friederich (Hg.): 1993. S. 23–34.

Neuhuber, W./Ruisinger, M. M.: Anatomische Sammlung. In: Andraschke/Ruisinger (Hg.): 2007. S. 71–82.

Neumann, A.: »Arzttum ist immer Kämpfertum«. Die Heeressanitätsinspektion und das Amt »Chef des Wehrmachtssanitätswesens« im Zweiten Weltkrieg (1939–1945). Düsseldorf 2005.

Neumann, F./Gemsa, D./Kalden, J. R.: Die Gründung der immunologischen Fachgesellschaften in Ost und West und ihre Zusammenführung. In: Deutsche Gesellschaft für Immunologie (Hg.): Immunologie in Deutschland. Geschichte einer Wissenschaft und ihrer Fachgesellschaft. Berlin-Brandenburg 2017. S. 239–267.

Neumann, M.: Kommentar zu Thomas Mann. Der Zauberberg. Frankfurt am Main 2002.

Neumeyer, L.: Die Ernährung in der bayer. Ostmark im Hinblick auf die Ernährung der Kinder (1937/38). Diss. med. Erlangen 1941.

Niecke, A./Peters, K./Samel, C. u. a.: Psychische Störungen bei Menschen mit Conterganschädigungen. Eine Querschnittstudie zu Prävalenz und psychosozialem Versorgungsbedarf. In: Deutsches Ärzteblatt 114 (2017). S. 168–173.

Niehans, P.: Zellulartherapie. »Ehre, wem Ehre gebührt«. Zur Kontroverse Prof. K. Fr. Bauer/Prof. P. Niehans. Bern u. a. 1957.

Niese, K.: »Vademecum« der Protestbewegung. Baden-Baden 2017.

Niethammer, L.: Die Mitläuferfabrik. Die Entnazifizierung am Beispiel Bayerns. Berlin u. a. 1982.

Nikolow, S./Schirrmacher, A. (Hg.): Wissenschaft und Öffentlichkeit als Ressourcen füreinander. Studien zur Wissenschaftsgeschichte im 20. Jahrhundert. Frankfurt am Main/New York 2007.

Noack, T.: Über Kaninchen und Giftschlangen. Psychiatrie und Öffentlichkeit in der frühen Bundesrepublik Deutschland.

In: Fangerau, H./Nolte, K. (Hg.): »Moderne« Anstaltspsychiatrie im 19. und 20. Jahrhundert. Legitimation und Kritik. Stuttgart 2006. S. 311–340.

Nöbeling, G.: Zum Erwerb des Geländes der Heil- und Pflegeanstalt Erlangen für die Medizinische Fakultät der Universität Erlangen-Nürnberg. Erlangen 1961.

Novojski, W. (Hg.): Victor Klemperer. Tagebücher 1935–1936. Berlin 1999.

Nürmberger, B.: Das Universitätsstallmeisterhaus Schiffstraße 2. In: Erlanger Bausteine zur fränkischen Heimatforschung 41 (1993). S. 179–206.

Nützenadel, A./Schieder, W. (Hg.): Zeitgeschichte als Problem. Nationale Traditionen und Perspektiven der Forschung in Europa. Göttingen 2004.

O

Och, G.: Zwillingsforschung auf dem Gebiet der Psychiatrie. Diss. med. Erlangen 1978.

Oehler, C.: Die Hochschulentwicklung nach 1945. In: Berg, C. (Hg.): Handbuch zur deutschen Bildungsgeschichte, Bd. 6: 1945 bis zur Gegenwart. München 1998. S. 412–446.

Oehler-Klein, S./Roelcke, V. (Hg.): Vergangenheitspolitik in der universitären Medizin nach 1945. Institutionelle und individuelle Strategien im Umgang mit dem Nationalsozialismus. Stuttgart 2007.

Ortmann, A.: Die Gruppenhochschule und die Wissenschaftsfreiheit. Kann die Demokratisierung der Hochschule gesetzwidrig sein? In: Forum Recht 1 (2009). S. 8–11. URL: http://forum-recht-online.de/wp/wp-content/uploads/2012/04/FoR0901_008_ortmann.pdf (Zugriff: 01.07.2018).

Ostgathe, C. (Hg.): 5 Jahre Lehrstuhl für Palliativmedizin, FAU Erlangen-Nürnberg. Palliativmedizinische Abteilung, Universitätsklinikum Erlangen, 2010–2015. Erlangen 2015.

P

Paletschek, S.: Die Erfindung der Humboldtschen Universität. Die Konstruktion der deutschen Universitätsidee in der ersten Hälfte des 20. Jahrhunderts. In: Historische Anthropologie 10 (2002). S. 183–205.

Papst, J. G. F.: Gegenwärtiger Zustand der Friedrich Alexanders Universität zu Erlangen. Erlangen 1791.

Paul, G./Mallmann, K.-M.: Sozialisation, Milieu und Gewalt. Fortschritte und Probleme der neueren Täterforschung. In: Paul, G./Mallmann, K.-M. (Hg.): Karrieren der Gewalt. Nationalsozialistische Täterbiographien. Darmstadt 2004. S. 1–32.

Paulus, S.: Vorbild USA? Amerikanisierung von Universität und Wissenschaft in Westdeutschland 1945–1976. München 2010.

Peckl, P.: Krank durch die »seelischen Einwirkungen des Feldzuges«? Psychische Erkrankungen der Soldaten im Ersten Weltkrieg und ihre Behandlung. In: Prüll, L./Rauh, P. (Hg.): Krieg und medikale Kultur. Patientenschicksale und ärztliches Handeln in der Zeit der Weltkriege 1914–1945. Göttingen 2014. S. 30–89.

Peiffer, J.: Phasen der deutschen Nachkriegsauseinandersetzung mit den Krankentötungen 1939–1945. In: Oehler-Klein/Roelcke (Hg.): 2007. S. 331–359.

Pelkhofer, M.: Kerngeschlecht und Papillarmuster bei 100 weiblichen Epileptikern. Diss. med. Erlangen 1969.

Pelz, L.: Grußwort des Präsidenten der Deutschen Gesellschaft für Kinderheilkunde und Jugendmedizin. In: Plattig, K.-H. (Hg.):

Sitzungsberichte der Physikalisch-Medizinischen Sozietät zu Erlangen 7. Erlangen/Jena 1999. S. XI–XIV.

Penzoldt, E.: Der dankbare Patient. Berlin 1984.

Penzoldt, F.: Das Medizinstudium der Frauen. Referat auf dem 26. Deutschen Aerztetag zu Wiesbaden. Jena 1898.

Penzoldt, F.: Die Beteiligung der Universität Erlangen an der Verwundeten- und Krankenpflege in der Heimat. In: Universität Erlangen (Hg.): 1915. S. 12–14.

Peters, A. K.: Nanna Conti (1881–1951). Eine Biographie der Reichshebammenführerin. Diss. med. Greifswald 2014.

Petersen, H.-C./Zankel, S.: »Ein exzellenter Kinderarzt, wenn man von den Euthanasie-Dingen einmal absieht.« – Werner Catel und die Vergangenheitspolitik der Universität Kiel. In: Prahl, H.-W./Petersen, H.-C./Zankel, S. (Hg.): Uni-Formierung des Geistes. Universität Kiel und der Nationalsozialismus, Bd. 2. Kiel 2007. S. 133–179.

Petersmann, K.: Statistische Untersuchungen über die Blutalkoholkonzentration bei verschiedenen Arten der Teilnahme am Straßenverkehr. Diss. med. Erlangen 1957.

Pfeiffer, J. L.: Das Tierschutzgesetz vom 24. Juli 1972. Die Geschichte des deutschen Tierschutzrechts von 1950 bis 1972. Frankfurt am Main/Berlin/Bern u. a. 2004.

Pfeiffer, W.: Über die Bedeutung der Abkühlung der Körperoberfläche, ermittelt nach Bestimmungen der Blutsenkungsgeschwindigkeit. Ein Beitr. zur Lehre v. d. Erkältg. Diss. med. Erlangen 1937.

Pfister, H./Leisgang, C./Karakaya, S.: Auswirkungen des Reaktorunfalls in Tschernobyl im Stadtgebiet Erlangen. 10 Jahre-Follow-up-Studie (1986–96). Erlangen 1997. URL: http://www.fen-net.de/r.pfister/Auswirkungen%20von%20 Tschernobyl%20in%20ER.pdf (Zugriff: 10.05.2018).

Pfister, H.: Beruflich bedingte Strahlenexposition durch natürliche Radionuklide in Phosphatdüngemitteln und ihr Beitrag zur Bevölkerungsdosis in der Bundesrepublik Deutschland. Erlangen 1976.

Pfister, H.: Die terrestrische Strahlenexposition im Stadtgebiet Erlangen. Erlangen 1978.

Plato, A. v.: Oral History. In: Jordan (Hg.): 2002. S. 231–234.

Plattig, K.-H.: Physikalisch-Medizinische Sozietät zu Erlangen. In: Erlanger Stadtlexikon: 2002. S. 556.

Plattig, K.-H. (Hg.): Sitzungsberichte der Physikalisch-Medizinischen Sozietät zu Erlangen 10. Erlangen/Jena 2007.

Plattig, K.-H. (Hg.): Der Erlanger Physiologe Isidor Rosenthal (1836–1915). Ein deutscher Jude zwischen Labor und gesellschaftlicher Verantwortung. Sitzungsberichte der Physikalisch-Medizinischen Sozietät zu Erlangen, N. F. Bd. 12, H. 1. Erlangen/Jena 2015. (= Plattig: 2015a)

Plattig, K.-H.: Isidor Rosenthal, die Physiologie und die Societas Physico-Medica Erlangensis. In: Plattig (Hg.): 2015. S. 27–49. (= Plattig: 2015b)

Plitt, W.: Die Krankenbewegung in der Universitätsklinik und -Poliklinik für Haut- und Geschlechtskrankheiten in Erlangen in der Zeit vom 1. Jan. 1931 bis 31. Dez. 1938. Diss. med. Erlangen 1940.

Plöger, A.: Entwicklung der Universitätskliniken nach 1945. In: Leven/Plöger (Hg.): 2016. S. 296–300. (= Plöger: 2016a)

Plöger, A.: »Wir sind hier in der Tat am Ende«: die Nachkriegszeit. In: Leven/Plöger (Hg.): 2016. S. 300–325. (= Plöger: 2016b)

Plöger, A.: Der Einzug der Computertechnologie. In: Leven/Plöger (Hg.): 2016. S. 354–357. (= Plöger: 2016c)

Plöger, A.: Von Universitätskliniken zum Universitätsklinikum. In: Leven/Plöger (Hg.): 2016. S. 438–446. (= Plöger: 2016d)

Plöger, A.: Ein Vorbild für Bayern? Das »Erlanger Modell«. In: Leven/Plöger (Hg.): 2016. S. 452–453. (= Plöger: 2016e)

Plöger, A.: Zum »Medical Valley – EMN« (Europäische Metropolregion Nürnberg). In: Leven/Plöger (Hg.): 2016. S. 360–361. (= Plöger: 2016 f)

Pongratz, L. J. (Hg.): Psychiatrie in Selbstdarstellungen. Bern u. a. 1977.

Popp, H.: Erlangen in den letzten Wochen des Zweiten Weltkriegs. Die Einnahme der Stadt durch amerikanische Truppen. In: Erlanger Bausteine zur fränkischen Heimatforschung 43 (1995). S. 9–72.

Preuß, K.: Die erste Transplantation eines menschlichen Herzens. In: Deutsches Ärzteblatt 64 (1967). S. 2769–2771.

Pröbstl, K.: Das Recht der Tierversuche unter Berücksichtigung unionsrechtlicher Vorgaben. Göttingen 2017.

Pross, C.: Wir wollten ins Verderben rennen. Köln 2017.

Prüll, C.-R.: Ärzte, Journalisten und Patienten als Akteure von Teilöffentlichkeiten in Westdeutschland. Eine Analyse am Beispiel des Nachrichtenmagazins »Der Spiegel« (1947–1955). In: Medizinhistorisches Journal 45, H. 1. (2010). S. 102–133.

Prüll, L./Rauh, P. (Hg.): Krieg und medikale Kultur. Patientenschicksale und ärztliches Handeln in der Zeit der Weltkriege 1914–1945. Göttingen 2014.

R

Radkau, J.: Das Zeitalter der Nervosität. Deutschland zwischen Bismarck und Hitler. München 1998.

Radkau, J.: Max Weber. Die Leidenschaft des Denkens. München/ Wien 2005.

Radkau, J.: Von der Kohlennot zur solaren Vision. Wege und Irrwege bundesdeutscher Energiepolitik. In: Schwarz, H.-P. (Hg.): Die Bundesrepublik Deutschland. Eine Bilanz nach 60 Jahren. Köln/Weimar/Wien 2008. S. 461–486.

Ranke, O. F.: Die Wärmeregulation bei Kälte. In: Klinische Wochenschrift 22 (1943). S. 113–116.

Ranke, O. F.: Das Zulassungsverfahren für Mediziner. In: Die Erlanger Universität. Halbmonatsblätter der Dozenten und Studenten der Friedrich-Alexander-Universität zu Erlangen 9 (1948). S. 122.

Ranke, O. F.: Macht Lärm krank? In: Die Bedrohung unserer Gesundheit. Eine Vortragsreihe. Stuttgart 1956. S. 87–99.

Raphael, L.: Radikales Ordnungsdenken und die Organisation totalitärer Herrschaft. Weltanschauungseliten und Humanwissenschaftler im NS-Regime. In: Geschichte und Gesellschaft 27 (2001). S. 5–40.

Rascher, W./Wittern-Sterzel, R. (Hg.): Geschichte der Universitäts-Kinderklinik Erlangen. Göttingen 2005.

Rath, E.: Histologischer Beitrag zur Aetiologie der senilen Maculadegeneration. Diss. med. Tübingen 1952.

Rath, P./Leven, K.-H.: Dekane der Medizinischen Fakultät. In: Leven/ Plöger (Hg.): 2016. S. 502–503.

Rau, T./Ruisinger, M. M.: Pathologische Sammlung. In: Andraschke/ Ruisinger (Hg.): 2007. S. 169–178.

Rauch, B.: Zur Psychologie der Verkehrsunfallflucht. Diss. med. Erlangen 1957.

Rauh, P.: Medizinische Selektionskriterien versus ökonomisch-utilitaristische Verwaltungsinteressen – Ergebnisse der Meldebogenauswertung. In: Rotzoll/Hohendorf/Fuchs/ Mundt/Eckart (Hg.): 2010. S. 297–309.

Rauh, P.: Der Psychiater Friedrich Mauz (1900–1979). Eine Hochschulkarriere im 20. Jahrhundert. In: Ferdinand/Kröner/ Mamali (Hg.): 2013. S. 231–250.

Rauh, P.: Erlangen und die völkische Studentenbewegung der Weimarer Republik. In: Leven/Plöger (Hg.): 2016. S. 207–214. (= Rauh: 2016a)

Rauh, P.: Der Erlanger Psychiater Berthold Kihn als Vordenker der NS-»Euthanasie«. In: Leven/Plöger (Hg.): 2016. S. 214–218. (= Rauh: 2016b)

Rauh, P.: Die Erlanger Medizin im Nationalsozialismus. In: Leven/Plöger (Hg.): 2016. S. 221–226. (= Rauh: 2016c)

Rauh, P.: Erlanger Kliniker und der Nationalsozialismus. In: Leven/Plöger (Hg.): 2016. S. 226–242. (= Rauh: 2016d)

Rauh, P.: Erlangen und Nürnberg 1943/44 – Ein gescheitertes Projekt und die Folgen. In: Leven/Plöger (Hg.): 2016. S. 238–241. (= Rauh: 2016e)

Rauh, P.: Medizinverbrechen in Erlangen. In: Leven/Plöger (Hg.): 2016. S. 262–285. (= Rauh: 2016 f)

Rauh, P.: Hermann Wintz – Der Arzt, dem die fränkischen Gauleiter vertrauten. In: Schmidt, M./Groß, D./Westemeier, J. (Hg.): Die Ärzte der Nazi-Führer. Karrieren und Netzwerke. Münster 2018. S. 237–256.

Rauh, P./Leven, K.-H.: Ernst Wilhelm Baader (1892–1962) und die Arbeitsmedizin im Nationalsozialismus. Frankfurt am Main 2013.

Rauh, P./Prüll, L.: Krank durch den Krieg? Der Umgang mit psychisch kranken Veteranen in Deutschland in der Zeit der Weltkriege. In: Portal Militärgeschichte, 24.06.2015. URL: http://portal-militaergeschichte.de/rauh_pruell_krank (Zugriff: 07.05.2018).

Rauprich, O./Sigel, S.: Der Natur den Weg weisen. Ethische Aspekte der Reproduktionsmedizin. In: Ley/Ruisinger (Hg.): 2003. S. 153–171.

Rauschenbach, J.: Tschernobyl in Erlangen. Reaktionen und Dynamiken im lokalen Umfeld 1986–1989. Unveröff. Zulassungsarbeit für das bayerische Staatsexamen, Erlangen 2017.

Rebel, H.-H.: Ein Lymphom der Pulpa eines ausgebildeten Zahnes mit Beschreibung eines Falles im Hinblick auf scheinbare Geschwulstbildung der Pulpa. Diss. med. Erlangen 1920.

Rechtswörterbuch, begr. von C. Creifelds, hg. von H. Kauffmann. 11. Aufl. München 1992.

Redl, C.: Student und Politik in Erlangen 1945–1948/49. Unveröff. Mag.-Arb. Erlangen 1988.

Reichel, M.: Personalbibliographie von Professoren und Dozenten der Pathologie und Pädiatrie an der Medizinischen Fakultät der Universität Erlangen-Nürnberg im ungefähren Zeitraum von 1928–1967. Mit kurzen biographischen Angaben und Überblick über die Hauptarbeitsgebiete. Erlangen 1968.

Reichs-Habilitations-Ordnung. Amtliche Bestimmungen, hg. von F. Senger. Berlin 1939.

Reinmöller, J.: Ins Dritte Reich. Antrittsrede des neuen Rektors am 4. November 1933. Erlangen 1934.

Remarque, E. M.: Im Westen nichts Neues. Berlin 1929.

Riedesser, P./Verderber, A.: »Maschinengewehre hinter der Front«. Zur Geschichte der Militärpsychiatrie. Frankfurt am Main 1996.

Ritter, G. A.: Soziale Frage und Sozialpolitik in Deutschland seit Beginn des 19. Jahrhunderts. Opladen 1998.

Ritter, M.: Isidor Rosenthal (1836–1915). Forscher – Arzt – Politiker; ein bedeutender Physiologe zwischen Emanzipation und Antisemitismus im 19. Jahrhundert. Festschrift der Physikalisch-Medizinischen Sozietät zu Erlangen zur Feier ihres 200-jährigen Bestehens im März 2008. Erlangen/Jena 2008.

Roelcke, V.: Zwischen individueller Therapie und politischer Intervention. Strategien gegen »Zivilisationskrankheiten« zwischen 1920 und 1960. In: Das Gesundheitswesen 57 (1995). S. 443–451.

Roelcke, V.: Ernst Rüdin – Renommierter Wissenschaftler, radikaler Rassenhygieniker. In: Der Nervenarzt 3 (2012). S. 303–310.

Roelcke, V.: Vom Menschen in der Medizin. Für eine kulturwissenschaftlich kompetente Heilkunde. Gießen 2017.

Rohde, H.: Aufgaben und Probleme von Hochschule und Gesellschaft. In: Wissenschaftsrat (Hg.): Ansprachen anläßlich des 20jährigen Bestehens des Wissenschaftsrates. Bonn 1977. S. 7.

Rohen, J. W./Yokochi, C.: Anatomie des Menschen. Photographischer Atlas der systematischen und topographischen Anatomie. Stuttgart/New York 1982.

Röhrich, H.: Der Botanische Garten der Friedrich-Alexander-Universität Erlangen-Nürnberg (1743–1965). In: Erlanger Bausteine der fränkischen Heimatforschung 12 (1965). S. 43–54.

Rohstock, A.: Von der »Ordinarienuniversität« zur »Revolutionszentrale«? Hochschulreform und Hochschulrevolte in Bayern und Hessen 1957–1976. München 2010.

Rohwedder, U.: Allgemeiner Studentenausschuss (AStA). In: Historisches Lexikon Bayerns (publiziert am 15.09.2008). URL: http://www.historisches-lexikon-bayerns.de/Lexikon/Allgemeiner_Studentenausschuss_(AStA) (Zugriff: 31.07.2018).

Rollmann, B.: Personalbibliographien von Professoren der Physiologie, Hygiene und Bakteriologie, Geburtshilfe und Frauenheilkunde, Röntgenologie und Strahlenheilkunde, Medizinischen Strahlenheilkunde, Medizinischen Strahlenkunde (Biophysik) sowie der Humangenetik und Anthropologie an der Medizinischen Fakultät der Universität Erlangen-Nürnberg im ungefähren Zeitraum von 1919–1967. Mit biographischen Angaben und Überblick über die Hauptarbeitsgebiete. Erlangen 1969.

Roloff, E.: Die publizistische Entdeckung des Patienten. Eine Presseanalyse zum Medizinjournalismus und zu den ersten Herztransplantationen. Baden-Baden 2013.

Roos, D.: Julius Streicher und »Der Stürmer« (1923–1945). Paderborn 2014.

Rost, K. L.: Sterilisation und Euthanasie im Film des »Dritten Reiches«. Nationalsozialistische Propaganda in ihrer Beziehung zu rassenhygienischen Maßnahmen des NS-Staates. Husum 1987.

Rothschuh, K. E.: Konzepte der Medizin in Vergangenheit und Gegenwart. Stuttgart 1978.

Rotzoll, M./Hohendorf, G.: Zwischen Tabu und Reformimpuls. Die Geschichte der Heidelberger Psychiatrischen Universitätsklinik nach 1945. In: Oehler-Klein/Roelcke (Hg.): 2007. S. 307–331.

Rotzoll, M./Hohendorf, G./Fuchs, P./Mundt, C./Eckart, W. U. (Hg.): Die nationalsozialistische »Euthanasie«-Aktion »T 4« und ihre Opfer. Geschichte und ethische Konsequenzen für die Gegenwart. Paderborn 2010.

Rückbrod, K.: Universität und Kollegium. Baugeschichte und Bautyp. Darmstadt 1977.

Rückher, J. N.: Die Achtundsechziger-Bewegung und die Medizinische Fakultät der Universität Bonn. Eine Fallstudie. Göttingen 2014.

Rüdin, E. (Hg.): Erblehre und Rassenhygiene im völkischen Staat. München 1934.

Rudolf, W.: Das Krebsproblem in der Tagespresse. In: Medizinische Klinik 1 (1953). S. 20–21.

Rügheimer, E.: Konzepte zur Sicherheit in der Anästhesie, Bd. 1: Fehler durch Mensch und Technik; Bd. 2: Risiken durch Pharmaka. Berlin 1990/1993.

Rühl, H.: Der Dynamik auf der Spur. Universitätsbau in drei Phasen. In: Das neue Erlangen 15 (1969). S. 1077–1090.

Rühl, H.: Von Provisorien zu den Großbaustellen. Rückblick auf die Tätigkeit des Universitätsbauamtes von 1945–1974. In: Das neue Erlangen 35 (1974). S. 2545–2555.

Ruisinger, M. M. (Hg.): 50 Jahre jung! Das Erlanger Institut für Geschichte der Medizin (1948–1998). Erlangen 2002.

Ruisinger, M. M.: Samuel Hahnemann in Erlangen. In: Leven/Plöger (Hg.): 2016. S. 32–33.

Russel, W. M. S./Burch, R. R. L.: The Principles of Humane Experimental Technique. London 1959.

Rüther, M.: Ärzte im Nationalsozialismus. Neue Forschungen und Erkenntnisse zur Mitgliedschaft in der NSDAP. In: Deutsches Ärzteblatt 98 (2001). S. A 3264–A 3265.

Rütten, T.: Zu Thomas Manns medizinischem Bildungsgang im Spiegel seines Spätwerkes. In: Sprecher, T. (Hg.): Vom »Zauberberg« zum »Doktor Faustus«. Die Davoser Literatur-tage 1998. Frankfurt am Main 2000. S. 237–268.

S

Sabrow, M.: »Tschernobyl« als historische Zäsur. Key Note Lecture zur Konferenz »After Chernobyl« am 7. April 2011 im Institute vor Advanced Sustainability in Potsdam. URL: https://zeitgeschichte-online.de/kommentar/tschernobyl-als-historische-zaesur (Zugriff: 20.06.2018).

Salfer, P./Furmaniak, K.: Das Programm »Forschung zur Humanisierung des Arbeitslebens«. Stand und Möglichkeiten der Evaluierung eines staatlichen Forschungsprogramms. In: Mitteilungen aus der Arbeitsmarkt- und Berufsforschung 14, H. 3 (1981). S. 237–245.

Salisch, N.: Die Entwicklung der In-Vitro-Fertilisation an der Erlanger Frauenklinik. Unveröffentlichte Hausarbeit im Fach Geschichte der Medizin für Studenten der Molekularen Medizin 2003/2004.

Sammet, K.: Modernisierung der Psychiatrie. Das Psychologische Laboratorium der Irrenanstalt Hamburg-Friedrichsberg seit 1909. In: Schriftenreihe der Deutschen Gesellschaft für Geschichte der Nervenheilkunde 17 (2011). S. 149–175.

Sammet, R.: »Dolchstoß«. Deutschland und die Auseinander-setzung mit der Niederlage im Ersten Weltkrieg (1918–1933). Berlin 2003.

Sandmeier, J.: Die ehemalige Heil- und Pflegeanstalt Erlangen. In: Erlanger Bausteine zur fränkischen Heimatforschung 54 (2012). S. 163–172.

Sandweg, J.: Der Verrat des Geistes. Der Fall der Universität Erlangen im »Dritten Reich«. In: Friederich (Hg.): 1993. S. 99–126.

Sandweg, J.: Die amerikanische Militärregierung. In: Sandweg/Lehmann (Hg.): 1996. S. 90–119. (= Sandweg: 1996a)

Sandweg, J.: »My way to academic democracy«. Von Blumen-, Frucht- und Dornenstücken auf dem Weg des Rektors Brenner. In: Sandweg/Lehmann (Hg.): 1996. S. 368–395. (= Sandweg: 1996b)

Sandweg, J./Lehmann, G. (Hg.): Hinter unzerstörten Fassaden. Erlangen 1945–1955. Erlangen 1996.

Schael, O.: Tagungsbericht: Die »langen« 1960er-Jahre in Niedersachsen und Bremen, 2017, Hannover. In: H-Soz-Kult, 06.04.2018. URL: https://www.hsozkult.de/conference-report/id/tagungsberichte-7636 (Zugriff: 01.07.2018).

Schäfer, G.: Rezension zu: Wehrs, Nikolai: Protest der Professoren. Der »Bund Freiheit der Wissenschaft« in den 1970er Jahren. Göttingen 2014. In: H-Soz-Kult, 20.11.2014. URL: http://www.hsozkult.de/publicationreview/id/rezbuecher-22825 (Zugriff: 01.07.2018).

Schenk, C.: Das Erbgesundheitsgericht Bamberg 1934–1945. Mag.-Arb. Bayreuth 2009.

Scheuermann, K.: Versuche mit einer neuen Paste Mollositin bei der Ekzembehandlung. Diss. med. Erlangen 1940.

Schiele, R./Schaller, K. H./Grobe, T.: Untersuchungen an beruflich Quecksilber-exponierten Personen. In: Arbeitsmedizin. Sozialmedizin. Präventivmedizin 14 (1979). S. 226–229.

Schildt, A./Sywottek, A. (Hg.): Modernisierung im Wiederaufbau. Die westdeutsche Gesellschaft der 50er Jahre. Bonn 1998.

Schipperges, H.: Ärztliche Bildung: Tradition-Situation-Projektion. In: Schipperges, H. (Hg.): Ausbildung zum Arzt von morgen. Stuttgart 1971. S. 8–32.

Schirmer, H. J. H.: Die neue Approbationsordnung für Ärzte vom 28. Oktober 1970, der deutsche Fakultätentag der bundes-deutschen medizinischen Ausbildungsstätten und die Fachvertreterkonferenz in den Jahren 1967–1973. o. O. 1976.

Schirrmacher, A.: Nach der Popularisierung. Zur Relation von Wissenschaft und Öffentlichkeit im 20. Jahrhundert. In: Geschichte und Gesellschaft 34 (2008). S. 73–95.

Schleiermacher, S.: Reform oder Restauration? Vorschläge für das Medizinstudium in der amerikanischen und der sowjetischen Besatzungszone. In: Bruch, R. v./Gerhardt, U./Pawliczek, A. (Hg.): Kontinuitäten und Diskontinuitäten in der Wissen-schaftsgeschichte des 20. Jahrhunderts. Stuttgart 2006. S. 247–261.

Schleiermacher, S.: Die universitäre Medizin nach dem Zweiten Weltkrieg – institutionelle und persönliche Strategien im Umgang mit der Vergangenheit. In: Oehler-Klein/Roelcke (Hg.): 2007. S. 21–42.

Schleiermacher, S.: »Ich habe große Zweifel ob es in Deutschland in der Mentalität oder im Denken einen fundamentalen Wandel gegeben hat«. Die Rockefeller Foundation und ihr Engagement bei einer Neuorientierung von Medizin und Public Health in Deutschland in den 1950er Jahren. In: Medizinhistorisches Journal 45, H. 1. (2010). S. 43–65.

Schleiermacher, S.: Neuorientierung? Politik und Medizin in den Nachkriegsjahren. In: Ferdinand/Kröner/Mamali (Hg.): 2013. S. 305–328.

Schlesinger, H.: Veränderungen am weichen Gaumen als diagnostisches Hilfsmittel. Diss. med. Erlangen 1928.

Schlich, T.: Zeitgeschichte der Medizin. Herangehensweisen und Probleme. In: Medizinhistorisches Journal 42 (2007). S. 269–298.

Schlösser, S.: Pionierinnen unter Äskulaps Stab: Hilde Eyth (1894–1943), Gusta Rath (1885–1983) und Linda Rosina Weßel (1886–1979). In: Schenk, C. (Hg.): Heilbronner Köpfe IV. Lebensbilder aus vier Jahrhunderten. Heilbronn 2007. S. 267–284.

Schlußbericht des Untersuchungsausschusses »Chemische Fabrik Marktredwitz«. Bayerischer Landtag, Drucksache 11/17677. 1990.

Schlüter, H.: Ergebnisse der Röntgenstrahlenbehandlung des Oesophaguscarcinoms. Diss. med. Erlangen 1941.

Schmidt, F./Deuerlein, E.: Die höfischen Barockbauten zu Christian-Erlang. Erlangen 1936.

Schmidt, U.: Justice at Nuremberg. Leo Alexander and the Nazi Doctors' Trial. Basingstoke u. a. 2004.

Schmidtke, M.: Der Aufbruch der jungen Intelligenz. Die 68er Jahre in der Bundesrepublik und den USA. Frankfurt am Main/New York 2003.

Schmiedebach, H.-P.: Sozialdarwinismus, Biologismus, Pazifismus. Ärztestimmen zum Ersten Weltkrieg. In: Bleker, J./ Schmiedebach, H.-P. (Hg.): Medizin und Krieg. Vom Dilemma der Heilberufe 1865 bis 1985. Frankfurt am Main 1987. S. 93–121.

Schmiedebach, H.-P.: Medizin und Ärzte in der Krise. Ein Blick in die 1920er Jahre. In: Erens, O. (Hg.): Geschichte(n) der Medizin. Stuttgart 2014. S. 118–121.

Schmuhl, H.-W.: Die Selbstverständlichkeit des Tötens. Psychiater im Nationalsozialismus. In: Geschichte und Gesellschaft 16 (1990). S. 411–439.

Schmuhl, H.-W.: Rasse, Rassenforschung, Rassenpolitik. Annäherungen an das Thema. In: Schmuhl, H.-W. (Hg.): Rassenforschung an Kaiser-Wilhelm-Instituten vor und nach 1933. Göttingen 2003. S. 7–37.

Schmuhl, H.-W.: Grenzüberschreitungen. Das Kaiser-Wilhelm-Institut für Anthropologie, menschliche Erblehre und Eugenik 1927–1945. Göttingen 2005.

Schmuhl, H.-W.: Eugenik und Rassenanthropologie. In: Jütte, R./Eckart, W. U./ Schmuhl, H.-W./Süß, W.: Medizin und Nationalsozialismus. Bilanz und Perspektiven der Forschung. Göttingen 2011. S. 24–38.

Schnalke, T.: 100 Jahre Hals-Nasen-Ohrenklinik Erlangen 1889–1989. Hals-Nasen-Ohrenheilkunde in Erlangen. Festschrift aus Anlaß der 100-Jahrfeier der Hals-Nasen-Ohrenklinik der Universität Erlangen-Nürnberg. Gräfelfing 1989.

Schnalke, T.: Medizin im Brief. Der städtische Arzt des 18. Jahrhunderts im Spiegel seiner Korrespondenz. Stuttgart 1997.

Schnalke, T.: Norbert Henning und die Entwicklung der modernen Gastroskopie. In: Internationale Nitze-Leiter-Forschungsgesellschaft für Endoskopie (Hg.): Meilensteine der Endoskopie. Wien 2000. S. 273–288.

Schneider, C.: Behandlung und Verhütung der Geisteskrankheiten. Allgemeine Erfahrungen, Grundsätze, Technik, Biologie. Berlin 1939.

Schneider, H./Faschingbauer, F. u. a.: Prenatal Correction of X-Linked Hypohidrotic Ectodermal Dysplasia. In: New England Journal of Medicine 378 (2018). S. 1604–1610.

Schoberth, H.: Sitzhaltung, Sitzschaden, Sitzmöbel. Berlin u. a. 1962.

Schöck, T. A. H./Wachter, C.: Zur Nutzungsgeschichte der Erlanger Orangerie und ihres Wassersaals. In: Friedrich-Alexander-Universität Erlangen-Nürnberg (Hg.): Die Erlanger Orangerie. Restaurierung eines barocken Kleinods. Erlangen 2012. S. 18–47.

Schöck, T. A. H.: Hochschulfinanzierung/Rechnungswesen. In: Geis, M.-E. (Hg.): Hochschulrecht im Freistaat Bayern. Ein Handbuch für die Praxis. Heidelberg, 2. Aufl. 2017. S. 477–515.

Schönberger, F.: Die sogenannten Contergan-Kinder. München 1971.

Schöne-Seifert, B.: Der »Erlanger Fall« im Rückblick. Eine medizin-ethische Lektion? In: Ethik in der Medizin 5 (1993). S. 13–23.

Schott, H./Tölle, R.: Geschichte der Psychiatrie. Krankheitslehren, Irrwege, Behandlungsformen. München 2006.

Schraudolph, E.: Reiniger, Gebbert und Schall und die Siemens-Reiniger-Werke. Zur Geschichte der elektromechanischen Industrie in Erlangen, Teil 1. In: Erlanger Bausteine zur Fränkischen Heimatforschung 40 (1992). S. 263–299.

Schraudolph, E.: Reiniger, Gebbert und Schall und die Siemens-Reiniger-Werke. Zur Geschichte der elektromedizinischen Industrie in Erlangen, Teil 3. In: Erlanger Bausteine zur Fränkischen Heimatforschung 43 (1995). S. 145–180.

Schreiterer, U.: Hochschulen im Wettbewerb. Mehr Markt, mehr Freiheit, mehr Unübersichtlichkeit. In: Bundeszentrale für politische Bildung, 06.06.2014. URL: http://www.bpb.de/gesellschaft/bildung/zukunft-bildung/185865/hochschulen-im-wettbewerb (Zugriff: 12.08.2018).

Schrumpf, W.: Vom heiklen Umgang mit der Schuld. Die Entnazifizierung in Erlangen. In: Sandweg/Lehmann (Hg.): 1996. S. 154–191.

Schubert, E.: Die Geschichte der Habilitation. In: Kößler (Hg.): 1993. S. 115–151.

Schubert, R.: Geburtsanzeige. In: erlanger medizin student 1 (1968). S. 1.

Schubert, R.: Verschiedene Formen des Alterns. In: Schubert, R. (Hg.): Flexibilität der Altersgrenze. Vorträge des Symposions der Deutschen Gesellschaft für Gerontologie, Nürnberg, 12.–13. Januar 1968. Darmstadt 1969. S. 1–3.

Schubert, R.: Aufgabe und Beschäftigung alter Menschen. In: Schubert, R. (Hg.): Einverstanden mit sich selbst. Stein/Nürnberg 1974. S. 83–92. (= Schubert: 1974a)

Schubert, R. (Hg.): Einverstanden mit sich selbst. Stein/Nürnberg 1974. (= Schubert: 1974b)

Schuh, U.: Die Entnazifizierung in Mittelfranken. Vorhaben, Umsetzung und Bilanz des Spruchkammerverfahrens in einer vielfältigen Region. Neustadt an der Aisch 2013.

Schulze, A. C.: Die Rolle Widukind Lenz' bei der Aufdeckung der teratogenen Wirkung von Thalidomid (Contergan). Medizinhistorische Betrachtung über die Bedeutung einer Einzelperson im größten deutschen Arzneimittelskandal. Frankfurt am Main 2015.

Schulze, K.: Die Verwendbarkeit von Oxantin und Salabrose bei der Diättherapie des Diabetes mellitus. Diss. med. Erlangen 1928.

Schumann, D.: Gewalterfahrungen und ihre nicht zwangsläufigen Folgen. Der Erste Weltkrieg in der Gewaltgeschichte des 20. Jahrhunderts. In: Zeitgeschichte-online, 05 (2004). S. 1–18. URL: https://zeitgeschichte-online.de/thema/gewalterfahrungen-und-ihre-nicht-zwangslaeufigen-folgen (Zugriff: 14.04.2018).

Schuster, F.: Richtlinien für die zahnärztliche Röntgendurchleuchtung mit besonderer Berücksichtigung der Dosierungsfrage. Diss. med. Erlangen 1938.

Schüttler, J. (Hg.): 50 Jahre Deutsche Gesellschaft für Anästhesiologie und Intensivmedizin. Tradition und Innovation. Berlin/Heidelberg 2003.

Schwanke, E./Krischel, M./Groß, D.: Zahnärzte und Dentisten im Nationalsozialismus. Forschungsstand und aktuelle Forschungsfragen. In: Medizinhistorisches Journal 51 (2016). S. 2–39.

Schwantje, M.: Gründe gegen die Vivisektion. Berlin 1919.

Schwartz, M. (Hg.): Homosexuelle im Nationalsozialismus. Neue Forschungsperspektiven zu Lebenssituationen von lesbischen, schwulen, bi-, trans- und intersexuellen Menschen 1933 bis 1945. Bonn 2015.

Schwarz, W./Schwilden, H./Schüttler, J.: Friedrich-Alexander-Universität Erlangen-Nürnberg, Klinik für Anästhesiologie. In: Schüttler, J. (Hg.): 50 Jahre Deutsche Gesellschaft für Anästhesiologie und Intensivmedizin. Tradition und Innovation. Berlin/Heidelberg 2003. S. 380–389.

Schwarze, G.: Kinder, die nicht zählten. Ostarbeiterinnen und ihre Kinder im Zweiten Weltkrieg. Essen 1997.

Schwerin, A. v.: Experimentalisierung des Menschen. Der Genetiker Hans Nachtsheim und die vergleichende Erbpathologie 1920–1945. Göttingen 2004.

Schwerin, A. v.: Die Contergan-Bombe. Der Arzneimittelskandal und die neue risikoepistemische Ordnung der Massenkonsumgesellschaft. In: Eschenbruch/Balz/Klöppel/Hulverscheidt (Hg.): 2009. S. 255–282.

Seckendorf, E.: Die Orangerie zu Erlangen als Anatomisches Institut. In: Erlanger Heimatblätter 13 (1930). S. 177–178.

Seckendorf, E.: Die Orangerie in Erlangen als anatomisches Institut. In: Das Bayerland 42 (1931). S. 234–236.

Seemann, H.: Das Verhalten der Blutalkoholmaxima in Bezug auf Höhe und zeitliches Auftreten unter verschiedenen physiologischen und pathologischen Bedingungen. Diss. med. Erlangen 1951.

Segarra, L. M./Schwedler, A./Weih, M./Hahn, E. G,/Schmidt, A.: Der Einsatz von medizinischen Trainingszentren für die Ausbildung zum Arzt in Deutschland, Österreich und der deutschsprachigen Schweiz. In: GMS Zeitschrift für Medizinische Ausbildung 25 (2008). S. 1–7.

Seidel, R.: Die Sachverständigen Werner Leibbrand und Andrew C. Ivy. In: Ebbinghaus, A./Dörner, K. (Hg.): Vernichten und Heilen. Der Nürnberger Ärzteprozeß und seine Folgen. Berlin 2001. S. 358–373.

Seiderer, G.: Das Ende des Kriegs und der Übergang in die Weimarer Republik. Revolution im Raum Nürnberg. In: Diefenbacher/Swoboda/Zahlaus (Hg.): 2014. S. 991–1009.

Seidler, E.: Krankheit und Gesundheit. In: Seidler, E. (Hg.): Wörterbuch medizinischer Grundbegriffe. Freiburg i. Br. 1979. S. 172–182.

Seidler, E.: Hirntod und Schwangerschaft. Historische und ethische Erwägungen. In: Jahrbuch 1993 der Leopoldina 39 (1994). S. 321–334.

Seidler, E.: Jüdische Kinderärzte 1933–45. Basel 2007.

Seidler, E./Leven, K.-H.: Die Medizinische Fakultät der Albert-Ludwigs-Universität Freiburg im Breisgau. Grundlagen und Entwicklungen. Vollst. überarb. und erw. Neuaufl. Freiburg i. Br./München 2007.

Seier, H.: Der Rektor als Führer. Zur Hochschulpolitik des Reichserziehungsministeriums (1934–1945). In: Vierteljahreshefte für Zeitgeschichte 12 (1964). S. 105–146.

Seyboth, P.: Statistik der Appendicitis- und Perityphilitis-Operationen an d. Chir. Kl. zu Erlangen 1902–1919. Diss. med. Erlangen 1925.

Seyyedi, T.: Über die kindliche Mißbildungshäufigkeit an der Universitäts-Frauenklinik Erlangen in den Jahren 1925–1959. Diss. med. Erlangen 1961.

Sharpe, R.: The Cruel Deception. In: Fox, M. W./Mickley, L. D. (Hg.): Advances in Animal Welfare Science 1986/87. Boston/Dordrecht/Lancaster 1987. S. 9–18.

Shaw, G. B.: Des Doktors Dilemma. Vorrede über Ärzte. Deutsch von H. G. Michelsen. Frankfurt am Main 1991 (engl. Original: London 1911).

Siebold, A.: So nah und doch so fern? Die 1980er Jahre historisch erforschen. Essay. In: Aus Politik und Zeitgeschichte 46 (2015). S. 3–8. URL: http://www.bpb.de/apuz/214855/so-nah-und-doch-so-fern?p=all (Zugriff: 30.08.2018).

Siebeck, R.: Hetze kontra Herz. In: Die Bedrohung unserer Gesundheit. Eine Vortragsreihe. Stuttgart 1956. S. 101–111.

Siegfried, D./Hodenberg, C. v. (Hg.): Wo »1968« liegt. Reform und Revolte in der Geschichte der Bundesrepublik, Göttingen 2006.

Siegfried, D.: »Trau keinem über 30«? Konsens und Konflikt der Generationen in der Bundesrepublik der langen sechziger Jahre. In: Aus Politik und Zeitgeschichte 45 (2003). S. 25–32.

Siemen, H.-L.: Menschen blieben auf der Strecke. Psychiatrie zwischen Reform und Nationalsozialismus. Gütersloh 1987.

Siemen, H.-L.: Psychiatrie im Nationalsozialismus. In: Cranach/Siemen (Hg.): 2012. S. 15–34. (= Siemen: 2012a)

Siemen, H.-L.: Heil- und Pflegeanstalt Erlangen. In: Cranach/Siemen (Hg.): 2012. S. 159–174. (= Siemen: 2012b)

Siemen, H.-L.: Zur Geschichte des »Hungerkosterlasses« vom 30. November 1941 in Bayern. In: Spieker, M./Sandor, S. (Hg.): »Wir werden langsam ausgehungert«. Zur Erinnerung an den nationalsozialistischen »Hungerkosterlass«. Tutzing 2015. S. 33–46.

Siemen, H.-L.: »In allen Lüften hallt es wie Geschrei.« Zur Sozialpsychologie der NS-Psychiatrie-Täter. In: Psyche. Zeitschrift für Psychoanalyse 71 (2017). S. 389–411.

Sievers, K./Klotz, K.-F./Westermann, J.: Seriöse Forschung oder wissenschaftlicher Müll. In: Deutsches Ärzteblatt 113 (2016). S. A-920–A921.

Silies, E.-M.: Liebe, Lust und Last. Die Pille als weibliche Generationserfahrung in der Bundesrepublik 1960–1980. Göttingen 2010.

Simon, R.: Studentischer Protest in Erlangen seit 1968. In: Friederich (Hg.): 1993. S. 475–486.

Simoni, R. D./Hill, R. L./Vaughan, M./Tabor, H.: A Classic Instrument. The Beckman DU Spectrophotometer and Its Inventor, Arnold O. Beckman. In: Journal of Biological Chemistry 278 (2003), Nr. 49. S. 79–81.

Singer, F. W.: Das Erlanger »Theatrum anatomicum« von 1754. In: Zeitschrift für ärztliche Fortbildung 48 (1959). S. 785–786.

Singer, P.: Animal liberation. Die Befreiung der Tiere. Deutsche Erstausgabe. Reinbek bei Hamburg 1996.

Sitzmann, F. C.: Adolf Windorfer (1909–1996). Sein Wirken, seine Persönlichkeit. In: Rascher/Wittern-Sterzel (Hg.): 2005. S. 299–319.

Slotta, K. H.: Ein letztes Wort zur Geschlechtsvoraussage nach Lüttge-v. Mertz. In: Zentralblatt für Gynäkologie 50 (1926). S. 3068–3069.

Smolen, J.: Joachim Kalden – »Welt-Mensch«. In: Immunologische Nachrichten 145 (2007). S. 12–13.

Söhner, F./Fangerau, H./Becker, T.: Der Weg zur Psychiatrie-Enquete. Rekonstruktion der politischen Vorbereitung der ersten Enquetekommission des Deutschen Bundestags. In: Nervenarzt (2017). S. 1–9.

Solbach, W.: Professor Dr. Drs. h. c. Joachim R. Kalden emeritiert. In: Immunologische Nachrichten 145 (2007). S. 11–12.

Sozialistischer Heidelberger Studentenbund (Hg.): Kleinkrieg gegen Patienten. Dokumentation zur Verfolgung des Sozialistischen Patientenkollektivs. Heidelberg 1972.

Specht, F.: Politische Hochschule! Antrittsrede des neuen Rektors Professor Dr. Fritz Specht am 1. Ostermond 1935. Erlangen 1935.

Sperk, E.: Bisherige Untersuchungen und Erfolge der Herztransplantation. Literarische Übersicht über experimentelle Grundlagen und Erfahrungen im Tierversuch 1905–1967/68. Diss. med. Erlangen 1970.

Speth, R.: Stiftungen und Think-Tanks. In: Simon, D./Knie, A./Hornbostel, S./Zimmermann, K. (Hg.): Handbuch Wissenschaftspolitik. Wiesbaden 2010. S. 390–405.

Sprenger, M.: Landsknechte auf dem Weg ins Dritte Reich? Zu Genese und Wandel des Freikorpsmythos. Paderborn 2008.

Staatliches Bauamt Erlangen-Nürnberg (Hg.): Generalsanierung und Ersatzneubau Pathologisch-anatomisches Institut am Klinikum der Friedrich-Alexander-Universität Erlangen-Nürnberg. Richtfest am 8. Mai 2008. [Erlangen 2008].

Steenholdt, T.: Über die biologische Wertigkeit des Nahrungseiweiß beim Menschen. Untersuchungen an Weißbrot u. Leberwurst sowie gleichzeitigen Gaben v. Weißbrot u. Leberwurst. Diss. med. Erlangen 1948.

Steinmetz, W.: Ungewollte Politisierung durch die Medien? Die Contergan-Affäre. In: Weisbrod, B. (Hg.): Die Politik der Öffentlichkeit – Die Öffentlichkeit der Politik. Politische Medialisierung in der Geschichte der Bundesrepublik. Göttingen 2003. S. 195–228.

Stendel, F.: Über den Aufbau und die Durchführung der Krebsbekämpfung im Ausland. Diss. med. Erlangen 1957.

Stern, H.: Tierversuche. Reinbek bei Hamburg 1981.

Stern, J.: Die unsichtbaren Trümmer. Eine Reise im besetzten Deutschland 1945. Berlin 2004.

Stiftung Haus der Geschichte der Bundesrepublik Deutschland (Hg.): Skandale in Deutschland nach 1945. Begleitbuch zur Ausstellung im Haus der Geschichte der Bundesrepublik Deutschland, Bonn, Dezember 2007 bis März 2008. Bielefeld/Leipzig 2007.

Strauss, V.: President Trump is smarter than you. Just ask him. In: The Washington Post, 09. 02. 2017. URL: https://www.washingtonpost.com/news/answer-sheet/wp/2017/02/09/president-trump-is-smarter-than-you-just-ask-him/?utm_term=.543d2a4f79d5 (Zugriff: 07. 02. 2018).

Strogies, L.: Die außerparlamentarische Opposition in Nürnberg und Erlangen. Erlangen 1996.

Strous, R. D./Edelman, M. C.: Eponyms and the Nazi Era. Time to Remember and Time For Change. In: Israel Medical Association Journal 9 (2007). S. 207–214.

Strümpell, A. v.: Aus dem Leben eines deutschen Klinikers. Erinnerungen und Beobachtungen. Leipzig 1925.

Sturma, D./Lanzerath, D. (Hg.): Tiere in der Forschung. Naturwissenschaftliche, ethische und rechtliche Aspekte. Freiburg i. Br. 2016.

Süß, W.: Der »Volkskörper« im Krieg. Gesundheitspolitik, Gesundheitsverhältnisse und Krankenmord im nationalsozialistischen Deutschland 1939–1945. München 2003.

Süssmuth, R.: AIDS. Wege aus der Angst. Hamburg 1987.

Szollosi-Janze, M.: Wissenschaftsgesellschaft in Deutschland. Überlegungen zur Neubestimmung der deutschen Zeitgeschichte über Verwissenschaftlichungsprozesse. In: Geschichte und Gesellschaft 30, H. 2 (2004). S. 277–313.

T

Tascher, G.: Die Gleichschaltung der standespolitischen und wissenschaftlichen Verbände der Zahnärzte nach 1933. In: Groß/Westemeier/Schmidt/Halling/Krischel (Hg.): 2018. S. 41–64.

Tent, J. F.: Mission on the Rhine. Reeducation and Denazification in American-Occupied Germany. Chicago u. a. 1982.

Tent, J. F.: Academic Proconsul. Harvard Sociologist Edward Y. Hartshorne and the Reopening of German Universities 1945–1946. His Personal Account. Trier 1998.

Ther, P.: Die neue Ordnung auf dem alten Kontinent. Berlin 2014.

Thieme, V.: Das Fach Kieferchirurgie und die »rassenhygienische Ausmerze« der Lippen-Kiefer-Gaumenspalten. In: Groß/Westemeier/Schmidt/Halling/Krischel (Hg.): 2018. S. 169–185.

Thiersch, C.: Infections-Versuche an Thieren mit dem Inhalte des Choleradarmes. Programm zum Eintritt in die medicinische Fakultät der kgl. Friedrich-Alexander-Universität in Erlangen. München 1855.

Thom, A.: Kontinuitäten und Brüche in der Wissenschaftsentwicklung der deutschen Psychiatrie in der Nachkriegszeit. In: Aumüller/Lauer/Remschmidt (Hg.): 1997. S. 54–66.

Thomas, S.: Einstellungen und Umgang von medizinischem Personal gegenüber AIDS und betroffenen Patienten. Diss. med. Erlangen 1991.

Thukydides. Der Peloponnesische Krieg, übers. von Vretska, H./Rinner, W. Stuttgart 2000.

Thürauf, J.: Erhebungen über die im Rahmen des Gesetzes zur Verhütung erbkranken Nachwuchses (G. z. V. e. N.) vom 14. 7. 1933 in den Jahren 1934–1945 durchgeführten Sterilisationen im Raume Nürnberg-Fürth-Erlangen (Mittelfranken), dargestellt an den Akten des Gesundheitsamtes der Stadt Nürnberg. 1. Beitrag. Diss. med. Erlangen 1972.

Thuss, S. U.: Personalbibliographien von Professoren und Dozenten der Augenklinik, Hautklinik und Kinderklinik der Universität Erlangen-Nürnberg im ungefähren Zeitraum von 1907–1960. Erlangen 1969.

Tobias, J. G.: Vorübergehende Heimat im Land der Täter. Jüdische DP-Camps in Franken 1945–1949. Nürnberg 2002.

Tobler, W.: Ein Wort zur Frage der humanen Tötung. Bern 1941.

Topp, S.: Der »Reichsausschuss zur wissenschaftlichen Erfassung erb- und anlagebedingter schwerer Leiden«. Zur Organisation der Ermordung minderjähriger Kranker im Nationalsozialismus 1939–1945. In: Beddies, T./Hübener, K. (Hg.): Kinder in der NS-Psychiatrie. Berlin/Brandenburg 2004. S. 17–54.

Topp, S.: »Meldung eines Falles von Idiotie Hydrocephalus«. Die NS- »Kindereuthanasie« am Beispiel der Krankengeschichte von Ilse Angelika S. In: Quinkert, B./Rauh, P./Winkler, U. (Hg.): Krieg und Psychiatrie 1914–1950. Göttingen 2010. S. 189–205.

Topp, S.: Geschichte als Argument in der Nachkriegsmedizin. Formen der Vergegenwärtigung der nationalsozialistischen Euthanasie zwischen Politisierung und Historiographie. Göttingen 2013.

Tresp, W.: Die kinematographische Darstellung von langsam ablaufenden Vorgängen für die medizinische Forschung. Diss. med. Erlangen 1954.

Treuner, I.: Der Bleigehalt von Blut und Lungen bei Verstorbenen aus verschiedenen Lebensbereichen der Bundesrepublik Deutschland. Diss. med. Erlangen 1979.

Triebig, G. u. a.: Untersuchungen zur Neurotoxizität von Arbeitsstoffen. VI. Längsschnittstudie bei beruflich Quecksilberbelasteten Personen. In: International Archives of Occupational and Environmental Health 55 (1984). S. 19–31.

Triebig, G.: Untersuchungen zur peripheren Neurotoxizität von einigen Arbeitsstoffen. Arbeitsmedizinische Feldstudien bei Beschäftigten unter gegenwärtigen Arbeitsplatzbedingungen. In: Arbeitsmedizin Sozialmedizin Präventivmedizin 20, H. 9 (1985). S. 213–215.

Trube-Becker, E.: Zur Haftung des Arztes bei der Verordnung von Medikamenten, unter besonderer Berücksichtigung von Contergan. In: Deutsche Zeitschrift für die gesamte gerichtliche Medizin 57 (1966). S. 45–55.

Tümmers, H.: Anerkennungskämpfe. Die Nachgeschichte der nationalsozialistischen Zwangssterilisationen in der Bundesrepublik. Göttingen 2011.

Tümmers, H.: Aidspolitik. Bonn und der Umgang mit einer neuen Bedrohung. In: Archiv für Sozialgeschichte 52 (2012). S. 231–252.

Tümmers, H.: »Gib Aids keine Chance«. Eine Präventionsbotschaft in zwei deutschen Staaten. In: Zeithistorische Forschungen 10 (2013). S. 491–501.

Tüngethal, M.: Zur Frage der Krebsvorsorgeuntersuchung unter besonderer Berücksichtigung zentraler Vorsorgeuntersuchungsstellen. Diss. med. Erlangen 1960.

U

Ude-Koeller, S.: Eine Universität macht mobil – zum Erlanger Lazarettwesen im Ersten Weltkrieg. In: Leven/Plöger (Hg.): 2016. S. 146–170. (= Ude-Koeller: 2016a)

Ude-Koeller, S.: »Krieg und Geistesstörung«. Eine Rede von 1913. In: Leven/Plöger (Hg.): 2016. S. 154. (= Ude-Koeller: 2016b)

Ude-Koeller, S.: Die Medizinische Poliklinik und ihr Beitrag zur Tuberkulosebekämpfung. In: Leven/Plöger (Hg.): 2016. S. 170–184. (= Ude-Koeller: 2016c)

Ude-Koeller, S.: Entwicklung und Erprobung der Elektrokrampftherapie. In: Leven/Plöger (Hg.): 2016. S. 254–255. (= Ude-Koeller: 2016d)

Ude-Koeller S.: Schwangerschaftsabbrüche an NS-Zwangsarbeiterinnen. In: Leven/Plöger (Hg.): 2016. S. 274–275. (= Ude-Koeller: 2016e)

Ude-Koeller, S./Leven, K.-H.: NS-»Euthanasie« in Erlangen. T4-Aktion und B-Kost. In: Leven/Plöger (Hg.): 2016. S. 286–287. (= Ude-Koeller: 2016 f)

Ude-Koeller, S.: Ein Krankenhaus braucht Pflege. Zur Geschichte der Krankenpflege in Erlangen. In: Leven/Plöger (Hg.): 2016. S. 409–437. (= Ude-Koeller: 2016g)

Ude-Koeller, S.: Die »Unsichtbaren«. Medizinische »Hilfsberufe« am Uni-Klinikum Erlangen ins rechte Licht gerückt. In: ampuls 1 (2016). S. 1–2. (= Ude-Koeller: 2016h)

Ude-Koeller, S.: Damit die »Verhältnisse […] nach den Absichten des Professors Reinmöller geregelt werden«. In: Groß/Westemeier/Schmidt/Halling/Krischel (Hg.): 2018. S. 263–283.

Uexküll, T. v.: Zum Aufgabenkreis der Arbeitsgruppe »Hochschuldidaktik«, Untergruppe Medizin. In: Uexküll, T. v. (Hg.): Probleme des Medizinunterrichts. München/Berlin/Wien 1968. S. 11–14.

Ulrich, B.: Die Desillusionierung der Kriegsfreiwilligen von 1914. In: Wette, W. (Hg.): Der Krieg des kleinen Mannes. Eine Militärgeschichte von unten. München 1992. S. 110–127.

Ulrich, B.: Die Augenzeugen. Deutsche Feldpostbriefe in Kriegs- und Nachkriegszeit 1914–1933. Essen 1997.

Umlauf, P.: Die Studentinnen an der Universität München 1926 bis 1945. Auslese, Beschränkung, Indienstnahme, Reaktionen. Berlin 2016.

Unger, F.: Das Institut für Allgemeine und Wehrphysiologie an der Militärärztlichen Akademie in Berlin (1937–1945). Diss. med. Hannover 1991.

Universität Erlangen (Hg.): Erlangen in der Kriegszeit. Ein Gruß der Universität an ihre Studenten. Erlangen 1915.

Universität Erlangen (Hg.): Erlanger im Kriege. Ein zweiter Gruß der Universität an ihre Studenten. Erlangen 1916.

Universität Erlangen (Hg.): Erlanger Aufsätze aus ernster Zeit. Ein dritter Gruß der Universität an ihre Studenten. Erlangen 1917.

Universitätsbauamt Erlangen (Hg.): Umbau des Gebäudes Schlossgarten 4 für das Institut für Klinische und Molekulare Virologie. Festschrift zur Einweihung. Erlangen 1995.

Universitätsbauamt Erlangen (Hg.): Nikolaus Fiebiger-Zentrum für Molekulare Medizin. Dokumentation zur Einweihung. Erlangen 2000.

Universitätsbauamt Erlangen (Hg.): Zentrum für Medizinische Physik und Technik der Friedrich-Alexander-Universität Erlangen-Nürnberg und Innovationszentrum Medizin und Pharma Erlangen. Erlangen 2004.

Universitätsbauamt Erlangen (Hg.): Neubau Franz-Penzoldt-Zentrum für die Friedrich-Alexander-Universität in Erlangen. Erlangen 2005.

Unschuld, P. U./Weber, M. M./Locher, W. G. (Hg.): Werner Leibbrand (1896–1974). »… ich weiß, daß ich mehr tun muß, als nur ein Arzt zu sein …«. Germering bei München 2005.

V

Vajda, F. J. E./Davis, S. M./Byrne, E.: Names of Infamy. Tainted Eponyms. In: Journal of Clinical Neuroscience 22 (2015). S. 642–644.

Valentin, H. u. a. (Hg.): Arbeitsmedizin. Ein kurzgefaßtes Lehrbuch für Ärzte und Studenten. Stuttgart 1971.

Valentin, H.: Arbeitsmedizin und Sozialmedizin in Lehre und Forschung. Antrittsvorlesung am 2. Juli 1966 vor der Medizinischen Fakultät der Universität Erlangen-Nürnberg. Stuttgart 1966.

Valentin, H.: Aktuelle Aspekte in der Arbeits- und Sozial-Medizin. Denkschrift zum 20-jährigen Bestehen des Institutes für Arbeits- und Sozialmedizin der Universität Erlangen-Nürnberg. Erlangen 1985.

Valentin, H.: Die Bedeutung der Arbeits- und Sozialmedizin für die Sozialpolitik. München o. J.

Verger, J.: Dekan. In: Lexikon des Mittelalters 3 (1986). S. 653.

Verger, J.: Fakultät, -en. In: Lexikon des Mittelalters 4 (1989). S. 235–237.

Verhey, J.: Der »Geist von 1914« und die Erfindung der Volksgemeinschaft. Hamburg 2000.

Vittinghoff, F.: Die neue Universität Erlangen-Nürnberg. In: Das Neue Erlangen 7 (1967). S. 446–543.

Vollnhals, C.: Entnazifizierung. Politische Säuberung und Rehabilitierung in den vier Besatzungszonen 1945–1949. München 1991.

W

Wachter, C.: »… Ich hatte mir die Stimmung im Heere anders gedacht …«. Feldpostbriefe Erlanger Studenten als literarische Zeugnisse des Ersten Weltkrieges und Instrument akademischen Gefallenengedenkens. In: Jahrbuch für fränkische Landesforschung 61 (2001). S. 249–278.

Wachter, C.: Zu Geschichte und Funktion der Erlanger Residenzgebäude. In: Hofmann-Randall, C. (Hg.): Das Erlanger Schloß als Witwensitz 1712–1817. Ausstellungskatalog. Erlangen 2002. S. 139–169.

Wachter, C.: Das Erlanger Schloss. Von der markgräflichen Residenz zum Sitz der Zentralen Universitätsverwaltung. Erlangen 2005.

Wachter, C.: Die Orangerie als Institutsgebäude der Friedrich-Alexander-Universität. In: Bunsen, J. T. (Hg.): 300 Jahre Erlanger Orangerie. Ein markgräflicher Hesperidengarten. Erlangen 2006. S. 15–21. (= Wachter: 2006a)

Wachter, C.: Der Übergang der Universitäten Altdorf und Erlangen an Bayern. In: Diefenbacher, M./Rechter, G. (Hg.): Vom Adler zum Löwen. Die Region Nürnberg wird bayerisch 1775–1835. Nürnberg 2006. S. 301–318 (Aufsatz). Die Universitäten Erlangen und Altdorf werden bayerisch. S. 501–507 (Katalog). (=Wachter: 2006b)

Wachter, C.: Markgraf Friedrich von Brandenburg-Bayreuth als Universitätsgründer. In: Markgraf Friedrich von Brandenburg-Bayreuth. 1711–1763. Stegaurach 2012. S. 287–331.

Wachter, C.: »… einem Bankrott des Universitätsbetriebes nahe …«. Die Friedrich-Alexander-Universität in den Jahren des Ersten Weltkriegs. In: Diefenbacher/Swoboda/Zahlaus (Hg.): 2014. S. 707–733. (= Wachter: 2014a)

Wachter, C.: Der Architekt Friedrich Schmidt und das Erlanger Universitätsbibliotheksgebäude von 1913. In: Söllner, K./Hennecke, J. (Hg.): Unternehmen Bibliothek. 100 Jahre Alte

Universitätsbibliothek. Erlangen 2014. S. 33–56. (= Wachter: 2014b)

Wachter, C.: Zur Entwicklung der Klinikbauten. In: Leven/Plöger (Hg.): 2016. S. 463–494.

Wagner, P.: »Reservat der Ordinarien«. Zur Geschichte der Deutschen Forschungsgemeinschaft zwischen 1920 und 1970. In: Orth, K./Oberkrome, W. (Hg.): Die Deutsche Forschungsgemeinschaft 1920–1970. Forschungsförderung im Spannungsfeld von Wissenschaft und Politik. Stuttgart 2010. S. 23–38.

Weber, J.: Die Geschichte der Universitätsklinik und Poliklinik für Zahn-, Mund- und Kieferkranke Erlangen. Erlangen 1961.

Weber, M.: Wissenschaft als Beruf. Stuttgart 1995.

Weber, M.: Nachruf auf Prof. Dr. med. Ralf Bernd Sterzel (1940–2001), Erlangen. In: Waldhäusl, W./Siegenthaler, W. (Hg.): Endokrinium und Stoffwechsel. 27. Symposium der Gesellschaft für Fortschritte in der Inneren Medizin, Köln. Stuttgart/New York 2003. S. 43–44.

Wehrs, N.: Proteste der Professoren – Der »Bund Freiheit der Wissenschaft« in den 1970er Jahren. Göttingen 2014.

Weidermann, V.: Träumer. Als die Dichter die Macht übernahmen. Köln 2017.

Weigand, B.: Personalbibliographien von Professoren und Dozenten der Klinik und Poliklinik für Hals-, Nasen- und Ohrenkranke und der Klinik und Poliklinik für Zahn-, Mund- und Kieferkranke der Universität Erlangen-Nürnberg im ungefähren Zeitraum von 1900–1968. Mit biographischen Angaben und Überblicken über die Hauptarbeitsgebiete. Erlangen 1968.

Weiler, K.: Rückblick und Ausblick. Referat, gehalten auf dem 4. Bayer. Ärztetag in Erlangen am 27. August 1949. München 1949.

Weindling, P.: Health, Race and German Politics Between National Unification and Nazism 1870–1945. Cambridge 1989.

Weingart, P./Kroll, J./Bayertz, K.: Rasse, Blut und Gene. Geschichte der Eugenik und Rassenhygiene in Deutschland. Frankfurt am Main 1992.

Weinland, H.: Über den Vorgang des Galaktogenabbaues durch Fermente der Weinbergschnecke (Helix pomatia L.). Diss. med. Erlangen 1948.

Weisbrod, B. (Hg.): Akademische Vergangenheitspolitik. Beiträge zur Wissenschaftskultur der Nachkriegszeit. Göttingen 2002.

Weisenseel, R.: Heil- und Pflegeanstalt Ansbach. In: Cranach/Siemen (Hg.): 2012. S. 143–157.

Weiss, S. F.: After the Fall. Political Whitewashing, Professional Posturing, and personal Refashioning in the Postwar Career of Otmar Freiherr von Verschuer. In: Isis 101, H. 4 (2010). S. 722–758.

Wendehorst, A.: Die Entwicklung des Bautenensembles der Universität. In: Wendehorst, A./Pfeiffer, G. (Hg.): Erlangen. Geschichte der Stadt in Darstellung und Bilddokumenten. München 1984. S. 69–75.

Wendehorst, A.: Geschichte der Friedrich-Alexander-Universität Erlangen-Nürnberg. 1743–1993. München 1993.

Wenzel, K.-H./Wenzel, D.: Der Contergan-Prozeß. Verursachte Thalidomid Nervenschäden und Mißbildungen? Bericht und Protokollauszüge. 2. Bde. Bensheim-Auerbach 1971.

Werther, T.: Fleckfieberforschung im Deutschen Reich 1914–1945. Untersuchungen zur Beziehung zwischen Wissenschaft, Industrie und Politik unter besonderer Berücksichtigung der IG Farben. Diss. phil. Marburg 2004.

Westaby, S./Bosher, C.: Landmarks in Cardiac Surgery. Oxford 1997.

Westermann, S./Kühl, R./Ohnhäuser, T. (Hg.): NS-»Euthanasie« und Erinnerung. Vergangenheitsaufarbeitung, Gedenkformen, Betroffenenperspektiven. Münster/Berlin 2011.

Wettmann, A.: Auf der Suche nach neuen Wegen? Die Philipps-Universität Marburg am Wendepunkt zwischen Kaiserreich und Weimarer Republik. In: Verein für hessische Geschichte und Landeskunde e. V. (Hg.): Die Philipps-Universität Marburg zwischen Kaiserreich und Nationalsozialismus. Kassel 2006. S. 13–44.

Wieck, H. H.: Psychologie und Psychopathologie der Erinnerungen. Stuttgart 1955.

Wieck, H. H.: Neurologie und Psychiatrie in der Praxis. Notfälle-Sprechstunde. Stuttgart/New York 1967. S. 292–298.

Wiedemann, H.-R.: Hinweis auf eine derzeitige Häufung hypo- und aplastischer Fehlbildungen der Gliedmaßen. In: Medizinische Welt 37 (1961). S. 1863–1866.

Wiesinger, C./Frewer, A.: Werner Leibbrand, Annemarie Wettley und Kontroversen um »Euthanasie«. Die Hintergründe medizinhistorisch-ethischer Debatten der Nachkriegszeit. In: Medizinhistorisches Journal 49, H. 1/2 (2014). S. 45–76.

Wildt, M.: Generation des Unbedingten. Das Führungskorps des Reichssicherheitshauptamtes. Hamburg 2002.

Wildt, M.: Blick in den Spiegel. Überlegungen zur Täterforschung. In: Österreichische Zeitschrift für Geschichtswissenschaften 19 (2008). S. 13–37.

Wilkes, J.: Vom Forschen und Heilen. Erlanger Medizingeschichten. Erlangen 2006. S. 190–196.

Will, F.: Ältere Universitätsgebäude. Erinnerungen aus den Jahren 1850–60. In: Verein für Heimatschutz und Heimatkunde Erlangen (Hg.): Erlanger Heimatbuch [1] 1921. S. 126–128.

Willett, O.: Sozialgeschichte Erlanger Professoren. 1743–1933. Göttingen 2001.

Windorfer, A.: Praktische Fragen der Poliomyelitis-Schutzimpfung. In: Deutsche Medizinische Wochenschrift 83, 21 (1958). S. 919–921.

Windorfer, A.: Die gegenwärtige Poliomyelitis- und Impf-Situation in Bayern. In: Bayerisches Ärzteblatt 1 (1961). S. 1–6.

Windorfer, A./Schlenk, R. (Hg.): Die Deutsche Gesellschaft für Kinderheilkunde. Ihre Entstehung und historische Entwicklung. Berlin/Heidelberg 1978.

Windorfer, A./Stephan, U. (Hg.): Mucoviscidose. Cystische Fibrose. Stuttgart 1968.

Winkelmann, A.: How the Anatomische Gesellschaft excluded unwanted members after 1945 – among them Eugen Fischer and Max Clara. In: Annals of Anatomy 209 (2017). S. 25–36.

Wirsching, A./Eder, J.: Vernunftrepublikanismus in der Weimarer Republik. Politik, Literatur, Wissenschaft. Stuttgart 2008.

Wirth, E.: Frau und Beruf. Zu den Problemen unserer Studentinnen. In: Die Erlanger Universität. Halbmonatsblätter der Dozenten und Studenten der Friedrich-Alexander-Universität zu Erlangen 1 (1947). S. 259–261.

Wirth, E.: Einleitung: Worum geht es uns? In: Hosemann, G./Wirth, E. (Hg.): Natürliche und künstliche Strahlung in der Umwelt. Eine Bilanz vor und nach Tschernobyl. Erlangen 1987. S. 9–10.

Wirth, H.-J.: Deutsche Dumpfheit – deutsche Sensibilität. Über den besonderen Umgang der Deutschen mit existentiellen Bedrohungen. In: Psychosozial 9 (1986). S. 48–56.

Wissenschaftsrat (Hg.): Drittmittel und Grundmittel der Hochschulen, 1993–1998, Köln 2000.

Wissenschaftsrat (Hg.): Bericht des Vorsitzenden über die Arbeit des Wissenschaftsrates 1961 bis 1964. Bonn 1965.

Wittern, R.: Aus der Geschichte der Medizinischen Fakultät. In: Kößler (Hg.): 1993. S. 315–420.

Wittern, R. (Hg.): Die Professoren und Dozenten der Friedrich-Alexander-Universität Erlangen 1793–1960, Bd. 2. Medizinische Fakultät. Unter Mitarbeit von Astrid Ley. Erlangen 1999.

Wittern, R./Frewer, A.: Aberkennungen der Doktorwürde im »Dritten Reich«. Depromotionen an der Medizinischen Fakultät der Friedrich-Alexander-Universität Erlangen. Erlangen 2008.

Wittern-Sterzel, R.: Versuche am Tier und am Menschen in der Geschichte der Medizin. In: Wanke, G. (Hg.): Über das Experiment. Vier Vorträge. Erlangen 2000. S. 9–31.

Wittern-Sterzel, R.: Werner Leibbrand und die Gründung des Erlanger medizinhistorischen Instituts. In: Ruisinger (Hg.): 2002. S. 4–11.

Wittern-Sterzel, R.: Jakob Herz (1816–1871) – »Symbolgestalt der Hoffnung«? In: Medizinische Fakultät der FAU (Hg.): Jakob-Herz-Preis 2009. Festschrift. Erlangen 2010. S. 17–34.

Wittern-Sterzel, R.: Isidor Rosenthal (1836–1915) und sein Wirken in Gesundheitswesen und Politik. In: Plattig (Hg.): 2015. S. 9–25.

Wittern-Sterzel, R.: Vom Beginn der Ärzteausbildung zum Collegium Clinicum. In: Leven/Plöger (Hg.): 2016. S. 23–30. (= Wittern-Sterzel: 2016a)

Wittern-Sterzel, R.: Die Eröffnung des Universitätskrankenhauses und die ersten Jahre seines Bestehens. In: Leven/Plöger (Hg.): 2016. S. 47–65. (= Wittern-Sterzel: 2016b)

Wittern-Sterzel, R.: Das naturwissenschaftliche Denken erobert die Medizin. In: Leven/Plöger (Hg.): 2016. S. 69–99. (= Wittern-Sterzel: 2016c)

Wittern-Sterzel, R.: Von der Entbindungsanstalt zur Frauenklinik. In: Leven/Plöger (Hg.): 2016. S. 100–110. (= Wittern-Sterzel: 2016d)

Wittern-Sterzel, R.: Die Spezialisierung in den klinischen Fächern im 19. und frühen 20. Jahrhundert. In: Leven/Plöger (Hg.): 2016. S. 110–130. (= Wittern-Sterzel: 2016e)

Wittern-Sterzel, R.: Die Psychiatrie – der lange Weg in die Selbständigkeit. In: Leven/Plöger (Hg.): 2016. S. 131–141. (= Wittern-Sterzel: 2016 f)

Wittern-Sterzel, R.: Ein Denkmal wird geschändet und zerstört. In: Leven/Plöger (Hg.): 2016. S. 224–225. (= Wittern-Sterzel: 2016g)

Wittern-Sterzel, R.: Die Ausdifferenzierung der klinischen Fächer nach dem Zweiten Weltkrieg. In: Leven/Plöger (Hg.): 2016. S. 348–351. (= Wittern-Sterzel: 2016h)

Wittmann, G. M.: Ernst Graser (1860–1929). Ein Erlanger Chirurgenleben zwischen Katheder und Operationssaal. Frankfurt am Main/Berlin/Bern u. a. 2003.

Wolbring, B.: »Ein wirklich neuer Anfang«. Öffentliche Kritik an den Universitäten und Reformforderungen in der Besatzungszeit (1945–1949). In: Franzmann/Wolbring (Hg.): 2007. S. 61–74.

Wolbring, B.: Trümmerfeld der bürgerlichen Welt. Universität in den gesellschaftlichen Reformdiskursen der westlichen Besatzungszonen (1945–1949). Göttingen 2014.

Wolf, S.: Carl Joseph Gauß. Leben und Werk. Diss. med. Würzburg 2008.

Wolf, U.: Texte zur Tierethik. Stuttgart 2008.

Wolff, H.-P.: Vergleichende Geschichte der medizinischen Berufsbildung. Eine Einführung für Lehrkräfte der Medizinalberufe. Basel/Eberswalde 1994.

Woolf, S. H.: The Meaning of Translational Research and Why It Matters. In: Journal of the American Medical Association 299 (2008). S. 211–213.

Woywodt, A./Matteson, E./Whitworth, J. A.: Should Eponyms Be Abandoned? In: British Medical Journal 335 (2007). S. 424–425.

Wündrich, B.: »Biologische« Zahnmedizin im Nationalsozialismus. Entwurf und Entwicklung einer »neuen deutschen Zahnheilkunde« zwischen 1933 und 1945 und ihre Beziehung zur alternativ-ganzheitlichen Zahnmedizin von heute. Diss. med. dent. Heidelberg 2000.

Wüstner, V.: Der Erlanger Psychiater Friedrich Meggendorfer. Diss. med. Erlangen [erscheint demnächst].

Z

Zeller, K.: Die Behandlung der Lues mit Silbersalvarsan und Sulfoxylat. Erfahrungen auf d. Hautabt. d. med. Kl. z. Erlangen. Diss. med. Erlangen 1925.

Zerbel, M.: Tierschutz im Kaiserreich. Ein Beitrag zur Geschichte des Vereinswesens. Frankfurt am Main 1993.

Zichner, L./Rauschmann, M. A./Thomann, K. D. (Hg.): Die Contergankatastrophe – eine Bilanz nach 40 Jahren. Tagung des Deutschen Orthopädischen Geschichts- und Forschungsmuseums. Darmstadt 2005.

Zimmermann, Th./Wegscheider, K./Bussche, H. v. d.: Medizinische Fakultäten. Der Ausbildungserfolg im Vergleich (I). In: Deutsches Ärzteblatt 103 (2006). S. A-1732–1738.

Zur Bayerischen Schulreform. In: Die Erlanger Universität. Halbmonatsblätter der Dozenten und Studenten der Friedrich-Alexander-Universität zu Erlangen 1 (1949). S. 8–9.

Abbildungsnachweis

Zu den verwendeten Abkürzungen siehe den Benutzungshinweis auf S. 21
Sollten trotz ausgiebiger Bemühungen bei einigen Abbildungen Unstimmigkeiten
hinsichtlich der Urheberrechte bestehen, wird um Mitteilung gebeten.

Grußwort des Dekans / Einleitung

Abb. 1 Medizinische Fakultät, FAU Erlangen-Nürnberg; Foto: glasow, Erlangen.

Abb. 2 Foto: Karl-Heinz Leven.
Abb. 3 Böhlau Verlag.

Die Medizinische Fakultät 1743 bis 1914 – ein Überblick

Abb. 1 UBE, Handschriftenabteilung.
Abb. 2 Portraitsammlung der Handschriftenabteilung der UBE.
Abb. 3 Portraitsammlung der Handschriftenabteilung der UBE.
Abb. 4 StAE VI. P. b.117.
Abb. 5 Portraitsammlung der Handschriftenabteilung der UBE.
Abb. 6 StAE XIV.10.B.30/1.
Wilhelm Filehne – Antipyrin im Café Mengin entdeckt, 1883
Abb. 1 Foto: Hanne Beinhofer.
Abb. 7 Portraitsammlung der Handschriftenabteilung der UBE.

Abb. 8 Portraitsammlung der Handschriftenabteilung der UBE.
»Alkoholisch durchtränkter Lebensstil« – Erlanger Perspektiven
Abb. 1 Friederich (Hg.): 1993. S. 437.
Abb. 9 UBE.
Ein Eponym und seine Geschichte: Der Jakob-Herz-Preis der Medizinischen Fakultät
Abb. 1 Medizinische Fakultät, FAU Erlangen-Nürnberg.
Abb. 2 StAE V. A. b.3.
Abb. 10 UAE.

Der gekreuzigte Frosch – Der Physiologe Isidor Rosenthal und ein antisemitischer Vorfall in Erlangen
Abb. 1 Institut für Physiologie und Pathophysiologie, Erlangen.
Abb. 11 Rothschuh: 1978. S. 441.
Die Büste von Friedrich Jamin
Abb. 1 Medizinische Sammlung der FAU; Foto: Christoph Geyer.
Abb. 2 Portraitsammlung der Handschriftenabteilung der UBE; Foto: MMW.
Abb. 12 StAE XIII.7.H.20.
Abb. 13 Foto: Christoph Geyer.

Anfänge und Durchsetzung des medizinischen Frauenstudiums an der Friedrich-Alexander-Universität in der ersten Hälfte des 20. Jahrhunderts

Abb. 1 StA Basel-Stadt, Bild 32, 251.
Abb. 2 UBE.
Abb. 3 UBE.
Abb. 4 StadtA Heilbronn.
Abb. 5 UBE.

Helene Weinland, die erste Habilitandin der Medizinischen Fakultät
Abb. 1 Privatbesitz Elisabeth Fischer.
Abb. 2 BSB, U 56.1918.
Abb. 6 UBE.

Abb. 7 Jüdisches Museum Fürth.
Abb. 8 Reproduktion: www.nurinst.org.
Abb. 9 StadtAN E 39 Nr. 1154/4.
Abb. 10 KG Divina-Film GmbH & Co.

Die Medizinische Fakultät in Erlangen im Zeitalter der Weltkriege (1914–1945)

Abb. 1 StAE VI. F. b.146.
»Völlig aus den Fugen geworfen«. Deutschland und der Erste Weltkrieg
Abb. 1 BA, Bild 183-R52851.
Abb. 2 UBE.
Erlanger Opfer des Ersten Weltkrieges
Abb. 1 StAE VI. N. b.440.
Abb. 3 UBE.
Abb. 4 StAE II. R.34/56.
Abb. 5 StAE VI. F. b.169.
»Kerker der Qualen«, Zufluchtsraum und Ort des Müßiggangs – Das Lazarett im Ersten Weltkrieg
Abb. 1 StAE VI. F. b.163.

Abb. 6 UBE.
Nervöses Herzklopfen. Der Soldat Karl S. im Reservelazarett Erlangen
Abb. 1 BA-MA.
Abb. 7 Grote (Hg.): 1927. S. 141.
Abb. 8 StAE VI. F. b.217.
Das Ende der Monarchie in Bayern
Abb. 1 StAE VI. F. b.337.
Abb. 9 StAE 33.10.P.A.236.
»Bildnis eines Arztes« – Ernst Penzoldt über seinen Vater
Abb. 1 Medizinische Sammlung der FAU; Foto: Christoph Geyer.

Abb. 10 StAE XXXIX.36.E.7/1.
Abb. 11 Simplicissimus 36 (1923) / VG Bild-Kunst; Zeichnung: Karl Arnold.
Alfred Kantorowicz erinnert sich
Abb. 1 BA, Bild 183–19000–1899.
Abb. 12 UA Rostock.
Abb. 13 BA, Bild 183–1989–0309–501.
Abb. 14 Portraitsammlung der Handschriftenabteilung der UBE; Foto: MMW.
Abb. 15 Siemens Healthcare GmbH, 2018.
Abb. 16 StAE VI. Q. b.130; Foto: Friedrich Morgenroth.
Abb. 17 akg-images, Bild AKG1126774.

Abb. 18 Höhne: 1936. o. S.

Abb. 19 Portraitsammlung der Handschriftenabteilung der UBE; Foto: MMW.

Abb. 1 UAE 2/1 Nr. S 82.

Abb. 20 StAE VI.Q.b.129.

Abb. 21 StAN.

Abb. 22 UBE.

Abb. 1 Familienarchiv Francis W. Hoeber,
Philadelphia, USA.

Abb. 23 StAE VI.P.b.139.

Abb. 24 StAE VI.P.b.136.

Abb. 25 Universitäts-Frauenklinik Erlangen.

Abb. 26 BayHStA MK 400028.

Abb. 27 DHM, Nr. 1990/533.

Abb. 1 Portraitsammlung der Handschriftenabteilung der UBE; Foto: MMW.

Abb. 28 UBE.

Abb. 1 StadtAN A 41 LR-816–34.

Abb. 29 UK Erlangen.

Abb. 1 BA R179, Kanzlei des Führers,
Hauptamt IIb.

Abb. 2 StAE XIII.11.B.2.

Abb. 1 Foto: Karl-Heinz Leven.

Abb. 30 StadtA Bamberg D 1042+132.

Abb. 31 StA Coburg.

Abb. 32 StA Bamberg M 10/40, Nr. 16.

Abb. 33 UAE A2/1 H 81a.

Abb. 34 Portraitsammlung der Handschriftenabteilung der UBE; Foto: MMW.

Abb. 35 Schnalke: 1989. S. 45.

Abb. 36 Weigand: 1968. S. 113.

Abb. 37 Erlanger Zeitung, 27.05.1935.

Abb. 1 UAE A2/1 H 81a.

Von Strahlung, Schwangeren und Syphilis. Dissertationen der Medizinischen Fakultät der Universität Erlangen 1918–1948

Abb. 1 UAE C3/1 Nr. 223.

Abb. 2 UAE C3/1 Nr. 223.

Abb. 3 Grafik: Verena Karheiding.

Abb. 4 UBE.

Abb. 5 UBE.

Abb. 1 Foto: Karl-Heinz Leven.

Abb. 6 UBE.

Abb. 7 UBE.

Abb. 8 UBE.

Abb. 9 Bodenhausen: 1938. Tafel 3.

Abb. 10 UBE.

Brüche und Kontinuitäten – Die Medizinische Fakultät in den Jahren 1945 bis 1960

Abb. 1 StAE VIII.8385.N.4/5; Foto: Rudi
Stümpel.

Abb. 2 UAE A1/9 Nr. 9.

Abb. 3 UAE C3/1 Nr. 387.

Abb. 4 UAE A1/9 Nr. 9.

Abb. 5 UAE A1/9 Nr. 9.

Abb. 1 Ghetto Fighter's House, Lochamej
HaGeta'ot / Donated by Iday Schindel.

Abb. 2 United States Holocaust Memorial
Museum, Nr. 66748.

Abb. 6 EN, 19.06.1948; Foto: Fotoropa.

Abb. 7 StAN Spk Erlangen-Stadt, S-114.

Abb. 8 StAE XIV.1.J.3.

Abb. 1 UBE.

Abb. 9 The New York Times, 18.02.1946.

Abb. 1 Institut für Ethik, Geschichte und
Theorie der Medizin, LMU München / Günter
Rittner.

Abb. 2 UBE.

Abb. 10 Neues Deutschland, 16.03.1947.

Abb. 1 Keidel: 1960/61. o. S.

Abb. 1 Medizinische Sammlung der FAU;
Foto: Christoph Geyer.

Abb. 11 StAE XIV.37.P.1.

Abb. 12 StAE VIII.7086.N.4/1; Foto: Rudi
Stümpel.

Abb. 13 UBE.

Abb. 14 UBE.

Abb. 15 StAE VIII.8599.N4/2.

Abb. 16 UAE F2/1 Nr. 2367a.

Abb. 17 UAE A6/3d Nr. 21.

Abb. 18 EN, 19.01.1955.

Abb. 19 Der Spiegel 19 (1961).

Abb. 20 StAE VIII.7267.N.4/2; Foto: Rudi
Stümpel.

Abb. 1 EN, 01.05.1948.

Abb. 21 EN, 21.06.1949.

Abb. 22 Neue Zeitung, 31.03.1949.

Abb. 23 EN, 24.10.1952; Fotos: Rudi Stümpel.

Abb. 24 UBE; Foto: Helmut Lederer.

Abb. 25 StAE VIII.9004.N.2/3;
Foto: Rudi Stümpel.

Abb. 1 Foto: Jonah Rittner.

Abb. 26 Universitäts-Kinderklinik Erlangen.

Abb. 27 EN, 25.10.1950; Foto: Rudi Stümpel.

Abb. 28 UAE C3/1 Nr. 714.

Abb. 1 Medizinische Sammlung der FAU;
Foto: Christoph Geyer.

Abb. 1 Massachusetts Institute of Technology
(Hg.): 1946.

Abb. 29 Der Spiegel 30 (1950).

Abb. 30 BayHStA MK 70100.

Abb. 31 EN, 05.10.1953; Foto: Rudi Stümpel.

Abb. 32 Foto: Jan Eric Loebe/Wikimedia
Commons. CC BY 3.0.

Abb. 33 Das neue Erlangen 6 (1966). S. 373.

Abb. 34 Institut und Poliklinik für Arbeits-,
Sozial- und Umweltmedizin (IPASUM),
FAU Erlangen-Nürnberg.

Abb. 1 Filminstitut Erich Menzel.

Abb. 35 StAE VIII.7172.N.4/3;
Foto: Rudi Stümpel.

Abb. 36 Deutsches Hygiene-Museum, Dauerleihgabe der Novartis Behring; Foto: David Brandt.
Abb. 37 Tüngethal: 1960. S. 151.
Abb. 38 StAE VIII.8370.N.4/4; Foto: Rudi Stümpel.
Abb. 39 Matthes/Rech (Hg.): 1949. S. 438. / Dr. Born GmbH.

Abb. 40 EN, 26.04.1956.
Abb. 41 Uni-Kurier 65/66 (1986). S. 92.
Abb. 42 Bayer AG/Corporate History & Archives.
Abb. 43 StAE VIII.7856.N.3/1; Foto: Rudi Stümpel.

Krankheiten einer motorisierten Gesellschaft
Abb. 1 EN, 10.01.1954.
Abb. 2 Schoberth: 1962. S. 174.
Abb. 44 UAE C3/1 Nr. 1163.

Auf dem Weg zur Professur – Medizinische Habilitationen in Erlangen von 1918 bis 1960

Abb. 1 UAE C3/1 Nr. 225.
Abb. 2 UBE.
Abb. 3 Grafik: Hannah Zimmermann.

Abb. 4 Grafik: Hannah Zimmermann.
Abb. 5 UAE C3/4b Nr. 44.
Abb. 6 Grafik: Hannah Zimmermann.

Abb. 7 Grafik: Hannah Zimmermann.

»In einer Zeit, in der sich die Ereignisse der Universitätspolitik geradezu überstürzten« – Die Medizinische Fakultät zwischen 1960 und 1980

Abb. 1 StAE XIV.10.B.30/1; Fotos: MMW.
Abb. 2 FAUST-Informationen 9 (1971); Zeichnungen: Peter Neugebauer.
Abb. 3 Uni-Kurier 16 (1977). S. 9; Foto: Rudi Stümpel.
Abb. 4 BÄB 12 (1960). o. S.
Erlangen braucht ein kommunales Krankenhaus
Abb. 1 ET, 19.07.1973.
Abb. 5 UBE.
Abb. 6 Das neue Erlangen 23 (1971); Foto: Chirurgische Klinik Erlangen.
Abb. 7 Das neue Erlangen 17 (1969). S. 1219.
Kann man seelische Störungen messen? – Hans Heinrich Wieck
Abb. 1 Uni-Kurier 28/29 (1980). S. 60.
Abb. 8 UAE.
Abb. 9 Lichtenberg-Verlag.
Abb. 10 Uni-Kurier 21 (1978).
Abb. 11 Foto: Alfred Aschoff.
Abb. 12 Uni-Kurier 21 (1978). S. 22; Foto: Rudi Stümpel.
Die »HuPflA« – mitten in der Stadt und doch außen vor
Abb. 1 Foto: Georg Ritzer.
Abb. 13 Das neue Erlangen 6 (1966).
Erich Rügheimer – Anästhesiologie auf dem Weg vom »Hilfsfach« zur eigenständigen Klinik
Abb. 1 Foto: Bernd Böhner.
Abb. 14 Foto: Andreas Thum.
Abb. 15 Koch: 1982. S. 105.
Abb. 16 UBE.
Abb. 17 UBE.
Abb. 18 UBE.
Abb. 19 Lehnert/Valentin (Hg.): 1995. S. 2; Valentin: 1985. S. 48.
Abb. 20 Uni-Kurier 28/29 (1980). S. 62.

Abb. 21 StadtA Marktredwitz; Foto: Reiner Bittner.
Abb. 22 WDR.
Abb. 23 Foto: Herbert Grabe.
Abb. 24 Bayerischer Landtag, Drucksache 11/17677, 18.07.1990.
Abb. 25 Universitäts-Kinderklinik Erlangen.
Eine Oberschwester muss gehen
Abb. 1 Portraitsammlung der Handschriftenabteilung der UBE.
Abb. 26 Foto: Andreas Thum.
Abb. 27 Das neue Erlangen 38 (1975). S. 2785; Foto: Volkmann.
Abb. 28 UAE C3/1 Nr. 1380.
Abb. 29 EN, 09.11.1970; Foto: Rudi Stümpel.
Ludwig Demling – »Begründer der endoskopischen Chirurgie«
Abb. 1 Das neue Erlangen 56 (1981). S. 88; Foto: Rudi Stümpel.
Abb. 30 Foto: Bernd Böhner.
Vom stillen Gedächtnis der Universität
Abb. 1 Foto: Karl-Heinz Leven.
Abb. 31 Foto: Andreas Thum.
Abb. 32 UBE.
Abb. 33 Johannes und Frieda Marohn-Stiftung.
Abb. 34 Wilhelm Sander-Stiftung.
»Giving Back« – Forschungsstiftung Medizin am Universitätsklinikum Erlangen
Abb. 1 UK Erlangen; Foto: Michael Rabenstein.
Abb. 2 UK Erlangen; Foto: Michael Rabenstein.
Abb. 35 Uni-Kurier 45 (1982).
Abb. 36 UBE.
Abb. 37 UBE.

Abb. 38 UBE.
Abb. 39 UBE.
Streit um das Tierschutzgesetz
Abb. 1 UBE.
Abb. 40 Foto: Bernd Böhner.
Abb. 41 UBE.
Abb. 42 Foto: Bernd Böhner.
Abb. 43 UK Erlangen; Foto: Michael Rabenstein.
Abb. 44 Der Spiegel 49 (1962).
Abb. 45 Welt am Sonntag, 26.11.1961.
Der Kinderarzt Adolf Windorfer
Abb. 1 Das neue Erlangen 38 (1975). S. 2814; Foto: Helmut Lederer.
Abb. 46 Die Welt, 15.10.1968.
Abb. 47 Portraitsammlung der Handschriftenabteilung der UBE.
Abb. 48 StAE VIII.11139.N.4/2; Foto: Rudi Stümpel.
Abb. 49 EN, 30./31.01.1971.
Der Erlanger Magnetring
Abb. 1 Medizinische Sammlung der FAU; Foto: Christoph Geyer.
Abb. 50 UBE.
Abb. 51 Das neue Erlangen 11 (1968). S. 761; Foto: Rudi Stümpel.
Im Dienste Äskulaps – René Schubert
Abb. 1 Uni-Kurier 8 (1975). S. 32.
Abb. 2 Uni-Kurier 14 (1974).
Abb. 52 Das neue Erlangen 11 (1968); Foto: Rudi Stümpel.
Abb. 53 UBE.
Abb. 54 Das neue Erlangen 30/31 (1973). S. 2286; Foto: Rudi Stümpel.
Abb. 55 Göttinger Tageblatt, 24.11.1971.
Abb. 56 UBE.

Abb. 57 Uni-Kurier intern 21 (1973) /
Uni-Kurier 3 (1975).
Zum Umgang mit dem Radikalenerlass
an der FAU
Abb. 1 UBE.

Abb. 58 Informationen 6/7 (1966). S. 12 /
VG Bild-Kunst; Zeichnung: A. Paul Weber.
Abb. 59 UBE.
Abb. 60 MAO-Projekt; bereitgestellt von
Jürgen Schröder.

Abb. 61 Foto: Bernd Böhner.
Echo vom Kap. Die erste Herztransplantation 1967
und die Erlanger Chirurgie
Abb. 1 UBE.
Abb. 62 Foto: Bernd Böhner.

Die »Belle Époque« der Medizinischen Fakultät? – Die Jahre 1980 bis 2000

Abb. 1 Uni-Kurier 59 (1983).
Abb. 2 UBE.
Abb. 3 UBE.
Abb. 4 UBE.
Nach dem Boom
Abb. 1 akg-images, Bild AKG2750725.
Abb. 5 UBE / Universitätsbund Erlangen.
Abb. 6 Foto: Bernd Böhner.
Abb. 7 Foto: Bernd Böhner.
Abb. 8 UBE.
Abb. 9 Foto: Bernd Böhner.
Abb. 10 Foto: Bernd Böhner.
Ralf Bernd Sterzel – Aufstieg der Nephrologie
Abb. 1 Foto: Bernd Böhner.
Abb. 11 Foto: Bernd Böhner.
Abb. 12 Foto: Bernd Böhner.
Abb. 13 Foto: Bernd Böhner.
Otto P. Hornstein wartet auf Godot
Abb. 1 Hornstein: 1993. S. 24.
Abb. 14 Foto: Bernd Böhner.
Abb. 15 UBE.
Wegen IVF unabkömmlich – Der Reproduktions-
mediziner Siegfried Trotnow
Abb. 1 Foto: Bernd Böhner.

Abb. 16 EN, 01./02.05.1986; Foto: AP.
Abb. 17 akg-images, Bild AKG2742015.
Das Reaktorunglück von Tschernobyl
Abb. 1 akg-images, Bild AKG158703.
Abb. 18 EN, 29.04.1986; Foto: dpa.
Abb. 19 akg-images, Bild AKG166412.
Abb. 20 akg-images, Bild AKG2731517.
Helmut Pfister, inoffizieller Strahlenschutz-
beauftragter der Stadt Erlangen
Abb. 1 Mit freundlicher Genehmigung von
Rosi Pfister.
Abb. 21 EN, 07.05.1986; Foto: Erich Malter.
Abb. 22 UBE.
Abb. 23 UBE.
Abb. 24 UBE.
Abb. 25 Ullstein Bild/Ex-Press,
Bild-Nr. 02425352.
»Schreck von drüben« – Die Krankheit AIDS
taucht auf
Abb. 1 Ullstein Bild/amw, Bild-Nr. 01725998.
Abb. 26 Der Spiegel 23 (1983).
Abb. 27 BA, B 145 Bild-00177393.
Abb. 28 akg-images, Bild AKG2754510.

Abb. 29 Ullstein Bild, Bild-Nr. 02608933,
02613521; Fotos: Rudolf Dietrich.
Abb. 30 Foto: Bernd Böhner.
Abb. 31 Uni-Kurier 80 (1990).
Abb. 32 Foto: Kurt Fuchs.
Abb. 33 UBE.
Abb. 34 UBE.
Abb. 35 Thomas: 1991. S. 23.
Abb. 36 Abendzeitung, 16.10.1992.
Abb. 37 Foto: Bernd Böhner.
Abb. 38 EN, 14.10.1992.
Abb. 39 Bild, 14.10.1992 / BILD GmbH & Co. KG.
Abb. 40 Abendzeitung, 14.10.1992.
Abb. 41 Stern 49 (1992).
Abb. 42 Foto: Bernd Böhner.
Abb. 43 FAZ, 17.10.1992.
Abb. 44 Abendzeitung, 14.10.1992.
Abb. 45 Foto: Bernd Böhner.
Abb. 46 Bild, 16.10.1992 / BILD GmbH & Co. KG.
Abb. 47 Bild, 17.10.1992 / BILD GmbH & Co. KG.
Abb. 48 Die Zeit, 30.10.1992.
Abb. 49 Abendzeitung, 02.11.1992.
Abb. 50 Foto: Bernd Böhner.

»Nur in einer Beziehung ist für mich auch die Ärztin diskutabel, nämlich als Helferin in der Krankenküche« – Geschichte und Vorgeschichte der Frauenförderung und Gleichstellungspolitik an der Universität Erlangen-Nürnberg

Abb. 1 FAU; Foto: Erich Malter.
Abb. 2 Anger: 1960. S. 489.
Abb. 3 Foto: Peter Kick.

Abb. 4 Foto: Erich Malter.
Abb. 5 UBE.
Abb. 6 Studmed lokal 7 (1999). S 31.

Abb. 7 UBE.
Abb. 8 Medizinische Fakultät,
FAU Erlangen-Nürnberg.

»Die Alma mater!« Innenansichten der Medizinischen Fakultät der FAU Erlangen-Nürnberg

Abb. 1 Foto: Jonah Rittner.
Sagenhafte Geschichten
Abb. 1 Foto: Alfred Aschoff.
Abb. 2 UAE F2/13 Nr. 8: Abendzeitung,
21.01.1964.
Abb. 2 Medizinische Fakultät,
FAU Erlangen-Nürnberg.
Abb. 3 Medizinische Fakultät,
FAU Erlangen-Nürnberg.
Abb. 4 Medizinische Fakultät,
FAU Erlangen-Nürnberg.

Abb. 5 Institut für Geschichte und Ethik
der Medizin, Erlangen.
Abb. 6 Foto: Karl-Heinz Leven.
Abb. 7 Foto: Karl-Heinz Leven.
Abb. 8 Foto: Karl-Heinz Leven.
»Praxis ERfahren und Lernen in Erlangen« –
eine echte PERLE
Abb. 1 Medizinische Fakultät,
FAU Erlangen-Nürnberg.
Abb. 9 UK Erlangen.
Abb. 10 UK Erlangen.

Abb. 11 UK Erlangen, Zahlen + Fakten 2017.
S. 13.
Abb. 12 UBE.
Abb. 13 Evaluation Med. Fak. 2016, Teil I. S. 16.
Abb. 14 Evaluation Med. Fak. 2016, Teil I. S. 17.
Abb. 15 Foto: Bernd Böhner.
Abb. 16 Grafik: Karl-Heinz Leven /
Böhlau Verlag.
Abb. 17 Evaluation Med. Fak. 2016, Teil I.
S. 107.

Abb. 18 Evaluation Med. Fak. 2016, Teil I. S. 107.

Abb. 19 FAZ, 13./14.02.2016.

Abb. 20 Evaluation Med. Fak. 2016, Teil I. S. 110.

Abb. 21 Deutsches Ärzteblatt 103 (2006). S. 1480.

Abb. 22 Foto: Bernd Böhner.

Abb. 23 Uni-Kurier 14 (1977). S. 14; Foto: Rudi Stümpel.

»Eigenschaften, die ein/e Ärzt/in (nicht) haben sollte«

Abb. 1 Foto: Karl-Heinz Leven.

Abb. 24 Foto: Karl-Heinz Leven.

Abb. 25 Foto: Andreas Thum.

Abb. 26 UAE C3/1 Nr. 247.

Abb. 27 Evaluation Med. Fak. 2016, Teil I. S. 112.

Abb. 28 Grafik: Karl-Heinz Leven / Böhlau Verlag.

Abb. 29 Grafik: Karl-Heinz Leven / Böhlau Verlag.

Abb. 30 Grafik: Karl-Heinz Leven / Böhlau Verlag.

Abb. 31 Grafik: Karl-Heinz Leven / Böhlau Verlag.

Abb. 32 Medizinische Fakultät, FAU Erlangen-Nürnberg.

Abb. 33 Foto: Rainer Windhorst.

Abb. 34 Grafik: Karl-Heinz Leven / Böhlau Verlag.

Abb. 35 Grafik: Karl-Heinz Leven / Böhlau Verlag.

Abb. 36 FAZ, 25.07.2017; Collage: Karl-Heinz Leven.

Abb. 37 FAZ, 22.06.2016.

Abb. 38 IZKF Erlangen.

Abb. 39 IZKF Erlangen.

Abb. 40 Medical Valley EMN.

Abb. 41 Foto: Klaus-Dieter Schreiter.

Abb. 42 Foto: Karl-Heinz Leven.

Abb. 43 Foto: Jonah Rittner.

Abb. 44 IZKF Erlangen.

Abb. 45 Foto: Karl-Heinz Leven.

Abb. 46 CCC ER-EMN.

Abb. 47 Foto: Karl-Heinz Leven.

Abb. 48 Medizinische Fakultät, FAU Erlangen-Nürnberg.

Harald zur Hausen, Nobelpreisträger, auch aus Erlangen

Abb. 1 UK Erlangen; Foto: Michael Rabenstein.

Abb. 49 UK Erlangen; Foto: Michael Rabenstein.

Abb. 50 Foto: Georg Pöhlein.

Abb. 51 Evaluation Med. Fak. 2016, Teil II. S. 66.

Abb. 52 Medizinische Fakultät, FAU Erlangen-Nürnberg.

Ortstermin: »Herr-Lorz-Platz«, Ulmenweg, 91054 Erlangen

Abb. 1 Foto: Karl-Heinz Leven.

Abb. 53 Deutsches Ärzteblatt 111 (2014). S. C-1462.

Abb. 54 FAZ, 04./05.08.2018.

Abb. 55 UK Erlangen; Foto: Simon Krikava.

Im Flugtaxi zur Chirurgie – Universitätsmedizin Erlangen 2043

Abb. 1 Foto: Karl-Heinz Leven.

Abb. 56 Grafik: Karl-Heinz Leven / Böhlau Verlag.

Abb. 57 Foto: Bernd Böhner.

Abb. 58 FAZ, 29.07.2017.

Abb. 59 FAZ, 20.02.2014.

Abb. 60 Prof. Dr. Diana Dudziak / Jennifer Lühr, AG Biologie dendritischer Zellen der Hautklinik.

Abb. 61 UK Erlangen.

Der »wandernde Uterus«

Abb. 1 Landesmuseum Württemberg, Stuttgart / CC BY-SA.

Abb. 62 FAS, 21.08.2016.

Abb. 63 UK Erlangen, Jahresbericht 2017/18.

Abb. 64 Foto: Karl-Heinz Leven.

Abb. 65 Medizinische Fakultät, FAU Erlangen-Nürnberg.

Die Baugeschichte der Medizinischen Fakultät

Abb. 1 StAE VIII.7491.N.5/1.

Abb. 2 UBE.

Abb. 3 UAE E9/2 Nr. 23.

Abb. 4 StAN Fotoslg. Nr. B 1119.

Abb. 5 StAN Fotoslg. Nr. B 1121.

Abb. 6 UAE A4/7 Nr. 1.

Abb. 7 UAE E9/2 Nr. 21.

Abb. 8 StAE Slg. Singer Nr. 20.

Abb. 9 UAE A4/8 Nr. 46.

Abb. 10 Fleischmann: 1830. Tafel II.

Abb. 11 Fleischmann: 1830. Tafel I.

Abb. 12 UBE.

Abb. 13 UBE.

Abb. 14 UBE.

Abb. 15 UAE F3/25 Nr. 13.

Abb. 16 UAE E5/3a Nr. 373.

Abb. 17 UAE E9/2 Nr. 75.

Abb. 18 StAE VI.P.b.125.

Abb. 19 UAE E9/2 Nr. 73.

Abb. 20 Staatliches Bauamt Erlangen-Nürnberg.

Abb. 21 UBE.

Abb. 22 UAE E5/4 Nr. 391.

Abb. 23 UBE.

Abb. 24 UAE A4/7 Nr. 56a.

Abb. 25 UBE.

Abb. 26 UAE E9/2 Nr. 66.

Abb. 27 Staatliches Bauamt Erlangen-Nürnberg.

Abb. 28 Staatliches Bauamt Erlangen-Nürnberg.

Abb. 29 UAE E5/3 Nr. 810; Foto: Erich Malter.

Abb. 30 Staatliches Bauamt Erlangen-Nürnberg.

Abb. 31 UAE E5/3 Nr. 804; Foto: Erich Malter.

Abb. 32 UAE E5/3 Nr. 769; Foto: Erich Malter.

Abb. 33 Hauser: 1907.

Abb. 34 UAE E9/2 Nr. 63.

Abb. 35 Hauser: 1907.

Abb. 36 UAE E5/3 Nr. 800; Foto: Erich Malter.

Abb. 37 Hauser: 1907.

Abb. 38 Hauser: 1907.

Abb. 39 Hauser: 1907.

Abb. 40 Staatliches Bauamt Erlangen-Nürnberg.

Die Klinikapotheke, »ein pharmazeutisches Dienstleistungszentrum«

Abb. 1 UK Erlangen.

Abb. 41 UAE E5/3b Nr. 86; Foto: Erich Malter.

Abb. 42 UAE E5/3b Nr. 243; Foto: Erich Malter.

Abb. 43 Staatliches Bauamt Erlangen-Nürnberg.

Abb. 44 Foto: Volker Martin.

Abb. 45 Foto: Christoph Geyer.

Abb. 46 Stadt Erlangen.

Abb. 47 Hospitaltechnik PlanungsgesellschaftmbH.

Abb. 48 Architekturbüro GMP Aachen.

Die Medizinische Fakultät der Universität Erlangen-Nürnberg, 1743–2018.
Kontexte und Kontingenzen – ein Fazit

Abb. 1 UK Erlangen.

Dekane der Medizinischen Fakultät der FAU, 1743–2018 / Systematisches A–Z

Abb. 1 UBE, Handschriftenabteilung.
Abb. 2 Foto: Jonah Rittner.
Abb. 3 Medizinische Fakultät, FAU
Erlangen-Nürnberg.

Autorinnen und Autoren mit ihren Beiträgen

Dana Derichs ist Ärztin am Klinikum Bamberg und Doktorandin am Lehrstuhl für Geschichte der Medizin, FAU Erlangen-Nürnberg.
Anfänge und Durchsetzung des medizinischen Frauenstudiums. S. 47 (gemeinsam mit Nadine Metzger).

Fritz Dross, Prof. Dr. phil., ist Medizinhistoriker und wissenschaftlicher Assistent am Lehrstuhl für Geschichte der Medizin, FAU Erlangen-Nürnberg.
Die Büste von Friedrich Jamin. S. 42; Der schwierige »Geist der Freundschaft«. S. 211 (gemeinsam mit Marion Maria Ruisinger); Der Erlanger Magnetring. S. 346.

Wolfgang Frobenius, PD Dr. med., ist freier Mitarbeiter am Lehrstuhl für Geschichte der Medizin, FAU Erlangen-Nürnberg und früherer Oberarzt der Frauenklinik des Universitätsklinikums Erlangen.
Das externe Fakultätsmitglied Werner Lüttge und die NS-Rassenpolitik. S. 126; Belastete Büsten. S. 182.

Luise Holzhauser ist Studentin der Medizin an der Medizinischen Fakultät der FAU Erlangen-Nürnberg.
Praxis Erfahren und Lernen in Erlangen – eine echte PERLE. S. 474.

Verena Karheiding ist Ärztin und Doktorandin am Lehrstuhl für Geschichte der Medizin, FAU Erlangen-Nürnberg.
Dissertationen der Medizinischen Fakultät der Universität Erlangen 1918–1948. S. 143.

Karl-Heinz Leven, Prof. Dr. med., ist Medizinhistoriker, Inhaber des Lehrstuhls für Geschichte der Medizin und Direktor des Instituts für Geschichte und Ethik der Medizin, FAU Erlangen-Nürnberg.
Die Medizinische Fakultät 1743 bis 1914 – ein Überblick. S. 23; »Alkoholisch durchtränkter Lebensstil« – Erlanger Perspektiven. S. 32; Der Jakob-Herz-Preis der Medizinischen Fakultät. S. 34; Der Physiologe Isidor Rosenthal und ein antisemitischer Vorfall. S. 38; Werner Rosenthal – Ein deutsch-jüdisches Ärzteschicksal. S. 109; Werner Leibbrand – ambivalenter Gegner der NS-»Euthanasie«. S. 176; Die erste Herztransplantation 1967 und die Erlanger Chirurgie. S. 370; Das »Erlanger Baby« im öffentlichen Diskurs. S. 438; Innenansichten der Medizinischen Fakultät der FAU Erlangen-Nürnberg. S. 465; Sagenhafte Geschichten. S. 466; Zeitzeugen und Zeitgeschichte(n). S. 470; »Eigenschaften, die ein/e

Ärzt/in (nicht) haben sollte«. S. 496; Harald zur Hausen, Nobelpreisträger, auch aus Erlangen. S. 520; Ortstermin: »Herr-Lorz-Platz«. S. 526; Universitätsmedizin Erlangen 2043. S. 531; Der »wandernde Uterus«. S. 536; Dekane der Medizinischen Fakultät der FAU. S. 583 (gemeinsam mit Rebecca Roperti); Systematisches A–Z. S. 587.

Dieter Maußner, Leitender Baudirektor, ist Leiter des Staatlichen Bauamts Erlangen-Nürnberg.
Die Zukunft der baulichen Entwicklung der Medizinischen Fakultät. S. 572.

Nadine Metzger, Dr. phil., ist Medizinhistorikerin und Akademische Rätin am Lehrstuhl für Geschichte der Medizin, FAU Erlangen-Nürnberg.
Anfänge und Durchsetzung des medizinischen Frauenstudiums. S. 47 (gemeinsam mit Dana Derichs).

Philipp Rauh, M. A., ist Medizinhistoriker und wissenschaftlicher Mitarbeiter am Lehrstuhl für Geschichte der Medizin, FAU Erlangen-Nürnberg.
Die Medizinische Fakultät in Erlangen im Zeitalter der Weltkriege (1914–1945). S. 65; Deutschland und der Erste Weltkrieg. S. 66; Das Lazarett im Ersten Weltkrieg. S. 75; Der Soldat Karl S. im Reservelazarett Erlangen. S. 78; Das Ende der Monarchie in Bayern. S. 81; Ernst Penzoldt über seinen Vater. S. 86; Alfred Kantorowicz erinnert sich. S. 90; Der Erlanger Internist Werner Schuler. S. 106; Zwangsabtreibung bei Tatjana Petrowa. S. 121; Neue Perspektiven für die Erforschung der NS-»Euthanasie«. S. 127; Die »Belle Époque« der Medizinischen Fakultät? (1980 bis 2000). S. 375; Menschliches und Animalisches im Zuge der Lehrstuhlneubesetzung. S. 380; Nach dem Boom. S. 382; Otto P. Hornstein wartet auf Godot. S. 398; Das Reaktorunglück von Tschernobyl. S. 405; Helmut Pfister, inoffizieller Strahlenschutzbeauftragter der Stadt Erlangen. S. 412; Die Krankheit AIDS taucht auf. S. 420.

Rebecca Roperti ist Studentin der Rechtswissenschaft und wissenschaftliche Hilfskraft am Lehrstuhl für Geschichte der Medizin, FAU Erlangen-Nürnberg.
Dekane der Medizinischen Fakultät der FAU. S. 583 (gemeinsam mit Karl-Heinz Leven).

Marion Maria Ruisinger, Prof. Dr. med., ist Medizinhistorikerin, Leiterin des Deutschen Medizinhistorischen Museums in Ingolstadt und externe Mitarbeiterin am Lehrstuhl für Geschichte der Medizin, FAU Erlangen-Nürnberg.

Der schwierige »Geist der Freundschaft«.
S. 211 (gemeinsam mit Fritz Dross).

Hans-Ludwig Siemen, Dr. phil., ist niedergelassener Psychoanalytiker in Erlangen und freier Mitarbeiter am Lehrstuhl für Geschichte der Medizin, FAU Erlangen-Nürnberg.

Ein Unbekannter. S. 124; Die »HuPflA« –
mitten in der Stadt und doch außen vor. S. 272
(gemeinsam mit Susanne Ude-Koeller).

Andreas Thum ist Historiker und wissenschaftlicher Mitarbeiter am Lehrstuhl für Geschichte der Medizin, FAU Erlangen-Nürnberg.

Brüche und Kontinuitäten: Die Medizinische
Fakultät in den Jahren 1945–1960. S. 157;
Studium im »Land der Täter«. S. 164; Die
Reform wird verschoben. S. 170; Von der
Kriegs- zur Friedensforschung: Der Physiologe
Otto Friedrich Ranke. S. 179; Die Fakultät nach
der Währungsreform. S. 201; Eine Liegende
auf Reisen. S. 207; Make Erlangen great again.
S. 214; »Klein-Hollywood« an der Schwabach.
S. 224; Krankheiten einer motorisierten Ge-
sellschaft. S. 240; Im Dienste Äskulaps – René
Schubert. S. 350; Die Klinikapotheke, ein
»pharmazeutisches Dienstleistungszentrum«.
S. 568.

Susanne Ude-Koeller, Dr. phil., ist Medizinhistorikerin und wissenschaftliche Mitarbeiterin am Lehrstuhl für Geschichte der Medizin, FAU Erlangen-Nürnberg.

Wilhelm Filehne – Antipyrin im Café Mengin
entdeckt, 1883. S. 30; Erlanger Opfer des
Ersten Weltkrieges. S. 70; Die Erlanger
Zahnmedizin in der NS-Zeit. S. 134; »... dann
würden uns die Talare bei dem zu erwartenden
Genickschuss nichts nützen«. S. 141; Aus dem
Geschäftszimmer der Medizinischen Fakultät.
S. 148; Die Medizinische Fakultät zwischen
1960 und 1980. S. 257; Erlangen braucht ein
kommunales Krankenhaus. S. 260; Kann man
seelische Störungen messen? – Hans Heinrich

Wieck. S. 265; Die »HuPflA« – mitten in der
Stadt und doch außen vor (gemeinsam mit
Hans-Ludwig Siemen). S. 272; Erich Rüg-
heimer – Anästhesiologie auf dem Weg vom
»Hilfsfach« zur eigenständigen Klinik. S. 276;
Eine Oberschwester muss gehen. S. 295;
Ludwig Demling – »Begründer der endo-
skopischen Chirurgie«. S. 300; Vom stillen
Gedächtnis der Universität. S. 303; »Giving
Back« – Forschungsstiftung Medizin. S. 312;
Streit um das Tierschutzgesetz. S. 322; Der
Kinderarzt Adolf Windorfer. S. 338; Zum
Umgang mit dem Radikalenerlass an der
FAU. S. 362; Ralf Bernd Sterzel – Aufstieg
der Nephrologie. S. 392; Der Reproduktions-
mediziner Siegfried Trotnow. S. 401.

Clemens Wachter, Dr. phil., ist Historiker, Archivar und Leiter des Universitätsarchivs der FAU Erlangen-Nürnberg.

Die Bauten der Erlanger Medizinischen Fakultät.
S. 541.

Renate Wittern-Sterzel, Prof. Dr. phil. Dr. med. habil., ist Medizinhistorikerin, emeritierte Inhaberin des Lehrstuhls für Geschichte der Medizin und frühere Direktorin des Instituts für Geschichte und Ethik der Medizin, FAU Erlangen-Nürnberg.

Geschichte und Vorgeschichte der Frauen-
förderung und Gleichstellungspolitik an der
Universität Erlangen-Nürnberg. S. 453.

Viola Wüstner ist Ärztin und Doktorandin am Lehrstuhl für Geschichte der Medizin, FAU Erlangen-Nürnberg.

Friedrich Meggendorfer – ein Erbpsychiater auf
dem Lehrstuhl für Psychiatrie und Neurologie.
S. 118.

Hannah Zimmermann ist Studentin der Medizin und Doktorandin am Lehrstuhl für Geschichte der Medizin, FAU Erlangen-Nürnberg.

Helene Weinland, die erste Habilitandin der
Medizinischen Fakultät. S. 54; Medizinische
Habilitationen in Erlangen von 1918 bis 1960.
S. 245.

Personenregister

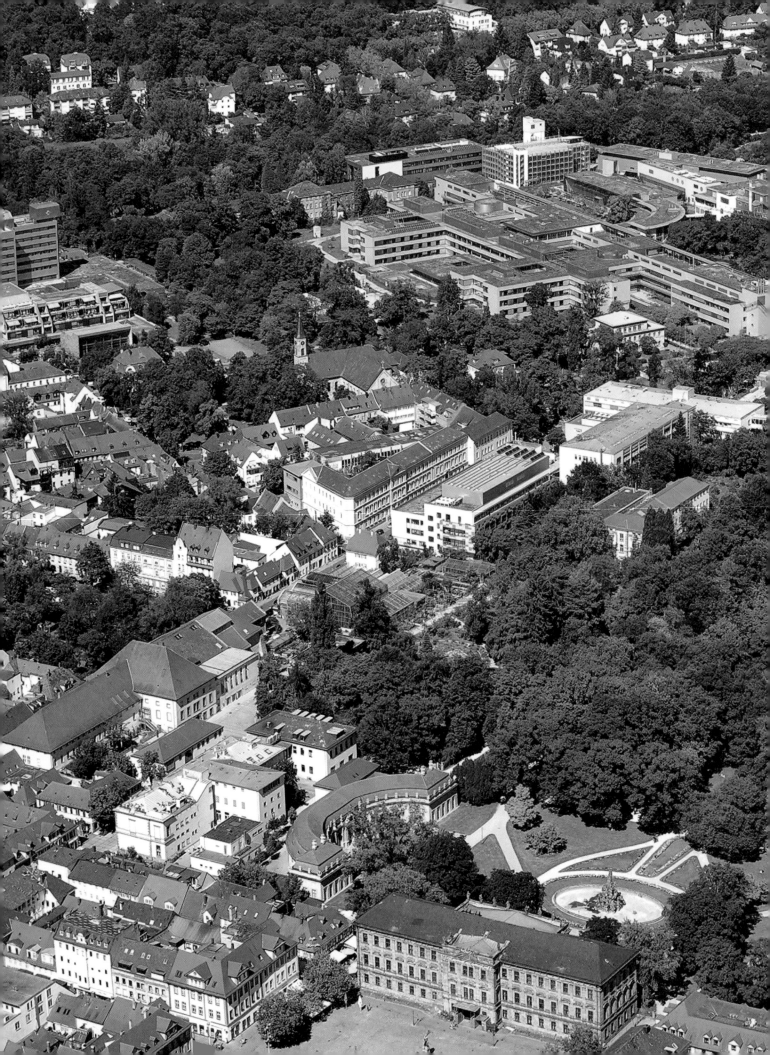